Wolfart
口腔种植修复
IMPLANT PROSTHODONTICS

QUINTESSENCE PUBLISHING

Beijing, Berlin, Chicago, Tokyo, Barcelona, Istanbul, London, Milan, Moscow, New Delhi, Paris, Prague, São Paulo, Seoul, Singapore and Warsaw

口腔种植修复
以患者为中心的治疗理念

IMPLANT PROSTHODONTICS
A PATIENT-ORIENTED STRATEGY

计划 │ 治疗程序 │ 长期稳定 │ 美学 │ 功能 │ 牙科技术

（德）斯蒂芬·沃夫特　主　编
（Stefan Wolfart）

李德华　主　审

孙　鹏　葛　成　主　译

关呈超　方玉柱　副主译

北方联合出版传媒（集团）股份有限公司
辽宁科学技术出版社
沈阳

图文编辑：

刘　菲　刘　娜　康　鹤　肖　艳　王静雅　纪凤薇

This is translation of English edition IMPLANT PROSTHODONTICS, A PATIENT-ORIENTED STRATEGY

By Stefan Wolfart,

Contributors: Sonke Harder, Sven Reich, Irena Sailer, Volker Weber

Copyright © 2016, Quintessence Publishing Co. Ltd

© 2020，辽宁科学技术出版社。

著作权合同登记号：06-2017第86号。

图书在版编目（CIP）数据

口腔种植修复 /（德）斯蒂芬·沃夫特（Stefan Wolfart）主编；孙鹏，葛成主译. —沈阳：辽宁科学技术出版社，2020.1

ISBN 978-7-5591-1179-1

Ⅰ. ①口… Ⅱ. ①斯… ②孙… ③葛… Ⅲ. ①种植牙—口腔外科学 Ⅳ. ①R782.12

中国版本图书馆CIP数据核字（2019）第090518号

出版发行：辽宁科学技术出版社
　　　　　（地址：沈阳市和平区十一纬路25号　邮编：110003）
印　刷　者：广州市番禺艺彩印刷联合有限公司
经　销　者：各地新华书店
幅面尺寸：235mm×305mm
印　　张：90.5
插　　页：4
字　　数：1800千字
出版时间：2020年1月第1版
印刷时间：2020年1月第1次印刷
责任编辑：陈　刚　殷　欣　苏　阳
封面设计：袁　舒
版式设计：袁　舒
责任校对：李　霞

书　　号：ISBN 978-7-5591-1179-1
定　　价：998.00元

投稿热线：024-23280336
邮购热线：024-23280336
E-mail:cyclonechen@126.com
http://www.lnkj.com.cn

中文版序
Foreword

经过半个多世纪的发展，口腔种植技术逐步走向成熟，学科体系趋于完善。口腔种植技术，因其具有从功能到美观再到长期稳定性等方面的良好治疗效果，业已成为缺牙修复的重要治疗手段，在临床中得到快速普及。应行业发展的需求，口腔种植领域出版有越来越多的学科专著。它们一方面总结了学科发展的新成果，另一方面在推动种植技术的普及与进步中发挥着重要作用。然而，目前已出版专著还主要是按照学科体系或者技术体系这样一个思路编撰而成。

以患者为中心是医疗工作的一个核心原则，它既体现着辩证施治的临床思维，同时也是对临床技术方法的一种辩证理解。本书基于以患者为中心的治疗理念，并以此为主线，系统介绍和阐述了口腔种植技术在缺牙修复中的应用，更具有实战性。从种植修复的基本原则、治疗理念到治疗计划；从临床程序到修复概念与技工程序，全书采用图文并茂的形式对每个环节、每项操作进行了详细的阐述。对如何使用决策树来选择最佳的个性化治疗方案，美学，临时修复体的制备、固定和活动修复，咬合概念，无牙颌等专题也分别加以具体论述。

本书的主要特点是：（1）以临床治疗的具体问题为导向，系统、详细地讲解了从病例选择、治疗方案设计到种植外科、修复、技工以及患者管理等各个环节，对临床工作指导性强；（2）通过大量的图表，图文并茂、细致深入地介绍国际上先进种植技术的具体方法和操作要领，实用性和可读性强；（3）Stefan Wolfart与合著者一丝不苟、严谨扎实的治学理念在全书的各个细节中得到了充分展现。

本书的译者是具有多年临床经验和丰富专业理论知识的口腔种植临床一线学者，翻译工作能够忠实原著，准确把握原著精髓。通过团队的精心翻译以及北方联合出版传媒（集团）股份有限公司辽宁科学技术出版社编辑们的辛勤劳动，我相信，《口腔种植修复》中文版的出版一定会受到我国口腔同行的广泛关注，并将为推动我国口腔种植事业健康发展、造福广大口腔患者做出贡献。

李德华

2019年9月16日

序一
Foreword

Brånemark介绍的科学可行的骨结合戏剧性地改变了需要修复患者的治疗方式。在开创性的1982年多伦多研讨会和1985年《组织整合修复：临床牙科骨结合》出版之前，世界各地的修复专家已经展示了令人印象深刻的修复证据，他们使用不同技术和方法来弥补牙齿脱落，包括修复前外科。然而，一些常规临床措施，特别是复杂的，长期以来擅长于机械上的巧妙，但缺乏有力的生物学结果记载。经过常规治疗，经常发生不良的口腔生态变化，随着时间的推移，还会发生一系列内在的生物和机械风险。

长期以来，世界各地的临床学者一直希望找到简单高效及并发症率最低的义齿修复方式，帮助局部或全口缺牙的患者摆脱困境。通过可预期、可控的愈合界面植入异体牙齿是很容易接受的，这种方法将会迎来一个全新的修复治疗时代。30多年前，在全球范围内，应用骨结合的研究领域已经确认了这项技术完整且独立地作为牙科医生治疗内容一部分的价值。

虽然这一领域规范的文献已经很充足了，但本书的出版使其更加丰富。为了满足患者的需求，它可以指导我们能够做什么，应该做什么。我认为本书在这一领域的书籍出版中具有里程碑意义；本书简洁易懂、结构清晰、图片精美，表达了以患者为中心的治疗理念，为治疗提供了统一的、宝贵的方法。此外，Stefan Wolfart 招募了一些欧洲"最强大脑"组成一流团队，致力于使这本书得到应有的最广泛的交流。

30年前，P. I. Brånemark、T. Albrektsson和我有幸成为第一本讲述骨结合著作的联合作者和编辑，同样由Quintessence公司出版。我现在非常高兴地看到经过近30年的努力，种植修复发生的巨大变化。因为种植修复取得了以上重大成果，所以Wolfart教授的团队应该获得诚挚祝贺。

George Zarb

多伦多大学，名誉教授

《International Journal of Prosthodontics》主编

序二
Foreword

1998年，Stefan Wolfart申请助理职位的原因和其他候选人不同，其他人的目的包括计划去学院或者因为居住环境来竞争岗位，而Stefan Wolfart深思熟虑后觉得他更适合修复科。他从南欧到北欧，再到德国各地去拜访可能的导师。迄今为止，他仍然是唯一要求在我的演讲中出席的外部候选人，这也作为他求职过程的一部分。拜访我们以后，他继续游历直到决定接受我的工作邀请。

10多年来，Stefan Wolfart和我一起在基尔大学牙科学院工作，我们在临床和科研上取得丰硕成果，成为鼓舞人心的合作伙伴。我们作为同事时，种植牙科学一直是修复治疗必不可少的一部分。在密切合作期间，以种植为基础的修复方式出现了清晰的分化和个性化。我自豪地看到，这成为这本种植修复教科书的重要组成部分。

同时，纵观这本书，Stefan Wolfart从患者个体的角度出发，系统地归纳并重新定义了种植修复的概念，这种情况前所未有，给我留下了深刻的印象。

2008年，在基尔大学，Stefan Wolfart完成医学博士论文后接受了亚琛修复与生物材料主任的职位，成为Hubertus Spiekermann的继任者。Hubertus Spiekermann在20世纪90年代初写了关于种植牙科学说明图册的第一本书，成为公认的标准教科书而被广泛使用。

Stefan Wolfart在亚琛担任主任6年，距Hubertus Spiekermann首次出版种植牙科学的经典著作20年时间。现在Stefan Wolfart给我们提出了一个令人印象深刻、包罗万象的种植修复重建的工作。在我看来，本书已经进展成一个标准的教科书，其意义可以和第一本种植牙科学相媲美，不仅因为它内容广泛丰富、品质高超，还因为它的说明更加令人印象深刻，尽管此书并不是真正意义上的经典图集。

在过去的20年里，我们已经看到了口腔种植学的巨大进步，现在已经成为修复治疗理念的重要组成部分。然而，患者不会自己要求植入种植体，而只希望种植体为修复体提供一个安全的固位。传统的人工义齿在没有种植体的情况下能很好地发挥功能，但如果种植牙正常地行使功能，种植体必须配合适当的修复体才行。因此，Stefan Wolfart和他的合著者合乎逻辑地提出了"口腔种植修复——以患者为中心的治疗理念"的主题。这样，他就已经找到患者愿意接受种植的理由，即种植体为义齿提供所需的支持。

当设计种植时，"逆向设计"一直是牙科种植学的标准用语，也是确实存在的。本书的关注点始终是为每位患者提供最佳修复治疗方案，这也是它的优点。在此背景下，利用种植体不是修复本身的目的，也不遵循种植体"越多越好"的原则；相反，本书承认，在某些情况下，通过使用常规的治疗策略就可以达到最好的治疗效果。本书第一个提出在种植义齿修复工作中坚持使用决策树，系统地考虑每个个体所有的相关因素。

我完全相信这本书会为参与种植牙专业的人员在日常工作中提供有效的帮助，包括牙科医生和口腔颌面外科医生，无论其活跃在种植义齿修复或/和种植手术领域。原因是，整个治疗过程都应该遵循患者至上（以患者为中心）的理念；而且，当涉及种植牙时，专家为患者量身定制的治疗方案应确保：有种植体比没有种植体更易实现治疗目标。

本书一定会成功吗？当然！

Matthias Kern

2014年6月，科尔

前言
Preface

2008年11月，即在我就任亚琛口腔修复与生物材料主任1个月之后，其前任主任Hubertus Spiekermann-Johannes Wolters作为Quintessenz Verlag的出版商来拜访，问我是否愿意写一本关于种植修复的书。这样一本书会有很大的需求。我想到主任应该担负的职责，但家中还有两个年幼的孩子，又要在一个新的城市开始新的生活，我婉拒了。

但是需要写这本书的想法一旦留在我的头脑里，我便无法停止思考它。相反，出现了越来越多需要写这本书的理由，它将成为当前牙科文献中的一个重要部分，于是在2010年1月我同意编著这本书。

本书包含2000张临床图片，从大约40000张临床存档照片中挑选出来，为本书提供了一个关键的教学支柱。我在这里首先感谢患者同意接受照片采集，给他们造成了额外的不便；感谢牙科医生助理的支持，没有大家的帮助，完成这样一个记录是不可能的。在这方面，我个人要感谢所有人，尤其我要重点感谢来自基尔的Nicole Pollmann女士和来自亚琛的Svenja Fröhlich女士。一个微小但是重要的细节是这些照片中所使用的背景：粉色背景来自基尔的病例，治疗时间从1998年到2008年；灰色和白色背景是来自亚琛的病例，治疗时间从2009年到2013年。

只有一个优秀的合作团队，其治疗才可能是成功的和高质量的。在这里，我要特别感谢口腔颌面外科的Franz Härle、Hendrik Terheyden、Jörg Wiltfang和Frank Hölzle，没有他们的专业知识以及与我们的密切合作，我们的许多患者不可能仅根据本书介绍的理念完成重建。牙科技师也是团队必不可少的一部分，我要感谢牙科技师Stefan Horn、Volker Weber、Matthias Hasselberg和Tomonari Okawa，同样还有牙科技师Reinhard Busch、Raphael Gerhardt和Britta Schlüter，感谢他们的无私奉献和无数的讨论，感谢他们提供的创意和建议。

鉴于种植学和种植修复技术的飞速进步，如果没有这4位专家的帮助和支持，不可能完成具有这种复杂程度的书。其中之一是Sven Reich，他拥有数字牙科渊博的知识。在基尔多年的共事，把Sönke Harder和我联系到一起，作为导航种植和种植体/基台连接的专家，他为本书提供了很大帮助。Irena Sailer是目前进行全瓷材料临床测试最重要的科学家之一，在全瓷基台方面为我们提供了巨大帮助。Volker Weber运用口腔工艺学和医生共同完成了一些病例，他详细记录了这些病例，参与完成了这本书的几个章节。这本书的牙科工艺章节填补了现有著作的重要空白。他们给牙科医生讲述了要完成最终修复体牙科技师需要做什么，把各方面专家的工作清晰明了地联系起来。这是一个交互的过程，是把各处的每个个体与治疗专家联系起来的纽带。

我也非常感激Christoph Bothung，感谢他工作室杰出的照片和他为每章首页面做出的贡献。此外，我要感谢我的高年级住院医师Walter Mautsch和我的朋友Dominik Groß校对稿件和提出的全面的建设性的评论。进一步，我想表达我对Shaza Bishti的感谢，感谢Shaza Bishti对英文版本的校正和宝贵支持。

我要特别感谢我长期的导师和朋友Matthias Kern，如果没有他，这本书根本不可能为大家呈现出来。

最后也是最重要的，我想感谢我的妻子Mona及我儿子David、Jonathan对我频繁缺席活动的慷慨包容和给予我工作的巨大支持，并不断激励我把这本书尽可能完美地呈现给大家。

Stefan Wolfart

2014年6月，亚琛

译者
Translators

主审

李德华

主译

孙　鹏
葛　成

副主译

关呈超
方玉柱

参译人员

朱力军　刘英新　张　潇　范倩倩
林　青　孙林栋　崔宠妍　汤雨龙
张　渊　姜　华　吴　荻　张思佳

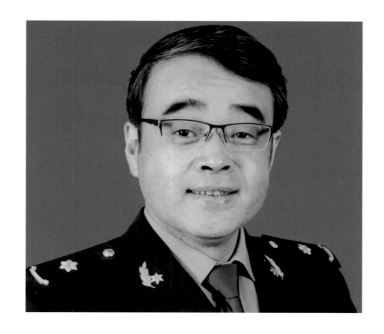

　　李德华，医学博士，空军军医大学（原第四军医大学）口腔医学院（口腔医院）种植科主任、主任医师，教授、博士研究生导师。中华口腔医学会口腔种植专业委员会前任主任委员，陕西省口腔种植专业委员会主任委员，全军口腔医学专业委员会常委兼秘书长，国际口腔种植学会（ITI）专家会员，国际骨再生基金会专家委员会委员，中国医师协会口腔医学分会口腔种植医师工作委员会副主任委员等。承担国家重大专项、自然科学基金、省部级基金、国际合作项目等多项课题。获军队医疗成果一等奖1项，国家科技进步二等奖1项，国家发明专利2项，欧洲国际专利1项。以第一作者或通讯作者发表论文100余篇，国际SCI论文20余篇。副主编教育部研究生规划教材1部，参编专著5部。在复杂种植外科技术、种植美学、数字化种植外科技术等方面有较深造诣。曾多次应邀在AO、EAO、ITI等国际学术大会做专题报告，并出访日本、新加坡等国讲学，享有一定的国际知名度。

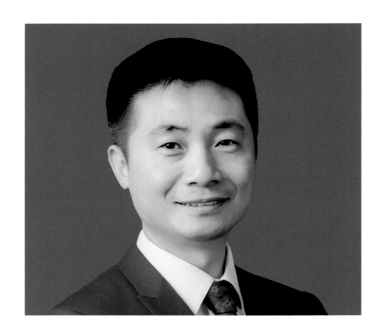

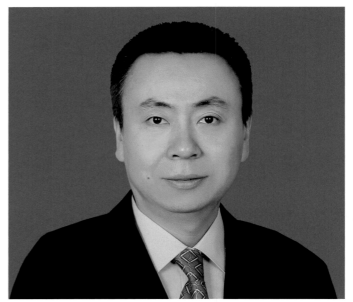

孙鹏，副主任医师，北京大兴兴业口腔医院副院长，特诊科和种植中心主任。北京市大兴区卫生首席专家（2017—2019年度），北京市口腔医学会种植专委会委员，国际种植牙医师学会（ICOI）中国专家委员会副会长，华人美学牙科学会常务理事，gIDE种植临床硕士培训中国区临床指导老师，Nobel Biocare培训讲师，北京莱顿（B&B种植系统）特聘讲师，爱尔创公司特聘讲师。第一作者核心期刊发表论文20余篇，2014年获得全国BITC种植病例大奖赛银奖，2012年获得解放军总医院首届临床优秀医师称号，获得军队科技进步及医疗成果奖各一项。

葛成，中国人民解放军军事医学科学院附属307医院口腔科主任，副主任医师，硕士研究生导师，医学博士。国际口腔种植学会（ITI）会员、国际口腔重建学会（FOR）会员、中国整形美容协会理事、北京口腔医学会理事、全军医学科学委员会口腔医学专委会委员、北京口腔医学会口腔美学专委会委员、北京市科委及卫健委评审专家。学术期刊上发表论文50篇（其中，第一或通讯作者文章31篇）。承担北京市自然科学基金等省部级课题3项，主编专著3部，获军队医疗成果二等奖1项、北京市科学技术奖三等奖1项，获国家授权专利8项。

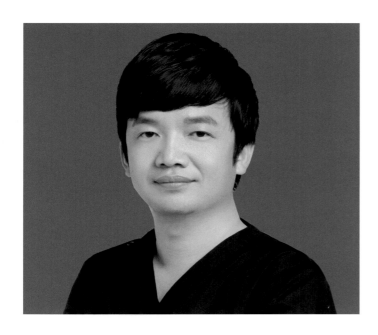

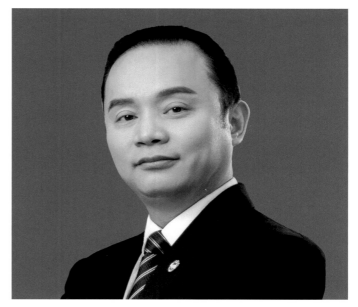

关呈超，博士，副主任医师，杭州马泷齿科院长，马泷中国种植中心主任，国际种植牙医师学会（ICOI）中国专家委员会常务理事，Nobel Biocare培训讲师。发表学术论文数十篇，其中 SCI 收录论文3篇。参与国家自然科学基金重点项目课题1项，自然科学基金面上项目2项，省级课题3项。主编论著2部，参与编写论著1部。获黑龙江省科技进步奖二等奖1项，黑龙江省高校科学技术奖一等奖1项，黑龙江省卫生厅一等奖1项，国际口腔颌面基础研讨会优秀论文三等奖1项。

方玉柱，玉蕙口腔医疗集团创始人、院长，江苏省口腔医学会种植专业委员会常委，江苏省口腔医学会民营分会副会长，国际种植牙医师学会（ICOI）中国专家委员会副会长，苏州民营口腔协会副会长。美国罗马琳达大学种植临床认证，美国加州大学洛杉矶分校种植临床认证，美国密歇根大学访问学者，2016卷《中国口腔种植临床精萃》编委，上海同济大学（EMBA）工商管理硕士。

编者
Editors

主编

Stefan Wolfart 教授，博士
口腔修复与生物材料科主任
亚琛工业大学附属医院种植中心
Pauwelsstraße 30
52074 亚琛，德国
E-Mail: swolfart@ukaachen.de

共同作者

Sönke Harder 外聘讲师，博士
口腔医学与种植学
Volkartstraße 5
80634 慕尼黑，德国
E-Mail: soenke.harder@hardermehl.de

Sven Reich 大学教授，博士
牙科计算机教育和研究部主任
亚琛大学医院种植中心
Pauwelsstraße 30
52074 亚琛，德国
E-Mail: sreich@ukaachen.de

Irena Sailer 大学教授，博士
固定修复与生物材料分部主任
口腔医学大学门诊部
Menn 19
1205 日内瓦，瑞士
E-Mail: irena.sailer@unige.ch

Volker Weber 主管牙科技师
Impladent GmbH
Kullenhofstraße 30
52074 亚琛，德国
E-Mail: impladent.ac@arcor.de

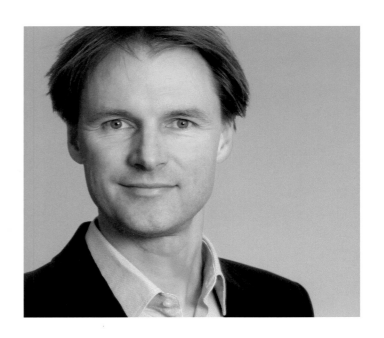

Stefan Wolfart 教授，口腔医学博士，是德国亚琛工业大学附属医院口腔修复与生物材料科主任，亚琛工业大学医学院主席。

1998年，高中毕业并完成青年义务社区服务（1989—1990年）之后，Stefan Wolfart教授于马尔堡大学毕业（1995年获口腔医学学位，1998年获口腔医学博士学位）。在本科学习期间，他于1993年被德国国家学术基金会录取。毕业后，他在科隆附近独立开业（1997年）。随后1998—2008年，他在石荷州大学医院基尔校区的口腔修复学、预备医学和口腔材料学系担任研究助理，2000年担任高级住院医师。2001年，德国口腔修复与生物材料协会（Deutsche Gesellschaft für Prothetische Zahnmedizin und Biomaterialien，DGPro）将他认证为"口腔修复专家"。2006年5月，他获得了博士后教学资格（"特许任教资格"），并于2008年10月被任命为德国亚琛工业大学附属医院口腔修复与生物材料科的终身教授。多年来，口腔种植与种植修复是他主要的临床研究领域。他的主要研究领域除了种植和种植修复，还包括口腔美学、新型全瓷材料的临床表现及其相关的生活质量改善。

Stefan Wolfart教授是德国口腔种植协会（Deutsche Gesellschaft für Implantologie，DGI）认证的种植专家，也是国际口腔种植学会（ITI）会员。

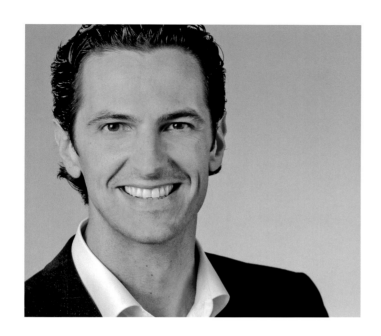 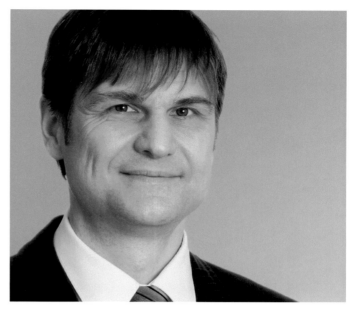

Sönke Harder 外聘讲师，博士，是德国慕尼黑口腔医学和口腔种植专业的一名独立牙科医生，同时也是基尔克里斯蒂–阿尔布雷希特大学口腔修复学、预备医学和口腔材料学系的副教授。

1997年高中毕业、1997—1998年服完兵役之后，Sönke Harder在基尔大学获得了口腔医学学位（2004年通过口腔执业医师考试，2005年获得口腔医学博士），并在瑞士（卢塞恩州立医院）进行学术研究。他的职业生涯开始于汉堡，作为助理进行独立实习。之后于2005—2007年在基尔大学的口腔修复学、预备医学和口腔材料学系担任研究助理和牙科医生。2007年，Sönke Harder博士在慕尼黑的路德维希马克西米利安大学医院综合门诊的口腔修复科工作，但同年又回到了基尔，并于2009年被任命为高级住院医师。2010年，从综合门诊离职并在慕尼黑建立了口腔医学和口腔种植门诊，与口腔医生Christian Mehl合作。2013年，于基尔大学获得了博士后的教学资格。

Sönke Harder博士的临床诊疗领域主要包括骨增量术和种植修复。主要研究口腔种植系统的生物力学特性。他是德国口腔修复与生物材料协会（DGPro）的义齿修复专家，也是德国口腔种植协会（DGI）认证的种植专家。

Sven Reich 教授，口腔医学博士，是口腔计算机应用领域教育与研究的教授，在德国亚琛工业大学附属医院口腔修复与生物材料科、口腔种植中心（主任：Stefan Wolfart教授）工作。

Sven Reich于1989—1994年间，在弗里德里希–亚历山大–埃尔朗根–纽伦堡大学学习口腔医学。1994年10月至2005年11月，于埃尔朗根–纽伦堡大学综合门诊口腔修复科担任研究助理；1997年，获博士学位。2005年，Sven Reich被授予博士后资格证书；同年12月，于莱比锡大学口腔修复与材料学综合门诊获得职位。2009年10月，来到亚琛工业大学附属医院口腔修复与生物材料科门诊。自2012年7月成为W2级终身教授。

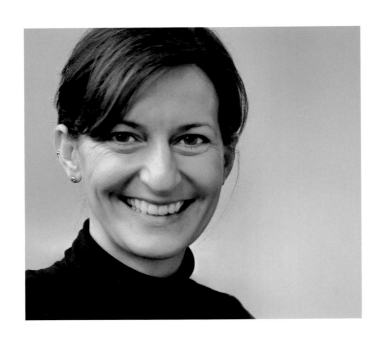

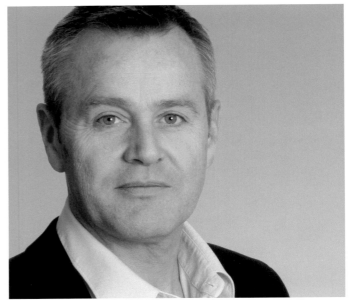

Irena Sailer 教授，口腔医学博士，在1997/1998年，于德国特宾根大学医学院进行口腔医学教育学习，并获口腔医学博士学位。1998—1999年，于瑞士苏黎世大学口腔医学院口腔外科完成口腔外科专业研究生培训。1999年，她在瑞士苏黎世大学的固定与可摘义齿修复及材料学门诊开始口腔修复专业研究生学习。

自2003年起，Irena Sailer博士成为苏黎世大学的固定与可摘义齿修复及口腔材料学的助理教授。自2010年起，在该诊所担任副教授。2007年，成为美国纽约大学口腔医学院生物材料和仿生学系访问学者。此外，从2009年开始，她在美国费城宾夕法尼亚大学口腔医学院、罗伯特·沙特纳中心、预防与修复学系担任兼职副教授（主任：M. B. Blatz教授）。自2013年9月起，一直担任瑞士日内瓦大学固定修复与生物材料分部的主任。

Irena Sailer博士是一名口腔修复专家（瑞士整形外科学会）和口腔种植专家（WBA瑞士牙科学会），国际口腔种植学会（ITI）会员、欧洲美学牙科学会（EAED）的活跃成员以及大纽约口腔修复学会（GNYAP）的成员。

Volker Weber 主管牙科技师，是亚琛种植牙科实验室的执行合伙人，该实验室由他和商业伙伴及同行牙科技师Ralf Ommerborn和Ralf Wachelder 一起管理。

1983—1987年，Volker Weber进行了职业培训，之后他在各种实验室工作。在新成立的种植牙口腔实验室开始工作后，他与亚琛工业大学附属医院口腔修复与生物材料门诊（当时由口腔医学博士、名誉博士H.Spiekermann 教授领导）之间已经建立的合作关系变得更加密切。1994/1995年，他在科隆高级技工学校通过了牙科技师硕士学位考试，这是一所位于科隆的技工硕士学院。除了与独立执业的口腔医生合作之外，自2009年以来，在Wolfart教授新任领导下，他与口腔修复与生物材料门诊、口腔种植中心延续着密切的合作关系。

除了口腔技师工作，Volker Weber曾参与许多刊物的出版，并举办了关于种植义齿上部结构的一系列主题讲座。自2005以来，他一直担任由"德国口腔种植学会（DGZI）"认证的"种植义齿修复学和牙科技术学"继续教育系列的顾问。自2008年起，他还担任联合DGI和APW（德国社会实践与科学学院，德国牙科、口腔及正畸学会，德国口腔和颅颌科学学会）"种植体修复和牙科技术"课程的顾问。

目录
Contents

第一部分
基本原则
BASIC PRINCIPLES

第1章
引言
INTRODUCTION

S. Wolfart

1.1   种植修复医生如同建筑师

口腔种植修复医生的工作和建筑师的工作存在一个非常重要的共同特点——需要计划和协调。

让我们仔细体会这个共同特点，客户带着关于他们新家的构思找到建筑师，建筑师和客户讨论客户的需求与愿望，并从中提取关键信息，如所需土地面积的大小、构造要求和经济方面的考虑。然后建筑师开始设计建筑方案，随后通过再次与客户进行充分的沟通来调整设计方案，最终根据客户的需求并在现有的情况和限制条件下获得一个相对最佳的方案。随后需要和建筑专业人员讨论建筑方案的具体落实方法，以便顺利施工。建筑师起草建筑计划，这个计划成为建筑团队中各位成员相互交流的依据。

如果我们把以上事例类推到牙科医生采用种植体支持的口腔修复方式来满足患者的需求，牙科医生扮演了建筑师负责计划和协调的角色，他需要了解患者的需求，同时检查患者治疗前的牙体情况、牙周情况以及功能状况。牙科医生还要考虑患者对其功能和美观的需求与期望，考虑可能的风险因素，还需要考虑患者的经济状况。做完以上所有工作，牙科医生依据最新的可行的科学证据，为患者制订最适合的口腔修复方案。

这些具有创造力和建设性服务（修复）的实现需要各治疗项目协调合作，需要以牙科医生绘制的"建筑平面图"作支持，即：蜡型、临时（过渡）修复体、殆垫、手术导板。根据修复治疗的需要，任何领域的口腔专业人员都有可能被咨询，包括牙周病专家、牙体牙髓病专家和外科专家。

然后，患者需要接受牙科医生和/或专家的牙体保存及牙周的前期治疗。在种植修复前，需要先打好"地基"，内容有：所需要的组织增量措施、种植手术以及暴露种植体的过程。牙科医生要确保和各位专家进行有效的沟通与合作，这对牙科医生进行后续一系列的手术及后期修复非常有意义。修复专家和外科专家进行准确的沟通，使患者获得安全感（取得患者的信任）。

当修复工作结束后，牙科医生、手术医生、牙科技师聚到一起开个总结会是个不错的想法。大家可以借此机会一起讨论治疗效果，寻找出现的任何问题及改善的措施。接着，对团队内部整个种植修复的诊疗方案进行微调。最后，要对患者进行定期随访。根据可能出现的问题，每隔3~12个月预约患者进行复查。图1-1展示了该程序的完整过程。

1.2   本书的结构

在整个种植过程中，牙科医生承担着计划和协调的责任，公平地讲，牙科医生并不需要胜任其中所有领域的工作，但是需要对种植修复有基本的、广泛的了解，以便基于最初的目的对患者的情况进行分析。为此，需要引入一些"概况"，需要把与关键问题相关的因素聚集到一起，经过科学分析后，围绕关键问题进行设计。这本书的主要内容如下：

· 患者概况。

· 美学概况。

· 义齿修复概况。

· 种植体–基台概况。

· 种植手术时机和负重时间。

· 穿龈轮廓。

在本书的第二部分，以上6个内容相互交织在以患者为中心的流程图中，导致"决策树"的出现，决策树可以使医生为每一位患者个体找到最佳的、可行的治疗方案。

第三部分，提供了全面的所有必要的治疗步骤，对各个治疗方案进行权衡。每章小结针对治疗措施进行总结，以期取得最佳的治疗效果。本书并未声称是完美无瑕的，它的目的是呈现给大家一个符合逻辑的、可效仿的理念，这个理念以科学的治疗措施为支撑。

第四部分，以评估为导向的流程图将潜在的各种治疗形式从头到尾逐步呈现出来。这样可以确保医生清楚地理解正确的治疗方案，并将其安全地用于自己的患者。

第五部分，考虑到牙科技术的挑战（局限性），要对种植修复重建进行特殊的检查，需要再次逐步交流沟通，以确定如何科学地实现患者的修复和重建。在前面章节所有作为例子的修复病例都是从牙科医生观点进行讨论的。

1.3　种植修复——挑战和冲突

本书提出上述论点，需要对以下5个方面进行讨论：

1. 牙科医生已经了解种植修复这项技术是怎么工作的。
2. 种植体支持式修复体和传统的天然牙支持式修复体是完全相同的，因此，他们并不需要一本专门的教科书。
3. 关于这个主题，现有研究还不充分，尚不支持高水平的科学探讨。
4. 治疗技术发展太快，以至于著作紧跟时代的进展是不可能的。
5. 每种种植系统行使功能的方式不同，所以我们只可能写出适用于部分且行业内现有的种植系统的教科书。

答1：在种植修复大会和培训中经常提到一个主题：牙科医生需要一种经得起验证、始终如一的治疗方法，这种方法是被证实且能够被持续实施的。牙科医生经常会反复问这类问题，而答案却还未纳入相关的治疗方法中。例如以下问题：修复体应该螺丝固位还是粘接

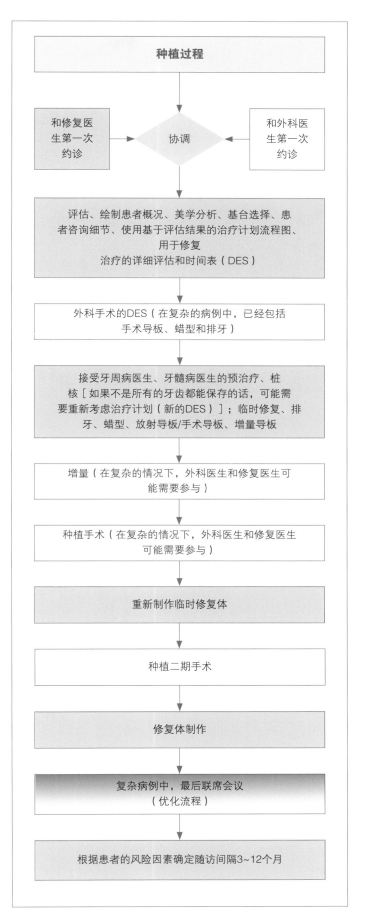

图1-1　种植流程。

固位？我的患者需要几颗种植体？平台转移有多重要？

答2：的确，单冠、固定桥、活动义齿也经常用于种植医学。然而，种植修复治疗比传统修复更复杂。"大范围种植体支持式修复的设计尤其需要牙科医生具有极高的专业水平和组织能力。在传统义齿修复中，治疗主要由患者的自身条件决定，例如患者余留牙的数目和分布以及义齿承托区。当牙科医生提供种植体支持式修复方案时，需要准确地确定种植体三维空间位置和后期修复方案。为了实现美学需求和功能重建，一些附加手术需要考虑进来。种植修复的复杂性极大地增加了牙科医生的责任"（Strub 等[362]，926页），需要统一协调种植修复中的各项治疗程序。

答3：目前，可能有描述称种植学的研究数据已经非常充分，可以为适当的种植理念提供充足的证据。但是，很难提供具有10年有效数据的专属研究方法。如果一种方法在短期内是满足要求的，那么其中一部分种植理念可以很好地适应这种方法，而另外一部分理念则不能适应。

答4：一项关于过去15年治疗概念变化的调查发现，保守的治疗方法变化非常小，而涌现的"新颖"的治疗方法中，一些经历了快速改变，还有一些已完全消失。鉴于这种情况，寻找到既安全又正确的现代化治疗方法还面临巨大挑战。

答5：大多数种植系统细节上确实存在差异。然而，它们都有类似的基本原则。如果遵照这些原则，牙科医生应该能够把本书的案例应用于自己的种植系统。

第2章
患者概况
PATIENT PROFILE

S. Wolfart

目前，我们能从临床研究中获得确切数据，以评估多数种植治疗方法的效果，这能让临床医生为患者尽可能找到最好的治疗形式。这些可能的治疗方法在减轻疼痛和恢复功能及美学方面已达到较高水平。

种植修复尤其应用于美学方面，因为从患者角度出发，只有用这种方式才能获得理想的修复效果，特别是使用固定修复。由于牙齿缺损会严重损害患者口腔健康并关乎生活质量，因此患者对这种改善非常满意。

但是，种植体支持式活动修复体为我们呈现出不同的画面：它们无法将牙齿恢复到最初的状态，因此患者需要忍受某些限制。虽然通过调整种植体的数量和修复体上部结构的种类有可能改善这些情况，但不能完全避免。

另外，由于缺少循证数据支持，使用可摘活动修复体的方法并不被临床医生作为最佳治疗选择（如上颌无牙颌）。例如，现在仍缺乏高质量的科学研究来检测种植体支持式套筒冠[381]或现代球帽附着体系统的修复理念。在这一方面，只有杆式覆盖义齿有据可循[343]。而且，几乎没有这两种治疗形式长时间系统性随机对照的研究。证据的缺如敞开了一道宽敞的"治疗长廊"，我们需要在这中间给个别患者选择正确的治疗方案。这些不同形式的治疗方案各有优缺点，需要与个体初始情况（如骨吸收）、每位患者的风险因素、个人喜好、患者的焦虑和适应程度、能花费在牙科医生这里的时间等相协调。

2.1　患者特征

以上情况强调了患者作为独立个体在每个特定病例中对治疗方案决策的重要性，这提示我们需要对不同患者的特征做近距离观察。关于这点，在2010年题为"人们对医疗保健系统的期望是什么"的论文中，Wippermann指出，不同群体，甚至整个人群，对健康的理解差异很大，根据他们健康相关的行为模式不同而不同（Wippermann[401]，95~107页）：

"当谈到自身或健康的主观认识时是非常多样的，各种生活方式使人们得出结论：愿意为自己的健康做一些事情抑或冒着健康风险去消费，这在人群中差异很大。包括社会地位特征（性别、收入、教育、职业、工作场所、居住地区等）、价值观（喜好、兴趣、态度）、生活方式（日常生活、礼仪、社会关系）"在这方面都起到重要作用。

"人类在各自不同的'生活世界'（主观经历的生活环境或出身）中拥有的物质、社会和文化资本极其不同，这会影响他们对健康的理解。以下讨论集中在3种'生活世界'。"保守者和传统固执者在生活上的基本导向相似（相同的价值轴线），但是社会地位不同。传统固执者和消费实利主义者社会地位相似（中上层），但根本的生活导向不同（传统对现代）：

· 保守者的健康观念比较全面和人性化，并积极地不断使之完善和多元化。保守者关注精神、机体和社会活力，关注他们自己生活（也包括老年生活）中的自我决断。他们的生活和健康哲学是对所有事物的节制。享乐和健康密不可分，且必须保持平衡："我维持着特定的生活方式，这让我的精神和肉体保持健康。"

· 与保守者完全不同，传统固执者的一个标准特征就是会每天、长时间、详尽的各种抱怨，关于种种不适、疼痛和痛苦，以及最近或即将到来的诊疗（包括他们自己、家庭成员和邻居）。他们多数都在长期工作后领取养老金，许多人已经提前退休。他们的工作需要或曾经需要体力，例如有技术和无须技能的匠人与劳动者。其特点是，职业驱使他们需要身体健壮，并主要关注身体功能。相对于保守者，传统固执者对健康的关注点在于体格。因此，身体上有些"破损"被视作很平常。

· 出身于社会边缘阶层的人不太关注健康。他们对每天如何度日更担忧：缺少金钱，勉强维生，不要被排挤，需要不断地与更高身份的人交流（在学校、办公室、银行、医生诊所），觉得自己多少会被这些人公然漠视或蔑视。他们普遍默认的世界观是，每个人都有一定的基本健康水平，并在生命中会"持续"一段时间。

Wippermann对这3种身份的描述让我们洞悉如何接近和劝说不同的患者。牙科医生只有站在患者的角度才能真正地接近他们，让患者接受自己的建议。而且，牙科医生需要意识到，患者会把自己所有的认知带回到自己的圈子（家人和朋友）中，咨询内容也需要被他们理解。我们用以下情境来做具体说明：只有当妻子能让丈夫觉得治疗计划可行，并且能把和牙科医生交流的内容解释清楚时，她才能获得家庭的同意，支付接下来的费用，延缓处理家务活等。

2.2 完善患者概况

由于种植治疗有某些特殊性，牙科医生应当努力获得患者的清晰照片。种植治疗的时间是完全可选择的，通常伴有外科手术操作、复杂的治疗过程、持续的治疗时间以及额外费用，然而能够获得更好的咀嚼功能，无须使用活动义齿并得到更好的口腔面部美学效果。

为了与患者一起找到合理的治疗方案，牙科医生需要在咨询阶段分析患者各种个性化的相关因素，这为我们接下来制订决策提供有价值的信息。这些因素包括：

1. 患者的经济状况。

2. 对牙科修复体的功能要求。

3. 是否愿意进行外科操作。

4. 美学结果的需求。

5. 个别种植体脱落风险：

（1）个体风险因素，可能影响种植体的长期使用效果。

（2）患者遵医嘱情况（口腔卫生）。

通过对所有这些单独评估的患者因素的综合考量，我们可以得到患者概况。据此，每个因素本身就可以成为种植治疗的排除标准，不管其他因素如何变动。

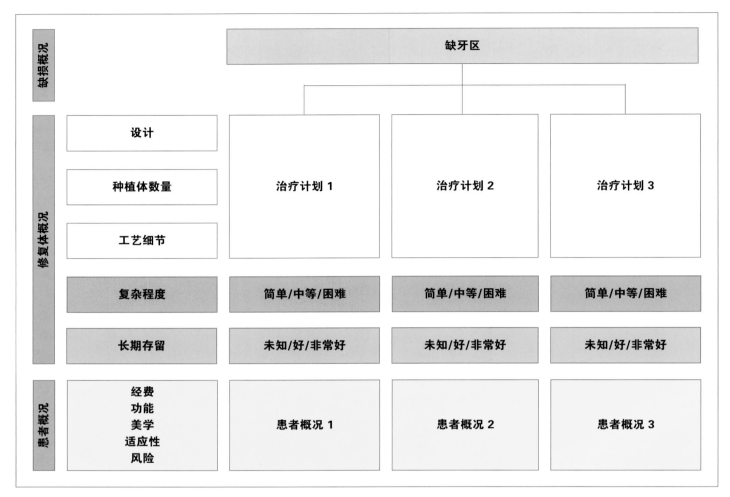

图2-1 决策树：从某一具体的缺损概况开始，义齿修复可有不同的设计方案，需要考虑到牙科工艺设计、所需种植体数量、某些工艺细节、对于临床医生的难度系数、有科学依据的长期稳定性表现。每种设计的选择都要与患者概况的某些特征逐一相符。

2.3 决策树

除了患者概况，另两个重要概况对制订治疗设计起到关键作用。（1）缺损概况，指牙列缺损区域的大小，并考虑到任何软、硬组织的缺损。（2）义齿修复概况，指不同牙齿修复方案的详细阐述（图2-1）。

任何一种缺损概况都会有多种不同的修复设计。这些变化的相关因素有：工艺设计、所需种植体数量、某些工艺细节、医生的难度系数、有科学依据的长期稳定性表现。每种设计的选择都要与患者概况的某些特征逐一相符。因此，决策树源于给定的缺损概况，帮助牙科医生获得种植学/牙科学/工艺方面的修复设计，并使该设计能更好地适用于不同的患者。第9章对这些决策树有具体阐述，第21~24章对各类缺损概况有详尽讲解。

2.4　患者概况的基本要素

2.4.1　经费自由度

这点基于患者的社会地位、保险覆盖范围以及具体陈述。治疗费用在初步评估后，需要根据治疗评价和安排进行调整。在这种情况下，牙科医生需要谨记，超越患者的经济承受能力（已声明的）会使患者在诊所内丧失信心，可能导致患者更换医生。

2.4.2　功能

功能方面可以通过牙科医生目的性的提问来评估，例如：你现在怎样应对缺牙的？你现在能吃所有东西吗？你希望牙齿获得怎样的咀嚼效果？根据患者的回答，主观评估功能因素。

2.4.3　美学

患者对治疗后美学效果的期望也可以通过牙科医生针对性的提问获得。这包括处理已存在的美学缺陷，例如：你对冠边缘外露、牙齿颜色的改变或发黑、切端边缘线不齐、牙齿比例不协调感到困扰吗？美学因素也可以通过患者的回答主观评价。

2.4.4　适应性

指患者对治疗的适应能力。多数患者对口腔种植的外科手术过程不甚了解，这一点可以通过对手术持续时间及侵袭性的大致描述来解释，也需要告知其术后可能出现的症状、不适的表现和持续时间。对适应性的主观评价还应该包括患者年龄和健康状况，以及任何可能影响手术过程的其他治疗，例如抗凝血治疗。

2.4.5　种植失败的个体风险因素

要评价每个人的种植失败风险，需要分析患者某些全身疾病的病史和诱发因素。早期种植体脱落的风险因素有：年龄60岁以上、吸烟、糖尿病、接受过头颈部放疗[276]。而现有的数据无法确切证明其他全身疾病能否增加种植体脱落风险。同样，也没有关于骨质疏松是否增加此风险的确切数据[272]。过去已行的或计划实施的二膦酸盐类药物治疗需要引起特别关注（详见8.2章节）。

种植体周围炎会导致种植体脱落，是一种特别严重的生物学并发症，也需要足够重视。据报道，植入后5～10年，10%的植体和2%的患者会发生种植体周围炎[273]。吸烟、较差的口腔卫生状况、已患牙周炎都会增加种植体周围炎的发病率[213]。

较差的口腔卫生会增加种植体周围炎风险，应当被视作口腔种植的禁忌证。一套完善的术后维护计划，可以减少种植固定修复体的生物和机械失败率[301]。因此，需要在治疗前充分评估患者的遵医嘱情况。这包括：评估牙齿目前卫生状态，患者在预先提供的术后维护计划中的参与情况，其对口腔卫生辅助工具的合理应用情况，例如牙线和牙间刷。如果最初的效果不理想，治疗前期阶段应尽一切努力来提高患者的口腔卫生状况，这点非常重要。

可以说，种植失败的个体风险因素是由一系列子因素构成，共同形成了患者概况的一部分。图2-2提供了组成患者概况的两个复杂因素的全面视角。

2.4.6　回顾患者概况

上述患者概况中的5项因素在图2-3中逐一列出。每项因素分为4个等级，以由浅至深的条状色带制成等级量表。这种图解减少了构造极度复杂的参数，在病例设计中非常重要，能更简易地评估各因素。

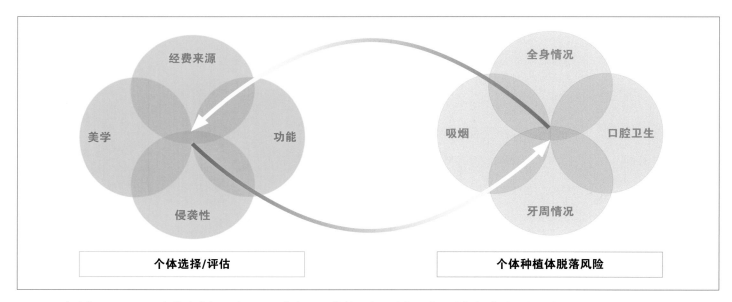

图2-2 患者概况。以下因素使患者概况成形：经费来源、美学要求、功能要求、选择侵袭性手术的意愿。这4项因素与第5项因素相互影响，即个体种植体脱落风险，它由几项子因素构成。

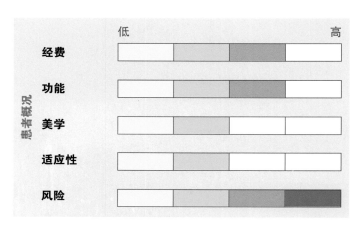

图2-3 患者概况中的5项因素，每项用从低到高（色带）的等级量表显示。

2.5 病例中应用患者概况的临床意义

2.5.1 组建患者概况

一位退休法官（根据Wippermann理论属于保守者价值导向）年龄为70，处于图2-4～图2-7显示的初始情况。当被问到为何来诊所时，他回答："我的牙科医生想把我所有的牙齿磨小，把我的牙齿排得更好看。但人们已经认识原来的我很多年，我不想要任何其他牙齿，难道就没有别的方法吗？"

接下来，讨论了患者的全身健康和牙科既往史，没有任何不利于种植治疗的危险因素。在对微笑和咀嚼功能系统分析后，他确认要保留现有的牙齿外观，也对两侧短牙弓的咀嚼功能情况适应良好。但是，他对已经戴用2年的下颌临时修复体感到麻烦。当被问到为何这2年仍然继续戴用该义齿，他解释说他非常重视保存自己的牙齿，但他的牙科医生并没有给出令他满意的治疗建议，无法解决这个问题。关于这点，他也表示如果确信没有更好的选择，他愿意进行简单外科手术。而且他想尽量避免戴用活动义齿，否则他会在他已完成4个学期的艺术史课程中显得"特别老"。最后，他指出费用是次要考虑因素，毕竟他在作为法官的职业生涯中目睹过许多失败的治疗，希望在自己身上不要发生。

这些最初咨询持续了20分钟，诊所留下了患者以下概况信息：

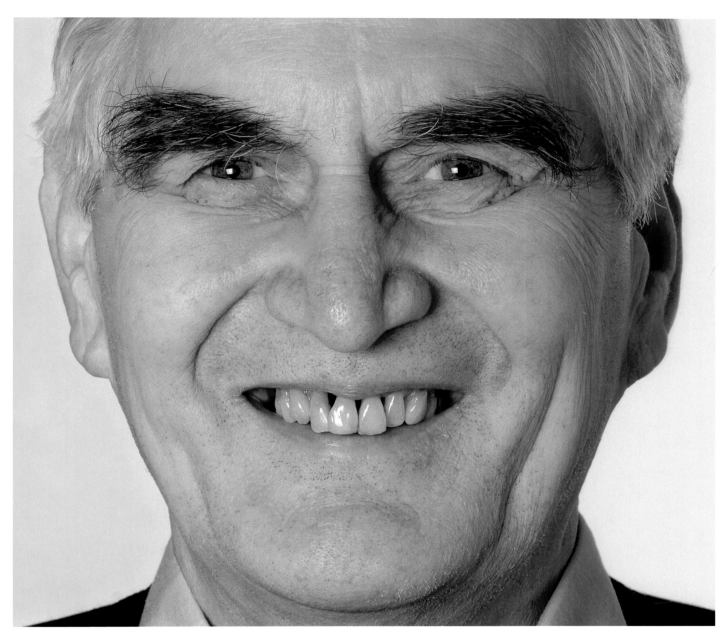

图2-4 患者偏向保守者价值导向。

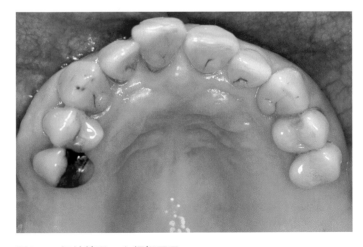

图2-5 初始情况：上颌短牙弓。

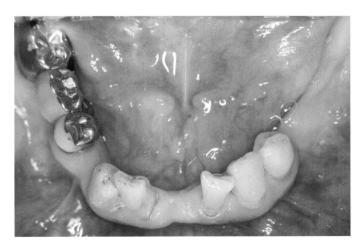

图2-6 初始情况：下颌牙列缺牙区。

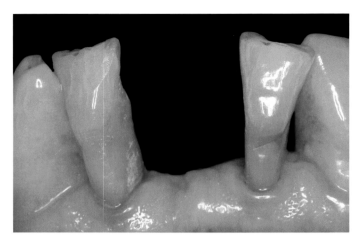

图2-7 下颌前牙近观。

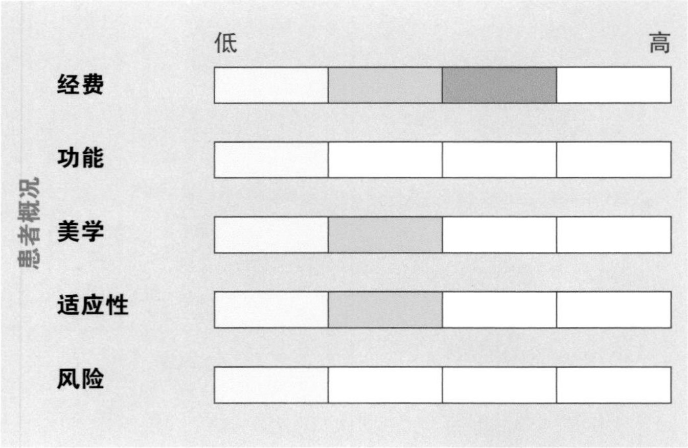

	低			高
经费				
功能				
美学				
适应性				
风险				

患者概况

图2-8 示例个体的患者概况。

经费：由于患者属于保守者出身，生活有保障，明确表示"费用是次要考虑问题"，在患者概况中（图2-8）他的经费自由度比较高（3等）。当然，对他的初始评估未必正确；初始评估之后，需要对评估内容和治疗计划在细节上进行修改。

功能：患者两侧短牙弓使用良好，看上去没有太大困难，评估时属于对功能恢复要求不高。这也能从他的描述中看出来，他使用了"有点麻烦"形容他现有的临时义齿，而他戴用超过1年，且看上去使用情况良好。综上所述，他的功能要求等级较低（1等）。

美学：在牙科医生看来，患者明确表示在美学方面没有太多要求。不管怎么样，他明确强调了个人立场，牙科医生应当尊重，并且在医疗允许的范围内尽可能满足。对这两方面评估后，等级定为中等（2等）。

适应性：患者表示愿意接受外科手术，因此他的适应性被评为中等（2等）。

种植失败风险：除了已经存在的广泛型牙周炎，在患者的病史和牙科治疗史中，不存在其他明显的风险因素。患者的依从性也被评估为良好，因为他的牙齿呈现出维护得很好的样子，他说自己每6个月都定期在之前的牙科医生那里进行预防性护理。因此这个因素等级也较低（1等）。

这些考虑点形成了个体的患者概况，显示在图2-8中。

2.5.2 基于患者概况的设计和治疗

全面的评估确定了广泛型牙周炎的诊断（图2-9）。15、13、23、25、34、33、43、45、47被评级为"可靠的"（绿色），14、12-22、24、32、42为"可疑的"（黄色）；但没有牙齿被评为"无保留价值的"（红色）（详见8.4章节）。第一、二、三象限为短牙弓，31、41缺失。参考患者概况，与患者一起制订并完善了治疗设想。然后，患者与身为医生的妻子讨论了建议的治疗内容。虽然讨论结果强调了患者的决定，但也对计划治疗的风险评估提出了疑问。这些问题在第二次咨询中得到解决，于是患者同意了以下治疗方案的实施：

1. 上、下颌牙周治疗，目的是保存所有剩余牙。接下来使用粘接性玻璃纤维（聚乙烯纤维）牙周夹板来增加上颌牙齿的稳定性（图2-10和图2-11）。

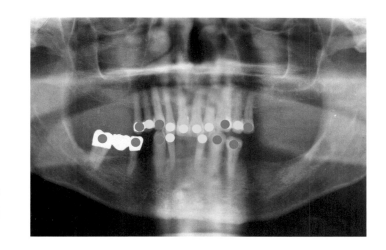

图2-9 全口曲面断层片显示出全口广泛型牙周炎的存在，患牙根据预后分为"可靠的"（绿色）、"可疑的"（黄色）和（虽然这个病例中没有）"无保留价值的"（红色）。

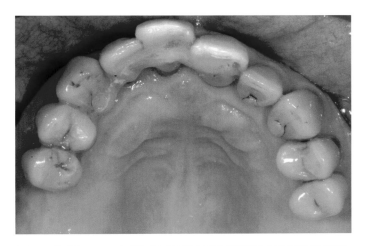 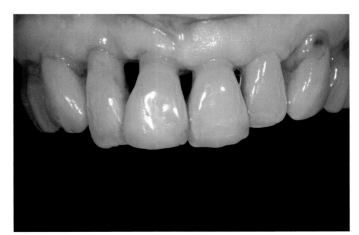

图2-10和图2-11 上颌牙齿接受牙周治疗和聚乙烯纤维夹板后。

▶这种牙齿保留性治疗遵从了患者要求，在不改变美观的同时，永久性固定了牙齿。尽管牙弓缩短，但患者对已有咀嚼功能满意，因此不需要修复磨牙。

2. 第三象限中植入2颗种植体，局部植骨（图2-12～图2-14），每颗种植体用单冠修复。

3. 前牙缺失处使用2个悬臂式全瓷树脂粘接的固定义齿（FDPs）修复（图2-15和图2-16）。

4. 44缺失处使用47-44的悬臂固定义齿修复。

▶这些治疗措施避免了活动义齿的使用。能保护所有的下颌牙，也不需要进一步预备牙齿，种植体数量和所需的骨增量都减少到最小。因此，遵从了患者微创治疗的愿望。

▶考虑到患者的身份类别，由于存在多个可疑的牙齿，很难评估患者全部修复体的预后，可能出现多种不同结果。

图2-17显示出修复体戴入时的效果。之后患者接受了3个月的恢复期护理。图2-18～图2-20显示了戴用5年后的状态。现在修复体使用超过10年，在原来位置没有任何变化，患者在此期间非常满意。

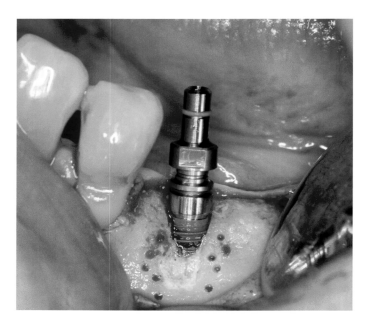 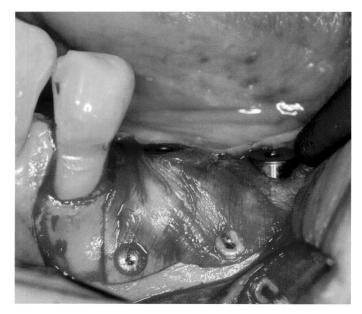

图2-12和图2-13　第三象限，在35和36植入种植体，局部骨增量使用1∶1比例混合的自体骨和Bio-Oss。骨增量处使用Bio-Gide膜，以可吸收钉固定。

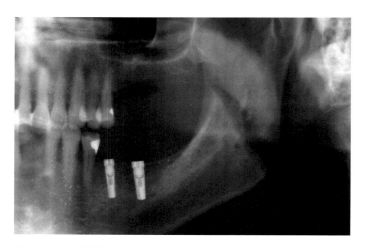

图2-14　术后X线片。

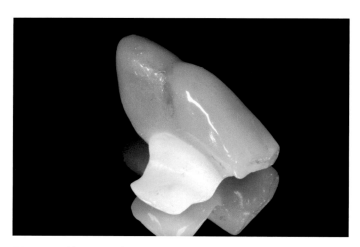

图2-15　前牙区悬臂式全瓷固定义齿，树脂粘接，氧化锆支架固定修复体。

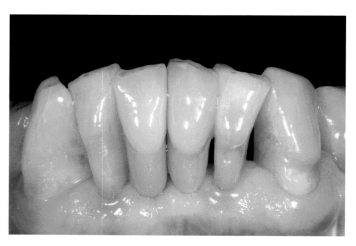

图2-16　树脂粘接后的固定义齿与牙齿成为一体。

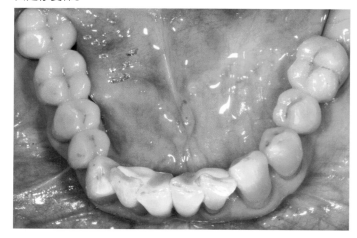

图2-17　修复体：第三象限种植体支持式单冠，前牙区悬臂式全瓷树脂粘接固定义齿，第四象限牙支持式悬臂式固定义齿。

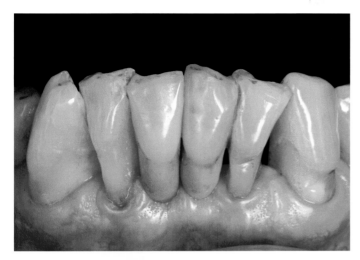

图2-18　5年后前牙区悬臂式全瓷树脂粘接固定义齿，仍在原位置，42周围有进行性牙龈萎缩。

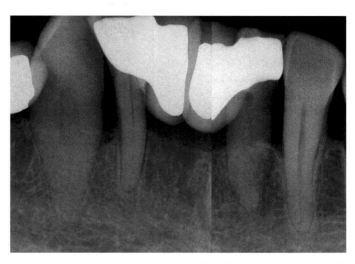

图2-19　5年后前牙区悬臂式全瓷树脂粘接固定义齿随访X线片，骨情况稳定。

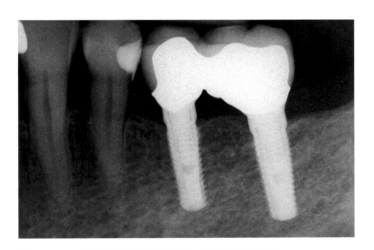

图2-20　5年后种植体随访X线片，骨情况也稳定。

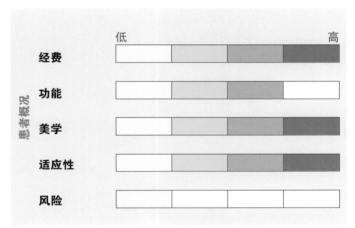

图2-21　假设的另一种患者概况。这自然会生成完全不同的治疗方案。

2.5.3　另一种患者概况

　　为强调在治疗决策阶段患者参与的重要性以及患者概况的作用，我们为这位患者建立一个假设的新概况（图2-21）。假设患者在功能上对短牙弓非常不满意，或是坚持要美学上的明显改善，想要在未来10年系统地提高修复效果，可能的"治疗走廊"会完全不同。

　　在这个患者概况中，可能的治疗选择就变为拔除预后不确定的12~22以及32和42。这样，上颌使用双端冠固位的RDP，戴在上颌余留牙上；而缺失的31、41以及第三象限游离端缺失区，可各植入2颗种植体并使用固定义齿修复。

2.6   本章小结

在种植的诸多领域，目前的数据为牙科医生提供了一条宽敞的"治疗走廊"。要为每一位患者在这"走廊"中选择最好的治疗方案，不仅要求合理的评估和诊断，也需要在沟通时给患者建立自信心。这要考虑到患者有着不同的人格，来自不同的社会阶层，对健康的理解不同。因此他们对自身健康的行为表现各异。

术前咨询应作为分析特定个体患者因素的机会，以及分析患者个体风险因素的机会，以便为牙科医生后续决策提供重要信息。因此，要考虑以下因素：（1）患者的经费来源；（2）患者对修复体的功能要求；（3）患者对牙齿美学的要求；（4）患者进行外科手术的意愿；（5）个体风险因素分析。对所有患者因素的逐个分析形成了患者概况，不同的患者概况生成了完全不同的种植治疗方案。

第3章
美学概况
ESTHETIC PROFILE

S. Wolfart

3.1　种植设计中的微笑分析

面部的吸引力对个人自我形象、社会认可、自我意识以及自信的发展成形均有显著影响[37,56,119,212]。对自己面部外貌不满意的人，相比其他特征，往往更不满意于自己的牙齿外观[56]。

很多研究都强调了有魅力的微笑对自我价值的社会心理学影响和助益[71,136,139,256]。吸引人的微笑、整齐的牙齿，对个人的整体外貌有积极影响[108-109]。使用贴面改善美观可以决定性地提升患者的生活质量，增强患者的自尊心[91]。微笑的美观性和协调性非常重要，对生活品质影响较大，因此近几年越来越多的牙科医生愿意为患者提供效果更加自然的牙科美学修复。

对于看重牙齿美观的患者来说，最为关键的是微笑的整体外观能否长久令人满意。换言之，如果仅仅设计前牙种植体，而不改变邻牙变色、比例失调、冠边缘外露和/或桥体不美观等问题，就毫无意义，这意味着患者虽然解决了功能问题，但微笑给人的整体印象仍然不尽如人意。

因此，本章阐述的微笑美学设计，可以作为完善患者整体治疗方案的基础。为达该目标，本章将分为两部分。第一部分综合探讨了牙齿美学、患者微笑以及可能需要修复的牙齿类型。第二部分则聚焦于种植修复相关的牙科美学问题。所涉及的关键点归纳在一张美学清单上[409]。当然，在牙科美学文献中已有类似设计辅助点。值得一提的有两个，即Belser总结的12项相关关键点[31]，以及Chiche和Aoshima完善的患者美学评估指导[77]。

以上两种方法的区别在于，Belser[31]检验的要点非常具体，并明确了每个要点的参考值。具体包含以下几点：牙龈状况，牙间隙，牙长轴，均衡的龈线，牙间接触点高度，牙齿比例、形状、特征、表面结构、颜色。而Chiche和Aoshima[77]的列表包含了患者的美学目标、非常详细的颜色选择，他们称之为"微笑设计"。依据修复体所希望得到的结果，微笑设计包括以下几类：牙齿排列、亮度、特征、切端效果。这些分类为美学分析设置了新的聚焦点，同时也将复杂的前牙美学修复清晰化。两种系统各有特色，应用简便，能为美学重建提供重要帮助。

除了这些，牙科医生面临的实际问题还有，如何让患者认识到具体的美学问题，以及理解大致的治疗计划。复杂的美学问题仅仅用修复的方法很难解决，需要多学科的结合，包括正畸干预、外科预处理、颜色纠正、保存和修复的治疗。评估表使我们能够系统地处理相关问题，从而得出具体的治疗措施。微笑美学缺陷的明确决定了治疗措施。确保治疗措施时间安排的合理对疗程的顺利进行非常重要。例如，任何软组织的修正手术需要安排在疗程前段，以保证有充足的愈合时间[51]，避免后期可能的修复体周围牙龈退缩。美白基牙或邻牙时也要考虑到类似问题：需要合理安排漂白时间，在修复体戴入前达到稳定的颜色[27]。

通常情况下，这些治疗措施和愈合时期可以与所需的种植手术有效协调：（1）可以合并某些治疗步骤，以减少患者的整体治疗次数。例如，邻牙的根向复位瓣（ARF）可以直接与种植手术相结合。同样，二期手术是单纯的膜龈手术，同时可以行上腭结缔组织移植以增厚桥体区。（2）需要较长愈合时间的治疗（如牙龈退缩覆盖），应当计划将此愈合时间与种植的骨结合时间重合。同样，正畸的实施也需要与种植愈合阶段或分期骨增量阶段（如上颌窦提升术和种植术两次完成）协调，以缩短整体的治疗时间。

3.2 美学检查清单

美学检查清单（图3-1）分为不同色度的3部分，是Strub等[360]（393~398页）所述"快速美学分析"的改进版。清单细分为12类，每类又分为4区，需要在正确顺序下查证。如果某一区中提示存在问题要求治疗，就要进行标注并在治疗计划中予以重视。

第一部分（浅灰色）包括4类，与患者一起完成，是对他/她主观美学感知的评估。

第二部分（中灰色）包括5类，是由牙科医生记录具体病例特有的美学情况，在随后的治疗计划中需要考虑。

第三部分（深灰色）包括3类，涉及种植体支持式修复体的设计。在口内美学区域进行种植设计时，这些尤为重要，对复杂病例评估以及临床病例设计均很有帮助。

第一、二部分由Wolfart[409]在2011年发表，为第三部分的完善奠定了基础。

本清单是各个分类的概览。接下来的3.2.1 ~ 3.2.7部分紧密遵循了所引Wolfart的论文[409]。

3.2.1 分类1~3：患者的主观美学感知

美学检查清单始于患者对他/她现阶段微笑的评级问题。该主观评估从"完全不满意"到"非常满意"分级。主观因素需要注意，以便在临时修复及最终修复时综合考虑。如果患者有以前的肖像照片，上述评估可以

在第2类即对患者以前照片的提问后进行，与患者的讨论应当围绕在拍摄照片时他/她对原来牙齿及微笑满意或不满意的程度。记录的这些信息对未来修复体的设计过程有直接帮助。

接下来，用同样的清单询问患者对他/她已完成的临时修复体的满意程度。直至患者对临时修复的美学和功能两方面都满意，才能开始最终修复阶段。总而言之，如果不能获得患者的满意，牙科医生和技师在设计最终修复体时就无法在脑海中形成明确的客观目标，也无法预期满意的结果。此时，建议继续调整临时修复体，直至患者满意，这样牙科团队也能对接下来的修复体获得具体明确的参数。

3.2.2 分类4：微笑特征

先询问患者所期望得到的微笑特征，然后分析目前及先前的微笑状态。患者需要凭直觉在"活泼""持重""均衡""完美"几类中做出选择。该分类源自Chiche和Aoshima[77]，这种意向选择有助于牙科医生和技师更深刻地理解患者的想法与愿望。

3.2.3 分类5：微笑分析

该分类又分为以下几个子类：优势/比例、牙与牙比例、牙齿长度、牙齿可见度。由于上颌中切牙对微笑的影响比其他任何牙齿都大[135,326]，美学分析应当从上颌中切牙开始。图3-2总结了在这个类别中应当评估的微笑要点。

#					
1	微笑满意度（现在）？	完全不满意 ————— 非常满意			困扰你的是什么？ － －
2	微笑满意度（以前，照片）？	完全不满意 ————— 非常满意			困扰你的是什么？ － －
3	临时修复体满意度？	完全不满意 ————— 非常满意			困扰你的是什么？ － －
4	希望达到的微笑类型	活泼	持重	均衡	完美
5	微笑分析	上颌中切牙的优势/比例	牙与牙比例	满意的牙齿长度	牙齿可见度
6	上颌牙平面	垂直位（咬合高度）	水平位（切端边缘）	背景空间	矢状位
7	基牙	颜色	突度	根向复位瓣（ARF）	软组织改善
8	桥体床	桥体床形状	外科手术纠正（垂直向）	外科手术纠正（水平向）	
9	邻牙	颜色	形状	位置	软组织改善
种植体支持式修复体					
10	笑线	**牙龈效果** 重要： ①准确的种植体位置 ②优化软组织和骨重建 ③粉色丙烯酸树脂/瓷和牙龈间不可见连接部位	**牙颈部效果** 重要： ①准确的种植体位置 ②优化软组织和骨重建 ③粉色丙烯酸树脂/瓷和牙龈间不可见连接部位	**切端效果** 让步可能： ①种植体位置 ②软组织和骨重建（征得患者同意！）	
11	垂直向组织丧失	**高** 修复缺损： ■外科手段 ■修复手段 　■固定（牙龈瓷，工艺要求高） 　■活动（粉色丙烯酸树脂，可能损害种植位点）	**低** 修复缺损： ■外科手段 ■修复手段 　■固定（牙龈瓷） 　■固定（延长的牙颈部） 　■活动（粉色丙烯酸树脂）	**无** 准确的种植体三维位置非常重要！	
12	所需临时修复体类型	**第1个临时修复** 固定 ■树脂粘接牙 ■悬臂式树脂粘接FDP ■FDPs	**第1个临时修复** 活动 ■𬌗垫 ■过渡修复体	**第2个临时修复** 技工室制作 ■手术过程中安排印模制取	**第2个临时修复** 椅旁制作 ■模板真空成型 ■考虑临时基牙

图3-1　本清单分为12类，阐述了美学、修复和种植学的重要方面。第一部分的4类（浅灰色）是与患者共同完成，并提供了对患者主观美学感知的评估，即他/她的体验和期望。第二部分（中灰色）由牙科医生完成，记录所有病例相关的5个种类，而后考虑治疗计划。第三部分（深灰色）中的3类提供了设计种植体支持式修复体的重要指征。综上所述，这个清单对评估病例的复杂性以及临床病例设计均很有帮助（引自Wolfart[409]，有所修改）。

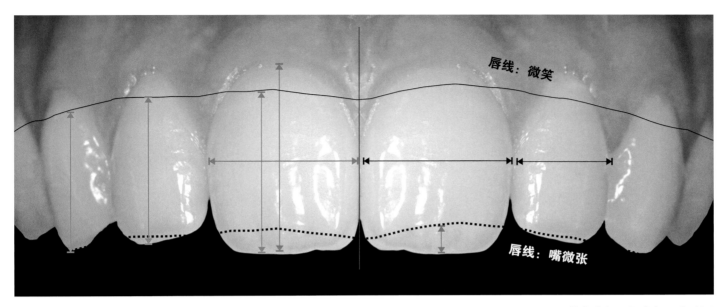

图3-2 首先测量上颌前牙长度。中切牙一般平均长度为11.7mm，侧切牙为9.4mm，尖牙为10.8mm。首先分析上颌中切牙宽/长比（橙色箭头），再分析中切牙和侧切牙的宽度比（黑色线）。同时测量不同状态下微笑和大笑的笑线形状。这里让人感兴趣的是微张口时的牙齿可见度（绿色箭头），以及微笑、大笑、大开口笑时的牙齿可见度（蓝色箭头）。

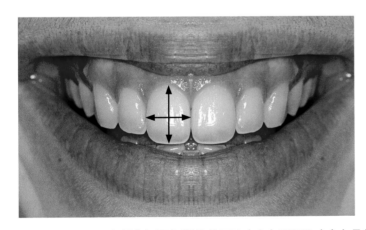 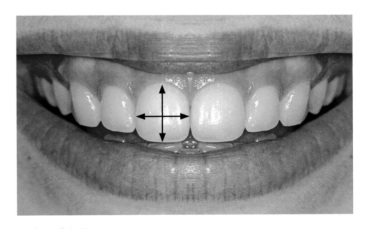

图3-3和图3-4 上颌中切牙宽/长比从75%（左）至85%（右）是美学上令人满意的。

上颌中切牙的优势/比例

原则上，理想状态是避免中切牙短宽或细长。宽/长比为75%~85%，牙齿才能看上去比例协调、美学上令人满意[417]。图3-3和图3-4是在数字化成像下，中切牙宽/长比分别为75%和85%时的视觉效果。

牙与牙比例：中切牙与侧切牙比例

牙科学应用Lombardi[247]的"黄金比例"，随后被Levin[24]重新调整，以建立上颌前牙的最佳宽度比例。黄金比例是指比例值在62%左右。但是在天然牙中，只有17%的病例侧切牙和中切牙的宽度比符合黄金比，

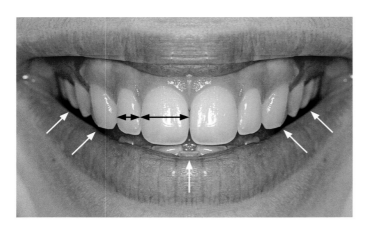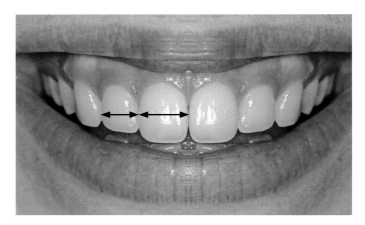

图3-5和图3-6　上颌侧切牙与中切牙宽度比（黑色箭头）在50%（左）和74%（右）之间是美学上令人满意的。白色箭头标明了从一侧口角至另一侧的背景空间。它标记了在暗色口腔环境中与切端边缘相反的空间。

而尖牙和侧切牙没有符合的病例[303]。但是，如果在一个包含黄金比例的比值区间内，即上颌侧切牙和中切牙的宽度比为50%～74%，则是美学上令人满意的[417]。图3-5和图3-6利用数字化成像技术分别显示出两颗牙比例分别为50%和74%时的视觉效果。

吸引人的牙齿长度

未经磨损的上颌中切牙的平均自然长度大约是11.7mm，侧切牙为9.4mm，尖牙为10.8mm[252]。有研究表明，中切牙长度超过12mm则看上去不美观，只要在功能和美学上能实现就需要避免。因此，要在美学上令人满意，上颌中切牙长度应在10～12mm[78]。

牙齿可见度

在唇部休息位及微张嘴时，上颌中切牙的可见度与患者唇形、性别和年龄有关。因此，丰满的凹唇形会使上颌切牙显著外露。牙冠平均可见度男性为1.9mm，女性为3.4mm；30岁以下人群大约为3.4mm，30～50岁之间人群约为1.3mm（图3-7和图3-8）[382]。

3.2.4　分类6：上颌牙平面

垂直位（咬合高度）

设定垂直位置关系对上颌前牙的可见度起到关键作用，不论是静息时，还是说话、微笑或大笑的时候。多数情况下，仅仅改变这些不会对前牙长度产生显著影响，咬合改变却会自动改变牙齿长度。但是，这种改变只有明确判断或功能需要时才能执行。美学和功能不足通常同时出现在严重深覆𬌗的病例中。

水平位（切端边缘）

有两个观点仍待考证：一个是切缘线（切端边缘的连线）是否与双侧瞳孔连线平行，另一个是切端边缘形成的线，不论是曲线或是直线，是否与患者类型及他/她的微笑相适应。切端边缘形成的凸面曲线，与下唇弧度相配，是美学上令人满意的。

切端边缘平滑有一定曲度（图3-9）区别于所谓的"鸥翼"效果（图3-10）。两种形状在美学上都令人满意，但应当注意，切端之间的楔状间隙从中切牙至尖牙逐渐增大。切端边缘线较直，一般给人有攻击性的印象，只能在某些特定病例中应用，而凹形的边缘线看上去不美观，一般应当避免。

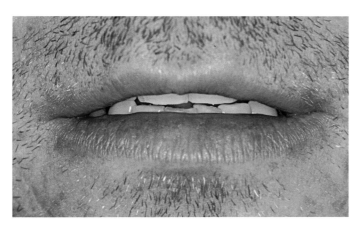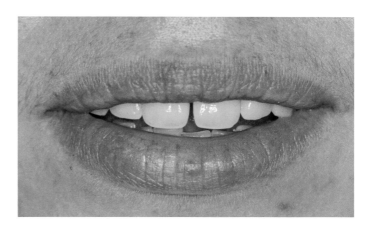

图3-7和图3-8 嘴唇放松状态下上颌中切牙的可见度跟唇形、性别和年龄有关。30岁以上嘴唇较薄的男性牙齿可见度低，而30岁以下嘴唇较厚的女性牙齿可见度可达4mm。

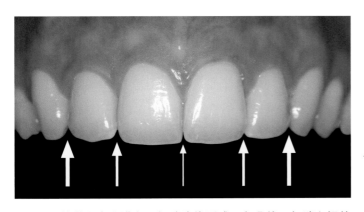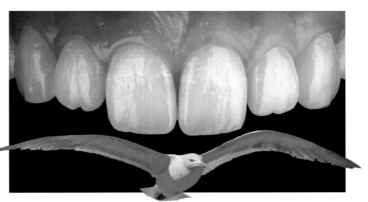

图3-9 美学上令人满意：切端边缘形成一条凸线，切端之间的楔状间隙从中切牙至尖牙逐渐增大。

图3-10 美学上令人满意："鸥翼"效果。在此状态下，侧切牙切端边缘相对更高，形成的曲线形状很像海鸥展翅。

背景空间（实体周围）

在本文中，需要检查的另一点是患者微笑时切端线是否与下唇一致，两者间是否有足够的背景空间。当患者开口大笑时，背景空间使切端边缘与较暗的口腔环境形成对比，突出了切端边缘线。理想状态下，背景空间在切端边缘下方，从口角一侧"流"向另一侧，如图3-5中所示。

矢状位

上颌中切牙的位置和轮廓一般可以用语音辅助检验，当发"f"音（例如，"fifty-five"）时，其切端边

缘与下唇唇红缘接触是理想状态。也可通过其唇面的切1/3和殆面的交角来确定，如果角度大约为90°，可以判断上颌中切牙在矢状方向的位置正确。而且，一旦修复体完成，需要用测厚仪检查牙冠外廓。如果牙冠切1/3的唇舌向厚度＞3.5mm，则该修复体外形过凸[78]。

临床病例

目前讨论的几个方面我们用一个病例阐述。50岁女性患者，嘴唇放松位时上颌前牙可见度太小，与年龄不符。不仅在放松开口状态时她的牙齿可见度很小（图3-11），在开口大笑时仍很小（图3-12）。很明显她

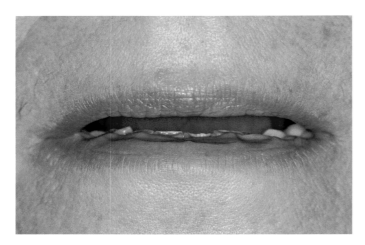

图3-11 临床病例：放松开口时上牙不可见。

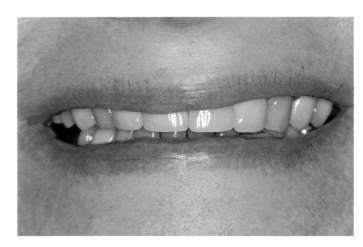

图3-12 修复前患者开口大笑时。

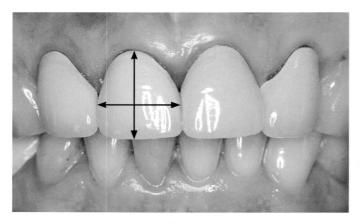

图3-13 中切牙宽/长比不美观：牙齿显得较方（长度分别为8mm和9mm；宽/长比为88%~92%）。

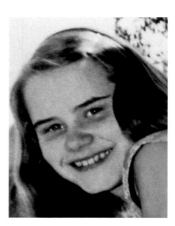

图3-14 30年前肖像照片，上颌牙明显可见。

的上前牙过短，因为2颗中切牙修复体皆是几近方形的宽/长比，长度分别为8mm和9mm（图3-13）。而在她带来的照片中她的上颌牙明显可见，显示出她30年前牙齿未修复时的样貌（图3-14）。蜡型分析可见她侧方牙齿磨耗严重，这意味着要延长上前牙长度，就必须增加垂直高度（图3-15~图3-19）。因此，计划在上颌增加咬合高度。使用临时修复体检验希望达到的功能及美学效果（图3-20）。最终修复只有在患者对临时修复体的功能和美学效果都满意后才能开始，这点在美学

检查清单上有所标注（图3-21）。成功将这种状态转换成最终的全瓷修复体（图3-22）。

3.2.5 分类7：基牙

颜色/漂白

根管治疗后的基牙可能在牙体预备区域及牙龈覆盖的牙根处显示出较暗的颜色改变。依据使用的瓷系统的透明度不同，可能在光照时出现一个或多个暗色区域，这有碍于修复体的美学效果。如果牙龈较薄，在预备体

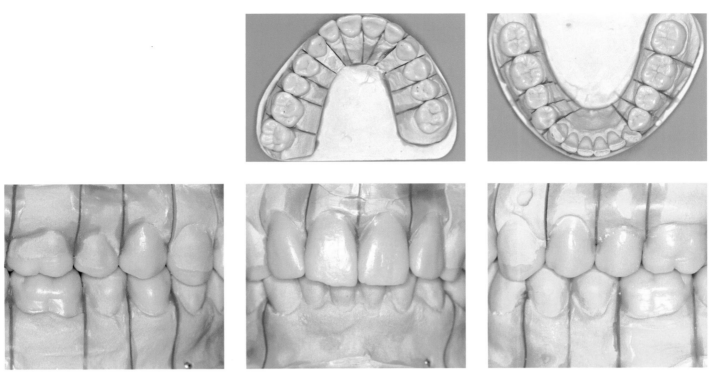

图3-15~图3-19　蜡型分析证实，由于侧方牙齿磨耗严重，只有增加垂直高度，上颌前牙才能增加长度。

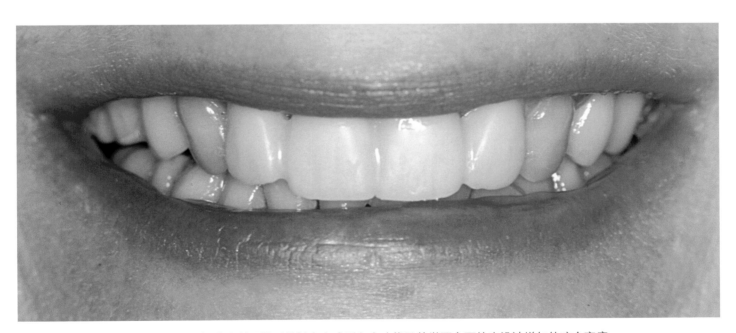

图3-20　用口内直接制作的临时修复体（利用蜡型模板真空成型）在功能及美学两方面检查设计增加的咬合高度。

边缘和根面结合处可能也会出现讨厌的暗色区域。如果预备体边缘由于牙龈萎缩轻微露出，这种负面效应会增强。因此，任何类似的变色都应通过内漂白的方式提前

处理，这很重要[27]。

接下来的病例显示，2颗严重变色的上颌中切牙使用过硼酸钠进行诊间漂白技术，提亮颜色后全瓷冠修

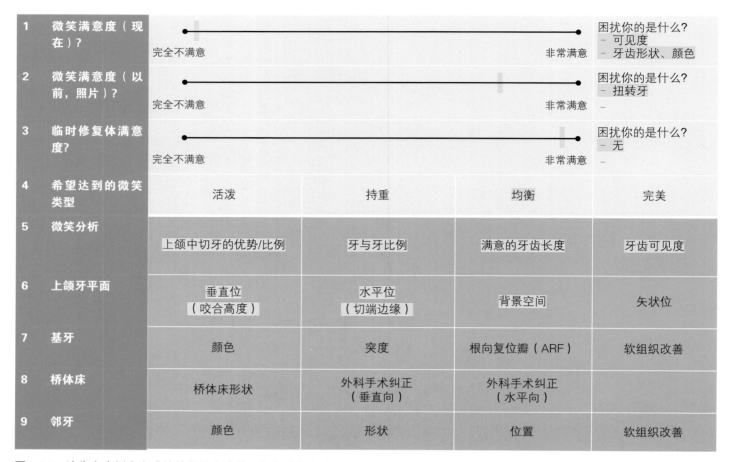

		活泼	持重	均衡	完美
1	微笑满意度（现在）？	完全不满意 ——————————— 非常满意			困扰你的是什么？ – 可见度 – 牙齿形状、颜色
2	微笑满意度（以前，照片）？	完全不满意 ——————————— 非常满意			困扰你的是什么？ – 扭转牙 –
3	临时修复体满意度？	完全不满意 ——————————— 非常满意			困扰你的是什么？ – 无 –
4	希望达到的微笑类型	活泼	持重	均衡	完美
5	微笑分析	上颌中切牙的优势/比例	牙与牙比例	满意的牙齿长度	牙齿可见度
6	上颌牙平面	垂直位 （咬合高度）	水平位 （切端边缘）	背景空间	矢状位
7	基牙	颜色	突度	根向复位瓣（ARF）	软组织改善
8	桥体床	桥体床形状	外科手术纠正 （垂直向）	外科手术纠正 （水平向）	
9	邻牙	颜色	形状	位置	软组织改善

图3-21 该临床病例中完成的美学检查清单。将各种类中鉴别出的美学差异标注下来，并包含在治疗计划中。要结合患者对"均衡"微笑特征的要求。

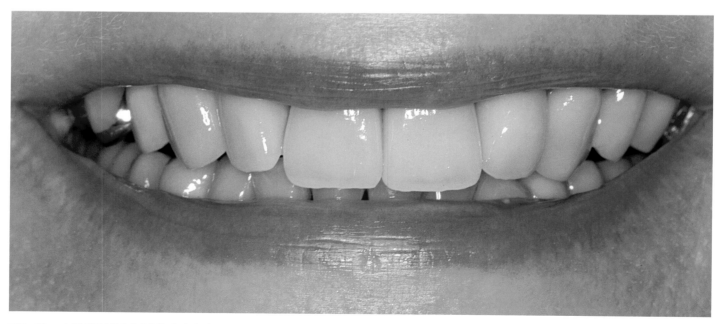

图3-22 在重新调整和测试的咬合高度上形成最终的全瓷（Empress II）修复体。

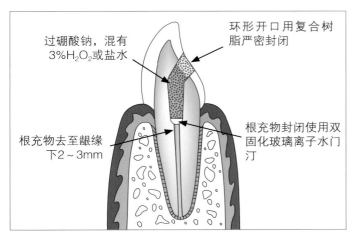

图3-23 使用诊间漂白技术，过硼酸钠进行内漂白。

图中标注：
- 过硼酸钠，混有3%H_2O_2或盐水
- 环形开口用复合树脂严密封闭
- 根充物去至龈缘下2~3mm
- 根充物封闭使用双固化玻璃离子水门汀

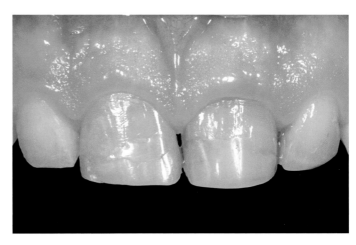

图3-24 2颗严重变色的上颌中切牙，外伤根管治疗后。

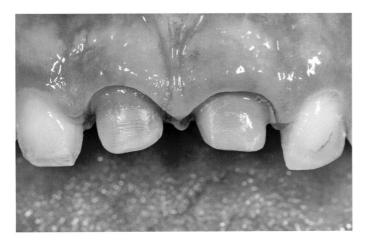

图3-25 切牙牙体预备后。

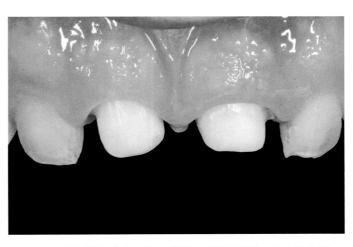

图3-26 诊间漂白技术，用过硼酸钠进行内漂白，2次换药后。

复。进行该技术时，要将龈缘下3mm根管内充填物去除，并清除高度变色牙本质以及残髓。剩余根充物严密封闭（如使用双固化玻璃离子水门汀），在空腔内充满过硼酸钠（混有3%H_2O_2或盐水）。剩余空腔粘接封闭或修复。每周更换药品，直至获得满意的漂白效果（图3-23～图3-26）。最后牙齿使用全瓷冠（氧化铝框架）修复，粘接固位（图3-27）。

突度/根向复位瓣（ARF）

从预备体边缘开始，假设龈沟深0.5mm、上皮附着1mm、结缔组织附着1mm，可推断出合适的生物学宽度。如果预备体与骨平面之间的距离＜2.5mm，意味着侵犯了生物学宽度，可能导致持续的炎症以及这些区域的附着丧失（图3-28）。当预备体边缘设置过低就会侵犯生物学宽度。发生这种情况可能是由于牙折、龋坏、先前预备过深或最初桩核修复体不充足的

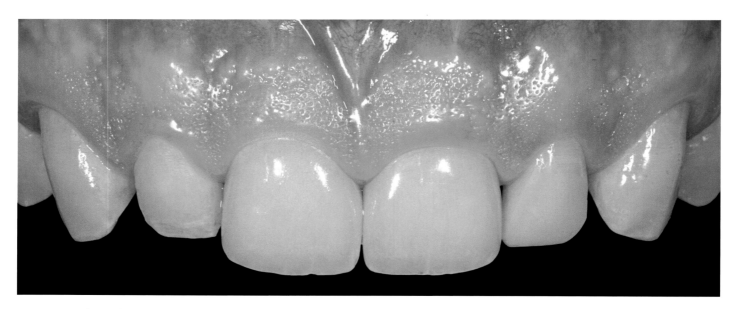

图3-27 全瓷冠修复（11、21，氧化铝瓷），邻牙复合树脂修复（22）。

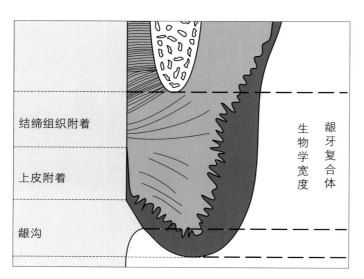

图3-28 通常情况下，适宜的生物学宽度需要预备体边缘与牙槽骨之间有充足的空间，即1mm的上皮附着、1mm的结缔组织附着。龈沟（深0.5mm）与结缔组织和上皮附着共同形成了所谓的"龈牙复合体"（图解使用已获得M.Kern、Kiel的友好授权）。

肩领效应[218]。在这样的病例中，需要在制作修复体前重新界定生物学宽度。一种方法是通过外科手段纠正基牙牙槽骨，术式为ARF[360]。但是，这的确会导致龈缘线的改变，美学上并不是每个病例都能接受。正畸牵引是另一种方式，避免了前面提到的牙龈改变：牙齿从骨中牵引出（如使用迷你磁石）至获得合适的生

物学宽度[264]。正畸牵引的优势是基牙及邻牙牙槽骨平面没有改变[72]。

软组织改善

一旦基牙出现任何牙龈萎缩，究竟是将萎缩处全部预备、预备体边缘设置在龈上，还是预备前覆盖萎缩处[429]。在容易预测的情况下（Miller分级Ⅰ或Ⅱ）应当首要考虑选择（3）。尤其在萎缩显著的病例中，这是保护修复牙的美观宽/长比的唯一方式（图3-29和图3-30）。

3.2.6　分类8：桥体床

如果希望修复效果更自然，对局部义齿桥体床的优化是必需的。如果组织量足够，桥体床可以用临时修复体调整/成形，形成类似天然牙创造出的卵圆形效果，与桥体紧密贴合（详见19章，图19-1～图19-3）[46,130]。但是，如果该区域出现软组织缺损，桥体床需要从水平向和垂直向调整。多种外科技术都可以做到这点，从单纯结缔组织移植到复合移植[360,429]。

病例中使用结缔组织移植水平向增宽桥体床（图

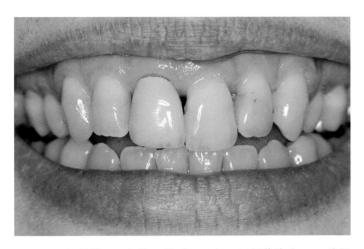

图3-29　初始情况牙龈线不规则，22和23牙龈萎缩（Miller分级Ⅰ级）；11-22需要修复。

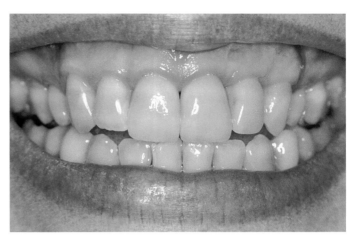

图3-30　22、23行冠向复位瓣及结缔组织移植术，全部牙齿诊室内漂白，11、21、22全瓷冠粘接固位修复，获得如图外观。

3-31～图3-34）。在接下来3个月的组织愈合期间，使用粗圆金刚砂车针预成形桥体床的凹面形状（图3-32），然后用临时修复体塑形（图3-33）。修复体的密合度检查显示，卵圆形的桥体与塑好的形状紧密贴合（图3-34）。

3.2.7　分类9：邻牙

为成功获得整体的美学效果，治疗计划不仅要包括需要修复的牙齿，还要考虑邻牙。为获得整体的和谐效果，往往需要改变邻牙的颜色、大小、形状或位置。要实现这些变化，决定是否使用漂白、修复或正畸的方式，需逐例分析（图3-24～图3-27）。

3.2.8　分类10：笑线

上唇下缘线是牙齿可见度的导线。当一个人说话和微笑时，上唇下缘线伸展不同，根据外露上颌前牙和牙龈的多少，将笑线的视觉效果分为3类[313]：

1. 切端效果：上颌牙切1/3至1/2可见。
2. 牙颈部效果：整个牙弓及龈乳头尖端可见。
3. 牙龈效果：上颌牙齿及大面积牙龈可见（露龈笑）。

一旦修复体及邻近软组织有任何不完美，明显的牙颈部效果，尤其是牙龈效果，可对微笑的美学效果起到负面影响。在种植上，这些不完美包括种植体、基台组件外露，及修复体树脂或牙龈瓷与口腔黏膜的连接处可见。在传统修复体上，冠边缘和局部义齿桥体部分外露，都会损害美学效果。如果垂直向和/或水平向软组织缺损进一步发展，这些问题会更加棘手。

这是一个实例，前牙种植体过粗、植入过深、肩台外露，笑线决定了治疗美学结果的成败（图3-35）。由于软组织不可能覆盖缺损，通过改变这颗进退两难的种植体的负重方式代替了将其取出的做法。在本病例中，将种植体和基台调磨成所需形状（图3-36），然后使用金瓷冠负重（图3-37）。当修复体就位时，牙

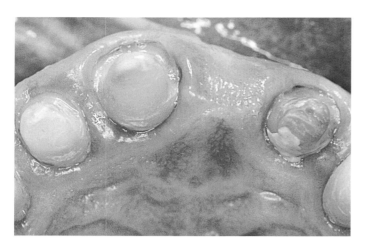

图3-31　示例：桥体区水平向软组织不足，无卵圆形形态。

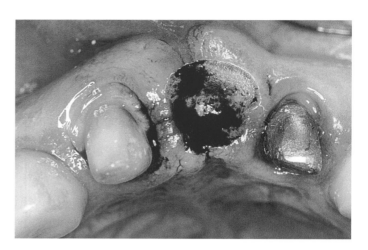

图3-32　结缔组织移植愈合后，使用粗金刚砂车针预成形卵圆形桥体床的外观。

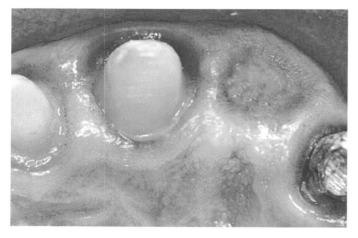

图3-33　随后使用临床修复体对桥体床的形状妥善调节。

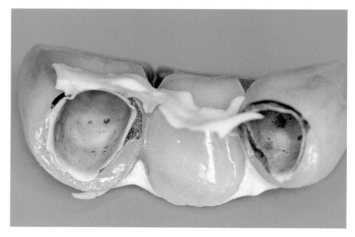

图3-34　凸面紧密贴合桥体区。使用低黏稠度的硅橡胶检查修复体各个面的密合度（密合度检查）。

龈瓷和天然牙龈的接缝一目了然。但万幸的是患者笑线为切端效果（图3-38），尽管有美学上的妥协，因没有给患者造成任何影响，他对修复体非常满意。

因此，当笑线为牙龈或颈部效果时，完美的种植体位置和充足的骨重建就非常重要，以保证良好的软组织状态。如果存在切端效果，对上述几点做出某些让步是可以接受的，但这并不应当作为初始目标。

3.2.9　分类11：垂直向骨及软组织缺损

一般来说，只有在手术导板戴入后才能评估，因为只有这样才能清楚辨别要放置的牙齿和下方软、硬组织的差异。通过手术导板，在前牙列和后牙列做区段切割，是用肉眼辨别的一种特别有效的方法（图3-39和图3-40）。此处展示的病例中牙槽嵴和设计牙齿的位

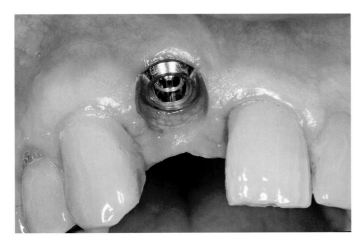

图3-35 另一种情况下种植体植入状态：种植体不仅过粗，而且植入过深，颊侧倾角太大。因此，牙龈退缩严重，种植体肩台外露。

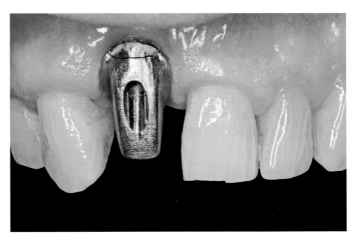

图3-36 为避免取出种植体，将肩台和基台均调磨成所需形状。

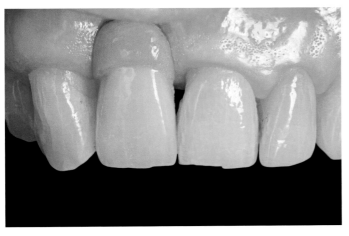

图3-37 进退两难的种植体使用金瓷冠负重，用牙龈瓷修复软组织缺损。

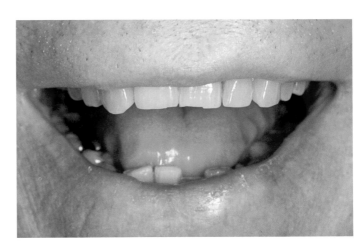

图3-38 感谢笑线类型为切端效果，这个美学妥协对患者没有造成影响。

置存在较大差异，很显然需要着重修复这些缺损。含有硫酸钡的透明手术导板，带有白色牙冠和牙根，还能一目了然地显示出缺损组织的量，这为与患者的信息交流和方案制订提供了更好的帮助（图3-41）。修复缺损的方法很多，根据缺损程度决定。可用的修复方式有：

（1）长牙冠/适当的牙颈部外形；（2）固定修复体牙龈瓷；（3）活动修复体粉色丙烯酸树脂。另一种方式是通过外科手段重建缺损的骨组织。这需要患者、外科医生、修复医生共同决定，同时考虑患者概况和笑线类型（缺损的可见程度；详见15.11章节和16.3.3章节）。

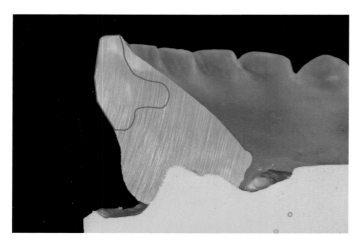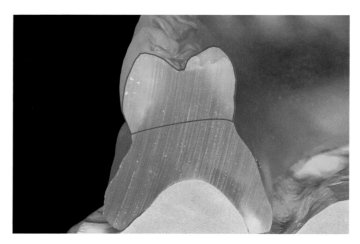

图3-39和图3-40 在前牙列和后牙列通过手术导板做横切面。牙槽嵴和设计牙齿的位置（红线轮廓）之间需要连接的范围清晰可辨（感谢R. Busch、Kiel提供的图片）。

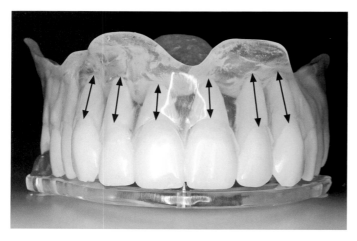

图3-41 当使用带有白色牙冠和牙根的含硫酸钡的透明手术导板时，牙根长度辅助显示出骨和软组织缺损的量，一目了然。

3.2.10　分类12：临时修复体

使用临时修复体检验最终修复体的功能和美学效果非常重要，尤其在美学区域。而且，种植体肩台和未来牙冠间的软组织也需要用临时冠塑形（这部分可参照穿龈轮廓，详见第7章）。

种植的常规治疗中有3个时期需要提供临时修复体：拔牙窝愈合、种植体愈合、种植体暴露。因此，一个临时修复体通常不够，至少需要再准备一个。第1个临时修复体可以是活动的（殆垫、临时修复体），也可以是固定的（粘接固位的自体牙、树脂粘接的固定修复体）。第2个临时修复体可用螺丝直接固位于种植体上或粘接于基台上，以便形成穿龈轮廓（详见12.3章节）。

这个分类的目标是在设计阶段提高治疗的精确程度，确保在最佳时间告知患者这些信息，增加的临时修复体制作费也能够包括在支出预算里。这有助于避免出现计划外的费用，保证必要的治疗步骤能够精确安排在疗程中。

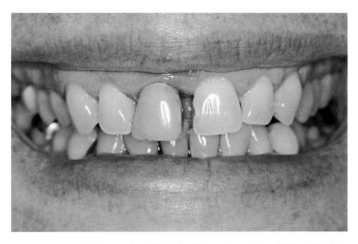

图3-42 初始情况：该女性患者对自己上颌前牙的松动尤其是缝隙不满意，也包括总体的微笑美观度。

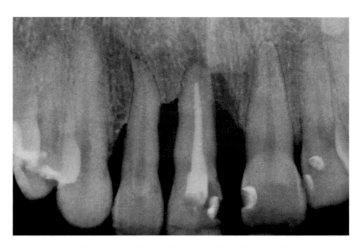

图3-43 12和11牙周破坏严重。12松动Ⅱ度，11松动Ⅲ度。11（没有保留价值）和12（预后可疑）拔除。

3.3 在临床病例中使用美学检查清单

使用美学检查清单时，目的是与患者共同完成浅灰色部分。牙科医生完成剩余8个分类。当处理每个分类时，标记后续疗程中的要点，在随后草拟的治疗计划中加以考虑。

51岁女性患者，既往史无特殊，处在图3-42和图3-43的初始状态。她牙列中没有龋损，功能正常。牙周检查显示，上颌12和11局限性牙周炎。12松动Ⅱ度，11松动Ⅲ度。她的口腔卫生情况有待提高。患者介绍自己说："不要提肖像照片！我感觉自己牙齿很丑，因为有缝隙，这相当的糟糕。"当被问到将来微笑类型时，她回答："活泼的。"使用美学清单分析其微笑，显示出上颌切牙及切缘线的外突和过长都需要治疗（图3-44）。对牙龈可见度的评估为"牙龈效果"（露龈笑）。预计拔除12和11后垂直向组织丧失严重，计划使用2个临时修复体，第1个是活动的，第2个是固定的。

当治疗原则制订完成后，决定拔除11（不值得保留）和12（预后可疑）。前牙间隙将会用种植体修复。

但是，拔除2颗牙后骨支持的缺损会导致严重的软组织缺失。随后的种植体美学分析显示，由于患者是高笑线，这个部位将非常突出，因此需要重点关注软组织恢复。患者不会满意用牙龈瓷制作修复体来覆盖缺损处，因为其与天然牙龈的连接是可以看见的，还会严重影响修复体的卫生状况。基于这些考虑，一旦拔牙窝愈合，即施行牵张成骨术（图3-45）来纠正严重的垂直向软、硬组织缺损（图3-46）。牵引器每天激活，完全矫正了垂直向缺损（图3-47）。

任何情况下，该治疗理念都需要几个临时修复体。在牵张过程中，患者戴用一个真空压膜板，这是最简单的适应垂直向软、硬组织变化的方法（图3-48）。种植手术中同时从下颌角取自体骨进行骨增量，之后制作临时修复体。在垂直向的成骨是典型的牵张成骨。但是，由于牵张骨区的基底部通常比较窄，使用这种技术不可能使骨变宽，所以经常要附加水平向骨增量（图3-49和图3-50）。在第二阶段手术后，技工室制作长期临时修复体来形成穿龈轮廓，测试最终美学目标。在此步骤中，也需要具体改变邻牙形状（使用诊断蜡型），以优化前牙比例，关闭中线缝隙（图3-51）。根据这些具体细节，用硅橡胶导板制作了复合树脂修复

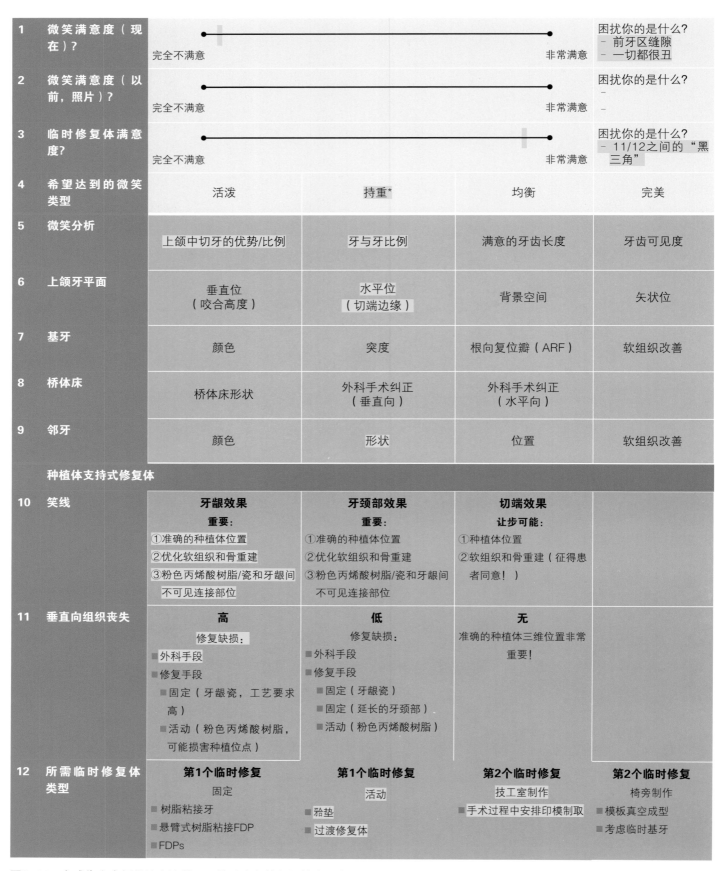

1	微笑满意度（现在）？	完全不满意 —————————— 非常满意			困扰你的是什么？ - 前牙区缝隙 - 一切都很丑
2	微笑满意度（以前，照片）？	完全不满意 —————————— 非常满意			困扰你的是什么？ - -
3	临时修复体满意度？	完全不满意 —————————— 非常满意			困扰你的是什么？ - 11/12之间的"黑三角"
4	希望达到的微笑类型	活泼	持重*	均衡	完美
5	微笑分析	上颌中切牙的优势/比例	牙与牙比例	满意的牙齿长度	牙齿可见度
6	上颌牙平面	垂直位 （咬合高度）	水平位 （切端边缘）	背景空间	矢状位
7	基牙	颜色	突度	根向复位瓣（ARF）	软组织改善
8	桥体床	桥体床形状	外科手术纠正 （垂直向）	外科手术纠正 （水平向）	
9	邻牙	颜色	形状	位置	软组织改善

种植体支持式修复体

10	笑线	牙龈效果 重要： ①准确的种植体位置 ②优化软组织和骨重建 ③粉色丙烯酸树脂/瓷和牙龈间不可见连接部位	牙颈部效果 重要： ①准确的种植体位置 ②优化软组织和骨重建 ③粉色丙烯酸树脂/瓷和牙龈间不可见连接部位	切端效果 让步可能： ①种植体位置 ②软组织和骨重建（征得患者同意！）	
11	垂直向组织丧失	高 修复缺损： ■外科手段 ■修复手段 ■固定（牙龈瓷，工艺要求高） ■活动（粉色丙烯酸树脂，可能损害种植位点）	低 修复缺损： ■外科手段 ■修复手段 ■固定（牙龈瓷） ■固定（延长的牙颈部） ■活动（粉色丙烯酸树脂）	无 准确的种植体三维位置非常重要！	
12	所需临时修复体类型	第1个临时修复 固定 ■树脂粘接牙 ■悬臂式树脂粘接FDP ■FDPs	第1个临时修复 活动 ■殆垫 ■过渡修复体	第2个临时修复 技工室制作 ■手术过程中安排印模制取	第2个临时修复 椅旁制作 ■模板真空成型 ■考虑临时基牙

图3-44 完成临床病例的检查清单。尽管垂直向软组织缺失只有在治疗开始阶段才能预测，该因素也要标记在检查清单中。

*译者注：此患者前文表述中曾选希望达到的微笑类型为"活泼"。

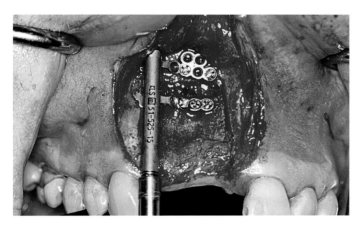

图3-45 软组织愈合后施行牵张成骨术（手术：Hendrik Ter-heyden，卡塞尔）。

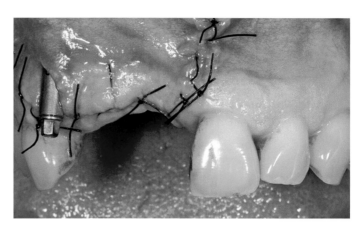

图3-46 牵张开始时软、硬组织缺损。

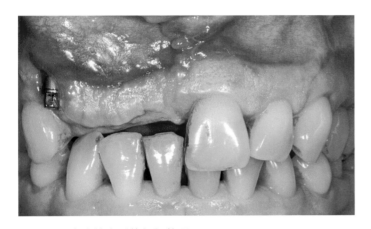

图3-47 牵张结束后软组织状况。

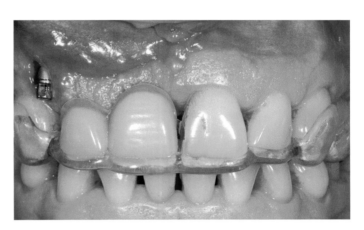

图3-48 在这个阶段，使用活动殆垫作为临时修复体。这是在牵张期间能够适应不断改变的软组织状态的最简单方式。

体来调整邻牙比例，使中切牙的宽/长比达到85%（图3-51）。患者对临时冠调整的美学效果非常满意，仅对中切牙间的"黑三角"间隙表示不满（图3-52～图3-54）。21修复体的近中邻面为此做了调整。第二阶

段手术2个月后，最终的全瓷冠（氧化锆支架）制作完成，并戴到全瓷氧化锆基台上（图3-55和图3-56）。对最终微笑的再分析（图3-57和图3-58）确认了美学清单（图3-44）上标注的美学问题均已得到解决。

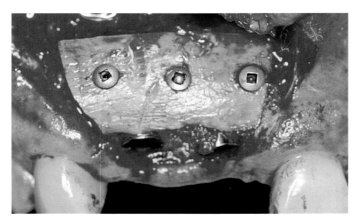

图3-49　种植手术同期从下颌角取自体骨进行骨增量。垂直向增加的骨量是典型的牵张成骨。但是由于牵张成骨基底区域通常较窄，这种技术不能产生较宽骨质，通常必须增加水平向骨增量（手术：Hendrik Terheyden，卡塞尔）。

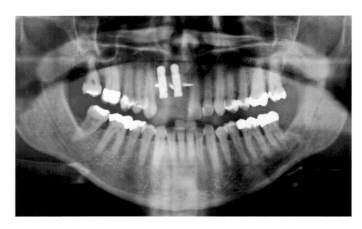

图3-50　种植术后全口曲面断层片。

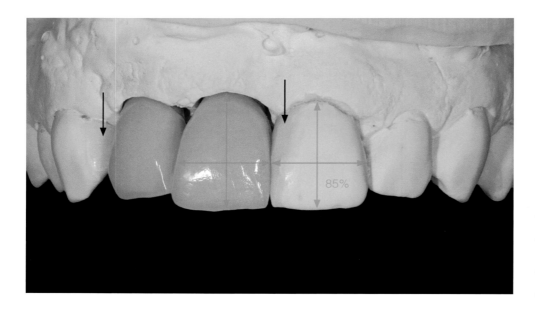

图3-51　制作种植体支持式长期临时冠，以形成穿龈轮廓。同时使用蜡型改变邻牙13和21的外形（黑色箭头），以关闭中间缝隙。至此，2颗中切牙的宽/长比调节至85%（绿色箭头），结合13的宽度，这个比例足够关闭牙齿缝隙，同时兼顾美观。

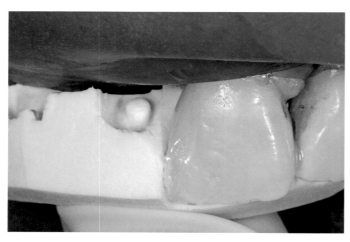

图3-52　蜡型完成后，用硅橡胶导板辅助制作的复合树脂修复体增加牙齿宽度。

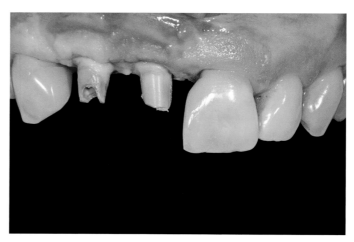

图3-53　临时冠基台螺丝就位，邻牙13和21已完成增宽（均在近中部位）。

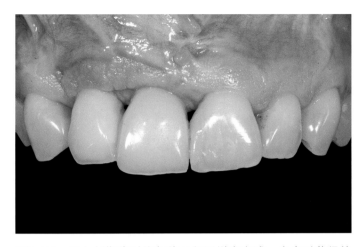

图3-54　戴入长期临时修复体且邻牙增宽完成。患者对获得的整体美学结果表示满意，但对"黑三角"间隙不满。

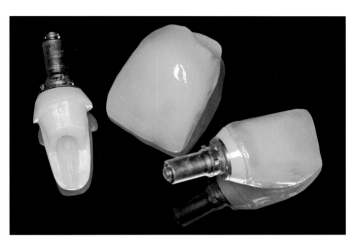

图3-55　全瓷冠（氧化锆支架）和全瓷基台（氧化锆）。

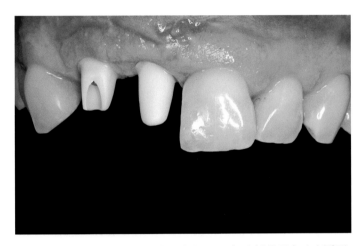

图3-56　全瓷基台螺丝就位，中切牙近中重新使用复合树脂修复调整。

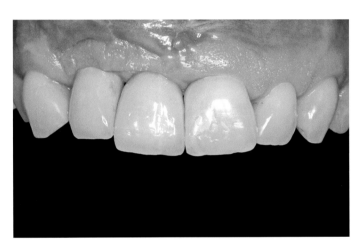

图3-57　戴入粘接固位的修复体。

3.4　美学检查清单与附加辅助措施相结合

最后需要指明的是，当对一个复杂病例进行美学评估时，起初通常需要由牙科技师制作一个诊断蜡型。从这里获得的信息可以在实体模型[251]或随后制作的临时修复体的辅助下向患者展示，由此可以检测设计的美学效果。种植体设计阶段另一个重要的辅助手段是手术导板和骨增量导板。所有这些附加信息均可结合到清单里。因此，通过一次就诊通常无法完成全部的清单检查，而是经常需要第二次的预约，以检查某些细节。

在治疗结束后，检查清单可以再次用来做评估，对获得的治疗效果逐项进行核对。

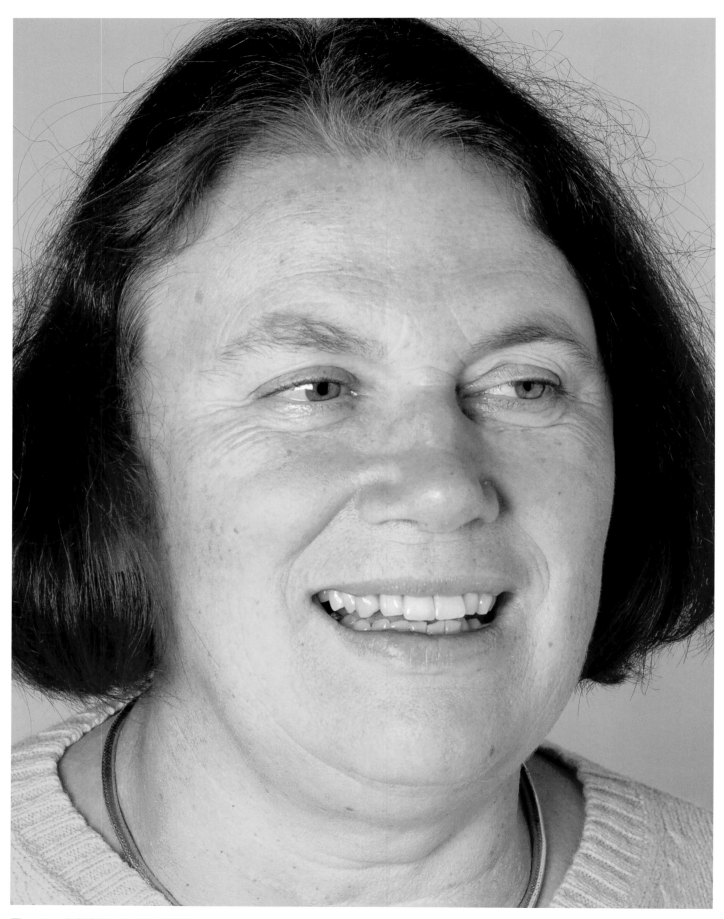

图3-58　治疗结束后患者的微笑像。

3.5　本章小结

分析患者笑容的目的是获得综合的信息，以整合到整个治疗理念中。美学检查清单的根本目的是反映种植修复体的要求。

美学检查清单使牙科医生通过一项项有针对性的问题开展工作（它反过来能引导具体治疗措施）。已确定的微笑缺陷直接导向治疗措施。正确的时间点对确保治疗过程的顺利进行非常重要。美学检查清单分为3个部分，每部分用不同的灰度标识。第一部分（浅灰色）的4个种类是与患者共同完成的，提供了患者的主观美学评估。第二部分（中灰色）由牙科医生完成，记录所有病例相关美学因素，需要在接下来的治疗计划中考虑。第三部分（深灰色）是涉及种植体支持式修复体的重要部分，在口腔美学区植入种植体时尤为重要。综上所述，它们对评估病例的复杂性和临床病例设计有帮助。美学检查清单的3个部分又分为12个种类。每个种类分配到4个区，需要以正确的顺序检查。如果某一区出现需要治疗的指征，就要标注上，然后在治疗计划中加以考虑。

第4章

义齿修复概况
DENTAL PROSTHESIS PROFILE

S. Wolfart

一旦对口颌系统进行了检查和诊断，患者就需要被告知适用于他/她的可选择的治疗方法[141]。这需要权衡传统和种植体修复的利弊。"作为一个常规原则，种植体支持式修复体在功能和预防方面有优势。如果种植使修复体从活动变成固定，那么对于获得长期临床效果是有益的。一般来讲，种植修复的缺点包括：治疗更复杂、种植手术的外科风险、时间的投入及花费。因此，一旦了解了种植治疗的风险，有些患者会拒绝手术，即使他们不需要支付超出基金的那部分费用"（Strub等，927页）[389]。

在这一章，对各种牙齿缺失情况（单/多牙缺失、游离端缺失、严重牙列缺损和无牙颌）的传统修复、树脂粘接修复、种植体支持式修复的临床结果进行比较和对比。根据结果，对不同缺失的类型提出恰当的修复方案。

此外，在个别情况下，修复的方案应该被视为潜在的"过度修复"。"过度修复表现为提供的服务和治疗没能给予足够可靠（额外）的效益和超出个人需求从经济角度来看，过度修复也表现为未能从多个几乎具有相同优点的备选方案中，选用最好性价比的服务"[128]。由于这个问题到目前为止尚未在牙科领域得到足够关注，所以得由临床医生自己加以考虑，在审查治疗方案时也必须和患者一起做决定[376]。

4.1　单牙缺失、多牙缺失和游离端缺失情况

4.1.1　多牙缺失的传统义齿修复

金属烤瓷冠固位的固定修复（FDPs）是多牙缺失修复的金标准。 如果设计合理，它们可满足大多数严格的功能和美学要求。迄今为止，科学文献中对它们远期效果的记录，都没有任何其他的修复方式能够超越[88,209,348]。它们的10年存留率为85%～90%，15年存留率为75%，平均使用寿命（ 半衰期） 达到约20年。关于全瓷修复体，短跨度氧化锆FDPs5年存留率最高为94%[341]。全瓷FDPs的第一个10年存留率目前正在公布：一项研究表明，由整体二硅酸锂玻璃陶瓷制成的3单位FDPs的10年存留率为87%[206]。

传统固定修复的一个问题是，存在牙齿制备引起牙髓不可逆损伤的风险。因此，冠修复后10年，3%～5%的牙齿可能会出现根尖透射影，10%～15%发生感觉功能丧失[210]。因此，传统FDPs修复由于需要制备基牙在一定程度上与损害口腔结构的风险有关。

与传统全覆盖粘接固定的FDPs相比，许多研究显示，前牙树脂粘接的FDPs对存留率相当不利。在Kohlmeyer的一项研究中，包括重新粘接的FDPs，10年后其存留率约为70%[215]。 然而，当制备充分和适应证选择正确时，前牙树脂粘接的悬臂全瓷FDPs效果相当好：10年存留率达到95%[205]。树脂粘接FDPs的性能在不同研究中差异非常大，因此该方法比传统FDPs更具技术敏感性。

表4-1　单牙缺失（各种来源）固定修复的存留率

	修复体存留率		种植体存留率	
	5年	10年	5年	10年
传统端-端FDPs	94%	89%		
传统悬臂FDPs	90%	80%		
牙-种植体联合支持式FDPs	96%	78%		
全瓷FDPs（氧化锆支架）	94%			
全瓷FDPs（二硅酸锂玻璃-铸瓷一体）	100%	87%		
树脂粘接FDPs		70%～95%		
种植体支持式悬臂FDPs	97%		99%	
种植体支持式传统固定桥FDPs	95%	80%	96%	93%
种植体支持式单冠	96%	89%	97%	95%

4.1.2　游离端缺失传统义齿修复

传统上，游离端缺失可以用活动修复体（RDPs）修复。然而，尽管使用了附着体的固位性能，活动与固定修复相比远期效果仍较差[209,382]。RDPs的平均半衰期仅为8～10年，或最多12年。 在这样的背景下，起先没有问题的功能期（未重衬或修复）通常是最初的1～2年[419-420]。在套筒冠固位修复的文献综述中，根据研究，义齿4年后的存留率为90%，或5年后为95%[220]。即便是使用了精密附着体固位的高品质RDPs，在戴用6年以后，仅1/3的修复体未出问题，而40%被认为是失败的[363]。

RDPs通过粘接附着体固位似乎更好些，因为在这些情况下（正如用树脂粘接的悬臂FDPs）基牙不会被有创性制备所削弱[208]。因此，在一项临床研究中，粘接附着体3年随访期的成功率为76%（附着体均未脱落）。如果附着体重新粘接并依然行使功能也被认为是成功的，则成功率增至超过90%。总的来说，这些修复

体的基牙不会发生折断[336]。

在游离端缺失情况下，RDPs的一个可用的替代方案是短牙弓修复理念：这种方法已被证明有较高的临床价值，其中所有的前磨牙被保留下来[386,405,414,416]。

4.1.3　多牙缺失或游离端缺失的种植体支持式义齿修复

种植体支持式义齿修复可以使用固定义齿来恢复多牙缺失，而没有先前描述的牙齿制备的相关风险。它还能避免使用可摘义齿恢复游离端缺失的情况。一项Meta-Analysis分析了牙齿和种植体支持的FDPs的长期结果[300]。展示单冠修复[191]、FDPs[301]和悬臂FDPs[325]修复的存留率（表4-1）及并发症发生率（表4-2）。这些结果表明，传统FDPs、完全种植体支持式FDPs和种植体支持式单冠应该在义齿修复的治疗计划中作为首选。如果存在特殊的解剖情况，或者根据患者的偏好，牙-种植体支持式FDPs或传统悬臂FDPs可作为第二选择。

表4-2 种植体支持式固定修复并发症比例

	5年并发症发生率		
	冠[191]	FDPs[301]	悬臂FDPs[325]
生物学并发症			
种植体周围炎和软组织并发症	7%	9%	6%
工艺并发症			
崩瓷	4%	14%	10%
螺丝松动	9%	5%	8%
固位丧失	4%	5%	6%
螺丝孔封闭丧失	0	5%	
基台螺丝折断	0	1%	2%
种植体折断	0	1%	1%

4.1.4　健康经济方面

单牙种植和短跨度FDPs的经济比较分析显示，种植体支持式单冠和三单位FDPs的初始成本是相近的。根据税务政策它们有改变，并明显受邻牙和剩余牙槽嵴状况的影响。即便是长期观察，二者在财务支出方面也没有明显差异[340]。

游离端缺失的情况则不同，牙支持式RDPs和种植体支持式FDPs比较时，长期花费起到了作用。一项对比研究表明，种植体支持式FDP后期维护的需求较少，使它最初较高的治疗成本可以被接受[173]。

4.1.5　单牙缺失、多牙缺失和游离端缺失的修复方案

1颗种植体可修复单牙缺失以恢复牙列。种植体直径由可用骨量、缺隙的宽度和被修复牙齿的尺寸决定。为了保留邻近的骨水平和龈乳头，牙和种植体之间的最小距离应为1.5mm[369]。对于单牙缺失，缺牙间隙宽度减

去3mm为种植体最大直径。如果牙列前部的缺隙相对种植体来说过窄，或者邻牙牙根突到缺隙中，使种植体植入有一定风险时，则种植治疗是禁忌的。如果邻牙没有龋齿和填充物，则树脂粘接的全瓷悬臂FDPs是可行的。相比之下，邻牙预后可靠、需要牙冠修复时，传统的FDPs则是可选择的方法。

为了恢复多牙缺失和游离端缺失情况，应该将种植体支持式修复（单牙冠或FDPs）作为治疗首选。这就至少需要2颗种植体，种植体数目随间隙增大而增加。

如果患者解剖情况特殊或社会经济／健康相关因素适合，牙-种植体联合支持式FDPs也可以作为治疗方案。这些情况只需要1颗种植体。

有一个例外，即多牙缺失，而邻牙牙冠需要更换或者需要冠修复。如果这些牙齿预后可靠，并且桥体间隙的跨度不是太大，则传统的FDPs可作为适应证。桥体越多及个别牙预后越差，则FDPs的整体预后就越差；在这种情况下，有必要考虑种植体支持式修复方案。

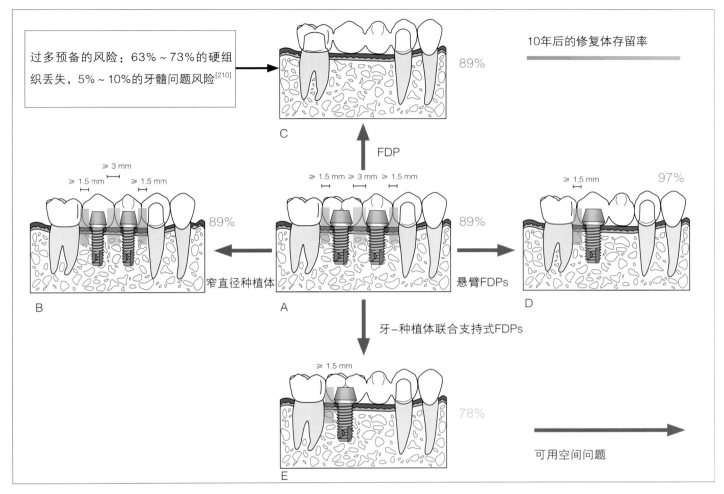

过多预备的风险：63%～73%的硬组织丢失，5%～10%的牙髓问题风险[210]

10年后的修复体存留率

图4-1 为了避免2颗植体之间或牙和种植体之间的骨丧失，种植体之间的距离应至少为3mm，牙和种植体之间的距离至少为1.5mm（A）。如果空间不能满足这些距离，对于多牙缺失修复有4种可选择的方案，具有不同的修复存留率：（B）使用窄直径种植体；（C）制备传统的端-端FDPs，相应的不利于基牙；（D）种植体支持式悬臂FDPs；（E）牙-种植体联合支持式FDPs，尽管10年预后最差。对于3颗或更多颗牙齿缺失的较大缺隙，种植体支持式FDPs是最合适的选择。

最重要的是，种植体的数量取决于可用空间：为了保留邻近的骨和龈乳头，种植体和牙之间的最小距离应为1.5mm，2颗种植体之间的最小距离应为3mm[369]。如果不能维持这些距离，可以省掉1颗种植体并使用种植体支持式FDPs（端对端或悬臂FDPs）或牙-种植体联合支持式FDPs（图4-1）。

出于同样的原因，当修复下颌切牙（近远中直径

5～5.5mm）以及在某些情况下修复上颌侧切牙（近远中直径约6.5mm）时，还需要减小种植体直径。由于窄径种植体的机械、负重能力下降，因此它们的使用应限于空间受限且咬合负重可能相对较低的区域。

表4-3给出了单牙缺失、多牙缺失和游离端缺失情况的设计理念。

表4-3　对于单牙缺失、多牙缺失和游离端缺失的修复概述

缺失牙情况	邻牙状况	附加的因素
单牙缺失	不需要冠修复	单颗种植体空间充足，与邻牙至少有1.5mm
		缺隙宽度减少（5～6mm）：上颌侧切牙、下颌切牙
		邻牙无龋；单颗种植体缺隙太小或邻牙牙根倾斜到缺隙
	需要冠修复；牙齿预后：可靠	
	需要冠修复；牙齿预后：不确定	保留不确定牙齿；可能用单冠修复
		拔除不确定牙齿
多牙缺失	不需要冠修复	
		1～3颗牙缺失
	需要冠修复；牙齿预后：可靠	超过3颗牙缺失
	需要冠修复；牙齿预后：不确定	保留不确定牙齿；可能用单冠修复
	不需要冠修复	
游离端缺失		牙齿单冠修复
	需要冠修复；牙齿预后：可靠	不超过第二前磨牙和磨牙缺失
	需要冠修复；牙齿预后：不确定	保留不确定牙齿；可能用单冠修复

修复类型	种植体数量	特性
单冠	1	
单冠	1	减小种植体直径（窄径种植体）
树脂粘接的全瓷悬臂FDPs	0	
传统FDP	0	
单冠	1	频繁回访
→多牙缺失		
种植体支持式单冠或种植体支持式FDPs	1~3	数量取决于缺隙大小，最小距离（植体／牙=1.5mm；植体／植体=3mm）；资金来源；骨量 传统端–端FDPs
传统FDPs	0	
牙–种植体联合支持式FDPs或种植体支持式FDPs和牙支持式单冠	1~3	数量取决于缺隙大小，最小距离（植体／牙=1.5mm；植体／植体=3mm）；资金来源；骨量
种植体支持式单冠或种植体支持式FDPs	2~3	数量取决于缺隙大小，最小距离（植体／牙=1.5mm；植体／植体=3mm）；资金来源；骨量，频繁回访
种植体支持式单冠或种植体支持式FDPs	1~4	数量取决于缺隙大小，最小距离（植体／牙=1.5mm；植体／植体=3mm）；资金来源；骨量
种植体支持式单冠或种植体支持式FDPs	1~4	数量取决于缺隙大小，最小距离（植体／牙=1.5mm；植体／植体=3mm）；资金来源；骨量；一般来说，只修复到第一磨牙
牙–种植体联合支持式FDPs	1	种植体位置位于第一磨牙区域
种植体支持式单冠或种植体支持式FDPs	1~4	数量取决于缺隙大小，最小距离（植体／牙=1.5mm；植体／植体=3mm）；资金来源；骨量；一般来说，修复至第一磨牙，频繁回访

4.2　严重牙列缺损

4.2.1　严重牙列缺损的传统义齿修复

在德国，严重牙列缺损的标准治疗是剩余牙齿支持的义齿修复[385,387]，义齿通常由套筒冠[220]、铸造卡环或混合义齿–固位部件来固位。如果使用套筒冠，基牙的存留率很大程度上取决于它们的数量和分布。单点或线性支撑不如双侧对称支撑[267]好，而且牙齿丧失率明显升高。一项回顾性研究[387]表明，如果只有1颗基牙，文献报告5年后丧失率（牙齿和义齿）为50%。相反，如果有3颗或更多的基牙可用，则丧失率明显降低，其中牙齿折断是基牙丧失的主要原因。

从这一点可以得出结论，使用可摘义齿时，少量增加种植体个数、合理分布其位置能够减少基牙牙折的风险，从而明显改善余留牙的长期预后。

4.2.2　严重牙列缺损的种植体支持式义齿修复

活动修复

因此，在严重缺损的牙列中放置种植体来增加基牙的数量似乎是明智选择，并且可以各种方式实施。同样的固位部件，球帽附着体或套筒冠可用在牙齿和种植体上，或者两者结合使用。也可继续使用现有义齿或更新上部结构。下面介绍适用的方法：

- 到目前为止，在病例报告[151,316]中描述了不同固位部件（套筒冠和球帽附着体）的组合使用。在一篇前瞻性的研究中，将合理放置种植体、通过球帽附着体负重与患者现有套筒冠固位的附着

义齿相结合。在种植体存留率（100%）、保留现有义齿（89%）和提高口腔健康相关的生活质量方面，这个修复方法显示出良好的结果[407,410,415]。

- 相同的固位部件（套筒冠[225,271]或球帽附着体[178]）结合新制作的修复体在临床上是可行的：一个上颌3年的随访病例研究表明，使用套筒冠，种植体、牙齿和修复体的存留率均为100%[225]。在一篇类似的研究中，文献记载9年随访种植体存留率为98%，义齿存留率为100%。如果上颌骨共有3~4颗或4~6颗基牙，并且下颌骨中有2~4颗或5~6颗基牙，则上述结果不受影响[271]。这两个系统的比较也已经出版[197]。关于维护的需求，发现第1年并发症的发生率高于随后的3年，但在此期间没有义齿需要更换。然而，由于固位部件频繁地活动和更换，球帽附着体比套筒冠的维护需求更大。

- 天然牙与种植体联合支持式杆式修复似乎并不适合，并且文献资料也没有相关科学研究。因此，计划行种植体支持式杆式固位修复时，需提前拔除余留牙。

固定修复

到目前为止，还没有系统地阐述在严重缺损的牙列进行固定义齿修复需要多少颗植体，它们到底应该如何分布，种植体和牙之间的最佳比例是多少[172]。在这种情况下，读者可以参考4.1部分的牙或种植体支持的冠和FDPs的存留率和并发症发生率（表4–1和表4–2）。

表4-4　严重牙列缺损的设计理念

患者意愿	种植体数量	种植体／基台连接	附加因素	修复系统（每个病例只排到第一磨牙）
保留合适的套筒冠修复	通过在每颗缺牙放置1颗种植体来增加基牙数量	内/外连接系统	种植体与义齿就位道方向平行	球帽附着体／Locators附着体整合到现有义齿中
替代现存不合适的修复体	1~3颗种植体/单颌*	内连接系统	需要1~3颗种植体	种植体和牙支持式经典锥形套筒冠
			超过3颗种植体	种植体和牙支持式电镀金套筒冠
		外连接系统	由于精确性低和频发的螺丝松动，外连接不适合冠外套筒冠	天然牙锥形套筒冠，种植体上的球帽附着体／Locators附着体
期望固定义齿	取决于现有基牙	内／外连接系统	试戴长期临时固定修复体以后是满意的	冠、FDPs或作为第二选择的牙–种植体联合支持式FDPs

*每个牙列4个区的定义：第二磨牙到第一前磨牙（1区）和尖牙到切牙（2区）。每个区分布至少1颗牙齿或1颗种植体达到四边形的支持。

4.2.3　严重牙列缺损的修复方案

可摘义齿修复（表4-4）

只修复到第一磨牙

原则上，这些义齿的修复只到第一磨牙，因为这样就可以达到较好的功能和美学效果，同时避免产生令支持牙及种植体过度负重的强大杠杆力。在为了防止对颌牙伸长时，才修复至第二磨牙。

如果现有义齿合适，混合修复

如果患者有一个合适的套筒冠固位义齿，种植体通过球帽附着体负重（详见23.1章节），可以与口内现有义齿相结合[410]。种植体植入要尽可能与套筒冠覆盖义齿就位道平行。否则，这种修复形式要么不适合选用，要么必须处理球帽附着体快速地磨损。

如果重做义齿，可采用套筒冠固位的RDP

若现有义齿不合适，新义齿基牙的数量应策略性地增加，并且种植体和余留牙都使用套筒冠修复。原则上，经典的圆锥形和电镀套筒冠均可用于此。如果植入3颗或以下种植体，优先采用经典圆锥形套筒冠；如果有4颗或更多的种植体，则使用电镀套筒冠技术（详见23.2章节）。这种治疗形式，即使种植体间不平行也可以没有任何困难地负重。

表4-5　上、下颌缺牙区固定和活动种植修复的存留率（多种来源）

修复存留率	修复类型	上、下颌存留率			
		上颌		下颌	
		5年	10年	5年	10年
种植体	固定	88%	81%	98%	91%
	活动	77%	??	96%	95%
修复体	固定	98%	95%	98%	96%
	活动	数据不充分[342]		不能用百分比表示（详见4.3.1章节）	

固定修复

如果患者想要固定修复，余留基牙除非健康无龋，否则它们的位置决定了可否行冠或FDPs修复。在游离端和多牙缺失的情况下，使用种植体支持式冠修复、端-端FDPs和悬臂FDPs修复（详见第15章）。牙-种植体支持式FDPs被视为第二选择。

4.3　无牙颌

在一篇系统综述中，Bryant[54]等报道了无牙上颌和无牙下颌种植体存留率在固定和活动修复间的区别（表4-5）。4~6颗种植体固定修复的存留率也可以从其他系统综述中得到[172]。种植体存留率和修复体存留率的差异可归因于2篇综述中对文献来源的选择；也表明了全球关于这一课题的数据对问题解释说明的范围。这些种植体和固定修复的存留率（是好还是更好）可以引导我们在下面的章节中详细分析所需种植体的数量与固位方式的选择。在这些分析中，无牙上颌及无牙下颌由于骨质和解剖关系不同需分开考虑。

关于患者对修复理念选择的影响，一篇回顾性文献表明，无牙颌患者对功能需求的差异很大，因此，治疗计划需要根据患者的心理状况进行个性化调整。在这方面，患者对某些治疗方案是否接受取决于他们的社会和文化背景、经济来源和适应能力。此外，患者对特定修复方式的接受程度受到教育水平、年龄、性别以及社会经济、宗教和文化背景的影响。因此，对于无牙颌不存在一个单一的、普遍推荐的治疗方法[123]。另外，这就凸显了与患者交流的重要性，如第2章所述，得到具体的患者概况有指导意义。患者信息中的"功能"因素在后续的治疗决策中起关键作用。因此，下面给出的上、下无牙颌的修复理念是基于患者个性化需求形成的。

4.3.1　下颌

如下所示，高质量的对比研究可被用于下颌个性化修复理念，从中得出了下颌无牙颌的修复方法（表4-6）。根据所用种植体数量对文献研究进行细分。

种植体的数量和修复类型
两颏孔区域间的种植体
一项前瞻性临床试验研究对两颏孔间种植体杆、球和磁性固位的修复进行了比较。

表4-6 下颌无牙颌修复方案

患者意愿	其他因素	种植体／基台连接	植体数量	修复系统
更稳妥的义齿固位；轻微的移动并不重要	没有明显的下颌萎缩	外／内连接系统	2（低成本解决方案：1）	球帽附着体／Locator
	明显的下颌萎缩，高杠杆力	外／内连接系统	4	球帽附着体／Locator或者较好的套筒冠／杆附着体
义齿应该像真牙一样；不接受动度	没有需要处理的问题	内连接系统	4	电镀金冠
	处理可能与套筒冠有关的问题	内连接系统	4	平行–切削杆
	外连接系统，窄或短的种植体，骨量较差	外／内连接系统	4	平行–切削杆
期望固定修复	有问题的情况下，只能在试戴长期临时固定修复体以后	外／内连接系统	4~8	FDPs

10年后，球帽附着体显示出最高的存留率和最好的软组织适应性。咀嚼时，球和杆附着体组比磁附着体组有较好的义齿稳定性和舒适性[279]。关于种植体本身，3组均有良好预后，表现为种植体存留率为100%且骨稳定性较好[280]。

之前已经描述了球和圆杆式附着体（Dolder杆）非常乐观的10年结果[90,265]。因此，义齿用双侧颏孔间的2颗种植体固位，在科学上是经过充分证实的，并且代表了该适应证情况下的标准修复方式[121]。

然而，问题是球帽附着体（Dalbo-PLUS）如何与弹性套筒冠系统（Marburg双冠附带Si-Tec卡扣部件）进行比较？在一项前瞻性研究中，两组种植体成功率均为100%，每种情况下的患者满意度都非常高。两种修复方式关于牙周袋探诊深度、骨丧失或菌斑形成均没有显著性差异。然而，与使用套筒冠系统（主要涉及更换Si-Tec卡扣和义齿重衬）相比，球帽附着体的义齿维护（主要涉及固位元件的活力和更换以及义齿的重衬）要求明显更高[227]。

单颗中央种植体

然而，近年来，一些研究已成功证明下颌单颗种植体能够通过球帽附着体来固定覆盖义齿[85,161,229,241,388]。研究表明，这种治疗形式有长达5年较好的临床结果。因此，在所引用的研究中种植体既没有丧失也没有功能受损的问题。下颌单颗种植体对比2颗种植体显示，其1年内的患者满意度相当，而成本更低、治疗时间更少且在义齿维护上无显著差异[388]。

2颗种植体对4颗种植体

在一项交叉试验研究中，30名患者戴用3种不同的覆盖义齿，时间均为1年。固位方式分别为4颗种植体支持式杆式附着体、2颗种植体支持式杆式附着体和2颗种植体支持球帽附着体。在研究结束时，所评估的大多数参数表明，2颗球帽附着体固位相比2颗杆式附着体固位其修复效果相同或更好，而4颗种植体支持的杆式附着体义齿固位最好。然而，一旦进一步熟悉了3种固位方式，显示出患者对球帽附着体满意度最高[57]。

杆式附着体的义齿固位是4颗种植体修复下颌无牙颌的经典方式。下面的研究中，切削杆与圆杆（Dolder杆）进行了超过5年的随访研究对比。杆的设计显著影响维护的需求和并发症发生率。切削杆刚性固位修复比弹性圆杆固位修复（频繁发生卡的活动和断裂）的维护和并发症减少。此外，义齿中使用金属支架显著降低并发症的发生率[224]。如果圆杆只固位于2颗种植体[395]，则维护的需求也会增加。 由于后两个研究表明切削杆优于圆杆，这就产生了问题，即切削杆的制造方法不同是否会导致任何差异。在Katsulis的研究中，将传统铸造的杆与CAD／CAM切削杆进行了比较。与传统杆相比，CAD／CAM杆与种植体直接螺丝固位连接，不需要基台。在2年的随访期间，杆直接螺丝固位没有产生并发症，例如螺丝松动。关于维护，使用CAD／CAM杆组的并发症比铸造杆组的并发症略少[196]。

除了杆，种植体上的套筒冠代表了另外一种广泛使用的刚性固位的方法。 在一项切削杆和套筒冠（均固位于颏孔区4颗种植体）的直接对比中，两组随访3年的种植体存留率为100%。种植体周围骨丧失和牙周袋探诊深度没有显著差异。患者对于固位方式的适应性，杆具有一些优势。但是，其菌斑和牙结石的沉积较多。在维护方面没有显著差异[228]。

4~6颗种植体（固定修复）

关于固定修复，一项随访20年的前瞻性研究描述了5～6颗种植体的存留率为87%[25]。Ekelund等[112]显示了更好的结果，在他们的研究中，固定修复体以螺丝固位到5～6颗植体，随访20年种植体存留率为98.9%。在随访期间30例义齿中只有2例（7%）被更换，也很少有并发症发生。平均骨丧失为1.6mm，所有种植体中只有3%

显示出严重的种植体周围炎迹象。最近一篇关于这方面的综述论文有500例患者和2827颗植体，88%的种植体放在颏孔区。粗糙表面种植体10年存留率为98%，一段式全牙列FDPs种植体存留率为97%。不管种植体的数量还是它们在牙列前/后区的分布，对于其存留率都有显著影响[296]。

健康经济方面

在关于一篇下颌无牙颌修复体健康经济和成本方面的文献综述中，种植体比传统黏膜义齿的初始成本要高。然而，大多数学者的结论是长期来看种植治疗更划算。患者接受度和满意度较高，他们乐意为所需的种植治疗做出投资，尤其是老年患者[384]。

下颌无牙颌的修复方式

如果患者只想增强义齿固位，则在下颌植入2颗种植体，可以确保覆盖义齿获得较小移动的固位。如果患者的经济情况不允许植入2颗种植体，则可以考虑仅支持在单颗中央种植体上的修复。由于这两种义齿固位方法的数据质量都非常高，所以球帽附着体均适用。选择此系统时，应考虑如何轻松地令各组件维持活力和进行更换。

如果下颌骨严重骨丧失，那么仅支撑在1颗或2颗种植体上的弹性附着体系统所产生的高杠杆力可能导致球反复松动，反过来，这也可能导致固位元件和球帽附着体的磨损。因此，在这种情况下最合适的选择是支持在4颗种植体上的球帽附着体修复，或者甚至是使用杆或套筒冠的刚性固位系统进行修复。

如果患者想要刚性固位的义齿以恢复固定牙齿的感觉，则需要在颏孔间放置4颗种植体。它们通过套筒冠或平行切削杆负重。套筒冠具有更利于清洁的优点，而杆更容易摘除。这提示我们在种植体支持式修复的标准病例中采用套筒冠义齿。相反，如果怀疑患者在处理义齿时有困难，则应优先选择杆式义齿。此外，如果种植体/基台是外连接，或者使用窄或短的种植体，或者植入区骨质较差（如骨质D4）则选择杆式修复。在这些情况下，杆式连接提高了初期稳定性。

如果患者明确要求固定修复，则需要至少植入4~6颗种植体[172]。

4.3.2　上颌无牙颌

虽然文献包含了许多关于下颌义齿修复的研究，但上颌无牙颌的研究较少，特别是对于可拆卸的上部结构。对这一问题已经进行了综述[14,532,343]。因此，总的来说，其结论是，目前上颌无牙颌种植体支持式修复方案的文献数据支持不足。

由于缺乏外部数据（没有随机、对照临床试验）为专家形成共识提供最好的证据，于是2010年9月在哈尔默附近的Aerzen举行的德国口腔种植协会（DGI）共识会议上，基于参与专家的意见和现有文献制订了共识声明[343]。本次会议还制订了一本德国S3指南（S3指南–具有最高水准的方法学品质），题为"上颌无牙颌种植体支持式义齿修复"[342]。它提出以下关键问题：

· 在上颌无牙颌中各种类型的义齿需要多少颗种植体？
· 理想情况下，种植体应如何分布在上颌骨中？
· 目前文献中种植体和上部结构的成功率是多少？
· 目前文献中给出的种植体和上部结构的并发症及其发生率？

关于这4个关键问题，在下面的3个章节中S3指南将给出建议。个体因素、患者相关因素，例如可用骨或通过骨增量提供的骨，是确定治疗选择的关键因素[342]。

种植体数量和修复类型

1~3颗种植体：虽然这方面的证据质量是中等的，但也非常不推荐，因为如果只使用2颗种植体，其仅有的队列研究[317]与植入4颗或更多种植体的研究相比，显示出较大的种植体丧失风险（根据专家自己的经验）。1~3颗种植体没有相关的研究可以确定。

4颗种植体：4颗种植体可以负载一个活动义齿。目前由于缺乏长期的数据不推荐使用固定修复体。

5颗或6颗种植体：活动和固定修复均可用于5~6颗种植体。如果修复体是固定的，可使用一体式FDPs、螺丝或粘接固位。

超过6颗种植体：超过6颗植体可以使用活动和固定修复体。在固定修复体的情况下，修复体可以分成多个单元，用螺丝或粘接固位。

在S3指南所参考的研究（4颗或更多种植体）中，只使用了各种类型的杆作为固位元件，没有对其他固位系统（套筒冠、按扣式附着体）进行比较研究。因此不能给出关于固位系统选择的建议。

另一点专家达成共识的是，应当由患者个人相关情况指导选用固定还是活动修复体。在这篇文章中做了如下评论："如果患者情况复杂，尤其是固定的上部结构，并且若不确定患者能否处理好未来的义齿（关于发音、功能、清洁），则建议在开始最终修复之前使用相同类型的临时修复体替代"（Schley 等[342]，37–38页）。

表4–7　上颌无牙颌治疗方案

患者意愿	其他因素	种植体／基台连接	种植体数量（颗）	修复系统
更稳妥的义齿固位；轻微的移动并不重要	没有明显的下颌萎缩	外／内连接系统	4	球帽附着体／Locator
	明显的下颌萎缩，高杠杆力	外／内连接系统	4~6	→"义齿应该像真牙一样牢固"
义齿应该像真牙一样牢固，不接受动度	没有预期的处理问题	内连接系统	6	电镀金套筒冠
	处理可能与套筒冠有关的问题	内连接系统	4~6	平行–切削杆
	窄或短的种植体	外／内连接系统	4~6	平行–切削杆
期望固定修复	如果不确定患者是否能够使用未来制作的义齿，在进行最终修复之前可以长期使用临时固定修复体[342]	外／内连接系统	5~8	FDPs

上颌的种植体分布

在专家共识中，已经确定"目标应该是前/后区域种植体均匀分布，在义齿区提供最大可能尺寸的多边形来支持"（Schley 等[342]，38页）。

种植体和上部结构存留率

"在3~10年的随访期间，研究中的种植体存留率是86%~100%"（Schley 等[342]，39页）。

种植体和上部结构的并发症及并发症发生率

这一点没有可信的结论，因为在研究中通常不引用种植体的并发症或失败率。"种植体失败最常见的原因似乎是在愈合期间骨结合较差。其他引用的原因包括大量边缘性骨丧失、种植体周围炎、种植体移动、复发性感染和种植体折断。然而，种植体周围炎并不一定导致种植体脱落。

关于上部结构并发症发生率的数据也没有。并发症的报告通常是纯描述性的；和每个并发症相关的上部结构Kaplan–Meier存留率只在一项研究中有统计[8]。发生的并发症有：螺丝松动，丙烯酸树脂部分断裂，需要重衬，杆卡断裂、松动或丢失，球帽或杆延伸部断裂，修复体牙齿断裂，义齿需要修改或重新铸造，选磨，义齿的重新调整和修复体牙齿严重磨耗。已经确定的其他并发症还有丙烯酸牙齿的崩脱、丙烯酸义齿基托的变色或老化"（Schley 等[342]，39页）。

上颌无牙颌修复的方案

根据S3指南中的信息和由此产生的宽阔的"治疗走廊"，可以为上颌无牙颌制订以下方案，其中患者的意愿代表着决策的关键标准（表4-7）：

如果患者只想加强义齿固位，上颌骨适合植入4颗种植体，确保覆盖义齿固位后移动最小。义齿常用球帽附着体固位，在选择系统时，应注意如何轻松地令各组件维持活力和进行更换。如果出现极度骨丧失，应该避免使用弹性系统，并应选择在杆上（4～6颗种植体）或电镀金套筒冠上（6颗种植体）进行修复。

如果患者想要刚性固位的义齿来恢复有牙的感觉，则需要4～6颗种植体。可以用电镀金套筒冠（6颗种植体）或平行切削杆（4～6颗种植体）负重。此外，如果种植体/基台为外连接，或者使用窄或短的种植体，或者植入区骨质较差（如在上颌窦提升之前骨质D4），则应优先考虑杆。在这些情况下，杆提供的夹板固位增加了稳定性。

如果患者明确要求固定修复，这就要求至少植入5颗种植体[342]。问题是4颗种植体是否也可以达到这个目的，目前有几项研究正在评估。这些前瞻性研究中最长的随访期为3年，报告了高度可预期的99%的存留率[87]。Malo等[253]一项回顾性研究总结了242例患者即刻负重"all-on-4"的修复方法（TiUnite、Nobelspeedy、Nobel Biocare），显示5年存留率为98%。因此，这种治疗方式现在可以认为是合理的，并且已在目前的文章综述中提倡使用。然而，按照虚拟设计的位置植入种植体后即刻负重，其存留率较低（90%）。种植体存留率低和义齿并发症发生率高相关，而这跟种植体与义齿修复体之间就位不精确有关[230]。

4.4　本章小结

传统修复和种植体支持式修复的适应证，应根据具体情况具体分析不同治疗方法的优缺点。种植体支持式义齿修复一般具有功能和预防保健方面的优势。最重要的是，不使用活动义齿可以改善患者口腔健康相关的生活质量，并提高义齿的长期性能。

当修复单牙缺失、多牙缺失和游离端缺失时，所使用的治疗方式最终取决于邻牙的状况：如果相邻牙齿不需要做冠，则应避免使用传统冠修复，而是通过种植体支持式修复恢复缺损。如果前牙区单牙缺失无法使用种植体支持式修复（如倾斜的牙根突入到缺隙中），则选择树脂粘接的全瓷悬臂FDPs治疗。如果邻牙预后可靠并且需要做冠，则优先选择传统的FDPs修复。如果怀疑邻牙的情况，则不应将它们纳入扩展的修复设计中，而应当直接拔除或仅用单冠修复，余留缺隙用种植体支持式修复的方案解决。如果可疑的牙齿随后丧失，则可以用另一颗种植体来恢复，既没有过多地增加治疗的成本和复杂性，也不影响其他牙齿/修复体。如果可疑的牙齿被纳入整体修复方案内，则需要频繁地回访和严格的后续护理。

关于严重牙列缺损，使用的治疗方式由患者的所需及所虑来决定。如果患者已经有一颗固位充分的套筒冠义齿，则种植体可使用球帽附着体负重。如果现有义齿固位不充分，则应首先策略性地增加基牙数量，然后使用圆柱形或电镀金套筒冠修复种植体和余留牙。如果患者要求固定修复，则游离端或多牙缺失可根据剩余基牙的位置，使用种植体支持式冠修复、端-端FDPs或悬臂FDPs修复。种植体-牙联合支持式FDPs可作为第二选择。

当修复无牙颌时，上颌与下颌无牙颌由于骨质和解剖结构的不同而单独考虑。在这两种情况下，治疗计划很大程度上取决于患者对功能的需求，必须区分患者想要单独增强义齿固位、刚性固位的义齿还是固定的修复体。如果只需要加强义齿固位，则主要使用球/Locator附着体，上颌需要4颗种植体，下颌需要1~2颗种植体。若要刚性固位的义齿应设计使用杆状和电镀金套筒冠，上颌需4~6颗种植体，下颌需4颗种植体。对于种植体支持式固定修复体，至少需要在上颌植入5~8颗种植体，下颌植入4~6颗种植体。

第5章

种植体–基台概况
IMPLANT – ABUTMENT PROFILE

S. Harder

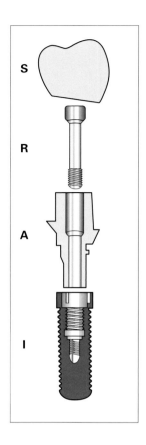

图5-1　粘接固位的修复体，两片式结构的种植体示意图：包括骨内种植体体部（I）和承载上部结构的基台（A）（S：冠，固定修复体）。基台通过固位螺丝（R）连接到种植体，然后将上部结构粘接。

在现代种植学早期，种植体-基台连接仍被视为种植体和修复体之间的纯机械接缝。当今，随着对牙槽嵴软、硬组织在种植中其机械和生物学进程的更深入地理解，已经将该课题推向临床研究的前沿。另一个临床研究前沿的课题是现代两片式种植体系统的构造，以及它们如何对种植体边缘的骨水平造成影响。我们在日常工作中，决定使用哪种或哪几种种植系统对保证种植体支持式义齿修复的长期成功是至关重要的。

目前，最常用的牙种植体是两片式的，由骨内种植体体部和叫作基台的附件两部分系统组成。基台承载上部结构（牙冠、义齿附着体、连接附件等）（图5-1）[44]。这种结构允许埋入式、龈下种植体愈合，同时可以根据不同的临床情况选择各种形式的基台，完成多种类型的义齿修复。

首先，本章汇编了关于多种种植体-基台连接的所有相关临床信息，为了更清楚地概述，根据其机械和生

物力学特性对连接的类型进行分类：

（1）连接方式；（2）精确性和稳定性；（3）平台转移。

其次，本章介绍了两片式种植体系统的生物学特性：（1）种植体内部微生物繁殖；（2）紧密性和微渗漏。

5.1　机械和生物力学特性

5.1.1　连接方式

种植体和基台之间的接触区（种植体-基台连接部或界面）代表两片式种植体系统的机械、几何形状以及某些情况下材料连续性的中断。种植体-基台连接根据其机械结构可分为以下几类：

1. 抗旋的外连接。

2. 有/无抗旋的内连接。

表5-1以所选的一些种植系统为例，给出了种植体-基台连接特性的概况（表是不完整的）。

外连接-技术特点

在外连接中，种植体和基台接触区位于种植体肩部。具有彼此平行的水平接触区的外连接也被称为缓冲连接。不太常见的是具有锥形接触区（莫氏锥度连接）的外连接，这在内连接中更常见。

在外连接中，抗旋通常包含种植体上的凸起部分，它要就位到基台相应的凹部，其目的是防止基台相对于种植体发生旋转。通常使用多边形抗旋的形式（三角形、正方形、螺旋形、八边形和六边形）。最常见到的抗旋是六边形，称为外六角。连接通过一个基台螺丝固定。当用限定扭矩拧紧时，它将接触区压在一起。外连接的示例如图5-2所示。

内连接-技术特点

内连接的特征在于种植体和基台之间的接触区主

表5-1　关于现有种植系统的种植体-基台连接特性的概况[1]

厂商	种植体系统	连接类型			抗旋	平台转移
		内连接		外连接		
		锥形	非锥形			
Straumann	Standard Implant	✓			✓	✓
	Standard Plus Implant	✓			✓	✓
	Tapered Effect Implant	✓			✓	✓
	Bone Level Implant	✓			✓	✓
Nobel Biocare	Brånemark System			✓		
	Nobel Speedy[2]		✓	✓	✓	
	Nobel Active	✓			✓	✓
	Nobel Replace Conical Connection	✓			✓	
	Nobel Replace Tapered		✓		✓	
	Nobel Replace Platform Shift		✓		✓	✓
Camlog Biotechnologies	Camlog		✓		✓	可能[3]
	Conelog	✓			✓	可能[3]
	ISY	✓			✓	
Dentsply Friadent	Ankylos	✓			✓	✓
	Osseospeed TÜ	✓			✓	✓
	Xive		✓		✓	✓
BEGO	Semados S Line	✓			✓	
	Semados RI	✓			✓	
	Semados Mini			✓	✓	

1. 这张表并不是完整的，只用于指导。
2. 这个系统提供2种不同的连接类型。
3. 可选择带或不带平台转移的连接。

要位于种植体内部。在一些系统中，内部接触区充分接触的同时种植体肩部会有进一步地支撑。内连接可细分为锥度连接（图5-3～图5-6）和非锥度连接（图5-7和图5-8）。在锥度系统中，种植体和基台的接触区以锥形的形式支撑（倒圆锥体，锥体的点指向根尖点）。锥的长度和角度根据各个种植系统而不同。绝大多数有内部界面的系统是用抗旋修复的。凹陷一般位于种植体体部，基台形状适应这个凹陷。抗旋的类型从多边形形式（如内六角形、内八角形），到各种凹槽或凸轮（如三叶、四叶）以及内部螺纹。在所有这些系统中，基台通常也用垂直螺丝连接固定。不使用螺丝固位（通过摩擦或黏附固位）的代表有欧洲市场上的系统（如Bicon），只是一小部分（并正在减少）或者不再使用（如IQ-NECT）。

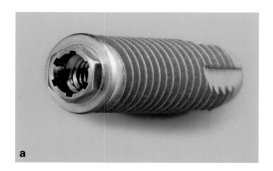
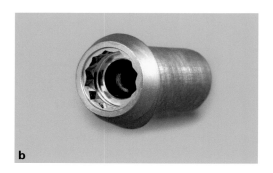
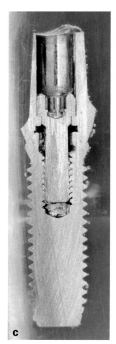
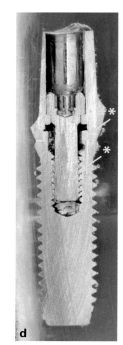

图5-2 外连接的示例（Brånemark System，Nobel Biocare）。（a）具有外六角抗旋和水平接触区的种植体冠向视图，其中可见基台螺丝的内螺纹；（b）带有水平接触区和星形凹口抗旋的基台的基底视图；（c）种植体–基台组合的纵剖面视图；（d）种植体–基台组合的纵剖面视图，箭头指示内螺纹（*）和种植体–基台接触区（**）。

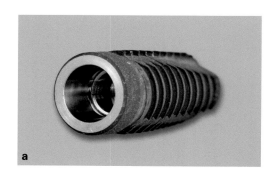
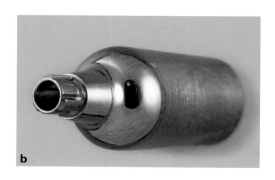
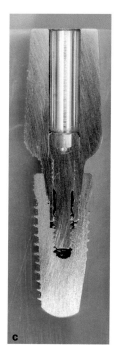
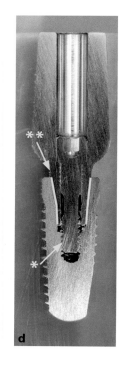

图5-3 长锥形内连接的示例图（Conelog System，Camlog Biotechnologies）。（a）种植体的冠向视图，带有圆锥形接触区和抗旋凹口（凹槽），可见用于基台螺丝的内螺纹；（b）带有圆锥形接触区和凸轮抗旋的基台的基底视图；（c）种植体–基台纵剖面视图；（d）种植体–基台纵剖面视图，箭头指示内螺纹（*）与种植体–基台接触区（**）。

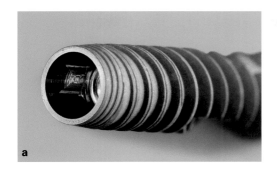

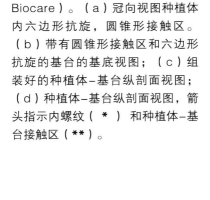

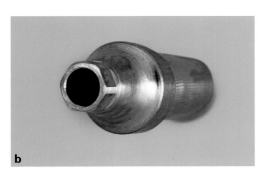

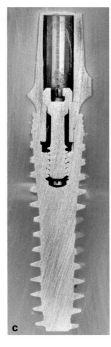

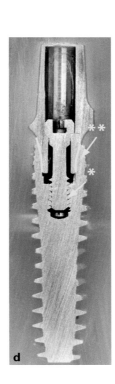

图 5 – 4　短锥形内连接的示例（Nobel Active System，Nobel Biocare）。（a）冠向视图种植体内六边形抗旋，圆锥形接触区。（b）带有圆锥形接触区和六边形抗旋的基台的基底视图；（c）组装好的种植体–基台纵剖面视图；（d）种植体–基台纵剖面视图，箭头指示内螺纹（＊）和种植体–基台接触区（＊＊）。

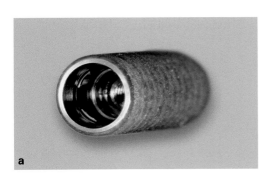

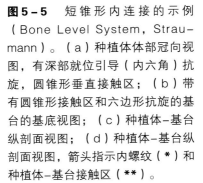

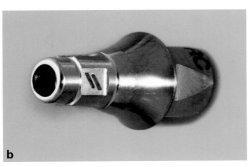

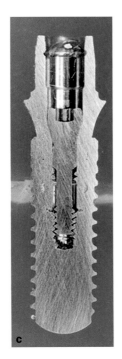

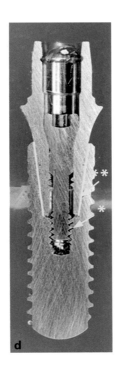

图 5 – 5　短锥形内连接的示例（Bone Level System，Straumann）。（a）种植体体部冠向视图，有深部就位引导（内六角）抗旋，圆锥形垂直接触区；（b）带有圆锥形接触区和六边形抗旋的基台的基底视图；（c）种植体–基台纵剖面视图；（d）种植体–基台纵剖面视图，箭头指示内螺纹（＊）和种植体–基台接触区（＊＊）。

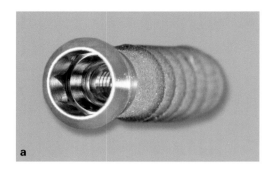
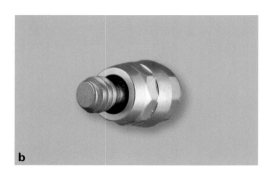
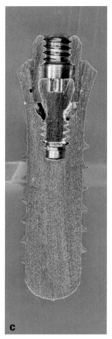
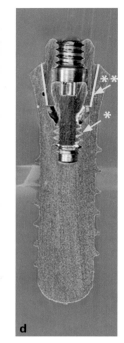

图5-6　短锥形内连接的示例（Standard Implant System，Straumann）。（a）种植体冠向视图，肩部附近引导（内六角）抗旋和圆锥形垂直接触区，可见用于基台螺丝的内螺纹；（b）带有圆锥形接触区和六边形抗旋的基台的基底视图；（c）种植体-基台纵剖面视图；（d）种植体-基台纵剖面视图，箭头指示内螺纹（*）和种植体-基台接触区（**）。

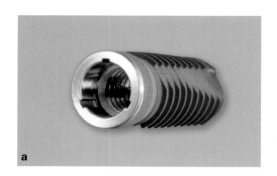
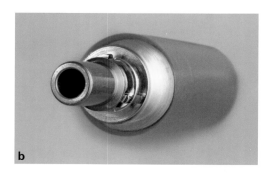
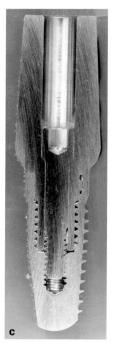
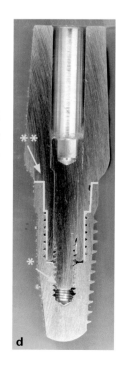

图5-7　长的非锥形内连接（Camlog System，Camlog Biotechnologies）。（a）种植体冠向视图，抗旋的凹口（凹槽）以及直的垂直和水平接触区，可见基台螺丝的内螺纹；（b）带有直接触区和凸轮抗旋的基台的基底视图；（c）种植体-基台纵剖面视图；（d）种植体-基台纵剖面视图，箭头指示内螺纹（*）和种植体-基台接触区（**）。

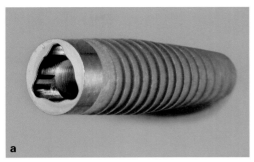

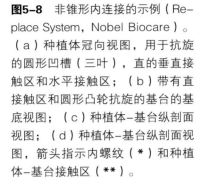

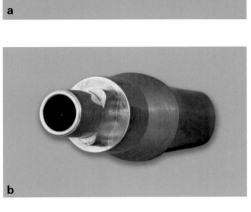

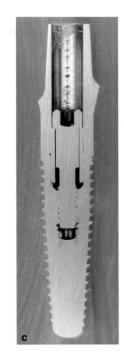

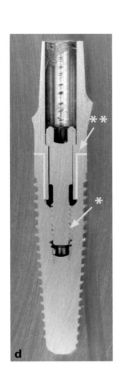

图5-8 非锥形内连接的示例（Replace System，Nobel Biocare）。（a）种植体冠向视图，用于抗旋的圆形凹槽（三叶），直的垂直接触区和水平接触区；（b）带有直接触区和圆形凸轮抗旋的基台的基底视图；（c）种植体–基台纵剖面视图；（d）种植体–基台纵剖面视图，箭头指示内螺纹（*）和种植体–基台接触区（**）。

5.1.2 精确性和稳定性

制造商的目的是确保所有两片式种植体系统的部件尽可能精确。但是，制造公差要求各个机械部件生产过程中匹配特定的系统精度。因此，对于具有六边形抗旋的种植体系统，围绕纵向轴线测量旋转自由度值为2.9° ~ 5°，不管是内连接还是外连接[42-43,231,383]，对于对接接口，垂直向差异最多10μm[185,349]。

植入的种植体正常咀嚼时承受恒定的压力，女性最大咀嚼力为383 ~ 678N，在男性最大咀嚼力为512 ~ 1019N，这取决于种植体的数量和修复体的类型[184]。种植体–基台连接因此承受弹性变形应力，所承受的应力分布到种植体–基台界面的各个区域，并传导至支持种植体的骨组织。计算机生成的有限元分析提供了种植体–基台连接相关部件应力分布的图形表，作用到骨内的力也要考虑[80,126,368,422]。这方面，与外连接系统相比，锥形或长内连接系统的种植体、基台体部和基台螺丝[29,422]之间的微运动和变形明显减少。在同等条件下（种植体材料、上层结构、力的应用、周围环境等）实验室研究平行调查了各种植体系统在生理咀嚼条件下种植体–基台界面的稳定性。在这些试验中，具有长内连接的种植体比外连接种植体系统明显承受更大的外轴向力[356]。

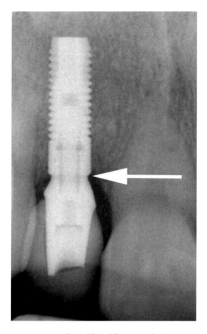

图5-9　种植体-基台连接的平台转移的临床实例，如在X线片中所见。很清楚地看到种植体和基台直径之间的水平偏差（箭头）。

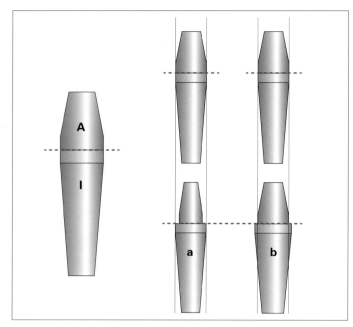

图5-10　种植体（I）基台（A）平台转移原理示意图；（a）平台转移，其中基台直径较小，而种植体直径保持不变；（b）平台转移，其中种植体直径较大，而基台直径保持不变。红色虚线表示种植体-基台连接的高度。

5.1.3　平台转移

原理

因为种植体-基台连接的外部几何形状偶然地改变，发现对种植体周围软、硬组织有积极的影响，可以避免种植体周围骨吸收。2006年，Lazzara和Porter[234]描述了平台转移的原理。此原理涉及种植体肩部相对于基台直径的水平偏差（图5-9）。大直径种植体相对于基台或小直径基台相对于种植体（图5-10），均导致在种植体肩部产生水平凸缘，其大小因系统不同而不同。这种方法的出现来自以前研究的结果与当时的创新：宽径种植体、没有相匹配直径的基台可用，因此使用了较小直径的基台。在临床随访研究中观察到种植体周围垂直向骨吸收小于预期。

两片式种植体系统周围垂直向骨吸收（骨重建）在国际文献中反复描述，认为1年后吸收量为0.9~3.0mm[70,254,293]。除了手术创伤，目前正在讨论其他可能导致种植体周围骨丧失的原因，包括种植体周围炎、种植体和基台之间微缝隙的存在、咬合过重以及生物学宽度的建立[293]。在动物模型中炎性细胞浸润，以及种植体-基台界面生物学宽度的建立[53,168-169]可以证明，增加种植体-基台界面之间的距离，可防止或至少减少牙槽骨丧失[65]（图5-11）。

临床证据

目前，两片式种植体系统的平台转移对保持种植体周围软、硬组织等方面具有积极作用仍然存在一些争议。在一项随访期长达3年的随机对照临床试验中，Canullo等[65]观察到，平台转移的两片式种植体系统的近中和远中植体表面的骨丧失显著低于对照组相同直径的种植体与基台。这些结果与其他临床研究相一致，这也就发现了平台转移在临床应用中具有"骨保护"作用[66-67,181,234,380]。在目前为止的文献系统综述中，Annibali等[16]得出结论，现有数据的Meta分析表明平台转移对种植体周围边缘骨具有"保护性"作用。此外，随着水平偏差量的增加，骨重建成反比例降低。迄今为止发表的研究中，由于设计局限性（射线分析、研究设计的多样性、没有美学评估），建议谨慎解释这些数据。此外，较大直径的种植体和由此产生的更稳定的种植体肩部，可能会令平台转移的效果黯然失色。

5.2 生物学特性

5.2.1 紧密性和微渗漏

两片式种植体系统的构造导致在各个种植体部件之间形成间隙和腔。在国际文献中，所引用的连接微间隙的尺寸为10～100μm[63,142,185]。即使在长圆锥形接触区紧密互锁的种植体–基台连接中，微间隙也可以检测到[309]。在基台螺丝尖端下方有额外的空隙（被称为盲孔），经过种植体–基台界面处的内螺纹可以通向微间隙。该过程在活动咀嚼力辅助下，可能导致在种植体–基台界面[309,424]形成间隙。早期研究的结果是，放射影像似乎证明了在长锥形内连接中没有微间隙[424]，现在有了拒绝此结论的依据；最近使用单色硬组织放射线检查证明，即使是这种类型的界面在应力下也有间隙形成[309]。

各种实验室研究表明，种植体–基台界面处专门的液体和染料以及细菌及细菌成分的泄漏（称为微渗漏），是很难或不可能预防的[11,82,106,158,160,185,306,356]。因此，可假设两片式种植体系统植体–基台界面处的微间隙允许体内细菌定植和生物膜形成。而先前研究的结果已证实，两片式种植体系统的种植体间隙和空腔在口腔内有

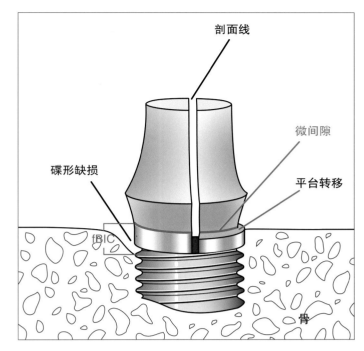

图5-11 种植体–基台连接有（右）或无（左）平台转移示意图。在没有平台转移的连接中，第一骨–种植体接触（fBIC）发生在外部种植体第一螺纹处。种植体周围形成槽状骨缺损（碟形缺损）。由于平台转移导致连接处水平偏差而产生了水平凸缘。种植体周围骨水平大部分保持不变。

微生物定植[298,307]。生物膜会在自然环境中暴露的所有表面形成[275]。这个现象不仅出现在可以引发龋齿和牙周病的口腔软、硬组织内[337]，而且，还尤其出现在大多数用于口腔功能重建的生物材料表面。生物膜的形成所导致临床后果的程度取决于它们的位置。因此，细菌对牙周组织的渗透和种植体表面牙周致病菌的定植，可能会引起牙周病和种植体周围炎[143,144]。迄今为止生物膜形成的机制尚未得到描述[48]，但是目前正在讨论引起细菌和唾液蛋白[155]黏附的几种可能性：力（如范德华力）、静电相互作用以及酸性化合物[61]。此外，即使种植体表面从

包装内取出前处于无菌状态，其内表面在种植治疗和随后义齿修复的临床过程中，却存在多种被污染的机会。口腔微生物可以在种植手术时以及在第二阶段手术期间（在两阶段植入方案中），或当更换各种修复辅料和工具（如印模杆、颌记录工具、基台）时，被输送到种植体内部。另一种正在讨论的可能性是，通过种植体-基台界面的微间隙，有含口腔微生物和食物溶解成分的液体（唾液）持续流入，这是种植体部件受到应力后形变所产生的泵效应触发的[424]。因为行使功能的种植体（如它们安装了基台负重）的内部区域通常无法进行清洁，那么与之相邻的软、硬组织微生物的聚积会增加。

以前发表的对种植体内微生物的监测，是用无菌吸收试纸收集样品并使用特异性引物做DNA分析，然后针对以下牙周病病原体进行聚合酶链反应（PCR）：放线杆菌、福赛坦氏菌、直肠弯曲杆菌、啮蚀艾肯菌、具核梭杆菌、牙龈卟啉单胞菌、中间普氏菌和牙龈卟啉菌[62,294]。Callan等[62]能够证明两片式种植体系统的种植体-基台界面处有中至高计数的牙周病病原体。一项新的研究表明，种植体内微生物的形式是广谱的有氧和厌氧细菌[159]。尚不清楚抗菌漱口水或者注入药物如含氯凝胶能多大程度地阻止或减缓微生物生长[202]。

种植体组件与口腔硬组织和软组织相整合是确定种植体预期寿命的关键因素。组织-种植体界面的丧失通常开始于成功骨结合种植体的周围组织的牙槽嵴顶[5,186]。放射学随访研究显示了螺丝型钛种植体典型的牙槽骨丧失（称为碟形缺损或盘状吸收），延伸到或超过种植体第一圈螺纹。正如已经描述的，导致早期种植体周围骨改建的因素除了手术创伤、咬合过重、种植体周围炎和牙槽骨的质量，还包括种植体-基台表面的微间隙，以及正常生物学宽度的建立[293]。Hermann 等在临床前动物实验（脱钙组织学）的研究证明种植体-基台界面微间隙的存在和位置对种植体骨床的影响。在

两片式系统中，如果种植体-基台连接放置在牙槽嵴上方或牙槽嵴下方，微间隙的位置决定了第一骨-种植体接触（fBIC）[168,170]（图5-11）。Broggini等研究了一片和两片式种植体周围的硬软组织，并使用组织形态学分析，检测到炎性细胞的浸润，主要由中性粒细胞多形核白细胞组成，位于两片式系统微间隙冠方0.5mm。这种浸润与种植体周围骨丧失明显相关，在一片式系统中没有检测到。基于这些观察，怀疑来自种植体内部的趋化刺激是造成该影响的原因，并且也是种植体内部细菌定植的原因[53]。未来的目标是种植体-基台界面的改进和种植体内表面抗菌性能的改进，可有助于确保种植体周围组织的长期稳定性，因此也保证了这种治疗方式取得美学和功能上的成功。未来临床研究需要进一步验证该假设的有效性。

5.3　本章小结

· 长内连接的两片式种植体系统具有更高的机械稳定性，而锥形系统不具有更大的密合性。因此，这种类型的连接适用于所有适应证。

· 证据表明，平台转移的种植体-基台系统对种植体周围骨组织具有积极作用，并且它们引起的骨重建不明显。因此，这种类型的连接主要适用于恢复美学比较敏感的区域（前牙和前磨牙区域）。

· 种植体支持式修复细菌污染种植体内部难以避免。目前，两片式系统被认为有渗漏，因而其内部是污染的。抗生素物质（如氯己定二葡萄糖酸盐凝胶）对内部微生物定植的长期影响尚不清楚。

笔者认为，考虑到现有的证据，表5-2中所示的种植体-基台连接方式是所列适应证的推荐选择。

表5–2　总览推荐的种植体–基台连接方式和它们的适应证[1]

适应证	连接类型	接触区设计	抗旋	平台转移
前牙单牙固定种植修复	内连接	锥形或非锥形	有抗旋	是
前牙固定义齿修复	内连接	锥形或非锥形	有或没有抗旋	是
后牙单牙固定种植修复	内连接	锥形或非锥形	有抗旋	是或非
后牙固定义齿修复	内连接	锥形或非锥形	有或没有抗旋	是或非

[1] 这个表不完全。

第6章

种植时机和负重程序

TIMING OF IMPLANT PLACEMENT AND LOADING PROTOCOLS IN IMPLANTOLOGY

S. Wolfart

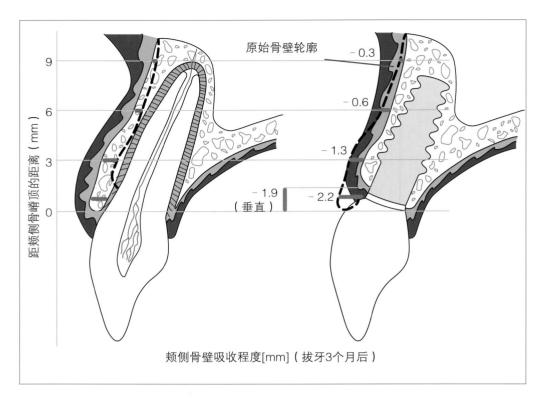

距颊侧骨嵴顶的距离（mm）

原始骨壁轮廓

颊侧骨壁吸收程度[mm]（拔牙3个月后）

图6-1 左：在天然牙周围的颊侧骨壁（虚线和蓝色线条显示拔牙后可能的重塑过程）。右：水平和垂直方向的重塑过程。虚线标示出了骨的原始范围。蓝色线条标示距颊侧骨嵴顶0、3、6和9mm处以毫米计的骨吸收程度。

如果我们想为患者制订最佳的种植体支持式修复体，那么正确的治疗处置时机就变得特别重要。为了了解这一关键方面的细节，我们必须仔细关注拔牙窝内及其周围组织的重建过程，这些与种植的正确时机直接相关联。种植时机可能是即刻的、延期的（4~16周后）或晚期的（至少16周后）。而与此相关的另一个问题是每个病例种植体负重的正确时间。种植体负重的时间，我们分为即刻负重（48小时内）、早期负重和延期或晚期负重（不早于6个月）。对个体的风险因素的评估决定了每个病例的处置程序、等待时间、修复的阶段。

6.1　拔牙窝内部和周围组织的重建过程

拔牙之后，牙槽骨就开始重建了。这一过程有一项动物实验[69]做了研究并在一篇综述中做了总结[390]：拔牙后的第1天，牙槽骨内充满了主要由红细胞和血小板以及包裹它们的纤维网构成的血凝块。在紧邻硬骨板的束状骨中立即有牙周韧带中的胶原纤维（Sharpey's纤维）插入。这些纤维与血凝块直接连接在一起。拔牙后第3天，血凝块中的一小部分被富含血管的肉芽组织所取代。愈合7天后，拔牙窝内残余的血凝块和肉芽组织被主要由新生的血管、不成熟的间充质细胞、各种类型的白细胞和胶原纤维构成的基质所取代。拔牙后第14天，大部分的束状骨消失而被编织骨所取代，并且从牙槽窝骨壁向中心区域延伸。编织骨形成在邻近的新生血管周围。拔牙后第30天，编织骨开始吸收，表明新生骨的改建过程已经开始。拔牙后第60天，牙槽窝周边的黏膜被硬组织桥分离。拔牙后第90天，在数个区域编织骨被板层骨取代。拔牙后第120~180天，大部分的编织骨被板层骨所取代[69]。

一些动物实验[20-21]对束状骨在牙槽嵴大小改变中的作用做了研究。他们报道说在拔牙后1周，颊侧骨嵴位于舌侧骨嵴冠方0.3mm。然而，在拔牙2周后，颊侧骨嵴位于舌侧骨嵴的根方0.3mm。在拔牙4~8周后，这个相对距离分别增加到0.9mm和1.9mm。研究还发现在颊侧骨嵴仅有束状骨，然而，舌侧骨嵴是由束状骨和板层骨组合而成的。显然，束状骨的功能是通过被牙周韧带插入而将牙齿固定在牙槽骨中。随着牙齿拔除，束状骨失去了它的功能而随后吸收。这可能解释了为什么颊侧骨嵴顶较舌侧骨嵴顶的骨吸收更明显（Wang and Lang[390]，147页）。

有一篇综述对拔牙后软、硬组织的重建过程做了总结[367]：拔牙3个月后，剩余牙槽骨嵴顶水平吸收2.2mm，牙槽嵴顶下3mm处吸收1.3mm，牙槽嵴顶下6mm处吸收0.6mm，牙槽嵴顶下9mm处吸收0.3mm（图6-1）。拔牙6个月后，垂直骨吸收达到了11%~22%，同时水平骨吸收达到了29%~63%。在拔牙6个月和12月后软、硬组织的水平高度分别降低1.3mm和5.1mm。

6.2 剩余牙槽嵴结构保存的措施

从拔牙后直到愈合，剩余牙槽嵴的重建过程中都会发生前面描述的软、硬组织吸收，这最终会使在缺隙内完成种植体支持式修复义齿的难度增加。这就提出了一个问题，究竟哪些方法可以最大限度地减少这些吸收，同时增加牙槽窝内的骨形成量。关于这个问题从最新一篇综述中得到了如下结论[390]。

6.2.1 种植以及相关剩余牙槽嵴结构保存技术

在新鲜拔牙窝内植入种植体并不会使骨吸收减少。在一个动物研究中得出，即使在1个月愈合时间后见到颊侧骨嵴与种植体有良好的骨结合，但这个区域仍然会发生重建过程，继而使得颊侧骨嵴发生垂直向骨吸收。总的来说，较厚的颊侧骨嵴比较薄的颊侧骨嵴骨吸收程度小[22]。

种植体即刻负重也不能保证剩余牙槽嵴的保存。然而，动物实验表明，在保存完好、完整的拔牙窝内植入即刻种植体并在其周围的空隙中填充骨替代物，确实能减少牙槽窝的软组织退缩以及垂直向和水平向骨吸收。

联合使用引导组织再生术（GTR）的方法能部分减少骨吸收。治疗的成功依赖于手术技术和使用生物膜的类型。

使用根形种植体旨在减少种植体表面与骨嵴之间的缝隙，却未能改善结果。相反，这些种植体往往导致更明显的骨吸收。

种植的位置是保存颊侧骨嵴的重要因素。动物研究表明，如果更深地植入0.8mm并且更偏舌侧的位置，会导致垂直向骨吸收减少70%。

6.2.2 骨替代物

单一动物实验证明，未充填的拔牙窝显示水平向骨吸收速率是拔牙窝内填满去蛋白小牛骨的3倍（如Bio-Oss），骨替代物仅起框架作用并且没有引起任何的骨激发。另一个可以尝试的选择是通过人脱钙骨基质[174]来帮助保存剩余牙槽嵴。

6.2.3 引导骨再生术

应用骨替代材料结合胶原膜的引导骨再生术，对保存剩余牙槽嵴的宽度和高度表现出了明显的积极作用。

6.2.4　一期伤口关闭和胶原塞

一期伤口关闭对保存剩余牙槽嵴的宽度没有积极作用，而且患者感觉也不舒服。并且，它会导致膜龈联合冠方移位，不利于后续的治疗。

对胶原塞联合游离龈移植（从腭部获得）也进行了研究。最终，这项研究没有证明这种组合比不填充牙槽窝更好[292]。

6.3　生物学类型

龈沟深度以及附着的上皮和结缔组织已经被广泛研究[131]，而且统称为 "生物学宽度" 和 "龈牙复合体"[216]。在这样的背景下，人们已经发现牙龈生物学类型（厚龈或薄龈）影响牙周组织的宽度/面积。厚龈生物学类型是有弹性的，并且倾向于更深的探诊深度；而薄龈生物学类型是脆弱的，并且因此趋向于受机械操作和外科手术的影响而退缩[217]。将其应用于种植，Kan等[194]表明：（1）种植体周围黏膜的平均唇侧面积稍大于龈牙复合体的平均面积（图3-28）；（2）牙间乳头的水平不依赖于邻接间种植体的骨水平，但是依赖于邻接间天然牙的骨水平；（3）厚龈生物学类型的种植体周围黏膜的面积比薄龈生物学类型的大。

这些结果表明，生物学类型在种植学中具有重要意义。 在下一节中，我们将介绍薄龈和厚龈生物型的区别。

6.3.1　厚龈生物学类型

有弹性的生物学类型的特点是有宽而厚的附着黏膜。同时，牙龈乳头是平的，抵抗退缩的能力强。将其与薄生物学类型区分开的一种方法是将牙周探针插入唇侧龈沟中，如果通过牙龈可以看到探针，则其被认为是薄龈生物型；如果探针的轮廓不可见，则认为它是厚龈生物学类型[94]。

"厚层组织有效掩盖了种植体和龈下金属结构的颜色，因此降低了美学风险。毫无疑问，这种牙龈类型还有利于种植体周围软组织的长期稳定性。从手术的角度来看，需要注意，这种生物学类型在扩增后更容易形成瘢痕"（Buser 等[59]，13页）。

6.3.2　薄龈生物学类型

脆弱的生物学类型的特点是，有薄而软的黏膜和长的、扇贝形的牙龈乳头，这样特别美观。然而，总体而言，脆弱的生物学类型对退缩的抵抗力较弱。

"薄的、脆弱的软组织有利于形成自然稳定的牙龈乳头。另一方面，组织对退缩的抵抗力也较弱，增加了美学风险[68,194,219,396]。为了获得可靠的长期效果，应仔细考虑植入的位置、骨量、穿龈轮廓、冠和外形的工艺设计等细节"（Buser 等[59]，14页）。

举个例子，如果是多牙缺失，组织类型可以用结缔组织移植的方法从薄型转换为厚型[429]。

6.4　种植时机

在临床常规中，种植的正确时机较多地取决于牙槽窝愈合的软、硬组织的临床表现，而较少取决于组织学的重建过程。为满足这些要求将种植手术分为4种类型，将拔牙窝的愈合清晰地分为软组织愈合和硬组织愈合。1型程序为拔牙后的即刻种植。如果想要较好的完整的软组织愈合，那么2型程序优于即刻种植（1型）。当还需要硬组织愈合时，选择3型和4型程序可以让骨愈合有足够的时间[152]。各种类型的手术以及它们的优缺点，总结在表6-1中。

表6-1　拔牙窝中种植的方式及其优点和缺点（Hämmerle et al[153]）

分类	定义	优点	缺点
1型	作为同一手术的一部分，拔牙后立即放入种植体	• 减少手术次数 • 减少总体治疗时间 • 现有骨的最佳利用	• 拔牙位点的形态使获得种植最佳植入位置和稳定性变得复杂 • 薄组织生物型可能影响最佳结果 • 对于转瓣适应证缺乏可用的角化龈 • 可能需要辅助外科程序 • 技术敏感性操作
2型	软组织完全覆盖牙槽窝（拔牙后4~8周）	• 增加软组织面积和量，方便软组织管理 • 局部病理可以判定或可以评估其结果	• 拔牙位点的形态使获得种植最佳植入位置和稳定性变得复杂 • 治疗时间增加 • 牙槽窝骨壁显示不同程度的吸收 • 可能需要辅助外科程序 • 技术敏感性操作
3型	大量的临床和/或放射线的骨充满牙槽窝（拔牙后12~16周）	• 牙槽窝内有大量骨填充利于种植 • 成熟软组织便于组织瓣管理	• 治疗时间增加 • 牙槽窝骨壁显示不同程度的吸收 • 可能需要辅助外科程序
4型	牙槽窝完全愈合（拔牙后16周以上）	• 牙槽嵴临床愈合 • 成熟软组织便于组织瓣管理	• 治疗时间增加 • 可用骨体积变化大 • 可能需要辅助外科程序

6.4.1　1型方法的特殊方面：即刻种植

一篇系统综述分析了即刻种植的存留率与成功率[2232]：

虽然即刻种植减少了治疗时间和手术的次数，但是它也具有一些缺点："缺乏角化黏膜使得在1型程序中比其他的类型更难实现一期愈合。此外，种植体和拔牙窝之间大小和形状的不一致对种植体的初期稳定性提出了挑战。因此，初期稳定性只能通过将种植体固定在根尖区的骨内（3~4mm）来实现，在这个区域松质骨占主导。尽管在种植3~4个月后当缺损大小为2mm或更少时，在种植体边缘间隙中会发生自发性骨填充"（Lang等[2232]，40页）。

然而，即使是即刻种植也不能阻止上述在拔牙后发生的骨改建。骨改建导致垂直向骨吸收和水平向骨吸收，这种骨吸收在颊侧骨壁尤其明显。这些生理性改变导致即刻种植后软组织退缩的风险比拔牙窝愈合后的种植手术高。这相应地增加了不可预期的美学风险，在薄的颊侧骨壁和薄软组织生物型的情况下风险更高[94]。在牙列后部美学风险问题并不是很重要。这里主要关注的问题是，如果植入到拔牙窝中心区或者缺损比较大，种植体是抵靠在牙槽窝的一个壁放置，那么如何实现种植体初期的稳定性。这些因素可导致出现即刻种植会使种植成功率降低的假设。然而，引用的综述文献显示，即刻种植2年的存留率为98.4%，4年的存留率为97.5%，与延期种植的存留率相当。在这样的背景下，对5个可

表6-2 影响即刻种植存留率（2年存留率[232]）的潜在因素

前牙		2年存留率（95%置信区间）		2年存留率（95%置信区间）
抗生素	单剂量	96.3% （93.7%~97.8%）	5~7天	99.0% （96.1%~99.7%）
拔牙的原因	无牙周病	98.4% （95.5%~99.4%）	牙周病或无牙周病	98.2% （83.3%~99.8%）
上颌骨或下颌骨	下颌骨	99.0% （97.0%~99.7%）	上颌骨	98.6% （84.7%~99.9%）
区域	前牙区	99.1% （97.3%~99.7%）	后牙区	98.9% （86.8%~99.9%）
种植体负重的时间	即刻负重	98.2% （91.6%~99.6%）	晚期负重	98.5% （97.2%~99.2%）
合计		98.4%		

能影响存留率的因素进行了研究（表6-2）：

1. 抗生素治疗

持续5~7天的抗生素治疗再加上术前给予单剂量抗生素，与只有或没有术前给予单剂量抗生素的相比其成功率更高。

2. 拔牙的原因

如果是由于根折、龋齿等原因必须拔除的牙周健康的牙，和由于牙周原因需要拔除的牙齿做比较，那么两组之间没有差异。

3. 上颌骨对下颌骨

上颌骨的种植失败率较下颌骨稍高，但是差异不显著。

4. 前牙对后牙

后牙区的种植失败率较前牙区稍高，但是差异不显著。

5. 种植体负重的时间

晚期负重与即刻负重相比失败率略低。这也只是一个趋势，即差异不显著。

对种植治疗的美学成功也进行了研究。在一项实验中我们对颊侧龈缘线进行了分析。如果种植体的颊侧龈缘线与相邻牙齿的偏差不超过1mm，则被认为是成功的。根据这个标准，在种植手术的同期进行结缔组织移植的患者其治疗成功率是100%。在没有结缔组织移植的患者中，成功率仅为80%[39]。软组织的变化主要发生在即刻种植同时即刻修复后的头3个月内[93,95,193]。此外，在情况最终稳定之前，随后的3个月中会继续发生微小的变化。第1年后，牙龈乳头近中和远中边缘的平均退缩量为0.5mm，颊侧牙龈边缘的退缩量为0.4mm。龈乳头的高度在随后的几年中保持稳定，并很少取决于患者的软组织生物学类型，而是更多取决于邻牙的邻面骨水平，或2颗种植体之间的距离，或种植体到相邻牙齿的距离。另一方面，薄龈生物学类型颊侧牙龈的退缩与厚龈生物学类型相比随着时间的增加而更明显。在这种背景下，已经证明即刻种植同时即刻负重导致的颊侧牙龈退缩较即刻种植和延期负重更小[95]。然而，在这方面还需要考虑其他重要的和可能更具决定性的影响因素，例如牙龈生物学类型和种植体的颊舌侧位置。

表6-3　种植体负重的时间[75]

即刻修复	在种植手术后不晚于48小时进行没有咬合接触的义齿修复
即刻负重	在种植手术后不晚于48小时进行具有咬合接触的义齿修复
早期负重	在种植手术后不早于48小时并且不晚于3个月进行有咬合接触的义齿修复
传统的晚期负重	在3~6个月的愈合时间后结合二期程序（二期手术）进行义齿修复
延迟的晚期负重	在不早于6个月的愈合时间后结合二期程序（二期手术）进行义齿修复

6.4.2　权衡种植手术的不同时机选择

除了表6-1中总结的优点和缺点外，确定种植手术的最佳时机还取决于各种与患者相关的风险因素[153]，即：（1）医学风险因素；（2）吸烟；（3）牙科风险因素；（4）解剖风险因素。关于医学风险因素，有必要考虑到患者是不是健康的、合作的并有良好免疫应答的,或者是免疫力受损的。关于尼古丁暴露，非吸烟者需要区别于偶尔吸烟者和重度吸烟者。牙科和解剖学影响因素包括笑线（高或低笑线的患者）、牙龈的厚度（厚和薄的软组织生物学类型）、邻牙牙冠的形状、相邻牙齿周围的骨水平、拔牙窝附近的局部炎症过程、相邻牙齿上的任何修复体的性质、缺牙区域的跨度以及种植区域内的软组织解剖和骨缺损。

这些因素的评估导致对患者的个人的风险-效益分析。

6.5　种植负重程序

为了解决关于种植体负重的正确时机问题，有必要对负重时间有个明确的定义。这个定义是在2002年5月[18]即刻和早期负重的会议上制订，然后在2004年[75]的共识声明中进一步完善的（表6-3）。

所选择的种植体负重程序应该取决于种植体自身的骨接触、种植体表面、种植体的数量和修复方式。在此背景下，2003年第3届ITI共识会议确定了以下临床建议[32,75,153]。在每个个案中，涉及如下因素时需要相互权衡：（1）治疗的复杂性；（2）对患者的好处；（3）并发症的风险。在这种情况下，应特别重视患者概况（评估）（详见第2章）和美学分析（详见第3章）。

这些建议分别针对下颌无牙颌和上颌无牙颌以及部分牙列缺失[81]给出，并在另一篇综述文章中得到进一步的确认[24]。在表6-4中对它们进行了回顾。

表6-4 关于种植体负重时间的临床建议（修正自[32,75,153]）

即刻修复/即刻负重 （一般要求：粗糙钛表面）	
单个缺牙间隙	推荐在挑选的病例中使用即刻种植。2年的短期存留率是有保证的。长期存留率的数据有限[232]
上颌或下颌部分牙列缺失	不建议常规使用
上颌无牙颌	不建议常规使用
下颌无牙颌	4~6颗种植体适用具有杆固位的覆盖义齿或固定义齿修复（FDPs）。在任何情况下，种植体都需要刚性连接（夹板）。超过4颗种植体适合固定临时修复
早期修复或早期负重 （一般要求：粗糙的钛表面，良好到高的骨密度[类型1~3] *，种植体愈合时间至少6周）	
单个缺牙间隙	推荐使用特殊活性表面（如SLA：喷砂、大颗粒、酸蚀）的种植体结合理想的骨条件（不需要骨增量）[32]
上颌或下颌部分牙列缺失	推荐在此处使用固定修复体（牙冠和FDPs）。早期修复是否合适取决于骨的质量和数量、缺牙的数量、放置种植体的数量、对颌牙列的状态、咬合类型和任何功能异常的习惯
下颌无牙颌	4~6颗种植体适用杆作为一级连接体或用各种固位附件（套筒冠、球附件）作为二级连接体的覆盖义齿。4~6颗种植体适用夹板固定的FDPs
上颌无牙颌	4~8颗种植体适用杆作为一级连接体或用各种固位附件（套筒冠、球附件）作为二级连接体的覆盖义齿。4~8颗种植体适用夹板固定的FDPs

*根据Lekholm和Zarb[237]的骨质量定义：

1 =几乎整个颌骨由同质致密骨组成。

2 =一厚层致密骨围绕致密骨小梁核心。

3 =一薄层皮质骨围绕致密骨小梁核心。

4 =一薄层皮质骨围绕低密度骨小梁。

6.5.1 下颌无牙颌

在下颌无牙颌即刻负重的修复中，使用的是通过颏孔间一级连接杆固位的覆盖义齿，这种方法有良好的文献支持和可预期性。它是由7项研究、376名患者和1500颗种植体证实的[76]。但是，早期负重并没有得到良好的文献支持。

即刻负重联合固定修复有大量的病例和良好的文献支持。这项治疗选择由15项研究、387例患者、1800颗种植体证实[76]。然而早期负重的修复选择没有很多的文献数据支持。

临床推荐（只能结合粗糙种植体表面）：

· 如果种植4~6颗种植体，它们可以用杆或固定的修复体（需要金属支架）来即刻负重。在这两种情况下，所有的种植体都需要刚性连接。

· 如果种植4~6颗种植体，另一个选择是用杆和固位附件提供二级夹板（套筒冠或球附件）或固定修复（需要金属支架）来早期负重。无负重的愈合时间应至少6周。

6.5.2　上颌无牙颌

到目前为止，还没有用覆盖义齿即刻负重和早期负重的研究。相比之下，关于即刻负重联合固定修复，已经出版7本著作，对包括30名患者和276颗种植体进行了研究；有4本著作，包括26例患者和192颗种植体，可提供关于早期修复的数据[76]。

临床推荐如下（只能结合粗糙种植体表面）：

· 即刻负重不建议用于常规使用。

· 如果种植4～8颗植体，用杆和固位附件提供二级夹板（套筒冠或球帽附着体）早期负重是一种选择。没有负重的愈合时间应该至少为6周，根据Lekholm和Zarb[237]的研究，骨质应为1～3类。

· 如果种植6～8颗植体，早期负重可以选择固定式的修复（需要金属支架）。没有负重的愈合时间应该至少为6周，根据Lekholm和Zarb[237]的研究，骨质应为1～3类。

6.5.3　部分牙列缺失

再说一遍，对上颌或下颌部分牙列缺失没有循证医学的数据可用于其即刻修复/即刻负重的研究。另一方面，粗糙表面的种植体在种植6～8周后早期负重，是有据可查和可预期的。可以预期它的良好效果赶得上传统的晚期负重。然而，由于现有研究数量有限，加上随访期短，在这方面仍有一些保留意见。

临床推荐如下（只能结合粗糙种植体表面）：

· 即刻负重不建议作为一般原则。

· 用固定修复来早期负重是可能的。早期负重是否适当取决于骨的质量和数量、缺牙的数量、种植体的数量、对颌牙列的状态、咬合类型和各种功能异常的习惯的存在。没有负重的愈合时间应该至少为6周，根据Lekholm和Zarb[237]的研究，骨质

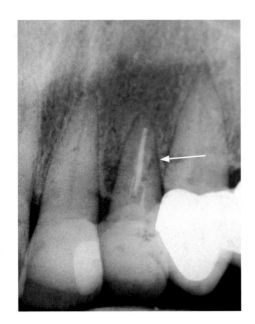

图6-2　即刻种植：在根中1/3处穿孔之后拍摄的照片（箭头）。

应为1～3类。

6.6　即刻修复临床病例

6.6.1　即刻种植和即刻修复：在上颌前牙区修复单颗牙齿

22在桩道预备中出现根中1/3穿孔的初始情况（图6-2～图6-4）。牙齿被微创拔除（图6-5），成功保留了牙槽窝的所有骨壁，骨中没有可触及的穿孔。种植体的钻孔稍微偏向腭侧，并且比原始的牙齿根尖深3mm，以获得足够的种植体初期稳定性（图6-6）。种植体有了初期稳定性（图6-7），并且位于颊侧骨嵴顶根方1mm处。由于钻孔向腭侧偏移，使种植体不与颊侧骨壁接触，从而有意识地避免了在薄弱牙槽嵴上施加应力。种植体与颊侧骨嵴之间有大约1.5mm的间隙，里面充满细颗粒的Bio-Oss（图6-8）。印模杆旋紧（图6-9），用于记录种植体的位置（图6-10，详见12.3.2章节）。放置愈合基台（图6-11），拍摄X线片用于比对，并将患者带到等待区约2小时。

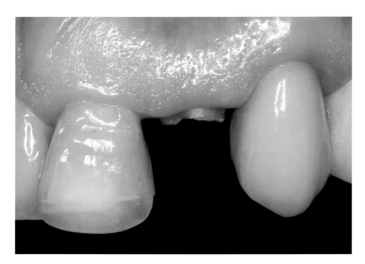

图6-3　软组织边缘–颊面观。

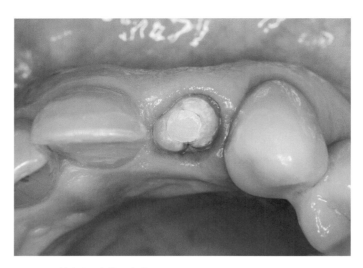

图6-4　软组织边缘–咬合面观。

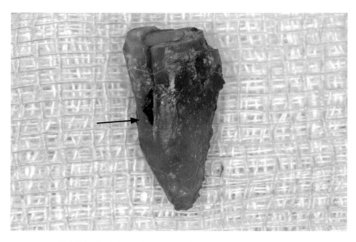

图6-5　微创拔除残余牙根可看到穿孔（箭头）。

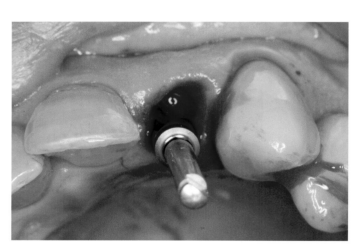

图6-6　扩孔完成的种植床略偏向腭侧。

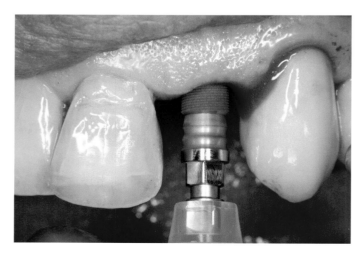

图6-7　种植体植入，没有翻瓣。

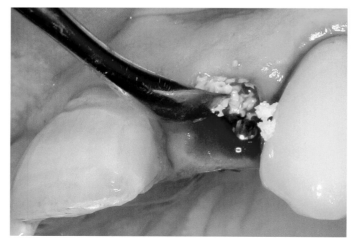

图6-8　种植体和颊侧骨嵴之间的间隙充填细颗粒的Bio-Oss。

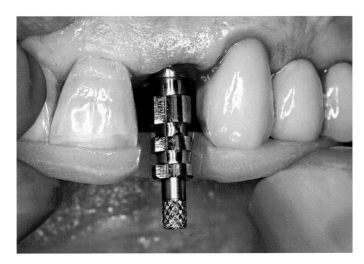

图6-9　印模杆拧到位。

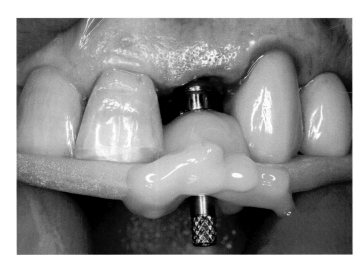

图6-10　术中记录种植体位置。

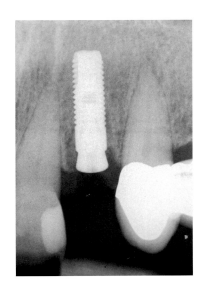

图6-11　带愈合基台拍摄 X线片以便对照（手术：J.Wiltfang，基尔）。

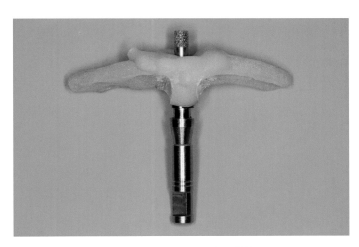

图6-12　带着技工替代体的术中记录旋紧就位。

在此期间，替代体旋到术中记录上（图6-12和图6-13）。现在有两种可行的种植体负重/修复方法：（1）使用临时基台的标准方法；（2）通过避免更换基台来保护"黏膜屏障"的方法。

6.6.1.1　标准方法

一个个性化的临时基台加上面的临时冠。愈合基台卸下，临时冠通过螺丝固位或粘接固位就位在基台上（详见12.3.3章节）。

6.6.1.2　通过避免更换基台来保护"黏膜屏障"

这种方法基于如下假设：经常更换愈合基台和基台部件会损害黏膜屏障，并且会导致结缔组织根向移位，而这又导致种植体肩部周围的骨吸收增加[4]。在这种情况下，另一项研究表明，种植体用平台转移而不更换基台、比种植体不平台转移但频繁拆卸/再连接基台的骨吸收少[324]。

在该方法中，为了避免更换基台，将最终的钛或氧

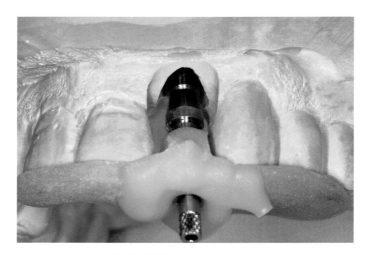

图6-13　术中记录转移到模型上。

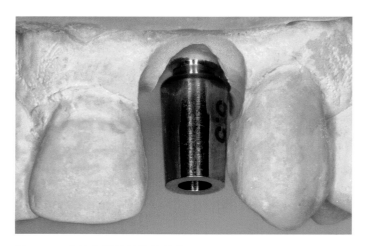

图6-14　个性化调整前的钛基台。

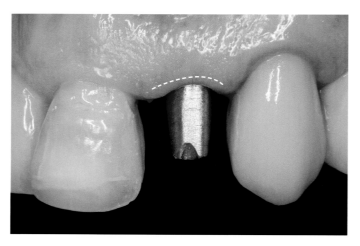

图6-15　检查个性化调整后的钛基台肩台的走行（大约龈下1mm；虚线）。

化锆基台拧到模型上（图6-14）并进行个性化调整。

在过渡期间，需要在患者口内检查基台肩台的轮廓，以确保循牙龈轮廓下大约1mm走行（图6-15）。基台的印模在口外制取（图6-16），并制作临时冠（图6-17）。去除愈合基台。此后，将基台放置就位并用手拧紧。当临时修复体被放入并用临时粘接固位后，需要注意避免静态和动态咬合接触以及邻面接触，因为这些微动会干扰骨结合（图6-18和图6-19）。残余的粘接剂也必须彻底清除。一旦完成骨结合，基台以规定的扭矩最终上紧并制取常规印模。此印模不需要包括整个基台肩部，因为该信息已经取得（图6-16）。因此，可以在没有排龈线损伤的情况下制取印模。在组合模型上制作最终的修复体，然后粘接在一起（图6-20和图6-21）。当粘接剩余物被仔细去除后（图6-22），就拍摄最终的X线片，以便立即检查出残存粘接剂，并记录邻面骨水平的初始情况（图6-23）。在粘固后直接拍摄的X线片显示，与初始情况相比完整地保留了牙龈和龈乳头（图6-23和图6-24），虽然在咬合面观全部颊侧骨壁存在1~2mm的退缩（图6-24和图6-25）。在24个月后的随访中这些影响都趋于稳定（图6-26和图6-27）。因此，这个病例反映了先前的理论，在即刻种植中颊侧骨嵴（束状骨）不能被保存，但龈乳头和牙龈水平可以获得很好地稳定。

该方法的优点包括保存初始结缔组织与基台的附着，避免使用临时基台产生额外的费用，事实是穿龈轮廓可以转移到最终的修复体上。缺点是对牙龈的任何改变都可能使基台必须返工，从而稍微延长此过程：当到了该取印模的时候，如果证实牙龈已经退缩，那么基台的肩台就需要返工；基台将被旋松取出，并在技工室中切割成正确的形状。

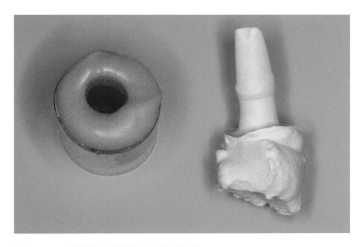

图6-16　复制基台的耐火石膏模型。

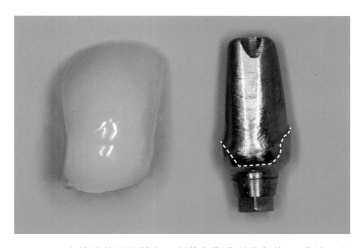

图6-17　在铸造的最终基台上制作长期临时修复体。 曲线，个性化切削的粘接肩台已用虚线显示。

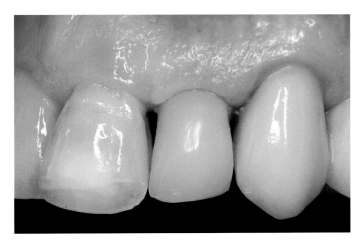

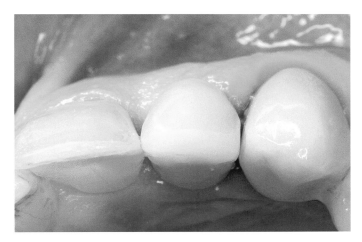

图6-18和图6-19　长期临时修复体的颊面和咬合面视图。 这个长期临时修复体没有静态、动态和邻面接触。

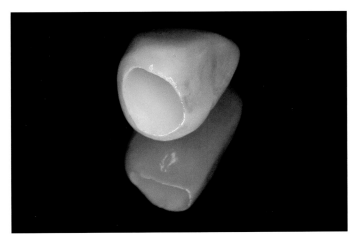

图6-20　一旦骨结合完成，基台将不会再次旋松和取出；而是制取常规的印模，在新的主模型和耐火模型上制作全瓷冠（氧化锆内冠）（图6-16）。

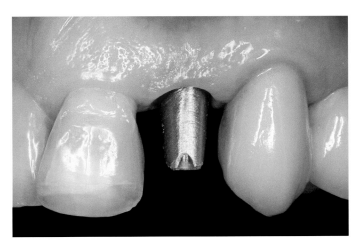

图6-21　取下长期临时修复体，显示出稳定的牙龈状态。

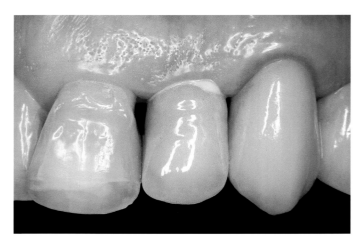

图6-22　因为基台肩部在牙龈稍下方就位，所以粘接剂残渣（Ketac Cem）易于去除。

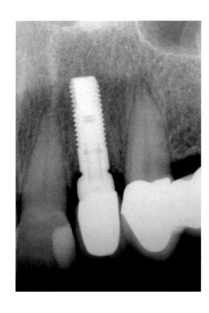

图6-23　粘接后拍摄X线片用于对照。

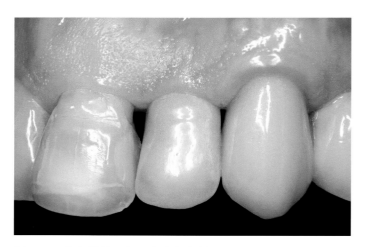

图6-24　与初始情况相比完全保留的牙龈和龈乳头。

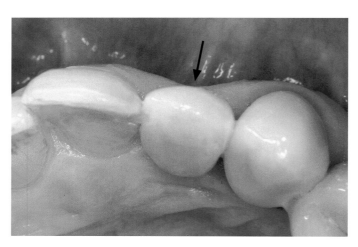

图6-25　咬合面视图显示颊侧软、硬组织有1~2mm的凹陷（牙齿拔除后束状骨吸收）。

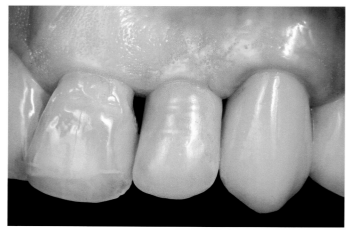

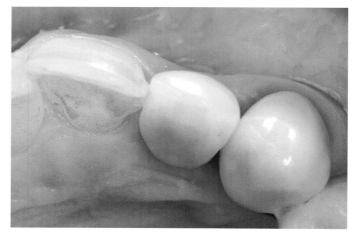

图6-26和图6-27　与刚进行修复时相比，24个月后稳定的软组织情况：颊面和咬合面视图。

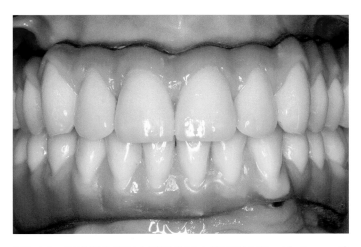

图6-28　无牙颌患者口内试戴排牙（修复和文献：M. Kern，基尔）。

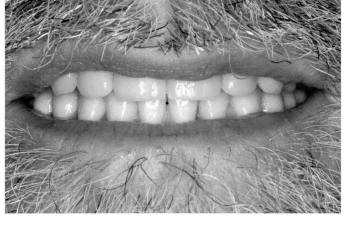

图6-29　排牙的唇线视图。

该过程的后续步骤应按照前面描述的步骤进行。

当使用OsseoSpeed种植体（ASTRA TECH Implant System, Dentsply Implants）时，该技术的3年结果显示，其即刻种植（1型手术）的存留率为94.6%，如果在愈合的牙槽骨中进行种植（4型手术），其存留率为98.3%。1型种植手术相对于初始情况的垂直向骨吸收为（1.6±2.4）mm，4型种植体手术[92]相对于初始情况的垂直骨吸收为（0.4±1.5）mm。另一个研究团队也报道了相似的结果[163]。

6.6.2　即刻修复/负重：上颌无牙颌和下颌无牙颌

在种植体植入后用"开窗"方法制作种植体支持式即刻固定义齿（FDPs）被推荐用于上、下颌无牙颌的种植修复[129]。这里介绍的方法，是在Matthias Kern（修复学和文献记录）和Jörg Wiltfang（外科）联合治疗的患者中使用的，两人均来自德国基尔。

一名58岁的男性，上颌为无牙颌，下颌余留牙可疑[33]。他希望在种植后能尽快进行临时的固定修复。此前他的上、下颌义齿因为牙龈肿胀和义齿位置的变化已经就位困难几周时间了，但工作令他无暇顾及。为了满足他的这些要求，第一步排牙，然后在患者的口内试戴，并在必要地方进行调整（图6-28和图6-29）。

一旦患者和牙科医生都对排牙满意，它将被转换成放射导板（图6-30和图6-31），再转换成手术导板（图6-32）；排牙也转换成临时修复义齿。在设计种植的位置扩大临时修复的空间，上颌临时修复体设计有辅助的腭板（图6-33和图6-34）。这使得它能够在后续步骤中确保就位。接下来在手术导板辅助的种植手术之后，将临时基台旋到位，调整临时牙（图6-35）。通过硅化（使用Rocatec）和硅烷化（使用Monobond Plus）预处理临时钛基台并与复合树脂化学结合。用橡皮障保护缝合线和伤口，以防止处理好的基台被血液或唾液污染，并阻止粘到缝线（图6-36）。将上颌临时修复义齿放置到位，并且在基台周围的间隙内充填临时复合树脂（Luxatemp）（图6-37）。一旦上颌修复义齿稳定就位（由腭板辅助定位），下颌义齿制作重复上面整个过程即可。在义齿间隙内充填复合树脂后，让患者闭嘴，以确保下颌义齿相对于上颌义齿的位置最佳并避免大的咬合缺陷。图6-38和图6-39展示了将基台固定到临时义齿上。可以看出，间隙内未被复合树脂完全充满，这样做是出于安全原因。在这一步骤中唯一重要的事情是确保基台牢固地固定在临时修复体中。腭板之后在技工室中去除，剩余的间隙用复合树脂填充，临时修复体成形（图6-40和图6-41）。由于下颌的垂直向

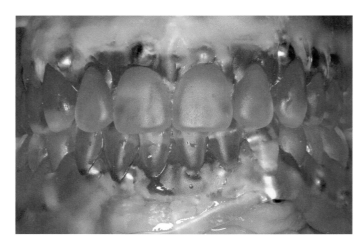

图6-30　排牙被转换成放射导板。

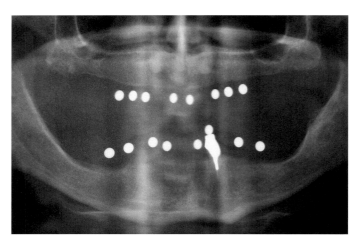

图6-31　全口曲面断层片。

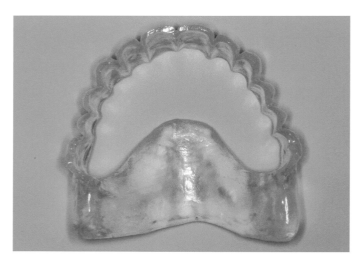

图6-32　手术导板（上颌骨）。

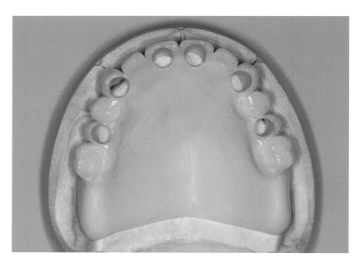

图6-33　将排牙蜡型转换成长期临时修复体。腭板能确保在戴入口内过程中稳定就位。

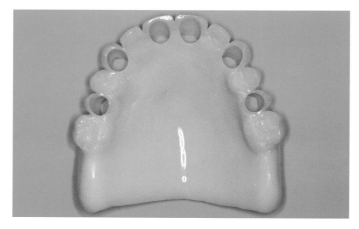

图6-34　开孔对应在设计种植的位点。

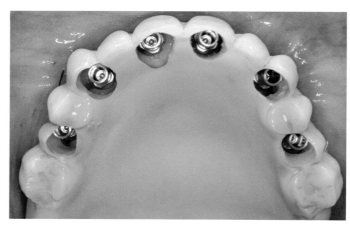

图6-35　种植手术后：旋紧基台、临时修复体就位。

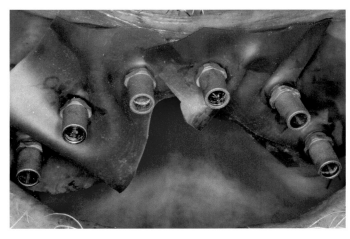

图6-36　橡皮障保护缝线和伤口。 预先将临时钛基台硅化和硅烷化处理。

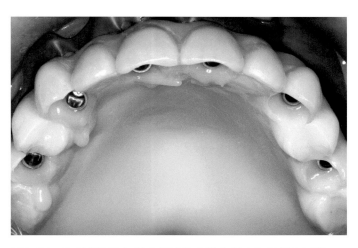

图6-37　临时修复体与基台周围的空隙中填充临时复合树脂。

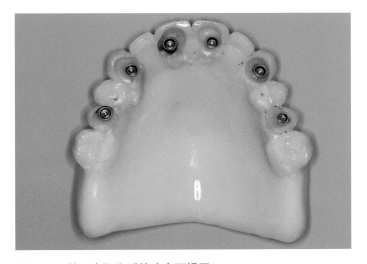

图6-38　从口中取出后的咬合面视图。

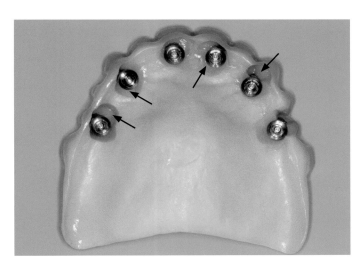

图6-39　从口中取出后的腭面视图。 由于间隙仅部分被填充（箭头），因此有空腔存在。

骨增量和36、46种植体的初期稳定性不足，临时修复体仅制作为短牙弓。在手术完成后3个小时，就可以直接戴入螺丝固位的修复体，然后拍摄最终X线片作为对照（图6-42和图6-43）。图6-44和图6-45显示了种植体愈合3个月后的临时修复体。之后是用套筒冠辅助固位的永久修复，如23.2章节所述。

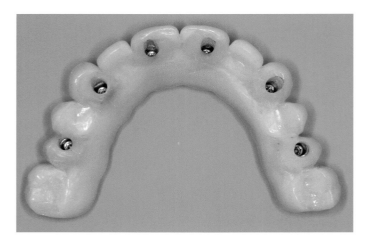

图6-40　戴牙前成形的长期临时修复体（咬合面视图）。

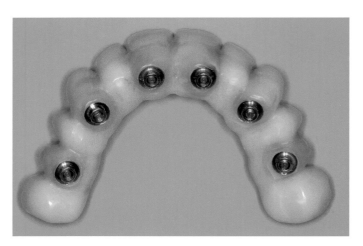

图6-41　腭面视图。注意种植体周围的区域，在技工室中已完全填充复合树脂。

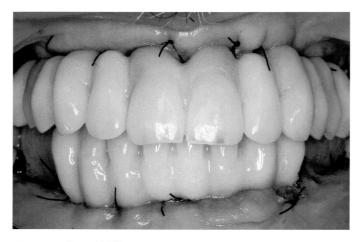

图6-42　戴牙时的情况。

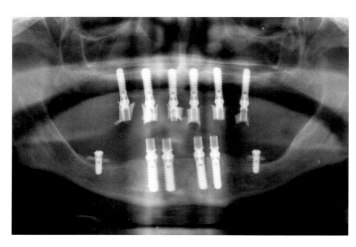

图6-43　用于对照的X线片（手术：J.Wiltfang，基尔）。

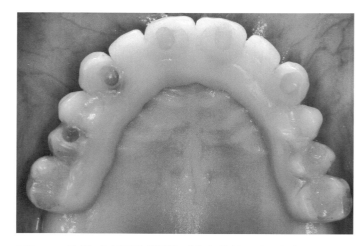

图6-44　使用3个月后的长期临时修复体情况（上颌）。

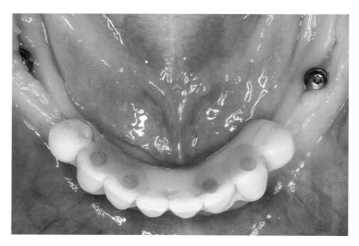

图6-45　使用3个月后长期临时修复体的情况（下颌）。由于下颌骨的垂直向骨增量，临时修复体仅扩展到前磨牙，避免远中的种植体负重。

6.7　本章小结

种植和负重的正确时机对于种植体支持式义齿修复是非常重要的。

关于剩余牙槽嵴结构保存，可以得出的结论是：即刻种植对牙槽骨的保存没有帮助；使用根形种植体对保存剩余牙槽嵴也没有帮助；人脱钙骨（如Grafton、BioHorizons）和去蛋白小牛骨（如Bio-Oss）的使用在保存剩余牙槽嵴方面显示出最积极的效果；引导骨再生术与骨替代物结合胶原膜的使用，在保存剩余牙槽嵴的宽度和高度方面具有明显的效果；软组织移植和一期伤口缝合不会减缓吸收的速率。

这就提出了种植正确时机的问题。它可能是即刻（类型1）、在4~8周后（类型2）、在12~16周后（类型3）或在拔牙窝至少愈合16周后（类型4）。这种分类考虑到软、硬组织的愈合过程。因此，如果需要在拔牙后立即种植，则选择1型程序。如果需要完全软组织覆盖，则使用2型程序。如果还需要硬组织愈合，则选择3型或4型程序。表6-1总结了各类型及其优缺点。

种植体在什么阶段负重取决于种植体与骨的接触、种植体表面、种植体的数量以及义齿修复的方法。种植体负重又分为在48小时内即刻负重、早期负重（48小时至3个月）、常规晚期负重（3~6个月）以及不早于6个月的延迟晚期负重。在2003年的第三届ITI共识会议上，各种负重时间又被分为单颗牙缺失、部分牙列缺失和上颌无牙颌的临床建议。

这些建议需要在个案基础上在以下方面加以权衡：（1）医学风险因素；（2）吸烟/使用尼古丁；（3）牙科风险因素；（4）解剖风险因素；（5）对患者的好处；（6）治疗的复杂性。

第7章
穿龈轮廓
EMERGENCE PROFILE

S. Wolfart

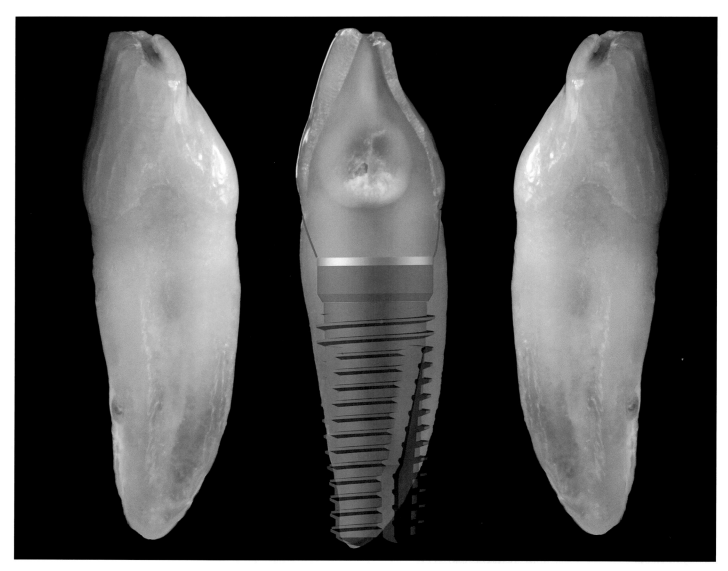

图7-1   在天然牙中，从根形态到冠形态的过渡曲线是平滑的，在釉牙骨质界下方稍微收缩（左图和右图）。因为种植体的形态不同，直径略小，穿龈轮廓需要稍微改变使牙冠的基本轮廓连续（中间的图，红线部分）。

"emergence"一词来源于中东拉丁语emergentia，意为"出现，穿出"。当术语"emergence profile（穿龈轮廓）"应用于天然牙时，指的是牙根和牙冠轮廓之间的过渡区（图7-1）。这个词在常规口腔修复学中已经起到了重要作用：最理想的情况是，一旦牙齿已经预备并要做冠修复，则牙冠应被设计为牙根的解剖结构的延续。预备后的牙体穿龈轮廓是不明显的，这就是为什么制取印模时希望能取到根方1~2mm的形态（图7-2）。这是唯一一种方式能让技师将修复体设计为牙齿现有解剖结构的延续（图7-3）。

7.1   种植学中的穿龈轮廓及如何成形

以此类推，口腔种植学中的穿龈轮廓被定义为种植体的圆形肩部与在龈缘位置个性化设计的牙冠轮廓之间的过渡[404]。因此，该轮廓位于种植体周围软组织内，并且通常是通过基台来实现的。理想的穿龈轮廓是在龈缘处形成完美、自然的牙冠形态。图7-4是使用全瓷基台的例子说明穿龈轮廓的走行。它延续了种植体圆形肩部与冠之间的形态。一方面，这种形态需要技师制作出

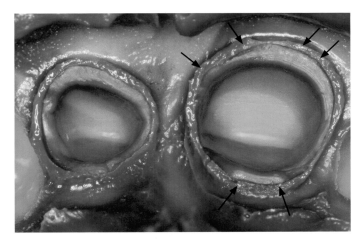

图7-2 当对预备过肩台的牙齿进行常规取模时，印模材料需要延伸超过制备位置（箭头）1～2mm的距离，来记录穿龈轮廓的形状。这使技师在之后制作牙冠时，更容易将轮廓形态包括在内。

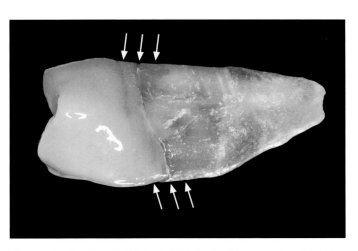

图7-3 这个例子显示牙支持式牙冠穿龈轮廓具有良好的延续。（该牙在冠修复2年后由于根折被拔除）。

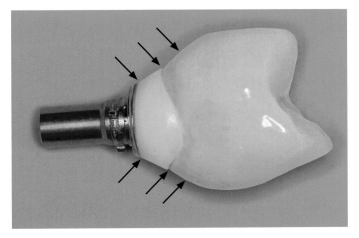

图7-4 种植体支持式牙冠的穿龈轮廓走行。

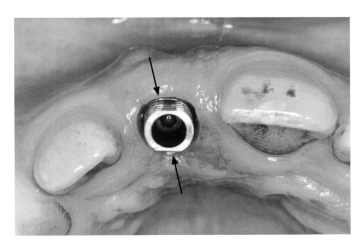

图7-5 圆柱形穿龈轮廓，大小只能容纳临时基台。

均匀和谐的过渡；另一方面，也需要牙科医生用成形软组织的方式使需要的形态整合到种植位置。

这可以通过临床病例来说明。由于在二期手术期间使用圆柱形愈合基台，所以穿龈轮廓也是简单的圆柱形，只够容纳制作临时冠的基台（图7-5）。然后使用真空成型的模板在临时基台上制作临时修复体，用蓝色蜡封闭螺丝孔（图7-6）；从得到的临时修复体可以看出，一旦把它从真空成型的模板中取出并粗略加工，就只有冠部是正确的形状。穿龈轮廓太窄，这是由未成形

的牙龈决定的。图片中，虚线表示所需要的轮廓（图7-7）。用丙烯酸树脂在临时修复体上恢复这部分形态（图7-8）。当修整后的临时修复体就位时，会明显压迫牙龈并伴随早期缺血（图7-9），几分钟后会缓解。穿龈轮廓会在4周后完全成形（图7-10）。然后可以用最终的穿龈轮廓制作最终修复体。它使冠延伸，并将其平滑地引导到圆形基台的肩部（图7-11）。全瓷基台最终的形态支撑了龈缘（图7-12），修复体戴入后，能够在红白美学区域之间实现自然地过渡。这是最终修

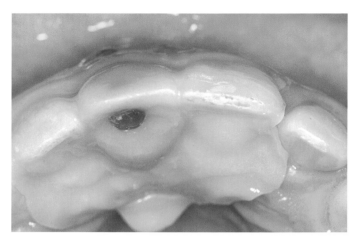

图7-6　用真空成型模板辅助，在基台上形成临时修复体（螺丝孔已用蓝色蜡封闭）。

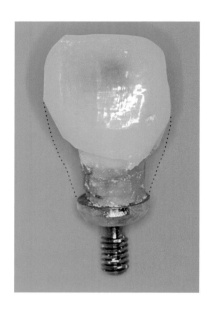

图7-7　由于穿龈轮廓是圆柱形的，临时修复体只有冠部是正确的形状（虚线表示理想的轮廓）。

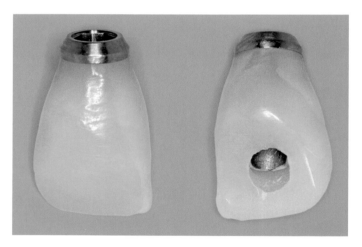

图7-8　使用丙烯酸树脂修整穿龈轮廓的形状，暴露螺丝孔。

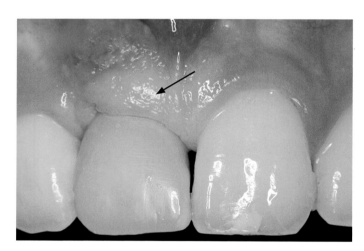

图7-9　临时修复体就位，导致黏膜开始缺血（箭头处）。

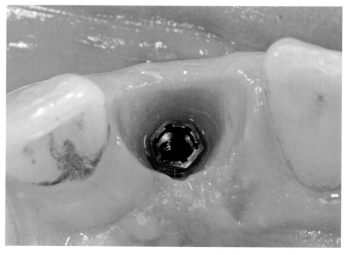

图7-10　穿龈轮廓成形。

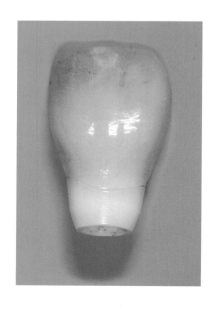

图7-11　最终的全瓷修复体（二硅酸锂玻璃陶瓷冠），有个性化的氧化锆基台。该基台将冠延伸，并将其平滑地引导回圆形基台肩部。

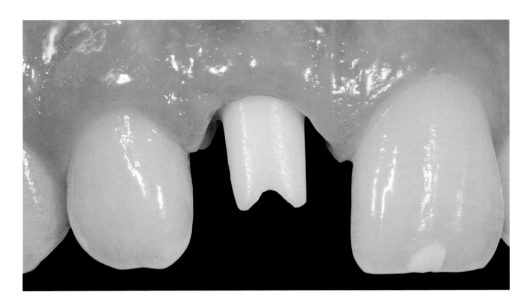

图7-12　由于牙龈已经预成形，所以当将基台旋入就位时没有缺血。

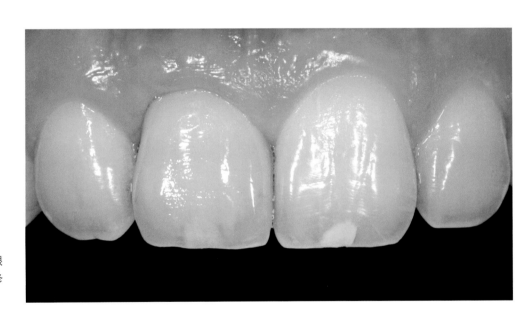

图7-13　穿龈轮廓的成形已经为龈缘提供了最佳支撑，从而形成美学修复的基础。

复体再现自然效果的基础（图7-13）。

7.2　利用穿龈轮廓调整种植体位置和轴向

用临时修复体塑形对于实现理想穿龈轮廓起重要作用。另一个关键之处是个性化基台形态的选择。要达到这个目的，标准化基台的作用是有限的。使用个性化制造的钛或氧化锆基台可以获得更好的结果。

因此，如果种植体有足够的深度，穿龈轮廓可用于调整种植体和临床牙冠轴线的偏差。这可以通过一个病例来说明，永久基台支持的长期临时修复体，15和17的基台向远中移动（图7-14），平衡了种植体轻微不正确的位置和近中倾斜。当长期临时修复体就位时（图7-15），种植体和牙冠的长轴之间的差异，显示得更加清楚（图7-16）。

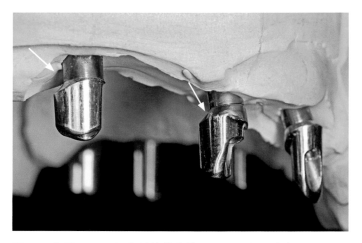
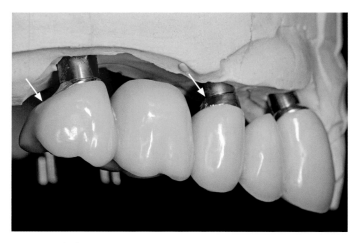

图7-14和图7-15　平衡种植体的位置和牙冠的设计位置之间的差异（注意戴长期临时修复体相比没戴时向远中偏移的穿龈轮廓）。

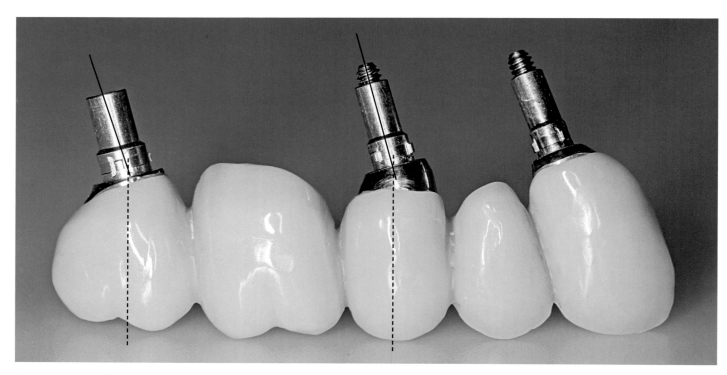

图7-16　用穿龈轮廓来平衡种植体的轴向（实线）和牙冠轴向（虚线）之间的差异。

但是，这些选择也有局限性。一旦种植体肩部和牙冠轮廓之间的直径差异太大，而种植体肩部和龈缘之间的距离太小，那么最坏的情况是形成直角过渡。对于患者来说没办法保持清洁并且也会损害美学效果。图7-17和图7-18所示软组织水平种植体位于龈上约2mm，其上的个性化全瓷基台，在种植体肩部形成了一个几乎垂直突出的圆盘。另一方面，图7-19中的示例表明，所选冠形态的变化不一定会改善情况；如果冠形状直接引导向种植体肩部，会产生很大的牙间"黑三角"，导致食物嵌塞和随之而来的清洁问题。

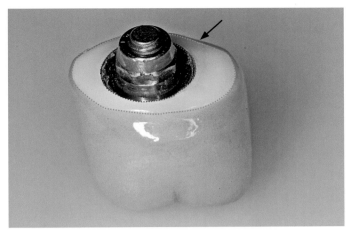 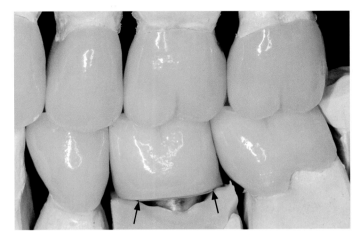

图7-17和图7-18 如果种植体肩部和牙冠设计的釉牙骨质界结合点之间的距离小，而种植体肩台部（红线）和牙冠横截面（绿线）之间的直径差距过大，会导致不当的穿龈轮廓（直角过渡）。这对就位于龈上的软组织水平种植体来说（蓝线：种植体/基台肩部）特别显著。

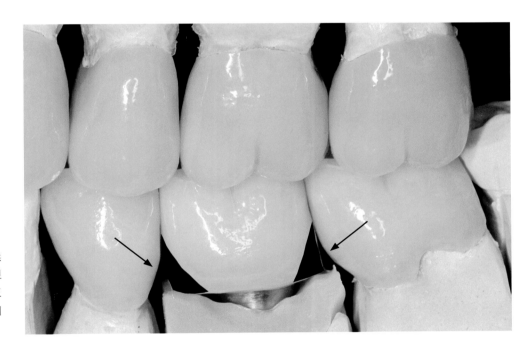

图7-19 这个示例表明，虽然所选冠形状的变化可以改善穿龈轮廓，但是它也会导致牙齿间形成大的"黑三角"（黑色箭头），并引发清洁问题。

7.3 本章小结

穿龈轮廓被定义为种植体肩部的圆形和牙冠的个性化轮廓之间的过渡。它位于种植体周围软组织内，并且通常由基台辅助成形。最佳的穿龈轮廓能够在牙龈缘平面形成理想的天然牙冠形态的支撑。在这种情况下，良好的种植体三维位置是形成理想穿龈轮廓的重要先决条件。特别是个性化制作的钛或氧化锆基台，能够最好地将已经成形的轮廓传递至最终修复体。

第二部分

治疗理念与治疗设计

TREATMENT CONCEPT AND TREATMENT PLANNING

第8章

治疗理念
TREATMENT CONCEPT

S. Wolfart

综合治疗理念（提纲）是为患者提供持久的、功能性的和美观的修复的重要先决条件，特别是在需要密切协调牙周、修复和种植治疗的复杂情况下。在这个过程中，前期治疗成功完成后，接下来是以诊断为基础进行种植治疗设计，然后是治疗本身，再之后，最好是进行定期的终身系统维护。在本章中，这一理念的介绍侧重于种植修复。关于该理念的更多细节，读者可参考进一步的文献[360]。

根据患者的个体情况，综合治疗理念分为6个关键领域[283]：

·医疗和牙科病史。

·疼痛控制（如果需要）。

·检查/评估。

·每颗牙齿的诊断与预后。

·系统治疗过程。

·定期回访，包括检查与维护。

专门开发的评估表格尤其适合记录病史、检查结果（牙体、牙周、功能）、诊断、每颗牙的预后，以及种植/修复计划和预约日程安排[360]。

8.1　医疗和牙科病史

当计划做种植治疗时，需要详细采集患者的病史，并分为常规的医疗史和牙科的病史[360]。这在种植学中非常重要，作为病史，它提供了治疗禁忌证、医学限制因素或增加风险因素的依据。关于这些禁忌和限制，目前德国牙科、口腔和颅颌科学学会（DGZMK）和德国口腔种植学会（DGI）于2005年7月发表的联合声明的内容如下[100]："同样的禁忌和限制适用于牙体、口内和正畸医学中的选择性种植手术，它们可能是由于医疗条件一般或种植区域的局限。其他限制是由于缺乏维持口腔卫生的意愿或患者缺乏合作。"

在他们的综述文章中，Moy等[276]描述了上颌骨的整

体种植失败风险为8.1%，下颌骨中的种植失败风险明显较低，仅为4.9%。患者年龄60岁以上、吸烟、糖尿病和头颈部辐射被引用为早期种植失败的危险因素。由于缺乏数据，目前无法确定其他的常规疾病是否导致种植体脱落风险的增加。关于现有骨质疏松也没有明确数据。因此，相对和绝对禁忌证的分类似乎是不恰当的[272]。然而，在这种情况下，需要特别考虑二膦酸盐治疗的潜在作用。

8.2　二膦酸盐治疗和由此产生的种植禁忌证

二膦酸盐（BP）成功地用于多发性骨髓瘤、实体瘤的骨转移和（原发性和继发性）骨质疏松症。然而，治疗伴随着二膦酸盐相关的颌骨坏死的风险（BP-ONJ）。它由以下三联征确定：（1）颌骨暴露超过8周；（2）二膦酸盐药物史；（3）没有头颈部放射治疗史。按BP适应证和BP药物治疗，定义了3种风险程度状况[146]：

1. 低风险状况

·BP指征：原发性骨质疏松症。

·BP药物治疗：口服（主要是阿仑膦酸盐）或静脉注射（例如，每12个月5mg唑来膦酸盐）。

·发病率：0.1%。

–BP药物治疗少于4年：0.04%。

–BP药物治疗4年以上：0.21%。

2. 中度风险状况

·BP指征：治疗导致的骨质疏松症。

·BP药物治疗：静脉注射（例如，每6个月4mg唑来膦酸盐）。

·发病率：1%。

3. 高风险状况

·BP指征：骨转移，多发性骨髓瘤。

- BP药物治疗：静脉注射（如每4周4mg唑来膦酸盐）。
- 发病率：1%～19%。

关于这些患者的种植修复治疗，目前DGZMK和德国口腔颌面外科学会（DGMKG）的联合声明的内容如下（DGZMK101，第8页）："根据现有的风险状况，进行BP治疗期间的种植手术需要根据具体情况加以权衡。目前，由于潜在的恶性疾病而接受静脉注射BP药物治疗的高危患者中，只要有足够的修复方式选择替代，应避免行种植手术。"一个系统性回顾[250]证实了肿瘤治疗后静脉注射BP治疗的患者是绝对禁忌证。然而，同时还证明了口服BP治疗的患者在最初的4年种植体存留率不受影响。在种植治疗时，对100名接受口服BP的女性的回顾性分析显示出相似结果：直到种植体修复负重时，该组的成功率为96%[266]。然而，长期研究尚不存在。

这个背景强调了在种植中BP-ONJ风险评估的实践导向算法的重要性。在一项针对种植治疗指征评估的系统回顾研究中，Grötz等[147]提出了具有高临床意义的3个标准：（1）个体BP-ONJ风险（见风险概况）[146]；（2）通过种植治疗是否会增加或减少ONJ风险的问题；（3）关于需要组织增量治疗的问题。这些标准能够清晰且完全负责地决定是否给患者进行种植修复。2013年，Grötz和Al-Nawas[145]将明确接受抗骨吸收治疗（BP或地诺单抗药物）的患者是否存在种植治疗指征的评估过程整理成DGI工作表（图8-1），其目的是进一步简化和标准化个体ONJ风险评估。Grötz等[147]描述了确定种植治疗适应证的过程，如下：

"单一层面"风险划分为单独的肿瘤和骨质疏松症患者群，或根据二膦酸盐药物给药方式（口服或静脉注射）划分，都缺乏目的性且不能正确反映医学现状。一方面，乳腺癌或前列腺癌患者接受针对其疾病的激素治疗并不罕见；该治疗可导致继发性骨质疏松症，当采集病史时作为BP治疗的指征来记录，则存在ONJ风险评级过低的可能。另一方面，有原发性骨质疏松症的患者正在接受静脉注射BP药物治疗：他们的ONJ风险评级会过高。此外，即便是在静脉注射BP的肿瘤患者群体中，即在无骨转移接受预防性BP的患者与有转移症状而接受治疗性BP的患者之间，也可以发现BP剂量和给药间隔以及相关的ONJ风险存在差异。

所以，ONJ发生率和ONJ风险受多种因素的影响。因此，DGI工作表按时间顺序记录基础疾病、药物本身和进一步的危险因素，并对每个类别进行颜色编码以指示风险水平（绿色=低，黄色=中，红色=高ONJ风险）。除了病史的这3个方面，个体骨再生率和骨再生受损程度可以用局部X线片辅助检查（持续存在的牙槽窝）和临床表现（锋利的骨边缘）来记录，这也包括在DGI工作表中。

口内ONJ风险因素，要么在种植手术时已治疗了（牙周炎、拔牙窝二期愈合），要么由于种植术而避免了（义齿承压区），所以已经有意识地从DGI工作表中省略。这同样适用于一般危险因素，如尼古丁滥用、糖尿病等。最后，值得注意的是，还有其他与种植治疗推荐的强度相关的重要因素（需要增加宽度和高度，通过种植预防承压区，从而降低ONJ风险），这些也已从DGI工作表中省略，但已在相关文献中报道。

8.3 检查/评估和诊断

牙科检查应结合全面牙周评估和短期功能评价，以功能检查的形式完成。应采集和评估最新的曲面断层片以及任何其他需要的牙科影像。这些结果应该用来得出以下方面的诊断：

- 口外皮肤和口内黏膜。
- 牙体（包括放射诊断）。
- 牙周（包括放射诊断）。

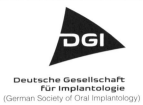

Deutsche Gesellschaft
für Implantologie
(German Society of Oral Implantology)

风险评估表

对于在种植治疗前进行抗骨吸收治疗的患者

（二膦酸盐或地诺单抗药物）

患者资料 ....

潜在疾病和抗骨吸收治疗指征：
- ● 原发性骨质疏松症
- ● 继发性/治疗性诱导的骨质疏松症
- ● 实体瘤（乳腺癌或前列腺癌或类似癌），无骨转移
- ● 实体瘤（乳腺癌或前列腺癌或类似癌），伴有骨转移
- ● 多发性骨髓瘤/浆细胞瘤

操作风险：
- ● = 低
- ● = 中
- ● = 高

谨慎：评估
累积风险

药物

二膦酸盐：　　　　　　　　　　　产品 ....
- ● 非氨基二膦酸盐（例如，氯膦酸盐）
- ● 氨基二膦酸盐（例如，唑来膦酸盐、伊班膦酸盐、阿仑膦酸盐）

给药方式
- ● 口服
- ● 静脉注射，约每12个月一次
- ● 静脉注射，约每6个月一次
- ● 静脉注射，约每4周一次

地诺单抗：

给药方式：
- ● 皮下，大约每6个月60mg（Prolia®）
- ● 皮下，大约每4周120mg（XGeva®）

时间动态

抗骨吸收治疗以来一直持续了多久？　● < 3年　● 3~6年　● > 6年

其他治疗（可能是肿瘤）
- ● 激素疗法（如乳腺癌或前列腺癌）
- ● 泼尼松（长期）治疗
- ● 免疫疗法或抗体治疗
- ● 化疗（细胞毒性药物）
- ● 抗血管生成疗法，特别是贝伐单抗（阿瓦斯丁®）
- ●‼ 头部和颈部放射治疗

局部骨再生率/骨情况
- ● 牙齿拔除后的牙槽窝没有持续存在的放射学证据（成骨已发生），没有尖锐骨边缘持续存在的临床证据
- ● 放射学证据表明很久以前牙齿已脱落（成骨已发生，但不能评估骨再生受损的程度）
- ● 牙齿拔除后的牙槽窝有持续存在的放射学证据（缺乏成骨）或有尖锐骨边缘持续存在的临床证据
- ●‼ 颌骨坏死的病史（ONJ）

印章

日期　　　　　　　　　　　　　　　　签字

作者：KA Grötz, Wiesbaden；B Al-Nawas,Mainz

图8-1 DGI用于抗骨吸收治疗（二膦酸盐或去膦酸盐药物）患者种植治疗风险评估的工作表：绿色=低，黄色=中，红色=高的二膦酸盐相关性颌骨坏死（BP- ONJ）风险。风险计算为各个因素的总和，从而允许临床医生对总体风险进行良好评估。

· 功能。

· 口腔修复。

· 放射学（辅助诊断）。

8.4　每颗牙齿的预后

对于完善治疗计划来说，根据记录下的症状和诊断来评估每颗牙的预后是非常重要的。每颗牙齿的预后被分为"可靠的""可疑的"和"无望的"3种类别之一[257-258]。然后这些可以作为进一步设计种植体支持式修复体的基础。

· 无望的/不值得保留：从医学角度上来说保存这种牙是不可能的，或者只有在花费大量时间和精力的情况下才可能，但该牙在设计上并不重要。任何附着丧失超过75%的牙齿或是上颌前磨牙中根分叉病变贯穿了牙齿整个宽度的，其预后都是无望的。

· 可疑的：该牙存在可疑的牙体和/或牙周疾病状况，但其位置重要。在治疗前期，必须努力使该牙"可靠"，从而永久保留牙齿。例如，对于附着丧失在50%～75%之间，或者如果存在Ⅱ度至Ⅲ度根分叉病变的情况，这种牙齿预后是有问题的。牙髓治疗后需要修复的牙齿也属于这一类。

· 可靠的：牙齿具有良好的牙体和牙周状况，并且可以稳定地保存（附着损失<50%，根分叉累及0～Ⅰ度）。

然而，这种对牙齿的预后评估不能单独看待，需要与患者的依从性以及牙体和牙周病的风险因素相结合。

8.5　治疗过程

一旦设计完成，就可以进入系统化的治疗顺序和流程。清洁阶段的目的是在口腔中产生令人满意的状况，

并评估为了改善口腔健康患者能配合的程度。在修复前的阶段，根据对每颗牙齿预后的判断，拔除所有预后无望的牙齿，将合适的临时修复体就位，并且改善上、下颌关系。同时，采用保守的牙周和牙髓治疗，尝试把可疑牙齿变成可靠的牙齿[283]。

在大多数情况下，由于往往存在多种感染因素，证明牙周治疗是很复杂的，下列目标是成功的牙周支持治疗的基础[274,315]：

· 牙周组织中没有炎症。

· 袋深≤5mm，根分叉病变≤Ⅰ度。

· 尽可能恢复牙周炎破坏的结构。

· 建立良好的口腔卫生条件。

只有当牙周治疗完成时，种植治疗的最终设计和实施才有意义。必须坚持这一步骤，以避免牙周炎或早期种植体脱落的风险增加[195]。

8.6　保存可疑牙齿作为种植体设计过程的一部分

理想情况下，一旦初步治疗完成，预后可疑的牙齿要么变为可靠，要么不再保留。然而，根据定义，可疑的牙齿通常被保留就是因为它们的预后不确定。因此，比如，即使在成功的牙周治疗后，一颗附着丧失70%的牙齿仍有实质上相同程度的骨丧失，尽管其龈缘处的状况已经改善（袋深没有增加、探诊不出血、松动减轻）。这同样适用于Ⅱ～Ⅲ度根分叉病变的下颌后牙。在种植的设计背景下，这类牙齿通常有3种选择：

1. 拔除该牙用种植体代替。

2. 保留牙齿，并仅将其包含在冠或短的固定桥范围内。如有必要，应设计增多种植体以实现这个目的。

3. 如果有必要，要把这类牙齿当作一颗可靠的牙齿来对待，并将其包括在大的活动义齿中（多数

固定修复重建不推荐用这种方式）。

每种情况下都应与患者共同做出正确决定。该决定还受如下几个问题的影响：

- 牙周炎是否在快速发展，或者涉及根分叉病变时，这种状态是否已经稳定了好几年？
- 保留自己的牙齿对于患者是不是重要？
- 这颗牙齿的保存主要是为了避免种植治疗，或者是不是我们无论如何要在另一个位置植入种植体，以至于多加一颗种植体来代替这颗牙也就无所谓了？
- 如果随后失去这颗关键牙齿，必须制作全新的修复体（甚至要放置额外的种植体），患者是否愿意承担这个风险？
- 在初始阶段，患者准备为临界牙齿投入多少时间和精力？例如，可能涉及具有严重牙周病的下颌磨牙，虽然已经接受牙周治疗和根管再治疗，但在其可以参与义齿修复之前仍需要做根向复位瓣和桩核修复。

8.7　部分和严重牙列缺损的种植体修复设计的7个基本规则

如果要根据前一节中列出的3个选项，正确地为某位患者做设计，应该在每个设计过程中应用一些通用的基本规则。这些规则用于简明地通过种植体来增加修复基牙数量。这与缺损的牙列以前有无牙周疾病有关。种植体支持式修复治疗总共需要7个治疗规则来合理地设计大多数临床病例。它们应用的条件是所需种植体可以在现有的骨或通过增量获得的骨中植入。从患者的角度来看，种植治疗应该表现为有利的"风险/利益"比。规则不考虑颌间距离，当在固定或活动的修复体之间做选择时，这是重要的预判因素（详见15.1.1和16.3.3章

节）。种植体修复设计的7个基本规则如下：

1. 在设计过程中，必须包括并考虑到患者的状况（如患者可接受的创伤程度，以及对设计的种植治疗，患者能否达到要求的依从程度）。
2. 尽可能保留健康的牙齿硬组织。
3. 固定修复体的单位设计得越少越好。
4. 较大的固定修复体［即含有3个以上单位的固定义齿（FDPs）］中不应该包含可疑牙。
5. 目的应该是将牙列完全恢复到包括所有4个象限中的第一磨牙的位置（例外：患者对短牙弓应用自如）。
6. 如果设计进行可摘局部义齿修复，应将可疑但经牙周治疗的牙纳入义齿中。
7. 应帮助患者参与终身维护计划。

8.7.1　第1个基本规则

需要反复检查患者概况与设计的种植体支持式修复体的统一性。如果有任何不一致，则需要重新设计。第9章说明了患者概况与适当的修复设计之间的相互作用关系。

可能会起作用的风险因素尤为重要，例如吸烟或口腔卫生很差，要明确纳入考虑之中，在设计阶段，要不断重新评估患者的这些因素。如果初始的不良口内卫生情况没有改善，种植治疗的性质和范围将需要认真复核。如果没有别的风险因素，治疗过程的开始需要基于这样一个事实：种植体支持式修复体对患者来说是一笔巨大的个人投资（金钱、时间、疼痛、术后症状等）。如果口腔卫生不良导致早期并发症（种植体脱落、种植体周围炎），很少有患者认为是个人的责任，结果一定是相当不满意，并且牙科医生需要付出很大的努力来恢复与患者的关系。因此，在缺乏依从性的情况下，需要寻找设计替代方案而不是使用种植体。

8.7.2　第2个基本规则

现代树脂粘接和种植体支持式修复体使致力于保存牙体组织的整体治疗设计得以实现。粘接技术意味着任何制备都可仅以缺损为导向，或者甚至可以使用种植技术完全避免制备。因此，两种选择都减少了用常规固定义齿修复的需要，也减少了基牙的制备。在这个背景下，已经证明牙齿预备会去除牙齿硬组织的63%～74%[111]。从长远来看，这增加了牙髓的风险[34]。

因此，如果邻牙没有做冠或不需要做冠，前牙区单牙缺失建议用种植体修复（图8-2～图8-4），或用树脂粘接的固定义齿修复作为替代方案，前提是邻牙没有龋齿或填充物（图8-5～图8-7）。在后牙区，如果邻牙有嵌体形状的缺损，一种可能代替种植的方案（图8-8～图8-10）是使用氧化锆支架的全瓷嵌体固位的固定义齿（图8-11～图8-13），条件是遵循制备和后续固定义齿修复的特殊设计。然而，这些在口内面设计有氧化锆翼的树脂粘接嵌体固位的固定义齿，其临床表现迄今为止只有2年的时间[2]。

当涉及较大的多颗牙缺失间隙或游离端缺失而邻牙无须做冠时，该基本规则仅允许纯种植体支持式修复。然而，如果一个邻牙需要冠修复，牙-种植体联合支持式固定义齿修复是另一种可能（图8-14～图8-16）。

8.7.3　第3和第4个基本规则

经牙周治疗但修复学上仍然不可靠（骨丧失为50%～75%）的牙齿，其困境在于，这些牙齿不能提供可靠的长期预后。如果牙齿位于封闭的牙列内并且无须包含在任何义齿修复体中，则不是问题。然而，一旦它包含在修复体中，产生了费用，那么牙科医生必须为已经戴入的修复体提供保证。此外，这些牙齿上的应力会增加（例如，如果用作固定义齿的基牙），并且由于附着丧失多，通常要过量预备牙体，这又增加了牙齿断裂

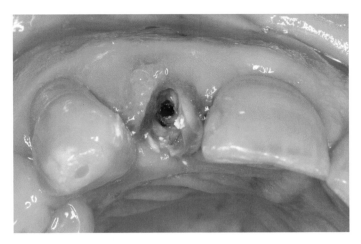

图8-2　初始情况：12残根。

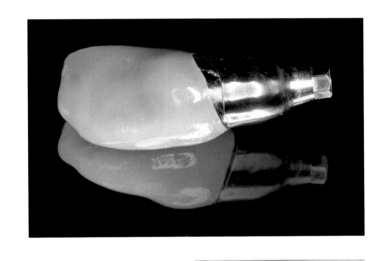

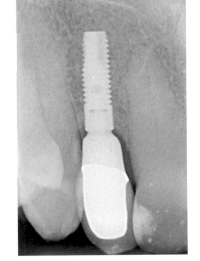

图8-3和图8-4　修复类型：种植体带粘接固位的金属烤瓷牙冠。

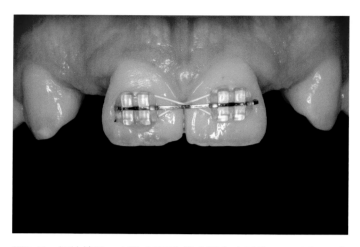

图8-5 初始情况：12和22牙齿发育不全（图片8-5～图8-7由 B. Dimaczek、Flensburg提供）。

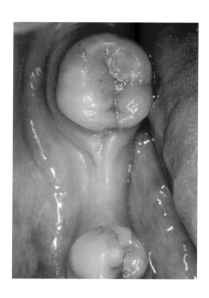

图8-8 初始情况：多颗牙缺失，邻牙无龋。

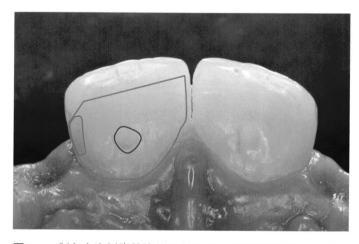

图8-6 制备全瓷树脂粘接的固定义齿，仅限于牙釉质（一层约0.3mm已被磨除），沿着翼的边缘轮廓预备的浅槽（绿色），咬合预备（红色），远中箱型（蓝色）。

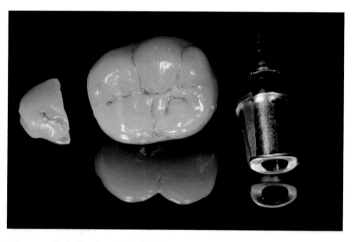

图8-9 修复类型：具有个性化制作的钛基台和粘接固位的金属烤瓷牙冠的种植体。

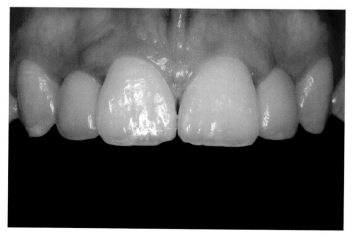

图8-7 修复类型：氧化锆支架粘接固位悬臂固定义齿。

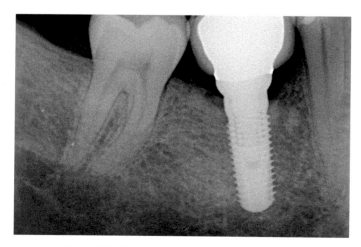

图8-10 修复后的X线片。

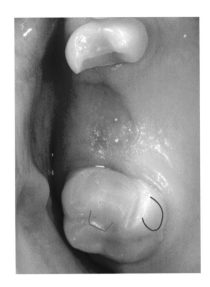

图8-11 初始情况：单颗牙缺失伴有邻牙的邻面缺损。这些是使用嵌体技术制备的。在牙釉质中还制备了咬合面（深度为0.8mm，绿色）和口内面的翼（深度为0.3mm，红色）。

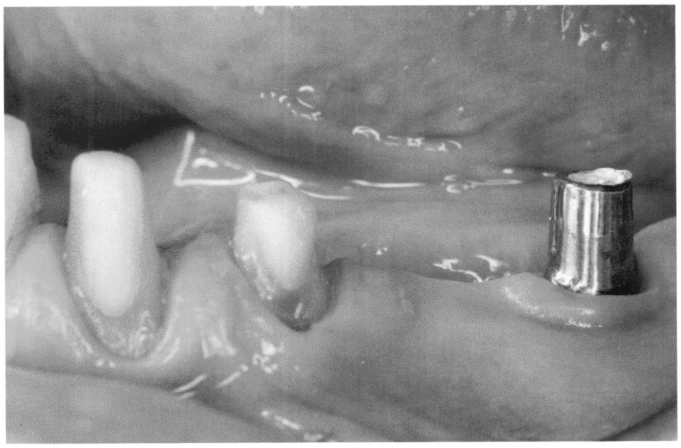

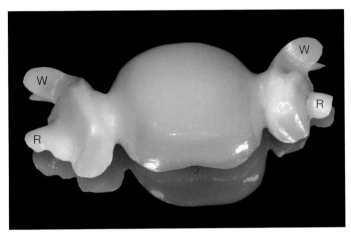

图8-12 全瓷嵌体固位的固定义齿修复与特殊的预备设计［带咬合面支托的嵌体制备（R）、舌侧翼设计（W）］和氧化锆支架。

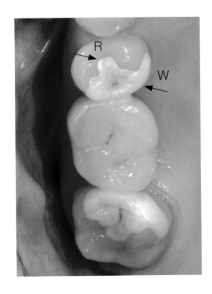

图8-13 树脂粘接嵌体固位的固定义齿修复。

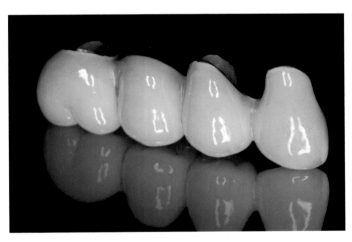

图8-14 初始情况：在36种植手术后的游离端情况（牙弓缩短）。

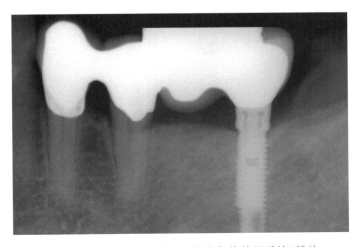

图8-15 修复类型：牙-种植体支持粘接固位的固定义齿修复。

图8-16 牙-种植体联合支持式固定修复体戴牙后的X线片。

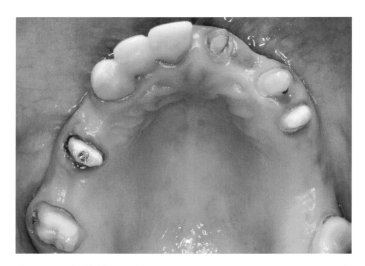

图8-17　初始情况：基牙17、15、13、11、21、23、24和27。

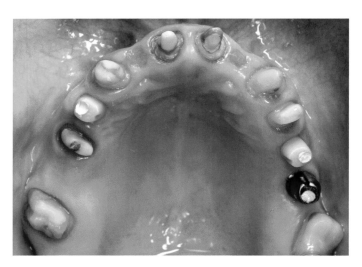

图8-18　取代17-27的固定义齿修复，将种植体放置在14、25和26，以减小修复体的跨度。

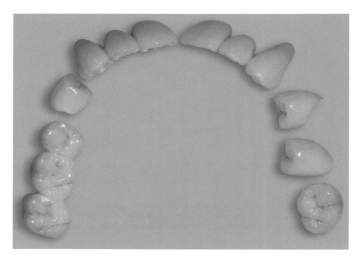

图8-19　现在可以用单冠和不超过3个牙位的固定修复体实现修复。这确保了每个修复体的风险是可预见的。

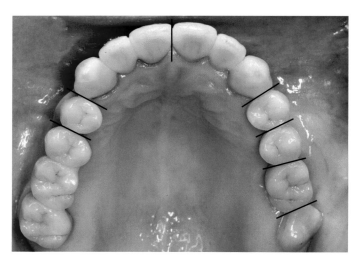

图8-20　粘接全瓷修复体（氧化锆支架），黑线标记是修复体单元之间的分界线。

或活力丧失的风险。因此，这些牙齿的预后会随着包含它们的修复体尺寸的增加而恶化。合理的做法是使用种植体作为"应力中断"，并将其策略地植入以减小修复体设计的尺寸，或者最理想的是，避免修复体内包含牙周组织严重受损的牙齿。

在下面的示例中，从17到27理论上选择固定义齿修复（图8-17）。这种固定义齿只能在11和21或23和24之间分开。反对这样修复的一个原因是15，尽管完成了牙

周治疗并且袋深在2~3mm，但仍显示50%的附着丧失和Ⅰ~Ⅱ度松动，因此仍被归类为"可疑"（违反第4个基本规则）。此外，由于先前的大量预备和全瓷桩，11和21也受到严重损害。相反，27已经通过适当的充填被恢复，不需要治疗（违反第2个基本规则）。处于14应力中断位置的种植体，允许在第一象限设计两个独立的三单位固定桥和种植体上的一个单冠。可以通过在25和26放置2颗种植体，来避免长跨度的固定桥和27的预

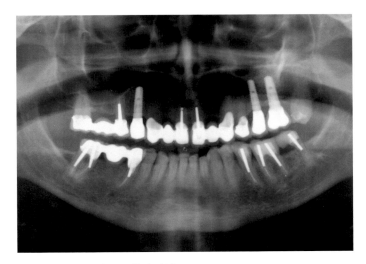

图8-21　粘接1年后X线片随访。

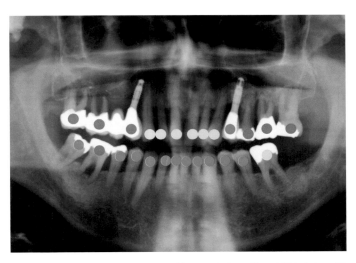

图8-22　一名70岁男性的初始情况：在全口曲面断层片中，具有可靠预后的牙齿/种植体标记为绿色，可疑预后的为黄色，以及预后无望的牙齿/种植体标记为红色。

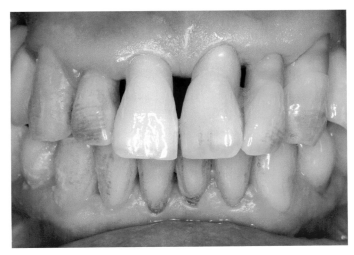

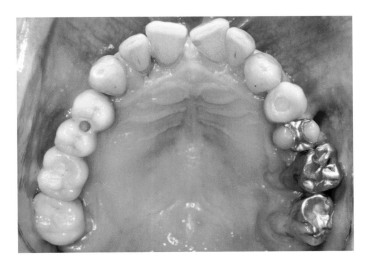

图8-23和图8-24　正面和𬌗面照显示牙齿需要治疗。在这个时间点上，患者的口腔卫生有很大的改善空间。

备（图8-18）。使用全瓷冠和有氧化锆支架的固定义齿完成修复（图8-19和图8-20）。15-17的固定修复，包含预后可疑15的风险微不足道，尤其是这个风险是局部的。也就是说，如果牙齿丧失，可以用新的种植体和牙-种植体支持式固定义齿组合修复。这种修复形式符合所有基本规则（图8-21）。

在另一个病例中，一名70岁的男性表现出了以下初始情况和不良口腔卫生（图8-22～图8-24）。值得

注意的是，除了上颌预后无望的牙齿和种植体（17、16、14、25、26、27）外，还有严重受损的上前牙。在13-23的牙周治疗期间，患者的依从性已经明显改善。上前牙均评定为可疑，并且拔除分类为无望的牙齿和种植体。在一些病例中，用夹板固定无龋的上颌牙并牙周治疗再评估后，上颌牙探诊深度为2～4mm，还有非常明显的附着丧失。只有到那时，随着患者治疗依从性的明显改善，第1基本规则允许的种植治疗初步探讨可以

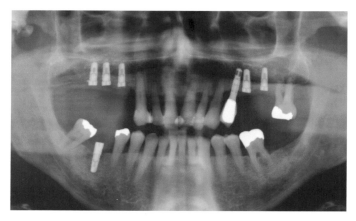

图8-25　在14、15和16区域以及25和26进行种植手术及双侧上颌窦提升后的情况。

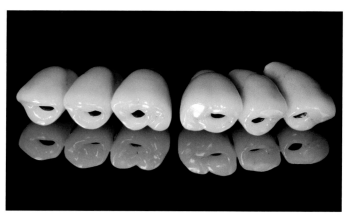

图8-26　这个修复体使用螺丝固位联冠设计；原因是上颌窦提升，修复体高度过大，并且有很高的种植体周围炎的风险。

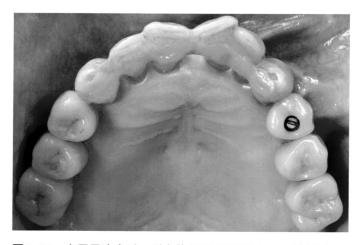

图8-27　在牙周治疗后，剩余的13至23用Ribbond夹板修复，并且尽可能用复合树脂嵌体封闭螺丝进入孔。

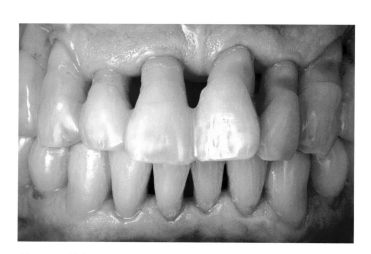

图8-28　修复后的正面照。

开始了。患者非常渴望保存自己的牙齿，并且能够很好地维护前牙。他明确表示愿意采取固定修复。上颌窦提升之后，为了避免违反第2和第4基本规则，将种植体放置在后牙牙列中14、15、16以及25和26（图8-25），并安装固定的、纯种植体支持式修复体（图8-26～图8-29）。余牙13-23使用玻璃纤维夹板（Ribbond夹板）固定，考虑将它们全部保存。从那时起，患者每6周就诊一次接受术后维护。因此，通过持续菌斑控制，已尽可能将上颌前牙丧失的风险和种植体周围炎的风险降到最低。告知患者，前牙的预后仍然是值得怀疑的，并且如果有任何牙齿丧失，则需要在该区域放置附加的种植体或重新设计治疗方案。随访X线片显示修复后1年的情况（图8-30）。

8.7.4　第5个基本规则

当设计种植体时，需要多少咬合单位是要考虑的。在这种情况下，如果患者的牙列扩展到第二磨牙，则被定义为具有100%的咀嚼功能。牙列仅包括第一磨牙的

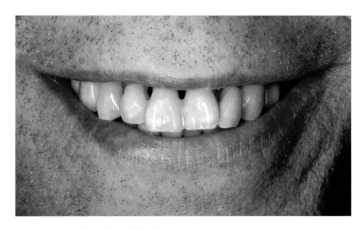

图8-29 修复后的患者笑容。

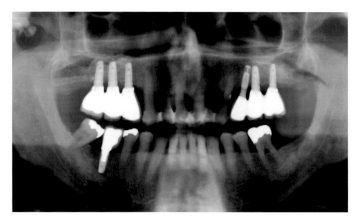

图8-30 植入1年后的随访X线片。

患者具有75%的咀嚼功能，但主观上视为90%的咀嚼能力。仅扩展到第二前磨牙的牙列产生50%的客观咀嚼功能，其被主观地感知为80%的咀嚼能力[198]。到目前为止，在任何肌肉关节病（也称为颞下颌关节功能障碍）和扩展到第一磨牙或第二前磨牙的短牙弓之间没有表现出因果关联。

因此，当计划用种植体增加基牙数量时，恢复的牙列通常应仅包括第一磨牙，除非对颌牙列中的第二磨牙需要牙齿支撑以避免产生任何移位。此外，特别是对于老年患者，应该考虑保留所有前磨牙的短牙弓（SDA）修复方法。这种选择有非常好的长期数据结果支持[386,405,414,416]。纯粹的前磨牙咬合是一个非常有前景的修复方式，特别是对短牙弓已足够用，并已通过临时修复体测试过的患者。此外，如果有必要，以后仍然可以考虑用种植体增加基牙的数量。

8.7.5　第6个基本规则

有很多缝隙的严重缺失的牙列，可疑牙比可靠牙多。在这种情况下，拔除余留牙，并用纯种植体支持式修复体修复无牙颌是普遍的治疗方法（例如，上颌中有4~6颗种植体，下颌中有2~4颗种植体）。然而，另一方面，有一些重要原因支持保留剩余的牙齿。这些牙齿能防止骨吸收并保证触觉的灵敏，将触觉传导到修复体。因此，纯种植体支持式修复体的触觉比纯天然牙支持的修复体低[89,269]。这归因于牙周韧带中感受器的密度[89]。此外，绝对不要低估"还有牙"这件事的积极的心理因素[122]。

医学上适当并经济地修复严重缺失牙列的方式是保存余留牙，并在有重要意义的位置植入少量种植体。随后应使用活动义齿修复（RDP）。为了实现这一点，种植体和基牙可以用相同或不同的固位部件（详见4.2章节和第23章）。

8.7.6　第7个基本规则

在第19章中详细描述了针对每位患者制订的后续维护计划以及安排定期术后维护的重要性。

8.8　治疗理念在病例中的应用

8.8.1　7个基本规则的应用

一位68岁的老人提供的初始情况如图8-31～图8-34。除了口腔卫生不良、多发龋病，还有严重的垂直高度降低，检查显示双侧咬合平衡。在X线片（图8-35）中，根据其预后标记牙齿：可靠（绿色）、可疑（黄色）和无望（红色）。由于发现其根分叉病变为Ⅱ类（颊侧）和Ⅰ类（舌侧），48预后可疑。37和47发现根管欠填和根尖周围透射区。由于26不仅显示根管欠填，而且龋坏延伸到了骨水平，被评为预后无望。在第一次咨询中，因为有限的时间和根管治疗的不良经历，患者同意拔除可疑的37和47，但希望一定保留48，它还有活力。

为了确保遵守第1个基本规则，首先必须说服患者，任何昂贵的、耗时的治疗只有在他的口腔卫生明显改善后才能进行。患者已经有几次预约来做预防性治疗，同时咨询设计方案和治疗活动性龋齿。在这种情况下，第2基本规则的含义是在下颌前牙区（33-43）不做牙齿预备。第3个基本规则允许用新牙冠和2个固定桥（17-15和25-27）修复上颌。根据第5个基本规则，37不需要修复；34-36的冠就足够了。在第四象限中，47被拔除，45-47留下缺隙。根据第4个基本规则，由于预后可疑，48不适合作为固定修复的基牙。通过第2个基本规则否定了选择将43包括在修复体中使桥更稳固的方案。基本规则允许两种可能的变化：（1）48的单冠，47一颗种植体，从47-44的牙-种植体联合支持式短固定桥（毕竟44已经预备好并且预后可靠）；（2）48和44做单冠，以及在45-47的2～3颗种植体上的纯种植体支持式修复体。这些解决方案符合所有基本规则。由于两种方案在医学上都是适当的，因此临床医生和患者要讨论决定实际要采用的修复方式。患者决定选择种植体

支持的解决方案，因为这些修复体比牙-种植体联合支持式固定修复体寿命更长（详见4.1.3章节）。再一次，患者概况在这个决策过程中发挥了重要作用。

8.8.2　清洁阶段

目标：恢复正确的口腔卫生习惯；评估患者的合作程度。

初始情况照片（图8-32）表明患者的口腔卫生状况不佳。因为这个原因，在设计咨询和治疗活动性龋坏的同时，进行了几次关于口腔清洁的沟通。以这种方式实现了口腔卫生的极大改善。让患者从使用手动牙刷转换到用电动牙刷，是这一过程中的重要步骤。

8.8.3　修复前治疗

目标：保守地预先治疗值得保留的牙齿；改善牙周情况；优化咬合关系；评估设计的修复体，增加基牙数量。

第1步是在治疗性调整的垂直距离上制作诊断蜡型（图8-36）。这个蜡型是所有后续治疗步骤的基础，因此需要高精度制作：（1）用诊断蜡型制作真空成型的模板，以便在椅旁制作临时修复体。后者考虑了新建立的垂直咬合距离和尖牙引导（图8-37）。（2）同时，蜡型也用于制作放射导板和手术导板（图8-38）。

拔除不值得保留的牙齿，拆除旧牙冠（图8-39），随后用复合树脂粘接剂修复残根。根据方案预备牙齿是首先要完成的。中切牙最初制备得太过锥形了，这种情况只能通过辅助措施适当修正（图8-40）。图8-41显示了在椅旁制作的临时修复体，口腔卫生得到了极大改善。3个月后，一旦拔牙创愈合，则进行放射测量（图8-42），然后行种植手术（图8-43）。

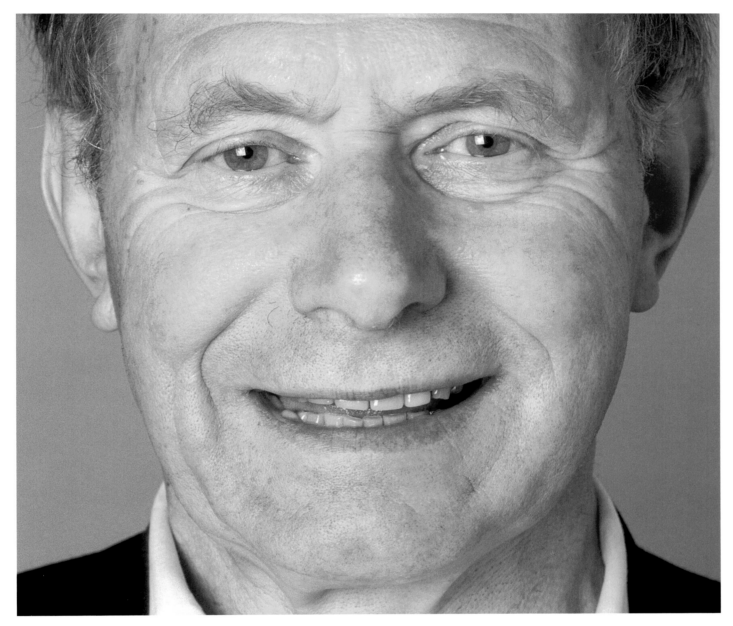

图8-31 初始情况：68岁男性。

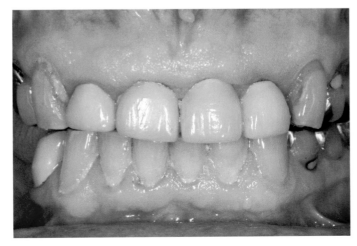

图8-32 正面照：治疗开始时患者的口腔卫生尚未达到标准。

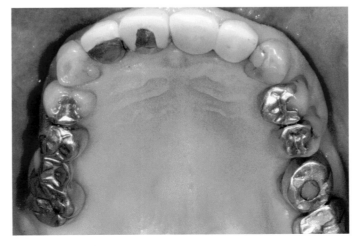

图8-33 上颌𬌗面照。

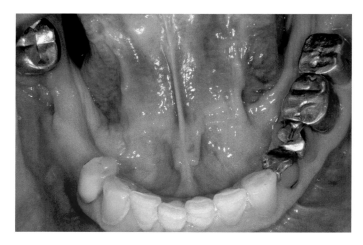

图8-34 下颌𬌗面照。

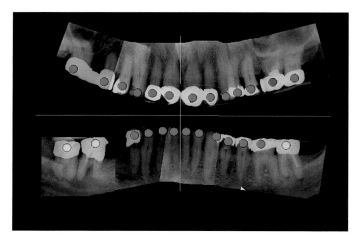

图8-35 在X线片的图像中，具有可靠预后的牙齿标记为绿色，可疑预后为黄色，以及预后无望的牙齿为红色。

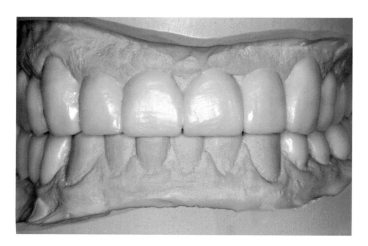

图8-36 在抬高的咬合距离上做蜡型并且做出尖牙引导。

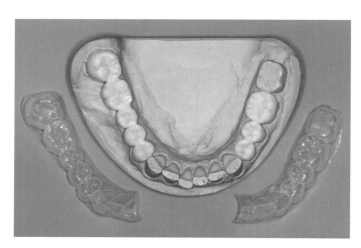

图8-37 根据蜡型制作的临时修复体压制真空成型的模板。

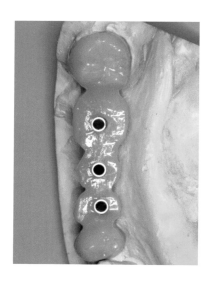

图8-38 45到47种植手术的放射导板。这也用作手术导板。

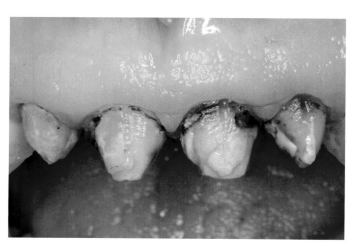

图8-39 拆除旧牙冠后的基牙。

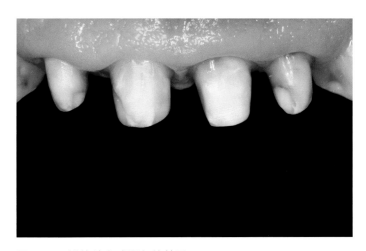

图8-40 堆核并完成预备的基牙。

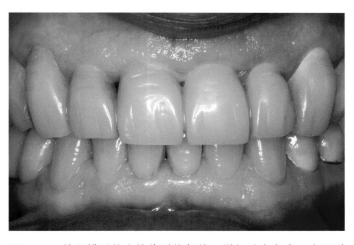

图8-41 基于蜡型的直接临时修复体，增加垂直高度，尖牙引导，大大改善口腔卫生。

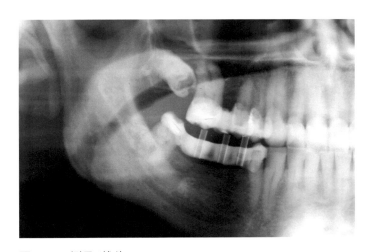

图8-42 测量X线片。

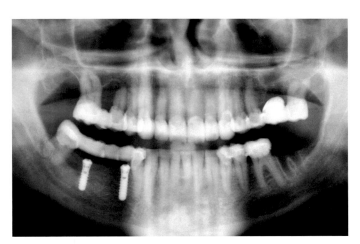

图8-43 种植手术后进行对照的X线片（手术：J.Wiltfang，基尔）。

8.8.4 重新评价整个前期治疗（2~12个月后）

目标：成功完成所有修复前的治疗。

在种植愈合3个月后，评估显示口腔清洁非常好，总体情况是没有龋齿，经过治疗的牙周状况良好，并且充分骨结合的种植体没有任何功能问题。

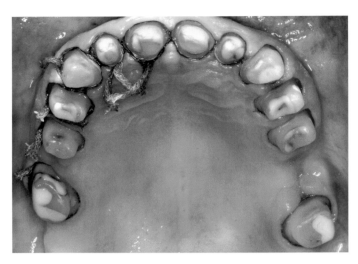

图8-44   使用双线技术制取印模，第1根线已经放置在所有牙齿的周围，第2根线已放入第一象限。保持7分钟后，取出第2根线，并将高流动型聚醚立即注射到牙齿周围。

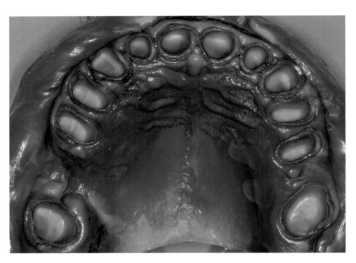

图8-45   采用个性化托盘用Putty-wash印模技术制取印模，可见预备体的边缘线和牙龈轮廓都非常清晰（印模材料的飞边紧接在预备体边缘）。

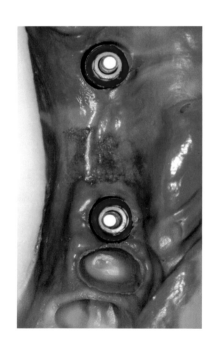

图8-46   上颌Putty-wash印模法细节：种植体和预备后的牙体印模。印模材料：聚醚（Permadyne）。

8.8.5   修复阶段

目标：整合最终修复体。

下一步是使用重体-轻体印模法（图8-44～图8-46）为预备后的牙齿（双线技术）和种植体（取出方法）制取印模。再次强调，良好的口腔卫生是成功的关键，因为在一个牙列中获得12颗经制备的相邻牙齿的印模，需要以相当的速度将高流动性材料注射到基牙周围，这只有在牙龈没有炎症并且不出血的情况下才可能完成。而且，健康的牙龈，只有通过成功的牙周治疗结合良好的口腔清洁以及非常好的临时修复共同来实现。这之后是上、下颌关系的记录，传递了之前用临时修复体测试的垂直关系。使用Zielinsky卡尺测量一对相对牙齿的最深的牙龈顶点，并使用前牙夹板（由棒状的棕色Kerr印模复合物制成）作为辅助，将该距离转移到用于上、下颌关系记录的基板（图8-47；用于测量的一对牙：13和43）。随后是固定修复体的支架试戴，结合上前牙的烤瓷牙试戴（图8-48和图8-49）。这一步与复查上、下颌关系记录（详见14.1章节）一起完成。因为检查新的𬌗记录时发现了在分割石膏模型期间的偏差，需要在𬌗架上重新安装（图8-50）。

对于种植体支持式固定修复体，使用预制的二级附件（synOcta，Straumann）作为粘接固位修复体的基台（图8-51）。在棘轮扭矩（35N·cm）的情况下，一旦附件确实拧紧就位（图8-52），就再次用低黏度硅橡胶材料（Fit Checker）检查修复体的就位情况（图

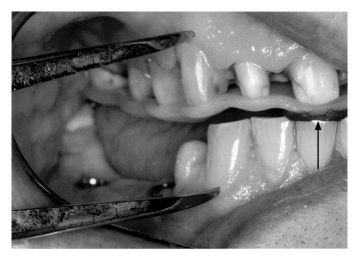

图8-47　借助前牙夹板（箭头）将测试过的临时修复体的垂直距离转移到上、下颌关系记录。使用Zielinsky卡尺控制垂直关系。

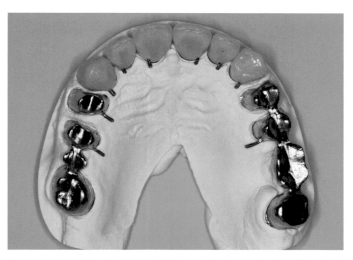

图8-48　在对照模型上，后牙固定修复体支架试戴与前牙基底瓷单冠试戴一起完成。

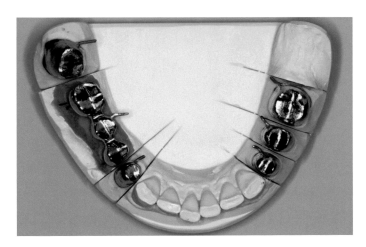

图8-49　在下颌试戴支架。

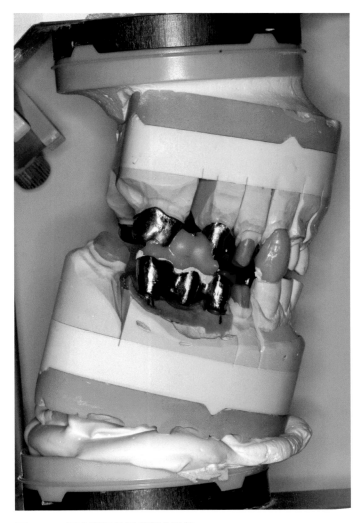

图8-50　复查𬌗记录后重新上𬌗架。

8-53）。用玻璃离子粘接剂（Ketac Cem）将修复体粘接就位（图8-54）。上颌用金属烤瓷冠和固定义齿修复（图8-55和图8-56）。从最后的照片（图8-57和图8-58）可以看出，尽管从最初的蜡型、经过临时修复，到最终修复有某些变化，但蜡型的基本关系和尺寸得以保留。

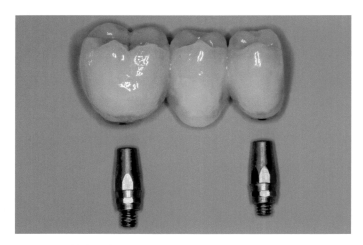

图8-51 粘接固位，种植体支持式固定修复体与预制钛基台。由于软组织水平的种植体已经放置在牙龈稍上方，所以粘接接合完全处于龈上位置，尽管附件是预制的。

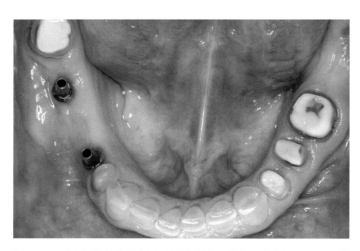

图8-52 固定修复体粘接之前的下颌：基台已经以35N·cm的扭矩旋紧到位。

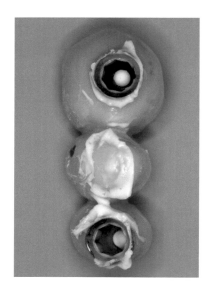

图8-53 用低流动性硅橡胶最后检查就位的固定修复体和桥体，最小的厚度就可以确认就位良好。

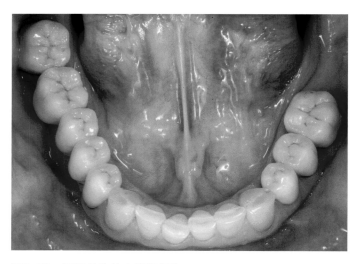

图8-54 下颌最终的金瓷修复体。

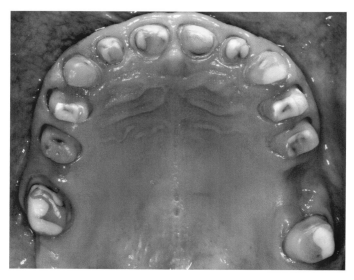

图8-55 上颌安装修复体之前的情况。

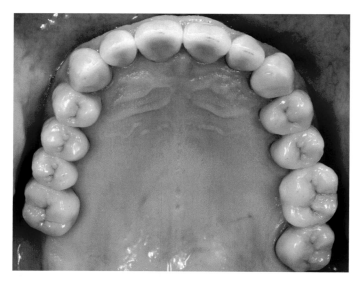

图8-56 上颌最终的金瓷修复体。

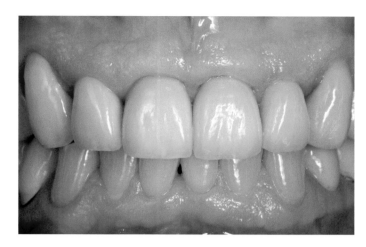

图8-57 戴牙后正面照。上颌尖牙功能导向的恢复已经确保稳定的前部尖牙引导。

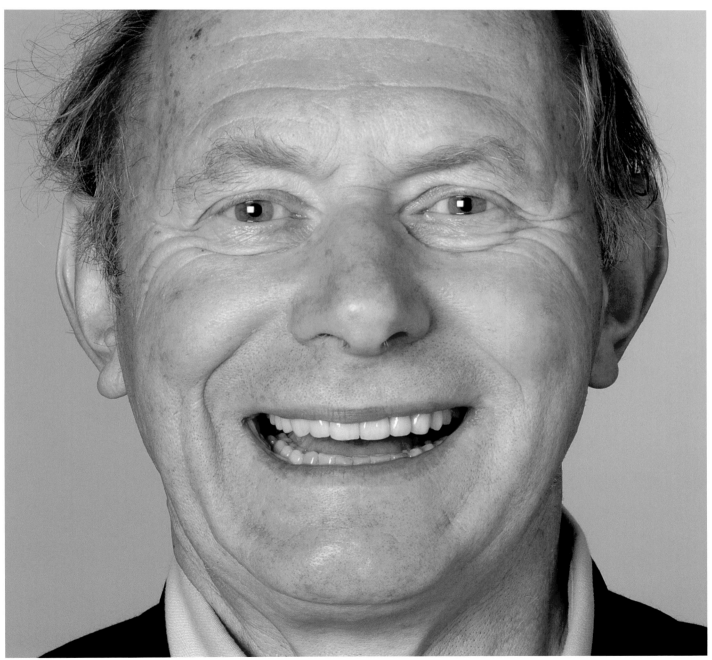

图8-58 最终照片。

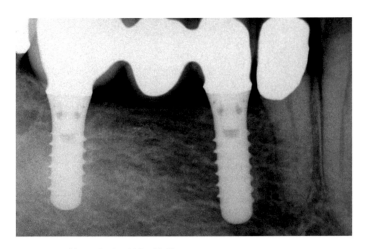

图8-59　戴牙后1年随访X线片。

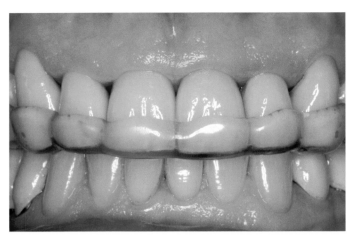

图8-60　调整尖牙引导的夜磨牙殆垫（真空成型的模板：厚度1.5mm，经口内调节）。

8.8.6　后期维护

目标：保持口腔健康和修复体的功能。

最初，每3个月进行一次维护，以确保患者不会回到他原来的习惯，并能及时发现任何功能上以及口腔卫生方面的问题。不过，因为第1年的情况保持稳定，可以将间隔延长至6个月。12个月后，随访X线片显示种植体处于稳定状态（图8-59），没有检测到垂直向或水平向骨丧失。然而，由于在尖牙上发现磨耗面，即提供了夜磨牙殆垫作为术后维护程序的一部分，让患者在夜间定时配戴（图8-60）。

8.9　5个成功要素/挑战性治疗理念的行为准则

1. 建立信任

患者对临床医生的信心是建立在一致和详细的初步评估以及详尽的患者告知的基础上。这些能够帮助患者认知和认同牙科医生的专业精神，以及信任牙科医生的意见和论点。

2. 尊重患者的个人自主权和牙科医生的治疗自主权

牙科医生不能也不应该说服患者接受患者不想要的治疗。另一方面，患者不能并且不应该强迫牙科医生提供不能被专业证明的治疗。

3. 所有牙科医生找到"自己的"患者

如果遵循的治疗策略一致，偶尔出现患者不想治疗、不理解治疗理念或不能承受治疗，肯定会半途而废。相反，接受这个理念的患者代表他们将会欣赏这些努力，享受口腔健康相关的高生活品质，对自己的牙齿获得长期结果感受非常好，并把牙科医生推荐给自己圈子中的其他人。他们必将成为感激和快乐的患者。这种"积极选择"会缓慢但持续地进行。

4. 仔细进行风险分析

在任何时候都要记住的一点是，如果患者花了很多钱和时间用于挽救牙齿，但结果仅证明所有这些努力是徒劳的，那患者会非常懊恼。因此，如果保留牙齿的机会非常小，则在权衡所有优缺点之后，应及时做出植入种植体的决定，并且应放弃任何试图挽救可疑牙齿的尝试（或明确表示仅作为尝试）。

5. 种植体确实可以替代牙齿，但它不是"更好的牙齿"

需要明确，特别是对年轻患者，因为种植体在理想情况下可以维持数十年。如果将年轻人的牙齿保留几年是合理和可行的，那就应该保留，因为它缩短了使用种植体支持修复体的时间。在研究中还要考虑的另一点是，如果牙齿受牙周炎的影响并有明确的治疗方法，通常阻止牙周病的进展肯定有助于保护牙齿。相反，目前种植体周围炎的情况并非如此（发生率：所有种植体的10%和5～10年内所有患者的20%[273]），因为迄今为止，在该领域还没有得到充分证实的治疗方案。

8.10 本章小结

综合治疗理念（synoptic）是为患者提供持久、功能和美学修复的重要先决条件，特别是在需要密切协调牙周、修复和种植治疗的复杂情况下。在该过程中，牙齿的前期治疗成功完成后，接下来是以诊断为基础进行种植治疗设计、治疗实施，然后理想情况下，定期终身系统维护。

当设计种植治疗时，需要详细考虑患者的病史。种植特殊风险因素包括患者年龄大于60岁、吸烟、糖尿病和头颈部辐射。还需要考虑并正确评估患者进行的二膦酸盐治疗。如果要正确地设计每个病例，则需要应用总的基本规则，在每个设计过程中都应考虑这些基本规则。这7个规则针对在部分或严重缺失的牙列中使用种植体来增加修复基牙的数量：

1. 患者概况必须包括在设计过程中，并且任何排除标准都要考虑在内。
2. 尽可能保留健康的牙齿硬组织。
3. 固定修复体的单位数量应尽量减少。
4. 可疑预后的牙齿不应包含在较大的固定修复体中。
5. 目标应该是将牙列恢复到包括4个象限的第一磨牙。
6. 如果计划进行局部活动义齿修复，应将预后可疑但经过牙周治疗的牙齿纳入修复体中。
7. 应促进患者参与终身维护计划。

第9章

使用决策树选择最佳个性化治疗方案

USING DECISION TREES TO SELECT THE BEST INDIVIDUAL TREATMENT

S. Wolfart

为了给每位患者提供最佳的个性化治疗方案，我们需要收集患者有关以下章节的信息，包括患者概况、美学概况、义齿修复概况以及治疗设计。并且我们为以下每一类情况都制订了一个决策树：（1）单颗牙缺失；（2）多牙缺失或者游离端缺失；（3）严重牙列缺失；（4）无牙颌。以此来协助医生完成这个过程。这个决策树罗列了关键问题，由此来引导临床医生熟知口内每一种缺损类型的不同治疗方案。我们也针对每个修复方案给出了其相应的义齿修复概况，决策树也为患者展示关于方案选择的讨论。遵循这个原则，患者可以知道一个合理的修复设计方案是怎样完成的，例如手术需要植入多少颗种植体、从牙科医生角度来说治疗计划的复杂程度以及修复体的远期疗效。

关于解决如何为患者提供最佳的修复方案这个问题，我们可以从两个方面来入手，一方面通过决策树，另一方面通过患者的概况。如果两方面得出的修复治疗方案相同，那基本可以肯定我们已经找到了治疗该患者的最佳方案。

第21～24章阐述了使用所有这些修复方法的病例，并且阐述得很详细，包含了从术前分析到术后维护。

9.1　美学区单牙缺失

当我们为美学区的单颗牙缺失选择不同的修复方案时，有些因素需要首先考虑，即除了功能和长期存留率，就是修复体的牙齿相关（白色）和牙龈相关（粉色）的美学效果。在这一阶段中，维护、重建和使现有组织结构成形尤其重要。另一重要因素就是种植体植入（1～4型）和种植体负重（详见6.4和6.5章节）的理想时机；后者的时间决定了是否需要一期牙支持式临时修复体，或者种植体支持式临时修复体能否直接发挥作用。

至于选择最终修复体，我们需要从全瓷基台和钛基台、全瓷牙冠和金瓷牙冠、螺丝固位和粘接固位中做出选择。折裂的可能性与患者的美学需求在此问题中可起重要的决定作用。如果折裂风险高，我们推荐选择金瓷修复体联合钛基台；如果折裂风险中等或者低等，我们应该计划使用全瓷牙冠联合全瓷基台。为已定修复体选择螺丝固位还是粘接固位，首要取决于种植体的位置和角度。只要螺丝开口位置没有在唇面或者切缘，选择殆面螺丝固位就是合适的；否则，我们应选择粘接固位牙冠才更为恰当。

决策树，包括相关治疗程序的复杂程度、修复体的预期存留率、相关的患者概况，都在图9-1有所体现。

9.2　多牙缺失和游离端缺失

在我们为多牙缺失或者游离端缺失的情况选择不同修复方案时，缺牙区可用的空间决定了可能的种植体数量，后者反过来决定了种植的上部修复体。例如，2颗种植体间的最小距离是3mm，种植体和相邻天然牙的最小距离是1.5mm，如果此要求不可能在3个单位的缺牙病例中得到满足，那么修复体就不能是3个独立的牙冠；于是，固定桥可能是合适的选择。比如在美学区域，如果要修复包含尖牙和侧切牙缺失的缺牙间隙，只需要在尖牙的位置植入1颗种植体，侧切牙则以带有悬臂的固定桥形式修复即可。除此之外，当我们遇到复杂的美学问题时，使用桥体往往会比使用种植体更容易解决。在这篇文章中，天然牙和种植体联合支持式固定桥是已经过实践检验的修复方法，试验结果证明作为基牙的天然牙是稳固的。天然牙和种植体联合支持式固定桥唯一可能的弊端是它们的长期稳定性，即与单颗牙冠和传统双端固定桥相比，其使用寿命要稍短一些。

一旦我们决定了修复体类型，接下来的问题就是选择基台材料和修复体材料。在这一方面，我们需要在前牙区和后牙区分别考虑。在前牙区，咀嚼力量较低且美

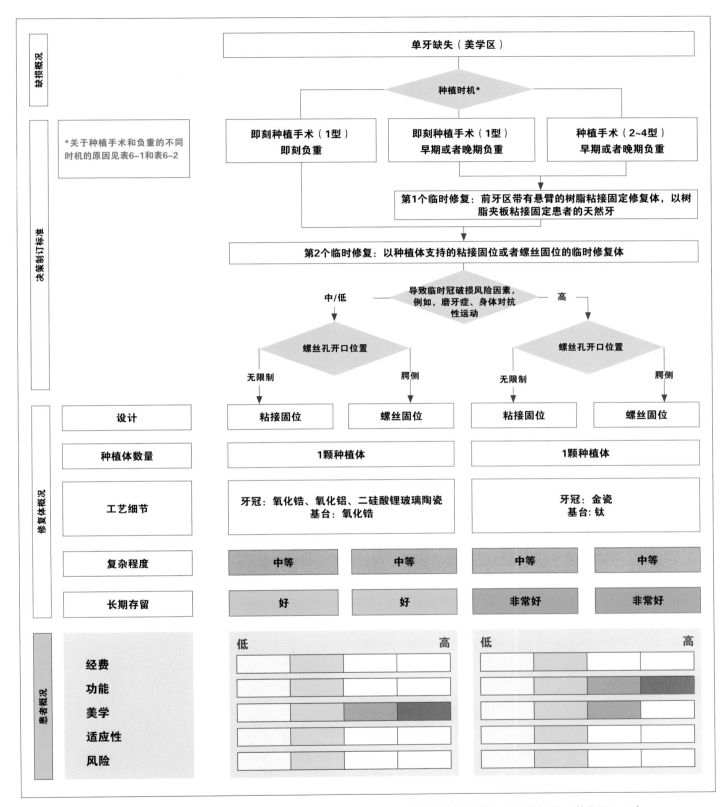

图 9-1　决策树：美学区的单牙缺失（不考虑施行软组织修补措施；关于修复体材料和粘接方案的细节，详见图 9-5）。

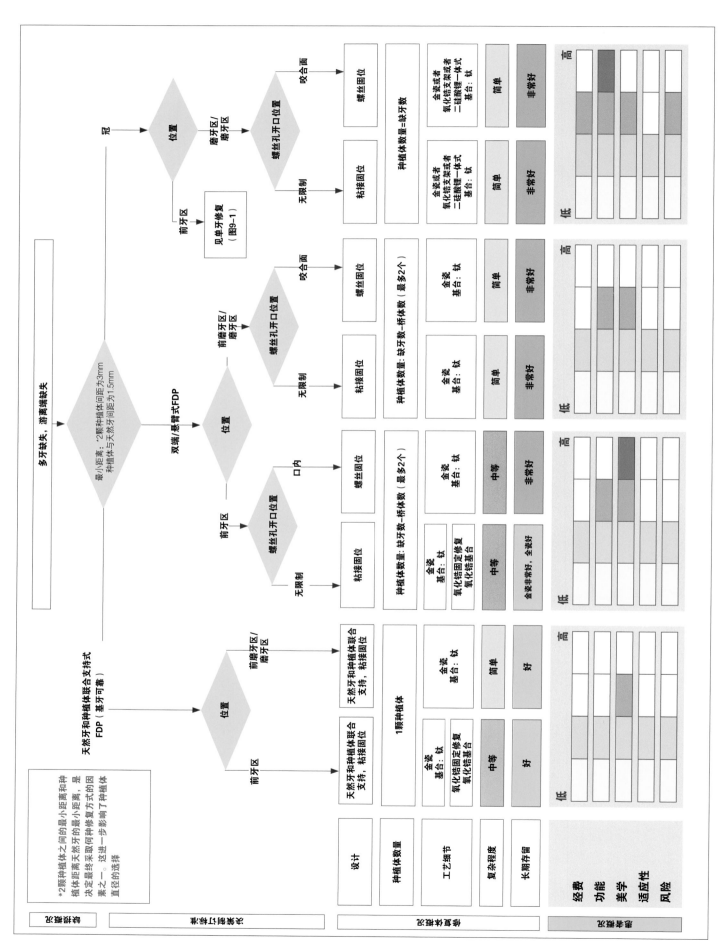

图9-2 决策树：多牙缺失，游离端缺失/短牙弓（修复材料和粘接方案详见图9-5）。

学问题更为重要。在后牙区，需考虑的关键因素包括功能和长期存留，但对于修复体红白美学的考量相对来说少一些；并且后牙区的咀嚼力量比美学区要大，磨牙区尤甚。所以由此推断出：在前牙区，我们更倾向使用氧化锆结构的全瓷固定桥修复，结合选用氧化锆基台（前牙区）或者钛基台（前磨牙区），这时我们应根据咬合力的情况进行选择；然而在后牙区，我们应该优先考虑使用金瓷修复体和钛基台。

当考虑到对已选定的修复体是使用粘接固位还是螺丝固位时，首要取决于种植体的位置和角度。只有当螺丝孔开口的位置是在咬合面的中央时，使用殆面螺丝固位才是可行的，否则我们更推荐使用粘接固位。

这个决策树，包括相关治疗计划的复杂程度、修复体的预期存留率、相关的患者概况，详见图9–2。

9.3　严重牙列缺损

当我们为严重牙列缺损病例，即牙列内仅剩1～4颗牙齿，选择修复方式时，首要考虑的问题就是选择固定修复还是活动修复。

如果要求做固定修复，余留牙的预后是决定性因素。如果基牙的稳定性是好的，那么在合适的种植体支持下可以做固定修复。根据病例的初始情况和预估所需种植体的数量，我们不仅可以选择纯天然牙或纯种植体支持的修复方式，也可以考虑选择由天然牙和种植体共同支持的修复方式。种植体支持式修复体可以是螺丝固位或者粘接固位，这取决于种植体的位置和角度。如果已经做了前期治疗的余留牙仍然是可疑的，那么只有当

它们不需要修复治疗时，才能将其考虑进整体治疗方案。如果它们需要做冠修复，或者任何形式的固定桥，我们就将其从治疗计划中移除，继续其他的治疗计划。

在活动修复的病例中，我们的目标是建立四边形的应力分布。可以通过增加基牙的数量，即，使下颌至少有4颗、上颌至少有5～6颗基牙来实现此目标。但是只有情况良好的余留牙和种植体可以包括在其中。而可疑的牙齿，只有符合以下条件才能加入修复体：即使它们不能保留了，也可以在不改变原有修复方案的基础上将其拔除。接下来的决定就涉及以下问题：继续使用已经存在的修复体是否合适？只是通过增加基牙来加强固位，还是要制作全新的修复体？如果现有的修复体仅仅需要简单地加固调整，那么合适的方案就是在现有修复体重要的位置上加入种植体支持式球帽附着体。如果是需要制作新的修复体，我们建议使用套筒冠，因为这样可以允许天然牙和种植体以相同的固位部件修复。在此方案中推荐使用被动就位（详见16.3.2章节）的方式，因为种植体骨结合的结果是坚强固定。我们可以通过电镀金套筒冠的方式来实现被动就位，而不是通过传统的套筒冠。基于以上原因，当使用电镀金套筒冠时所需种植体的数量较多（＞3颗），当使用传统套筒冠时所需数量较少（＜3颗）。当修复仅用套筒冠固位时，我们可以在基牙周围使用保护牙龈的设计，而不是鞍基（义齿基部）。这里要提到的一点是，如果遇到大量垂直向骨缺损的情况，我们需要用粉色的丙烯酸树脂来恢复缺失的软组织。这个决策树，涉及相关治疗的复杂程度、修复体的预期存留率以及患者的概况，在图9–3中做了阐述。

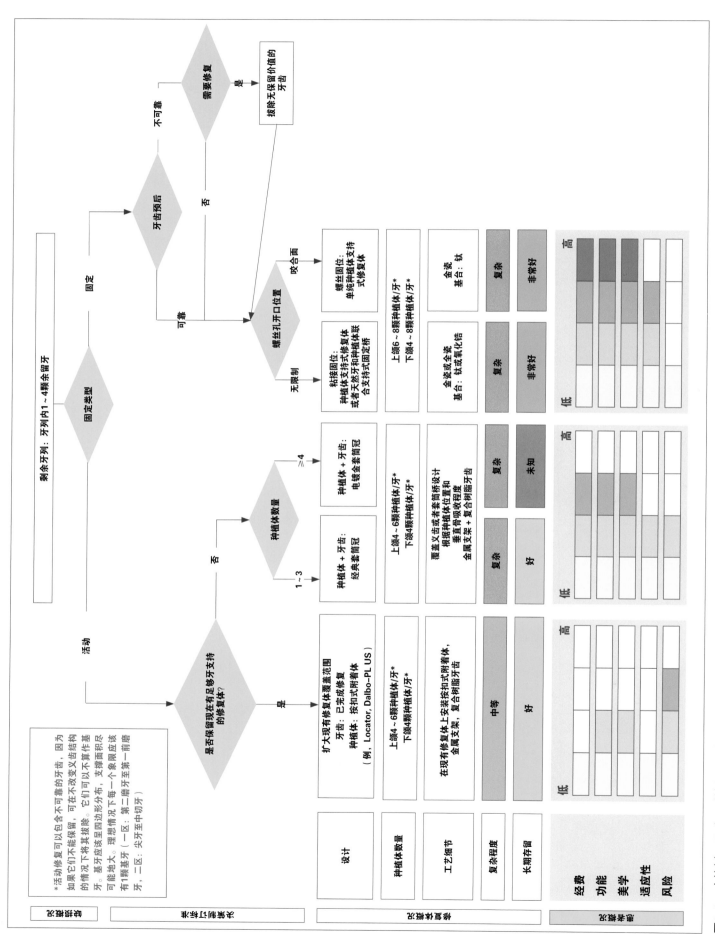

图9-3 决策树：严重牙列缺损（修复材料和粘接方案详见图9-5）。

9.4　无牙颌

为无牙颌选择不同的治疗方案需要经历复杂的决策过程。因为上、下颌修复体在特性上差异不大，而当考虑到所需种植体数量时两者却颇为不同，所以我们需要将上、下颌作为整体方案联合考虑。同样，我们第一个所要考虑的问题仍然是，牙列需要固定修复还是活动修复。

在活动修复的病例中，我们需要决定的是选择具有微动度的义齿还是刚性就位的义齿。在微动度义齿病例里，患者一直都会感觉到戴着假牙；在刚性就位的义齿病例里，患者往往会觉得自己仿佛有了天然牙。微动度义齿可以通过简单的球帽附着体或者Locator来实现固位。此方法只有对垂直向骨吸收非常严重、需要大体积修复结构的病例才是禁忌。但随之而来的大扭矩，也导致了球帽附着体意想不到的磨损和松动。这样的问题不会出现在刚性就位的义齿，因为我们可以使用平行切削杆或者基牙套筒冠来解决它，推荐使用镀金套筒冠（被动就位详见16.3.2章节）。所有这些修复体类型往往都可以设计成覆盖义齿的形式，并且仅在骨吸收量少的病例中是例外，此病例中我们可以将套筒冠修复体设计成活动套筒桥的形式（无树脂基托）。

如果治疗方案涉及固定修复，那么垂直骨吸收这一问题又再次成为了决定性因素。无论哪种病例，在做最终的固定修复之前，我们都需要用长期固定临时修复体来评估其在恢复功能、语音、美学上的可行性以及清洁的难易程度。如果患者无法适应长期的临时修复体，我们可将治疗计划更改为刚性固位的活动修复。和固定修复相比，使用活动修复体更容易解决唇部支撑、语言能力、矢状或垂直向的上前牙位置以及修复体卫生维护的问题。然而，只要长期的临时修复体能够充分且稳定地发挥功能，我们即可施行最终的固定修复方案。

如果存在大量的垂直向骨缺损，这些区域可以用附着在复杂微观结构上的牙龈瓷来恢复，通常是计算机辅助制作的非贵金属支架；然后我们将牙冠粘接在附近的结构上。尽管这样的修复体恢复了缺损区域的功能和美观，但是难以清洁。另外可考虑的修复方案就是通过骨增量的方式或者选择刚性固位的活动修复体来重建垂直向骨缺损区域。

另一方面，如果垂直向骨缺损量很小，相比之下，固定修复是更容易实现的方案。而且选择螺丝固位还是粘接固位，取决于种植体的角度。只有螺丝孔开口位置在咬合面的病例中，我们才可采用螺丝固位的方式，其他情况皆倾向于粘接固位。此外，我们还需做出一个选择，就是采用金瓷修复还是全瓷修复。后者只有在前牙区小跨度的固定桥修复病例中才是可行之选。

决策树包括治疗计划的复杂程度、修复体的预期存留率以及相关的患者概况，详见图9-4。

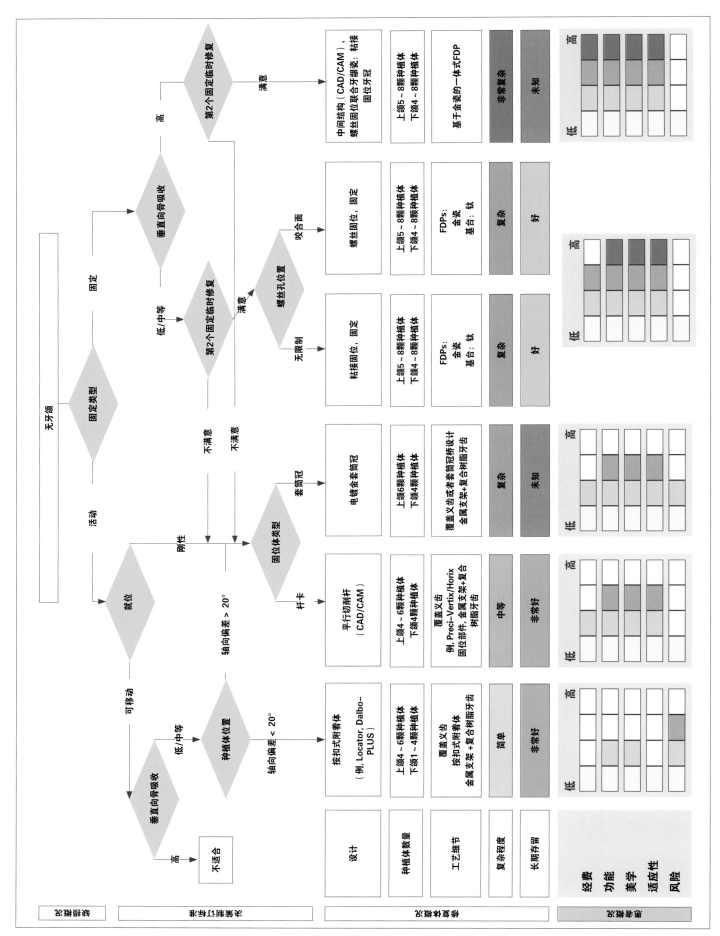

图9-4　决策树：无牙颌。

9.5　固定修复体的材料选择和粘接方案

以上所呈现的决策树涉及多种缺失分类。由于问题的复杂性，所以要想提供一份详尽的说明：关于哪一种材料的修复体应该和哪一种材料的基台相结合，并且应该使用哪一种粘接方案，是完全不可能的。于是我们将以上问题在图9-5中做了分析。在此图表中我们将决策树分解为修复位置和患者对美学的要求。同时还需考虑，有完善的研究且远期疗效更好的金瓷修复，和美学表现突出的全瓷修复，哪种对患者更为有利。在这一背景下，另一个需要考虑的问题就是患者是否有磨牙的不良习惯。

如果病例中义齿的长期使用和功能是最为重要的，那么在不考虑种植体位置的情况下，我们推荐使用钛基台支持的金瓷冠和固定修复体。这个方法尤其适用于全牙列的恢复。理想情况下，这一方案应该是用玻璃离子水门汀或者磷酸锌水门汀为粘接剂的半永久粘接，并且只粘接修复体的边缘部分。还有一个选择就是在某些病例中，医生可以用临时粘接。如果首先考虑美学，我们应该决定是做单冠，还是做3~4个单位的固定修复。综合以上所考虑的情况，在前牙区，适合的方案是氧化锆基台搭配由回切技术制作的二硅酸锂玻璃陶瓷单冠，或者是由氧化锆支架组成的小全瓷固定修复体。理想情

况下，应该用复合树脂粘接剂联合配套的预处理剂（表15-3）来粘接以上修复体。氧化锆支架也可使用玻璃离子或磷酸锌水门汀的传统粘接方式。

由于后牙区需要强大的咀嚼力，所以在此区域的修复体稳定性非常重要。因此我们采用钛基台，并且搭配二硅酸锂玻璃陶瓷单冠或者氧化锆单冠。同时采用复合树脂粘接剂联合配套的预处理剂（表15-3）来粘接以上牙冠。前面提到的传统粘接方法对于粘接氧化锆牙冠依然可行。相反，如果计划使用3~4个单位的固定修复体，我们仅推荐使用金瓷修复，并以半永久或者临时粘接的方式来粘接固位。

由于前磨牙位置介于前牙和磨牙之间，考虑到机械应力和美学效果，我们也推荐使用氧化锆基台联合单冠（与磨牙区相反）修复，如果采用固定桥的方式，则使用氧化锆支架。之前提到的粘接固位或者传统的固位方法，也适用于此。

在所有病例当中，除了粘接固位以外，螺丝固位也是一个很好的选择，但前提是螺丝孔开口的位置是在咬合面（后牙）或者口腔的腭侧（前牙）。病例中修复体含有的单位越多，螺丝固位则越适合。这个方法尤其适用于全牙列的修复。为了尽可能减小螺丝孔对美学效果的不利影响，技工室可以为有特殊需要的患者制作个性化复合树脂嵌体。

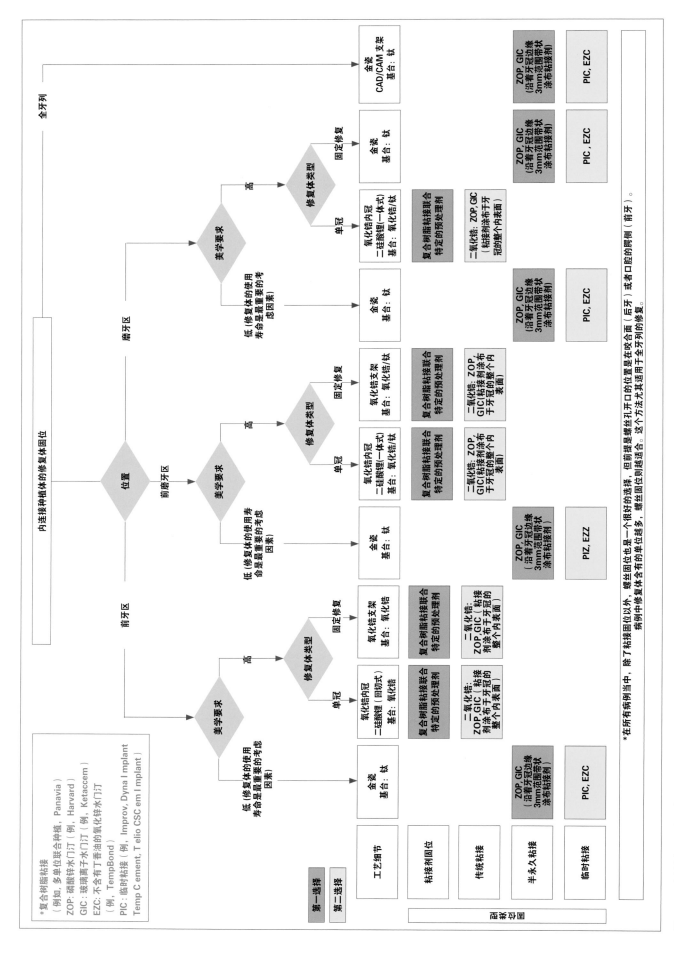

图9-5　决策树：固定修复体的材料选择和粘接方案。

第三部分
临床程序
CLINICAL PROCEDURE

第10章

放射线影像分析和手术导板

RADIOGRAPHIC ANALYSIS AND THE SURGICAL GUIDE

S. Wolfart, S. Harder

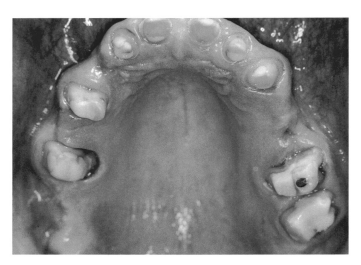

图10-1　用实际病例说明逆向设计：这是前期治疗后的基本情况，由于16根管内滞留根管器械，14根分叉病变Ⅱ°，所以均定为预后可疑，上颌其他牙齿预后可靠。

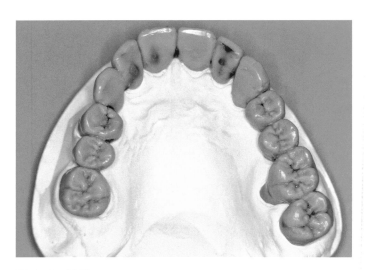

图10-2　蜡型。

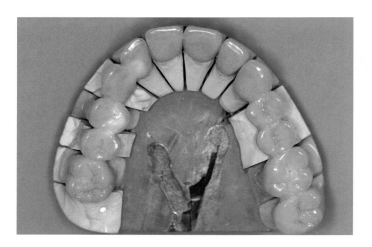

图10-3　根据蜡型制作长期临时修复体。

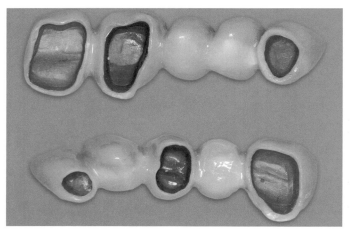

图10-4　金属加强的长期临时修复体基底视图。牙冠边缘使用丙烯酸树脂，以确保一旦基牙重新预备，牙冠边缘可重新衬垫。

种植的目标是使种植体在三维空间上能为随后的修复提供最好的支持。为实现这个目标，种植应该遵从"逆向设计"的原则。用一个病例来说明这个原则。完成牙周和前期保存治疗后（图10-1），我们在𬌗架上制作蜡型/排牙（图10-2）。在某些病例里，我们可以把获得的信息转换成长期临时修复体（图10-3~图10-5）。根据这些信息可以用排牙制作放射导板（图10-6）。患者戴着它拍摄一张全口曲面断层片（图10-7）。

X线片显示这个病例比较复杂，因为需要骨增量，而且后期修复体（图10-8）需要恢复的缺损比较大。之后，将放射导板制作成手术导板。在这个病例里，13的套管放置得偏远中，已经被更正，并且导板从𬌗面方向上磨短。同期成功的骨增量和种植体植入（图10-9）可保证后期粘接固位的金瓷修复得以实现（图10-10）。

2D设计用全口曲面断层片辅助，而3D设计用锥形束计算机断层扫描（CBCT）辅助，这是它们之间的最

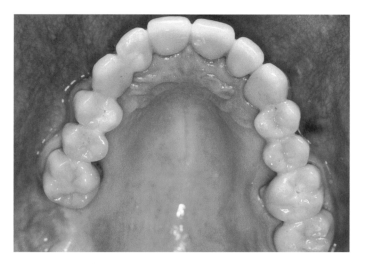

图10-5　长期临时修复体。

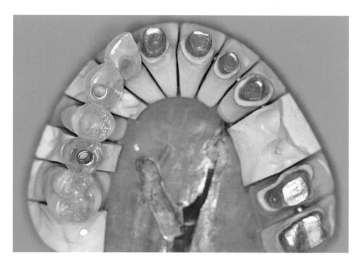

图10-6　由蜡型制成的放射导板：临时修复体的复制品放置在牙体预备后的基牙上。

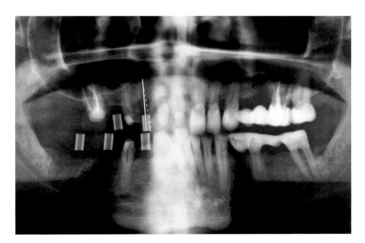

图10-7　测量X线片。这里显示13计划植入的轴向（黄色线）需要纠正（绿色虚线）。

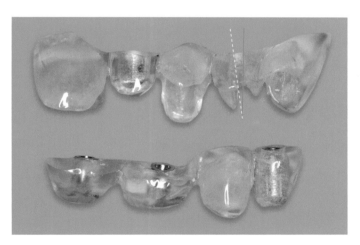

图10-8　放射导板转换为定向导板。牙科技工室将13上的套管位置和倾斜度（黄色虚线）纠正到理想位置（绿色线）。

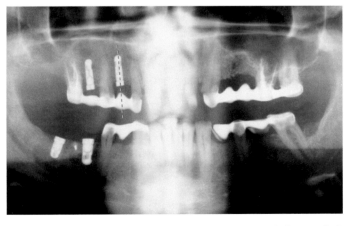

图10-9　拍摄X线片用于植入手术后的对照。绿色虚线显示成功修改后植入的轴向。

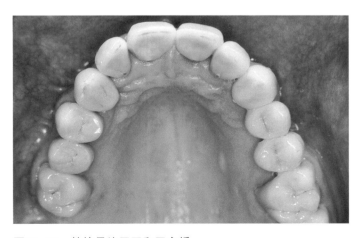

图10-10　粘接最终牙冠和固定桥。

大区别。3D设计通常用导板引导或"导航"植入种植体。用于种植手术的2D手术导板和3D手术导板差别很大，因此下面用定向导板、导航导板和增量导板加以区分：

1. 定向导板：戴着放射导板拍摄2D或3DX线片，根据这些信息，将放射导板转换成手术导板，种植体钻入孔与X线片并无明确的关联。这就意味着我们只提供了一个植入位点，而无法定位种植的深度和种植体的角度。

2. 导航导板：戴着放射导板拍3DX线片（比如CBCT片）。相关参考点使导板和X线片有了直接关联。将种植体放入3D空间，这时种植体可以被转移到放射导板上。出于这种目的制订种植体植入方案，并且可借助特殊的定位装置将套管准确转移至放射导板上（图10-54）。或者也可利用3D打印技术制作导板。在导板中加入套管后，通过一系列钻孔流程，确保种植体植入准确的位置、角度及深度。

3. 增量导板：这是有附加功能的手术导板，它的牙齿有明确的釉牙骨质界（CEJ），可帮助手术医生准确评估增量的正确位置及范围。这个导板通常也作为后续植入手术的手术导板。

在简单病例里，用定向导板结合全口曲面断层片就足够了。复杂病例中，应当使用放射导板结合CBCT。这样一来，设计的钻孔角度在三维轴向都能得到控制。CBCT影像可以与定向导板或导航导板配合使用。导航导板可在同样的射线照射水平下进行制作，但要有更加细致的设计。

导航导板从一开始就可以为手术医生提供手术指导，还可以给患者提供不只是高质量的手术信息，而且还有完整的手术设计。医生可以提前做出判断，需要哪种技术，或者是否需要把患者转诊到其他专家那里。

总的来说，所需手术导板的类型需要手术医生和修复医生共同决定。在这个背景下，导板需要在制作精度和可预期性、减少辐射暴露以及手术复杂程度之间加以权衡。

从保留医疗数据和确保实现最佳治疗结果而言，制作和使用合适的放射及手术导板对每个种植治疗都十分必要。

10.1　使用定向导板二维设计的种植治疗计划

10.1.1　放射导板

前面已经提到，蜡型和排牙是放射导板的基础。特殊情况下，已有的设计比较美观、功能良好的活动义齿可以被复制和用作放射导板。

首先，蜡型、排牙或现有义齿被转移到透明丙烯酸树脂做的放射导板上。然后用蜡将金属球放置在计划种植的位置上；或者用丙烯酸树脂把套管固定在计划种植的位点。因为阻射，它们会在X线片上标记出计划中种植体的位置。使用套管的好处是可以评估出钻针可能的

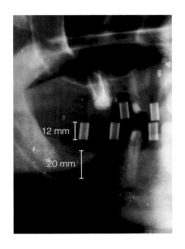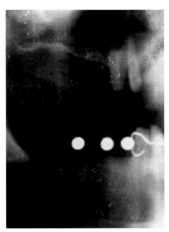

图10-11　分别使用金属套管（左）和金属球（右）的测量X线片。在用金属套管拍摄的图像中，可以计算出46的牙槽嵴顶到下牙槽神经的实际骨高度。X线片中套管的长度是12mm，牙槽嵴顶距下牙槽神经的距离是20mm。套管的实际长度是10mm，实际的牙槽嵴顶到下牙槽神经管的高度可根据以下公式计算：（实际的套管长度÷X线片中套管的长度）×X线片中牙槽嵴顶到下牙槽神经管的高度。在目前的病例中：（10mm÷12mm）×20mm＝16.7mm。

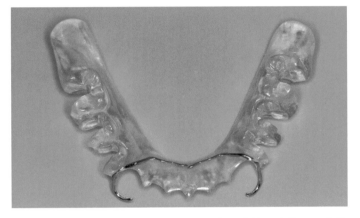

图10-12　定向导板（手术导板），用卡环支撑，类似于一个临时活动局部义齿。

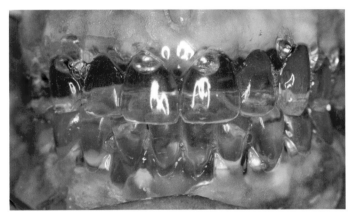

图10-13　无牙颌中的放射导板具有与临时修复体相同的尺寸，并由透明丙烯酸树脂制成。它们有助于评估需要进行桥体修复的颌间距离。

轴向倾斜，然而缺点是可能出现射线扭曲。金属球不会引起扭曲，但是也不能评估校准。知道金属球的直径和套管的长度很重要；最好将这些测量数据记录在铸件或者X线片上。这些参考尺寸会让我们发现X线片的放大率和真正的骨高度（图10-11）。

　　放射导板越精准，从它转移到手术导板上的信息才会更有效，并且最终用于种植手术。正因为这个原因，导板应该尽可能直接用邻牙或天然牙支持。如果邻牙已经预备了，此导板可直接支持在这颗牙齿上，像牙冠一样（图10-6）。如果邻牙完好，可以选择有咬合面支持的𬌗垫式导板。它可以用真空成型压膜在蜡型上制

作。这个导板的咬合需要进行重新检查（比如，当手术医生想要知道修复医生对于咬合的调整），如果邻牙没有预备，这种导板可以采用卡环支持，像临时修复体一样（图10-12）。如果仅有少量的牙齿存留，导板通常需要牙龈的支持。

　　如果是无牙颌患者，放射导板可以在总义齿的基础上进行制作。这类导板的制作和总义齿类似。这就需要用调改好并有正确垂直高度的蜡堤取咬合记录。建议排牙在转化为手术导板前先进行试戴。这种方法取得的资料可用来制作最终修复体。在这个阶段投入的时间和精力可以为后面的治疗节省时间。

把排牙转移到透明的丙烯酸树脂导板后，可以看到剩余牙槽嵴，这有助于评估需要桥体修复的牙槽嵴间的距离（图10-13）。因为此距离参数在后期制作修复体来恢复或外科医生预先行牙槽嵴增量手术来重建时均要参考，因此对后期修复方案设计至关重要。比如文中病例显示，上颌剩余的牙槽骨比理想的红白美学交界位置略高。因此，这个病例可能会增加颌间距离。

10.1.2　定向导板

一旦拍完X线片，技工室中即可确定种植体的位置和角度。放射导板就可以变成定向导板。

如果已经使用定位小球辅助测量，现在移除小球，并使用复合树脂填充移除小球后形成的小孔。最好使用不同颜色的树脂，这样在X线片上就不会丢失参考点。使用X线片测量（图10-14），比如，位于45和46的小球被移除后，空腔用成型树脂充填；剩余的标记物仍然在导板里（图10-15）。钻出种植手术所需的导向孔，最好使用切削仪（图10-16），这样能让技工评估钻孔之间是否相互平行，综合评价剩余牙槽嵴情况，找到修复体牙冠的最佳位置及轴向。最重要的是，这个导向孔需要与后期修复的牙齿方向一致。理想情况下，导向孔应该对应于牙齿的中心，和剩余牙槽嵴中心方向一致（图10-17）。在检查钻孔和牙槽嵴位置的时候，建议也在石膏模型上钻孔。这些石膏模型上的钻孔对后期的分析非常重要。

种植体的位置和距离

除种植体的位置需要保证在后期修复牙齿的中央外，还应该确保种植体与种植体之间、天然牙与种植体之间有充足的距离。为了保留邻牙骨量及牙龈乳头，种植体与天然牙之间的最小距离是1.5mm，种植体之间的最小距离是3mm。一旦种植窝预备，就需要检查距离是否充足。备洞时，在石膏上标注种植体的直径，有助于

我们清楚地评估最终种植体与牙齿、种植体与种植体之间的距离（图10-18）。最后的步骤就是制作种植手术导板（图10-19）。

关于预备窝洞在牙齿中心位置，修复时有一条特殊规律，即种植体距离近远中的位置取决于种植体的直径和牙齿横截面的比率：如果种植体/基台的肩台直径是4.5mm或者更多，中央植入后可以获得良好的穿龈轮廓和易于清洁的修复体。如果种植体的直径（＜4.5mm）和磨牙的横截面相差较大，种植体需要放置在靠近牙齿近中或者远中的位置。这就保证了离种植体近的一侧可获得最佳的穿龈轮廓，类似于前磨牙，而另外的一部分可以设计成前磨牙游离端的桥体。这种设计为牙间刷和牙根间刷提供了最佳的清洁面，使牙齿和种植体都更容易清洁。如果在这种情况下，种植体被放置在正中，则无法进入深处清洁，菌斑和获得性生物膜的累积就不可避免（图10-20）。

制作手术导板时，牙科技师需要保证导板在术中有足够的黏膜接触面。这包括未被翻起的黏膜和硬腭。术中需要翻瓣的区域需中空或者完全去除。这是唯一能够确保导板在手术中安全放置的方法。有4种不同的设计适合这些导板，如下所述：

V形设计

V形设计是指去除定向导板（手术导板）中钻孔的颊侧或者唇侧。这些侧开口（图10-19）清楚地显示了种植体的位置，确保钻的正确引导，并提供一个良好的冷却通路。导板允许手术医生在术中略微改变种植体的位置。甚至先锋钻也无须从导板的𬌗面钻入，从颊侧放入即可获得正确的位置；在后牙区，当患者开口受限时这一点非常有优势。

一般来说，导板咬合面会被切成平顶状，使先锋钻完全钻入骨质中，并引导随后种植位点的预备沿着预期的轴向进行（图10-21和图10-22）。

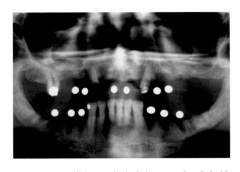

图10-14 带标记球（直径4mm钢球）的测量X线片。

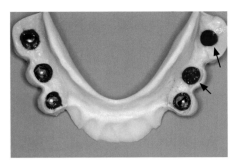

图10-15 已经去除了标记球，并且使用不同着色的复合树脂填充空腔（箭头所指位置）。

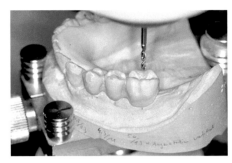

图10-16 理想情况下，应在切削仪上钻出导向孔。

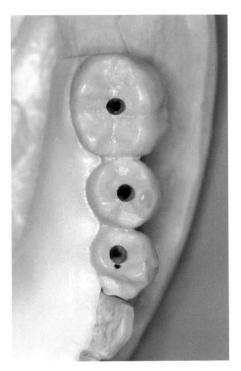

图10-17 钻孔的位置通常在每颗牙齿的中心并对应剩余牙槽嵴的正中。

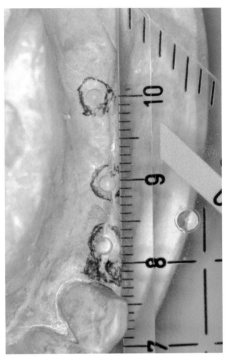

图10-18 在石膏上先确定种植体的直径，一旦画出预计植入的种植体的直径（铅笔记号），就可以确定种植体与牙齿之间（1.5mm）、种植体与种植体之间（3mm）的距离。

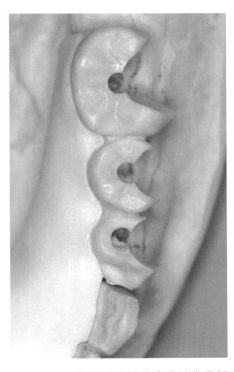

图10-19 将导板重新设计成手术导板（V形设计）。

"局部限制"设计

这种导板设计的目标是给手术医生放置种植体时多一点自由的选择。在合理的限制内，它允许手术医生为结合最佳修复体位置和骨的利用度充分调整种植体的位置。为了实现这个目标，需要切掉部分导板，从最佳钻孔位置开始（图10-23），仅仅留下那些任何情况下种植体都不可以植入的区域。从修复的角度来讲，这包括邻接区域和种植体过于靠近唇/颊侧的区域（图10-24和图10-25）。在下颌，导板的舌侧可以完好保留，从而保证更好的能见度。

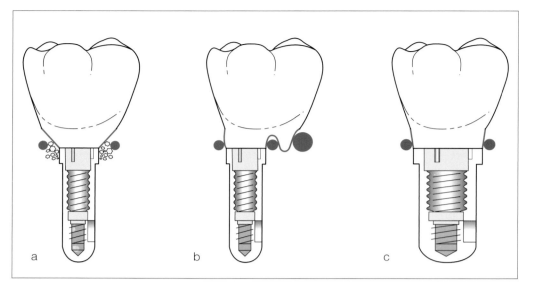

图10-20 （a）当直径过细的种植体中央植入时，凹陷处容易形成菌斑堆积。（b）种植体远中植入的桥体设计，提供了良好的清洁通道。（c）当植入一颗宽直径种植体时会形成最佳的穿龈轮廓，同样也方便清洁。红色圆圈表示使用牙间刷进行清洁的位置。

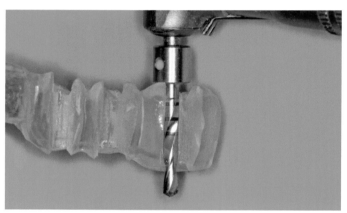

图10-21 V形设计：先锋钻不能穿透足够的深度。

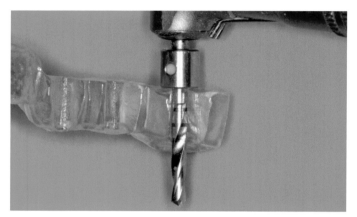

图10-22 定向导板已降低咬合面高度，从而提高了先锋钻的钻入深度。

"真空成型导板"设计

单颗牙种植时可以使用这个简单方法，前提是牙列完整，通过初始情况可以确定出最佳种植位置。真空成型导板技术可制作全牙列的刚性导板（厚度为1.5~2mm），然后把导板修复外形高点以下的部分去除。定位球用蜡固定在需要种植的区域（图10-26）。照完X线片（图10-27）后，移除蜡和小球，真空导板每一个种植区域的咬合面均被降低（图10-28）。导板的圆圈形边界为种植体植入提供了良好的引导（图10-29和图12-30）。

"钛套管"设计

就像之前提到的，这种设计需要先把蜡型转换成透明的丙烯酸树脂导板，然后在切削仪上确定种植体的轴向通道（图10-31）。目前常用的套管系统有两部分（图10-32）。短套管（4mm）使用粘接树脂从基底面固定到钻孔中（图10-33）；长套管从咬合面插入（图10-34和图10-35）。套管10mm的长度可以在后期的X线片中更好地评估各个轴向（图10-36）。

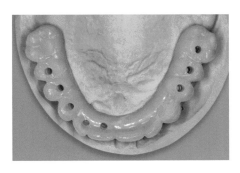

图10-23 "局部限制"设计，在理想位置上钻孔。

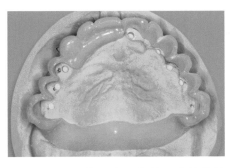

图10-24 只有那些不能植入种植体的区域（邻接区域、唇/颊侧区域）仍然保留。为了稳定导板，还外加一个腭带。13到11的余留牙齿同样可以支持导板固位。

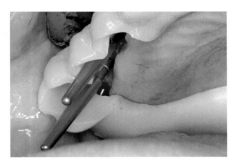

图10-25 在植入种植体过程中使用方向指示针。

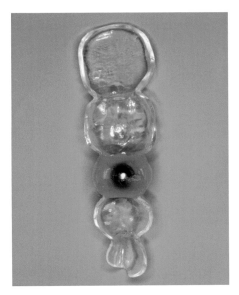

图10-26 "真空成型导板"设计：借助真空成型技术，在开始时的完整牙列上形成一个刚性导板（厚度为1.5～2mm）。用蜡将标记球固定在种植牙齿的位置。

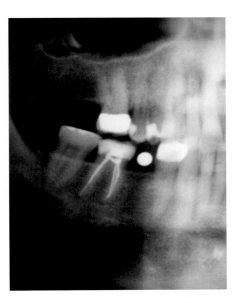

图10-27 戴着真空成型导板拍X线片。

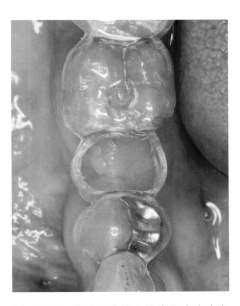

图10-28 在种植体植入的位置磨去真空成型导板咬合面的部分。

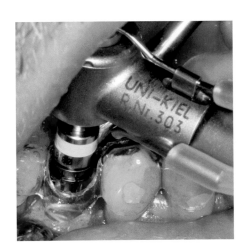

图10-29 导板的圆圈形边界为种植体植入提供了良好的引导。

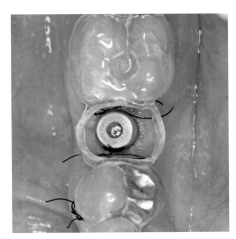

图10-30 种植后放置愈合基台。

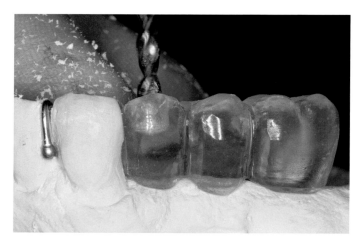

图10-31 在切削仪上钻出种植体植入的轴向通道。

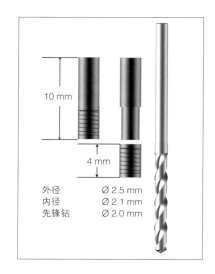

图10-32 以Camlog系统为例说明两部分套管系统的结构。

外径 Ø 2.5 mm
内径 Ø 2.1 mm
先锋钻 Ø 2.0 mm

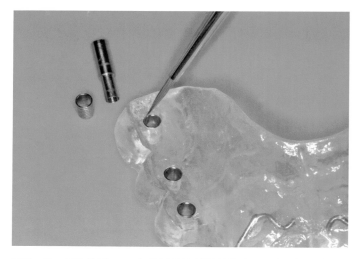

图10-33 短套管（4mm）使用粘接树脂从基底面固定到钻孔中。

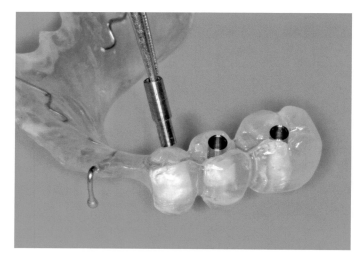

图10-34 套管的上部插入导向套管中。

如果需要更正套管的轴向或位置，将其拆下，用复合树脂填充孔洞，然后将套管插入新钻的孔中并确定好轴向。不过，轴向校正都是预估的，除非重新拍X线片，否则重新定位的套管和X线片之间的相关性将丢失。这个问题只能通过使用带导向套或管的导航导板来解决（详见10.3章节）。在这种情况下，如果套管的轴向和位置在X线片中显示正确，例如这个病例（图10-36），则取下上部的套管。然而，先锋钻因为和咬合面接触所以不能穿透足够多的骨质（图10-37），把咬合面降低到短套管即可（图10-38）。

这个设计的优势也是劣势，钛套管决定了术中先锋钻的位置单一、没有机动空间。虽然这确保实现了设计植入的位置和角度（图10-39和图10-40），但它也让我们几乎不可能对手术期间遇到的任何无法预见的情况做出处理。实际上，这通常意味着外科手术导板只能用于确定植入位置的中心，并且需取下导板才能进行其他步骤。

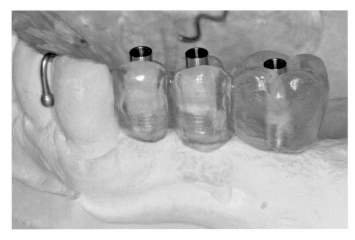

图10-35　放射导板制作完成。

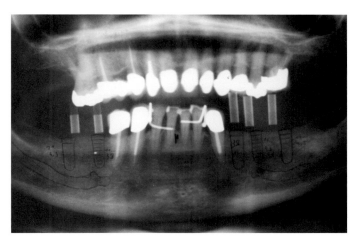

图10-36　带10mm套管测量X线片。

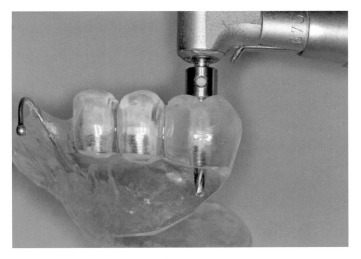

图10-37　先锋钻穿透深度不够。

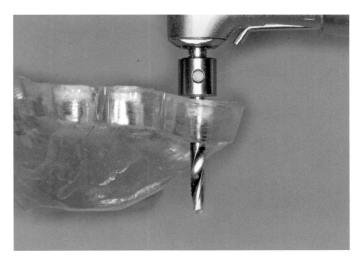

图10-38　套管的上部已被移除，导板的咬合面被磨低以改善钻孔的深度。

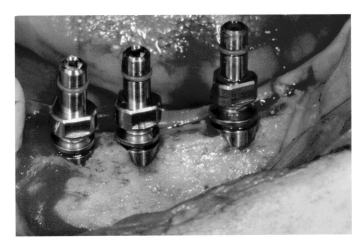

图10-39　先锋钻刚性的引导有助于对准最佳的植入方向。

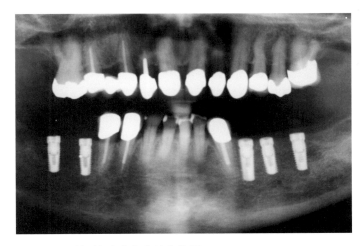

图10-40　拍X线片确定种植体位置。

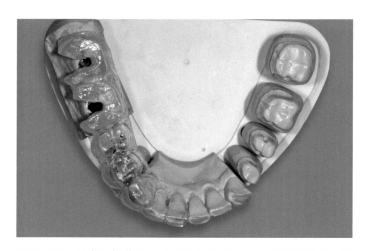

图10-41　手术导板作为一种质量控制工具：一旦治疗完成，手术导板就可以放置在最终石膏模型上，并且检查预期的情况（手术导板）和实际情况（最终模型）之间的对应关系。

10.1.3　质量管理

作为检查种植手术或联合治疗（修复医生和外科医生协作）效果的一部分，建议将外科手术导板保存，并可以戴回到带着种植体的最终石膏模型上。这可以证明设计和实际位置之间的一致性（图10-41）及差异性。这些信息可用作质量管理，以确保自己（或联合）流程的持续改进。

10.2　小结——定向导板

V形设计结合全口曲面断层片和标记球，代表了简单临床病例中的标准流程。该方法是经济的，并且允许先锋钻在设计的钻孔位置进行轻微的术中校正。此外，它也非常好用（对那些被开口度限制的区域），因为它允许先锋钻从侧方进入。局部限制导板也有类似优点。

复杂病例中，建议使用钛套管的放射导板。这种技术现在经常与CBCT扫描结合使用：它可以控制钻孔每个轴上的角度。然而，由于手术导板和X线片之间没有参照物，因此套管位置需要改变时只能估算。

基于3D设计的手术导板，用于全程导航的种植手

术，可以在相同射线照射水平的基础上进行制作，但是需要更细致地规划。参考点将导板及X线片联系在一起。这意味着虚拟设计的种植体可以转移到手术导板上。这些系统（如Camlog Guide或Straumann Guided Surgery）可以通过设定的钻孔顺序进行精确的3D植入定位。更重要的是，该方法显示了从一开始就进行手术测量的必要性，这样不仅可以为患者提供高质量的信息，而且可以非常完善地规划手术。外科医生可以预见将需要哪些技术，以及是否需要将患者转诊给其他专家。

一般来说，应该注意的是，选择哪种外科手术导板应由外科医生和修复医生共同决定。在这种情况下，手术导板所需的精度和可预测性必须与辐射暴露水平及方案复杂性相权衡。

表10-1总结了各种手术导板的优缺点。

10.3　三维设计及导板引导的种植手术

锥形束计算机断层扫描（CBCT）在20世纪90年代后期引入，计算机技术的飞速进步为术前种植体评估提供了基础，不同于以前的二维放射照相技术（全口曲面断层技术、咬翼片、牙片等），3D技术使种植体在三维空间与患者的解剖特征相对应。

诸如"导航种植手术、种植体导航植入""3D导航种植术"或"计算机辅助种植"等术语在以下两种情况下表示同样的意思：（1）手术过程包括在虚拟硬组织中手术器材的虚拟可视化（CBCT或CT-DICOM数据）；（2）依据3D数据设计种植体位置，随后借助导航导板将虚拟植入位置转移到手术部位。上面描述和列举的方法涉及特殊的3D设计及导板的系统，因为这些系统（如RoboDent公司的RoboDent系统）在手术设计中使用3D虚拟可视化的手术器械（种植钻头）在牙科种植中并未被大量使用，因此目前并未受到从

表10-1　不同手术导板设计的优缺点

设计	优／缺点	适用范围
V形设计	+良好的引导 +可轻度改变种植体的方向 +先锋钻可以从侧方进入（对于难以到达的区域） +经济（不需要套管） -复合树脂引导	·常规病例
钛套管	+预先确定方向的精确导航 +金属引导 +与3DX线片（CBCT）相结合提供良好的空间定位 +准确估计手术时间和可能的成本 -没有偏离预先设定钻孔方向的可能	·有难度的病例 ·结合CBCT扫描影像
局部限制	+在合理的限度内可与理想位置有最大偏差 -该导板仅提供低水平的引导 -仅适用于经验丰富的种植专家	·复杂的病例，可能与第2个导板（钛套管设计）相结合
真空成型导板	+制作简单，成本低 -仅在恢复牙齿之间的缺隙时才能使用	·简单病例
导航导板	+植入手术的最高精度和可预测性 +非常好地预测手术过程 （可以准确设计软、硬组织增量的方案） +患者精准的信息 +可以避免上颌窦提升或骨增量手术程序，实现对骨利用的最大化 -扩展设计 -如果骨量不足，完全引导的植入手术只能在有限的范围内进行 -CBCT扫描引起的辐射暴露增加 -成本增加	·复杂病例 ·敏感结构的周围做植入计划 ·需要更广泛的增量/上颌窦提升 ·详情请参见表10-2

业者的关注。

表示上述程序的其他术语是"计算机导航的种植手术"和"计算机引导的种植手术"。在PubMed中，美国国家医学图书馆（NLM）的英文元数据库、医学术语分类在名为"医学主题词表"（MESH）的编目下，大多数关于计算机辅助种植学的国际出版物将其列在MESH词表"手术，计算机辅助"下。下文中将使用"3D设计和导板引导种植手术"一词。

10.3.1　适应证和禁忌证

关于3D设计和种植治疗的适应证与禁忌证/限制的概述可以在德国牙科、口腔和颅颌科学学会（DGZMK）的S2k指南[287]中找到，见表10-2。手术区域及其相邻结构的3D可视化，使大多数与扩展诊断项目有关的适应证得到推动。这样可以更好地评估手术区域，特别是那些剩余骨量有限或2D影像清晰度不佳的地方。

表10-2　种植前拍摄3DX线片的适应证和禁忌证（根据德国牙科、口腔和颅颌科学学会的S2k指南，DGZMK）

适应证	在矢状面和/或横断面和/或垂直面上关于形状和/或上、下颌关系显著的解剖变化（如横断面剩余骨减少、牙槽突倒凹、上颌后部或上颌窦分隔极度萎缩）
	进一步检查增量手术后不确定的结果
	二维影像中重要的邻近解剖结构不清楚（如下颌管或邻近的牙齿不能明确区分），如果想要清晰辨认就需要用3D方法
	通过常规检查方法筛查出的病理变化，需要进一步分析（主要包括囊肿、肿瘤、牙源性病变、骨病变）
	特殊的手术和/或治疗方法（如用修复体即刻负重、导航种植手术、复杂的跨学科治疗方法）
	最重要的是，种植手术或软、硬组织增量手术后的并发症（如神经损伤、邻牙牙根的损伤）
禁忌证	怀孕
	患有不能接受CBCT或CT扫描的疾病

对于每个X线片检查，需要遵循ALARA（在合理范围内尽量少）的原则，特别是在涉及3D影像的情况下。所以拍摄过程需选择尽可能低的辐射剂量，同时仍然保证足够高的图像质量[162]。因此，当确保对患者而言3D影像的益处能弥补预计增加的电离辐射暴露时，可以确定选择3D设计方案。表10-3列出了种植治疗前诊断研究中使用的各种影像技术有效辐射剂量的概况。

如果决定使用3D影像技术，则需要选择最小的视野和足够的分辨率，从而保证患者的辐射暴露最小。

表10-3　各种影像技术用于种植前3D放射影像评估的有效剂量（mSv）。（数据来源于：EAO种植牙科影像诊断指南）

技术	有效剂量（mSv）
牙片	< 0.002
全口牙片（20张）	0.020 ~ 0.040
全口曲面断层片	0.003 ~ 0.024
头颅侧位片	< 0.006
CT扫描	0.047 ~ 0.088
CBCT扫描（牙槽）	0.019 ~ 0.674
CBCT扫描（颅面）	0.030 ~ 1.073

10.3.2　原理和工作流程

3D种植（以及导板引导种植治疗）的原理是基于术前CT或CBCT对患者解剖结构的呈现，以及上部修复方案可视化（扫描导板，是指在扫描蜡型后所创建的3D影像或STL格式的数字化数据）。这两部分的可视化及融合，可在综合考虑了后期修复体之后，使种植体的空间位置达到最佳，同样也有助于种植体的选择（外形、长度、直径）。然后通过3D设计手术导板将计划植入种植体位置转移到手术部位，包括针对不同扩孔钻的引导面。

修复为导向的种植方案设计最主要的部分是在治疗前对于治疗结果预期的可视化。如果临床医生和患者对后期修复的目标达成一致（如用固定修复代替可摘戴的修复），种植体的位置和数量需要通过随后修复的要求来确定。使用逆向设计原则，以后期修复为导向，决定所需种植体的数量和位置。如果最终种植位点需要，还可以增加植骨的设计。这种在术前进行、以修复为导向的方式对未来种植区域的设计评估更准确、可靠和可预测。导板引导系统的工作流程由所使用的系统决定。本章不介绍市场上所有可用系统的完整列表及其临床和实验室程序。但是，我们借助实例介绍三维设计导板引导种植手术的基本步骤。图10-42概述了计算机辅助和导板系统的工作流程。

10.3.3 技术要求

三维设计导板引导种植植入的第1个技术要求是以CT或CBCT的形式提供3D影像。由于结构成本比CT系统相对较低，并且扫描仪本身更加紧凑，因此CBCT在手术和种植中的使用越来越广泛。

其他要求包括引导软件和具有适当计算能力的PC工作站以及高性能显卡。

所有系统都需要一个定位装置/定位器，将虚拟设计的植入位置转移到手术导板（导航导板）。转移了种植位置的导板可以在诊所技工室或者有合适定位器的牙科技工室内进行制作。在其他系统中，设计系统供应商给出了快速原型制作方法（光固化立体成型或者切削技术，详见第18章）。

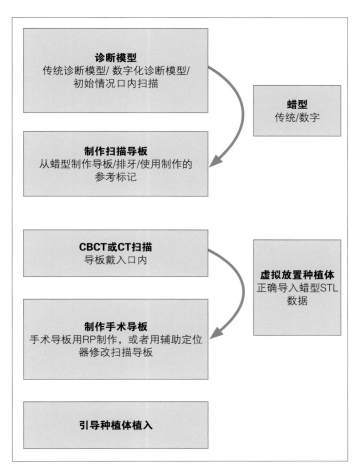

图10-42 三维设计和导板引导的种植手术系统的工作流程（RP=快速成型技术；STL=表面网格语言）。

锥形束计算机断层扫描（CBCT）

目前，现代CBCT扫描仪允许以低的有效辐射剂量[96]创建优质3D断层影像（表10-3）。以下是CBCT技术主要性能的简短概述，更深入的信息读者可参考医学放射学教科书[137,270]。CBCT系统的影像链由4个基本部分组成：

· 射线管（用于产生放射线）。

· 发电机（为射线管提供能量）。

· 检测器（用于检测放射线并将其转换成影像信号）。

· 扫描仪外壳。

与使用一维（1D）线条检测器来生成2D投影图像的全口曲面断层系统不同，CBCT扫描器的锥形束可在180°旋转拍摄中生成3D数据集。在扫描期间发射短的射线照相脉冲，并击中被扫描的区域。物体后面的传感器检测每个投影图像，并从各种角度生成2D投影。然后用3D算法来计算生成3D影像[427]。

所得数据被称为DICOM数据（医学中的数字影像和通信），是管理医学影像数据信息存储和交换的开放标准[33,40]。除了存储数据的格式外，DICOM还将通信协议标准化，以便与其他应用程序进行数据交换，如种植体设计软件。拍摄区域的体积或简称视野（FOV）的大小在不同系统之间是不同的。目前，3D种植设计所需的FOV常用推荐量并没有文献支持。根据作者的经验，具有8cm×8cm（宽×高）的FOV系统已经提供了足够的诊断窗口。FOV尺寸可以通过适当的设置增加到24cm×19cm。根据治疗计划，种植医生可自行选择适用于当前治疗的FOV。

设计软件

设计软件是指获得患者的3D DICOM数据和植入手术虚拟方案之间的界面。目前很多制造商都提供用于3D设计并随之转换为手术导板的软件。

一旦进入DICOM数据，患者的相关解剖结构就可以在不同的截面中显现。大多数软件版本在导入视图数据后就可以立即生成CT或CBCT影像（图10-43）。所有系统具有的一个共同功能是可视化和标记下牙槽神经走向（图10-44）。此外，少量的程序允许将光学表面数据（表面网格语言，STL）集成到3D设计数据（图10-45和图10-46）中（详见第18章）。这允许种植体植入位置可基于虚拟的后期修复（虚拟的蜡型）来确定。通过虚拟设计，医生可准确了解解剖结构及个体特征，从而将种植体置于理想位置（图10-43c）。虚拟植体的种类、直径和长度可根据需要从种植体数据库中选择。在特定软件数据库中提供的种植体品牌取决于软件供应商与种植体制造商的关系。然而，大多数软件版本已经可以提供不同种植体品牌的选择。种植体一旦被虚拟植入，就能够在所有的视角进行旋转并从任意角度观察。一旦种植体被锁定到所选位置，即可生成虚拟植入手术。

随后的步骤（定制手术导板、打印手术流程等）要根据每个系统的各自特征进行。

导航导板

基于3D设计制作的手术导板，可以将指定的虚拟植入位置转移到对应的手术部位。这些导板通过套管引导扩孔钻将虚拟的植入位置转移到恰当的手术位点。

这类外科手术导板的基本要求对于每个系统是相同的：

· 精确、安全密合的口内导板。

· 防止弯曲或断裂的稳固设计。

· 导板的设计不应妨碍骨膜瓣的翻开。

· 稳定、安全地引导扩孔钻。

这些导板可以由相邻的牙齿或种植体支持，或者也可以是黏膜支持。在原理上，用于三维设计植入手术的手术导板可与常规的外科手术导板支持方式类似。这方面可参考10.1.1章节。在无牙颌上使用临时种植体来支持手术导板已被证实可行。无论如何，选择支持的方式应尽可能确保，在CBCT、CT扫描期间或手术过程中导板位置不发生任何变化。

导航导板可以在手术前通过冷凝树脂在石膏上制作；另一个选择是用CAD/CAM系统。在这些系统中，制作导板的蜡型和铸件都被数字化（扫描），或者可以使用STL数据格式（数字化蜡型）软件直接设计。随后用快速成型（RP）技术制作手术导板（详见第18章）。采用的RP制作类型因系统而异。以下方法可供使用：

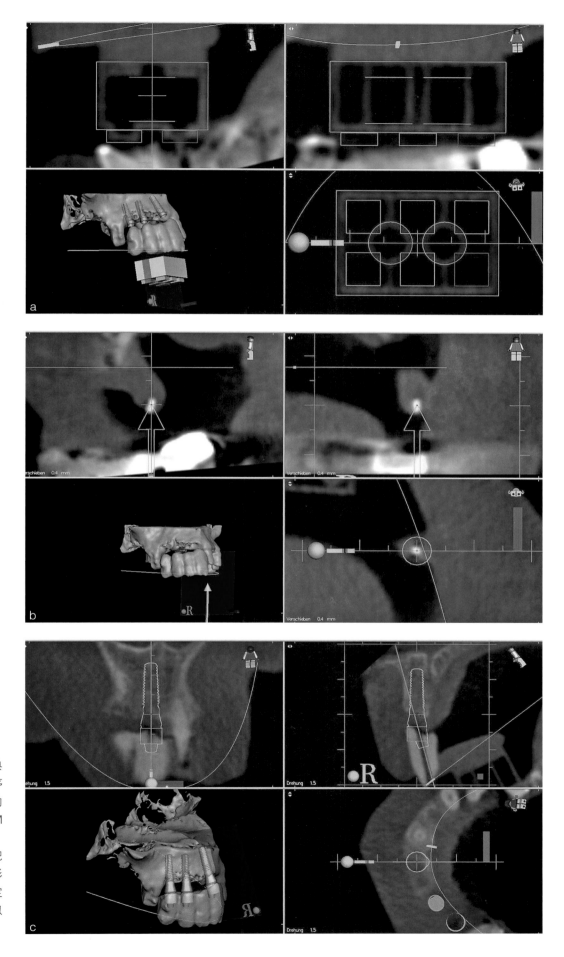

图10-43　影像显示的是由典型诊断和设计软件应用程序（CeHa imPlant系统）生成的视图。首先读取和处理DICOM数据，然后进行以下处理：（a）参考扫描导板，通过把阻射的乐高塑料块与有相同形状的虚拟数据匹配；（b）定位安全标记；（c）施行虚拟植入并在3个平面中检查。

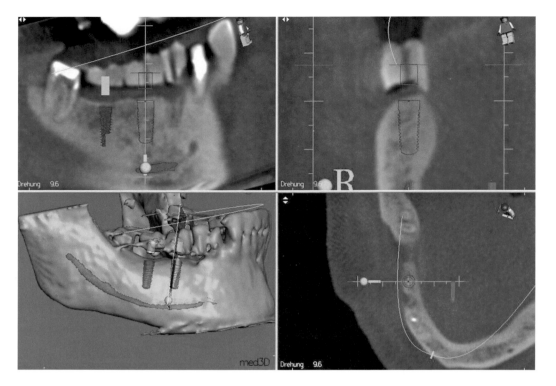

图10-44 利用设计软件使下牙槽神经（右侧）的行走方向可视化。

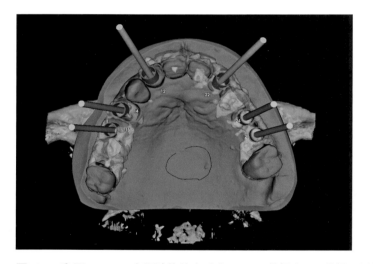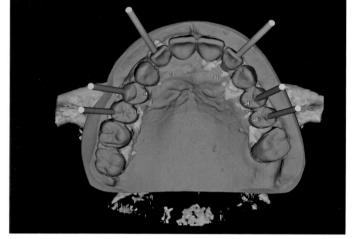

图10-45和图10-46 在设计软件中融合DICOM数据和STL数据，以便更好地显示后续处理结果（比较红色套管和紫色数字蜡型）。

· 光固化立体成型。

· 切削技术。

· 3D打印。

 下面的章节描述并介绍了使用CeHa imPLANT系统（C.Hafner, Gold- and Silberscheideanstalt, Pforzheim, Germany）的临床程序。包括精度、并发症和临床表现的数据，请参见10.3.5章节。

10.3.4 临床应用

模型和模型分析

 术前诊断石膏模型用于确定初始的情况，并作为制作蜡型/排牙以及扫描和导航导板的基础。安装在𬌗架上的石膏模型允许评估最佳的静态和动态咬合关系、颌间距离以及无牙区牙槽嵴的高度，并首次评估这些区域

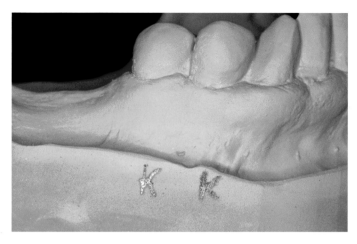

图10-47　在种植手术之前的诊断模型上，可看出46和47区域水平向和垂直向牙槽嵴的丧失非常明显。

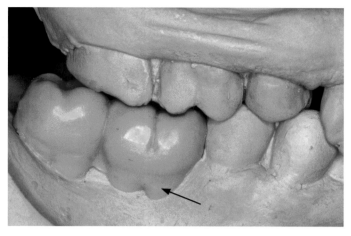

图10-48　在46和47制作种植上部结构的完整蜡型。牙根可见部分的表面轮廓清晰，而牙冠的比例则在生理范围内（箭头）。

水平向和/或垂直向骨缺损程度（图10-47）。

术前可视化治疗结果——蜡型

按照逆向设计的原则，治疗目标可以用蜡型或排牙进行呈现，即用蜡或复合树脂在诊断模型上做出后期修复体。种植位点的余留牙也是可以制作蜡型的。缺牙区的牙槽嵴也需要制作蜡型，其中种植体支持的上部结构轮廓由牙科技师制作，这样各种牙的解剖特征（牙颈部加长、个性化的冠形态等）可以综合考虑（图10-48）。蜡型可被转移到口内，使所需的治疗结果在早期阶段可视化，这在美学区域特别重要。这样就可以与患者讨论牙齿的形状和位置等细节，并直接进行修改。此外，还可以生动地向患者描绘和解释种植部位可能所需的水平向和/或垂直向植骨。口内治疗结果早期可视化有利于发现和探讨患者不切实际的期望。带有蜡型的口内定位照片能够记录治疗过程并可与后期最终治疗结果做比对。

扫描导板和3D成像

再次根据逆向设计的工作原则，把用蜡型或排牙得到的术前信息导入到术前或术中获取的放射影像内。这样做的前提是，在术前拍摄的X线片上能看到前期设计好的上部结构的外形和位置。转换是通过扫描导板来实现的。扫描生成的3DX线片（CT或CBCT）用于确定设计的种植体位点的骨量是否充足，并且还可以评估附近的感觉及其他关键结构如神经或血管的距离。扫描导板用硫酸钡的复合树脂制成，与蜡型形状相同（图10-49和图10-50）。所有口内导板，安全稳定的支持都是重要的先决条件。如果牙列远端变短或完全无牙，适合的支撑物包括天然牙或临时种植体。牙科技师通过窄的先锋钻标记基台的理想位置，在3D数据中可以看到这条线，从技师的视角提供关于理想种植体位点的参考信息（图10-51）。

将阻射的乐高塑料块与咬合面平面上的扫描导板结合，用作参考标记，随后将CT／CBCT扫描放射影像与

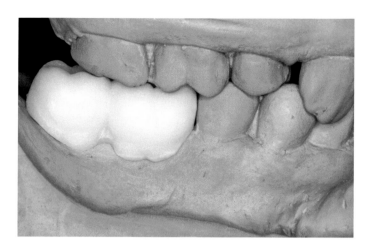

图10-49　将蜡型转移到含有硫酸钡的复合树脂上。

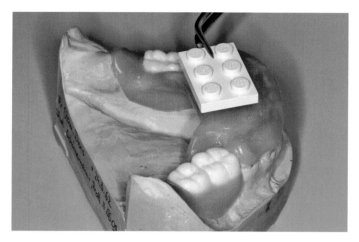

图10-50　扫描导板用含有硫酸钡的复合树脂制成，与蜡型的形状相同。

虚拟参考标记影像在设计软件中匹配。阻射的牙胶尖也为种植设计提供了附加的安全参考（图10-43b）。

　　扫描定向导板获得大量的扫描数据（CT或CBCT）。牙列或对侧颌骨中已有的金属修复体/支架可能会产生伪影，从而导致手术区域中影像叠加。在扫描过程中可通过插入木制压舌板避免咬合，来防止在设计区域产生伪影的叠加（图10-52）。

虚拟种植体放置

　　当DICOM数据被读取并导入设计软件（去除伪影），接下来第一步是将所有参考标记（乐高块），包括影像中的、与设计软件中相应的虚拟标记（图10-43a）进行匹配。紧接着是虚拟植入手术，包括将设计的种植体置于与扫描导板所示的上部修复相对的理想位置，同时考虑患者的解剖特征（图10-43c）。临床医生提交后，植入位置被锁定，这样可以防止任何意外的移动。最后一步是生成种植流程，为每颗种植体分配坐标，允许将其位置转移到手术导板（图10-53）。

制作手术导板

　　虚拟植入位置需借助定位器（六脚设备，图10-54）来转变为实际位点。扫描导板安装在倾斜旋转工作台上，该转台放置在6个可单独调节的支脚上，并可针对引导套管的钻孔方向和位置进行相应调整。根据设计软件算出的坐标，每颗种植体的值都设置在定位器的调节螺丝上。最后，钻出种植体引导套管的孔，并用树脂粘接剂将套管固定到位（图10-55～图10-59）。

引导植入手术

　　三维导板引导的种植手术通常要翻开黏骨膜瓣使牙槽骨暴露。翻瓣的导板引导种植手术与常规种植手术所需条件相同（在第10.3.6章节中使用两个例子）。对于进一步的手术细节，读者可以参考有关植入手术的详细教科书。在有利的条件下（足够的角化龈和骨量），导板引导手术还可以不翻瓣植入种植体。

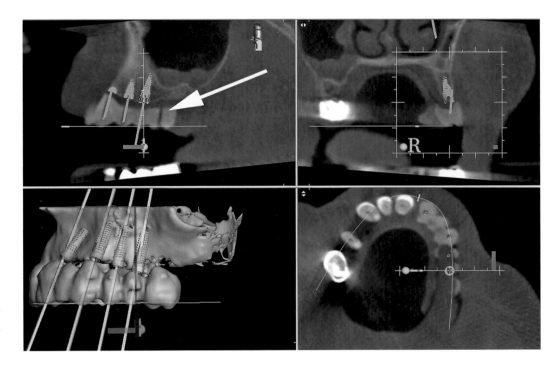

图10-51 由牙科技师根据CBCT而制作的带有定位钻孔的蜡型。

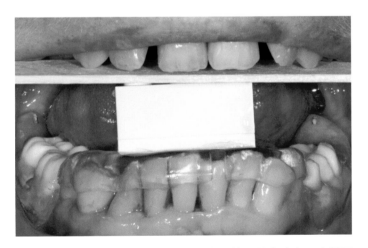

图10-52 用一个木制压舌板放在乐高模块上锁住咬合，这样可以防止金属修复体产生的伪影与种植区域重叠。

图10-53 举一个例子，在CeHa imPLANT System中用于校准六脚定位器各脚的钻孔程序。字母A~F各代表一个脚，每个脚由各自的数值设定。

SCHICK Dentalgeräte **X1** med3D **CeHa imPLANT** powered by med 3D

Manufacturer: med3D GmbH
www.med3D.com
Sales and Support:
C.HAFNER GmbH+Co. KG
Hotline: +49 180 172 3106
cehaimplant@c-hafner.de
www.c-hafner.de

Manufacturing Drilling Template

Patient: Max Mustermann

Unlicensed demo, not for treatment planning.

Plan: B +. Locked: Di 11. Aug 08:07:19 2015.
User:
Signature: 8514-046C-7495-9B58-A257-A76A-671F-1ED8.
Printing: Di 11. Aug 08:07:22 2015.

Patient:	
Dentist's Patient ID:	
Date of Birth:	19571211
CT Identification:	01-AW
Date CT Scan:	20060418
Date 3D Planning (latest):	20090209
Date Surgery (scheduled):	

Medical staff:	-
Radiologist:	- no input -
Prosthetics:	
Implantologist:	
Dental Technician:	
File Directory:	C: /implant3D /Patienten /Demo UKSchablone Camlog
File Name:	Demo_UKSchablone_Camlog

Comment:

Drilling Template Upper Jaw: - none -

Calibration			Cast			Safety Pin 1			Safety Pin 2		
Always						d 6.00 / D 3.40			d 6.00 / D 3.40		
630426047f87dc73 -1.0 3f2283ead02f2a4a 0.0			434e2015400c5388 0.0 817ebbdb945fbc21 0.0			2ad526ba0661a310 0.0 03e93be6cb9a45e2 0.0			8a290869ee521bf5 0.0 58582ac9c27fa325 0.0		
A	6	0.00	A	6	0.00	A	6	6.97	A	6	7.44
B	6	0.00	B	6	0.00	B	7	0.33	B	7	8.41
C	6	0.00	C	6	0.00	C	7	4.82	C	9	1.82
D	6	0.00	D	6	0.00	D	9	2.61	D	7	0.31
E	6	0.00	E	6	0.00	E	7	7.74	E	7	9.34
F	6	0.00	F	6	0.00	F	6	7.49	F	6	5.11
ok ?			ok ?			ok ?			ok ?		
ok ?			ok ?			ok ?			ok ?		

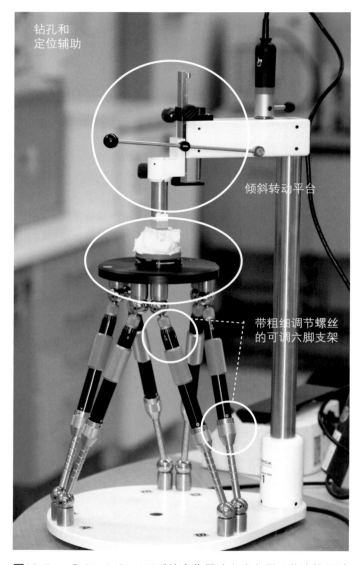

钻孔和
定位辅助

倾斜转动平台

带粗细调节螺丝
的可调六脚支架

图10-54　CeHa imPLANT系统定位器（六脚）用于将虚拟设计的植入位置转移到手术导板。

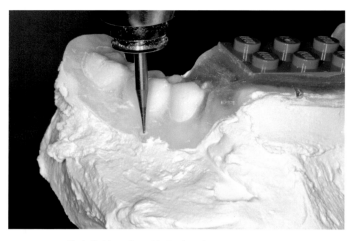

图10-55　将虚拟植入位置转移到手术导板：对准安全标记。

目前关于不翻瓣手术优点的证据极少。在一篇Meta分析文献中，迄今为止，Hultin等发表了3项随机对照临床试验。这些研究显示无翻瓣手术术后疼痛、止痛需求、水肿、血肿和三叉神经痛显著降低[23,125,288]。以上结果得到了研究支持，这些研究表明，患者在无翻瓣、导板引导的手术中具有更高

的舒适度和满意度[1,286,379]。然而，不翻瓣技术应慎用，因为如果虚拟设计的种植体位置存在偏差，种植体周围骨床可见度有限就增加了检测不到的前庭或牙槽嵴穿孔的风险。

一旦手术导板固定在口内，即可根据虚拟设计的植入位置，通过引导套管进行种植窝洞预备。在每阶段钻

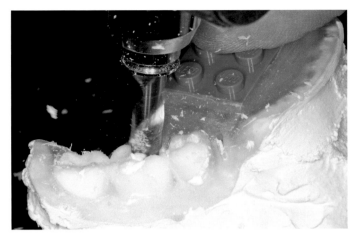

图10-56 钻出用于插入导向套管的开口。

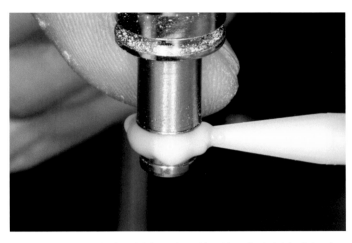

图10-57 在用粘接剂树脂固定之前,使用复合树脂准备引导套管。

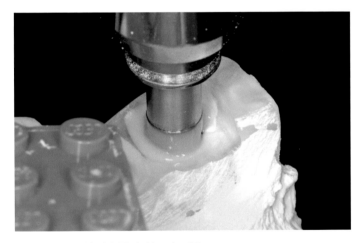

图10-58 用粘接剂将套管固定到位。

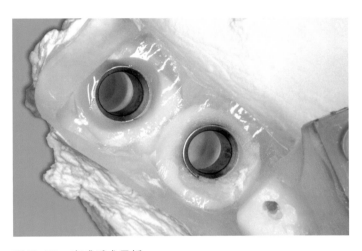

图10-59 完成手术导板。

孔过程中,成形钻通过适当的导向套管进行调整。

　　除了用于引导种植窝洞制备之外,如果种植系统允许,套管也可以用于引导种植体的植入(详见10.3.6章节)。图10-60~图10-66展示了使用引导套管植入种植体的不翻瓣手术。先在骨床设计种植体位置(基于CBCT扫描),参考蜡型(可数字化后融入影像中),

然后通过3D技术设计和打印外科手术导板。在第一步中,经过导板套管用环切刀在牙龈的适当位置切开与设计种植体同直径的小口。之后,预备种植骨床,并依据导板将种植体植入。最后,将基台拧到种植体上并安装临时修复体。

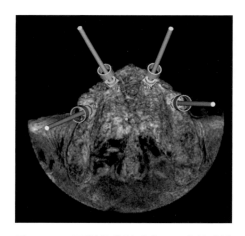
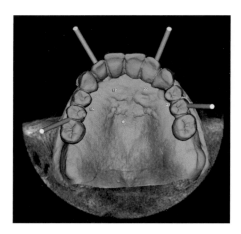
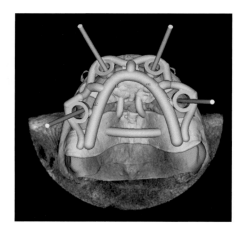

图10-60　可视化外科手术，无黏骨膜瓣转移（不翻瓣方法），使用上颌无牙颌作为例子。种植体轴和导向套管已被整合到图像中。

图10-61　用数字化的蜡型检查种植体植入位置。

图10-62　手术导板（黄色），用加强元件和数字化导向管套（蓝色）数字化构建。

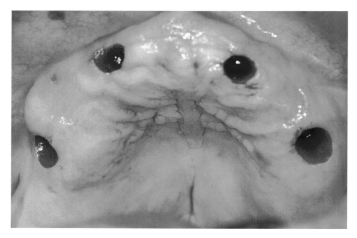
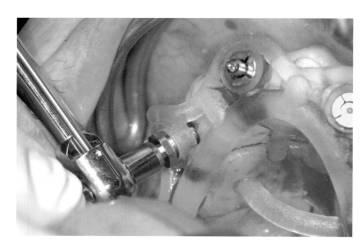

图10-63　使用手术导板对牙龈进行打孔（当有足够的角化龈时）。

图10-64　种植床准备好后通过手术导板植入种植体。

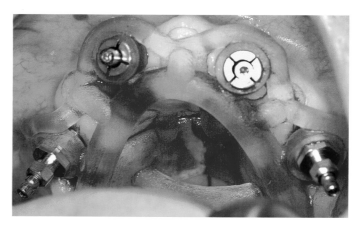
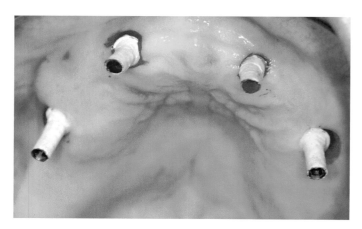

图10-65　4颗种植体的最终位置。

图10-66　基台已经拧到位，准备进行临时修复。

10.3.5 3D设计导板系统的准确性

日常临床中，计算机辅助和导板引导的种植手术的价值是，可以将虚拟设计的种植体位置准确转移到手术部位。关于其准确性，目前发表的文献利用体内外研究中种植体设计位置和最终位置间的偏差进行探讨（表10-4）。为此定义了下述空间偏差：

· 钻头进入种植骨床的水平偏差。

· 钻头或种植体顶点的水平偏差。

· 实际种植体位置的垂直偏差。

· 种植体或钻头倾斜的偏差。

在Meta分析关于人体标本的体外研究中，Schneider等统计研究了种植体位置的平均偏差值，在进入点（种植体肩部）为1mm，种植体尖端（顶点）为1.6mm，高度【译者注：垂直】为0.5mm，轴倾偏差为5°~61°。这些研究中的导板使用RP方法（光固化立体成型，7份研究报告）和经典的技工室技术（冷固化树脂，1份研究报告）。并未发现导板制作的方式能导致种植位置的准确性出现明显的偏差。Van Assche等[378]认为偏差在进入点处为1mm（0~6.5mm），顶点为1.24mm（0~6.9mm），以及3.8°（0°~24.9°）的角度偏差。

Jung等[190]在另一篇关于导板引导的系统回顾性论文中引用了以下平均值：进入点的水平偏差为1.1mm（最大4.5mm），顶点为1.2mm（最大7.1mm），垂直偏移0.2mm（最大1.4mm），种植体轴向偏差为4.0°（最大20.4°）。

在一项研究中，比较了徒手操作和3D设计导板引导的种植手术，导板引导转移设计的种植体位置明显更为精确。下文中提到的导板均使用冷固化树脂制成——经典的技工室技术。

表10-4 设计和获得的种植体位置之间的偏差，从大量的体内或体外研究汇总得来（Schneider等[345]、Nickenig等[284]、Jung等[190]）

偏差	平均偏差	最大偏差
水平：进入点	1~1.1mm	4.5~6.5mm
水平：顶点	1.2~1.6mm	6.9~7.1mm
垂直：种植体肩部	0.2mm	1.4mm
倾角	3.8°~5.0°	20.4°~61°

10.3.6 临床病例

由于使用的方法不同，不同导板引导的种植手术在工作流程中有一些明显的差异。因此，本节将介绍两个系统。所有的病例中，使用coDiagnostiX（Straumann）分别结合Straumann Guided Surgery和Camlog Guide系统。

Straumann Guided Surgery系统

图10-67显示了患者的初始情况。患者需要种植体支持式固定修复，现有上颌牙列双侧缩短和下颌多牙缺失的问题。在Straumann Guided Surgery系统中，第一步是戴着参照导板进行CBCT扫描（图10-68）。通常，沿着要植入牙齿的轴线将直径为1~2mm的参照孔钻入到导板上，这个步骤将会简化随后的设计。然后可以在3D设计影像中识别这些理想的牙齿轴线及相应的种植体位置（图10-69和图10-70）。根据初始设置，在GonyX工作台确定手术套管的确切位置，然后用丙烯酸树脂将手术套管嵌入导板（图10-71和图10-72）。这些套管的内径为5mm。然后对导板进行处理，确保套管周围的区域充分切割，以便反角手机自由移动（图10-

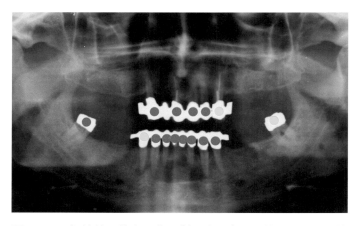

图10-67 初始情况的全口曲面断层片。有些牙被认为是可靠的（绿色），有些是可疑的（黄色），每颗牙齿都认为是值得保存的。设计在4个象限中植入种植体。

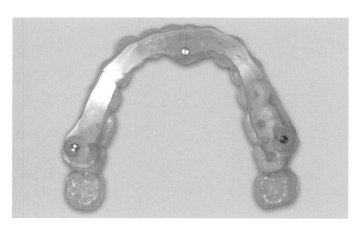

图10-68 在丙烯酸咬合面上的含硫酸钡和轴向指针的参照导板。

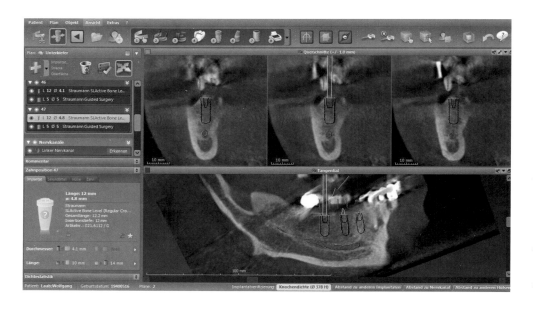

图10-69 以设计种植体46为例。神经管的行走方向标记为粉红色；该影像显示骨高度可以保持与神经有足够的距离。在所有截面中可以看到设计的种植体，长度为12mm。含硫酸钡牙齿中的参照钻孔（箭头）反映了理想的修复种植轴向，并且可以在本例中精确地遵循（参见种植轴向的延伸部分，黄线）。

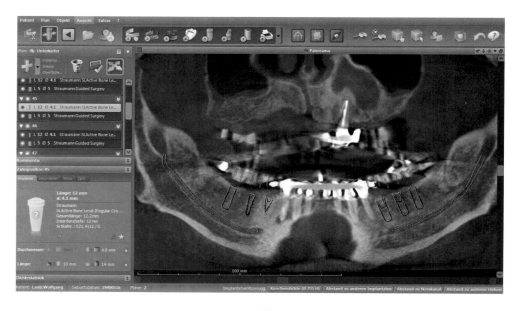

图10-70 下颌骨种植体的可视化研究。

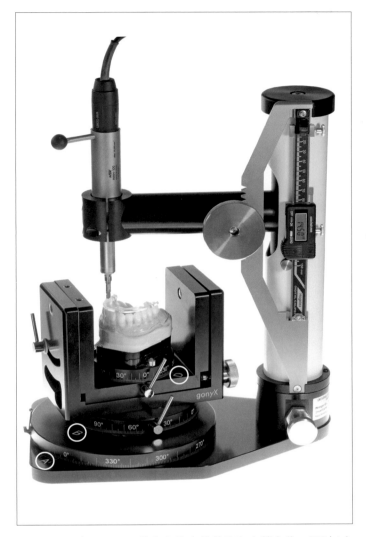

图10-71 在GonyX工作台上的套管钻孔和套管定位：通过4个调节拨盘（A、B、C、D，见圆圈）将模型放在适当位置。然后通过钻孔单元钻出孔，并以0.1mm精度进行导向套管的定位（带数字显示器的电子止停）。

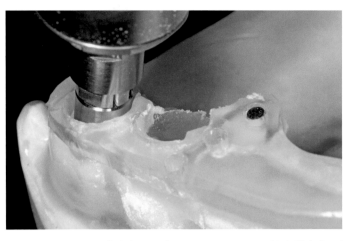

图10-72 使用设计阶段的设定（A、B、C、D）将套管定位到导板中。

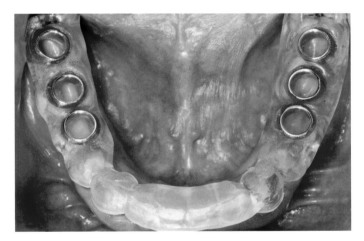

图10-73 完成的手术导板，有宽大的手术套管，然后戴入口内。

73）。不同钻孔操作的顺序根据钻孔流程确定（图10-74）。特殊的钻针手柄套筒可以精确匹配外科手术的套管，使套管内径减小以适应不同先锋钻的尺寸。钻针手柄两端的套筒具有不同的高度（1mm或3mm）（图10-75）。钻孔流程规定应使用哪个高度，必须严格遵循，以确保各种先导钻头及其对应的套筒之间正确匹配。基本上，钻孔流程规定了以下步骤：翻瓣（图10-76和图10-77）之后，手术导板就位，剩余牙槽嵴表面用平

面切削刀修整（400～600r/min）接近种植体的直径。先要插入指定的钻针手柄套筒，然后使用切削刀（图10-78）。钻孔深度可从激光标记中读出，但切刀没有物理止停。剩余牙槽嵴轻微整平后，插入第一先锋钻（Ø2.2mm）（蓝色），根据流程规定选择相应高度（图10-79）。先锋钻被引导进入并达到物理止停。根据所选择的种植体直径，来决定是否需要用黄色、红色，可能还有绿色的螺旋（麻花）钻（Ø2.8～4.2mm）

coDiagnostiX™	Patient data		dental wings		straumann
Version 9.6	Name: Demo Patient 5				
Licensed to: 99949907	Date of birth: 2013-03-12				
DWAdmin,	Patient ID: 00001				

Mandible (11)			**Surgical protocol**			FDI notation (World Dental Federation)	

			Straumann® GuidedSurgery sleeve				
Color code	Position	Implant art. no.	Implant	Sleeve	Sleeve position	Guided drill	Drill handle	Milling cutter
	37	021.6112	SLActive Bone Level (Regular CrossFit™) (RC) Ø 4.8 mm 12 mm	H: 5 mm Ø: 5 mm	H4	☰ extra long	●●● +3 mm	4.2 mm
	36	021.4112	SLActive Bone Level (Regular CrossFit™) (RC) Ø 4.1 mm 12 mm	H: 5 mm Ø: 5 mm	H4	☰ extra long	●●● +3 mm	3.5 mm
	35	021.4112	SLActive Bone Level (Regular CrossFit™) (RC) Ø 4.1 mm 12 mm	H: 5 mm Ø: 5 mm	H6	☰ extra long	● +1 mm	3.5 mm
	45	021.4112	SLActive Bone Level (Regular CrossFit™) (RC) Ø 4.1 mm 12 mm	H: 5 mm Ø: 5 mm	H4	☰ extra long	●●● +3 mm	3.5 mm
	46	021.4112	SLActive Bone Level (Regular CrossFit™) (RC) Ø 4.1 mm 12 mm	H: 5 mm Ø: 5 mm	H4	☰ extra long	●●● +3 mm	3.5 mm
	47	021.6112	SLActive Bone Level (Regular CrossFit™) (RC) Ø 4.8 mm 12 mm	H: 5 mm Ø: 5 mm	H4	☰ extra long	●●● +3 mm	4.2 mm

图10-74　外科手术钻孔程序：规定各种钻头与不同钻针手柄套筒组合的顺序。

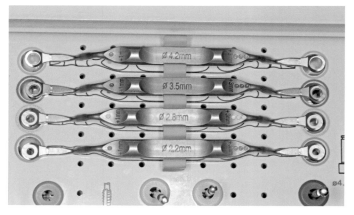

图10-75　钻针手柄套筒将手术导板套管的直径减小到了不同的尺寸，并具有两个不同的套筒高度（1mm和3mm）。

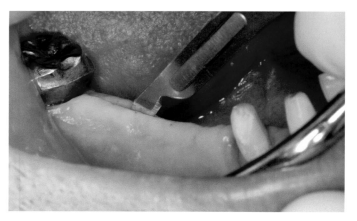

图10-76　牙槽嵴上做切口。

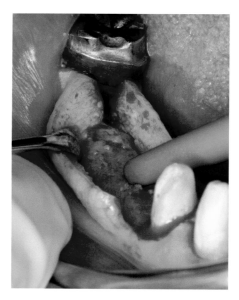

图10-77　完全游离的瓣，无垂直减张切口。

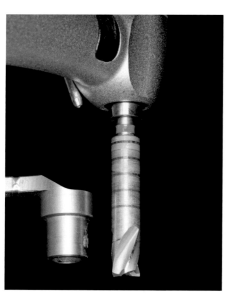

图10-78　手柄和平面切削刀：平整牙槽嵴。

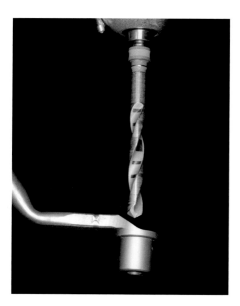

图10-79　先用先锋钻，配合使用钻针手柄套筒。

继续进行预备，每个钻头与其相应的套筒一起使用（速度500~800r/min）（图10-80），并再次达到钻头的物理止停（图10-81）。

　　然后用成形钻精细预备植入床，最后用攻丝钻攻丝。成形钻与C型手柄可以一起使用（图10-82和图10-83），并前进直到止停，然后攻丝。攻丝钻也可与C型手柄组合，并低转速使用。攻丝的深度参照激光标记线；没有固定止停位（图10-84和图10-85）。根据局部骨质和种植体的直径，在冠方或在全部植入深度中攻丝。

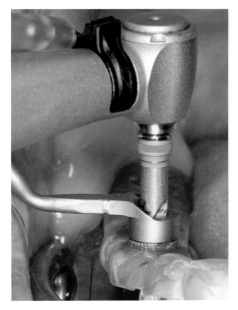

图10-80　红色麻花钻由相应的钻针手柄套筒引导钻入。

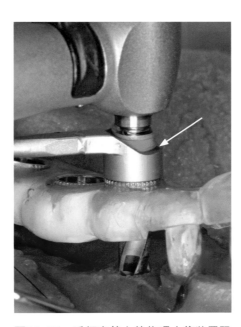

图10-81　手柄套筒上的物理止停装置限制钻入深度（箭头所示）。

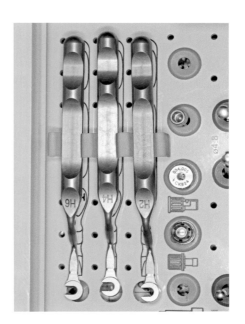

图10-82　C型手柄：使用时像手柄套筒，但是从侧面放入钻针。

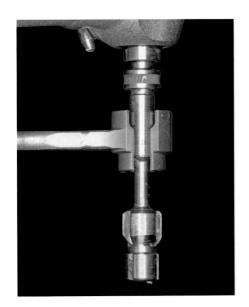

图10-83　C型手柄与成形钻相结合。

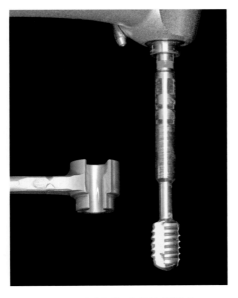

图10-84　C型手柄与攻丝钻相结合。

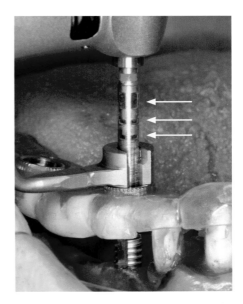

图10-85　激光标记（箭头）显示攻丝螺纹的深度，没有物理止停装置（深度取决于骨质）。

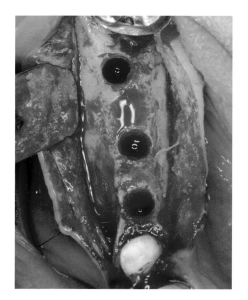

图10-86 完全预备好的植入窝洞。

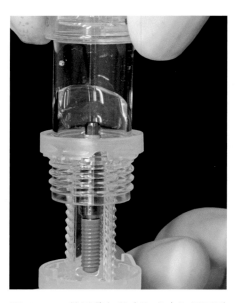

图10-87 从无菌包装中取出专门用于引导种植（表面：SLActive）的种植体。

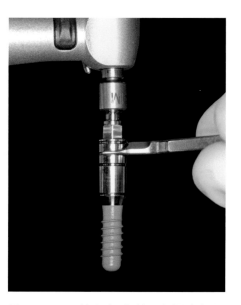

图10-88 植入部分的3个深度标记（H2、H4、H6）定义了插入深度。作为示例止停钥匙已被插入到H4中。

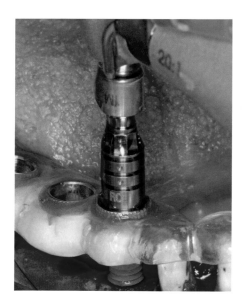

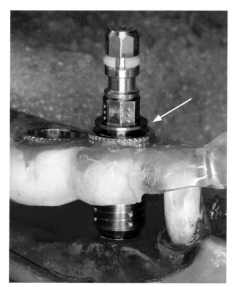

图10-89和图10-90 把种植体通过导板放入，然后根据植入程序植入到标记的H6（箭头）。

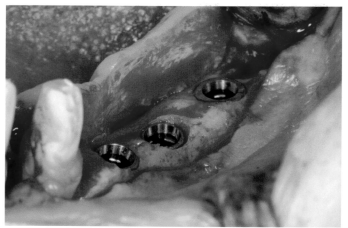

图10-91 所有种植体植入并移除手术导板的情况。

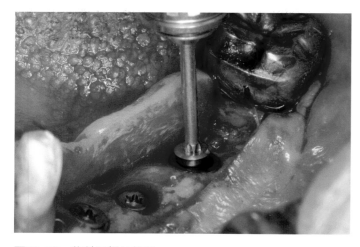

图10-92 将封闭螺丝拧紧。

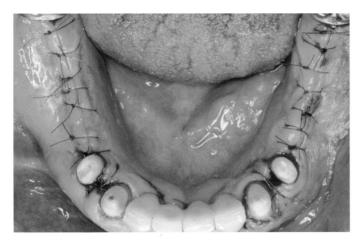

图10-93　严密缝合伤口。

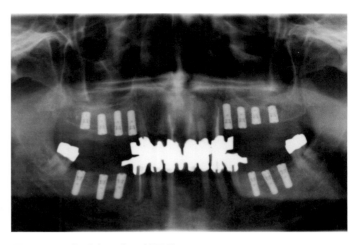

图10-94　术后全口曲面断层片。

一旦种植窝洞预备（图10-86）完成，下一步是植入种植体。种植体（表面：SLActive）从无菌包装中取出（图10-87），并直接插入手术导板的套管。种植体的传送部标记了套管深度H2、H4和H6（图10-88和图10-89），这些标记显示了种植体插入的深度。深度可以用止停钥匙或视觉控制。将止停钥匙插入手术流程规定的标记中，并以最高15r/min的速度植入种植体。一旦止停钥匙到达套管的顶部，则种植体位于正确的深度。或者，可以视觉控制插入深度。图10-90显示了种植体最后在套管深度H6处。使用反转钥匙拧松携带器的固定螺丝，并一同取下。检查种植体的位置（图10-91），将封闭螺丝固定到位（图10-92）并缝合伤口（图10-93）。最终的全口曲面断层片显示了最初植入设计的实施情况（图10-94）。二期手术和最终修复见11.2章节。

因此，在这个系统中，最先从一个窄的先锋孔开始，逐步扩大并分步检查。这样一来，如果临床情况需要，可以尽早停止螺旋钻扩孔并调整最初设计的种植体直径。这是该系统有别于Camlog Guide系统的最大特点，在Camlog Guide系统中，种植体窝洞的宽度不会逐渐扩大，而是立即准确地预备至确定的种植体直径。这样做的优点是不需要复杂的工具和部件，而且不需要复杂的外科扩孔程序。但缺点是，在患者口腔中遇到特殊情况时，不可能改变为较窄的种植体。如果初期评估不正确，直接钻到确定直径将有导致颊侧骨组织损失的风险。为了更有效地权衡这些优缺点，下一节将介绍使用Camlog Guide系统的临床病例。

Camlog Guide系统

CBCT扫描、设计并嵌入丙烯酸树脂固定的Camlog Guide套管之后，导板就像前文描述的那样进行制作（图10-95～图10-98）。翻瓣，然后插入导板，用中心打孔钻做骨标记，根据种植体直径修整皮质骨（该病例为4.3mm）（图10-99～图10-101）。根据最终直径选择成形钻，钻的长度从9mm、11mm到13mm逐渐增加，这取决于设计的种植体长度（图10-102和图10-103）。所有的钻头均通过圆柱形钻轴和导向套管的精确匹配进行准确引导。每个钻都需要预备到物理止停（图10-104）。将种植体插入植入器械（该病例使用的是手动棘轮扳手）并直接通过手术导板（图10-105和图10-106）拧入。一旦携带器在导向套管上达到物理止停，则种植体已经到达其最终位置（图10-107），随后携带器可与手术导板一起拆除。检查种植体位置，如有必要，可能会稍加修正（图10-108）。术后X线片与3D

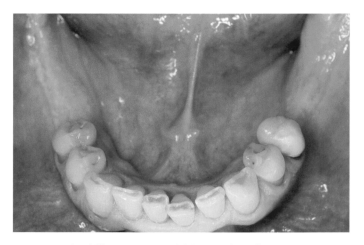

图10-95　初始情况：下颌牙列缩短（游离端情况）。

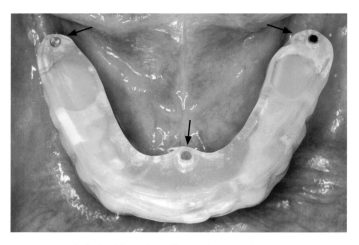

图10-96　含有硫酸钡牙齿的放射导板和丙烯酸咬合面上的3个参考针（箭头）。

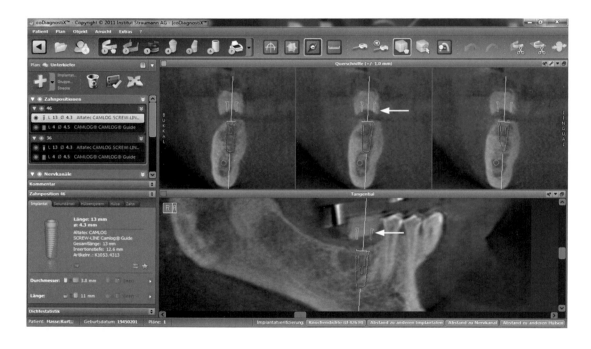

图10-97　Camlog Guide套管（箭头）的调平和定位，如图10-69~图10-72所述。

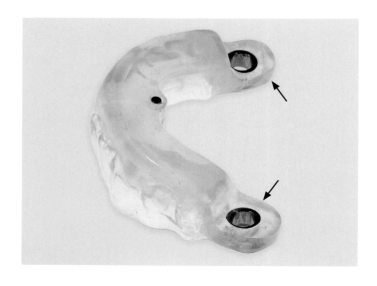

图10-98　用Camlog Guide套管重新装配的外科手术导板。

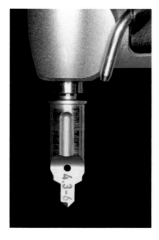

图10-99 第1个器械：中心打孔钻。

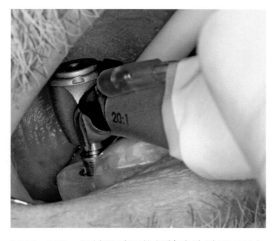

图10-100 器械通过圆柱柄精确地引导至导向套管中，并前进到达止点。

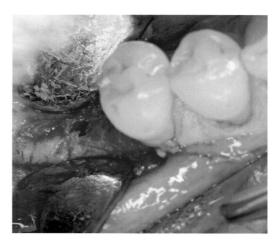

图10-101 检查钻孔的位置。

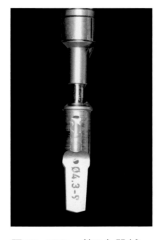

图10-102 第2个器械：最终直径的成形钻，长度从9mm、11mm到13mm。

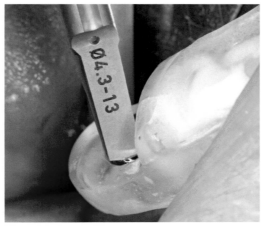

图10-103 成形钻按照由短到长的顺序插入导板。

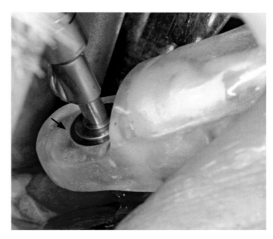

图10-104 每个成形钻都需要预备到物理止停。

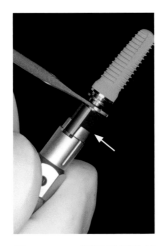

图10-105 用于引导种植手术的带有延长持钉器的种植体。

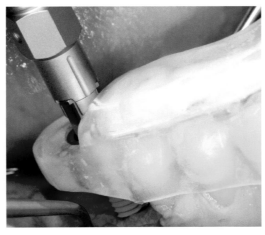

图10-106 直接通过手术导板植入种植体，需要特殊的植入器械。

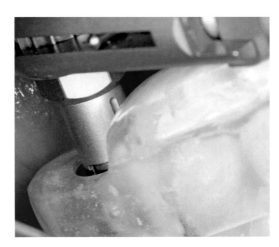

图10-107 将种植体拧入到物理止停。

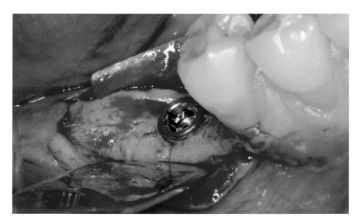

图10-108　将携带器和导板移除。现在可以对种植体植入深度进行最后检查。

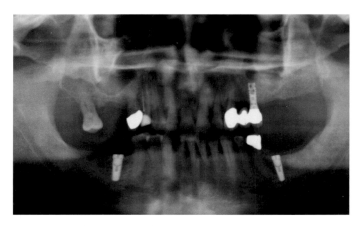

图10-109　术后全口曲面断层片。

设计完全相符（图10-97和图10-109）。

10.4　小结——导航导板

　　目前，根据逆向设计原则，三维设计和导板引导种植扩展了常规诊断的范围，实现了种植体的最佳就位。这种技术在日常实践中得以实施的必要条件包括现代影像设备（CT或CBCT）以及相应的设计软件。还需要扩展辐射防护领域的知识和培训。使用3D方案设计的适应证，应严格遵循相关专业协会的建议（表10-2）。需要参考当前关于减少患者接触电离辐射的原则。3D设计导板引导种植手术的准确性非常值得期待。然而，目前关于3D设计导板引导种植手术的临床研究仍然很少，因此对其精密度以及长期临床存留率的证明有待补充。

10.5　增量导板

10.5.1　原则和工作流程

　　除了显示种植体的位置和角度之外，放射及手术导板还能够显示可能的牙槽嵴缺陷。为了实现自然的软组

织轮廓（粉红色美学），任何骨或软组织缺损都需要在植入手术之前或期间进行增量[372]。借助增量导板可以使需要增量的程度可视化。为此，种植体区域的软、硬组织以及需要种植的牙齿（基于相邻牙齿）的理想蜡型都要提前在石膏模型上呈现[404]。一般来说，增量导板可以用作后期放射和外科手术导板。增量导板有两种可能的形式：

1. 所有缺失的组织被导板取代；需要增加的组织通常以粉色丙烯酸替代。这主要帮助患者和临床医生看到结果，但是通常不适用于增量手术中（图10-13）。

2. 根据期望得到的CEJ把要植入的牙齿在导板中重现出来。其他缺失的软、硬组织没有显示，从而确保增量导板在术中最有效地使用。通过这种方式，手术中可直接在导板下方进行软、硬组织增量。

10.5.2　临床病例

　　用一个病例来说明增量导板的使用：一名24岁的女性，接受过肾移植和免疫抑制治疗，11-23的骨组织吸收，牙齿无法保留（图10-110和图10-111）。这些问

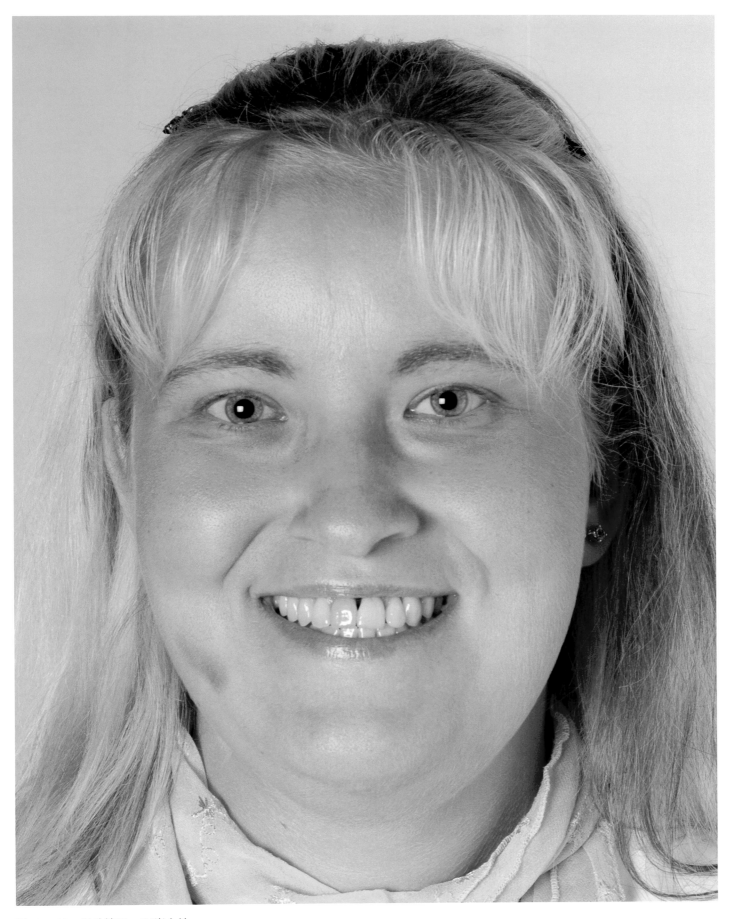

图10–110 初始情况：24岁女性。

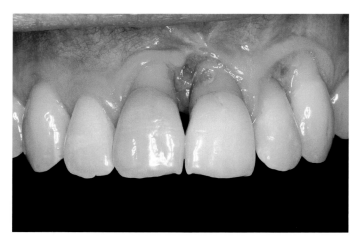

图10-111　11至23出现骨粘连和唇侧骨吸收，这几颗牙齿是无法保留的。

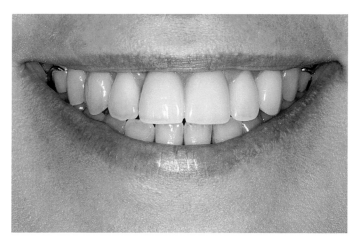

图10-112　患者在拔牙后的微笑像，戴入临时修复体。

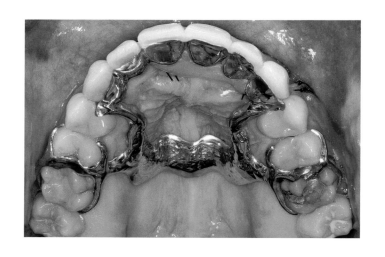

图10-113　使用具有金属连接体和卡环的RPD作为临时修复体，支架在缺损区像背板一样一直延伸到切缘。在唇侧伤口大范围肿胀的情况下，也能够将义齿基托最大限度地缓冲，而不会影响到修复体的稳定性（图10-121）。

题属于6年前进行的矫正性和区域性上颌骨截骨术的并发症。

　　拔除牙齿并进行临时修复（图10-112和图10-113）。在此后6周内，缺牙区的硬、软组织缺失变得明显（图10-114和图10-115）。在此期间，根据排牙制作了增量导板。除了牙齿的3D位置外，这里特别重要的是，后期修复中牙齿与牙龈（白色和粉红色美学标准）之间的过渡区域，这通常对应于CEJ。牙齿准确地排列到该区域，对骨组织的缺损进行空间评估（图10-116）。在咬合方面，使用透明丙烯酸显示硬、软组织水平向吸收

的程度（图10-117）。这种缺损的可视化对于患者、修复医生和外科医生之间的沟通以及接下来的治疗计划及患者信息采集是必不可少的。此时，标记球已经放入导板内，以便将其用作放射导板。

　　借助于导板，使用从髂骨获得的移植材料进行骨增量手术。骨移植材料与期望的骨的结构相匹配（图10-118）。进一步填充颗粒骨，并用Bio-Gide骨膜覆盖（图10-119和图10-120）。临时修复的美学效果会受到过度植骨和肿胀的影响。只有使用铸造卡环和切端背板的RDP（图10-113），修复体才可以被充分磨去，而

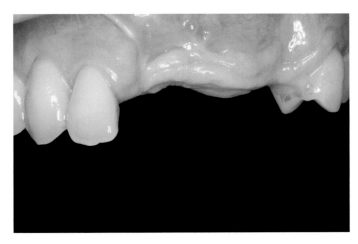
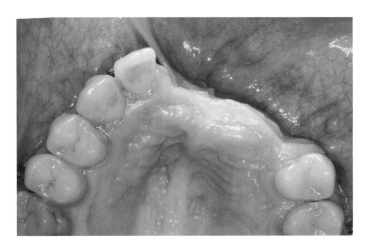

图10-114和图10-115　拔牙6周后出现硬、软组织大量的垂直向和水平向吸收。

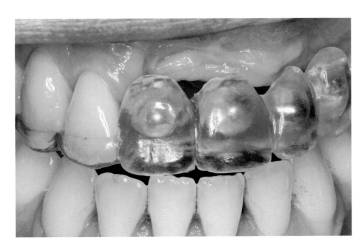
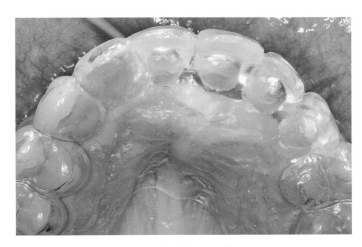

图10-116和图10-117　增量导板已经在口内就位，透明丙烯酸导板使得对硬、软组织缺损都有非常清晰的评估。

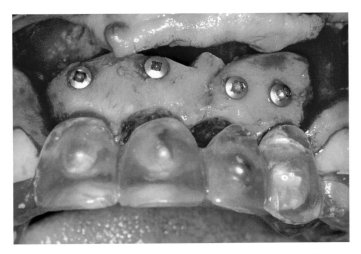
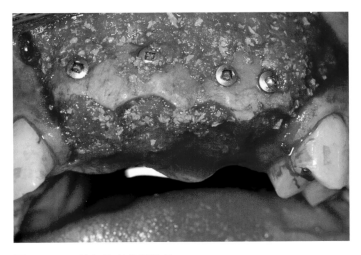

图10-118　增量导板通过未来的釉牙骨质界定义骨增量的范围。

图10-119　植入较多的颗粒骨。

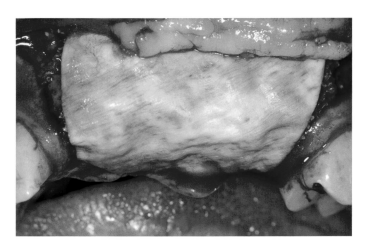

图10-120　用Bio-Gide骨膜覆盖骨增量区域。

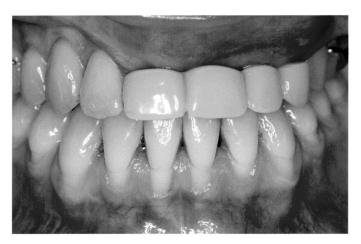

图10-121　缝合伤口并调磨临时修复体，由于修复体的结构，只有在腭侧背板的帮助下，牙齿的基底缩短才有可能。

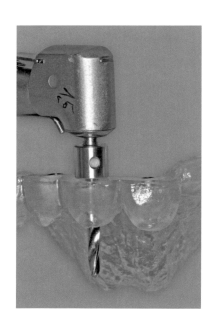

图10-122　导板的切端磨短，允许先锋钻更好地进入骨面。

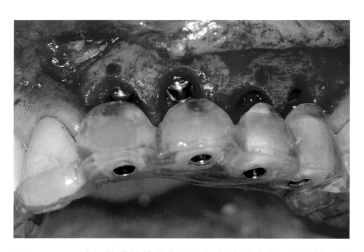

图10-123　植入的种植体的位置在红白美学过渡区（也就是釉牙骨质界）下方大约3mm处。重要的是可以确定牙槽骨间隔。

不会使其稳定性受到影响（图10-121）。

　　下一步是种植体就位。为此，增量导板应该显示美学相关特征，首先需要重塑手术导板（定向导板）。除了嵌入钻孔套管之外，还需要缩短导板殆面使先锋钻穿透足够的深度（图10-122），同时保留CEJ。当植入种植体时，必须注意确保种植体肩部位于红白美学过渡区下方约3mm处。图10-123清晰显示了良好的就位和重要的牙槽骨间隔。种植位置术中的记录也完成良好（图

10-124；见12.3.2章节）。最后，拧入封闭螺丝，缝合牙龈。术中记录（图10-125）可以在种植体愈合期间用于制作粘接固位的长期临时修复体（图10-126）。这些修复体准备在二期手术后直接戴入，其另一目的是作为个性化的愈合基台，以确保软组织成形（图10-127和图10-128）。

　　由于患者正在进行免疫抑制治疗，不做进一步的软组织修整。现在进行最终修复体的制作。图10-129显示

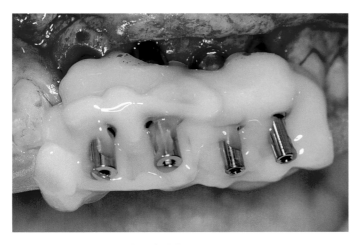

图10-124　记录术中种植体的位置。

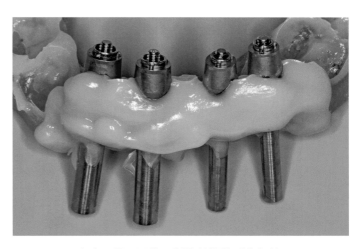

图10-125　术中记录可以指导制作长期临时修复体。

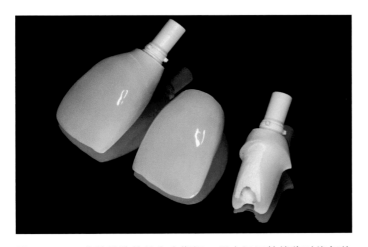

图10-126　在种植体的骨愈合期间，用水门汀粘接临时修复体（PEEK个性化基台）。

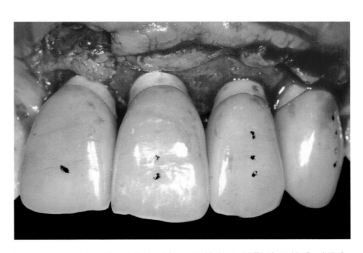

图10-127　在二期手术的时候，直接戴入长期使用的临时修复体。在伤口缝合时及时清除多余粘接剂。

了成形良好的穿龈轮廓，而且根据已设计出的全瓷修复体，可看出种植体颈部位置理想（图10-130）。图10-131～图10-134显示戴上最终修复体后3个月的情况。

这个病例展示了一个导板的制作如何为患者、为骨增量和为种植体定位提供重要的信息，因此显而易见，导板是成功治疗不可或缺的工具之一。

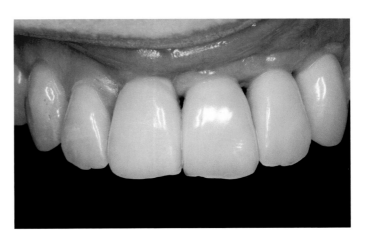

图10-128　使用2个月后的临时修复体。

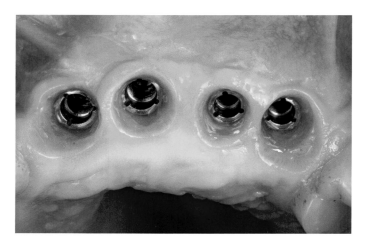

图10-129 在取终印模时软组织愈合的情况。

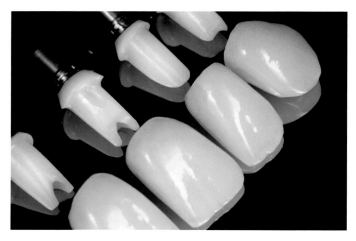

图10-130 最终修复体（氧化锆基台和二硅酸锂冠）。

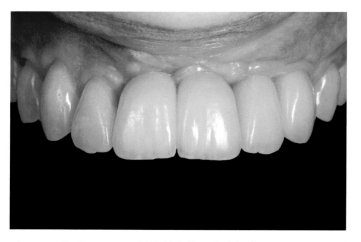

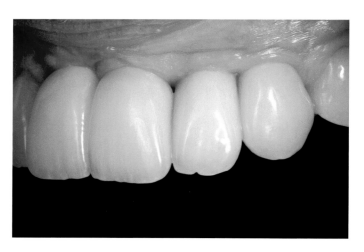

图10-131和图10-132 树脂粘接的最终修复体戴牙后3个月的情况。

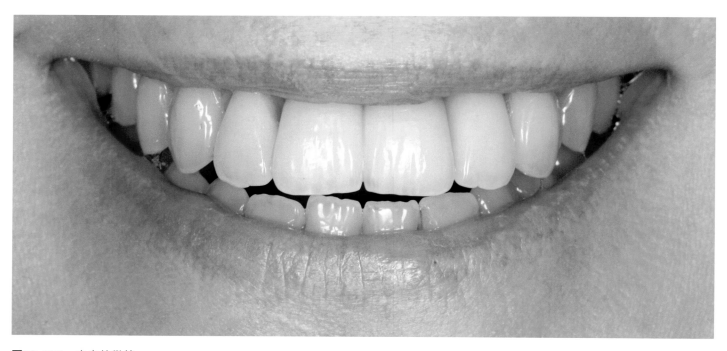

图10-133 患者的微笑。

图10-134　修复后3个月患者的肖像。

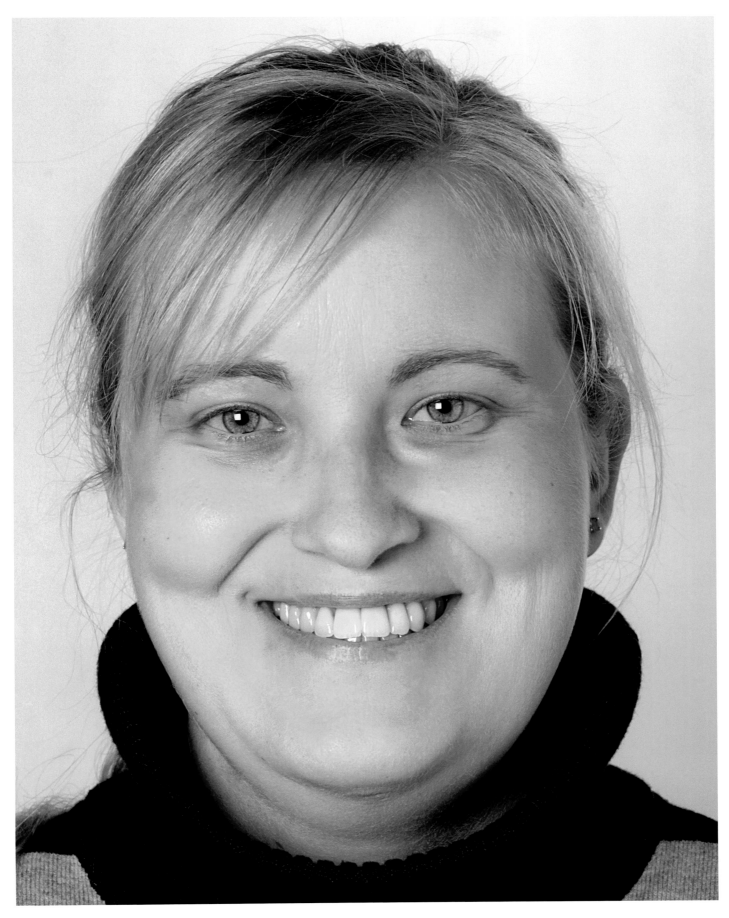

10.6   小结——增量导板

总的来说，增量导板是放射导板和手术导板，它同时含有其他的一些信息，比如所需要的软组织和/或硬组织增量。它能使增量的程度可视化，允许患者和修复医生、手术医生共同讨论治疗计划。这个导板的好处是，它可以准确重现牙齿外露部分。对应着CEJ的牙齿与龈沟交界处，是一个很重要的参考因素。在种植手术的过程中，可以在导板下直接增加缺损的软、硬组织。因此，增量导板并不只是导板，它同样也是评估手术是否成功的工具。

第11章
手术程序
SURGICAL PROCEDURE

S. Wolfart

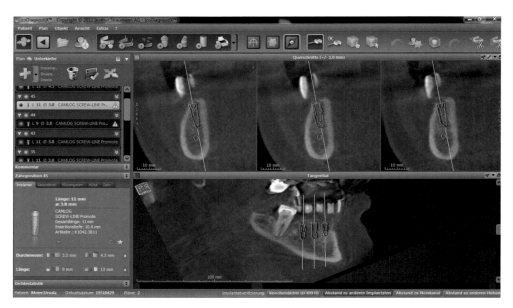

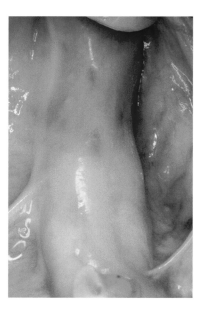

图11-1　用coDiagnostiX做种植设计。第四象限显示有足够的骨量可放置3颗种植体，无须进一步的骨增量措施。

图11-2　初始情况。多牙缺失的第四象限。

本章的目的是通过标准案例展示基本的种植流程及后续的二期手术。另外讨论的两方面内容与种植体暴露相关，包括角化黏膜不足的问题及游离龈移植技术。这里采用的是Camlog和Straumann种植系统。尽管其他种植系统使用特定的钻头且扩孔顺序会略有不同，但大致过程在原则上是相似的。

另外，在16.4章节描述的窄无牙颌的案例，详细说明了牙槽嵴扩展结合窄径种植体的术式，但这只是权宜方案。

要了解更复杂的手术技巧，建议读者参考文献，例如ITI Treatment Guide Series 治疗指导系列[74]。

11.1　种植手术

手术过程通过一例下颌多牙缺失的病例来展示（图11-1和图11-2）。此病例采取传统的晚期负重，即二期手术在种植体愈合3个月后进行。在种植手术前1小时给予术前药物阿莫西林2g[116]。局部麻醉及用氯己定漱口水（例如0.2%的Chlorhexamed Forte）消毒口腔后在剩余牙槽嵴上做切口。应该尽量避免前牙区及/或后牙区的垂直减张切口。大多数情况下，在邻牙的龈沟内切口并完全翻开黏骨膜瓣（图11-3）就可以提供良好的手术视野。

用反向施力的手动工具去除剩余牙槽嵴上的结缔组织并且平整骨边缘（图11-4和图11-5）。如果需要清除更多的骨边缘或平整一整段剩余牙槽嵴，则需要使用球钻（图11-6）。在定向导板的辅助下，利用特定的先锋钻在种植位点中心钻孔标记种植体的中心位置（图11-7～图11-9），并需要再次检查确认。如果种植体的位置满意，那么先锋钻就完全钻入直到止停点（图11-10），即进入骨内的深度为3～5mm。这时取出手术导板，并将先锋钻沿导向孔继续深入（图11-11）。

因为手术医生有了种植体轴向的充分引导，所以导向孔就可以继续钻入到设定深度。预先在先锋钻上设置激光标记（图11-12）或者使用专门的止停（图11-13），可以确保钻头不会超过设计的深度。最后轴向可以通过专用的"方向指示器"来检查（图11-14）。

接下来，用第2个钻把圆柱形的孔变为圆锥形（图

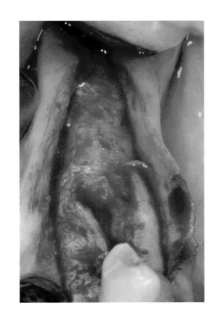

图11-3 完全翻开的黏骨膜瓣没有垂直减张切口。

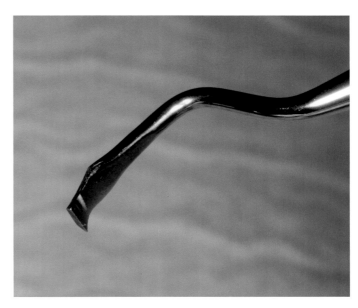

图11-4 反向施力的手动工具。

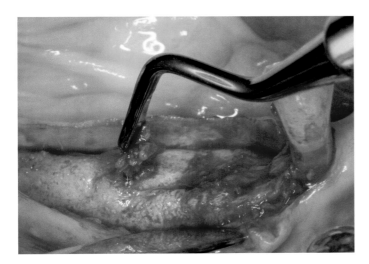

图11-5 去除残留的结缔组织。

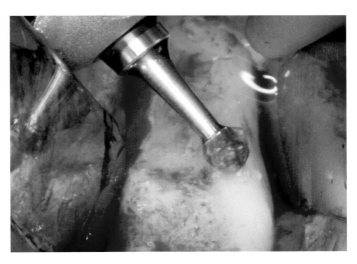

图11-6 用球钻平整骨边缘。

11-15和图11-16）。在此之后，依次更换大直径的扩孔钻将导向孔逐步扩大。这些钻均搭配专用的深度止停。最后使用的钻头与种植体形状相吻合（图11-17~图11-20）。

在预备过程中可以收集骨碎屑，必要时可用于骨增量（图11-21）。这种循序渐进的过程，确保了序列中的每个钻都可以被之前拓宽的钻孔通道很好地引导。尽管如此，种植体备洞的方向及深度在不同的钻头间还是可以做轻微调整的。在任何情况下，都有必要在每一步预备之间使用探针对钻孔进行检查，以避免颊侧、舌侧、下牙槽神经及颏孔方向的穿通（图11-22）。

如果存在非常坚硬的骨质（D1型骨质；通常在下颌会有较厚的皮质骨），在种植体植入前需要使用合适的攻丝钻进行攻丝（图11-23和图11-24）。

通常情况下，控制最高转速及足够的盐水冷却在整个预备过程中都是必需的。

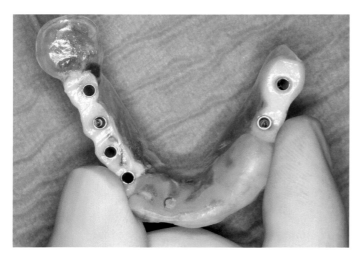

图11-7 定向导板设计为帽状夹板，稳定地支撑在相邻牙齿上，三维设计和导板引导种植体植入（coDiagnostiX）。

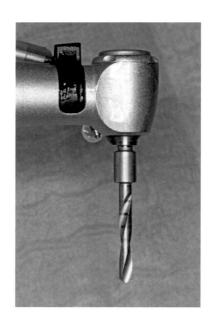

图11-8 种植系统专用先锋钻。

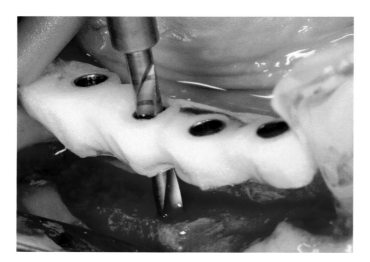

图11-9 用定向导板在种植体植入位置中心打孔。

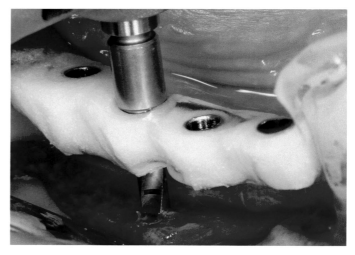

图11-10 一旦位置满意，先锋钻即可完全钻入。

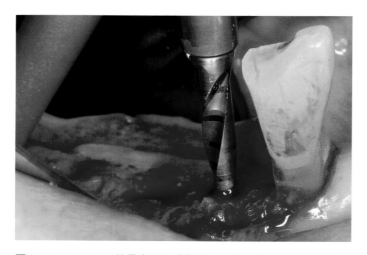

图11-11 3~5mm的骨穿透深度提供了足够的种植体轴向引导。

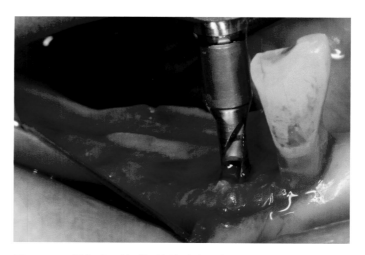

图11-12 导向孔延伸到设计的种植深度，植入深度借助先锋钻上的激光标记检查。

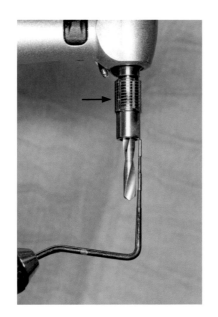

图11-13　特殊的止停（箭头所指）是另一种限制钻入深度的方式。

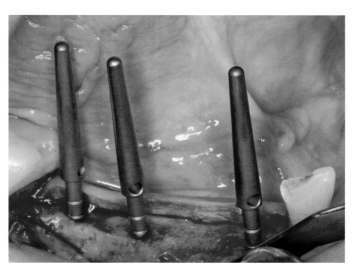

图11-14　使用方向指示器检查植入的轴向。

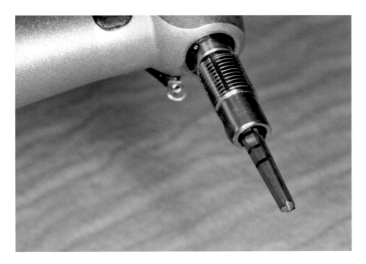

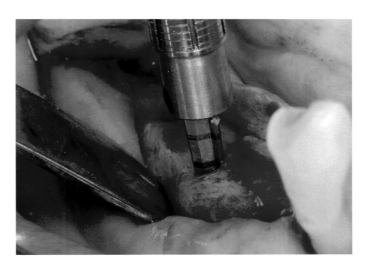

图11-15和图11-16　第2个扩孔钻将圆柱形孔洞变成圆锥形。

　　运用专门的传送工具（或者夹具）将种植体从种植体携带器上取下（图11-25），并将其转移到植入工具上（图11-26和图11-27）。种植体的粗糙面在整个过程中不能碰触。在扭矩的控制下种植体被缓慢旋进骨内（图11-28和图11-29）。这里所使用的种植体（Promote Plus，Camlog）到达骨水平时其肩部才被植入。最终的精细调整可以使用棘轮扳手，比如调整种植体凸轮的颊向位置（图11-30）。

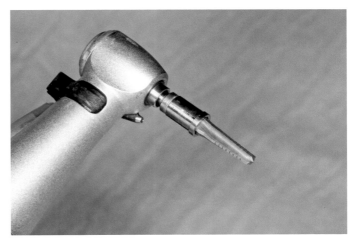

图11-17　导向孔使用成形钻加宽。

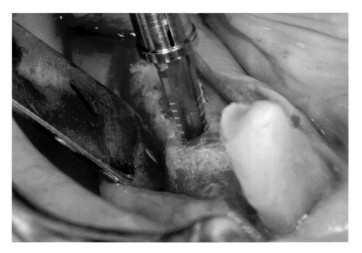
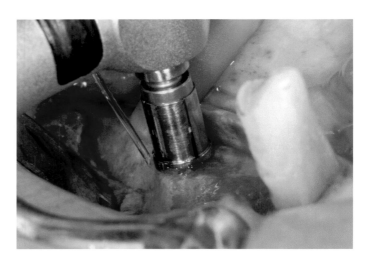

图11-18和图11-19　特定长度的止停确定了钻入的深度。

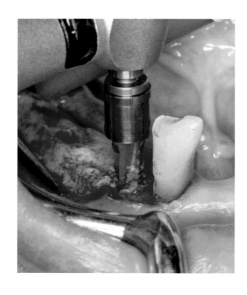

图11-20　顺序钻孔以1支与种植体形状匹配的钻结束。

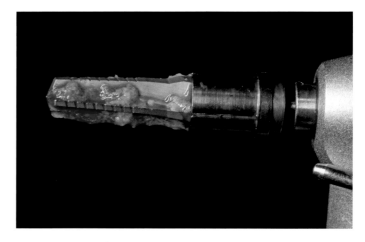

图11-21　钻孔过程中产生的骨屑可以收集用于骨增量。

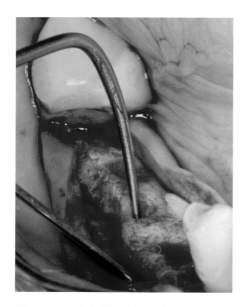

图11-22　用球头探针探查孔洞。

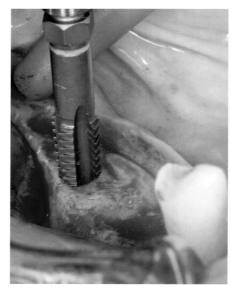

图11-23　有可能需要攻丝，这取决于骨质。

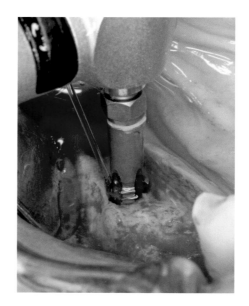

图11-24　攻丝钻以低转速进入，反向旋出。

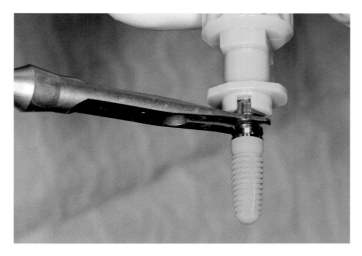

图11-25 从携带器中取出种植体。

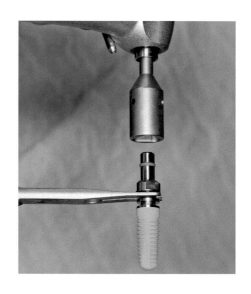

图11-26 用专门的转移工具将种植体插进植入工具。

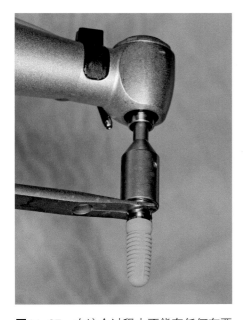

图11-27 在这个过程中不能有任何东西接触种植体表面。

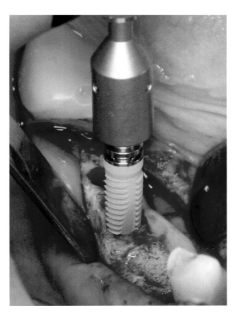

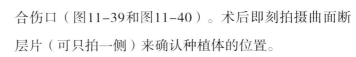

图11-28和图11-29 在电子扭矩控制下植入种植体。

一旦种植体就位，就将植入辅助工具移除（图11-31和图11-32）。为了预防感染，种植体内腔注入氯己定凝胶（例如1%的Chlorhexamed凝胶）（图11-33），然后从携带体上取下无菌的封闭螺丝（图11-34和图11-35），拧入并手动上紧（图11-36）。

收集的骨碎屑置于颊侧骨壁最薄的部位用作抗组织吸收而非骨增量（图11-37和图11-38）。这里采用无张力、单股缝线（Prolene 5-0）及简单间断的方式来缝合伤口（图11-39和图11-40）。术后即刻拍摄曲面断层片（可只拍一侧）来确认种植体的位置。

采用局部冷敷来预防肿胀。按规定给予镇痛消炎药（例如布洛芬600mg）。直到拆线前，患者都应该每天用0.2%的氯己定漱口水含漱3次，戒除烟、酒、咖啡因及乳制品并进软食。8～10天后拆除缝线。

种植术后10天，检查显示为无并发症的一期愈合（图11-41）。2.5个月后患者开始二期手术（图11-42

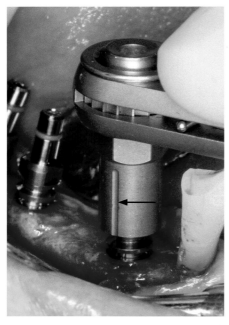
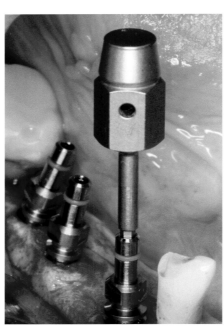
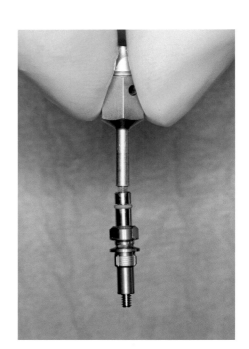

图11-30　使用手动棘轮扳手精细调整，比如凸轮定位（刻痕标记的位置是凸轮）。

图11-31和图11-32　移除携带器。

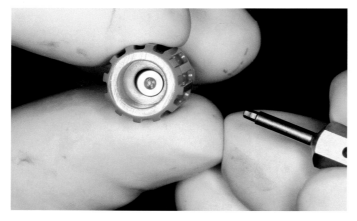

图11-33　氯己定凝胶充填种植体内腔。

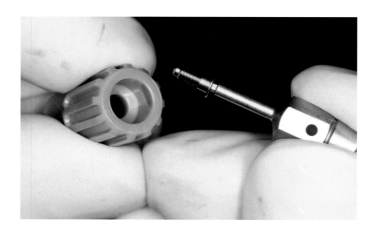

图11-34和图11-35　取出无菌的封闭螺丝。

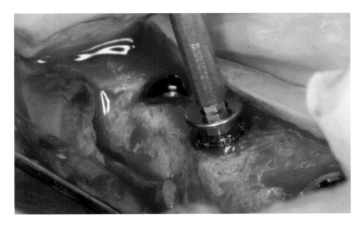

图11-36 将封闭螺丝拧入并上紧。

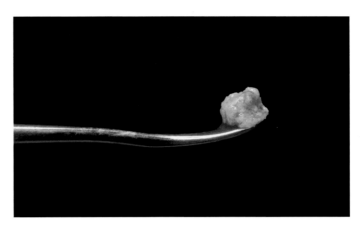

图11-37 植入自体骨屑。

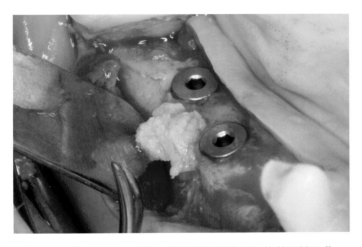

图11-38 将骨屑放在颊侧骨壁最薄的部位以保护其不被吸收。

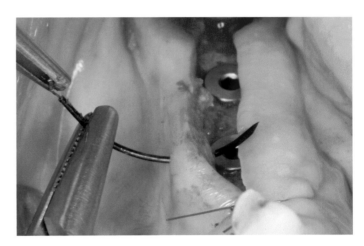

图11-39 用简单的间断缝合关闭伤口。

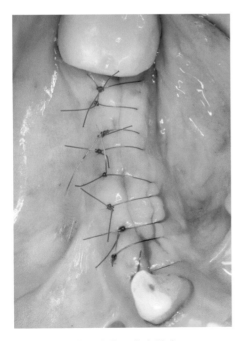

图11-40 单股缝线无张力缝合。

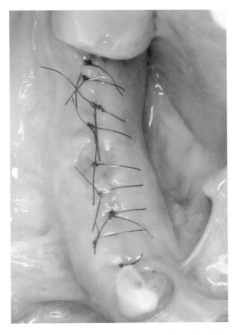

图11-41 无并发症的伤口一期愈合（术后10天）。

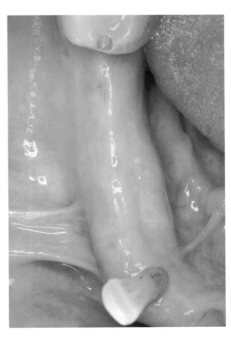

图11-42 2.5个月后的软组织情况（在二期手术暴露之前）。

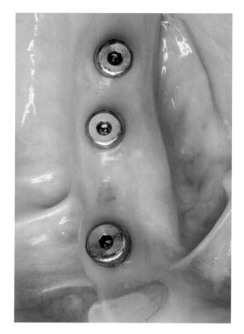

图11-43　二期手术1个月后的情况。

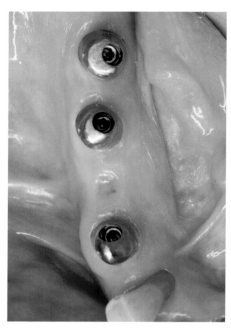

图11-44　将个性化基台拧紧至最终的位置。

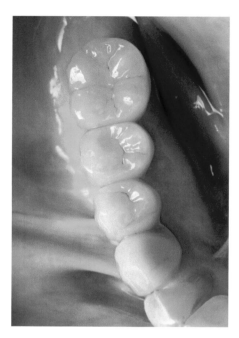

图11-45　粘接固位金瓷全冠。

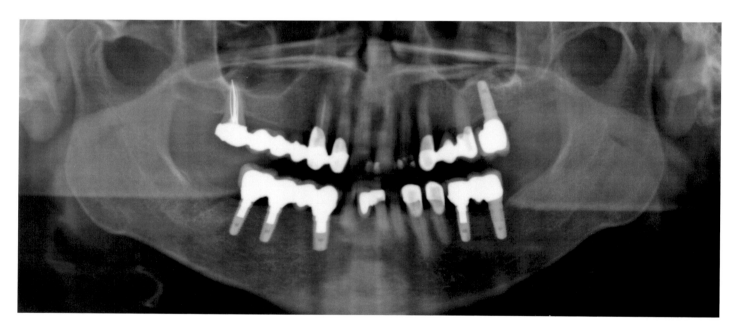

图11-46　修复1个月后的全口曲面断层片。

和图11-43），在这之后就位个性化基台及粘接固位的联冠修复（图11-44和图1-45）。戴牙1个月后拍摄全口曲面断层片检查（图11-46）。

11.2　二期手术

二期手术的目标是为了确保种植体周围有足够的角

化黏膜。然而，暴露种植体时其周围有无角化黏膜，取决于剩余牙槽嵴上角化黏膜颊舌向的宽度。相应地，这也依赖于基因所决定的膜龈联合位置及剩余牙槽嵴吸收情况。因此，剩余牙槽嵴的降低会使其更接近膜龈联合处，从而减少了角化黏膜[268]。

基于此，通常很难预测种植体周围是否会有大约2mm的角化黏膜。

之前的研究猜测，这样的角化黏膜带对于阻止种植体周围组织萎缩及让患者保持良好的口腔卫生是必要的[60,310]。这个假设得到了Boynuegri等[49]的支持，他们发现如果存在足够的角化黏膜带，那么在种植体周围软组织上的菌斑堆积及感染就会较少。然而，这个课题的回顾研究显示，没有较高水平的科学证据来确认这一推断。尽管如此，Wennström和Derks[397]还是推荐：（1）在二期手术过程中应该尽可能保存现有的角化黏膜；（2）对于有疼痛的患者或者在种植体周围无角化黏膜的患者，应该进行黏膜移植。腭部的游离龈移植稳定性在1年以上[357]。

综上所述，关于二期手术得出以下结论：

· 应该避免为了暴露种植体而简单地去除黏膜，因为这样往往会引起角化黏膜的丧失。

· 在标准案例里，黏膜瓣被翻起并置于颊侧。这样做绝不会减少现存的角化黏膜，相反会使之变宽。

· 在角化黏膜缺失或者不足的情况下，特定的状况决定着是否需要进行干预处理。如果在种植体周围没有疼痛、口腔卫生问题、感染或者萎缩等发生，可以暂不处理。但若出现这类问题，就需要通过游离龈移植进行纠正。

· 复杂的美学病例中，可以使用旋转瓣技术（见21.1章节）或者结缔组织移植。关于这部分内容的扩展阅读，请参考Wiesmeijer等[398]以及Zuhr和Hürzeler[429]的文章。

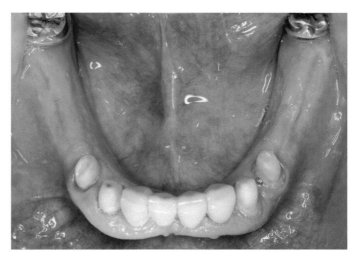

图11-47　植入手术2.5个月后软组织情况（手术的详细描述见10.3.6章节）。

11.2.1　标准病例二期手术：黏膜瓣的颊向推移

这里所展示病例（见10.3.6章节种植手术）的二期手术是在种植（骨水平种植体，Straumann）术后3个月进行的。由于角化黏膜的宽度足够（图11-47），因此无须在二期手术时行其他干预治疗来增宽角化区。

在口内做一个略偏舌侧的水平切口，并在其近远中做垂直减张切口（图11-48和图11-49）。这样就将现存的角化黏膜平均分为颊侧及舌侧段。1~2mm厚的黏膜瓣（半厚瓣）向颊侧剥离，延伸超过膜龈联合处（图11-50和图11-51）。在此联合处黏膜瓣有很高的穿孔概率。一旦剥离范围超过膜龈联合，该黏膜瓣就会变得游离，从而可以将其置于颊侧。清除种植体上剩余的结缔组织（图11-52~图11-54）。

手术导板此时可帮助定位种植体。去除封闭螺丝（图11-55），种植体内腔注入0.2%的含氯己定漱口水及含氯己定凝胶（例如1%的Chlorhexamed凝胶；图11-56）。然后将愈合基台拧入就位；这些愈合基台通常是4mm高（图11-57和图11-58）。翻开的黏膜瓣置于颊侧并通过简单间断缝合固定于骨膜上（图11-59）。在此，愈合基台也起到防止黏膜瓣向原位移动的作用。剩

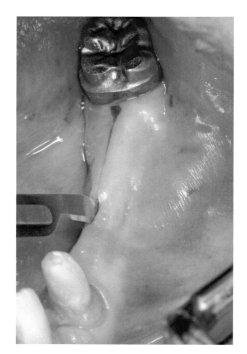

图11-48　骨膜上做横切口。

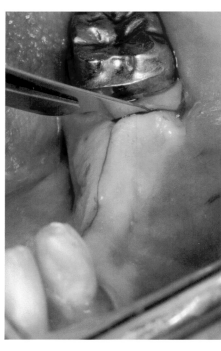

图11-49　近中和远中分别做垂直减张切口。

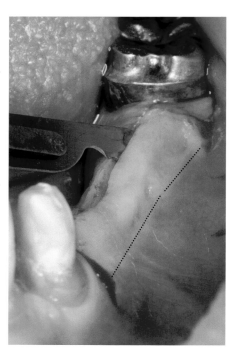

图11-50　翻起黏膜瓣（1～2mm厚）至颊侧，延伸超过膜龈联合处（虚线）。

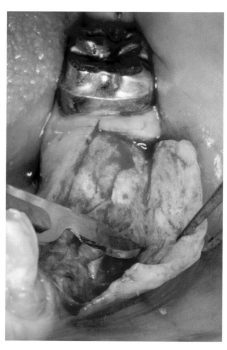

图11-51　黏膜瓣已经是游离的，可移至颊侧。

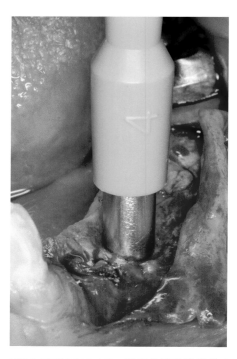

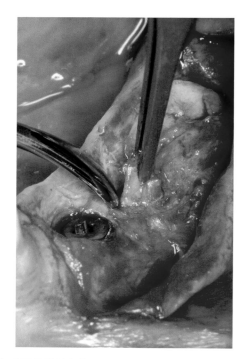

图11-52和图11-53　适当地清除种植体上方残留的结缔组织。

余牙槽嵴顶上的开放式伤口将会二期愈合，表面形成新生角化黏膜。

因此，在这个手术中，角化黏膜的延伸取决于二期愈合的宽度。

在拆线之前，建议患者每天用0.2%的含氯己定漱口水漱口3次并戒除烟、酒、咖啡因及奶制品。一般8～10天后拆线。图11-60和图11-61显示愈合后的状况。最终的修复体是螺丝固位的单冠（图11-62～图11-64）。

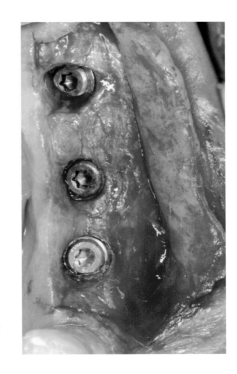

图11-54　暴露种植体。

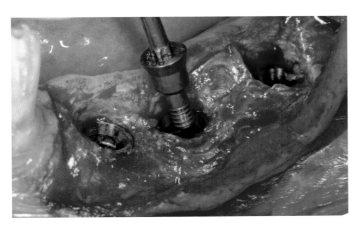

图11-55　去除封闭螺丝。

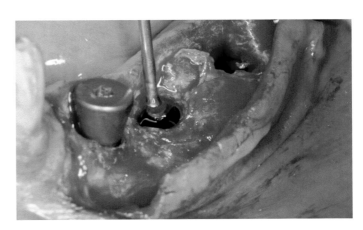

图11-56　氯己定凝胶注入种植体内腔。

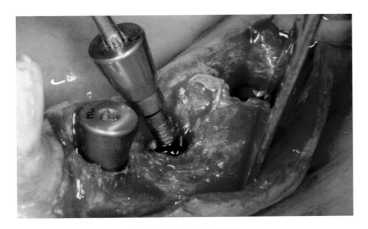

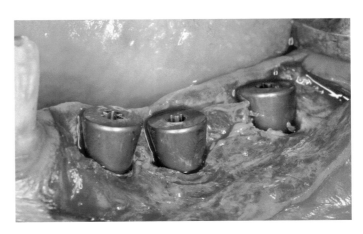

图11-57和图11-58　将愈合基台拧入就位。

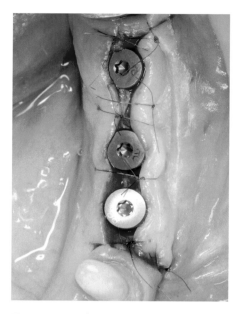

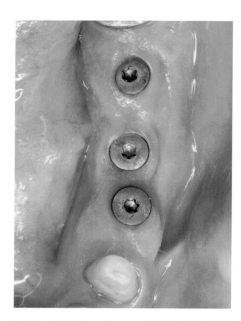

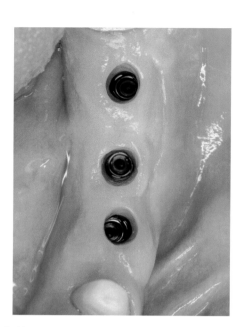

图11-59 游离的黏膜瓣推向颊侧，并缝合到骨膜。开放的伤口将会二期愈合，形成角化黏膜。

图11-60和图11-61 二期手术4周后的软组织情况。

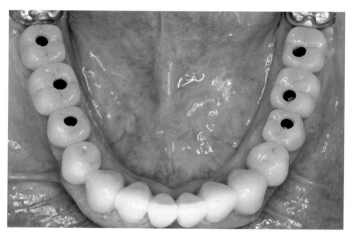

图11-62 修复体是螺丝固位的单冠。

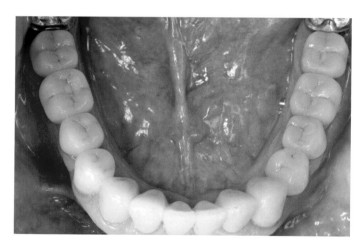

图11-63 复合树脂封闭螺丝孔。

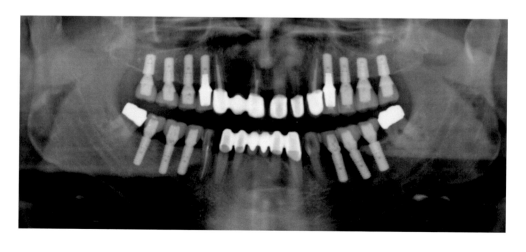

图11-64 牙冠戴入1年后的全口曲面断层片。

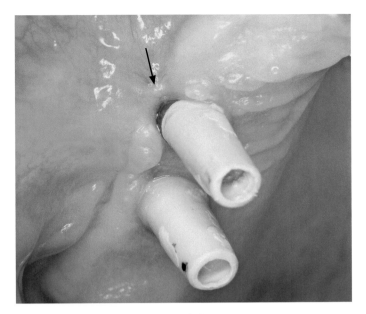

图11-65 二期手术暴露后角化黏膜不足。

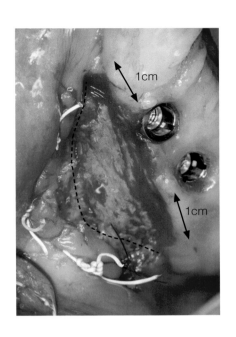

图11-66 延伸向转折处（虚线）的黏膜瓣通过简单间断缝合及褥式缝合固定于骨膜上，受区延伸至种植体近中和远中1cm。

11.3 游离龈移植增宽角化龈

在这个病例中，14及15种植体周围二期手术后没有足够的角化黏膜（图11-65）。这位女性患者戴着长期的固定临时修复体并且在清洁种植体时总伴有疼痛。这种情况下，明确地需要借助游离龈移植创造新的角化黏膜。

局麻下准备受植床：包括在骨膜上做一个水平的切口，刚好位于膜龈联合处的顶部。受植床扩展至种植体近远中1cm的范围。黏膜瓣向颊侧剥离，骨膜留于牙槽骨上。翻起的黏膜瓣向黏膜转折处延伸至比理想位置宽出约2mm。在这个操作中，要确保受植床内没有肌肉纤维及残留的结缔组织，因为这可能造成愈合过程中伤口的移动。最终，伸向转折处的黏膜瓣通过简单间断缝合及褥式缝合固定于骨膜上（图11-66）。

接下来从上腭部收集游离龈。可以使用牙周探针测量受植床所需尺寸并将其转移至上腭部。在供体区做深约1.5mm的切口，黏膜表面的垂直切口决定了移植的形状。从边缘慢慢剥离，然后分离下来形成1~2mm厚度均匀的龈瓣（图11-67和图11-68），之后在无菌的木质表面用手术刀修剪。去除脂肪及腺体组织之后的龈瓣被剪成适合受植床的形状（图11-69）。

如果种植体周围大部分都需要龈瓣包绕，黏膜环切刀是用来修整龈瓣形状的合适工具，就像这里展示的类似病例（图11-70和图11-71）。

龈瓣被放置于合适的位置（图11-72），与现存的牙龈缘严密贴合无空隙，用蘸有盐水的棉签按压5分钟。这样可以形成初期的黏合。之后沿着切口线将龈瓣用简单间断缝合（例如Prolene6-0或者7-0；图11-73）固定。在此过程中一定要注意，在龈瓣与推向颊侧的黏膜瓣之间留大约2mm的间隙。用颊部移动来测试龈瓣有没有固定到位。

良好的愈合取决于龈瓣放置于正确的位置并且不从

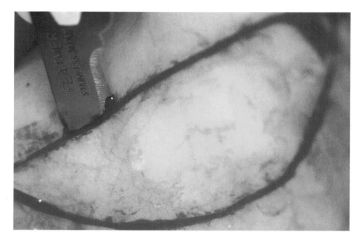

图11-67　从腭部切除1～2mm厚的龈瓣（类似病例）。手术刀几乎平行于腭黏膜，以达到均匀的移植厚度。

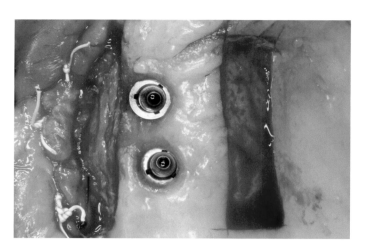

图11-68　供区和受区。

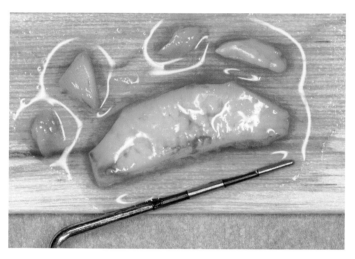

图11-69　在无菌的木质表面用手术刀修剪龈瓣。去除脂肪及腺体组织之后龈瓣被剪成适合受植床的形状。

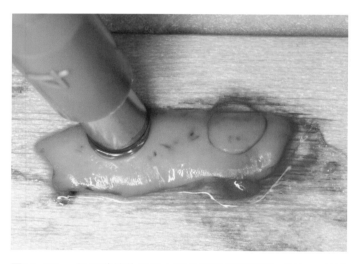

图11-70　如果种植体周围大部分需要龈瓣围绕，环切刀是适合的修整工具（这里展示的是不同的病例）。

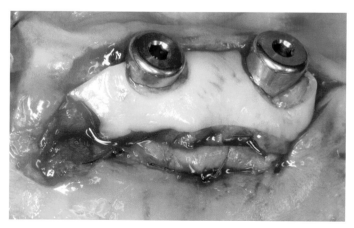

图11-71　环切后用龈瓣包裹住种植体（不同的病例）。

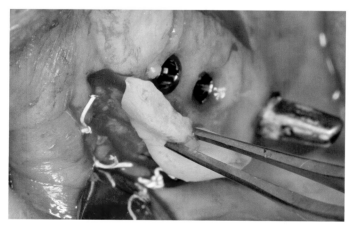

图11-72　龈瓣被放置于合适的位置。

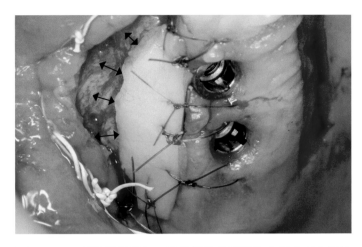

图11-73　龈瓣被沿着切口线采用简单间断缝合固定于合适的位置，在此过程中一定要注意，在龈瓣与推向颊侧的黏膜瓣之间（箭头）留足够的间隙（最少2mm）。

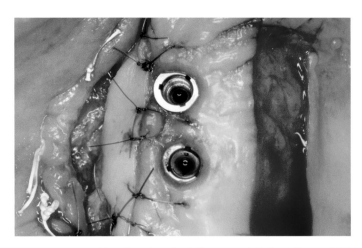

图11-74　良好的愈合取决于龈瓣放置于正确的位置并且不从骨膜上滑下来。

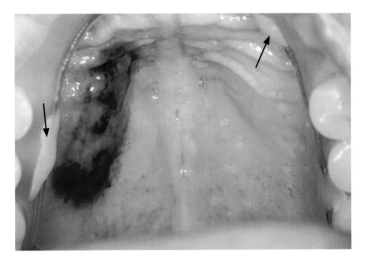

图11-75　术后供区用透明真空成型的腭夹板固定5天。这种夹板仅覆盖腭部，并且是用复合树脂（箭头）固定在长期临时修复体上。这样可以确保咀嚼功能不受夹板的影响。

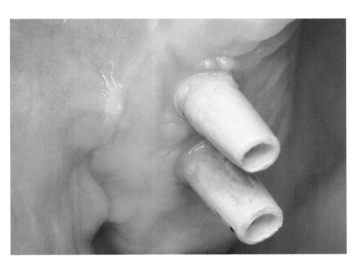

图11-76　术后3个月龈瓣愈合。植入区周围出现大范围的角化黏膜。

骨膜上滑下来（图11-74）。

在治疗的最后阶段，真空成型的上腭部夹板放置于供区用来止血及作为伤口敷料。在这个病例里，上腭夹板通过复合树脂（Tetric Flow）固定在现有的长期临时修复体上。图11-75显示术后5天夹板状况。建议

患者使用0.2%的含氯己定漱口水每天漱口3次，持续2周。图11-76显示术后3个月龈瓣的愈合情况。现在种植体周围有较宽的角化黏膜。患者无不适症状，并且在清洁种植体时无疼痛。她的后续治疗会在24.5章节讲到。

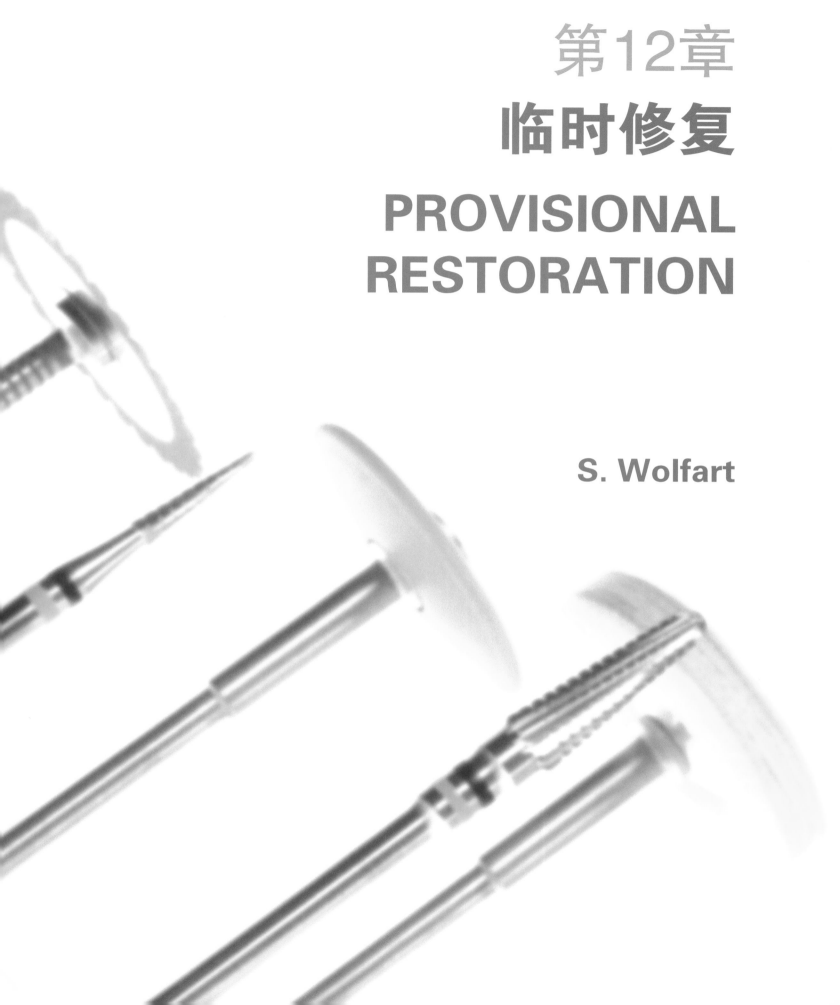

第12章
临时修复
PROVISIONAL RESTORATION

S. Wolfart

对患者而言，临时修复在种植体支持的牙科修复中发挥着重要作用。首先，它关乎临时修复的典型特征；其次，也与种植以及种植修复的特定层面有关。根据Dieterich和Dieterich[103]所阐述的，一个良好的临时修复所支撑的不仅是患者和诊所的管理，更是患者和医生之间的信任。

12.1　基本工作

12.1.1　患者管理

在相当长的一段时间里，很多患者觉得不舒服，或者不确定临时修复的效果。他们担心临时修复体会松动或破损从而影响美观。除此之外，工作繁忙或长期从事国际贸易的患者会担心，如果发生了问题不能得到及时的帮助。综上所述，良好的"患者管理"是指为患者提供能够消除这些恐惧的临时修复，并向他们保证，即使在这个过渡阶段，他们也能够进行正常的社交活动。

12.1.2　诊所管理

临时修复的设计质量越好，需要修整、更新或更换的次数就越少。此外，高质量的临时修复有助于患者顺利适应过渡期，从而避免需要解决问题的紧急约诊。一个稳定的临时过渡阶段，还可以保证在外科手术，比如软、硬组织增量手术，软组织手术以及种植手术后，伤口不受干扰地愈合。此外，戴上了经过美学优化的临时修复体后，患者可以在早期日常生活中检查其所需的美学效果，使患者的社交圈有机会日渐熟悉其特殊的牙齿形状和位置。这样可以在制作最终修复体时给技师提供重要信息。

12.1.3　信任建设

良好的临时修复体可以改善患者在治疗阶段的社会心理完整性。它对患者没有功能上的限制，允许患者进行美学、语音和功能方面的测试，并维持有序的日常生活。将上述因素纳入考虑范围内，对医生和患者之间信任的建立有积极作用。在这个背景下，临时修复体的质量等同于一位医生的"名片"。

12.1.4　种植学的特殊方面

前面所述临时修复体3个方面的内容对种植学有特殊的重要性。在不同治疗阶段（某些治疗周期长的病例）中，通常临时修复体要维持12个月，并且还要针对新出现的状况做相应调整。这些情况包括：软、硬组织增量手术，术后肿胀以及一期手术将种植体置于龈下，二期手术进行暴露。临时修复体还有其他与其位置相关的作用，例如帮助形成穿龈轮廓。

12.2　直接制作临时修复体的基本内容

在功能和美学具有挑战性的病例中，标准流程是先制作诊断蜡型，然后将基本信息转移至石膏模型上。基于石膏模型制作有弹性的真空模板（图12-1）。

在简单的病例中，也可以使用特殊的透明硅橡胶材料在蜡型上直接制作定向导板。在此展示的病例里，21缺失的间隙通过正畸移动22进行关闭。不同牙位的根截面是美学修复需要考虑的问题，这在患者初始情况的照片中显而易见（图12-2）。患者希望不做进一步的正畸治疗而获得满意美学效果的一个解决方案。为此，第一步是制作蜡型（图12-3），然后在这个蜡型上用透明硅橡胶制作模板（图12-4和图12-5）。在随后的就诊中，可用此模板在现有修复体上制作诊断饰面（图12-6和图12-7）。当患者认可首次治疗方案时（图12-8），可以进行牙冠拆除（图12-9）。牙体预备结束后，直接使用树脂材料制作临时冠（例如Luxatemp；图12-10和图12-11）。

如果要调改临时冠，理想情况下应该使用氧化铝

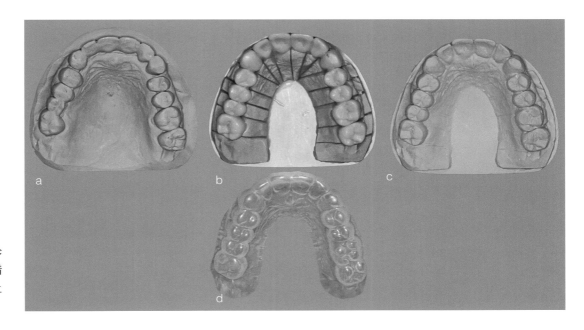

图12-1 工作流程：（a）初始情况；（b）诊断蜡型；（c）复制诊断蜡型；（d）在翻制的模型上制作真空弹性模板。

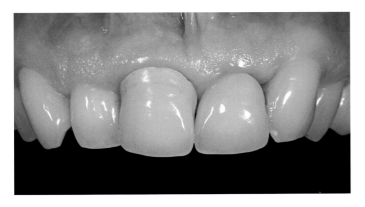

图12-2 病例：21缺失的间隙通过正畸方法关闭。因为对美学效果不满意重新制作11、21的牙冠。

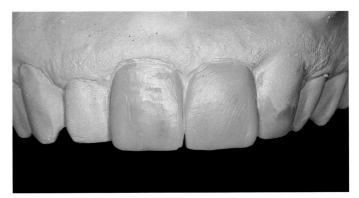

图12-3 诊断蜡型。

颗粒（50μm，2.5bar）（1bar=100kPa）进行空气打磨（"喷砂"）。这项操作可以使用椅旁的喷砂枪直接完成。一部分制造商为小诊间提供可专业地收集打磨颗粒的喷砂箱（图12-12和图12-13）。一旦使用金刚砂将临时冠粗化了以后，使用粘接剂（Glaze and Bond）可以修补任何的缺损（图12-14）。流体树脂，例如Luxaflow或者Tetric Flow，适用于微小调整，比如切端的加长、桥体组织面的成形或者充填气泡（图12-15）。

如果没有喷砂设备，另一种可能性就是粗化表面然后使用粘接剂。

若希望追求更好的美学效果，可以磨除临时冠相当于牙釉质的部分（图12-16），然后用高透的临时树脂材料覆盖。为了完成这项操作，把临时修复体再次放到模型上，并用高透树脂材料充填（图12-17）。

在此之后，可以使用图12-18中所示的临时修复工具盒完成临时冠修复。轻薄柔韧的抛光碟会对邻接区

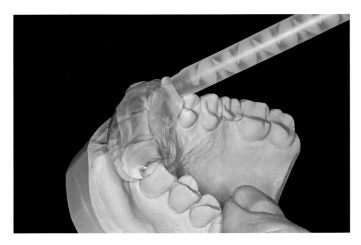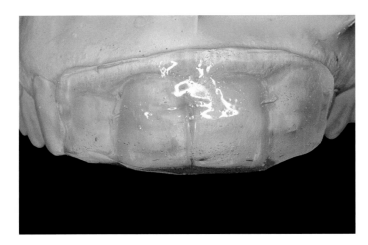

图12-4和图12-5   替代真空成型模板的是透明硅橡胶，可以直接在诊断蜡型上制作完成。

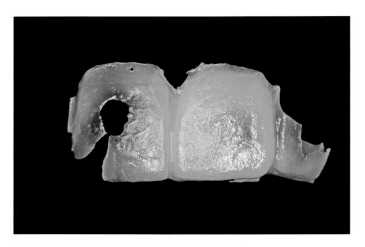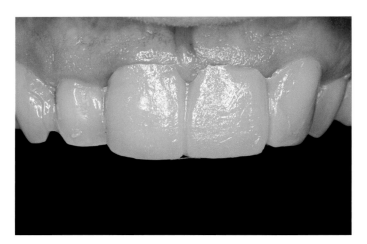

图12-6   诊断饰面可以帮助更好地说服患者。

图12-7   在原有牙冠上做的诊断饰面。

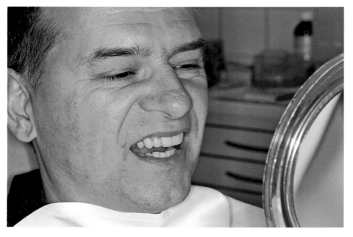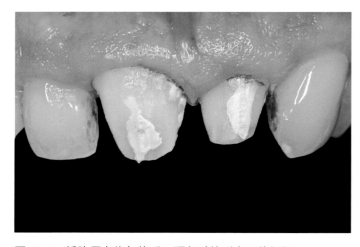

图12-8   戴入诊断饰面，患者可以检查不做正畸治疗可得到的美学效果。

图12-9   拆除原有修复体后，预备过的剩余牙体组织。

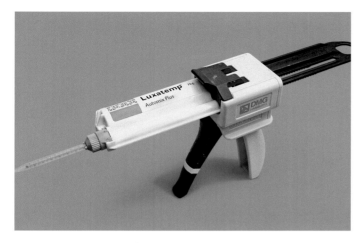

图12-10　临时冠用树脂基质材料来制作。

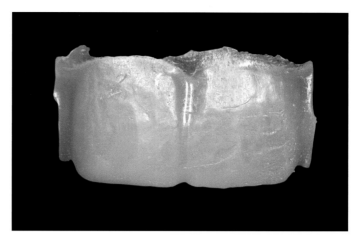

图12-11　用硅橡胶导板做的临时冠（在精修完成之前）。

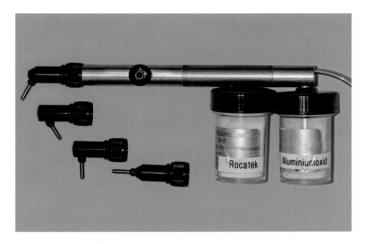

图12-12　椅旁喷砂枪（带涡轮机连接，来自Hager and Werken）。

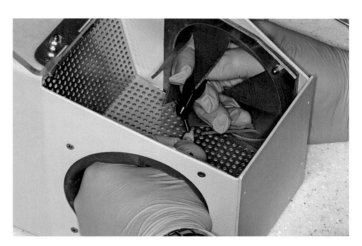

图12-13　在诊室内放置可专业地收集打磨颗粒的喷砂箱。

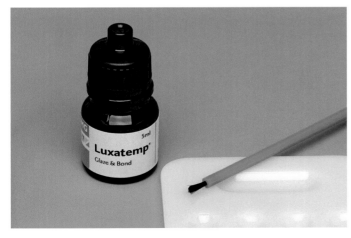

图12-14　用来活化树脂材料的粘接剂。

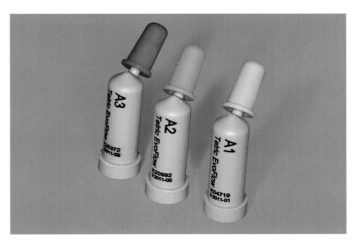

图12-15　用来给临时牙做轻微调整的流体树脂（如切端的加长、桥体组织面的成形或者充填气泡）。

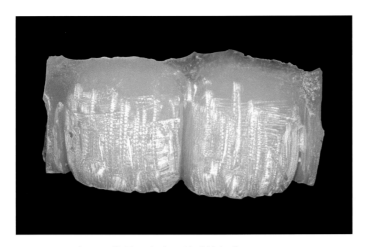

图12-16 为了更美观，磨除牙釉质的部分。

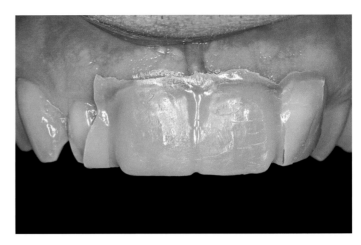

图12-17 表面涂通透性好的临时树脂材料。

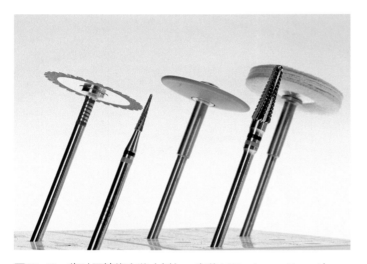

图12-18 临时牙精修套装（例如：套装4409，komet Dental）。

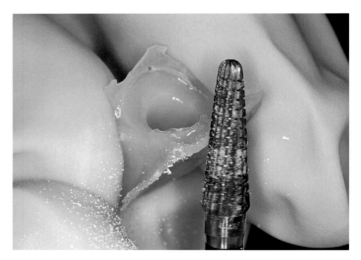

图12-19 绿色/黑色磨头用来成形冠的边缘。

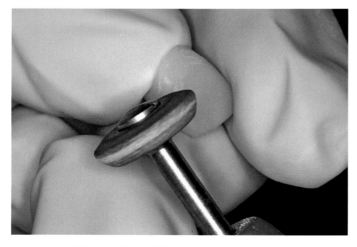

图12-20 橡胶磨头用来磨平沟嵴。

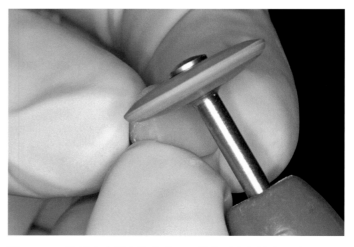

图12-21 使用高度抛光的磨头可以使临时修复体光泽度更好。

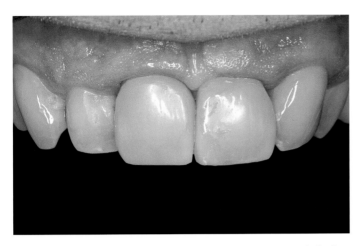

图12-22　临时修复体最后的上光可以用Glaze & Band来完成。

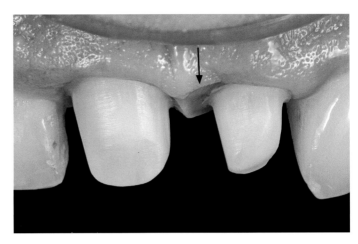

图12-23　11和21邻间隙软组织处理。

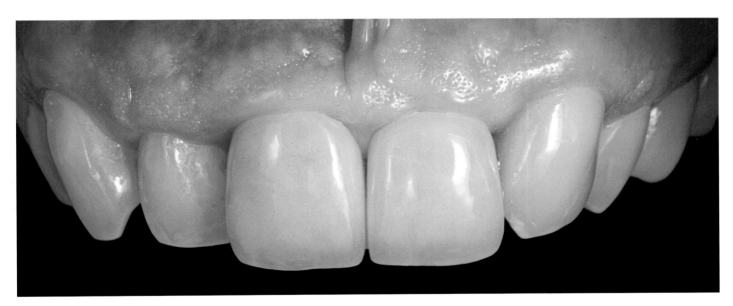

图12-24　树脂粘接的二硅酸锂牙冠。

起到很好的抛光作用。绿色和黑色的磨头用来精修边缘并使临时冠成形（图12-19）。最后的一点沟峭可用橡胶磨头去除（图12-20），并以高度抛光的磨头进行抛光完成临时冠（图12-21）。为了使临时修复体拥有更好的光泽度，另外一种选择是使用高光漆（Glaze & Bond）并光固化硬固（图12-22）。当患者及其社交圈都认可了临时修复体，且11和21之间的间隙也成功解决（图12-23）时，我们才能把临时修复变成最终修复体（图12-24）。

12.3　高美学要求区临时修复方法

在美学区，树脂粘接固定桥（FDPs）或树脂粘接牙齿固位是小缺隙临时修复的主要选择。传统FDPs仅适用于相关基牙需要重做冠修复。此外，在所选病例中，越来越多乐观的迹象和研究显示，即刻种植与即刻负重代表了另一种修复方案的选择（详见第6章）。

种植手术推荐使用两阶段术式，尤其是具美学挑

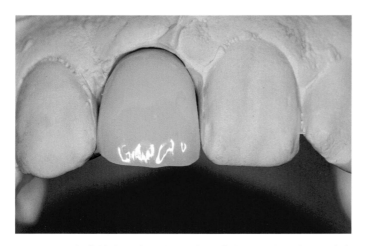

图12-25　树脂粘接固位的钴铬支架树脂饰面，作为前牙悬臂临时固定修复。

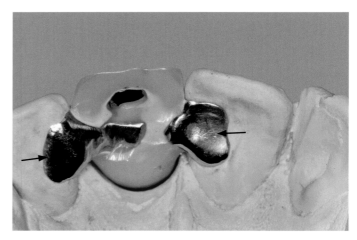

图12-26　腭侧观：两翼做得很小是为了临时修复体更容易取下。

战性或种植体周围软组织需要成形的情况下。这时，首先在种植体暴露后，用种植支持式临时修复体代替天然牙支持的临时修复体。这样从拔牙到戴入最终的种植体支持式修复体之前，能够尽可能保护软组织，并能确保形成最佳的穿龈轮廓。这需要在术中记录好种植位点，并在二期手术阶段戴用长期临时修复体。最后将临床上成形好的穿龈轮廓转移到最终模型上，开始制作最终修复体。以下12.3.1到12.3.4章节摘自或基于Wolfarth和Kern[413]的文章。

12.3.1　第1个临时修复：临时树脂粘接的固定修复或者树脂粘接的天然牙

在拔牙之前，制作一个树脂粘接悬臂马里兰桥（图12-25和图12-26），邻牙不需做任何预备。技工将切掉诊断模型上的桥体部分，形成一个深约3mm的窝洞。在窝洞区域制作一个卵圆形的桥体，它将会突入拔牙窝大约3mm。接下来的步骤是尽可能微创地拔牙。为此，要将牙体沿长轴分开，分块拔除，以保护牙槽窝。然后树脂粘

接临时固定修复体。为了准确放置，可使用切端定位或粘接导板，导板可直接在口内用临时复合树脂制作或由牙科技师在模型上制作[104]。

在长期临时修复体戴入之前，金属翼板需要做喷砂处理（氧化铝50μm，2.5bar），酸蚀釉面，就位FDPs，并用磷酸盐树脂粘接（例如Panavia 21Ex，图12-27）。因为在后续治疗期间，修复体还至少需要取下2次，以这种方式做粘接固定是很有必要的。在整个临时粘接期间，为使修复体更容易取下，只需缩小临时修复体金属翼板的大小，或者用自酸蚀处理剂替代磷酸来酸蚀釉质表面。这样一来，釉质表面的附着力能够减半。10天以后取下临时修复体，暴露出成形的软组织和完好的血凝块（图12-28）。图12-29的铅笔画线标记了修复体龈下的部分。

第1个临时修复体除了技工室内制作的树脂粘接牙桥，还可以选择通过拔下来的牙齿（图12-30～图12-32）或真空压膜导板制作的牙（图12-33～图12-36）来完成[104]。为此，需要用临时树脂制作切端定向导板

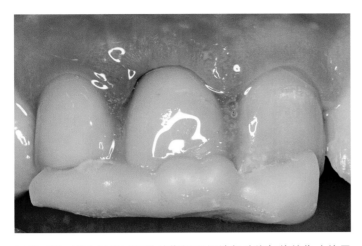

图12-27 定向导板可在粘接期间更好地帮助修复体就位（使用阻氧剂）。

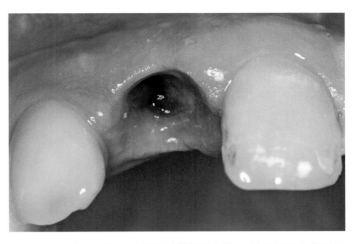

图12-28 拔牙10天后，拆除粘接翼修复体，显示受到良好保护和形态完整的血凝块。

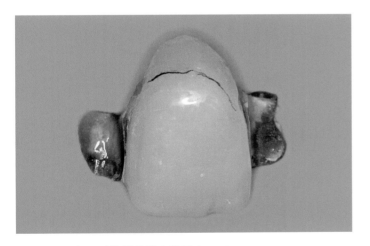

图12-29 卵圆形的桥体进入拔牙窝2～3mm。

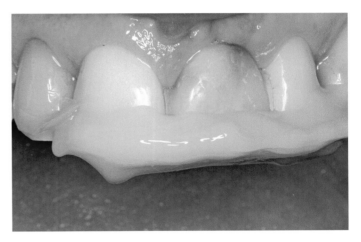

图12-30 将拔下的牙齿作为临时修复体，在拔牙之前做了切端定向导板。

（图12-30）。拔下牙齿的牙根修整至龈下2～3mm，牙髓腔用粘接剂封闭，其桥体基底使用临时树脂（例如Tetric Flow；图12-31）做成卵圆形。酸蚀邻近牙和拔除牙齿的釉质，在切端定向导板的引导下，将牙齿就位，邻接面使用流体树脂（如Tetric Flow；图12-32）粘接。如果没有深覆𬌗，临时牙的口内侧可用玻璃纤维或聚四氟乙烯纤维网（例如Ribbond）加固。

12.3.2 术中口内印模制取

第1个临时修复体直到种植手术的时候才会被拆除（图12-37）。种植体植入或者任何形式的骨增量后，都需要对种植位置做术中记录。为此，用丙烯酸树脂在诊断模型上预先制作切端导板（图12-38）。印模杆插入种植体内用螺丝拧紧后，将丙烯酸树脂定向导板固定在邻牙上（图12-39）。使用临时树脂（如Luxatemp）

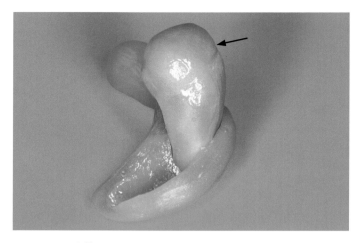

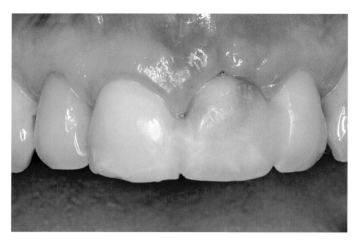

图12-31 修整牙根，髓腔用粘接剂封闭，桥体基底用树脂做成卵圆形（箭头）。

图12-32 将临时修复体重新粘接（邻接面使用流体树脂）。

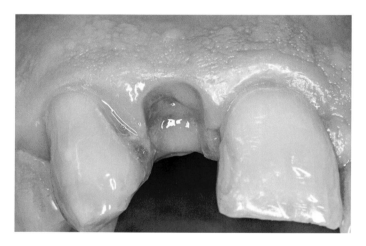

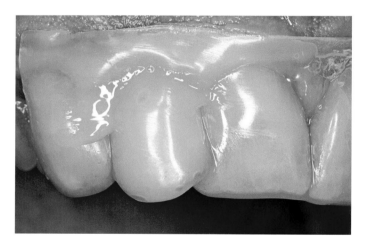

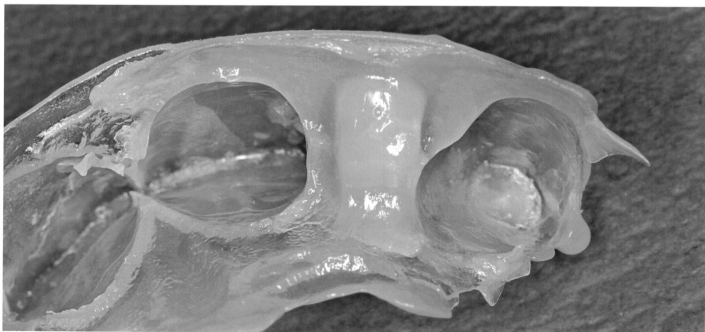

图12-33~图12-35 选择3：缺失牙用透明导板和树脂恢复，精修成形，然后用流体树脂在邻面粘接固定。

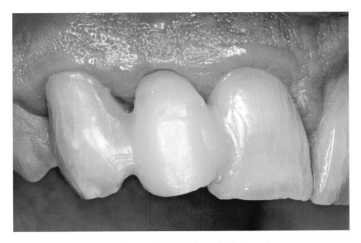

图12-36 完成的树脂牙用流体树脂固定在邻牙上。

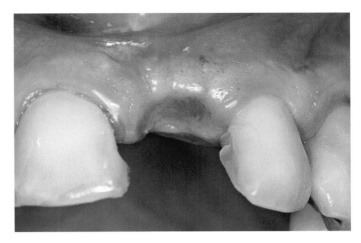

图12-37 第1个临时修复体直到种植的时候才取下。

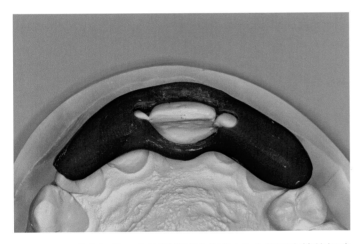

图12-38 术中记录：在诊断模型上制作1个由邻牙支撑的切端树脂导板；计划种植的区域已被切除。

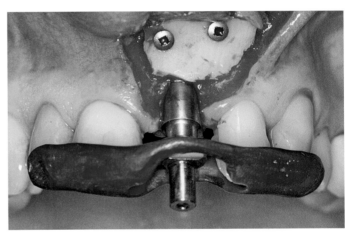

图12-39 印模杆插入种植体内用螺丝拧紧后，将丙烯酸树脂定向导板固定在邻牙上。

将印模帽和树脂定向导板粘接起来（图12-40）。一旦缝合完毕，就将临时树脂粘接桥或者拔除牙齿塑形的桥体再次粘接就位。

12.3.3 第2个临时修复：技工室制作拥有理想穿龈轮廓的临时修复体

术中印模记录（图12-41）现可用来将种植体位置转移到初始模型上，技工室内可以基于此模型制作拥有理想穿龈轮廓的临时修复体。为此，将替代体拧入印模杆（图12-42），在种植体肩台上部用蜡制作初步的穿

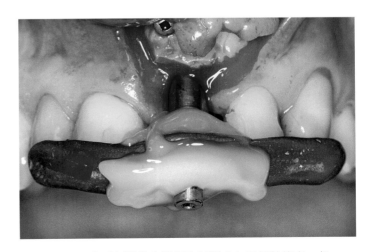

图12-40 用临时树脂将印模帽和树脂定向导板粘接在一起。

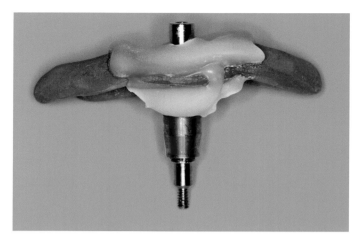

图12-41　术中种植体位置记录。

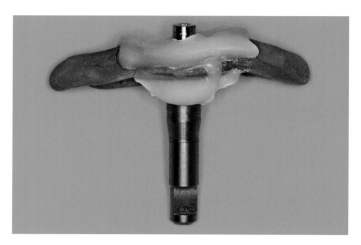

图12-42　将替代体拧紧。

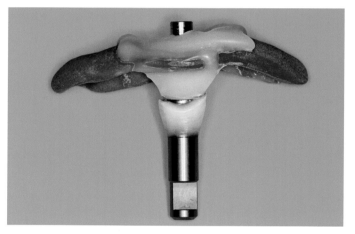

图12-43　用蜡预制出穿龈轮廓。

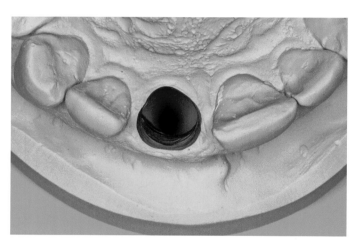

图12-44　在初始模型上沿着牙龈边缘线把种植区磨除。

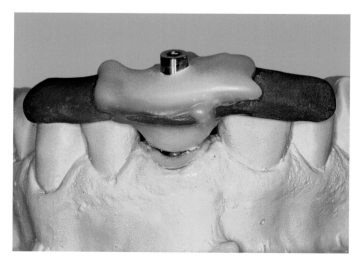

图12-45　在模型上就位种植体位置记录。

龈轮廓（图12-43）。将种植区从初始模型充分去除后（图12-44），放入种植体位置记录（图12-45）。现在从模型底部可以看到替代体（图12-46）。从这个方向用石膏填补间隙，完成转移（图12-47）。

现在可以制作螺丝固位或者粘接固位的临时修复体。螺丝固位的优点是，无须清除残留在种植体周围敏感软组织区的粘接剂。它主要适用于为了修复而做了最佳植入的种植体，其螺丝孔的位置在腭侧。如果不得不将螺丝孔放置在唇侧或者切端，最好选择粘接固位。需

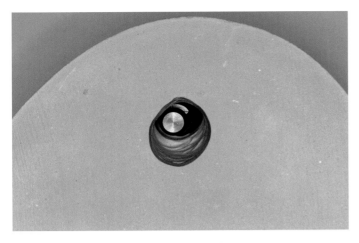

图12-46　从底部用石膏充填剩余的间隙。

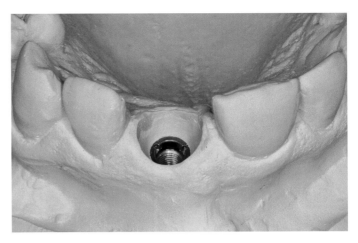

图12-47　完成种植体的转移。

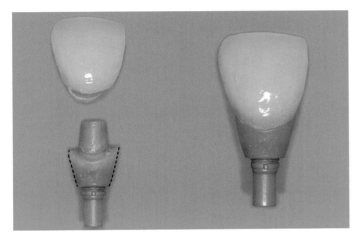

图12-48　基台的形态（虚线）延续牙冠的形状，使基台和种植体周围的形态平滑过渡。

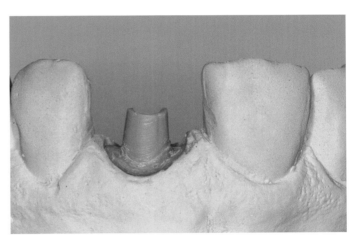

图12-49　个性化基台的边缘就位于龈下1mm。

要注意的是，粘接边缘在龈下的深度≤1mm，这是保证残余粘接剂可被清理干净的唯一方法。开始制作临时基台（PEEK基台；图12-48），首先要确认的就是牙冠形态。牙冠形态以及种植体肩台的位置和大小决定了基台上复合树脂制作的穿龈轮廓。粘接PEEK基台和树脂的最佳方式是，先用氧化铝颗粒喷磨基台表面（50μm，2.5bar），然后使用Glaze & Bond[204]做预处理。在模型上检查基台时可见，其制备的边缘就位于龈下1mm的位置（图12-49）。

种植体支持式临时冠在二期手术时戴入。该临时修复体会继续给已成形的软组织塑形（图12-50～图12-52）。在这个病例中可以看到，基台肩部的边缘在口内位于龈上一点点，而在模型上却位于龈下。原因是在术中取印模/记录时，没有将龈缘和其他的信息一起转移。尽管临时冠是按照原始龈缘的位置来设计的，但植入种植体后还是会有轻微的改变。如果在愈合期间需要对穿龈轮廓做调整，可以随时使用复合树脂来实现。

这样成形的临时冠，其穿龈轮廓将借助个性化印模

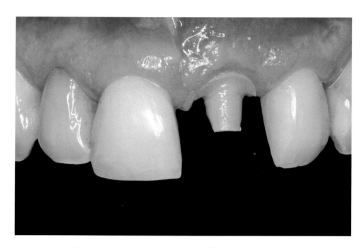

图12-50　放入临时修复基台。基台的边缘略高于牙龈，原因是在术中取印模或记录的时候，没有将龈缘和其他的信息一起转移；但是临时冠是按照原始龈缘线的位置来设计的。

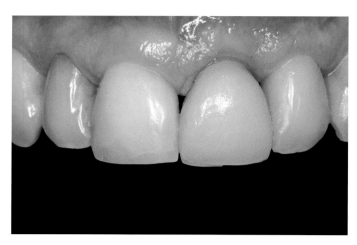

图12-51　粘接临时牙冠。

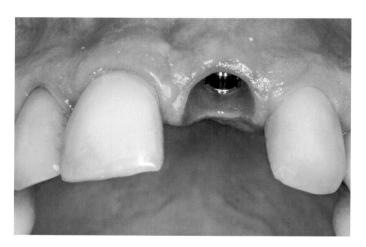

图12-52　成形穿龈轮廓。

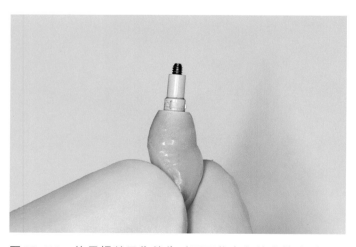

图12-53　使用螺丝固位的临时牙冠将穿龈轮廓转移到印模杆上。

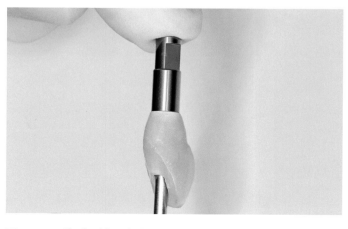

图12-54　临时冠被固定在相匹配的替代体上。

杆转移到最终模型上。

12.3.4　个性化印模杆

如果在戴临时修复体期间软组织成形良好，软组织形态应通过终印模转移到模型上。这样可以使技师尽可能准确地选择与口内情况相匹配的永久基台。可能采取的操作方法Buser[59]和Zuhr[428]等介绍过：拧松临时基台或者螺丝固位的临时修复体，取下，将其固定在替代体上（图12-53和图12-54）。然后将它们一起压入装

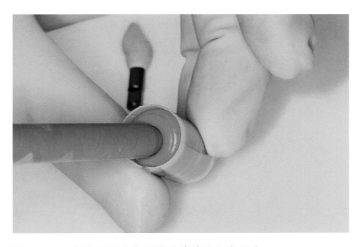

图12-55　将速干型咬合记录硅橡胶注入容器内。

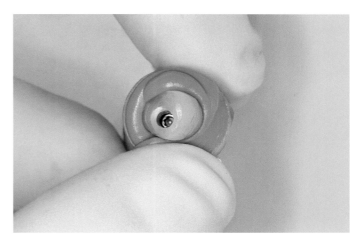

图12-56　替代体和临时牙冠被压入硅橡胶内，直到基台的肩台。

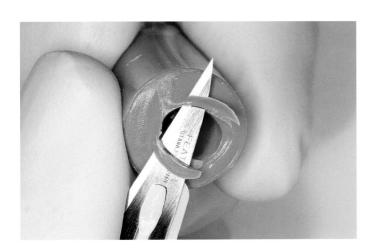

图12-57　然后取出临时冠，修整阴模内的全部倒凹。

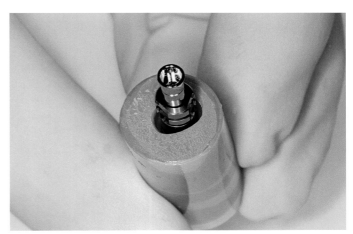

图12-58　印模杆被旋紧在替代体上。

有印模材料（如Permadyne Garant）或速干型咬合记录硅橡胶（如Futar Occlusion）的小容器内，一直压到基台的肩台（图12-55和图12-56）。在印模材料/硅橡胶固化以后将临时基台/修复体和替代体分开。切除阴模上的倒凹（图12-57），拧紧印模杆（图12-58），阴模的穿龈轮廓处注入树脂（如Lutexemp，图12-59）。一旦材料硬固，再次将印模杆从替代体上取下。印模杆上可以看到精确复制的穿龈轮廓（图12-60）。在口内将个性化的印模杆就位于种植体上，然后取模（图12-61）。个性化印模杆重塑了种植体周围的软组织形态，因为软组织在取下临时修复体时有暂时的收缩，这样能精准地将穿龈轮廓和软组织形态转移至终印模（图12-62）。现在技师就可以将其转移到最终修复体上，以此来获得最可预期的美学效果（图12-63～图12-65）。

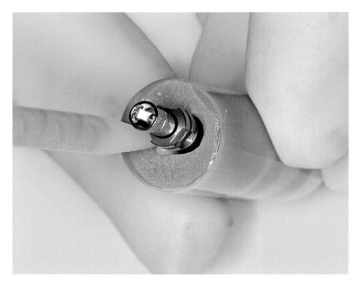

图12-59 阴模的穿龈部分注入临时树脂。

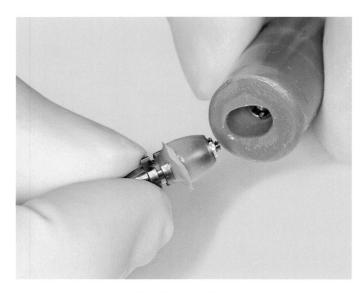

图12-60 取出个性化的印模杆，去除毛边。

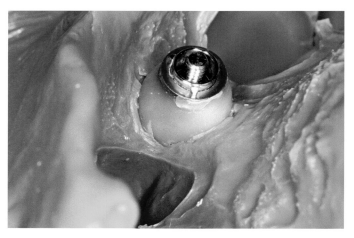

图12-61 用聚醚印模材料制取印模。

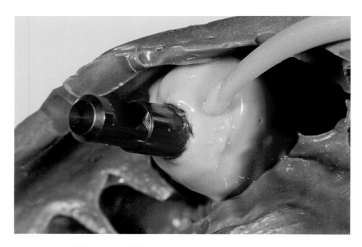

图12-62 制作人工牙龈。

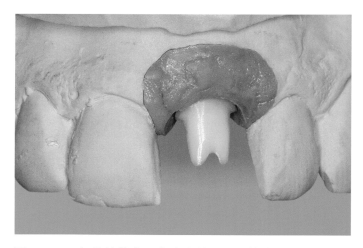

图12-63 氧化锆基台固定在主模型上，粘接边缘位于龈下1mm。

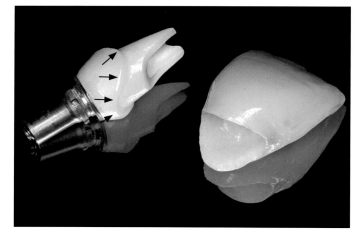

图12-64 转移的穿龈轮廓决定了个性化氧化锆基台的形态。注意标示的粘接界面曲度（箭头），它确保能完美地清除残留粘接剂。

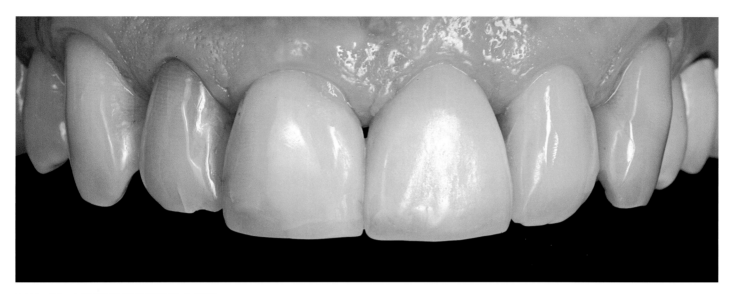

图12-65　树脂粘接后的氧化锆全瓷牙。

12.4　较大的牙列缺失或游离端缺失的临时修复

在治疗缺牙间隙较大和游离端缺失的情况时，为了能够保持良好的咀嚼、美学、发音功能，建议在种植体愈合期间使用临时修复体。否则，有可能治疗的整个过程都没有临时修复。

临时修复的选择可能包括：（1）使用弯制卡环和树脂基托制作的临时活动修复体（RDPs）；（2）铸造卡环和金属基托制作的临时活动修复体；（3）简单固位的金属基托临时活动修复体；（4）牙或种植体支持式临时冠或固定修复。

12.4.1　临时活动修复体

"弯制卡环的临时可摘修复体对于多牙缺失和游离端缺失是很经济的修复方式。使用它们的根本原因是经济方面的考虑。和其他临时修复体相比它们有很多缺点"（Strub等[362]，1009页），比如：它们对软组织的压力相对较大，这会造成种植体周围黏膜穿孔，最严重

的甚至会导致骨增量区域的骨丧失或种植体脱落。这种修复体折断的风险很大，尤其是在伤口肿胀的时候。在大范围牙列缺失或游离端缺失的情况下，使用铸造卡环制作的活动修复体就是合适的选择。除了更稳固的固位、对软组织的压力最小，这样的临时修复体还因为有金属基托显示出了更好的稳定性。在本文里要强调的是，义齿基托的金属支架要尽可能向牙齿的切端或咬合面延展，而不能直接接触到牙槽嵴。只有这样才能确保修复体可进行足够的调磨，以适应增量或种植手术后的肿胀，而不必磨除金属支架。在极端情况下，支架可以设计成背板的形式（详见10.5章节）。

当患者不想修复体卡环被看到时，另一种选择是使用临时精密附着体系统。其优点还有能提供稳定的固位和金属支架加固义齿基托。它使用非贵金属制作支架，有2个简单的远端Preci-Vertix滑块附着体，没有环形肩台或互锁。

在下面展示的病例中，这位女性患者呈现了如图12-66所示的初始情况。去除了患者口内现有的修复体（图12-67），取了上颌和下颌的印模用来制作长期临时修复，同时也记录了患者的颌位关系。35和46没有保

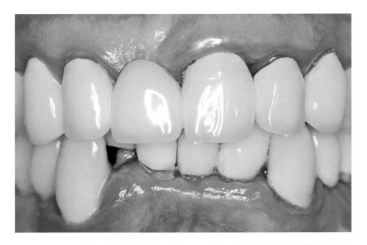

图12-66　在临时修复期间患者不愿接受能被看到的地方有卡环。

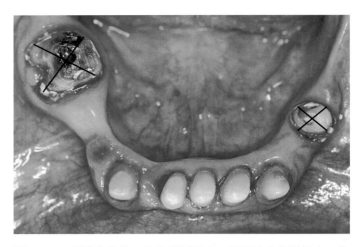

图12-67　拆除修复体，取印模以及上、下颌的咬合记录（35和46没有保留的价值）。

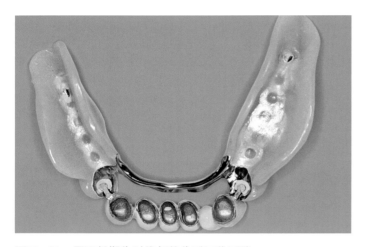

图12-68　用于长期临时修复的临时固位系统。

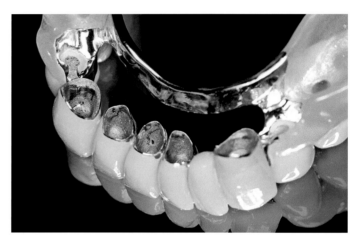

图12-69　带有远中铸造Preci-Vertix滑块附着体的非贵金属支架，没有环形肩台或者互锁装置。

留价值，从下颌石膏模型上修掉，制作精密附着体（图2-68和图12-69）。在接下来的治疗中，拔除35和46，并同时制作临时修复体。尽管拔了牙，但患者可以戴着临时上、下颌修复体离开门诊，并且对美观和功能都很满意（图12-70和图12-71）。一旦软组织完全愈合，就可以按计划给患者做骨增量和种植手术了（图12-72）。

如果涉及复杂的、大范围的种植及修复设计，治疗计划的制订者也会和患者一样尽可能节省临时修复体的费用，因为这一部分的修复毕竟只在有限的时间内使用。然而我们要意识到，一个好的临时修复体只是占据了整体治疗费用很少的一部分。并且，这样的修复对于骨增量手术或者种植体愈合的成功率有很大的帮助。另外，临时修复体还能够提高患者的舒适度，间接地改善了患者和诊所的管理，也利于加强医患之间的信任。本文还需要我们牢记的是，临时修复体在复杂种植病例中最多可使用12个月；此外，在高成本的种植体支持式修复治疗中投资的患者，一般都高度专注于事业，他们不能接受因为临时修复体的问题影响其高效

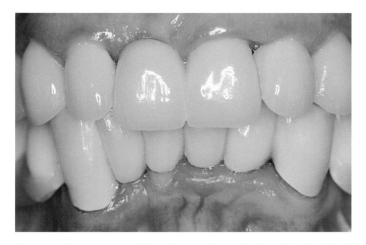 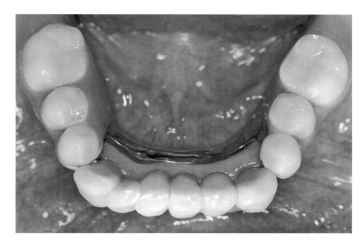

图12-70和图12-71　拔除35和46之后，直接戴入带有精密附着体的修复体。

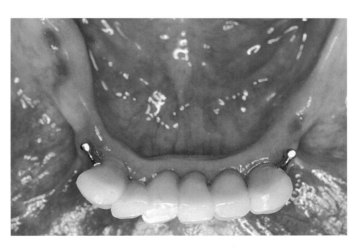

图12-72　临时固定附着体有非贵金属支架和远中Preci-Vertix附着体。拔牙创正在愈合，并且已经被软组织覆盖。

地工作及履职。

　　在治疗的骨增量或种植阶段，要注意确保活动临时修复体不要过度负重。不合适的临时修复体会导致感染、软组织穿孔，最严重的还会导致骨增量及种植的失败。增量、种植或二期手术后需要对临时修复体做大量缓冲，并使用软衬材料（如Softliner）做重衬。二期手术后，临时修复体要做调改，来控制其在愈合基台区域的延展范围，借助就位检查剂（Fit Checker）进行修整然后重衬。临时树脂材料可以避免软组织和种植体过度负重，提高种植体暴露后义齿的稳定性。

　　另外一个很重要的原因是，术后在做了缝合的区域使用柔软的材料重衬，软衬材料不会和缝线牢固地粘连在一起。重衬以后，修复体能很容易地取下而不使缝线松脱。创口只需要检查是否有材料残留。然而，这些材料由于容易老化，不得不在3~4周后就要更换或替换成永久的重衬材料。直接用永久的临时树脂材料重衬（如Luxatemp）是个不错的选择。

12.4.2　牙冠和固定修复

　　如果需要种植体在愈合期不受影响，完全由天然牙支持的临时粘接桥是唯一的选择。它们可以是天然牙支持的或者带有悬臂的粘接桥，前提是已经做过牙体预备。另外一个选择就是将混合式FDPs粘接到邻近没有龋坏的牙上（图12-73）。在这个病例中显示，患者第三象限有一个传统的长临时牙桥，第四象限是混合式固

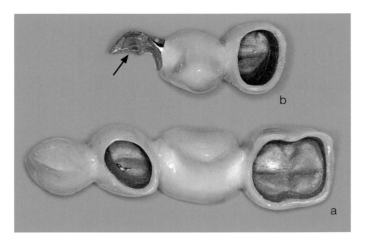

图12-73　非贵金属支架的长期临时固定修复：（a）悬臂固定修复体；（b）混合式固定修复体［粘接固位（箭头）和传统预备］。

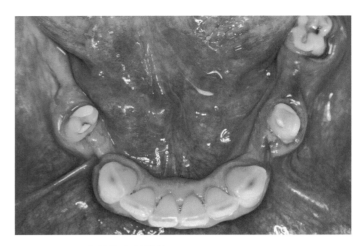

图12-74　口内粘接之前的情况。

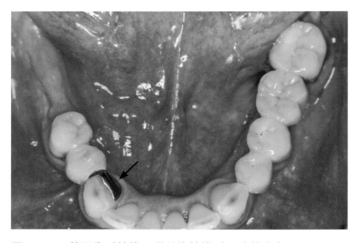

图12-75　基牙临时粘接，附着体粘接到43（箭头）。

定修复体。45被用作基牙，没有龋坏的43支持了一个粘接附着体。附着体是树脂粘接的，45是临时粘接剂粘接的（图12-74和图12-75）。这些材料的边缘用丙烯酸树脂制成，因此在基牙预备以后它们可被简单重衬。在植入种植体后，临时修复桥体黏膜面可以不接触牙槽嵴，后期的修复如也涉及桥体，有必要的话可改变桥体黏膜面的形态。

一旦将种植体暴露出来，临时冠适用于以下情况：植入的种植体基本是平行的，固定的临时修复体可直接在愈合基台上制作，前提是愈合基台为圆柱形。然而愈

合基台需要有足够的高度。在展示的这个病例中，3颗种植体都使用了6mm的愈合基台（图12-76）。用蜡型上制成的真空压膜导板在口内直接制作临时修复体（图12-77）。因为愈合基台有倒凹，故而临时修复体在未固化阶段被数次取下并复位很重要，这样可避免形成倒凹。完成临时修复体的制作，并用临时粘接剂粘接。愈合基台的大小和形态不足时，临时修复的设计也会受限。在任何病例当中都要记得，牙间及桥体区要敞开，以方便清除残留的粘接剂（图12-78和图12-79）。然而，穿龈轮廓塑形是不可能的，这就是该操作受到限制的地方。

如果就位方向不一致，可通过在口内预备临时基台来调整方向，然后使用诊断蜡型上制成的真空压膜导板直接在口内制作临时修复体（图12-80～图12-82）。

天然牙和种植体联合支持式临时修复体的情况就会简单些。在这个病例中，可以从基牙那里获得固位，愈合基台仅提供了支撑的作用，因为它们的龈上高度通常不够（图12-83和图12-84）。

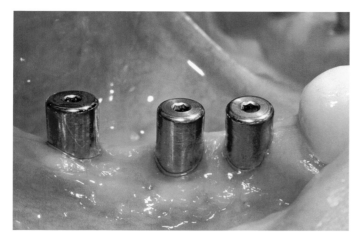

图12-76 临时修复体直接负重在接近平行的种植体和圆柱形愈合基台（高度6mm）上。

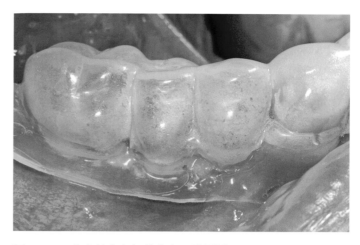

图12-77 愈合基台上部的真空压膜导板。

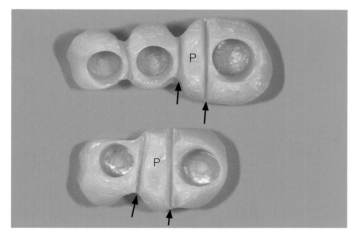

图12-78 临时修复体的精修成形，将邻间隙部分（箭头）和近中"根"桥体部分（P）充分打开。

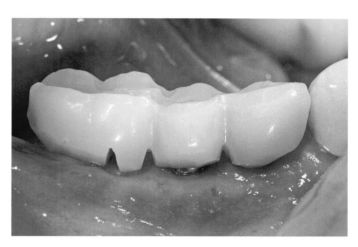

图12-79 粘接固位的临时修复体。标准的愈合基台牙龈成形是有限的。

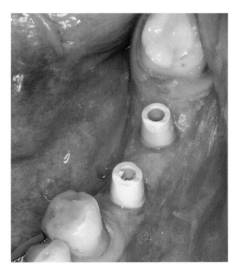

图12-80 直接在口内预备临时基台并且排齐。

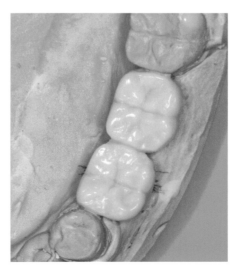

图12-81 直接在蜡型上制作真空压膜导板。

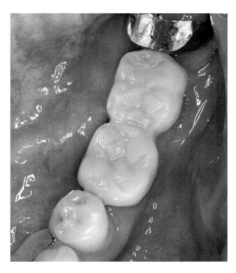

图12-82 用压膜导板在口内制作的临时冠。

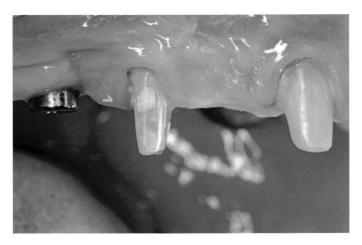

图12-83　天然牙和种植体共同支持式临时修复体。

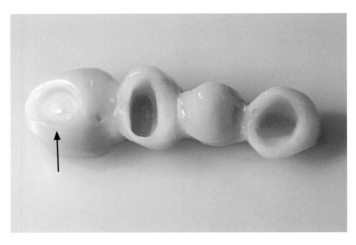

图12-84　修复体通过已经做了牙体预备的基牙获得固位。因为穿龈高度有限，愈合基台只是起到了支撑的作用（箭头）。

12.5　无牙颌临时修复

无牙颌的临时修复通常包括传统的全口义齿，它需要在种植手术过程中持续做调整。这是很难甚或是不可能实现的，尤其涉及复杂的骨增量手术。特别是当大量增高牙槽嵴时，制作新的全口义齿就在所难免，而且只能在手术区完全消肿后进行。

需要提前充分告知患者，在治疗期间可能有某一阶段不能戴义齿，或者原有义齿因为做了骨增量手术，或严重肿胀会有不再适合的可能。在这样的情况下要考虑制作临时种植体支持式固定修复或种植体即刻负重（详见6.6.2章节）。

二期手术后，全口义齿第一次直接由愈合基台支持，患者感觉良好。这项工作可以在椅旁完成，也可以在技工室完成。用就位检查剂将愈合基台的准确位置转移到修复体上。最好的方式是围绕印模中愈合基台的位置做环切，以使修复体准确就位（图12-85和图12-86）。在做这项工作时，可用就位检查剂来检测结果。环切处用临时树脂（例如Luxatemp；图12-87）充填。做直接重衬的时候，要记着在材料完全硬固之前取下修复体（在橡胶期）。否则如果愈合基台比较分散或者龈上部分比较突出，修复体就会很难取下来。另一个选择就是将修复体上标记的部分充分磨除，用氧化锌/丁香油酚（如Kelly Paste）取重衬印模，然后在技工室进行重衬（图12-88和图12-89）。

12.6　无修复体阶段

在治疗计划中是否需要无修复体阶段及持续的时间，是手术医生和修复医生要讨论的一个问题。话虽如此，但美学区没有临时修复体的情况，当今的患者难以忍受或仅接受极短的时间。基于以上原因，这个阶段要尽可能缩短，而且不能影响手术的预后。这就意味着没有临时修复体的时间仅限于消肿和拆线之前。考虑到以下几点非常重要：

·在此阶段前要确保修复体准确就位（义齿无摆动）。

·稳定的静态和动态咬合（可能有必要在口内用自凝树脂重建咬合面）。

·充分磨除伤口区域的修复体后用软衬材料做重衬。

·软衬材料的最低厚度是1~2mm。

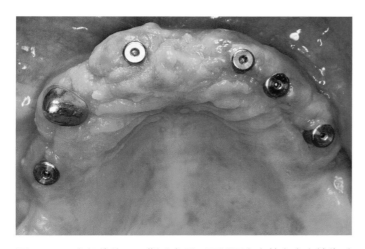

图12-85 良好体验：二期手术后，可以用愈合基台来支持临时修复体。

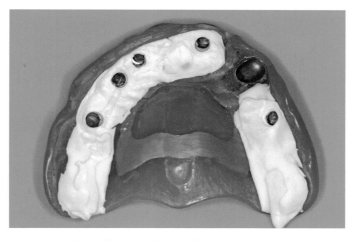

图12-86 使用就位检查剂把愈合基台的位置转移到修复体上，通过在印模上打孔使修复体就位。

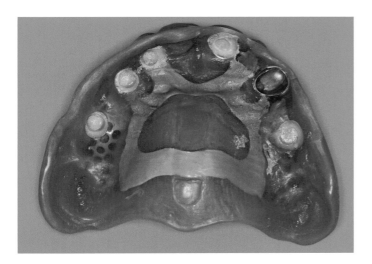

图12-87 被磨除的部分用临时树脂材料直接在口内重衬。

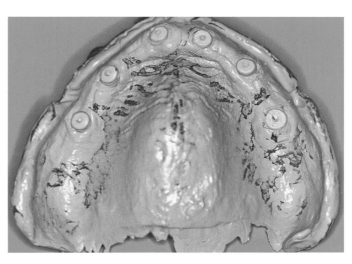

图12-88 另一个选择是磨除大面积的区域，然后取重衬印模。

· 严密监控临时修复体的压力点。

· 如果有未完全愈合的区域，可能需要再次重衬。

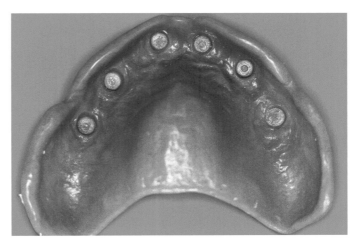

图12-89 在技工室内重衬修复体。

12.7　临时种植体

"临时种植体是一片式小直径螺丝，钛合金制造，弹性颈部。这样的设计使种植体的圆锥形头部相互平行。在上面安装匹配的金属帽，并用树脂将金属帽和临时修复体连接在一起。机械加工的表面和较短的螺纹使临时种植体在永久种植体愈合后很容易被取出。临时种植体可以让永久种植体埋入愈合且不被干扰，同时也使得固定临时修复取代活动修复成为可能"（Strub等[362]，1012页）。

临时种植体有下列3个不足：（1）临时种植体机械加工的表面和过大的负重，可能使其过早地松动；（2）如果上述情况发生，临时种植体周围任何的感染都可能波及做了骨增量的区域，从而增加手术风险；（3）如果在拔牙时或其他骨增量操作中已经放置了临时种植体，它们经常会妨碍最终种植体的植入，这就需要将其移位或者去除。基于以上提到的不足，临时种植体的使用在逐步减少，而标准种植体即刻负重目前在部分适应证中是可选方案（详见6.6章节）。

第13章

印模制取技术
IMPRESSION–TAKING TECHNIQUE

S. Wolfart

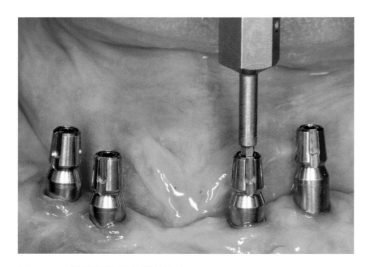

图13-1　印模杆旋紧在种植体上。

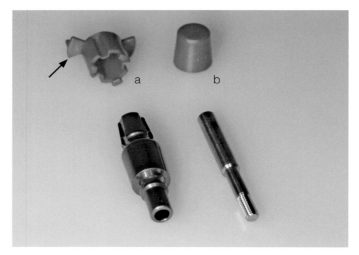

图13-2　转移印模制取技术用印模杆：（a）用于印模的有倒凹的转移帽（箭头）；（b）用于上、下颌位记录的没有倒凹的帽。

由于印模的质量影响模型的精准度，因此制取精确的印模是制作良好修复体的基础。精确度不足除了导致修复体不密合之外，还会引起机械和生物学并发症。本文列举了如果印模精确度不足可能引起螺丝松动、螺丝和种植体折裂以及咬合关系不准确等情况的发生[110,187]。固定修复时，如果种植体与上部结构连接不密合，常常会加剧牙菌斑的积聚，从而导致诸如黏膜炎或种植体周围炎等生物学并发症[238,242]。尽管获得绝对无压力就位（被动就位）非常困难，但是，取模过程中尽量减少误差依然是非常重要的目标。Lee等[235]系统性回顾了17个体外研究，对2种标准印模制取技术（转移印模制取技术和开窗式印模制取技术）、夹板固定印模杆以及所用印模材料（聚醚和加成型硅橡胶）进行了评估。综述的结论是在内连接的情况下，夹板固定印模杆会增加印模的精确度。大部分研究认为，在1～3颗种植体时转移印模制取技术（也称再定位印模技术）与开窗式印模制取技术无差别；涉及3颗以上种植体时开窗式印模制取技术会更精确一些。聚醚和加成型硅橡胶作为两种被研究的印模材料表现没有差别，都可以作为种植印模材料。直而平行的种植体是否比倾斜种植体的印模更精确没有明确结论。但是，Lee等[236]的后续研究表

明内连接的种植体，印模杆用成型树脂夹板固定并不增加开窗式印模技术的精度。

13.1　转移（闭窗）印模制取技术

在转移印模制取技术（再定位印模技术）中，种植体位置通过一种按扣连接的可拆卸装置转移到模型上。这包括把印模杆旋紧到种植体上（图13-1）和把转移帽安到印模杆上。转移帽和印模杆的连接通常通过一种按扣连接的可拆卸装置实现。在少数种植系统中，除了制取印模用的有倒凹的转移帽之外，还有一种记录上、下颌颌位关系的不含倒凹的特殊的帽（图13-2）。一旦确定位置后，要小心地将转移帽完全就位（图13-3～图13-6）。印模制取应使用封闭式托盘。除了传统托盘以外，还经常使用个性化托盘，因为个性化托盘可以更好地适应复杂多变的解剖结构（图13-7）。当制取印模时，重要的一步是用单独的注射头往印模杆周围注射印模材料，然后用气枪轻吹（图13-8和图13-9）。这样可以减少转移帽插入印模中时产生的气泡，获得尽可能精确的印模杆印记。印模的精确性非常重要，因为印模取出时印模杆留在口内，只有转移

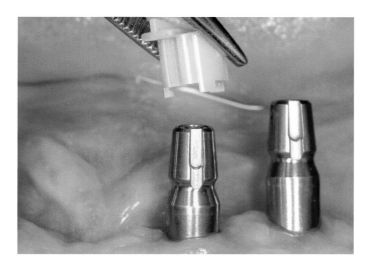
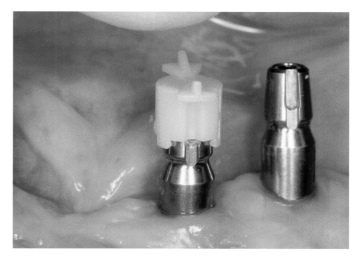

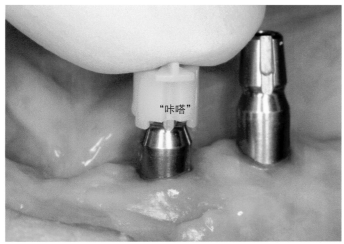
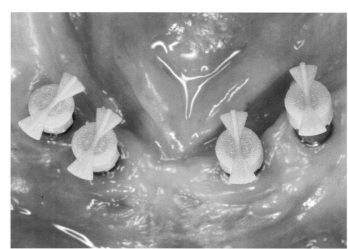

图13-3～图13-6 转移帽放在印模杆上的正确位置；压力就位；听到"咔嗒"声就位完全。

帽留在印模内，因此，印模杆可以像传统冠/固定修复体（FDP）一样在印模中复制。最后，印模杆从口内卸下、取出，连同印模一起送交技师（图13-10和图13-11）。蜡型制作时，印模杆和种植体替代体连接在一起后重新在印模中就位。转移帽帮助确保印模杆可靠地再次就位。印模杆和种植体替代体通过转移帽或印模杆的倒凹固定在印模中。值得注意的是，转移印模技术不适用于多个散在种植体，因为从口内取出时印模材料由于弹性有限会在印模杆位置产生形变。

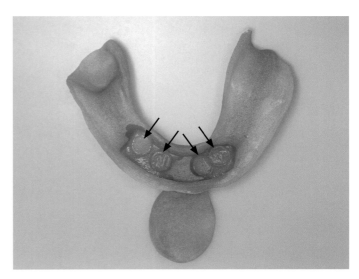

图13-7 取印模用的是封闭托盘，个性化更容易适应解剖结构（箭头指示的前牙区有足够的印模杆间隙）。

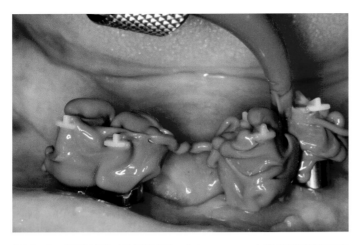

图13-8　印模材料（聚醚材料，如Impregum）注射到印模杆周围。

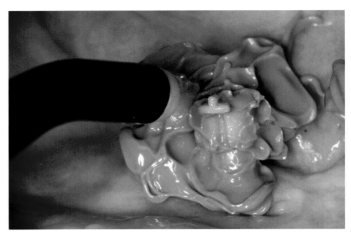

图13-9　气枪轻吹印模材表面使印模杆转移帽周围的气泡最少。

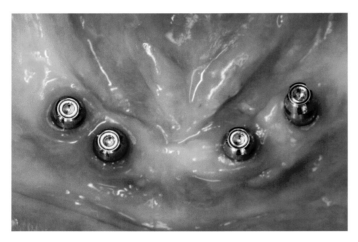

图13-10　取出托盘时印模杆依然留在口内，拧松后分别取出。

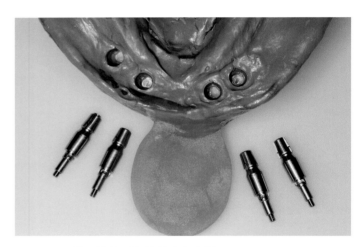

图13-11　黄色的转移帽依然嵌在印模里。

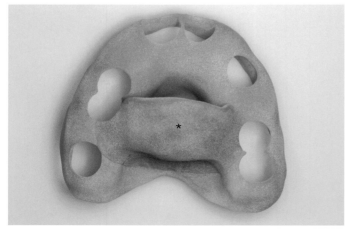

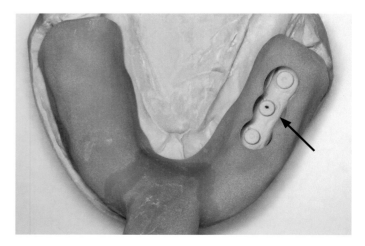

图13-12　开窗式印模制取技术：在含有愈合基台（箭头所示）的解剖模型上制作种植体上方殆向开窗的个性化托盘。中线处有种植体时，可以将把手改到托盘的中心位置（如*所示）。

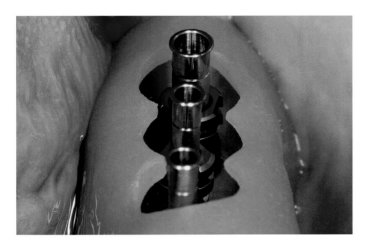

图13-13 印模杆就位后试戴托盘。

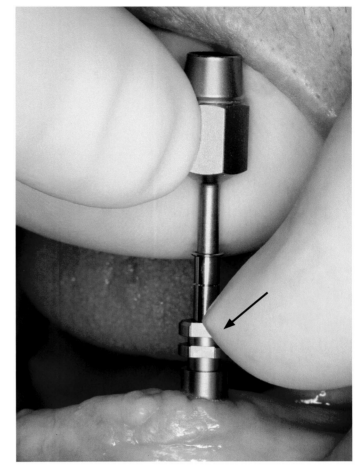

图13-14 印模杆旋紧就位。用一根手指保持住就位印模杆的稳定（箭头）。

13.2 取出（开窗）印模制取技术

选用取出（开窗）印模制取技术，必须要在个性化托盘的种植体区域做𬭩向开窗。复杂情况下（多颗种植体倾斜方向不一致），用印模杆制取解剖式印模是一个很好的选择，以确保托盘能够完全贴合。用愈合基台制取解剖式印模在任何情况下都是合适的。技师制作个性化托盘可以用解剖模型作为指导（图13-12）。如果种植体位置良好，就不需要再调改托盘（图13-13）。

留在印模里的印模杆是要拧到种植体上的。在拧的时候，一定要用手指感受什么时候印模杆完全就位。一旦就位，在上紧定位螺丝的过程中就要用一根手指保持其稳定（图13-14）。这样可以避免因为印模杆不经意的旋转而造成所取印模无法使用。如果需要，还要对托盘进行检查和调改，随后涂上一层聚醚粘接剂（图13-15和图13-16）。𬭩向开窗位置用蜡在外侧封住，以防技师将托盘递给医生的过程中印模材料从托盘里流出（图13-17）。下一步是将注射器里灌满聚醚印模材料。印模材料注射到印模杆的倒凹区，同时用气枪轻吹以防产生气泡（图13-18和图13-19）。这样可以确保印模杆在印模内的稳定性最佳。图13-20示意的是暂封蜡如何预防印模材料流出。口内戴入托盘时，必须确保每一个印模杆都在相应的托盘𬭩向开窗的暂封蜡处穿出。只有这样，我们才能在印模材料凝固后将螺丝拧松，并将印模和嵌入其中的印模杆一同取出。做这一步时最好是彻底地拧下固位螺丝，因为它会影响脱模，特别是倾斜的种植体（图13-21）。在技工室，将种植体

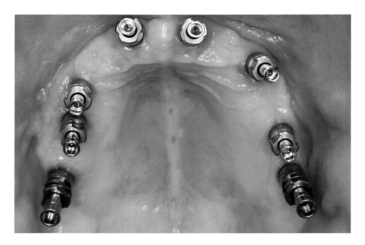

图13-15　印模杆拧紧就位。

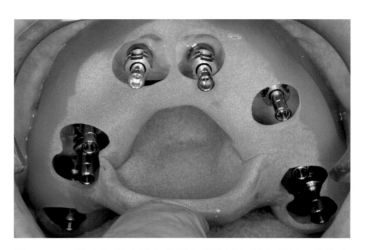

图13-16　检查和调改托盘（所有的印模杆都必须从开窗处穿出）。

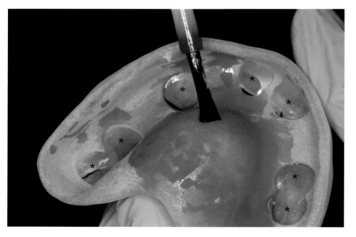

图13-17　用蜡片封闭开窗后（如*所示）在托盘表面涂上聚醚粘接剂。

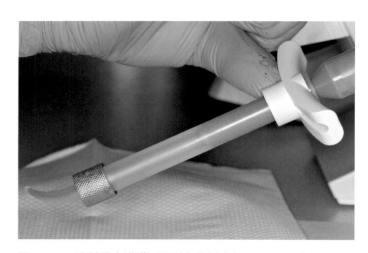

图13-18　注射器内灌满了聚醚印模材（如Impregum）。

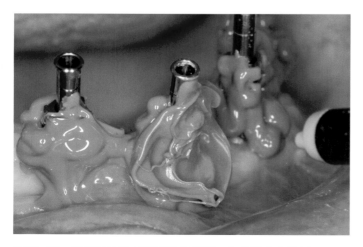

图13-19　印模材被注射到印模杆周围，气枪轻吹印模材。

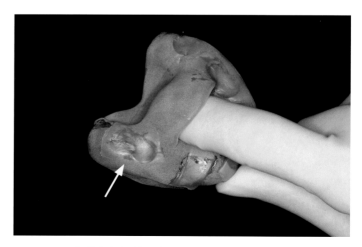

图13-20　充满印模材前托盘的开窗被蜡封住（箭头所示）。蜡封住开窗以防印模材流出。

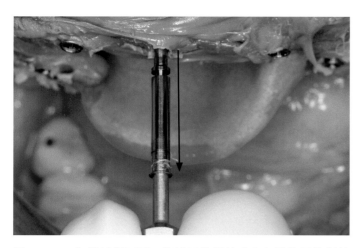

图13-21　印模材凝固后，拧松固位螺丝或全部拆除固位螺丝（根据使用的系统）。

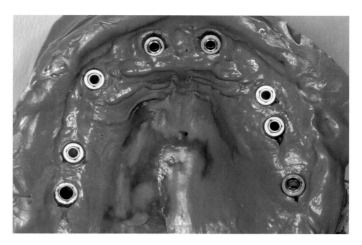

图13-22　将印模杆嵌入其中的印模从口内取出。

替代体连接在印模中嵌入的印模杆上，开始制作主模型（图13-22）。

13.3　术中印模/记录

种植体位置向临时诊断模型上的转移被称之为术中印模或术中记录。先在模型上制作转移导板。在种植手术过程中，用临时树脂（Luxatemp）将树脂转移导板粘接在固定于种植体的印模杆上。这个记录可以被用于种植体位置向诊断模型的转移（详见12.3.2和12.3.3章节）。

13.4　个性化印模杆

在有美学挑战的情况下，制取最终印模时将成形的穿龈轮廓转移到主模型上是很有必要的。为了做到这一点，临时冠的穿龈轮廓要通过复合树脂转移到印模杆上（详见12.3.4章节）。

13.5　膜印模托盘技术

这款封闭印模托盘常用于简单病例，如1颗或2颗种植体印模的制取。它应用特殊的膜技术，被认为专门用于种植修复并已进行体外实验[164]。这款托盘的特殊之处是它的基底，由一种透明的可穿破的15μm厚的膜构成。印模制取过程中，此膜被印模杆的螺丝刺破，但能保持印模材料不流出。这款托盘的优点是制取开窗式印模而无须制作个性化托盘，因为个性化托盘可能还要在口内对印模杆的穿出位置进行调整。下面用临床病例详细讲解技术流程：

首先，通过在模型上或者患者口内试用，从3个标准型号里选一个最合适的托盘（图13-23），如果需要的话，可以对托盘的边缘进行个性化修改（图13-24）。印模杆（开窗式印模技术）旋紧在种植体上，托盘填充（用聚醚，如Impregum）并在口内就位。现在要做的就是确保印模杆穿出托盘的膜基底（图13-25）。材料凝固以后，拧松固位螺丝（图13-26），取出印模（图13-27），制作主模型。

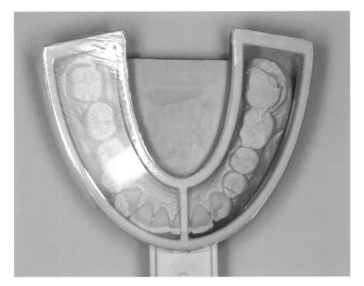

图13-23　在模型上选择正确的型号（3种标准型号）。

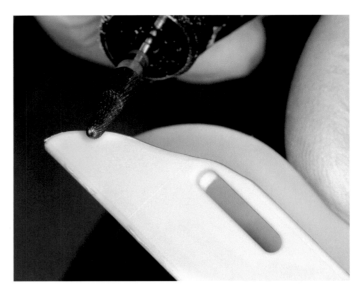

图13-24　个性化调整边缘。

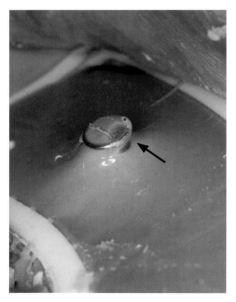

图13-25　印模杆从膜基底穿出（箭头所示）。

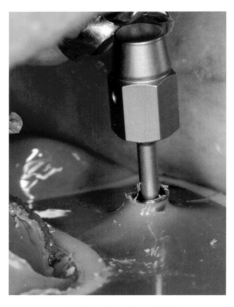

图13-26　拧松印模杆的固位螺丝。

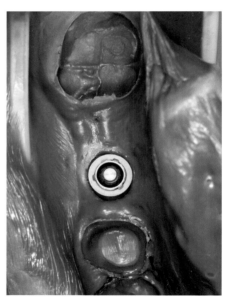

图13-27　制取完成的硅橡胶印模（联合印模：预备后的牙齿和种植体）。

13.6　取模前夹板固定种植体

上文已经指出夹板固定印模杆（图13-28）与开窗式印模技术联合并不能提高内连接种植体的印模精确度[236]。因此，我们的治疗程序里并没有夹板技术。

13.7　印模制取的创新解决方案

在种植印模制取过程中，可能会有很多临时产生的临床情况。本文归纳为以下4类：

1. 当种植体种得特别靠近时，经常需要将印模杆的一侧磨掉，才能令其在种植体上完全就位。

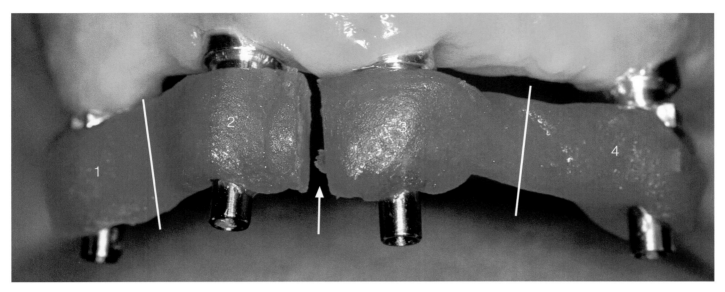

图13-28　在开窗式印模技术中，夹板固定印模杆不能提高印模的精确度。应用夹板必须确保个性化的树脂板（1~4）有良好的分割线（箭头所示）。第2步，材料凝固后把这些独立的树脂板粘到一起。这是将印模内树脂收缩引起的误差降到最小的唯一方法。

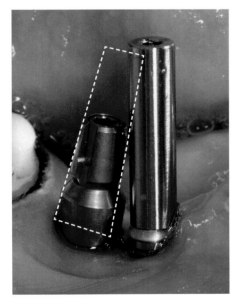

图13-29　种植体间隔很近并且一个抵在另一个上，妨碍常规印模的制取（两个长的开窗式印模杆不能同时就位——虚线所示）。

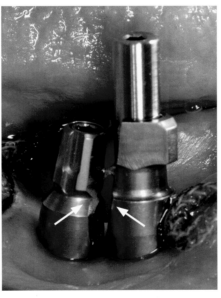

图13-30和图13-31　联合转移印模制取技术、开窗式印模制取技术以及印模杆的个性化选磨（箭头所示）。

像这种不仅离得近还抵着另一个的就更加困难了。这种情况下，联合应用转移（再定位）印模制取技术和开窗式印模制取技术就很有必要，因为转移印模制取技术无法保证两个倾斜种植体的印模杆同时就位（图13-29~图13-31）。

2. 当处理磨牙区的种植体，尤其对颌是固定牙列且开口度较小时，通常不太可能把转移印模杆及相匹配的螺丝刀同时放到位。而且还要考虑到，当托盘放入口内时这种情况会更加严重。这时，我们应使用短的开窗印模杆。

3. 如果为旧的种植系统做第2次或第3次修复，可能会发生找不到相应的印模杆或者基台螺丝无法

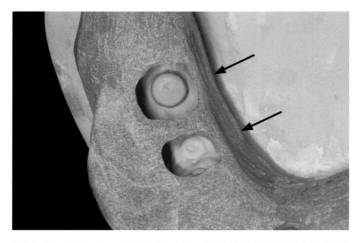

图13-32　并发症：开窗式印模制取技术的开窗位置根据愈合基台的位置确定。种植体的倾斜可能导致还需要椅旁扩大开窗。如果侧壁特别薄（箭头所示）会导致托盘的不稳定。这种情况下，扩大开窗前需要加厚侧壁。

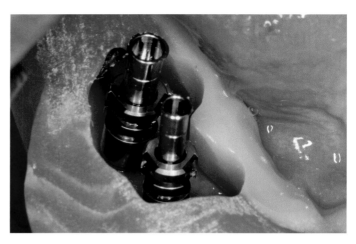

图13-33　为了保持托盘的稳定性，椅旁用临时树脂（牙色）加固托盘。

拧松等情况。这种情况下，必要时在口内调改现有基台，然后制取常规印模是恰当和可行的。

4. 个性化托盘是在有愈合基台的解剖模型上制作的。技师根据这些愈合基台的位置确定开窗式印模制取技术的托盘位置。一般应该多留一些空间，因为开窗越小意味着在患者口内调试的次数越多（图13-32）。如果种植体再有倾斜，则需要在口内个性化地调改托盘。作为这一过程的一部分，在侧壁被彻底磨坏、不能使用之前，托盘应该进行预防性地加固（如用托盘或临时树脂）（图13-33）。

13.8　主模型上的人工牙龈

制作主模型时在种植体周围会用到人工牙龈。为此形成很多制作人工牙龈的方法。人工牙龈可用以下材料制成：（1）硅橡胶；（2）复合树脂；（3）石膏。

1. 牙龈色硅橡胶是标准的样式。优点是硅橡胶的弹性使其可以适应穿龈轮廓特别突出的修复体，或者对于桥体来说可以被压出在天然弹性牙龈上应有的形状。人工牙龈应该能拿掉以便检查种植体和基台是否完全就位。这是评估龈下边缘的唯一方式，因为硅橡胶的弹性已经模拟了适应修复体过程中的变形（图13-34和图13-35）。其缺点是很容易磨损并且难以成形。此外，就像前面描述的一样，挤压人工牙龈时，感觉修复体很不稳定。

2. 这些不足可以通过用树脂（聚氨酯）制作人工牙龈来规避。这样，设计的穿龈轮廓和桥体形态就可以在树脂上切割出来，作为最终修复体的参照（图13-36）。

3. 最简单的方法是在原始石膏模型上制作。在模型上直接磨出穿龈轮廓或桥体形态。但是，会存在此处石膏部分脱落的风险。另外需要在种植体唇腭侧磨出一条沟，延伸至替代体平台下方，以便在模型上检查修复体的就位情况（图13-37）。

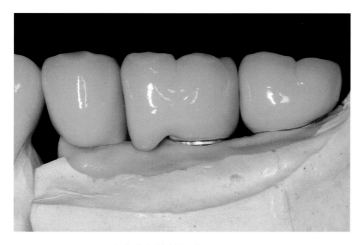

图13-34　牙龈色硅橡胶制作的标准人工牙龈。

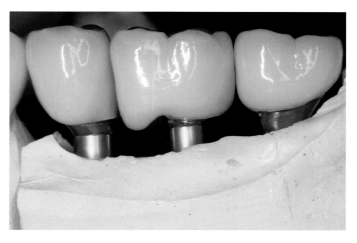

图13-35　可在去除人工牙龈之后检查就位的精确度。

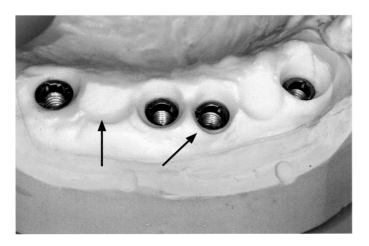

图13-36　用树脂制作的人工牙龈：穿龈轮廓和桥体形态可以在树脂上切割出来。

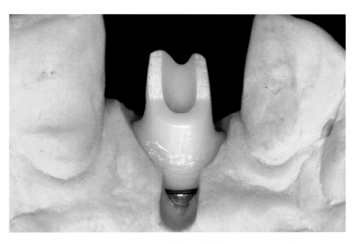

图13-37　无人工牙龈：穿龈轮廓和桥体形态在石膏模型上磨出来。这就要求在唇腭侧磨出通到种植体替代体的一条沟。因为这是检查修复体位置的唯一方式。

13.9　本章小结

转移（再定位）和取出印模制取技术是准确与功能性的印模技术。取出印模技术的优点是不需要把印模杆在印模中再就位，避免了一些误差。相比之下转移印模制取技术的优点是不需要制作个性化开窗托盘，避免了托盘在患者口内的反复试戴。在此背景下，运用了特殊膜技术的封闭式印模托盘，因其融合两者的优点而成为一个比较合适的临床选择。然而，因为只有3个标准型号，无法用于所有临床情况。

这3种印模技术的适应证详见表13-1。

表13-1 不同印模制取技术的适应证

取模技术	适应证	印模材料	优缺点
转移（再定位）印模制取技术	· 短跨度修复（尤其是粘接固位，因为小的误差可以弥补） · 种植体支持式单牙修复 · 镀金的套筒冠（内冠粘接固位可以弥补小的误差）	聚醚和加成型硅橡胶	＋ 不需要𬌗面开窗的个性化托盘 ＋ 如果印模杆有角度，不需要口内调整开口 － 不适用于特别倾斜的种植体
取出（开窗）印模制取技术	· 适用于所有病例 · 特别是基台水平修复（主要是螺丝固位，因为误差无法弥补）	聚醚和加成型硅橡胶	＋ 良好的精确度 ＋ 不容易出错 － 个性化托盘需要根据印模杆调改
膜印模托盘技术	· 简单位置的1~3颗种植体	聚醚和加成型硅橡胶	＋ 融合了开窗式印模技术和转移印模技术的优点 － 托盘强度低 － 标准型号无法适用于所有的临床情况 － 缺少文献支持

第14章
颌位关系记录
THE MAXILLO-MANDIBULAR RELATIONSHIP RECORD

S. Wolfart

基于种植体骨结合形式以及无牙周膜的特点，其与天然牙存在以下两点根本不同：第一，种植体的触压觉敏感度比天然牙低9倍[154]，在咀嚼活动中，这种牙周力学感受器的缺失会导致种植体受力会出现延迟和不精确的特性，这一点在相关实验研究（巧克力糖丸压碎实验）中得到了证实[364]；其次种植体支持式修复体与天然牙支持式修复体相比，其缓冲效果要差。

在以上两个因素的共同作用下，种植体支持式修复体将承受较高的应力，从而增加了结构断裂的概率[300]；而且在咬合面形态调整的时候，由于触压觉降低使其比牙支持式修复体更难检查到早接触。这些问题可以通过建立适宜的颌位关系解决，并借助记录复查来验证，此外，每个临床病例都需要采用合理的咬合形式。

尽管这样颌位关系记录需要消耗很多临床时间，但是这个过程一定不能省略，因为在此花费的时间后续过程会得到补偿，至少会部分得到补偿，如在戴牙时会缩短选磨的时间。

14.1　口内颌位关系记录

在种植牙科学中，存在下面3种口内颌位关系记录的情况：

1. 牙间缺隙较小，支持良好，这种情况下不需要进行颌位关系记录。
2. 缺失范围较大或存在游离端缺失时，需要记录现有的垂直距离和咬合习惯，并转移至最终修复体。
3. 至少累及半颌且垂直向关系需要重新调整时，需要根据正中关系位重建新的颌位关系。

14.1.1　记录工具

颌间间隙较大或游离端缺失

当缺失范围较大或游离端缺失并伴有较大的垂直向

关系不调时，多采用聚合树脂基板来记录颌位关系，这样可以降低口内记录时需要恢复的间隙，口内记录导板选用记录树脂（如Luxabite）或记蜡（如Aluwax）。因为基板较薄和记录材料的低收缩率，所以最后的精细记录步骤可以省略。一般将聚合树脂基板拧在种植体上，比如可借助改良的印模杆来完成。

为了复查需要，记录结果需要调磨修整到只保留较浅的凹陷印迹，因为太过突出的印迹外形会阻碍下颌的顺利闭合（图14-19）。

当垂直关系基本协调时，就不需要聚合树脂基板来进行颌位关系记录，比如可以直接将记录树脂放置于对应的牙列和已经拧入口内的愈合基台之间。

区别垂直关系差异大小程度从而选用不同颌间记录方法的决定性因素有两个，首先在于记录树脂随着垂直距离增加变得更难掌控（稳定性较低，聚合时产生高热），其次是聚合时0.8%的收缩率会随着记录材料厚度的增加产生更为明显的负面效应，因此10mm高的记录已存在大约0.1mm或100μm的潜在误差。【译者注：为了减小误差，颌间距离越小时，越应简化记录方法】。

全牙列修复

如果至少单颌牙列需要重新修复，是否仍有余留牙决定基板形态：

1. 如果还有余留牙，需要结合马蹄形基板和前夹板来完成。
2. 如果没有余留牙，而且美学信息如笑线、中线等也需要转移时，尤其是在上颌，则需要借助带殆堤的聚合树脂基板来进行。

这两种不同的颌位关系记录方法在下面简要进行阐述。

带前夹板的马蹄形基板

这里展示的是一个下前牙及修复体重度磨耗形成塌

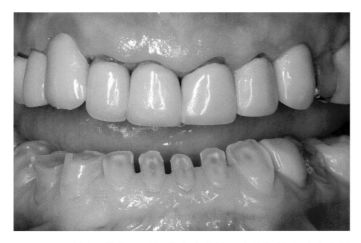

图14-1　病例：伴有严重塌陷式咬合的不良修复体和重度磨耗的下前牙。

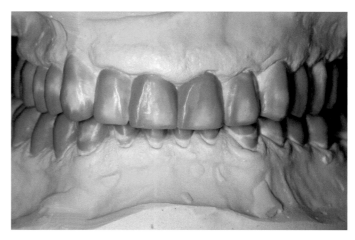

图14-2　在新建立的垂直距离上制作蜡型。

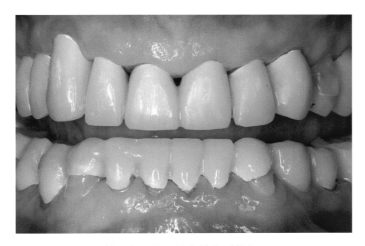

图14-3　重新调整垂直距离后的直接临时修复。

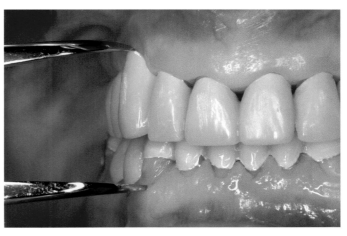

图14-4　用Zielinsky卡尺记录新调适的垂直距离（测量参考点：龈缘顶）。

陷式咬合的不良修复病例（图14-1），首先通过蜡型恢复正常咬合（图14-2），然后再用临时修复体来调整和验证（图14-3），如果患者适应良好，接下来就可以将正确的咬合高度转移到最终修复体。

1. 在取下临时修复体之前先用Zielinsky卡尺来记录垂直距离（图14-4），测量标志点可以选取相对牙齿（如13和43）的牙龈顶点或者种植体周围龈缘，之后把这些信息转移到颌位关系记录

中。首先在主模型上制作基板，基板采用天然牙齿和种植体（如在愈合基台、特殊辅助记录或特殊改良基台上）（图14-5）共同支持的方式。基板戴入口内，患者开始咬合直至出现第一个咬合接触，由此可以估计出需要恢复多高的垂直距离才能达到正确高度，这个量可通过仍保持着戴临时修复体所测垂直距离的Zielinsky卡尺来确定（图14-6）。在基板的中切牙区放

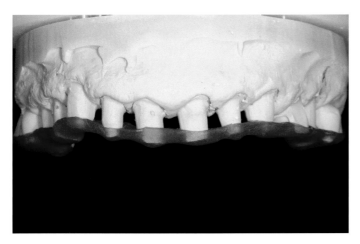

图14-5　在主模型上制作用于记录上、下颌颌位关系的基板。

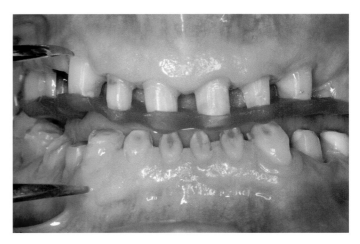

图14-6　基板放入口内，嘱患者咬合至出现第一个咬合接触点，相对于临时修复体的高度来估计基板现有高度。

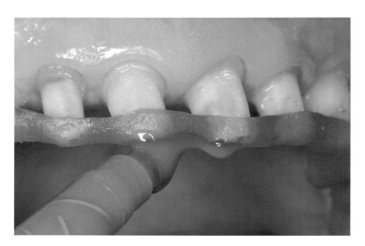

图14-7　中切牙区放置前夹板。

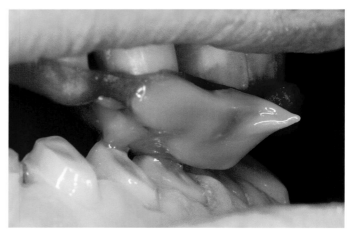

图14-8　当夹板处于橡胶期时，患者轻咬至出现第一个接触点。

置前夹板（复合树脂或者一块Kerr印模材）（图14-7），当树脂处于橡胶期时，嘱患者轻轻咬合（图14-8），然后反复对前夹板进行调磨或加高直到之前获得的垂直距离（图14-9和图14-10），在此过程中，必须确保夹板上只有单独一个很浅的咬合印迹（图14-11）。在达到临时修复体的高度时，必须立即检查患者能否再次定位到夹板标记的咬合记录位置上（虽然已经

缩减成一个很浅的印迹）。为此，可将铝蜡置于夹板上，让患者再次咬合（图14-12）。用刀片修去铝蜡周边多出的部分而保留一个浅的咬合印迹，以此来确保下颌闭合时无干扰（图14-13）。

2. 理想状况下，患者可以自然闭口到设定的位置；但是也可以由牙科医生轻柔地引导患者咬到这个位置。操作时牙科医生右手拇指、食指和中

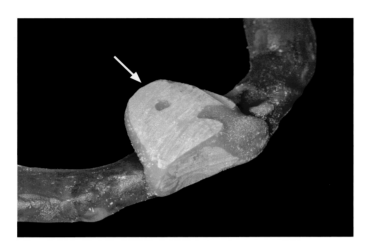 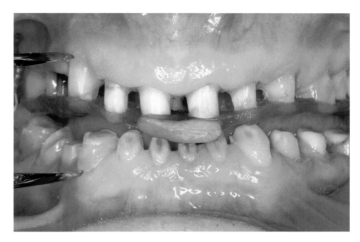

图14-9和图14-10 前夹板经过不断磨低或加高至达到之前获得的垂直距离，目标是只有一个接触点（箭头）。

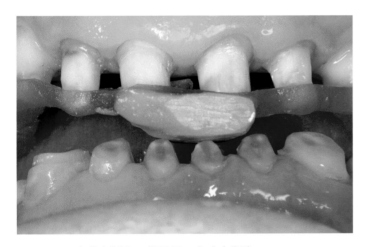

图14-11 在前夹板上只能显示一个咬合印迹。

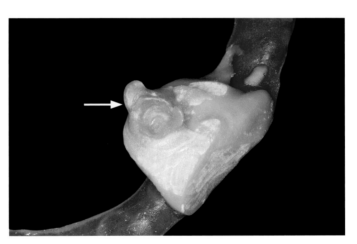

图14-12 为了验证患者能否重复咬合到修整后的记录位置，放置少许铝蜡嘱患者再次咬合。

指扶于患者颏部，拇指保持放松无压力（图14-14），左手的拇指和中指向上轻压患者上唇，这样确保在下颌闭合时牙齿得到充分暴露以利观察（图14-15）。牙科医生可以检查在手法引导下闭口运动的最后阶段，患者的下颌是否真正地"在转动"而非习惯性地前伸，这点可以通过开闭口运动时牙科医生轻柔地按压颏部向后来进行检验。通常按此方法反复多次后，患者得到充分放松，前伸的下颌"滑回"正常轨迹，髁突也将运动到预期的正中位置。但在这个过程中不能施加太大压力，以免髁突运动到太过靠后的位置。当下颌进行最终咬合的时候，牙科医生可以感受到单纯的转动。这时患者就可以无辅助下自行咬合，因为牙科医生大拇指对颏部的压力，使得髁突能够保证在正确位置进行转动，同时能够精确地达到最终咬合。

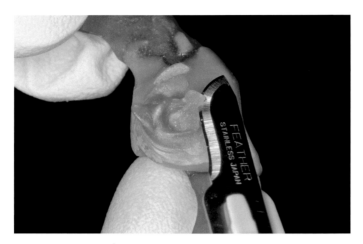

图14-13　削去铝蜡前伸溢出的部分。

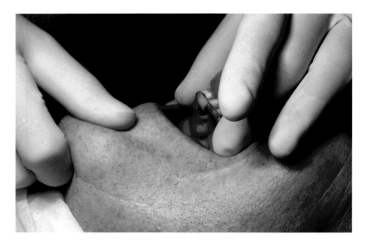

图14-14　牙科医生轻柔地引导患者咬合至相同的位置（注意所演示的操作技术）。

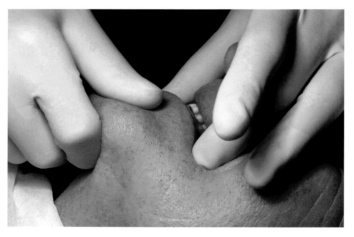

图14-15　牙科医生用左手向头顶方向轻压上唇以便能够仔细观察到咬合状况。

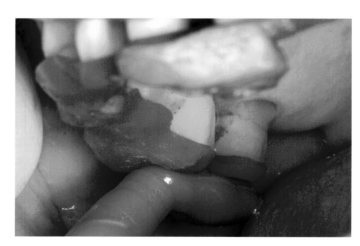

图14-16　在口内的基板上放置记录树脂。

3. 在正式记录之前，可以根据需要反复检查和练习这个位置，直到熟练准确。前夹板还有另外一个优点，两个关节窝与前夹板上的单个接触点形成了下颌上的"三点支持"，进而确保肌肉彻底放松，这最终保证了正中关系（生理休息位）记录的成功获得。

4. 然后在缺牙间隙放置记录树脂，嘱患者在已经确定的固定位置咬合；也可以把树脂放在基板上嘱患者咬合（图14-16和图14-17），这个方法可以保证在口内放置记录材料时具有最好的操作视野，但是对于某些容易受到压力影响的患者会导致闭合轨迹不理想。取下基板之后，可以看到记录的不仅仅是咬合印迹，还可以清楚地观察到邻接区和排溢沟（图14-18），这种状态会在重新放入口内或者在𬌗架上进行颌间关系记录复查评估时形成干扰。

5. 基于上述原因，下一步需要调磨修整印迹直到每个牙位只有很浅的接触印迹（图14-19和图14-

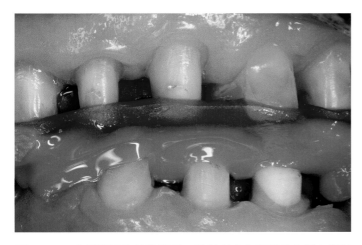

图14-17 在牙科医生的监督下，嘱患者咬合直到前夹板上出现第一个接触点。

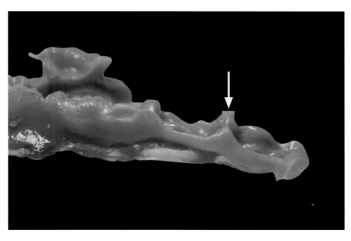

图14-18 记录树脂上显示很深的印迹，并有树脂突伸入邻接区（箭头）。

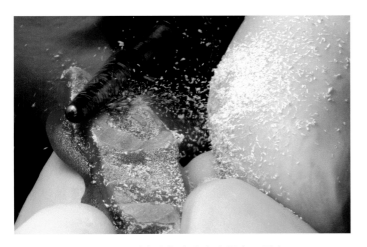

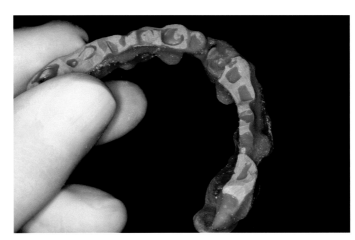

图14-19和图14-20 用磨头将这些印迹调磨至最小。

20）。

6. 如果记录材料有任何部位厚度＞2mm（图14-21），就需要进行二次精细记录。这样一方面可以修正树脂聚合收缩（大约体积的0.8%）带来的误差，另一方面能够获得更为精准的记录结果[133]。操作时先涂布液态凡士林隔离对颌牙齿（图14-22），然后用氧化锌丁香油水门汀（如Temp Bond）来进行精细记录（图14-23～图14-25）。

接下来在技工室上殆架。用磨头磨除二次精细记录上所有粗糙的边缘，最终只保留很浅的接触印迹，并且仔细检查牙齿与记录的吻合情况（图14-26）。对于全牙列的上、下颌颌位关系记录，为了更理想的吻合程度，有必要用切割磨片将基板分成小的片段（图14-27）。如果达到理想的吻合度（图14-28），那么可以用封蜡和金属杆架将模型进行装配、固定（图14-29），最后再用殆架石膏将模型固定在殆架上（图14-30），这样就能够借助夹板模型装配技术在殆架上检查咬合。

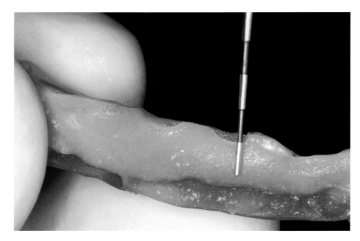

图14-21　当记录材料＞2mm厚时需要进行二次精细记录。

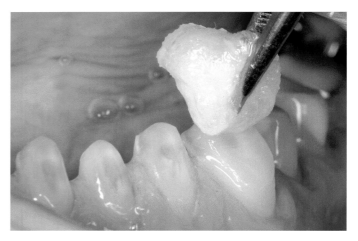

图14-22　对颌牙齿涂布液态凡士林起到隔离作用。

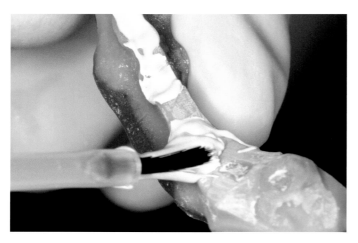

图14-23　用刷子涂布Temp Bond。

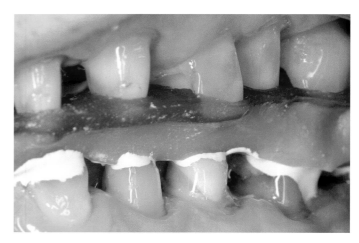

图14-24　患者再次闭口咬合。

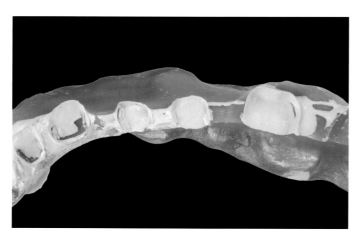

图14-25　二次精细记录的最终结果。

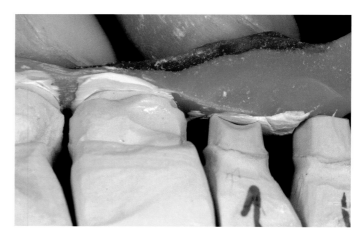

图14-26　在技工室上𬌗架。一旦能够正确地将粗糙边缘磨除，就可以在主模型上检查记录的密合度。

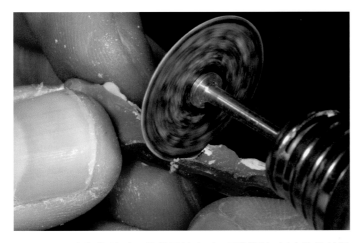

图14-27 当颌位关系记录范围较大时，可以用切割磨片将基板分成小的片段来实现更理想的吻合度。

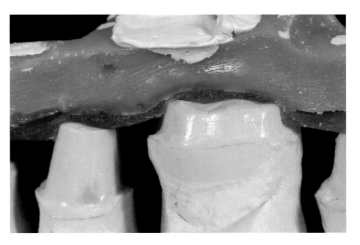

图14-28 磨去基板的边缘使得检查吻合度更为直观。

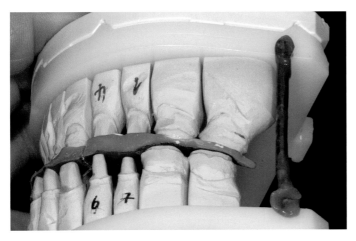

图14-29 模型通过封蜡和金属杆架（本例用旧钻头）装配、固定在一起。

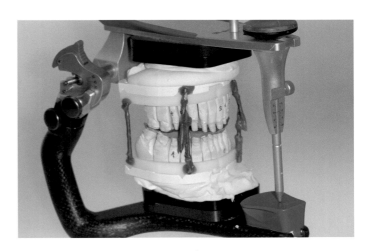

图14-30 用𬌗架石膏将模型上𬌗架。

带𬌗堤的聚合树脂基板

1. 按照全口义齿的要求来排列上颌𬌗堤正确的垂直向和水平向位置[362]。技工室垂直距离的确定首先根据临时修复体的高度来预估（图14-31～图14-33），在此需要参照之前患者的照片，其次通过语音测试来验证，当患者发"s"和"z"音如"Mississippi"或"zig-zag"时基板不能接触。在语音测试时基板必须牢固固定，为此最好将基板旋紧在种植体上。

2. 在𬌗堤上标记休息位时的唇线和大笑时的笑线，这样帮助技师掌握各种唇部运动时的形态特点，以及确保牙齿的合理暴露，上述特征可以借助之前的照片作为参考。同时还需要转移其他的信息如中线和尖牙的位置（图14-34）。

3. 如果同时存在下颌𬌗堤，在第2步时根据全口义齿的标志线同样进行调整[362]。

4. 用记录树脂或者氧化锌丁香油水门汀进行咬合固定（如Temp Bond）（图14-35）。

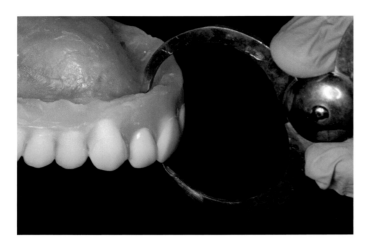

图14-31　现有临时修复体的垂直距离可由卡尺测得。

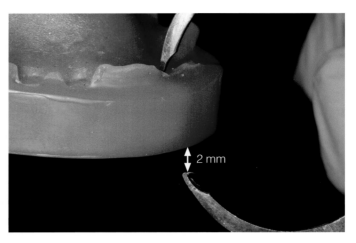

图14-32　技工室提供的殆堤与临时修复体的垂直距离进行比较，在此病例中相差2mm。

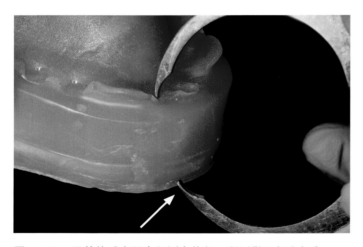

图14-33　目前的垂直距离经测定偏低，所以做了相应加高。

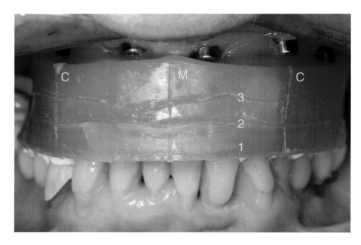

图14-34　一旦殆堤在水平、垂直和矢状向已经排好，接着要在其上标记中线（M）、尖牙线（C）和3条笑线（1=开口放松，2=微笑，3=大笑）（详见3.2.8章节）。

5. 如果上、下颌殆堤同时存在，殆堤上的刻痕能够确保咬合固定的清晰准确，也就是说即使在记录完成后将上、下颌殆堤分开，仍然可以再次精确地复位（图14-36）。如果在口内记录之后还需用同一个基板进行口外记录（面弓和Linefinder），就需要将殆堤分开。

6. 按照第1步建立的垂直、水平和矢状向的大小数值应该与现有修复体或者临时修复体进行参照比较，因为这些客观数据是对新调整的3个平面参数进行严格评估的基础。这些数据不仅用于颌位关系记录，而且要用于之后的蜡型试戴。Alma义齿测量仪是一种快速确定这些尺寸的好方法（图14-37），操作时第1步先调零（图14-38），第2步将所要测量的蜡堤/蜡型/义齿放入

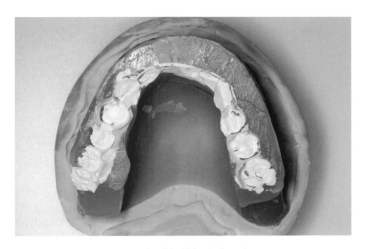

图14-35 用TempBond与对颌进行咬合固定。

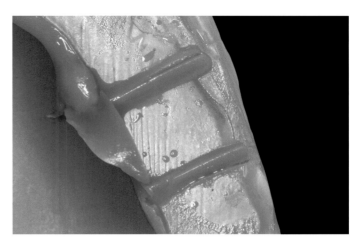

图14-36 当上、下颌𬌗堤位置固定后，蜡上的刻痕确保了咬合固定的清晰准确，因此𬌗堤不仅可以互相分离而且能够精确地再次复位。

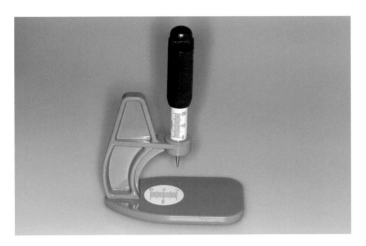

图14-37 Alma义齿测量仪。

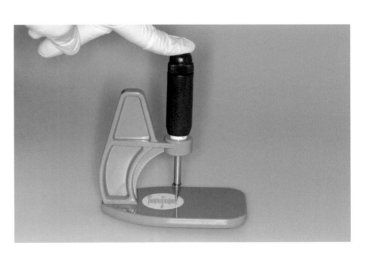

图14-38 测量仪归零。

测量仪，将指示针的顶点压在一个具有良好重复性的标记点上（如切牙乳头印迹处），这样就可以读出修复体垂直向和矢状向的尺寸（图14-39和图14-40）。

14.1.2 记录工具的支持

不论采取哪种形式进行颌位记录，一定要选用种植体支持式基板，理想的情况是单纯种植体支持或者牙齿-种植体联合支持方式。如果无牙颌条件下只有少量种植体支持，则必须改用种植体-黏膜支持式基板。各种支持类型如下：

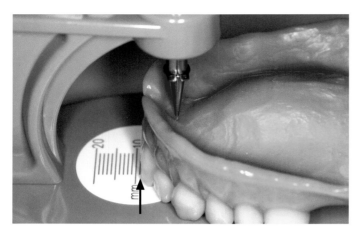

图14-39　将指示针的顶点压在一个重复性好的标记点上（如切牙乳头印迹处），可测得修复体的矢状向尺寸（9mm）（箭头）。

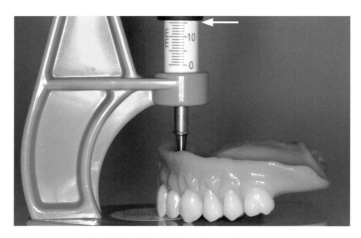

图14-40　同时可测得修复体的垂直向尺寸大小（16mm）（箭头）。

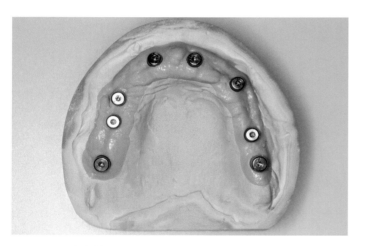

图14-41　愈合基台支持式基板。

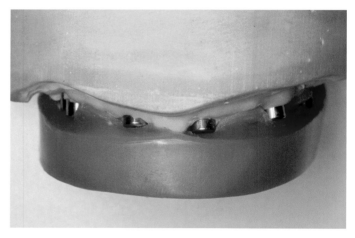

图14-42　因为使用的愈合基台与口内相同，所以在口内颌位关系记录时不需要再去更换。

愈合基台支持

　　这种情况相对简单，技师将愈合基台拧入主模型后在其上制作基板（图14-41和图14-42），然后在口内拧入愈合基台开始颌位关系记录。如果技师使用的愈合基台与口内是同一类型的话，就不需要再旋出和拧入，可以直接进行颌位关系记录，此时愈合基台起到支持记录材料的作用（图14-43）。

　　这种支持方式的优点在于模型和口内使用相同的愈合基台，使得牙科医生可以直接进行颌位关系记录，较为便捷。因为基板直接放置于支持的愈合基台之上，所以即使需要修整也可以快速地从口内取出和放入。一点不足之处是愈合基台往往在牙龈处不够突出，这样使得基板容易发生偏斜，尤其在所需恢复的垂直距离较大时更为明显。

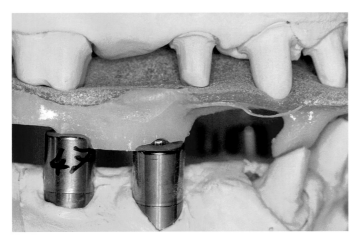

图14-43　愈合基台可以用于支持记录材料, 酌情标记后随同记录返回技工室。

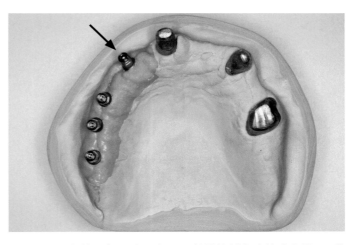

图14-44　在第一象限 (13有明显长轴偏斜) (箭头) 的4颗种植体拧入印模杆, 余留的牙齿套筒冠修复。

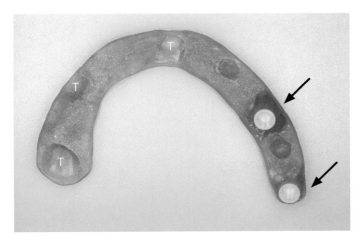

图14-45　天然牙上的套筒冠 (T) 和15、17 (箭头) 与基板结合的记录转移帽共同起到支撑基板的作用, 13因长轴偏斜所以不适合放置转移帽, 而因15、17有良好的支持所以16放置转移帽显得多余。

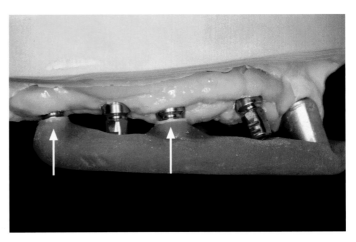

图14-46　印模杆和转移帽良好扣合保证了基板位置的精确。

特殊记录辅助支持

　　如果需要良好支撑 (在一些种植体数量非常少的时候), 特殊的记录辅助方式会是合理的选择。在一些种植系统转移印模过程中使用的是相同的印模杆, 只是在特殊情况下才需要更换。圆柱形的帽常用于颌位关系记录, 而带有固位臂/倒凹的用于取印模 (图13-2)。在颌位关系记录时, 印模杆旋入后, 转移帽埋入基板内。下面的病例中颌位关系记录时, 旋入了4个印模杆, 但实际上只有2个对于颌位关系记录的支持是必需的, 因为3颗天然牙上的套筒冠和2个转移帽已经使得整个基板能够得到充分的支撑 (图14-44 ~ 图14-46)。所以在特定病例中选择特殊记录辅助手段与愈合基台相结合将更为合适。

　　这些特殊记录辅助手段的优点在于组件的结构高度确保了基板的牢固稳定。

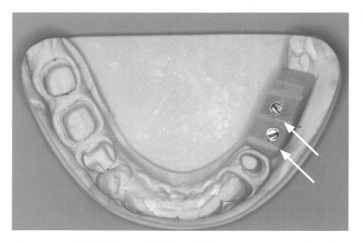

图14-47　颌位关系记录的基板通过改良的印模杆可靠地固定于种植体上，印模杆磨短并且刻制螺丝沟槽。

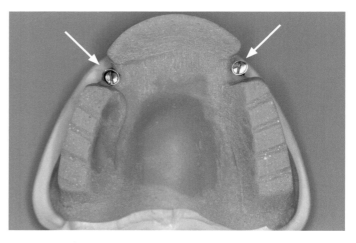

图14-48　改良的印模杆（箭头）是固定用于语音测试或者笑线检查基板的另一个合理选择。

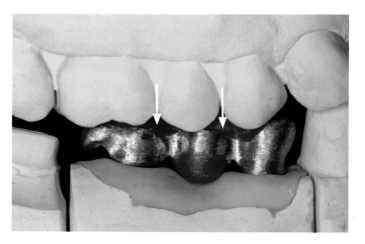

图14-49　记录复查时，支架固定在聚合树脂基板上进行试戴，在𬌗架上应该显示均匀的接触点，基板直接在支架上用成型树脂制作（箭头）。

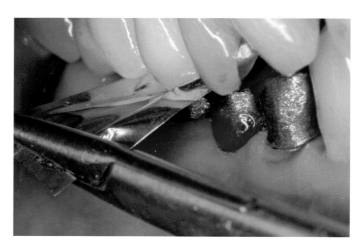

图14-50　支架口内试戴时用Shimstock foil进行接触点检查，如果显示均匀的接触点，如图例所示，那么就可以结束复查，否则需要在支架上直接重新记录。

改良印模杆为基础的固定记录

如果说基板的正确固定非常重要，那么把印模杆和基板结合起来同样十分必要，可以通过缩短印模杆和在其上刻制螺丝沟槽来满足这样的要求。

这个技术的优点是能提供牢固的支持，这点在基板较小（图14-47）和基板需要用于语音测试或检查笑线（图14-48）时尤为重要。不便之处在于戴入和移除基板较费时费力，比如在需要调整𬌗堤时更加明显。此外，在颌位关系记录时，确保螺丝通道畅通是至关重要的，这样牙科医生根据需要能够将上、下颌的记录拆分开取出，而不是只能整块取出，同时不能让流动树脂堵塞螺丝通道。

14.1.3　记录复查

记录复查的目的是查找记录中可能存在的误差并尽量使其最小化。在试戴支架时，不论涉及固定还是活动修复体，都需要在支架上放置聚合树脂基板，这个基板在𬌗架上应该显示协调一致的咬合接触点（图14-49）。通常在支架试戴时使用Shimstock foil（厚度8μm）来进行咬合接触检查（图14-50）。如果𬌗架上显示均匀一致的咬合接触，则不需要进行任何调整。如果显示早接触，那么需要调磨基板至无接触再重新进行记录，如果没有咬合接触也同样需要重新记录颌位关系。

与之前单独使用基板相比，支架所提供的更好支持以及非常薄的复查记录材料这两个因素使得误差能够降到最低，因此记录复查显得尤为必要，这样可以避免后续的大面积调磨。

14.2 面弓记录

尽管迄今为止文献研究并未证明，使用经验型面弓记录可以改善静态和动态咬合，从而有益于患者。但是在种植外科仍然把这项技术列为常规，这样做的原因有两个：第一可以有效避免不利的侧向和非工作侧接触，特别在种植体支持式修复时有助于防止剪切力导致的崩瓷；第二面弓搭配𬌗架可以使模型与患者头颅位置保持一致，便于修复体美学设计。

14.3 线定位器

根据选用的参考平面（Frankfurt平面：眶耳平面或Camper平面：鼻翼耳屏面）借助面弓能够将模型正确地转移到𬌗架上，但是对于中线和面部长轴等这些确保切牙平面、牙体长轴和牙齿外形和谐美观的参数信息，技师仅通过面弓是无法获得的，这时就需要线定位器来将上述参数转移到𬌗架上。

线定位器通过带硅橡胶（如Futar Occlusion）的𬌗叉与上颌基板或直接与牙齿/种植体相接（图14-51）。

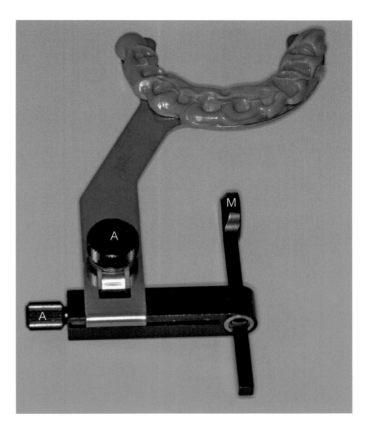

图14-51 线定位器通过带硅橡胶（如Futar Occlusion）的𬌗叉与上颌基板或直接与牙齿/种植体相接（A是调整螺丝，M是中线/长轴指示杆的磁性固定片）。

患者咬合至与𬌗叉牢固结合，长轴/中线指示杆（白色金属杆）通过磁性固定片贴在线定位器上，然后调整两个螺丝使得指示杆与面部长轴尽可能对齐（图14-52）。

经过上述操作，线定位器就通过"技师指示杆"与上颌模型连接并转移到𬌗架上，"技师指示杆"可以固定在任何一种𬌗架上，是用来标记中线长轴的独立指示杆（图14-53），它可以插入𬌗架上部的黑靴附件中，并能够根据需要自如取放（图14-54）。"技师指示杆"就位后，牙齿排列和制作的瓷修复体应与标记的面部中线和长轴保持协调。从此处病例可以看出，面部中线与𬌗堤上预设的牙齿中线明显不符合（图14-55），在修复体制作完成后，修复体中线与面部中线和长轴达到协调一致（图14-56），牙齿排列位置及倾斜角度与面部整体和谐统一（图14-57）。

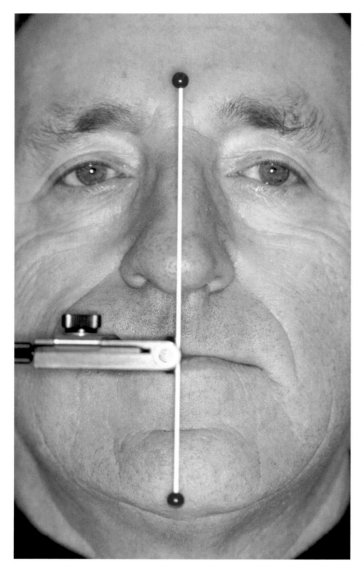

图14-52　线定位器将面部中线和长轴转移到𬌗架上，通过调整两个螺丝使指示杆与面部长轴尽可能对齐。

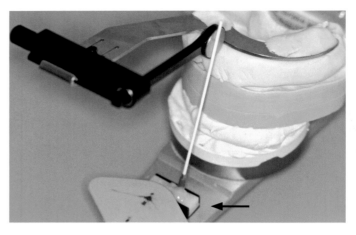

图14-53　线定位器通过"技师指示杆"转移到𬌗架的上颌模型上，"技师指示杆"是可以固定在任何一种𬌗架上的中线长轴指示杆，可通过插入𬌗架的黑靴附件（箭头）而粘接固定于𬌗架上。

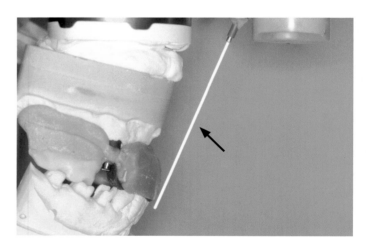

图14-54　"技师指示杆"（箭头）用树脂粘接就位后，插入𬌗架上部的黑靴附件中，能够根据需要自行取下和插入。

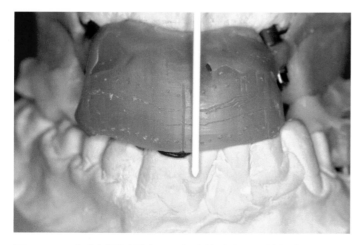

图14-55　此病例可以看出，面部中线（白色"技师指示杆"）与𬌗堤上预设的牙齿中线并不符合。

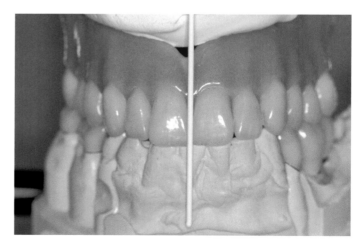

图14-56　根据面部中线和长轴来排牙。

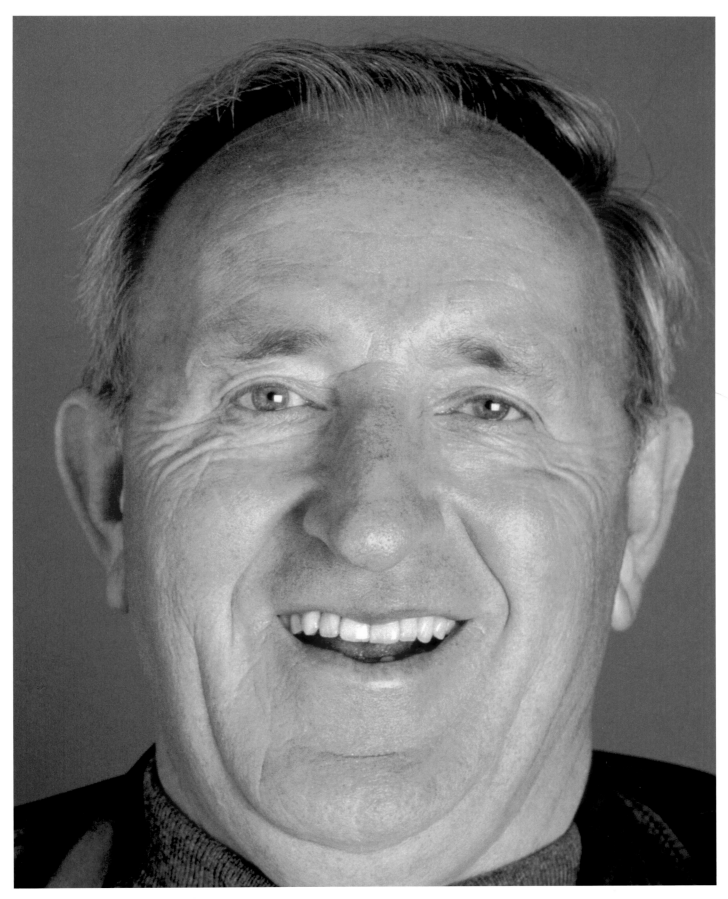

图14–57 所选择的各个平面、牙齿位置以及牙齿倾斜度共同构成了面部的整体美观。

表14-1 理想的记录方式

缺牙类型	其他	基板设计	支撑	记录材料
小范围缺牙 支持良好				不需要记录
大范围或游离端缺失	正常垂直差异		愈合基台、特殊记录辅助	记录树脂
	垂直差异大	聚合树脂基板	螺丝固位、高愈合基台	记录树脂或Temp Bond
	个别牙齿余留	马蹄形聚合树脂基板与前夹板	牙齿、愈合基台、特殊记录辅助	记录树脂+选择性精细记录材料（例如Temp Bond）
至少单颌需要重建	无牙齿余留	带𬌗堤的聚合树脂基板	螺丝固位、愈合基台、特殊记录辅助；如种植体数量少，同时以黏膜支持	记录树脂或TempBond

强烈建议所有情况下在支架上复查颌位记录。

14.4　本章小结

　　口内颌位关系记录可分为3种不同情况：（1）小范围牙齿缺失，颌间支持良好，这种情况不需要口内颌位关系记录；（2）大范围牙齿缺失或游离端缺失时，颌位记录可以用记录工具获得，或者不用记录工具而用记录树脂；（3）如果至少累及半颌时，根据余留牙齿情况（如果有）可以用马蹄形基板配合前夹板或者带有𬌗堤的基板。总而言之，如果可以的话，基板应该尽可能采用种植体支持或者牙齿-种植体联合支持的方式。合理的基板种植支持包括愈合基台、特殊种植系统的特殊记录辅助或改良的印模杆。颌位记录的复查一般在支架试戴时进行，目的是暴露记录误差并尽可能将其减小。

　　口外的记录常常采用经验型面弓转移，以避免侧向和非工作侧接触，而且能确保模型在𬌗架上的位置与患者颅骨相对应，进而使得修复体美学设计更为容易。借助线定位器能够将面部中线和长轴转移到𬌗架上。

　　各种缺牙类型对应的理想颌位关系记录方式在表14-1进行了小结。

第15章

冠和固定修复体

CROWNS AND FIXED DENTAL PROSTHESES

S. Wolfart,
I. Sailer (15.1章节)

根据修复体的大小、固位类型以及上部结构的不同，种植体上的固定修复体被分类如下：

- 根据修复体的大小分为：单种植体支持式单冠修复体、短跨度固定修复体（FDPs）（3～4个单位）、长跨度固定修复体（超过4个单位）以及混合固定修复体（牙-种植体共同支持式修复体）。

- 根据固位方式不同分为：螺丝固位及粘接固位。对于螺丝固位的修复体，传统的是金属烤瓷修复体，现在又有了基于氧化锆的全瓷上部结构，通常是使用钛基底。而多单位的修复体，不管螺丝固位还是粘接固位，都共同形成了种植体上部的联冠。

- 根据上部结构分为：就单冠而言，修复体可直接螺丝固定在种植体上（种植体水平），或者修复体通过基台与种植体连接。对于后者，首先安放基台（小的圆柱形），然后再通过螺丝固位或者粘接固位的形式将牙冠与基台连接。

在选择修复体的结构和材料时，临床医生必须牢记前牙区修复体受力小，更要追求美学效果，而后牙由于受力大，功能则更重要。本章将阐述金标准的金瓷修复体和全瓷修复体的基本区别。

15.1　种植基台

目前随着CAD/CAM（Computer-Aided Design/Computer-Aided Manufacturing）等新的制造技术的发展，基台材料的选择也更加广泛。对某一个具体的临床情况来说，可以选择的材料从钛基台到高性能的瓷基台，如氧化锆（zirconium oxide）。

这些材料都显示了非常好的生物相容性。种植体周围形成稳定的黏膜组织，包括上皮组织及上皮下结缔组织。这些组织紧紧地包围钛材料表面，保护种植体周围的龈沟免遭细菌侵入[3]。种植体周围的黏膜表现与瓷基台周围的软组织表现相似[3,282]。瓷基台比钛基台拥有更大的生物学优势：更少的菌斑附着[97,319,338]。

因此，从生物学角度看，两种材料的成功率相似。在何种情况下选择哪种材料取决于其他因素，如稳定性要求或者美学需求。

15.1.1　稳定性

金属基台是临床上能获得更高的稳定性的最佳选择[13,167,339]。可以是个性化切削的钛基台加上粘接固位的单冠，也可以是牙科技师根据临床需要制作的高金合金基台，表面直接烧结饰瓷。

许多的实验研究表明，瓷基台的稳定性不如金属基台[239,331,375]。这个特点既适用于高性能的氧化铝陶瓷也适用于稳定性更好的氧化锆陶瓷。然而，有人质疑临床情况能否保证金属材料的稳定性。这只能通过临床应用来证实。尽管研究表明金、瓷两类材料的稳定性有很大差异，临床研究则显示两者的存留率及成功率没有差别[330]。甚至在后牙区替代前磨牙及磨牙的应用，两类基台都没有区别。

然而，对于瓷材料，这些好的结果仅限于氧化锆基台，7%的氧化铝基台出现碎裂。这是目前不用这种材料做基台材料的原因。

非常有利的临床观察结果发现钛基台和氧化锆基台都适用于前牙区和后牙区。基台材料的选择仅仅依靠美学的标准。然而，这需要更多的临床数据来证实。氧化锆基台保证壁的厚度≥0.5mm是成功的决定性因素。除此以外，种植体的位置及种植体的轴向都是影响结果的关键因素。

因此，目前与氧化锆基台比较，临床上，人们更愿意推荐钛材料的金属基台来实现更高的稳定性。

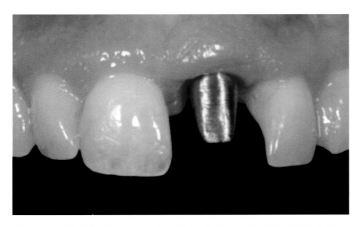

图15-1　这个临床病例，个性化的钛基台，透过基台下方的黏膜可见到透射出少许灰色（牙龈厚度<2mm）。

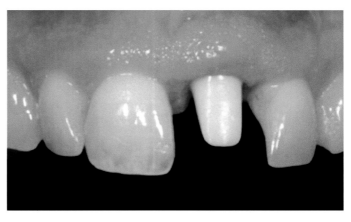

图15-2　同一个病例，个性化的氧化锆基台，显示了明显的软组织美学的优势。

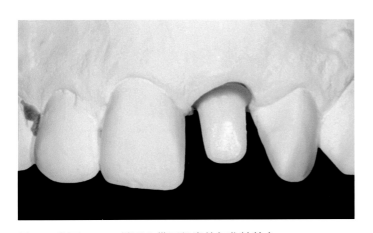
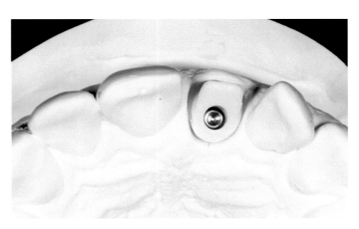

图15-3和图15-4　模型上带牙龈瓷的氧化锆基台。

15.1.2　美学

　　除了稳定性，美学是选择基台材料时要考虑的另一个关键因素，钛基台的缺点是在种植体周围的黏膜形成灰暗的颜色[188]。这会影响治疗效果，尤其是美学很重要的前牙区。

　　原则上，这种颜色改变的程度受种植体周围的黏膜厚度影响。因此，研究表明标准的黏膜厚度是2mm：黏膜厚度<2mm时，钛基台就会造成黏膜变色（图15-1和图15-2）。但是当黏膜厚度大于2mm时，基台等材料就不会对美学有影响[188,189]。

　　对于颜色，氧化锆陶瓷基台比钛基台具有更优越的美学优势[332]。而雪白的氧化锆并不是理想的材料，因为会在种植体周围形成苍白的颜色[183]，但人眼更喜欢这个颜色。此外，还有用饰瓷美学处理的改良的氧化锆基台。因此，龈下区域的颜色可以用粉色（图15-3～图15-7）或者带荧光的饰瓷来优化[156-157]，龈上区域则使用牙本质颜色的饰瓷。

　　如果邻接的天然牙也需要修复，这样更容易处理。在一些特殊病例，基台与修复体材料的有效组合可以达到最好的美学效果。需要考量几个重要的决定因素，如余留牙的亮度（图15-8）和透明度（图15-9），以及可

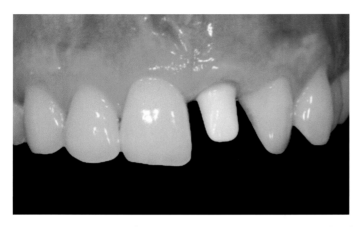
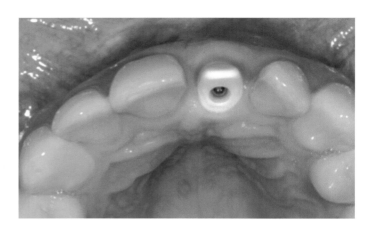

图15-5和图15-6 在临床上，从天然的黏膜很难看到氧化锆陶瓷基台上的粉红色的饰瓷材料。

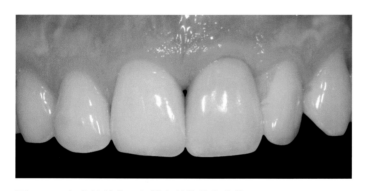

图15-7 氧化锆基台，加粉色的饰瓷和全瓷冠。

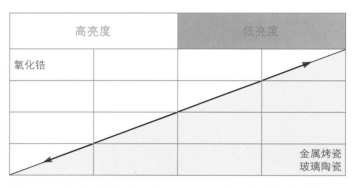

图15-8 技术决策标准"亮度"：根据邻牙的亮度来判断用哪种基台材料（氧化锆或者玻璃陶瓷及金瓷）能实现理想的效果。

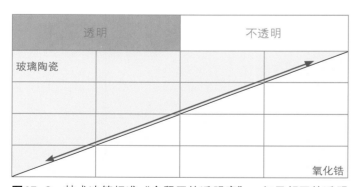

图15-9 技术决策标准"余留牙的透明度"：如果邻牙的透明度高，玻璃陶瓷则是最理想的材料，如果邻牙不透明，则最好选择氧化锆材料。

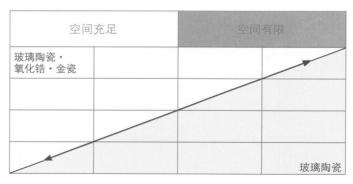

图15-10 技术决策标准"可用空间"：种植修复中的标准由个性化基台的设计决定（图15-8～图15-10来自Fehmer等，2012[120]）。

利用的空间（图15-10）[120]。多个临床病例涉及不同的邻牙情况，如下所述：亮度高、不透明的邻牙（图15-11～图15-13）、需要修复的邻牙（图15-14～图15-16）和变色、灰暗的邻牙（图15-17～图15-19）。总之，下面明

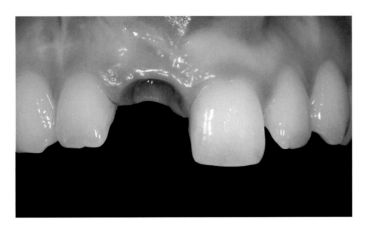

图15-11 临床病例，邻牙高亮度但是不透明。

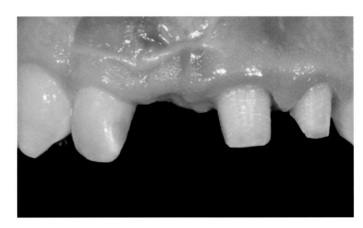

图15-14 临床病例，邻牙也需要修复。

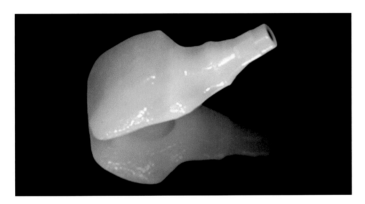

图15-12 理想的修复是氧化锆基台加饰瓷。

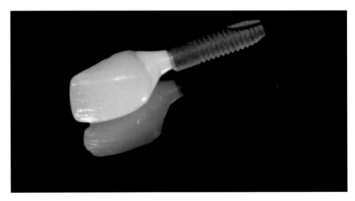

图15-15 氧化锆基台，加上仿牙本质的饰瓷，获得与邻牙相匹配的效果。

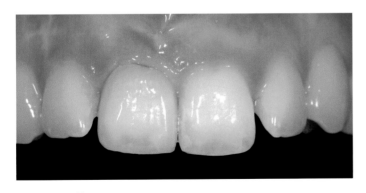

图15-13 戴入牙冠。

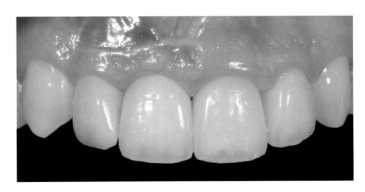

图15-16 戴入牙冠。

确规定了几个决策因素，在选择基台时可供参考。

· 在牙列中的位置：在前牙及前磨牙区，氧化锆基台有优势，而在后牙区更优选钛基台。

· 黏膜厚度：黏膜厚度＜2mm时，推荐使用氧化锆基台，而黏膜厚度＞2mm时，则推荐使用钛基台。

· 邻牙的情况：如果邻牙是完整的或者不需做治疗，应该根据相关的技术决策标准来选择氧化锆或者钛基台（图15-8～图15-10）。如果邻牙是预备过的、牙本质色的牙齿，应该考虑氧化锆基台。

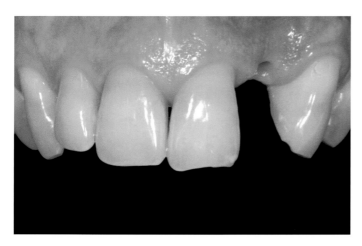

图15-17　临床病例，邻牙变色灰暗。

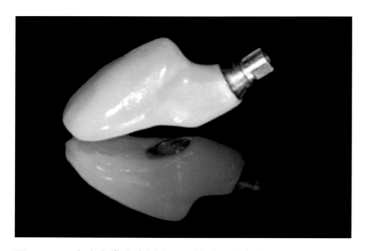

图15-18　在这个临床病例中，尽管涉及美学敏感区域，仍然选择了钛基台加金瓷冠。灰色的基底颜色达到与邻牙相匹配的理想的美学效果。

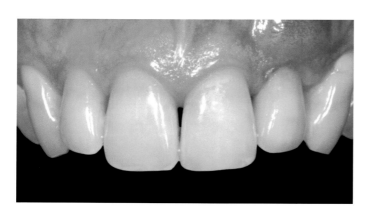

图15-19　整体修复效果［（图像来源：图5-11~图5-19；来自苏黎世大学牙科材料研究所、局部义齿修复科，冠桥修复科的资深牙科医生及助理；技工工作由大师级牙科技师 Vincent Fehmer（前面提到的牙科技工室的主任技师）完成］。

台加牙本质颜色的饰瓷。

15.1.3　氧化锆及钛基台的制作

对于这两类基台材料，都有个性化制作的基台和成品的基台可供选择。

目前的趋势显示个性化制作基台的应用越来越广泛。个性化基台可以根据天然的外形来设计，可用作粘接固位的基底。也可以加工成形并加上饰瓷用作螺丝固位的种植体修复的上部结构。与成品的基台相比，这些个性化基台可以按照临床情况实现理想的穿龈轮廓并与基台整合。此外，如果修复体需要粘接，粘接界面可放在位于龈下容易监测的位置（图15-20~图15-23）。

在过去的几十年，个性化种植基台制作工艺的发展经历了一个根本的变化过程，从20世纪90年代口腔技师的手工研磨加工（图15-24），到曾是最前沿的CAD/CAM技术，再到如今基台的虚拟设计及集中制造[304]。这种类型的制作更加高效并且可以利用很多不同种类的材料。而且制造商还可以通过标准化的、可控的工业制造工艺来保证材料及产品的品质（均一的瓷块、避免瓷内混入杂质、避免因为过热的加工温度造成的碎裂等）。然而CAD/CAM 的加工成本也是可观的。

标准的治疗流程见以下临床病例（图15-25~图15-39）。

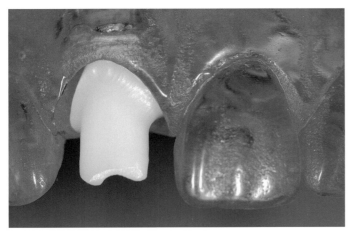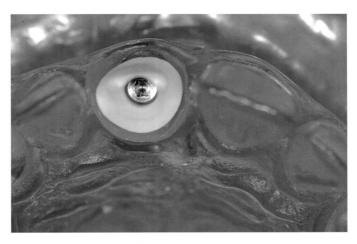

图15-20和图15-21　个性化基台的优势在于，可以设计理想的穿龈轮廓以及与牙龈边缘随行的粘接界面。

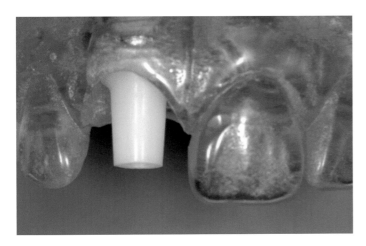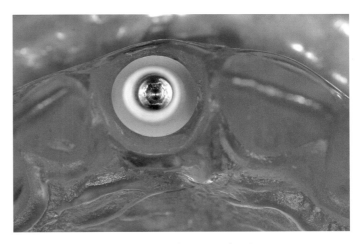

图15-22和图15-23　标准的瓷基台的缺点在于缺乏牙龈形态，基台的肩台太深（因此造成粘接界面位于龈下过深）。

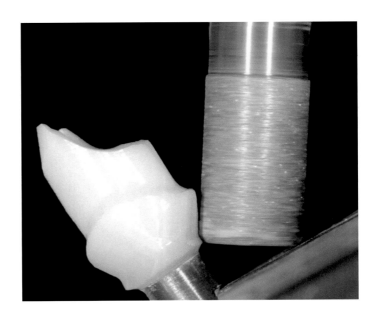

图15-24　早期，个性化基台只能手工制作或者采用复制研磨技术。

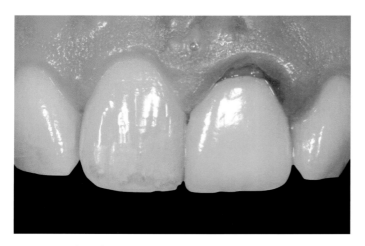

图15-25　临床病例，20岁男性，21创伤后需要拔除。

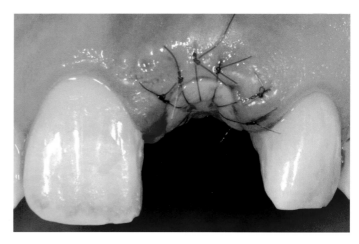

图15-26　拔牙后行牙槽嵴位点保存，拔牙窝植入骨替代材料及腭部黏膜移植封闭拔牙创。

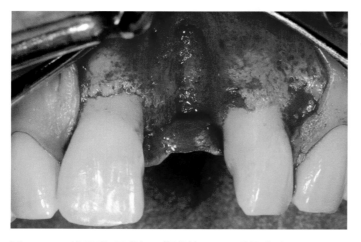

图15-27　拔牙后6周进行早期种植，翻开黏骨膜瓣，显示明显的骨缺损。

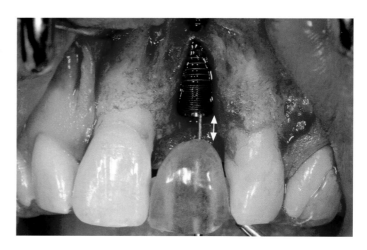

图15-28　骨缺损重建与种植体植入同期进行，种植体植入在釉牙骨质界下3mm（箭头），偏向腭侧来保证将来的修复体的最佳美学效果（显示牙周探针放在种植体上）。

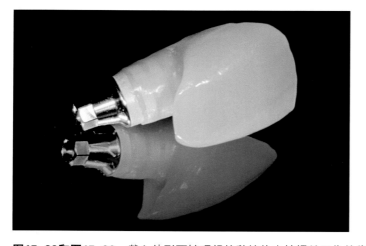

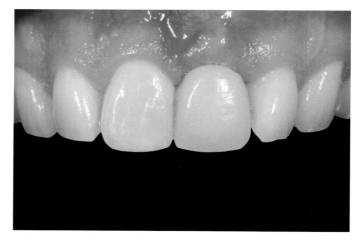

图15-29和图15-30　戴入外形不够理想的种植体支持螺丝固位的临时修复体。

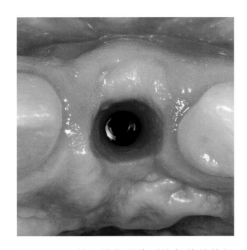

图15-31 第一阶段戴临时修复体的软组织外形，不够理想。

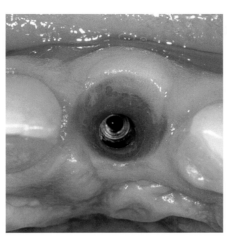

图15-32 利用复合树脂使临时修复体龈下部分的穿龈轮廓逐渐形成，经过3个阶段，使种植体周围的黏膜轮廓可与邻牙相匹配。

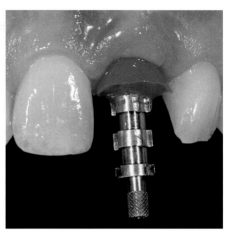

图15-33 使用个性化印模杆的传统印模（详见12.3.4章节）。

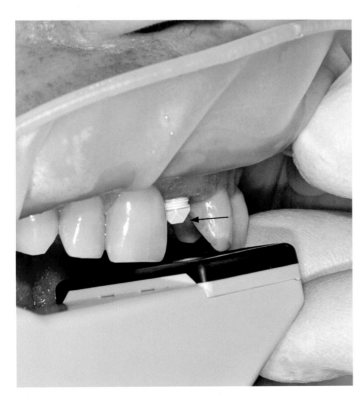

图15-34 另一种方式：将扫描基台（箭头）旋入种植体，然后采集数字印模（详见第18章）。

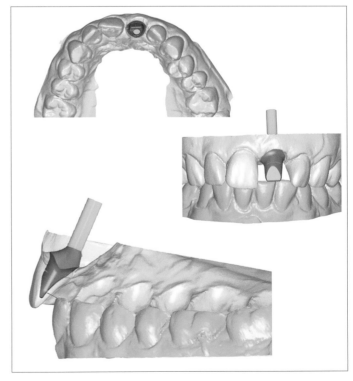

图15-35 个性化基台的虚拟设计：根据预期的牙冠形态，计算机设计基台的解剖形态。考虑的因素包括：最可能的支持方式、龈下少许的粘接界面、最佳的穿龈轮廓（最佳的黏膜支持）。

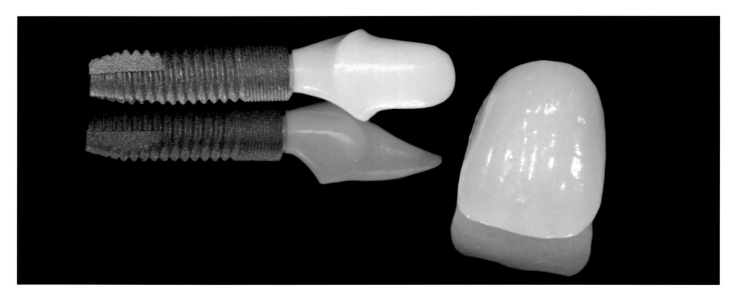

图15-36 制作完成的氧化锆基台和二硅酸锂玻璃陶瓷冠，用于粘接固位。

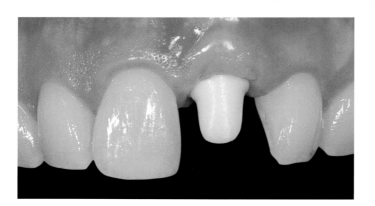 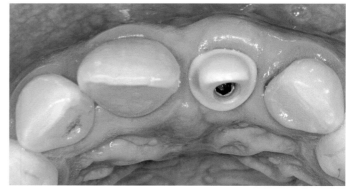

图15-37和图15-38 氧化锆基台旋入种植体上，基台的肩台位于龈下一点点，穿龈轮廓保证良好的组织支持和牙龈形态。

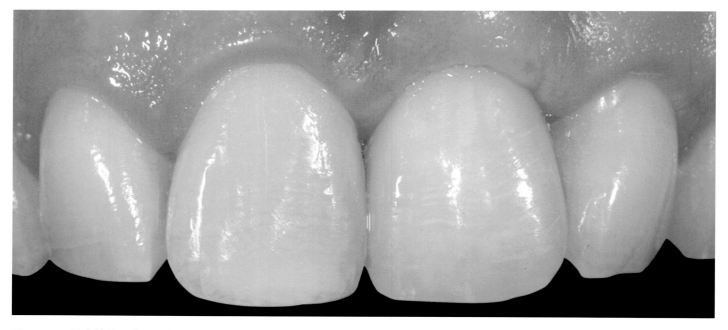

图15-39 最终粘接固位的修复体（图15-25～图15-39来自苏黎世大学牙科材料研究所、局部义齿修复科，冠桥修复科的资深牙科医生及助理；技工来自：主管技师 Vincent Fehmer，前面提到的牙科实验室的主任技师）。

15.1.4　全瓷基台的结构原理

目前几乎所有的种植系统都提供氧化锆基台，种植体/基台的连接设计种类各异。

目前，有以下一些不同种类的连接及固位类型（图15-40）：

- 一体式氧化锆基台，种植体/基台外连接（如Brånemark-Procera基台连接）。

- 一体式氧化锆基台，种植体/基台内连接（如Atlantis基台，Dentsply种植体）。

- 两段式氧化锆基台，内部金属结构与种植体内连接（如Nobel Replace-Procera基台连接）。

- 两段式氧化锆基台，二级金属基台与种植体形成内连接（如Straumann-CARES基台连接）。

- 两段式氧化锆基台，金属的粘接基底，与种植体形成内连接（如Camlog基台连接；图15-156）。

技工室研究显示，连接的种类影响氧化锆基台的稳定性，有金属加强的基台连接结构比一体式氧化锆基台的稳定性好。

在本文中，粘接钛基底提供特殊的修复方案选择，可以用作安放个性化的氧化锆基台，也可用于螺丝固位的基台一体冠。这些一体冠可由多种陶瓷材料（如二硅酸锂陶瓷、氧化锆陶瓷）采用CAD/CAM技术切削而成，然后用合适的粘接剂粘接在金属基底上（如Panavia 21）（图15-41和图15-42）。

但是，对这种修复的远期效果了解不多。然而，这种粘接基底与CAD/CAM技术制作的牙冠将成为将来的发展趋势，因为这种修复形式既灵活又价格低廉。

图15-43展示了粘接固位和螺丝固位制作过程的区别。粘接固位的基台形态设计与预备体外形一致并通过蜡型硅胶橡导板来检查。我们需要确保理想的预备边缘并给粘接固位修复体提供足够的空间。在基台上制作包括内冠及饰瓷的完整修复体。如果选择螺丝固位的方

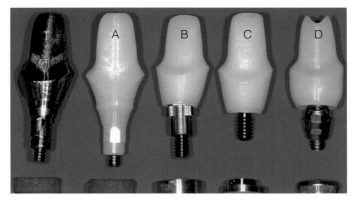

图15-40　全面展示全瓷基台的构造，与内连接钛基台（T）的不同；（A）一体式氧化锆基台，种植体/基台内连接（ASTRA TECH种植系统，Atlantis 基台，Dentsply种植体）。（B）两段式氧化锆基台，有金属插件的种植体/基台内连接（Nobel Replace-Procera 基台连接）。（C）一体式氧化锆基台，种植体/基台外连接（Brånemark-外六角连接基台）。（D）两段式氧化锆基台，有金属二级基台的种植体/基台内连接（Straumann-CARES基台连接）（图片来自Truninger等[375]）。

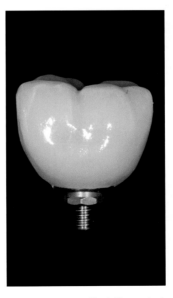
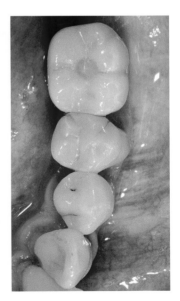

图15-41　一体式的二硅酸锂玻璃陶瓷冠（IPS e.max CAD），粘接在钛基底上，骀面螺丝固位。

图15-42　安装修复体，用复合树脂封闭咬合面的螺丝孔。

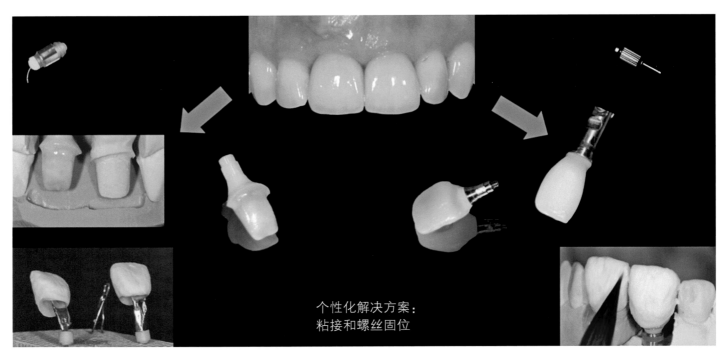

个性化解决方案：
粘接和螺丝固位

图15-43　种植体支持式全瓷基台固定修复，粘接固位和螺丝固位不同的工作流程。

式，全瓷基台必须与后续修复体的内冠相匹配。必须保证饰瓷有理想的支持和均匀的足够的厚度，并将饰瓷直接烧结在基台上。

15.2　金瓷和全瓷系统

15.2.1　金瓷系统

在传统的金瓷系统中，采用铸造技术制作内冠。内冠具有牙齿解剖形态，只是尺寸减小。贵金属合金是主要的选用材料。这些合金可形成有利于粘接的氧化层，使金属内冠和饰瓷形成永久的结合（图15-194～图15-198）。还可选用高压成形的铸瓷工艺制作饰瓷。

由于种植牙科经常需要大块的材料，加之贵金属成本较高，促使人们持续寻找替代材料。利用现代CAD/CAM技术制作非贵金属内冠处理这方面问题非常成功。原因是与传统的铸造工艺相比这些技术生产出来的内冠非常密合。除此以外，这些内冠可以设计成种植体

特有连接的几何形状。由于非贵金属合金具有较高的热膨胀系数，当饰瓷材料被烧结在内冠上时，为了防止瓷材料内形成拉应力裂纹，一些特殊的特性应该被重视。由于铬的存在，非贵金属合金会比贵金属更容易被氧化，这使得制作饰瓷覆盖的无氧化金属边缘更加困难。

15.2.2　全瓷系统

"全瓷"指修复体只有瓷材料，而没有金属加固。与金属材料相比，全瓷材料的特性包括更大的脆性，更低的挠曲强度及抗折性。原则上讲，瓷材料显示出很高的抗压能力，但是对拉应力敏感。

全瓷材料的优势在于非常高的生物相容性、较低的菌斑沉积、较高的材料半透明性，以及与此相关的美学优势。因此，全瓷冠结合全瓷基台可以实现最佳的美学效果及良好的材料生物相容性。在材料科学领域，牙科陶瓷材料被分为两大类：

·硅酸盐陶瓷：这些陶瓷含有高比例的硅酸盐，可

以被氢氟酸酸蚀，用硅烷偶联剂处理后利于粘接。

· 氧化物陶瓷：这些非硅酸盐陶瓷没有玻璃相。因此，它们不能被氢氟酸酸蚀或用硅烷偶联剂处理。粘接只能通过特殊的粘接分子，如那些复合树脂粘接剂中的成分（Panavia中的MDP单体）或者特殊的底漆（Monobond Plus）。

两组材料在种植牙科领域扮演重要角色。推荐读者阅读更多的参考资料对当前的全瓷材料更全面地了解。下面仅列举种植牙科最常用的几种陶瓷材料，尤其重点阐述二硅酸锂玻璃陶瓷和氧化锆陶瓷。尽管氧化铝瓷也占有一席之地，但是性能逐渐被氧化锆陶瓷超越。

二硅酸锂玻璃陶瓷（二硅酸盐陶瓷）

1998年第一代的二硅酸锂玻璃陶瓷（Empress Ⅱ，Ivoclar Vivadent）被引入口腔领域。这类陶瓷材料由含有针状硅酸锂晶体的玻璃基质组成[175]（图15-44），这些晶体造成在透明的玻璃相中形成不透光的颜色，正好与牙体组织的颜色相匹配。这些晶体还能决定热膨胀系数以及陶瓷最后的强度。结晶体比例高的陶瓷强度高。最新一代的陶瓷材料（IPS e. max Press）性能提高10%，有更小而均匀的针状结晶体。

然而，除了提高材料的强度，这些针状结晶体的高密度会影响透明度。尽管如此，由于较高的光散射性能，瓷材料可以反射周围牙齿的颜色（"变色龙效应"）。

修复体和内冠的制造既可以用热压技术也可以用CAD/CAM技术。在热压技术中，瓷块儿加热至920℃被压入模具（"失蜡法"）。在CAD/CAM技术中，修复体被从预烧结的浅蓝色瓷块上切削下来，在基台上试戴之后，在830℃下烧结使其形成结晶。这个特别的氧化过程使修复体的颜色变成理想的牙色，并且获得最终的硬度。在这个过程中材料收缩比例为0.2%，因此几乎

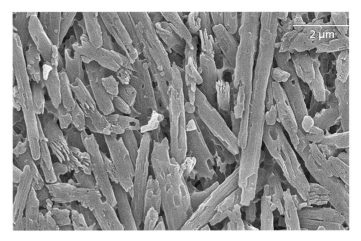

图15-44 二硅酸锂玻璃陶瓷的扫描电镜照片：陶瓷由埋有针状二硅酸锂结晶体的玻璃基质组成（图片来自Ivoclar Vivadent）。

没有变形。

内冠设计

在种植牙科领域，这种陶瓷材料可以用来制作全解剖形态冠或者采用回切技术制作前牙修复体的解剖内冠。

· 对于全解剖形态冠，先制作牙冠的蜡型，然后制作无内冠修复体，可采用热压成型技术或者CAD/CAM技术切削单个瓷块。根据患者的需要进行个性化染色。通过最后的上釉达到最佳美学效果。一项实验室比较研究显示无论在钛基台还是氧化锆基台上，这种全解剖形态冠的抗折裂性能均高于手工饰瓷的氧化锆修复体。这是因为不稳定的饰瓷是上瓷氧化锆修复体的"薄弱点"。尽管修复体崩瓷不会对患者造成很大的影响，但还是要求使用全解剖形态的牙冠。

· 回切的方法用于有高度美学需求的前牙区，在这

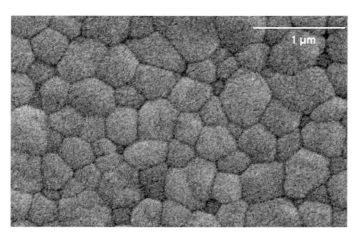

图15-45 烧结的Y-TZP陶瓷的扫描电镜照片，这是一种单晶的、均质的、致密的、100%二氧化锆（zirconia）的陶瓷材料（图片来自Ivoclar Vivadent）。

里，全解剖形态冠的切缘根据釉质的厚度回切，然后分层上釉质瓷（图15-46）。

最小层厚

这种牙冠的最小层厚是冠边缘0.8~1.5mm、颊侧面1.0~1.5mm、咬合面1.5~2.0mm，前牙小固定桥连接体横截面积应该是12mm²（4mm高，3mm宽）。预备体/基台的轴向聚合应该是4°~6°（表15-1）。

材料特性

对于材料的特性，过去的陶瓷材料（Empress Ⅱ）抗挠曲强度是400MPa，抗折强度是3.0MPa·m^1/2[175]，而替代产品IPS e.max Press两个性能都能提高了10%。IPS e.max Press的可压缩性能比CAD/CAM的专用瓷块（IPS e.max CAD）高大约10%。陶瓷的主要组成成分是二氧化硅（57%~80%）和二氧化锂（11%~19%）（表15-1）。

氧化物陶瓷：烧结的Y-TZP瓷

烧结的Y-TZP（Yttria-stabilized Tetragonal Zirconia Polycrystals）陶瓷是单晶的、均一的、致密的、100%二氧化锆构成的材料（图15-45）。由于它是致密的晶体，陶瓷材料为不透明的白色，几乎不能散射光线。因此适合做单冠或者固定修复的内冠，还是全瓷种植基台的标准材料。可以用CAD/CAM技术加工。这包括用工业化生产、预烧结的瓷块（绿色）机械加工成比所需尺寸大出约20%的帽，之后在烧结炉内完成最后的烧结，使内冠收缩至最终尺寸。可根据患者的牙本质颜色对内冠进行个性化染色。最后在内冠上添加饰瓷完成全冠制作。

内冠设计

内冠的尺寸根据牙齿的解剖外形来设计，留出标准的饰瓷的厚度。由于饰瓷材料的强度较低，饰瓷厚度不能超过2mm，否则会造成该区域的崩瓷。

最小层厚

在最终制作完成的牙冠上，具有解剖外形的氧化锆内冠的最小层厚在冠边缘应为0.5mm、颊侧面1.5~1.2mm、𬌗面1.5mm，内冠本身的整体厚度至少0.5mm，饰瓷的厚度应该为0.7~2mm。固定修复体连接处横截面积应该是7~9mm²（3mm高，3mm宽），根据固定桥的跨度不同而有区别。预备体/基台的轴向聚合应该是4°~6°（表15-1）。

材料特性

关于材料的特性，Y-TZP陶瓷抗挠曲强度是900~1200MPa，抗折强度是9~10MPa·m^1/2[79]，这些优越的特性归功于材料的相变机制（表15-1）。

相变

在这个相变的过程中，晶体由四边形转变成单斜晶相，同时体积变大，这种变化的结果就是瓷裂扩展。若在相变过程中果真出现体积增加，由此产生的压力会阻止瓷裂进一步发展。同时，受影响的瓷层强度增加。然

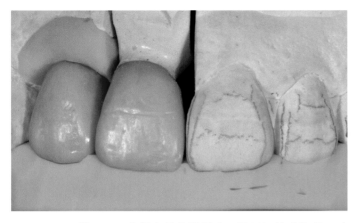

图15-46a　前牙区，有很高的美学需求，用回切技术处理二硅酸锂玻璃陶瓷。在全瓷基台上制作全解剖形态的牙冠蜡型（图像及牙科技师：N.Mirschel，主管牙科技师，亚琛）。

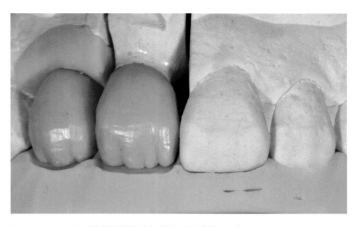

图15-46b　切缘外形被回切掉了釉质的厚度。

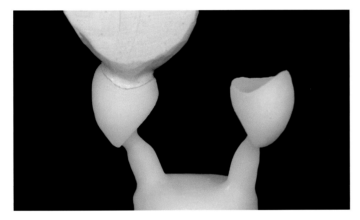

图15-46c　修复体是热压成型的（IPS e.max Press）。修复体与预备牙非常吻合，无须任何调整（预备牙上用红线显示预备的边缘）。

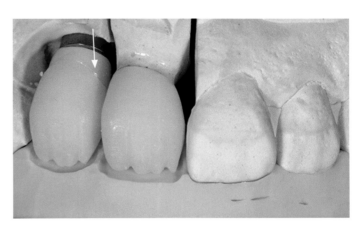

图15-46d　铸道去掉以后，在全瓷基台（箭头）或基牙上戴入全瓷冠。

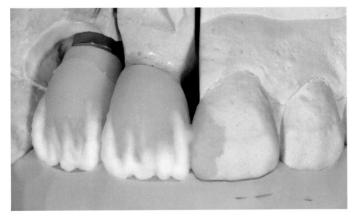

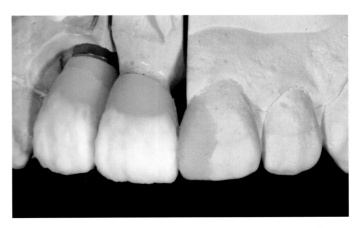

图15-46e和f　再次用切端瓷及透明瓷塑造解剖外形，饰瓷材料添加到硅橡胶导板内。上饰瓷的牙冠要比实际需要大一些以补偿烧结过程产生的收缩。

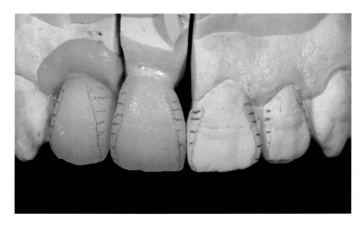

图15-46g　标记釉质边缘嵴（红线），根据邻近天然牙评估牙冠的外形轮廓。如果这一阶段还需要磨改外形，可以用水冷却的涡轮机和细的金刚砂磨头进行修整，以避免釉瓷发生微裂。

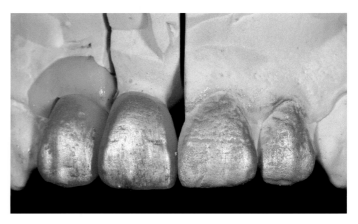

图15-46h　检查表面结构最好的办法是涂布银粉，牙面的任何沟和坑都能被显示出来，还可以与天然的邻牙相比较。

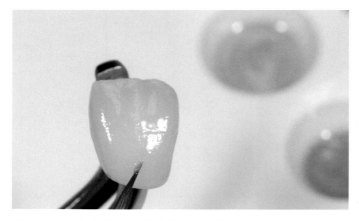

图15-46i　然后对没有饰瓷的部分进行染色和上釉。

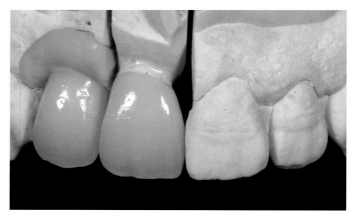

图15-46j　最后完成的种植体及牙支持的全冠。

而，这个过程是不可逆的。也就是说，相变之后的瓷裂便无法消除了。

　　因此必须注意的是，对已制成的、烧结后的牙冠进行磨改，比如冠内部的调磨、旨在增强粘接固位的喷砂处理都会造成这些区域的四边形晶体发生相变。这个相变的结果增加了材料的表面强度[314]。但是如果瓷裂延伸至这个区域，就不会再发生相变来弥补了，因为这时瓷材料已经相变成为单斜晶相。

氧化锆材料的老化

　　这种陶瓷的主要缺点是材料的内在老化，也被称为低温降解（LTD）[214]：这包括在潮湿环境中从四边形向更稳定的单斜晶相的转变。老化过程从表面开始，发展到瓷的内部，最后导致机械性能的损害，因而增加了内冠折断的风险。这种老化只发生在没有饰瓷材料的氧化锆冠，或者直接暴露在口腔内的种植基台。

避免并发症

崩瓷是氧化锆修复体最常见的并发症[341]。在一篇综述中，Heintze和Rousson[166]列举了以下避免崩瓷的操作原则：

· 饰瓷与内冠的热膨胀系数要协调，饰瓷的热膨胀系数要比内冠的高一点点，这样就能保证烧结后期内冠材料的表面张力吸引饰瓷材料贴在内冠表面[105]。

· 延长冷却过程可以减少饰瓷的残余压力[370]。

· 饰瓷材料的厚度不必一定是内冠的2倍，因为饰瓷太厚会增加崩瓷发生的概率[177]。

· 内冠要有解剖结构；也就是说内冠的外形要与修复体的外形一致，但是尺寸较小，因为饰瓷的厚度要均匀一致。任何有风险的部位，如牙尖也必须有内冠做充分的支撑[327]。

· 作者推荐使用更好机械性能的饰瓷材料来经受静态和动态咬合产生的力。

15.3　种植体支持式固定修复体的表现

在常规的临床操作中，选择修复体材料之前最好要了解并比较每种不同材料的长期效果，从而了解它们的适应证范围。

15.3.1　金瓷材料

大量的文献综述报道[191,300-301]，经过10年的观察发现牙支持式固定修复体的存留率为89%，种植体支持式固定修复体为80%，牙与种植体联合支持式固定修复体为78%，种植体支持式单冠为89%（表15-2）。

与牙支持式固定修复体相比较，种植体支持式修复体更易出现机械并发症，其中崩瓷最为常见。

表15-1　所有陶瓷材料的性能总结

	二硅酸锂玻璃陶瓷	Y-TZP陶瓷
结构设计	· 回切技术 · 全解剖式	解剖形态的内冠设计，厚度均匀的饰瓷（最厚2mm）
最小层厚		
· 冠边缘	0.8 ~ 1.5mm	0.5mm
· 颊侧面	1.0 ~ 1.5mm	0.5 ~ 1.2mm
· 𬌗面	1.5 ~ 2.0mm	1.5mm
固定修复体连接体的面积	高：4mm 宽：3mm （仅用于前牙区）	高：3mm 宽：3mm
预备体的聚合角度	4° ~ 6°	4° ~ 6°
抗挠曲强度	400 ~ 440MPa	900 ~ 1200MPa
抗折强度	3.0 ~ 3.3 MPa·m$^{1/2}$	9.0 ~ 10.0 MPa·m$^{1/2}$
主要成分	SiO_2 (57% ~ 80%) Li_2O_3 (11% ~ 19%)	ZrO_2 (100%)

15.3.2　Y-TZP陶瓷材料

最近一篇系统综述分析了氧化锆内冠制作的种植体支持式牙冠及固定修复体[148]。数据证明力弱，仅有3个临床研究被选入。追踪阶段为1 ~ 2年。总结发现单冠的崩瓷率为8% ~ 19%；固定修复体的崩瓷率为41% ~ 53%，没有出现修复体内冠折裂或者修复体脱落。此外，尚无大跨度固定修复体及全口修复体的相关临床数据。自从2013年后，可以获得全牙列固定修

表15-2 种植体支持式和牙支持式全瓷修复体的性能（多个研究结果）

修复类型		2~4年		5年		10年	
		存留率	崩瓷率	留存率	崩瓷率	留存率	崩瓷率
牙支持式修复体	金瓷			94% FDP	2.9%	89% FDP	
	氧化锆			94% FDP	20%		
	二硅酸锂（IPS e.max Press）			100% FDP	5%	88% FDP	15%
牙-种植体联合支持式修复体	金瓷			96% FDP	7.2%	78% FDP	
	金瓷			95% FDP 95% Cr	8.8% 3.5%	80% FDP 89% Cr	
种植体支持式修复体	氧化锆	100% FDP 100% Cr 100% FA	41%~53% 8%~19% 31%				
	二硅酸锂	无研究数据					

FDP：固定修复体；Cr：冠；FA：全牙列

复的临床观察结果，2~4年的追踪观察发现存留率为100%，崩瓷率为31%（表15-2）[295]。

由于这些数据的不确定性以及比例偏高的崩瓷率，建议牙科技师和临床医生在整个加工制作过程中严格按照指南进行操作。因为前面提到的相变过程及Y-TZP陶瓷材料的内在老化（LTD），任何实验室及临床上进行的表面磨改或者不规范的处理都会影响这些材料的性能。烧结之后，应尽可能避免任何表面修整，避免口内暴露内冠材料。同样，饰瓷面的外形应该被彻底抛光，防止任何可能出现的崩瓷。

15.3.3 展望

前面提到了3种可能的方法防止崩瓷，但是目前并没有得到足够的临床数据支持这些方法[148]：

· 将二硅酸锂玻璃陶瓷材料饰瓷帽烧结在氧化锆陶瓷内冠表面来提高饰瓷的机械性能[38]。

· 采用全解剖形态的氧化锆全冠，然后经过个性化染色及上釉（如Zirkonzahn, Gais, Italy）。只需要少量或无须饰瓷。

· 由于氧化锆的老化（LTD）对于材料长期性能的影响尚不清楚，以及材料的高崩瓷率，因此考虑寻找这种陶瓷的替代材料。无论采用热压成型还是CAD/CAM切削技术，二硅酸锂玻璃陶瓷修复体的应用更有前景。

15.4　文献数据：牙支持式固定全瓷修复体的表现

既然种植体支持式全瓷修复体相关的临床数据不充分，因此最好把牙支持式修复体也纳入其中一起评价，并将这些经验用于种植修复领域。但是必须清楚，种植体支持式修复体一般比牙支持式修复体发生机械并发症的比例更高[300]。原因在于本体感受器的缺少以及种植体与骨组织形成的刚性骨结合。这些因素结合起来会增加种植体支持式修复体的功能压力。

15.4.1　Y–TZP陶瓷

一个有5年追踪研究的系统回顾，报道了3~4个单位的氧化锆固定修复体存留率是94%，包括前牙区和后牙区，机械并发症的发生概率是25%，其中大部分（20%）是崩瓷（表15–2）[341]。

15.4.2　Y–TZP陶瓷与金属烤瓷的比较

在系统回顾中，Heintze和Rousson[166]做了3年的追踪研究，比较了氧化锆陶瓷修复体和金瓷修复体的不同的崩瓷方式。他们把崩瓷分成3类：微小崩瓷（可抛光的）、中等崩瓷（可修补的）、严重崩瓷（需要重新制作修复体）。氧化锆陶瓷修复体的崩瓷率（54%）显著高于金瓷修复体（34%）。

两种类型的修复体中，微小崩瓷和中等崩瓷发生率显著高于严重崩瓷的发生率。

热压铸造的饰瓷材料的崩瓷率比手工堆塑的饰瓷材料的崩瓷率低（表15–2）。

15.4.3　二硅酸锂玻璃陶瓷

关于前牙及后牙区的全热压成型的二硅酸锂玻璃陶瓷一体式固定修复体（IPS e.max Press）近期数据表明，10年存留率为88%，然而总体的崩瓷率为15%，大部分发生在加饰瓷的部位（桥体组织面的饰瓷）[300]；相比之下，使用上一代材料（Express Ⅱ）的带饰瓷的前牙固定修复体其10年存留率仅为71.4%，内冠折断是最常见的并发症（表15–2）[353]。

15.5　治疗方法

15.5.1　前牙

在前牙，基台及修复体材料的选择要重点考虑美学方面，全瓷冠加全瓷基台可以达到最好的美学效果，因为没有灰暗的金属桩影响陶瓷修复体透光性，浅色的基台使黏膜呈现自然的颜色。

由于这个原因，前牙最合适的选择是氧化锆基台及二硅酸锂玻璃陶瓷的单冠，或者氧化锆的单冠或小固定修复体。如果功能和长期稳定性比美学更重要，这个区域仍然会推荐金瓷修复体。

15.5.2　后牙（1~4个单位的修复体）

由于后牙较大的咬合力，稳定性仍然是后牙修复体重点考虑的因素。因此，这个区域的任何修复体都应该主要考虑选择钛基台来获得长期的稳定性。一种选择是二硅酸锂玻璃陶瓷一体冠（无论联冠还是单冠）组合钛基台[255]，其他选择有氧化锆单冠和小固定修复体或者金瓷冠。

15.5.3   大于4个单位的修复体或者全牙列修复体

由于缺少足够的临床数据，只有视为金标准的钛基台联合金瓷修复符合这类适应证。关于此区域全瓷修复体的使用，无论是牙支持的或是种植体支持的都没有充足的数据[148]。因为涉及大支架，需要高金合金与非贵金属之间做权衡，金合金支架有利于饰瓷材料的结合，而应用CAD/CAM切削技术使非贵金属支架具有成本低和固位良好的优势。

这些修复体可以螺丝固位（金瓷），也可以半永久粘接（金瓷），或者全永久粘接（全瓷/金瓷）。固位方式的具体内容详见15.8～15.10章节。

15.6   冠和固定修复体的制作细节

15.6.1   方法：前牙全冠加全瓷基台

下面的病例中，用愈合基台结合活动义齿给种植体临时负重（图15-47a）。第一步制作蜡型，用于口内试戴，为后续的步骤打下基础（图15-47b）。用近远中的侧翼就位，使其可在口内固定；戴入的时候，修复体的蜡型满足了该患者对最终修复体的美学期望（图15-48和图15-49），以此蜡型制作的硅橡胶导板在后面的所有步骤中均起辅助作用。下一步把种植体专用的聚合树脂块旋入种植体，将其磨成所需形态，并用蜡堆塑成形（图15-50）。在这个过程中，要注意为内冠及饰瓷留出足够的空间。接下来，扫描全尺寸的基台（图15-51），在加工中心用预烧结的氧化锆瓷块通过CAM技术进行切削（图15-52）。最终的基台被粘接在钛基底上。粘接前，要用50μmAl$_2$O$_3$颗粒以2.5bar喷砂处理

钛基底及基台内侧面（图15-53）。粘接之前对环境没有更多的要求，只需用含有磷酸酯基团的树脂粘接剂（Panavia 21）将两者结合在一起（图15-54）；这些MDP单体可以粘接在金属氧化物上，氧化锆和氧化钛均可。粘接剂粘固则需要在37℃无氧的环境中。技工室里既要保证环境温度，又要用阻氧剂来隔绝氧气。内冠制作之前，单独试戴基台是一个选择性步骤。此步试戴可确保基台的肩台位于龈下一点，因此粘接界面在龈缘下既不太浅也不太深（图15-55）。而如果是在试戴内冠或修复体已完成时发现边缘不理想，就要重新制作新的固定修复体。这步增加的试戴在之前未获得理想穿龈轮廓时显得尤为重要（详见第7章）。接下来在技工室制作氧化锆内冠，同样需要硅橡胶导板的辅助（图15-56和图15-57）。单冠连在一起旨在对抗由于垂直向组织缺损造成的、在种植体/基台连接处及钛基底与氧化锆基台粘接处产生高应力的强杠杆力。为了获得更好的精准度，在定向导板的协助下将基台从模型转移到口内旋在种植体上（图15-58和图15-59）。试戴内冠用流动的硅橡胶进行密合度检查（如Fit Test）。非常薄的硅橡胶层显示模型和患者口内的情况高度吻合（图15-60）。在技工室给内冠制作饰瓷，并和基台一起送到医生手中，进行最后的永久粘接（图15-61和图15-62）。在定向导板的帮助下将基台放回种植体，用扭力扳手最终上紧基台（图15-63和图15-64）。螺丝孔用牙胶进行封闭（图15-65）然后粘接修复体（Multilink Implant, Monobond Plus）。图15-66显示粘接1个月的情况。由于患者是高笑线，甚至大笑也不会暴露新牙冠的颈部（图15-67）【译者注：患者笑线应属于低笑线】。

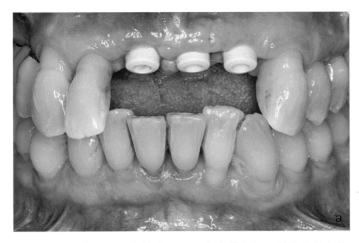

图15-47a 病例：全瓷基台和冠；愈合基台旋入种植体的初始情况。

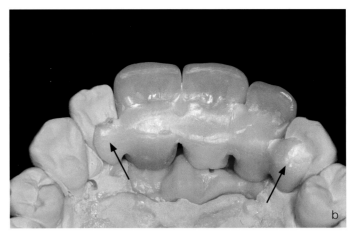

图15-47b 为了最终修复体的形态，制作口内试戴的蜡型，蜡型通过近远中的翼（箭头）稳定固位。

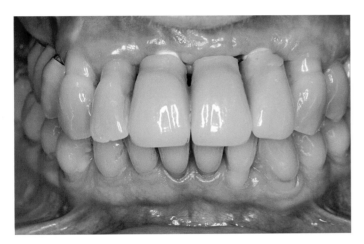

图15-48 愈合基台上的蜡型，显示如何通过延长牙冠的颈部来修复较高的垂直距离。

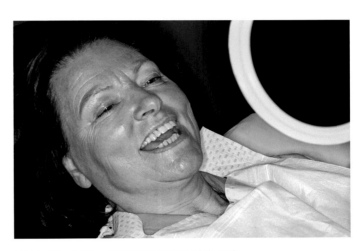

图15-49 试戴，蜡型满足患者的美学需求。

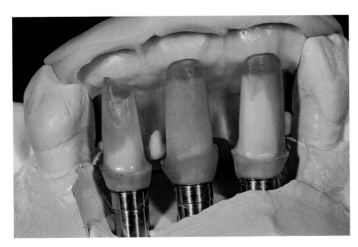

图15-50 硅橡胶导板用于辅助基台的解剖外形设计。

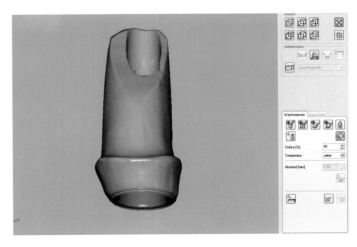

图15-51 扫描基台。

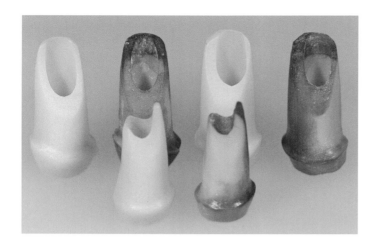

图15-52　在加工中心用氧化锆瓷块切削的基台，送到技工室。

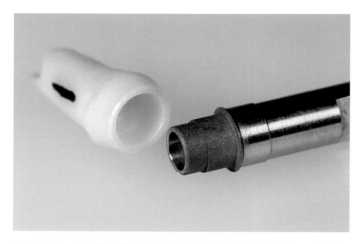

图15-53　在与种植体专用的钛基底上粘接氧化锆基台，钛基底及基台内侧的粘接面用50μm的Al$_2$O$_3$颗粒喷砂处理（2.5bar）。

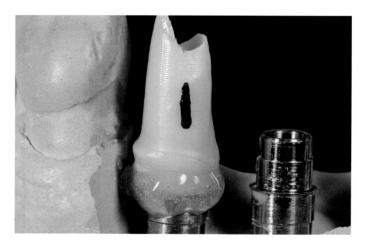

图15-54　用复合树脂粘接剂最终固定基台（Panavia 21）。

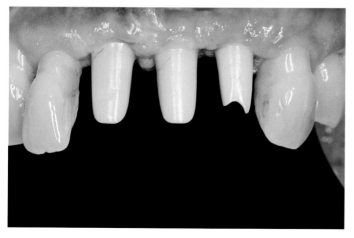

图15-55　通过选择性的基台试戴，来确认基台的肩台是否位于龈下0.5～1mm。

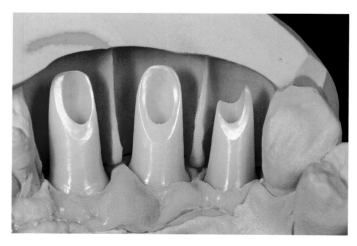

图15-56　硅橡胶导板与最终完成的基台，显示为氧化锆内冠和饰瓷预留了足够的空间。

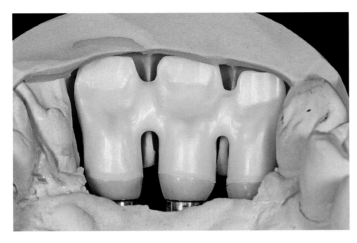

图15-57 硅橡胶导板与制作完成的氧化锆内冠，显示为下一步的饰瓷留出充足的空间。内冠做成联冠，考虑冠长度和较大的杠杆力。

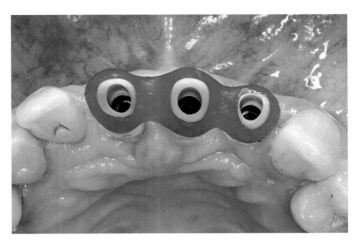

图15-58 为了联冠的试戴，先用定向导板把基台旋紧在种植体上，保证从模型到口内准确转移。

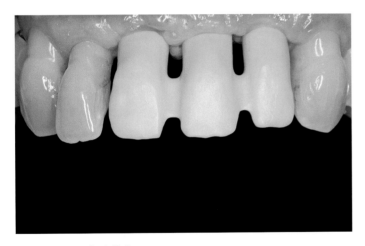

图15-59 口内试戴内冠。

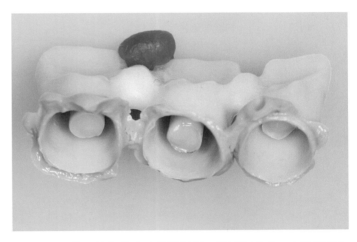

图15-60 薄层就位检查硅橡胶显示，模型和患者口内的情况非常吻合。

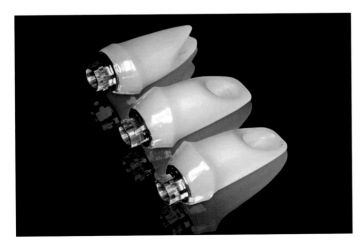

图15-61 氧化锆基台。

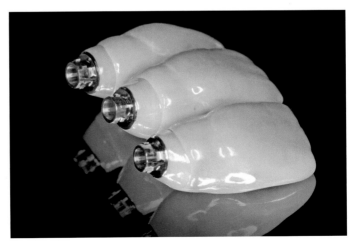

图15-62 最终安装之前的基台及联冠。

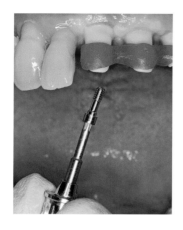

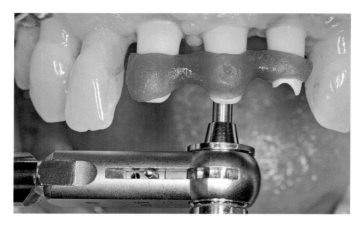

图15-63和图15-64 在定向导板的帮助下安装基台，用螺丝刀旋入基台螺丝并用手上紧，再用扭力扳手旋至要求的扭力。

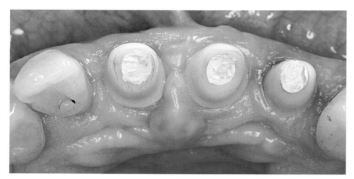

图15-65 用白色的牙胶封闭基台螺丝孔。

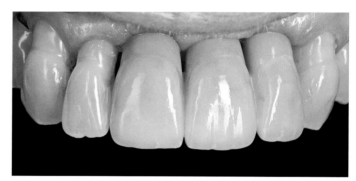

图15-66 安装修复体后1个月。

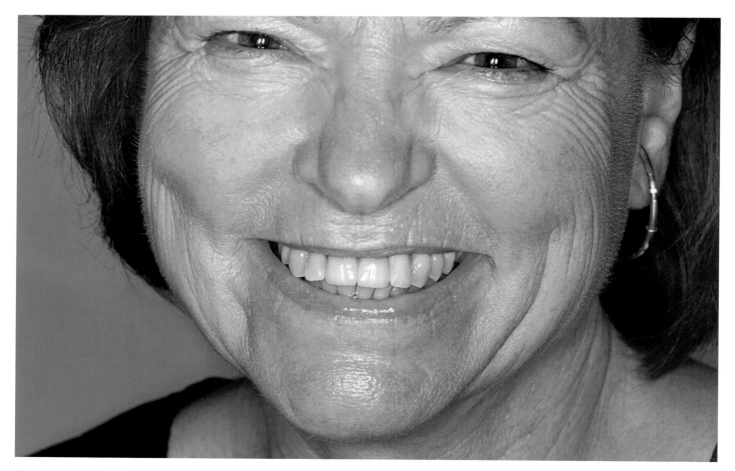

图15-67 患者的微笑。

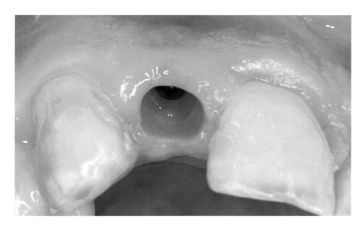

图15-68 病例：金瓷修复体和钛基台。

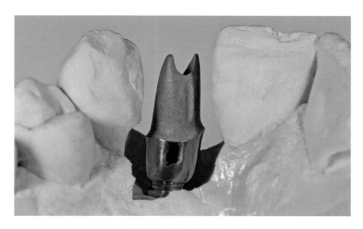

图15-69 CAD/CAM技术把成形的软组织穿龈轮廓转移到个性化的钛基台上（详见第18章）。

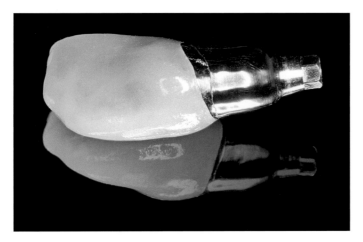

图15-70 完成的金瓷冠，可以看到很细的一圈金属边缘与基台连接（颊侧大约0.2mm）。

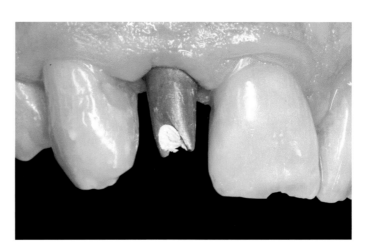

图15-71 基台被最终安放到位，用白色的牙胶封闭螺丝孔，粘接界面位于龈下0.5～1.0mm。

15.6.2 金瓷冠加钛基台

金属烤瓷冠修复体加钛基台也可以实现很好的美学效果。前提条件是颊侧的牙龈厚度至少2mm，确保钛基台的颜色不会透出造成牙龈颜色灰暗。这里选择的病例，采用个性化的印模杆把穿龈轮廓从口内转移到模型上（图15-68）。在加工中心采用CAD/CAM技术切削基台（Atlantis基台，Densply种植体）。Atlantis基台显示非常理想的穿龈轮廓和个性化修改的肩台（图15-

69）。设计制作一个带有细的金属边缘的金瓷冠（图15-70）以防止边缘崩瓷（这个区域没有肩台瓷）。用定向导板安放基台，旋紧。螺丝孔用白色的牙胶封闭（图15-71）。最后进行密合度检查，以确保修复体完全就位，并未因邻接过紧造成修复体位置不理想（图15-72）。修复体粘接面用50μm的Al_2O_3颗粒喷砂处理，用玻璃离子粘接剂进行半永久粘接（Ketac Cem）（图15-73）。考虑到白色美学，虽然牙龈边缘有一点发灰/阴影，但修复体与前牙轮廓整体协调（图15-74）。

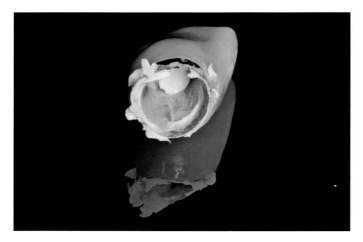

图15-72　使用薄层的硅橡胶进行密合度检查，确保修复体已理想就位，并且未被邻接过紧等因素阻碍。

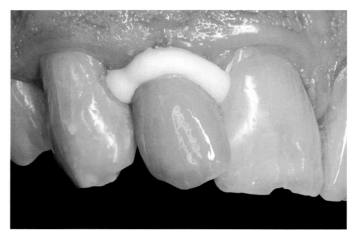

图15-73　用玻璃离子粘接剂进行半永久粘接。

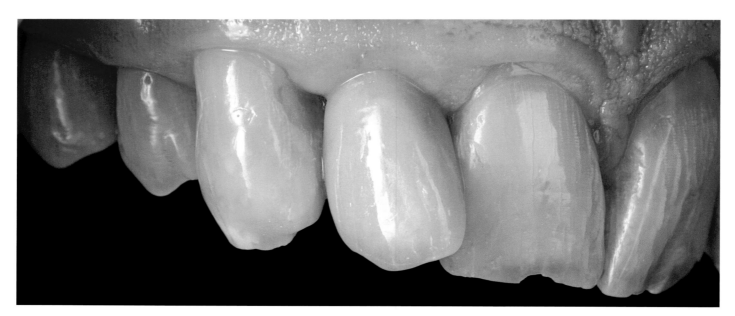

图15-74　安装修复体后1个月。

15.6.3　一体冠加钛基台

　　在下面的病例，2颗种植体支持的牙冠被制作成联冠，由于剩余骨量过少进行了上颌窦提升。在义齿加工中心采用成品钛基台来切削基台。磨出的浅沟作为预备的边缘并与抗旋槽相延续。在联冠修复体上，这种槽沟用于引导安放基台和牙冠，而不是抗旋（图15-75）。这些沟可以被复制到二硅酸锂玻璃陶瓷一体冠上。另

外可以看到牙冠上染色的外层和未经染色的内层的清晰对比（图15-76和图15-77）。粘接之前检查瓷层厚度是否足够，这方面不能妥协（图15-78）。用低透光的陶瓷可以防止修复体透出钛基台的灰暗颜色。在图15-79中可看到低度透明（Low Translucency）的陶瓷和高度透明（High Translucency）的陶瓷材料不同的修复效果。低度透明的陶瓷结合充足的瓷层厚度保证了钛基台连接的修复体与邻牙没有颜色差异（图15-80），

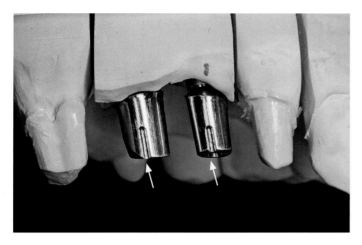

图15-75　病例：全瓷一体冠和颊侧带有槽沟的个性化切削基台（箭头）。

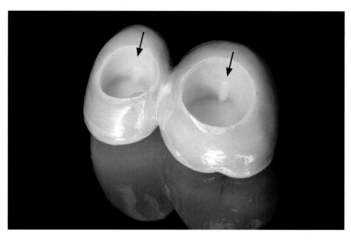

图15-76　二硅酸锂玻璃陶瓷制作的一体冠。用完整的蜡型压铸而成。凹槽被完整地复制到了牙冠上（箭头），可以看见染色的外层和未染色的内层的明显区别。

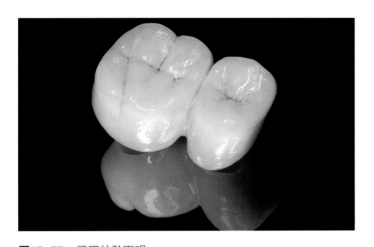

图15-77　牙冠的殆面观。

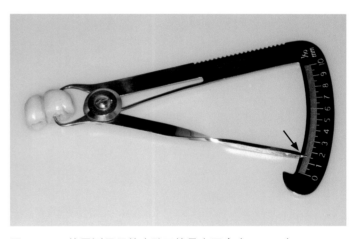

图15-78　使用测量尺检查殆面的最小厚度（1.5mm）。

全瓷冠可以被完美地安放在钛基台上。保持全瓷冠和钛基台粘接界面的清洁也非常重要（图15-81）。全冠用Panavia粘接剂粘接（详见15.9章节）。装入修复体后1个月，全压铸染色牙冠美学效果很理想。即便与相邻的用同样材料制作的牙支持式修复体比较，也未见基台处有灰色透出（图15-82）。

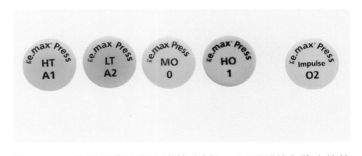

图15-79　使用低度透明LT瓷块（例如，不透明的）防止钛基台透出灰暗的颜色。从这些瓷块样品可以看出不同的效果（HT：高度透明；LT：低度透明；MO：中度不透明；HO：高度不透明）（图像来源：Ivoclar Vivadent）。

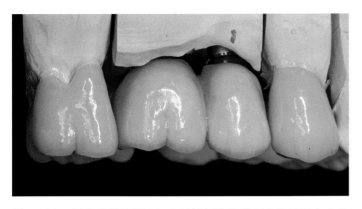

图15-80　低度透明的瓷块加上足够厚度的瓷层保证钛基台支持的修复体与邻牙的牙冠没有明显色差。

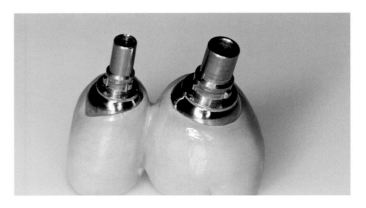

图15-81　要注意确保全瓷冠与钛基台之间精准的连接。

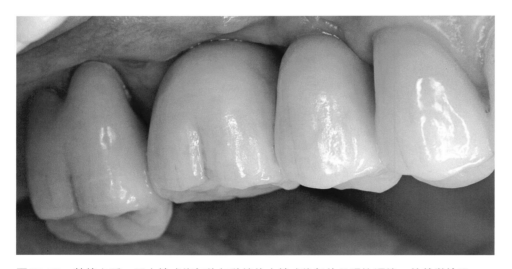

图15-82　粘接之后，牙支持式修复体与种植体支持式修复体呈现协调统一的美学效果。

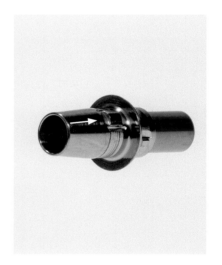

图15-83　制作带有侧突的钛基台（箭头）。

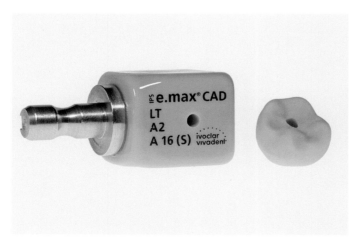

图15-84　IPS e.max CAD 瓷块（Ivoclar Vivadent）和由它切削的牙冠，预烧结状态。

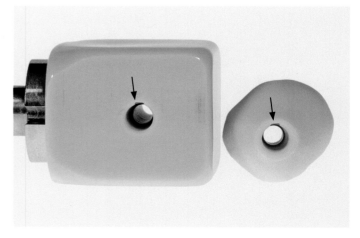

图15-85　瓷块和由它切削的冠的基底面，可以看见与钛基台连接处工业预制的几何形状：箭头指示为匹配侧突的凹槽。

2013年引入的CAD/CAM制作方法是另一种选择。IPS e.max CAD 瓷块（Ivoclar Vivadent）可以用于连接成品的带侧突的钛基台（图15-83）。瓷块与基台连接处的几何形状也是预成的。CAD/CAM 方法（详见第18章）用于从预烧结的瓷块（蓝色瓷块）切削出全冠，要考虑连接处的几何外形（图15-84和图15-85）。因为瓷材料在之后的烧结过程中基本上没有收缩（0.2%），所以与钛基台相吻合的预烧结冠（图15-86和图15-87）可以在这个阶段进行口内试戴，在完成最终烧结并进行染色之后，就用树脂粘接剂粘接到钛基台上。粘接剂应该尽可能不透明，确保有效地遮盖钛基台的颜色，防止从瓷材料中透出来（如Multilink Hybrid Abutment），修复体最后螺丝固定安装入位。

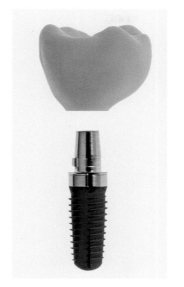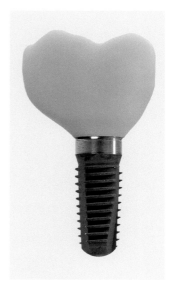

图15-86和图15-87　由于二硅酸锂陶瓷在烧结过程中不收缩，因此蓝色状态的牙冠可以在基台上试戴，也可以进行临床试戴。

15.6.4　方法：氧化锆陶瓷冠和固定修复体加钛基台

如果内冠材料是由氧化锆制作而成的，试戴时不但要确认它能否完全地、无摆动地就位，还要确定其解剖形态（图15-88和图15-89）。由于这种氧化锆内冠的不透光性，钛基台的颜色也不会显露出来（图15-90）。修复体完成（图15-91）并戴入。这个病例中，牙和种植体支持式修复体都用玻璃离子（Ketac Cem）粘接固位（图15-92和图15-93）。

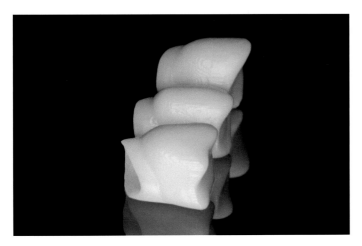

图15-88　带解剖形态的氧化锆内冠。

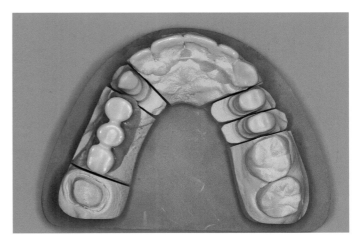

图15-89　由于之前进行了上颌窦提升，种植体支持式修复体被制作成联冠。

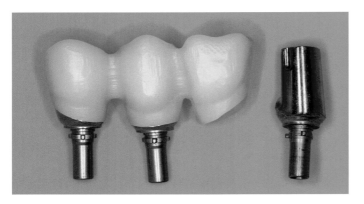

图15-90　不透明的氧化锆内冠防止透出钛基台的颜色。

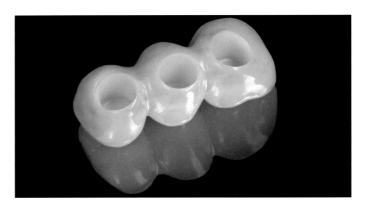

图15-91　安装之前的饰瓷和联冠。

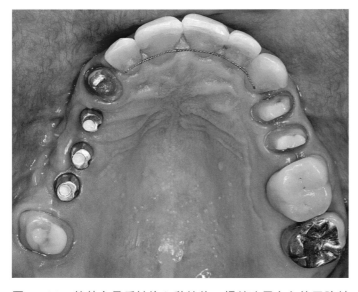

图15-92　钛基台最后被旋入种植体，螺丝孔用白色的牙胶封闭。

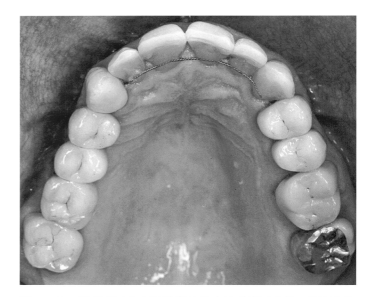

图15-93　玻璃离子永久粘接种植体支持式联冠（第一象限）和牙支持式单冠（第二象限）。

15.6.5　CAD-on系统

　　由于前面提到的经常崩瓷的问题，在CAD-on技术中用更高性能的陶瓷替代了常规饰面瓷，饰瓷机械性能的提高通过在氧化锆内冠上烧结二硅酸锂玻璃陶瓷来实现[38]。

　　在这个有前景的系统中，第1步包括一个由CAD系统设计的全解剖形态的修复体（图15-94）。在之后的"文件分割"步骤中（图15-95），用于二硅酸锂玻璃陶瓷切削块（IPS e.max ZirCAD）的饰瓷数据（图15-96）和用于氧化锆切削块的内冠数据（图15-97）被分离开。然后饰瓷和内冠均机械加工成型（图15-98）。下一步对内冠进行烧结来增加其致密度（图15-99）。接着将依然是淡蓝色的饰瓷部分（图15-100）在Ivomix装置上做好"熔合"前准备（图15-101），然后放到内冠上（图15-102）并进行烧结（图15-103）。图15-104显示烧结之后的CAD-on固定修复体。最后经过染色和上釉完成固定修复体的制作（图15-105）。

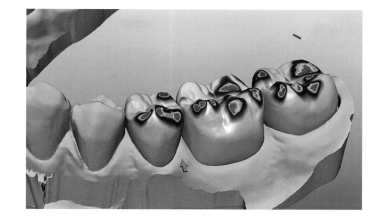

图15-94　CAD-on 技术：计算机系统辅助设计的全解剖形态固定修复体（图15-94～图15-105的来源：PD Dr. F Beuer and Master Dental Technician J. Schweiger, Ludwig-Maximilians University Munich, Germany ）。

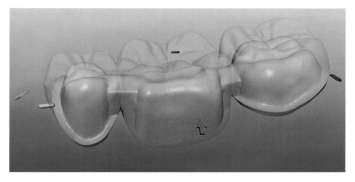

图15-95　内冠与饰瓷"文件分割"的过程。

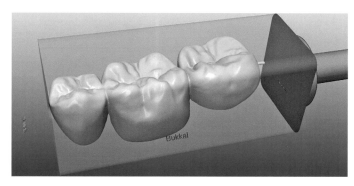

图15-96　用于二硅酸锂玻璃陶瓷切削块（IPS e.max ZirCAD ）的饰瓷数据。

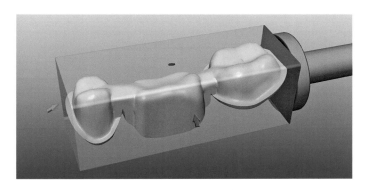

图15-97　用于氧化锆瓷切削块的内冠数据。

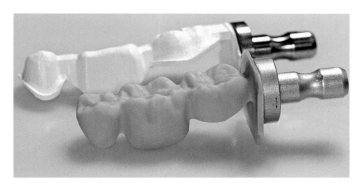

图15-98　机械加工好的饰瓷和内冠。

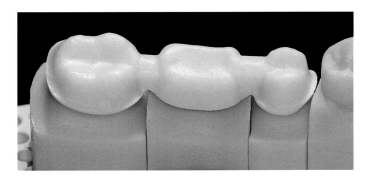

图15-99　烧结之后的内冠。

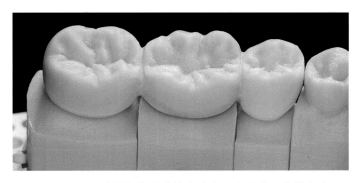

图15-100　仍为淡蓝色状态的饰瓷在内冠上试戴，非常密合。

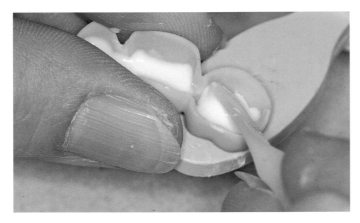

图15-101　为"熔合"做准备。

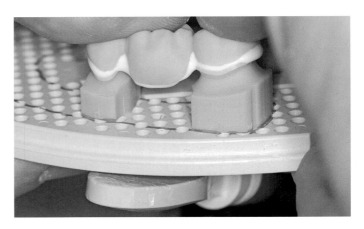

图15-102　饰瓷被安放在内冠上。

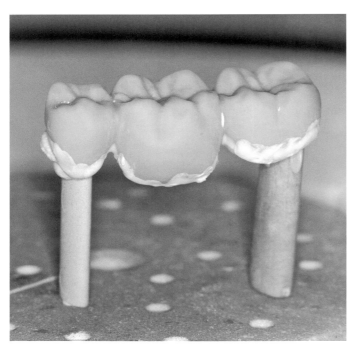

图15-103　烧结之前。

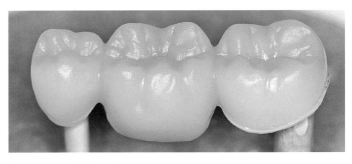

图15-104　烧结之后。

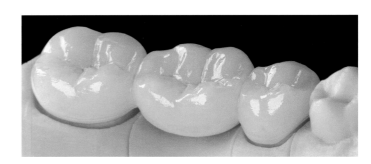

图15-105　最终制作完成的固定修复体。

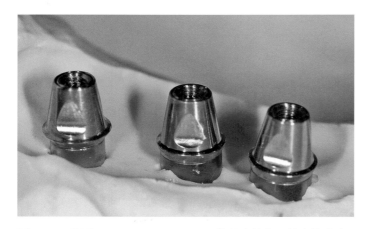

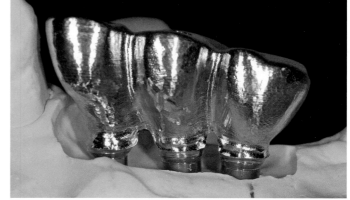

图15-106和图15-107　CAD/CAM工艺制造的体积较大的非贵金属内冠：基台旋紧入位，带有解剖形态的非贵金属内冠在基台上完美就位，无任何应力（更多病例详见25.6章节）。

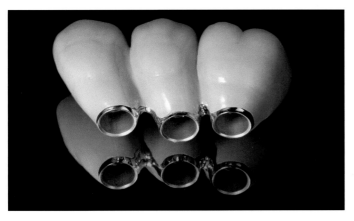

图15-108 最终完成的联冠带有窄的金属边缘，在金属和瓷之间可见清晰的界限。切削内冠时要考虑种植体结合处特殊的几何外形。

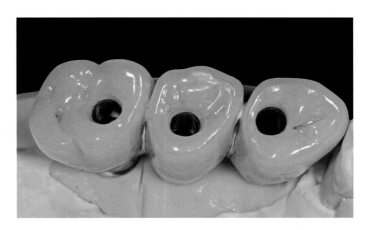

图15-109 𬌗面观。

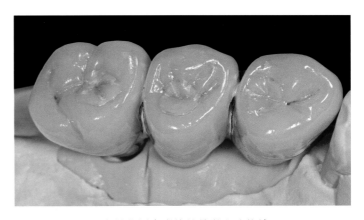

图15-110 𬌗面个性化树脂嵌体的美学和功能效果。

15.6.6　多单位修复体制作方法：金和非贵金属内冠

贵金属高昂的价格加上体积较大的内冠经常在种植牙科中使用（恢复大范围的缺损，包括垂直向的），促进了人们不断地探索寻找贵金属的替代材料。用CAD/CAM工艺制作的非贵金属合金内冠被证实非常成功。与铸造工艺相比这个工艺可以制造出非常密合的内冠。基台安放入位（图15-106），带解剖形态的体积较大的非贵金属内冠完美、无应力地在种植体上就位（图15-107）。根据使用的种植系统不同，切削内冠时还应考虑到种植体特殊的连接几何外形。如前面提到的，金瓷结合处狭窄的金属边缘有利于保持清洁（图15-108）。为了更好地隐藏螺丝固位的螺丝孔，个性化的嵌体可以实现美学和功能兼顾的效果（图15-109和图15-110）（内冠的更详细的制作过程详见25.6章节）。

15.6.7　基台的形态

在牙支持式修复体的病例中，牙科医生负责预备基牙。他们要确保基牙的预备满足修复体类型的要求。具体来说，必须为修复体提供足够的空间，另外基牙预备边缘的形态和位置、预备角度以及表面的粗糙度都要符合相关的原则。这就意味着必须沿着牙龈边缘、不超过龈下1mm进行预备；基牙要有足够的高度，至少3mm，并预备到略呈圆锥状，聚合角为3°～6°；另外还应该制备适当尺寸的沟或嵴，并将所有锐利边角磨圆钝[361]。

在种植牙科领域，牙科技师承担了这个任务，他们首先制作修复体的蜡型，然后制作带有相同解剖形态而尺寸缩小的基台。如果修复体选择粘接固位，基台需满足实现良好预备的各关键要素。在美学需求高的病例中，还要通过临床试戴预先评估基台预备的边缘与龈缘的关系。在这个阶段龈上预备的边缘还容易修改，一旦

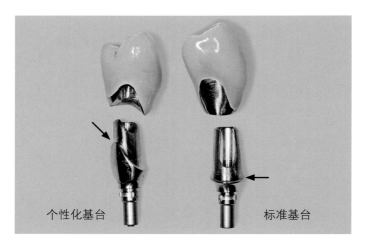 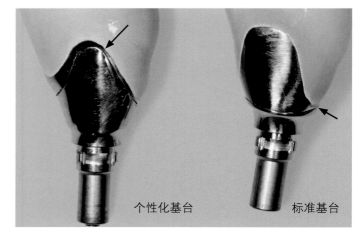

图15-111和图15-112　个性化基台设计，粘接界面为弧形，位于龈下少许；考虑不周的基台设计，选用标准基台，粘接界面平直，位于龈下6mm。

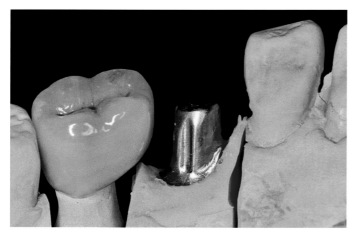

图15-113　主模型上带人工牙龈的个性化基台，基台的肩台沿着牙龈缘走行。

修复体已经完成才发现错误，就需要从头开始重新制作。

下面简要描述两个因基台设计考虑不周，造成修复体必须重做的病例。

在第一个病例中，尽管解剖形态存在问题，还是选用了一个标准基台，有较深、环形的颈部肩台。修复体近中侧的粘接界面位于龈下6mm，这是不能接受的。结果是必须制作一个新的个性化基台，其肩台沿着龈缘线走行。在两个基台的对比中其差别显而易见（图15-111

和图15-112）。主模型上可以看到个性化基台有着更合理的粘接界面（图15-113）。

在第二个病例中，基台的殆面部分去除不充分，当上殆架检查时才发现基台殆面的空间不足（图15-114），因此已全压铸的修复体此处厚度只有0.5mm（图15-115）。基台高度大约5mm，远超所需，所以可以毫不迟疑地将其磨短（图15-116）。修改过的基台提供了充足的殆面修复空间（图15-117），这使新的修复体殆面厚度至少达到了1.5mm。

15.6.8　CAD/CAM 基台

在处理CAD/CAM制作的全瓷和钛基台的过程中，牙科技师可以从这项技术里得到不断的支持，以确保基台的设计满足临床需求。这是因为虚拟设计的修复体形成计算机辅助系统的起点，由软件来完成基台任何维度的磨减，并辅助设计出拥有理想穿龈轮廓的最终产品。切削完成的基台不但尺寸理想，还具有最佳的材料性能，首先是因为它采用了工业化制造的没有缺陷的瓷块，其次是烧结后的陶瓷修复体不需要手工磨改，避免了调磨导致早期瓷裂的风险（详见18.5章节）。

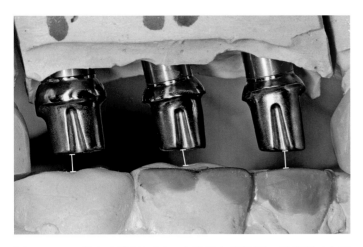

图15-114　基台去除量不足：在𬌗架上经验证，显示𬌗面空间欠缺（见白色线段）。

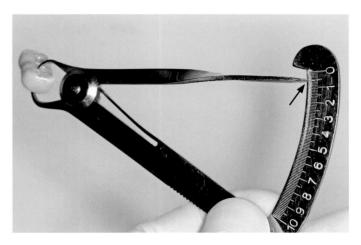

图15-115　全压铸成型的二硅酸锂修复体𬌗面厚度只有0.5mm。

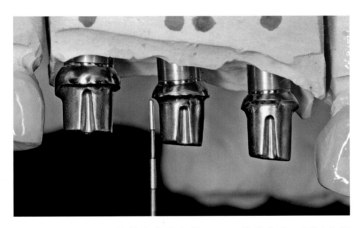

图15-116　预备好的基台高度大约5mm，非常充分，可以磨短而不必担心固位（最小高度3mm）。

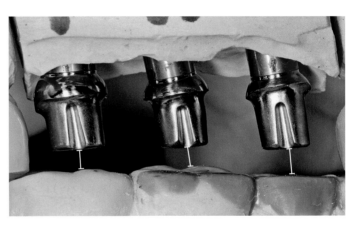

图15-117　修改过的基台，留有足够的修复空间（见白色线段）。

15.6.9　抗旋设计

在每一个粘接固位的单冠修复体上必须有合适的抗旋设计，这包括基台上的凹槽以及在修复体内侧面被完整地复制，这样能保证修复体准确就位，防止出现不希望发生的粘接剂松动。

在固定义齿的联冠修复中，这种抗旋设计可以提供更强的固位效果，并使牙科医生了解基台的正确位置。另一方面，如果基台的位置在口内稍有偏差，上面的固位沟，尤其是相互平行的那些，就会造成就位不准确。这些病例中，也许应该磨除修复体内侧面对应的突出部分。

15.6.10　清洁

种植体支持式修复体的种植体周围炎一般始于黏膜感染，这会最终导致种植体周围骨吸收，影响成功率。因此，便于清洁的固定修复体可以保证远期效果。在这方面需要观察以下几点：

· 如果修复体不是联冠，邻接点需要调整到患者可以轻松地引导牙线通过邻间隙来清洁牙齿。这个调磨的过程需要耐心，因为这里的种植体与骨组织是刚性结合，与牙支持式修复体不同，种植体支持式修复体没有任何动度。因此过紧的邻接关系会导致粘接缝隙变大（图15-118）。另一方

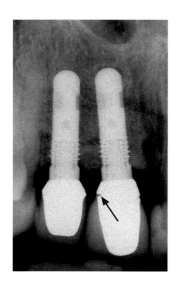

图15-118 由于种植体在骨内是刚性结合，仔细调整修复体的邻面接触点尤为重要。接触点太紧会妨碍牙冠最终的就位，导致粘接缝隙变大（箭头）。

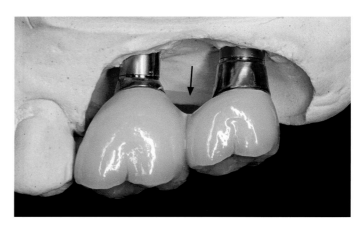

图15-119 种植体植入磨牙区的中心位置，导致相对较宽的邻牙间隙（蓝色指示区），尤其是当使用窄直径种植体时。

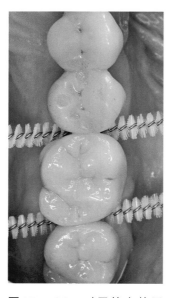 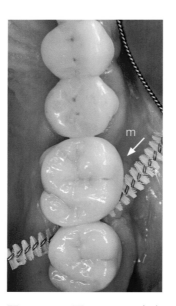 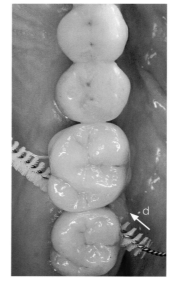 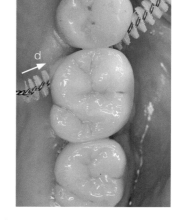

图15-120 对于较大的牙间隙，清洁时单纯轴向运动是不够的，因为用这种方式无法清洁到种植体周围的位置。

图15-121～图15-123 在这里，牙间刷应该从颊侧（左侧2张图片）和腭侧（右侧图片）进入，然后交替压向近中（m）和远中（d）。这样才能保证种植体的周围区域也被清洁到。

面，只要邻接点被磨除就无法用正畸的方法调整了，因此给患者留下了永久的问题。然而，即便有理想的邻接点，有些患者仍然无法使用牙线，因此要推荐使用牙间刷。

· 如果磨牙区的种植体正好植入到牙冠正中下方，这会导致邻接间隙过宽，尤其当使用窄直径的种植体时。在模型上去掉人工牙龈看得更加明显（图15-119）。这些病例中牙间刷单纯轴向运动清洁效率不足，因为这只能清洁到部分修复体而不是种植体周围的所有位置（图15-120）。另一方面，由于受牙龈位置的限制，不可能使用太大的牙间刷。因此，牙间刷需要从颊侧和舌侧

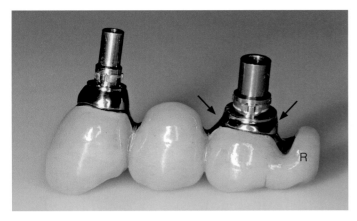

图15-124　后牙区的种植体可以放置在冠中心的近中或者远中。种植体支持的部分有理想的穿龈轮廓（箭头），其他部分则被设计成"根形桥体"（R）。

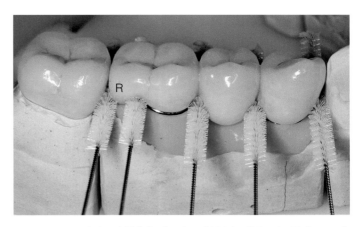

图15-125　"根形桥体"（R）可以用来引导牙间刷进入。在这种情况下牙间刷的有效性应该先在主模型上进行检查。

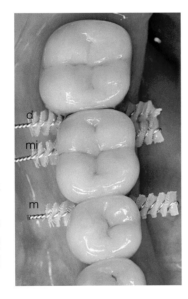

图15-126和图15-127　洁牙师需要就磨牙近中（m）、中间（mi）和远中（d）3个需要清洁的位置对患者进行指导。患者一般会很容易找到牙间刷的进入点。

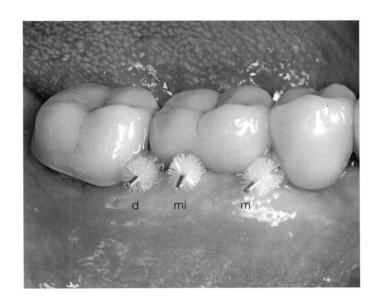

/腭侧进入，清洁时交替地压向种植体的近中和远中（图15-121~图15-123）。

· 便于清洁的理想位置是种植体在牙冠中心位置的近中或远中，尤其是当使用窄直径种植体时。这样，种植体支持部分的牙冠可以形成理想的穿龈轮廓，而其他的部分则设计成"根形桥体"。这种桥体的设计还可以用作牙间刷的通道。牙间刷的有效性需要首先在模型上检查（图15-124和图15-125），其插入点应该容易被患者看到或

者感觉到。这些通道引导牙间刷紧贴种植体周围软组织，自然地达到理想的清洁效果。然而，洁牙师需要告知患者每颗磨牙3个需要清洁的位置在哪里（近中、中间、远中）（图15-126和图15-127）。

· 对于末端种植体，远中的"根形桥体"设计非常有助于正确地引导牙间刷，确保彻底清洁种植体的远中面（图15-128和图15-129，图10-20）。

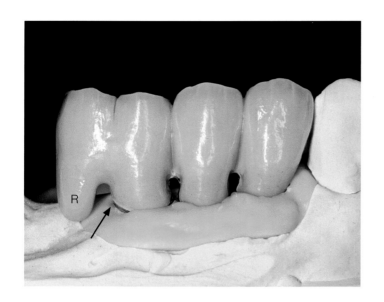

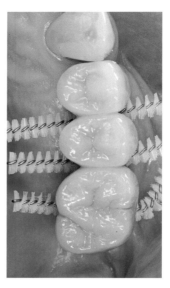

图15-128和15-129 远中的"根形桥体"设计（R），有助于清洁末端种植体，引导牙间刷及确保种植体远中面理想的清洁（箭头）。

15.6.11　抛光

瓷表面任何的粗糙之处都可能是瓷裂的起点，因此所有的痕迹，例如在调改修复体𬌗面时形成的磨痕都要被去除。最好的解决方案是最后的釉质烧结。如果修复体已经粘接完毕，应该注意以下几个方面[203]：

- 必须在适当的水冷却的情况下进行磨改。
- 应该使用细的和超细的金刚砂磨头（红标–30μm或黄标–15μm）。
- 磨改之后必须平滑所有的锐利边缘。
- 推荐使用以下方式抛光：
  - 加入金刚砂的硅橡胶抛光头。
  - 特殊的金刚砂抛光膏加抛光刷。
  - 金刚砂抛光膏加粘轮。

15.7　单冠与短跨度的固定修复体应该制作成联冠吗？

种植体支持式上部修复体联冠可以更均匀地分散轴向及非轴向的咬合力，会减小单个种植体的受力。最早的联冠修复体可以粘接固位也可以螺丝固位。越多的种植体做成联冠，越容易防止过大的受力。有限元分析显示，不同的联冠设计，骨负荷的区别可高达1000%[223]。随着起支持作用的多边形的尺寸加大，种植体联冠的效率也会增加。因此后牙区直线形的联冠比前牙区曲线形的效率要低得多。

"几个邻近的种植体其上部修复体是否做成联冠，主要考量的因素是冠的长度和种植体骨结合部分长度的比[211]：如果大于或者等于0.8（也就是说牙冠长度为8或者更多，骨结合种植体的长度为10），牙冠应该做成联冠；如果低于这个比例可以考虑做成单冠"（Strub 等[362]，966–967页）。

然而，从科学上无法证实这个规则。相反，一篇综述报道冠/种植体比 > 2的修复体仍然表现出非常高的存留率。与冠根比较低的修复体相比，发生工艺并发症的概率并无差异。只有当考虑到骨的形态时，这篇综述中的一项研究报道了冠/种植体比>2与牙嵴骨的吸收有关[45]。这些结果无法从纯机械的角度来解释，只能归因于以下几个假设：

一般而言，骨小梁的密度与作用于骨的外部力量相关。这个过程受破骨细胞参与的骨吸收和成骨细胞参与的骨改建的控制。这个改建过程是平衡的，受机

表15-3　所列这些标准表明在具体病例中应该使用联冠还是单冠

使用联冠	使用单冠
冠/种植体比例>2	冠/种植体比例≤2
大量骨增量（例如，显著的上颌窦提升，局部骨高度<3mm）	局部骨
使用短种植体或者窄平台的种植体	使用标准种植体（长度>8mm，直径>3.5mm）
种植体植入在上颌	种植体植入在下颌
种植体/基台外连接	种植体/基台内连接

械力的影响。作用在骨上的力量越大，骨小梁结构越致密[179]。同时，骨小梁强度提高又加强了种植体的固位，因此增加了种植体的存留率[127]。与此相似的，骨结合也不是静止状态，而是动态的过程。这个课题的动物研究表明，一旦种植体功能负重，种植体的早期骨结合由不间断的骨改建及功能适应来调节[35]。

不断增加的负重对种植体十分有利，因为负重会加强种植体周围骨小梁的强度，因此稳定骨结合。所以这与应该"保护"种植体免受外力的观点相冲突。这可以解释为什么种植体短及冠/种植体比例欠佳时，其生物学功能比从纯机械角度考量的要更好。

从纯修复的角度来看，单冠及短跨度固定修复体的优势在于制作过程简单、易于安装、利于清洁、需要时容易维修。而几个相邻的单冠的不利之处在于需要对邻接关系进行非常精细的调整，而由于种植体的刚性特征，通常很难实现选磨，尤其对于殆面螺丝固位的全冠。

前面已经讲到，联冠的优势在于降低了种植体及种植体/基台连接处的负重。除了不便于清洁，联冠的劣势在于更难实现上部修复体的被动就位。修复体就位不准确，会导致种植体受力明显增加，尤其是螺丝固位的

修复体[391]。当准确就位的修复体固定后，种植体就承受着拉应力和压应力，这种不良应力作用，还会由于杠杆的力量而加剧。"因此，应致力于制作被动就位的修复体结构，仅从预防及合理医疗的角度考虑也应如此，这样就不会因不良就位的上部结构带来额外的不良应力"（Strub[362]，967页）。

基于以上的讨论，决定是否制作联冠可以参照表15-3。根据这些标准，常规病例不需要制作成联冠。这个决策过程通过下面3个典型上颌修复病例来说明。

病例1（图15-130～图15-133）：少量的垂直向骨缺失，充足的自体骨存在。可以使用标准种植体，冠/种植体的比例为0.8～1.3：所有后牙都可以制作成螺丝固位的单冠（二硅酸锂铸压全冠、树脂粘接个性化切削的钛基台）。

病例2（图15-134～图15-137）：同样是少量垂直向骨缺失，由于存在气化的上颌窦和大约4mm的剩余骨高度，因此在远中种植体区域施行了上颌窦提升和即刻种植。可以使用标准种植体，冠/种植体的比例为0.8：种植体均安装3个单位的固定修复体（金属烤瓷，粘接固位在钛基台上）。第二象限决定不做联冠。

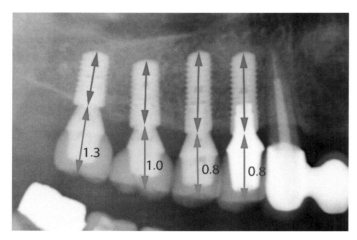

图15-130　病例1：少量的垂直向骨缺失，充足的自体骨可用。无须骨增量，冠/种植体的比例为0.8～1.3：殆面螺丝固位的单冠。

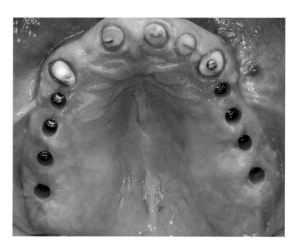

图15-131　修复之前的上颌殆面观。

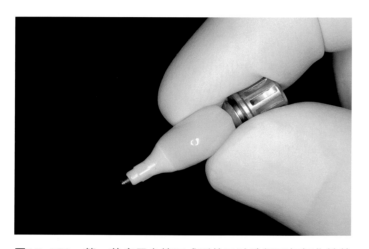

图15-132　第一前磨牙全铸压成型的二硅酸锂冠加氧化锆基台。

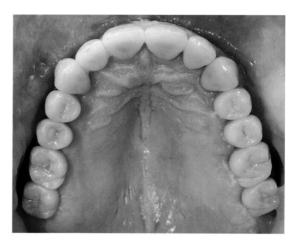

图15-133　修复完成后的上颌殆面观，螺丝孔用树脂嵌体来封闭。

病例3（图15-138～图15-141）：存在明显垂直向骨吸收，由于牙嵴骨仅有约2mm的高度，在种植区远中施行了上颌窦提升手术，6个月后植入种植体。可以使用标准种植体，但是冠/种植体的比例为1.3～1.5：由于这些影响因素存在，后牙区的种植体采用殆面螺丝固位的联冠来修复。

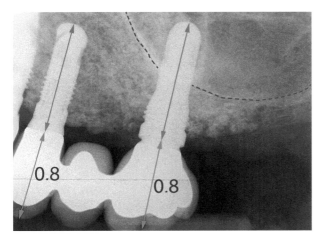

图15-134　病例2：第二象限少量垂直向骨缺失，上颌窦提升，剩余骨量为4～6mm（蓝色虚线代表原来的上颌窦底），冠/种植体的比例为0.8：粘接固位三单位固定修复体，没有做联冠修复。

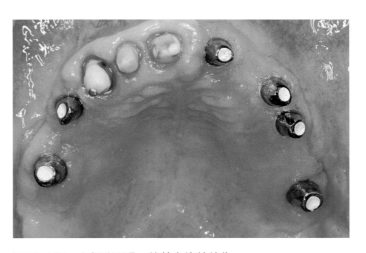

图15-135　上颌𬌗面观，钛基台旋转就位。

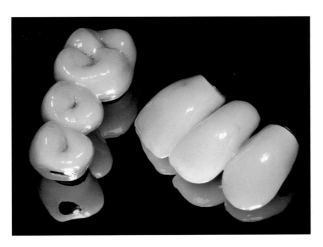

图15-136　三单位的金瓷固定修复体。

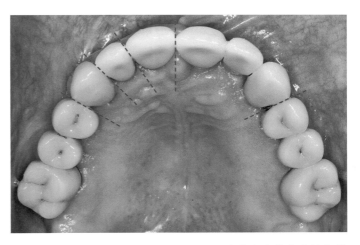

图15-137　修复完成之后的上颌𬌗面观（蓝色虚线代表修复体分段的地方）。

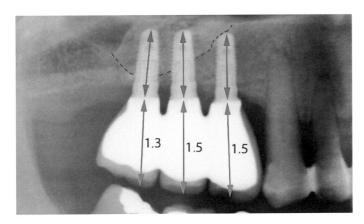

图15-138　病例3：明显的垂直向骨吸收，上颌窦提升高度为1～3mm（蓝色虚线代表原来的上颌窦底），冠/种植体的比例为1.3～1.5：𬌗面螺丝固位的联冠。

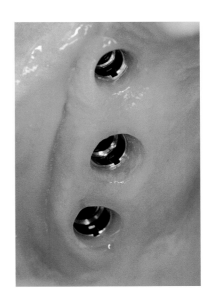

图15-139　安装修复体之前的𬌗面观。

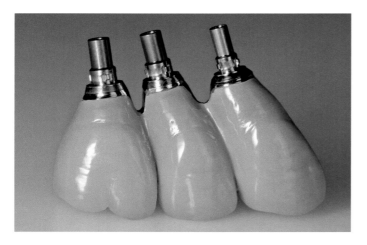

图15-140 骀面螺丝固位的金瓷联冠（内冠的制作见图15-106～图15-110）。

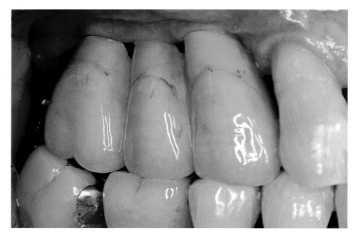

图15-141 修复体安装完成后的侧面观。

15.7.1 一种特殊形式的联冠：全瓷全牙列修复体

　　最早的联冠可选择的修复方式除了传统的金瓷结构，现在还有螺丝固位的氧化锆基底的全瓷修复体。这包括一体式氧化锆内冠的制作，采用CAD/CAM技术由一块材料切削呈一体式，烧结，然后上饰瓷。完成以后，修复体直接安装在种植体水平或者基台水平。对于这种全牙列的固定修复体现有戴用2～4年的临床数据，存留率为100%，崩瓷率为31%[295]。目前，由于缺少长期的数据，这些修复体仍然处于临床试验阶段。

15.8 螺丝固位还是粘接固位？

　　现有的文献证实种植体支持式固定修复体长期表现非常好，包括种植体的骨结合及上部的牙冠及固定修复体[191,301]。为了进一步提高修复体的成功率，不但要使用最好的材料、最成功的制作工艺，还要考虑到固位方式。

　　一般来说，固定修复体可以螺丝固位也可以粘接固位。两种方式都有优缺点，应该根据具体情况权衡。粘接固位修复体最大的难点是冠边缘粘接剂的去除。修复体位于龈下的位置越深，粘接剂残留越多[245]。接下来，这些残留的粘接剂会导致种植体周围炎[400]。粘接固位第二个主要缺点是当出现生物学或工艺并发症时很难轻松地拆卸修复体。

　　而能够轻松地拆卸正是螺丝固位修复体的优点[73]。如果有较好的密合度，则很少出现生物学并发症。然而螺丝固位的修复体相比粘接固位的修复体，对种植体植入位置和角度的精确性要求要高得多。原因是螺丝孔是开放的，它的理想位置应该在牙冠的中心，并在口内不可见的区域。因此，在任何时候螺丝孔都不能削弱修复体的强度，使内冠和饰瓷的厚度低于推荐的最小厚度。由于不可避免地需要使用个性化基台或修复基底，螺丝固位修复体的加工制造比粘接固位的更复杂。

　　在系统综述中，Sailer等[392]对比了这两种固位方式，比较了它们的临床效果。两种类型的修复体在不同方面其临床效果表现不同。粘接固位的修复体更少出现工艺并发症，而更多出现严重的生物学并发症（种植体松动及骨吸收>2mm）。相反，螺丝固位的修复体表现出更多的工艺并发症及更高的修复体失败率。因此，单冠可以选择任何一种方式固位，如果采用粘接固位，应非常谨慎小心地去除多余残留的粘接剂。而大的种植体支持式修复体尤其是全牙列修复体，都应该采用螺丝固位。

因为两种固位方式都有它们的适应证，下面分别介绍和分析。

15.9 粘接固位

个性化的基台适用于粘接固位的种植体支持式全冠及固定修复体。个性化包括修复体的就位方向、穿龈轮廓、冠边缘的长度都要尽可能根据患者的情况进行优化。冠边缘的位置决定了粘接界面，这个边缘一定位于龈下≤1mm的地方，有助于轻松去除多余的粘接剂，从而防止可能出现的种植体周围炎[6]。修复体可以从功能及美学角度设计，因为无须像螺丝固位那样在殆面制备螺丝孔。而且，粘接固位的修复体，由于制作工艺造成的微小的不准确可以通过粘接剂来补偿，避免种植基台和上部结构之间出现不良的受力。可以用临时粘接剂也可以用永久粘接剂进行粘接。在种植牙领域，临时粘接、半永久粘接、永久粘接都有明确的区分，因为种植修复体一般不担心发生龋损，原则上这3种粘接方式均可采用。

15.9.1 临时粘接

在传统的修复中，临时粘接都用临时粘接剂（如Temp Bond），或者特殊的丙烯酸/氨基甲酸乙酯树脂基底的种植体临时粘接剂（如ImProv）。它们被用在可能需要拆卸的临时负重的种植体上或者永久的种植体支持式修复体上。然而，有时候，临时粘接的修复体也无法拆卸。这种情况包括长而平行的基台与非常密合的牙冠

之间仅有一薄层粘接剂，或者几个单位的联冠。相反锥形的短基台可能出现修复体频繁松动。

这种"永久临时粘接固位"的一个风险是修复体出现不被察觉的松动，导致被误吞或者误吸；另一个风险是如果只有一个基台松动，而那些仍与修复体连接的基台负重会过大。尤其是在单端桥的固定修复体上。

这种类型的粘接固位适用于金瓷修复体；而全瓷修复体由于有崩瓷和早期瓷裂的风险不能采用这种粘接方式。

15.9.2 半永久和永久粘接

半永久粘接是粘接剂既能提供足够的粘接力防止修复体意外松动，同时让牙科医生在需要时可选择拆下修复体。这里测试了大量的不同种类的粘接剂及不同的使用剂量，只涂布修复体的边缘或者涂布全冠。粘接剂仅涂布冠边缘时修复体的密合度会改善。当选择这一类粘接剂，尤其是磷酸锌水门汀（Harvard Cement）和玻璃离子水门汀（Ketac Cem）时，被称为半永久粘接[263,408]。其他影响拆卸修复体的因素，如基台高度[262]、基台聚合角、粘接界面以及联冠结构都需要考虑周到。

为了不加损坏地拆下半永久粘接的修复体，在其舌侧面设计沟槽（图15-142）是个好主意，可以利用这个沟拆卸牙冠（图15-143）。或者，在恰当的位置制作金属加强的邻间区（图15-144），可让金属丝从下面插入。这些辅助设计在拆卸修复体时防止饰瓷崩裂。

金瓷修复体尤其适合半永久粘接，相反，全瓷修复体则不推荐使用。

永久粘接主要适用于全瓷修复体。通过在牙冠内侧面涂满玻璃离子水门汀（如Ketac Cem）或者复合树脂粘接剂（例如，Panavia TC/F 2.0或者Multilink Implant）来完成。在这方面，用Multilink Implant加Monobond Plus能实现很好的化学粘接效果，无论是钛材料、贵金属、非贵金属合金，还是任何类型的陶瓷材料（氧化物陶瓷

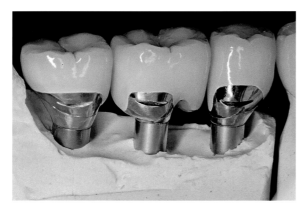

图 15-142   在半永久粘接的单冠的舌侧面制作沟槽保证它们可以被拆卸。

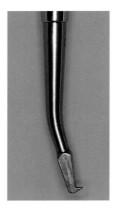

图15-143   用去冠器或者类似工具可以去除这些冠。

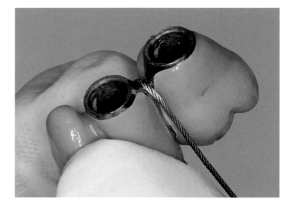

图15-144   金属丝用于去除固定修复体或者联冠。这些修复体邻接面的底部应该由金属材料制成，以防止去冠的过程中出现饰瓷崩裂。

表15-4   永久粘接剂的治疗流程

永久固位（传统的/粘接的）	预处理基台	预处理修复体	化学粘接剂：基台和修复体	粘接剂
钛基台上的金属烤瓷冠（传统的）	99%异丙醇（超声水浴）	Al₂O₃颗粒喷砂处理（50μm, 2.5bar）		玻璃离子水门汀 磷酸锌水门汀
钛基台上的氧化锆冠（传统的）	99%异丙醇（超声水浴）	Al₂O₃颗粒喷砂处理（50μm, 1.5bar） 99%异丙醇（超声水浴）		玻璃离子水门汀 磷酸锌水门汀
钛基台上的氧化锆冠（粘接的）	Al₂O₃颗粒喷砂处理（50μm, 2.5bar） 99%异丙醇（超声水浴）	Al₂O₃颗粒喷砂处理（50μm, 1.5bar） 99%异丙醇（超声水浴）	如Monobond Plus*	树脂粘接剂（如Multilink Implant, Panavia #）
氧化锆基台上的氧化锆冠（粘接的）	Al₂O₃颗粒喷砂处理（50μm, 1.5bar） 99%异丙醇（超声水浴）	Al₂O₃颗粒喷砂处理（50μm, 1.5bar） 99%异丙醇（超声水浴）	如Monobond Plus*	树脂粘接剂（如Multilink Implant,Panavia #）
钛基台上的二硅酸锂冠（粘接的）	Al₂O₃颗粒喷砂处理（50μm, 2.5bar） 99%异丙醇（超声水浴）	氢氟酸处理20秒	如Monobond Plus*	树脂粘接剂（如Multilink Implant,Panavia #）
氧化锆基台上的二硅酸锂冠（粘接的）	Al₂O₃颗粒喷砂处理（50μm, 1.5bar） 99%异丙醇（超声水浴）	氢氟酸处理20秒	如Monobond Plus*	树脂粘接剂（如Multilink Implant,Panavia #）

* Monobond Plus 是一种硅烷/磷酸丙烯酸酯结合底漆，用于粘接金属和陶瓷（包括二硅酸锂陶瓷和氧化物陶瓷）；它能活化粘接界面以便与任何一种树脂粘接剂粘接。
\# Panavia 是一种树脂粘接剂，包含特殊的磷酸单酯集团（MDP）。在钛及氧化物陶瓷粘接中无须化学粘接剂（如Monobond Plus）。

或者二硅酸锂玻璃陶瓷）[26]。粘接界面应进行充分的预处理以实现最佳的粘接效果。理论上，金属和氧化物陶瓷的表面在粘接之前应该用氧化铝颗粒（50μm）喷砂处理。金属表面喷砂的压力为2.5bar，而氧化物陶瓷的压力大约为0.5bar[201]。喷砂之后的粘接面用酒精（99%异丙醇）超声水浴60秒。对于二硅酸锂陶瓷，需要用5%的氢氟酸，而非喷砂来处理粘接面。当表面充分清洁、表面积增加，粘接前的最后一步就是涂化学粘接剂（如Monobond Plus）作为底漆。Monobond Plus是一种用于金属和陶瓷材料的硅烷/甲基丙烯酸乙酯结合的底漆，可以活化表面更有利于树脂粘接。然后，用选好的树脂粘接剂进行粘接。

树脂粘接剂 Panavia 21/F 2.0 是个例外，因为它已经含有磷酸单酯集团（MDP单体），可以化学粘接在金属氧化物上，包括氧化锆及钛氧化物，所以就无须再用Monobond Plus底漆了。表15-4总结了这里所描述的各种粘接。无论选择半永久粘接还是永久粘接，都应该要求技工室事先在牙冠上用一个染成棕色的小点，标记出基台螺丝对应的位置，以备紧急情况下如需定位基台螺丝通道时可在牙冠上准确开孔（详见20.2.3章节）。

15.9.3　危险因素

可靠的种植体/基台连接、抗旋就位及对压力的耐受是粘接固位的种植体支持式牙冠及固定修复体的重要先决条件。在这方面，内连接（详见第5章病例）比更短的外连接（例如，经典的Brånemark连接）界面表现更佳[356]。一篇系统性综述表明即便正确的扭力可以降低并发症，外连接基台也要比内连接基台的螺丝松动率高[140]。因为在粘接固位的修复体中，基台螺丝松动意味着需要更换全部修复体，所以这方面的重要性尤其需要强调。种植体制造商提供的专用扭力扳手可以用来旋紧基台螺丝。由于维护不好及不正确的消毒使扭力扳手准确性降低[50,354]，因此正确维护扭力扳手及定期检查非

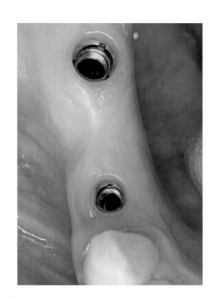

图15-145　半永久粘接固位的临床病例：种植体周围无软组织感染，并有足够宽度的角化龈。

常重要。

15.9.4　临床病例：半永久粘接固位（钛基台上的金瓷固定修复体）

在下面半永久粘接的病例（图15-145）中，如照片所示，可见个性化基台和带有邻间区金属"岛"的固定修复体（图15-146）。清洁种植体窝洞并注入氯己定凝胶（图15-147）。基台螺丝通过扭力扳手上紧至特定的20N·cm（图15-148），螺丝孔用白色牙胶来封闭。可见龈上的肩台，确保能彻底去除残留的粘接剂（图15-149）。然后用就位检查剂来检验密合度，确保桥体轻触牙龈，即使填入牙胶之后固定修复体的就位依然密贴（图15-150）。最后，牙冠用50μm的氧化铝颗粒以2.5bar的压力喷砂处理（图15-151），只在修复体的边缘涂布玻璃离子粘接剂（图15-152和图15-153）。由

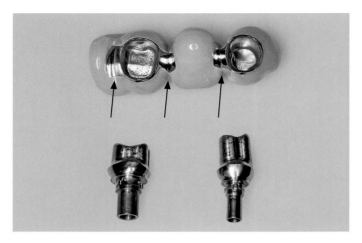

图15-146　个性化的钛基台和邻间及基底面带金属"岛"（箭头）的固体修复体。

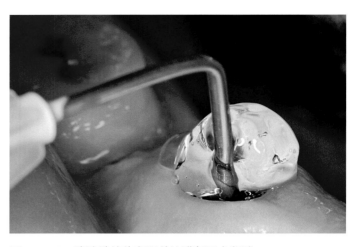

图15-147　清洁种植体窝洞并注满氯己定凝胶。

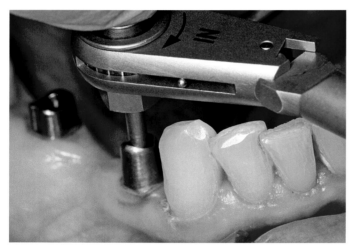

图15-148　用扭力扳手将基台螺丝旋紧至特定扭力（Camlog：20N·cm）。

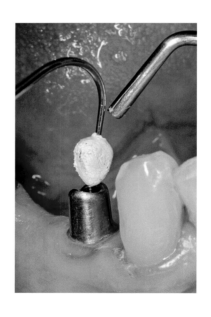

图15-149　用白色牙胶封闭基台螺丝通道。

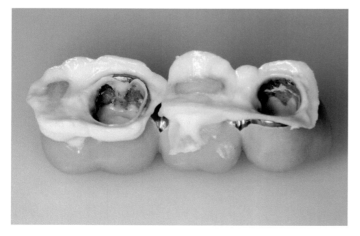

图15-150　用低黏性硅橡胶做最后检查，显示桥体轻触牙龈，即使放入牙胶之后固定修复体也就位紧密。

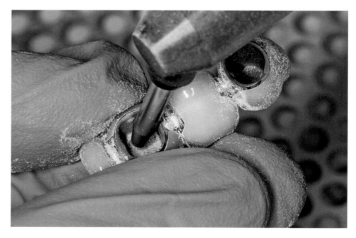

图15-151　用50μm的氧化铝颗粒以2.5bar的压力喷砂处理修复体粘接面。

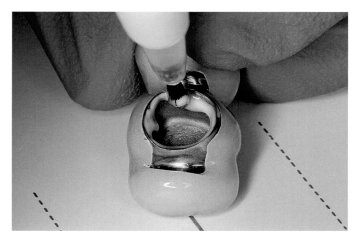

图15-152 用刷子在修复体边缘仔细涂布"玻璃离子"粘接剂。

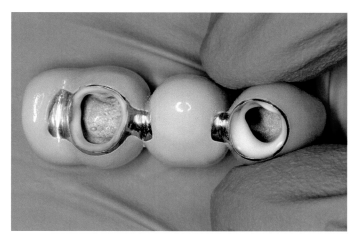

图15-153 玻璃离子环形粘接带的宽度是1~3mm。

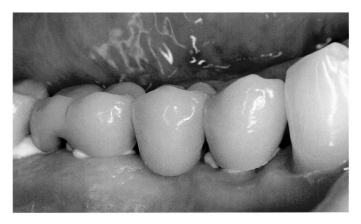

图15-154 因为粘接界面在龈缘或龈下少许，所以残留的粘接剂很明显并容易清除。

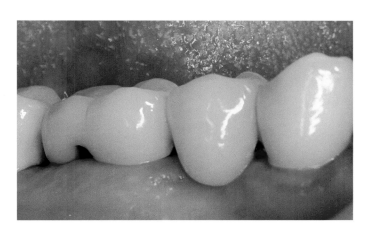

图15-155 去除残留粘接剂后的情况。

于粘接界面在龈上或仅位于龈下一点，很容易去除残留的粘接剂（图15-154和图15-155）。

15.9.5 临床病例：永久粘接固位（氧化锆基台上的氧化锆冠）

这个病例是氧化锆牙冠和钛基底氧化锆基台的粘

接（图15-156）。一点特别之处是基台粘接界面的弧线外形（图15-157），正如所要求的那样位于龈下0.5~1mm（图15-158），基台螺丝加力到20N·cm；如有需要，用排龈线将牙龈连同龈沟液和血液一起与基台肩台隔离。基台螺丝孔以白色牙胶封闭。用一片橡皮障松松地遮住基台（一般这种情况下无法安放夹子），

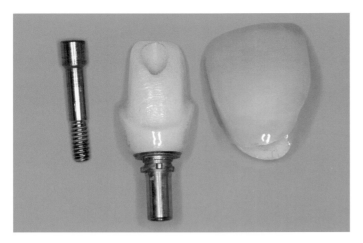

图15-156   永久粘接的临床病例：氧化锆冠和钛基底氧化锆基台。

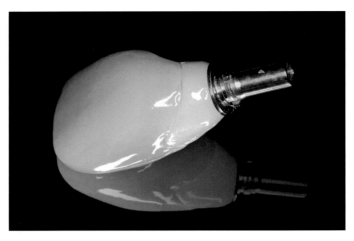

图15-157   这个冠/基台结合体的特点是明显的弧线形基台肩台。

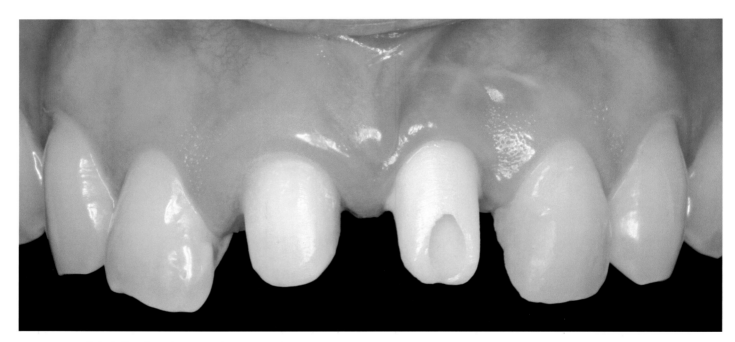

图15-158   基台安放入位，肩台沿龈缘线走行，位于龈下0.5～1mm。

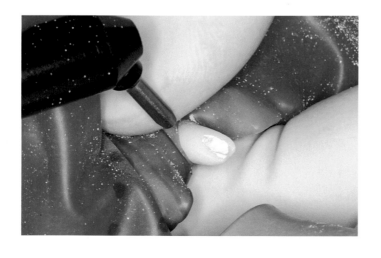

图15-159   在口内处理粘接固位的基台，一片橡皮障松松地遮住基台，通过口内喷砂装置（Airsonic Mini Sandblaster）用50μm氧化铝颗粒以减弱的压力（1.5bar）处理基台表面。另一种方法是在口外喷砂处理粘接界面，但放入时必须要防止被唾液或血液污染。

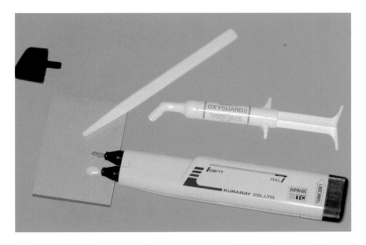

图15-160 如果采用MDP树脂粘接剂（Panavia 21 TC），则不用进一步处理陶瓷表面。

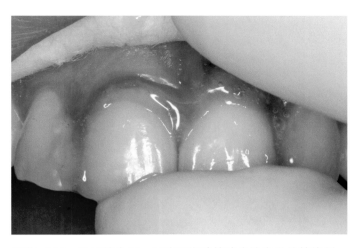

图15-161 牙冠就位后，迅速用海绵棉球去除多余的粘接剂。在粘接界面上使用阻氧剂以确保树脂粘接剂完全固化。

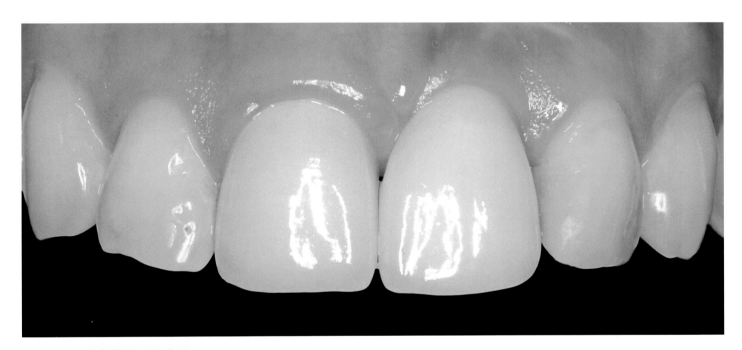

图15-162 修复体戴入后1个月。

通过口内喷砂枪（如Airsonic Mini Sandblaster）用氧化铝颗粒以1.5bar的压力喷砂处理基台（图15-159）。之后去除橡皮障，水枪清洗基台上残留的喷砂颗粒，再吹干基台。另一个方法是在口外对基台进行喷砂处理，然后放入口内并保护处理后的表面不被唾液或血液污染，

最后和同样喷砂处理过的牙冠用Panavia 21进行永久粘接（图15-160）。用小棉球去除残留的粘接剂，阻氧剂在粘接界面来隔绝氧气使树脂粘接剂完全固化（图15-161）。图15-162显示修复体戴入后1个月。

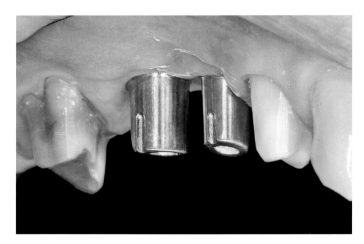

图15-163　临床病例：二硅酸锂陶瓷一体冠和个性化钛基台。

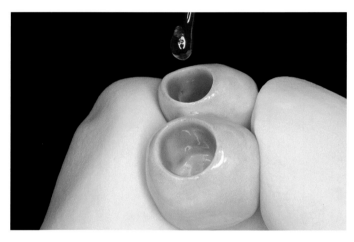

图15-164　用氢氟酸（5%）预处理牙冠20秒。

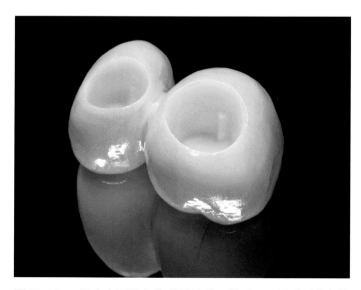

图15-165　冠内表面用水/气枪清洗并干燥后，可以看到均匀的酸蚀面。

15.9.6　临床病例：永久粘接固位（钛基台上的二硅酸锂陶瓷冠）

这个病例是二硅酸锂陶瓷联冠和个性化钛基台的粘接。用氯己定凝胶消毒种植体窝洞之后，通过扭力扳手把基台旋紧，螺丝孔用白色牙胶封闭（图15-163）。牙冠用复合树脂粘接剂粘接（Panavia F 2.0）。粘接前，牙冠的粘接面要用氢氟酸（5%）处理20秒（图15-164），之后用水将酸冲洗干净，干燥牙冠内面（图15-165）后用硅烷偶联剂湿润（Monobond Plus）（图15-166）。暴露1分钟后用气枪吹干，然后粘接牙冠。粘接剂结固之前用海绵棉球去除颊腭侧多余的粘接剂，邻间隙的用牙线去除，之后光固化粘接剂（图15-167和图15-168）。7分钟后剩余的化学反应完成，最后去除残留的粘接剂并用氯己定漱口水冲洗龈沟（图15-169和图15-170）。

一般情况下，还有另一种粘接剂可选，即专为种植优化的Multilink Implant。与Panavia流程不同，因为粘接剂中没有MDP分子成分，所以这个病例中钛基台和陶瓷表面都要进行预处理。如前面提到的，Monobond Plus也适用于这种情况的预处理。修复体安放入位之后（图15-171），残余粘接剂光固化约1秒，这会使粘接剂呈现胶冻或白垩质状态，更容易被去除（图15-172）。将一种胶（Liquid Strip）涂在清洁的粘接界面阻隔氧气（图15-173），这确保最后的光固化之后该区域发生的聚合反应尽可能完全（图15-174）。用水枪清洗掉Liquid Strip，并最后去除残余的粘接剂。

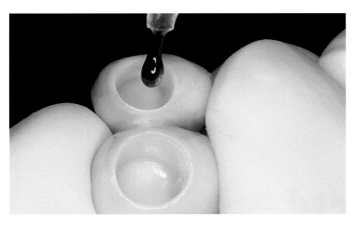

图15-166　内表面用一薄层硅烷湿润，1分钟后用气枪轻吹干燥。

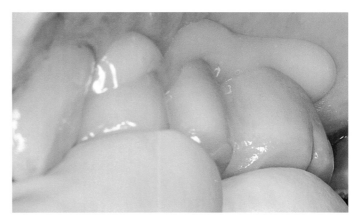

图15-167　牙冠安放入位。固化之前，用海绵棉球去除颊腭侧多余的粘接剂，邻面的用牙线去除。

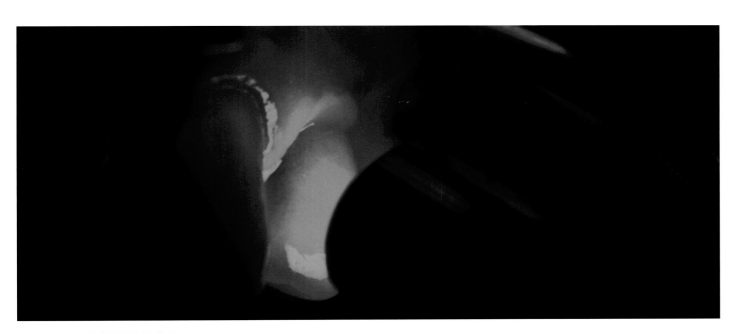

图15-168　然后光固化粘接剂。

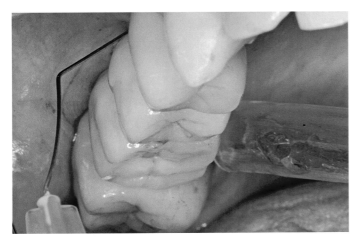

图15-169　为了去除最后残留的粘接剂，将氯己定漱口水装入一个细的钝头的注射器冲洗龈沟。

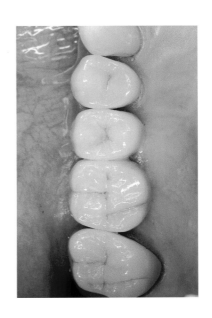

图15-170　修复体装入后1个月。

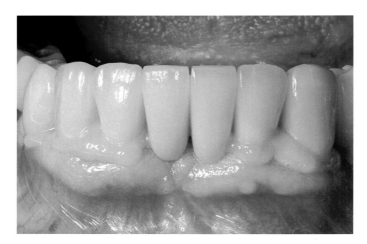

图15-171 用Multilink Implant 粘接修复体。

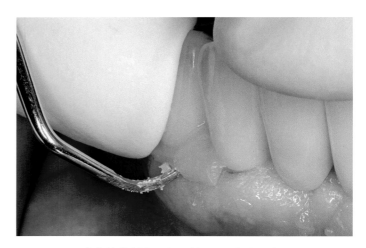

图15-172 残余粘接剂光固化大约1秒后变成胶冻状，很容易被去除。

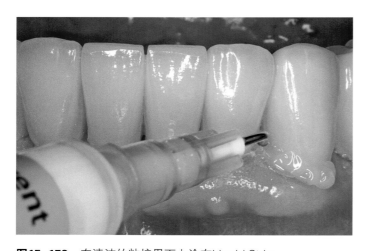

图15-173 在清洁的粘接界面上涂布Liquid Strip。

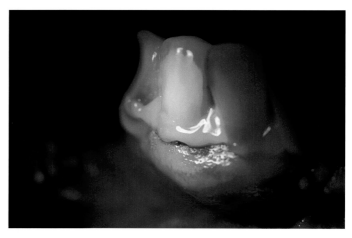

图15-174 复合树脂粘接剂最后的聚合反应。

15.10 螺丝固位

15.10.1 殆面及横向螺丝固位

殆面及横向螺丝固位的种植体支持式修复体适用于早期的种植体/基台间连接，在这些系统中螺丝松动或折断的可能性增加[140]；这种固位方式同样适用于修复体需要优先考虑易拆卸、修复体较大或垂直距离有限的情况。

殆面螺丝固位修复体的优势在于容易拆卸，并仅需要较小的垂直距离。易拆卸使修复体容易修理和清洁。在这种情况下，修复体去除比修复体在原位时探诊深度更准确，而探诊的深度与种植体周围炎的程度直接相关[350]。殆面螺丝固位的缺点在于不良的殆面螺丝孔会影响美学和咀嚼功能，这可以通过更好的殆面树脂充填或者技工中心和修复体一起制作的殆面树脂嵌体来弥补，至少是部分弥补这些缺点。其他的不利因素是联冠修复体经常很难做到无应力就位。在一些病例中，种植体不同的轴向和不利的位置甚至会使殆面螺丝固位无法实现。

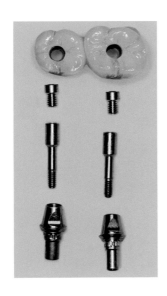

图15-175　殆面螺丝固位：种植系统不同，相应的组件也不同。例如Camlog系统，用长长的基台螺丝将锥形基台固定在种植体上，然后用金色螺丝固定牙冠在基台上，金色螺丝旋入基台螺丝的头部。

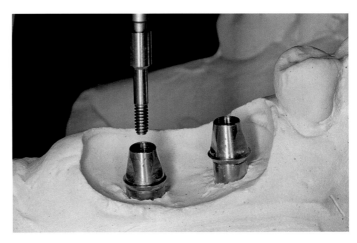

图15-176　用长的基台螺丝固定圆锥形基台。

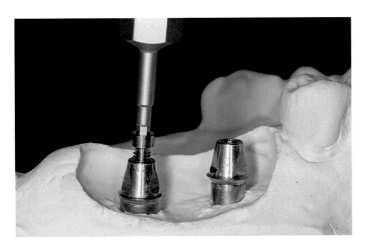

图15-177　金色固位螺丝被设计成可旋入基台螺丝的头部。

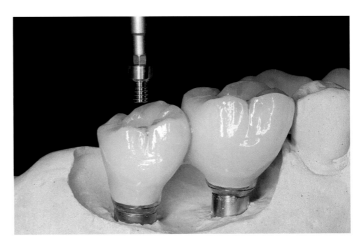

图15-178　牙冠用金色螺丝固定在圆锥形基台上。

如果用殆面开口的螺丝固定修复体，则需要使用没有抗旋设计的特殊圆锥形基台（图15-175）；否则，制作过程中出现的在允许范围内的小误差会导致固定修复体能戴入模型却无法在口内就位。例如Camlog系统，圆锥形的基台首先安放在种植体上（图15-176）。用二级螺丝固定真正的修复体，这个螺丝设计成旋入基台的头部（图15-177和图15-178）。如这个病例所强调的，如果想殆面设计螺丝固位的螺丝孔，种植体所在位置无论是近远中向还是颊舌向都需要非常准确（图15-179～图15-181）。然而，如果牙冠和种植体的轴向非常不一致（如为了避免骨增量手术），合理的能行使功能的殆面螺丝固位是不可能的（图15-182）；这样的病例粘接固位是更好的选择。

横向螺丝固位避免了殆面螺丝孔的美学和功能问题，但是需要更复杂的中间结构。这个结构通过1个或几个殆面螺丝固定在种植体上（图15-183），其平行的外表面利于修复体的安装（图15-184和图15-185）。修复体通过横向螺丝固定在中间结构上。这个横向螺丝需要放置在便于螺丝刀在口内将其放入和操作的位置上（图15-186）。

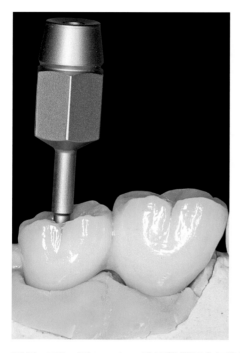
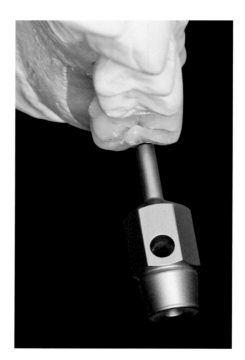
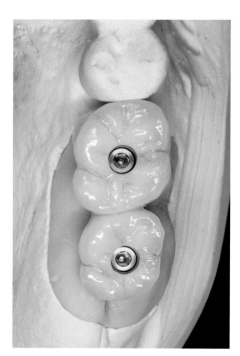

图15-179 ~ 图15-181　殆面螺丝固位不仅需要在殆面开螺丝孔；种植体近远中及颊舌向的方向也应该与牙冠一致（对比螺丝刀的轴向）。

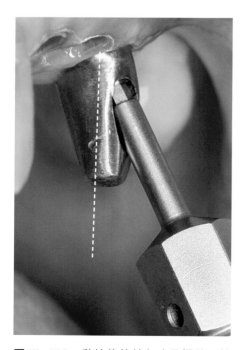
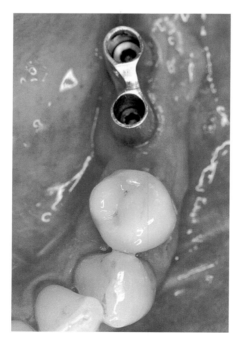
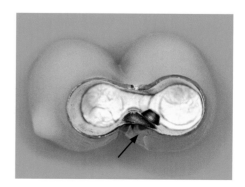

图15-182　种植体的轴向（见螺丝刀轴向）明显偏离设计的牙冠的轴向（虚线）使殆面螺丝固位不可能实现。

图15-183　横向螺丝固位：用殆面螺丝将中间结构固定在种植体上（图15-183 ~ 图15-186源自M.Kern, Kiel, Germany）。

图15-184　修复体的内冠显示出中间结构的阴模以及为水平固位螺丝留出的开孔（箭头）。

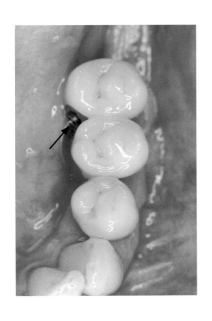

图15-185　修复体安装就位，水平螺丝处于半旋紧状态（箭头）。

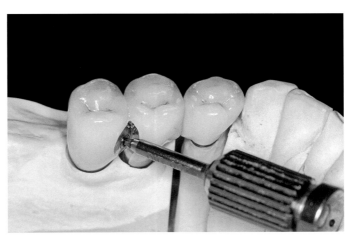

图15-186　水平螺丝需要放置于螺丝刀在口内容易放入和操作的位置。

然而，在修复体与中间结构之间会有较大的空隙，这经常是令人不愉快的味道和气味的来源。而且过小的水平螺丝在临床上使操作更加困难（例如螺丝松动和折断，螺丝头变形或者报废）。由于存在这些缺点，现在很少采用横向螺丝固位。如果是小的固定修复体，更推荐使用粘接固位。

15.10.2　带角度螺丝通道的殆面螺丝固位

不是所有种植体支持式修复体都可以用殆面开孔的螺丝固位来实现，而水平螺丝固位会带来前面提到的缺点，因此，需要开发一个新的系统解决这个临床问题。无论如何，这个设计适用于基台已经安装在种植体上，但是不希望采用粘接固位的情况。

有一个有趣的发明，种植体支持式修复系统允许螺丝和螺丝刀之间存在角度。这使那些位置欠佳的螺丝孔转移到殆面或者舌/腭侧更理想的地方，然后修复体能够被直接旋紧安装（图15-187）。但是这个系统还没在临床中应用。

一般情况下，这些系统需要一把新型的圆头螺丝刀以及为此专门设计的固位螺丝（图15-188）。这种螺丝

可以旋紧到35N·cm。然而，这需要一个"香蕉形"的螺丝通道和/或稍宽的螺丝孔开口来放入螺丝，以通过基台一体的冠到达可以旋紧它的位置。因为需要应用计算机来设计理想的螺丝孔位置，所以基台一体的冠也必须是CAD/CAM制造而成的。

下面介绍的两个系统既适用于冠和固定修复体，也适用于全牙列修复体。

通过cara I-Bridge系统，Heraeus Kulzer（哈瑙，德国）为不同种植体制作商提供一种制造固定修复体或者联冠的方法。这些基台一体内冠可以由非贵金属或者钛材料来制造，也可以采用整块材料切削或者采用激光焊接技术。根据目前的惯例，修复体本身是由牙科技工室加工制作而成的，角度引导（如，cara Angulation Guide 20 degrees）可以在蜡型上决定和标记最理想的螺丝开口位，再根据这些数据设计和制作基台一体内冠。将来，设计过程会直接在计算机上完成，模型只是用来验证。这个系统有一个缺点，在种植体/基台内连接的联冠修复体中，一体内冠上基台部分的连接接触区无法被完整复制或者根本无法复制。原因包括种植体不平行及专利保护的限制。这就意味着固定修复体可以被直接旋

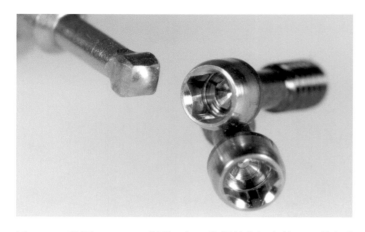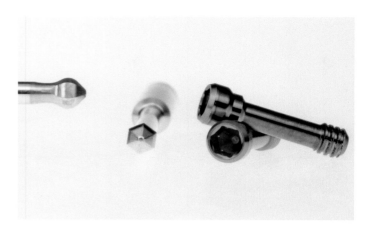

图15-187和图15-188 螺丝刀与固位螺丝之间大约25°的角度可以使不理想的螺丝开口位置转移到更有利的殆面或舌/腭侧位置，因此修复体可以无须中间基台直接安放入位。这些系统需要新型的圆头螺丝刀，加上特殊设计的固位螺丝（左：cara I-Bridge, Heraeus Kulzer；右：Nobel Procera ASC Abutment,Nobel Biocare）。

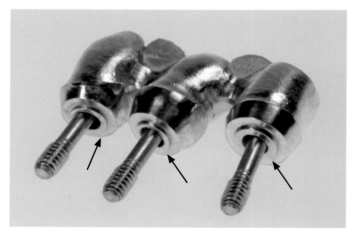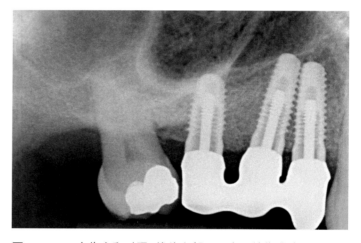

图15-189 cara I-Bridge系统中，基台一体内冠上的接触区没有完全被复制（箭头），可能由于种植体之间的角度问题或者专利保护的原因（图5-7）。

图15-190 在临床和对照X线片上都显示内冠就位准确。

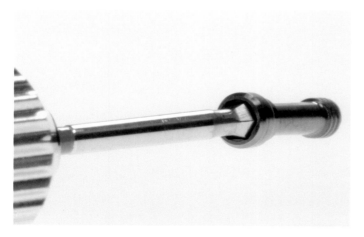

图15-191 Nobel Procera ASC基台的螺丝刀可以卡住螺丝，因此需要的时候能够安全地把螺丝从螺丝孔取出来（此处螺丝角度是25°）。

入在种植体上，而无须基台，但是种植体/基台内连接的优势就全部丧失了（详见第5章），这个系统的机械特征与外连接的更一致。它在线形的设计、很少基台和大量垂直距离的固定修复体中产生生物力学作用，并对种植体/基台界面及固位螺丝有不利影响。相反，在支架是四边形设计和更广泛支持的多边形设计中，单个种植体的负重减轻，因此也减轻了固位螺丝的压力[223]。所以，此时该系统是个很好的选择。

这个种植体/基台连接改变的问题可以用一个病例来解释，这个病例涉及3个单位的联冠，由于种植体长轴的偏离使得固位螺丝无法在牙冠殆面开口，这种固位形式可以用cara I-Bridge来实现。在制作好的基台一体内冠上明显看到接触区的缺失（参看图5-7连接处的原始几何外形）。当螺丝被旋紧时一个短的金属圆柱形结构就会插入种植体（图15-189）。临床检查发现基台一体内冠密合，并戴着内冠拍X线片对照确认（图15-190）。如前面提到的，这种固位方式更像种植体/基台的外连接而不是最初的内连接。

在2014年，Nobel Biocare也进入这个市场，解决唇侧螺丝开孔的问题。Nobel Procera ASC 基台（角度螺丝通道）目前仅适用于氧化锆基台，因此主要适用于美学区。特殊设计的螺丝刀可以修正的角度达到25°，能卡住螺丝，这样在需要时也能安全地将其从螺丝孔取出（图15-191～图15-193）。这个系统开发了带有钛基底的两段式基台。因为在冠修复体中不存在戴入路径的问题，所以此系统一般可以充分利用种植体/基台内连接方式的功能。

最后，一般内连接的正确的几何结构是受专利保护的，第三方基台制造商经常无法使用，即使在一些特殊病例中要用到这个结构。如果可能，解决这个问题的方法只能是让种植体制造商自己来制作基台。因此，牙科医生应该自己去查阅使用特定种植系统时可用的选项。

可以总结如下：角度固位螺丝可以实现螺丝孔位置的优化。种植体/基台的接触面面积不足应该是相关影响因素，尤其是少量种植体支持的线性修复设计中，但是不会对大范围四边形支持的修复体有不利影响（如全牙列修复体）。目前尚未建立起这样的临床应用系统。

15.10.3　临床病例：殆面螺丝固位

下面演示一个殆面螺丝固位的病例，一个36种植体支持的冠。在牙冠就位道允许的情况下，即使是内连接系统也应该尽可能不增加基台部件的使用（图15-175），因为这些附加部件会产生更大的龈下间隙，对

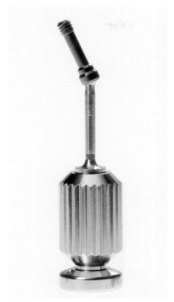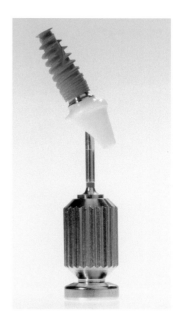

图15-192和图15-193　安放在螺丝刀上的螺丝和带有种植体的完整的Nobel Procera ASC基台；它们都与螺丝刀成25°角。

种植体周围组织产生不利影响。用带螺丝孔（蓝色塑料圆柱体）的铸造基台来设计牙冠（图15-194）。把圆柱体修剪合适后用蜡制作具有解剖形态的修复体内冠，然后铸入熔融的高金合金完成内冠制作（图15-195）。在带有解剖外形的内冠上（图15-196），覆盖遮色瓷以及饰瓷（图15-197），之后用牙间刷检查修复体的可清洁性。这种修复体的优势是其清洁的龈下边缘，那里只有种植体/基台界面的简单连接（图15-198和图15-199）。为了补偿殆面开孔的不利因素，可以要求牙科技师制作殆面复合树脂嵌体，在牙冠安放入位后用流动树脂（如Tetric Flow）粘接嵌体（图15-200）。为了确保螺丝孔与复合树脂嵌体更好地粘接，安装前需要对牙冠进行预处理。理想方法是，螺丝孔的陶瓷部分先用氢氟酸（5%）酸蚀20秒，之后用水枪把酸冲洗干净，接着涂布硅烷（如Monobond Plus），1分钟后吹干，然后在瓷表面涂上底漆。在安装修复体的过程中要尽可能避免污染粘接界面。

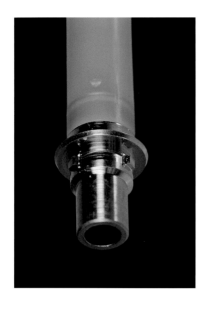

图15-194　在一体式牙冠的制作过程中，一个带有螺丝孔（蓝色塑料圆柱体）的铸造基台用于殆面螺丝固位的修复体。

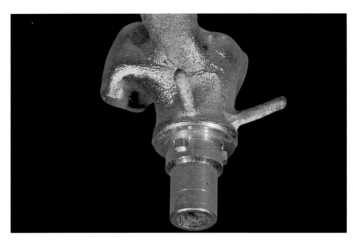

图15-195　带解剖设计的内冠蜡型与基台铸造在一起（高金合金）。

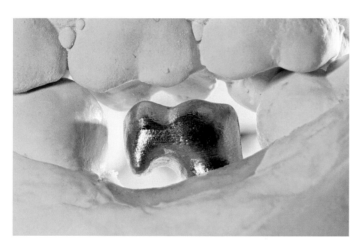

图15-196　在殆架上检查内冠的解剖设计。

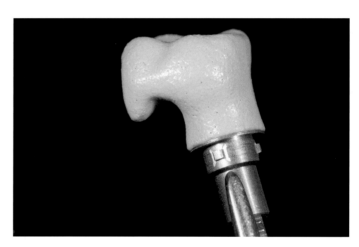

图15-197　用遮色瓷覆盖内冠表面。

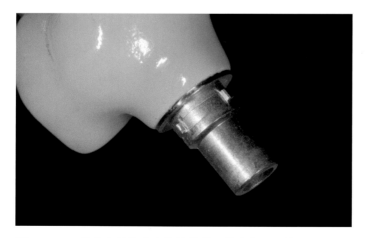

图15-198　带有完整的内连接结构的一体式全冠制作完成。

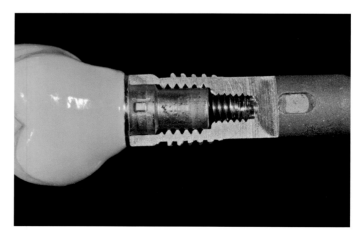

图15-199　修复体清洁地安放在种植体/基台连接处，没有其他缝隙。

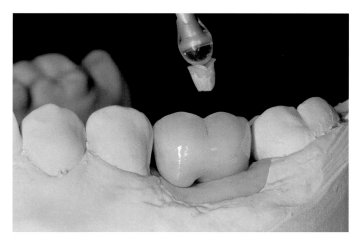

图15-200　用树脂嵌体封闭殆面螺丝开孔。另一个方法是直接在口内用复合树脂封闭。

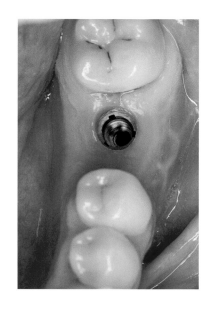

图15-201　安装时种植体周围软组织无感染并有充足的角化龈宽度。种植体窝洞内注入氯己定凝胶。

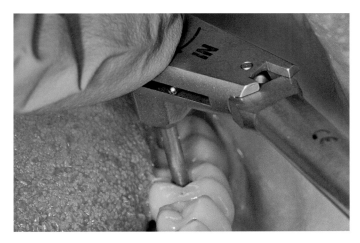

图15-202　依据制造商的规范要求旋紧基台螺丝（Camlog: 20 N·cm）。

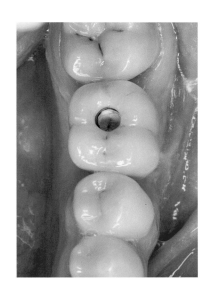

图15-203　螺丝顶部用一薄层白色牙胶封闭。

　　氯己定凝胶注入种植体窝洞中，然后牙冠用螺丝固定在种植体上，根据制造商的要求旋紧基台螺丝（这个病例是20N·cm）（图15-201和图15-202）。螺丝的顶部以一薄层白色牙胶封闭（图15-203），嵌体用流动树脂光固化粘接（图15-204和图15-205）。螺丝孔还可以简单地用复合树脂来封闭。图15-206显示牙冠安装1个月后随访的情况。

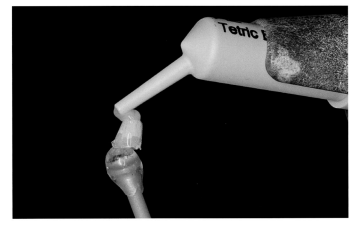

图15-204　用流动树脂涂布复合树脂嵌体，并放入螺丝孔。

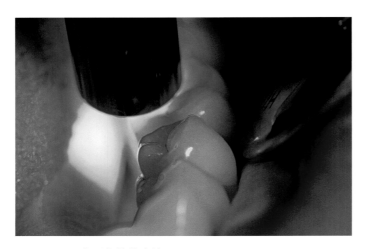

图15-205 光固化粘接嵌体。

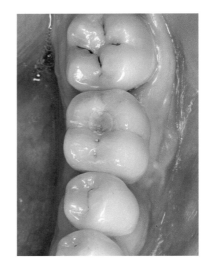

图15-206 修复体戴入后1个月。

15.11 固定修复体恢复垂直高度

原则上，有两种方法可以恢复软、硬组织缺损：（1）用长牙冠或者明显的牙颈部；（2）用粉色牙龈瓷。选择哪种方式主要取决于邻牙的牙周状态、笑线的高度以及患者的需求。

15.11.1 用长牙冠/明显的牙颈部来恢复

如果垂直向骨的大量缺失也波及邻近天然牙并使其牙颈部清晰可见时（图15-66），可以采用这个方法。实现修复牙与天然牙的自然过渡并与天然牙颈部的颜色协调一致对牙科技师是个很大的挑战。在这方面应该考虑以下3点：

- 一方面，清晰的牙冠和颈部的分界使牙冠的长/宽比协调，而另一方面，这会使这些牙齿显得"旧"。由于这个原因，一些患者更愿意选择没有颈部的长牙冠，接受其不协调的长宽比。为了提前查看两种不同方法的美学效果，可以在口内试戴蜡型并和患者进行讨论（图15-47～图15-49）。在加工制作最终的修复体之前，一定要保证试戴满意（图15-50～图15-67）。

- 即使是低笑线看不到牙颈部，也必须告知患者这个情况，因为他们会对着镜子拉开口唇检查修复体的美学效果。

- 还有，患者一旦戴上功能与美学效果都很满意的新义齿，他们就会笑得更自信，以前遮掩的举止也会消失。

15.11.2 用牙龈瓷恢复

这种方法适用于相邻天然牙没有附着丧失或没有明显牙龈退缩的病例。只有踌躇满志且经验丰富的技师才能胜任天然牙龈和牙龈瓷间的自然过渡。因此，患者微笑的时候看不见这个交界区域是非常有利的。牙龈瓷的结构永远不能高于相邻天然牙的牙龈或者龈乳头。这里选用一个病例来说明，第一象限中天然基牙支持的修复体显示只有少量垂直向缺损，因此第二象限的垂直缺损用牙龈瓷恢复至与第一象限相称（图15-207和图15-208）。这个病例的颜色匹配不是非常成功，然而由于患者笑线低，微笑的时候不会暴露牙龈，所以没有去进一步地匹配颜色（图15-209）。

恢复上颌全牙列的垂直向组织缺损，相比恢复部

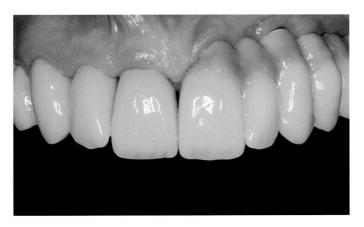

图 15-207　第二象限的垂直向组织缺损用牙龈瓷来恢复。

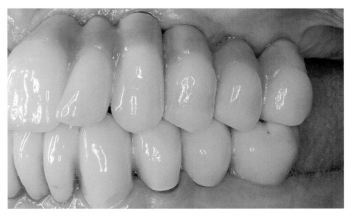

图15-208　这种情况下颜色匹配很困难，由于可选择的牙龈瓷种类少，相比牙色的陶瓷，牙科技师在牙龈瓷这方面经验较少。

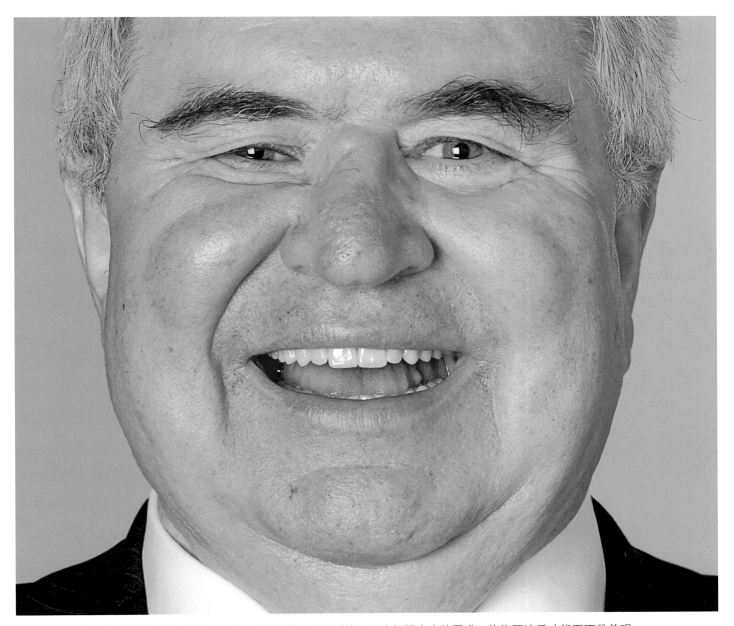

图15-209　由于患者笑线较低，牙龈重建的部分通常是看不到的。因此根据患者的需求，饰瓷更注重功能而不是美观。

表15-5　不同的临床情况应该选择何种基台和修复材料呢?

区域	单位	基台	修复材料
	1	钛/氧化锆	二硅酸锂（回切）、二氧化锆、金瓷
前牙	3~4	钛/氧化锆	二氧化锆、金瓷
	>4	钛	金瓷
前磨牙	1	钛/氧化锆	二硅酸锂（一体式）、二氧化锆、金瓷
磨牙/前磨牙	3~4	钛	金瓷
磨牙	1	钛	二硅酸锂（一体式）、二氧化锆、金瓷
大的固定修复体及全牙列修复体	5~12	钛	金瓷

当患者存在磨牙症、失去尖牙引导、垂直高度过大等咀嚼力较大的情况时，应该使用金标准（钛基台/金瓷）来降低风险。

分缺损会取得更好的效果，如本书第四部分的病例所示（详见24.5章节）。

15.12　本章小结

一篇对当前文献的综述显示，有足够的证据及可靠的结果支持作为金标准的金瓷适用于各种缺牙区域。一般来说，金瓷修复应该与钛基台联合使用，因为既然全瓷基台的美学优势无法体现，那么当长期稳定和功能是首要考虑因素时应首选钛基台。

氧化锆修复体由于出现较高的崩瓷率被认为是不可靠的。如果使用这种材料，必须在制作过程中的所有方面确保安全。当达到以上条件时，由于有非常稳定的内冠，它们可用来制作美学要求高的短跨度固定修复体。

二硅酸锂玻璃陶瓷在制作一体式单冠修复体时显示出很好的特性。以简单的加工过程及低廉的费用就可实现良好的功能和美学效果。如果把通过牙支持式固定修复体得到的结果，谨慎地应用于种植体支持式单冠修复，由于不需要饰瓷，这种材料表现出良好的远期效果。

基于这些考虑，建议的处理方法如下：在前牙区，最合适的方案是氧化锆基台结合二硅酸锂玻璃陶瓷单冠，或是氧化锆制作的单冠及短固定修复体；如果远期功能比美学需求更重要，金瓷修复体仍然适用这个区域。在后牙区，由于有强大的咀嚼力，修复体的稳定性是首要考虑因素。因此主要使用钛基台，如果是单冠修复可以结合二硅酸锂玻璃陶瓷冠。对于单冠修复或者短跨度的固定修复，氧化锆陶瓷和金属烤瓷金标准仍然适用。目前，大于4个单位的或全牙列修复体除了高金合金内冠以外，也可以选择切削的非贵金属内冠（CAD/CAM技术）。表15-5总结了不同临床情况选择的修复体。

可分割性是修复体的另一个显著特征。目前，无论一体式螺丝固位的基台冠还是两段式粘接固位的修复体，都可以选用全瓷或者金瓷材料制作。基台一体冠的优点是整体的颜色直到基台/种植体界面都是一致的，即使种植体周围的软组织退缩，也不会影响美观。这也是完全由二硅酸锂陶瓷材料制作的两段式种植体支持式修复体的特点，即便是粘接固位，基台和牙冠之间也没

表15-6　牙冠目前标准类型的总结（基合冠/分体式修复体）

	金瓷		全瓷	
	一体式（基合冠）	两段式	一体式（钛基底的基合冠）	两段式
	如：金柱与内冠铸造在一起加传统的金属烤瓷饰面	金瓷冠加钛基合	饰瓷的二氧化锆基合加钛粘接基底 ／ 一体二硅酸锂陶瓷加个性化钛基合（如图）或者粘接基底 ／ 二氧化锆基合加二氧化锆或二硅酸锂牙冠	二硅酸锂基合加二硅酸锂牙冠
固位类型（见表15-7优缺点）	粘接固位	粘接固位	螺丝固位 ／ 螺丝固位 ／ 粘接固位 ／ 粘接固位	粘接固位
优缺点	·无粘接界面 ·快速安装 ·更好地补偿种植体轴向偏斜 ·殆面功能和美学优势（无螺丝孔）	·即使种植体周软组织退缩，基合区域台色的二氧化锆只会经微创影响美学效果	·无粘接界面 ·快速安装 ·延伸到种植体/基合界面均保持一致的陶瓷在种植体周围软组织退缩时也不会影响美学效果 ·至今没有长期数据！ ·更好地补偿种植体轴向偏斜 ·殆面功能和美学优势（无螺丝孔）	·更好地补偿种植体轴向偏斜 ·殆面功能和美学优势（无螺丝孔） ·尽管是粘接固位，基合和牙冠一致的陶瓷材料意味着种植体周围软组织退缩时也不会影响美学效果 ·至今没有长期数据！

表15-7 不同固位方式的优缺点

	粘接固位的修复体	𬌗面螺丝固位的修复体	横向螺丝固位的修复体
优点	·被动就位（可以补偿修复体制作过程中的任何不准确） ·功能和美学 ·可以补偿不同的种植体轴向偏差 ·临时粘接或半永久粘接固位的修复体可以拆卸 ·可用于全瓷修复体	·容易拆卸 ·所需垂直距离短	·相对容易拆卸（由于螺丝小，操作比较困难） ·改善功能和美学效果 ·补偿不同的种植体轴向偏差
缺点	·龈下粘接剂残留（如果基台设计不正确时更严重） ·更耗时 ·不能保证或很难预测修复体可以拆卸 ·螺丝松动/折断通常意味着不得不更换全部修复体	·𬌗面螺丝开孔 ·美学不足和咀嚼功能受限 ·无应力就位经常无法实现（有联冠） ·很难补偿不同的种植体轴向偏差 ·种植位置严重受限	·需要复杂的中间结构 ·间隙大（令人不愉快的气味和味道） ·麻烦的舌/腭侧螺丝孔 ·修复体体积相对大
系统回顾[329]的结论	·很少发生工艺并发症 ·更多严重的生物学并发症（种植体松动及骨吸收>2mm）	·更多的工艺并发症 ·更容易出现修复体失败	

有明显差别。然而，这方面尚缺乏强有力的数据。不同的种植体支持式修复体的优势见表15-6。

种植体上的固定修复体可螺丝固位也可以粘接固位。目前多采用"永久粘接""半永久粘接"和"𬌗面螺丝固位"。文献表明粘接固位的修复体很少发生机械并发症但是可能出现严重的生物学并发症（种植体松动及骨吸收>2mm）。相反，螺丝固位的修复体常发生工艺并发症以及修复体失败。不同固位方式的优缺点及不同类型的并发症表明，在临床上要根据具体情况选择固位方式。因此，单冠可以选择任何固位方式。如果选择粘接固位，则必须认真检查，保证残留的粘接剂全部去除。大的固定修复体，尤其是全牙列修复体应该选择螺丝固位；这种方式也适用于种植体/基台为外连接的修复体。而全瓷的基台和修复体则应该选择永久粘接位。表15-7再次详细总结了不同固位方式（螺丝固位/粘接固位）的优缺点。表15-8列举了粘接固位修复体的决策标准，并对不同病例的理想固位方式给出了建议。9.5章节的决策树同样总结了临床原则。

表15-8　理想固位的决策标准：表中选择了适用于临床的所有方面，每列对应给出了它们最佳的固位方式

	永久粘接修复体	半永久粘接/临时粘接修复体	𬌗面螺丝固位的修复体
种植体/基台连接方式	内连接	内连接 外连接	内连接 外连接
基台类型	钛 氧化锆基台	钛	钛 氧化锆基台加钛基底
上部结构的瓷系统	金瓷 全瓷	金瓷	金瓷 一体式基台冠
联冠	1~3个单位的修复体	1~5个单位的修复体	超过5个单位的修复体
患者种植体脱落的风险	低	高/低	高/低

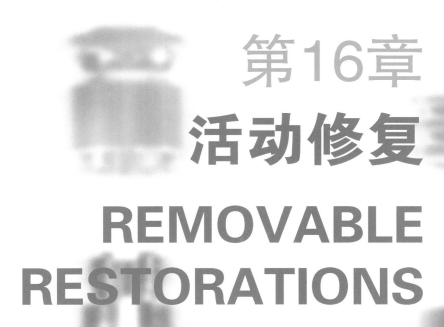

第16章
活动修复
REMOVABLE RESTORATIONS

S. Wolfart

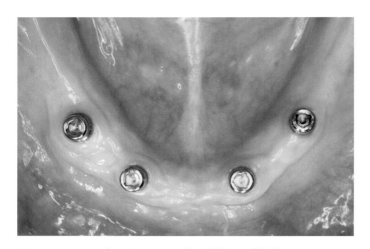

图16-1 无牙下颌，含Locator附着体的4颗种植体。

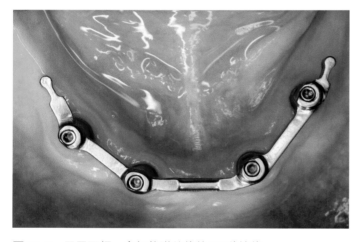

图16-2 无牙下颌，含杆状附着体的4颗种植体。

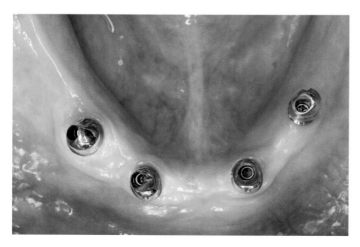

图16-3 无牙下颌，含双套冠附着体的4颗种植体。

修复牙列缺损及无牙颌的种植体支持式活动修复体有3种固位系统。选择哪种固位系统，需要权衡每个患者的基本条件。它们分别是：（1）球帽附着体/Locator系统（图16-1）；（2）杆状附着体（图16-2）；（3）双套冠附着体系统（图16-3）。

本章分别讨论每一种固位系统，分析这些固位系统特殊的技术特点及与牙科相关的特点，最后比较三者的优缺点。

16.1　按扣系统

按扣类附着体固位形态简单，患者感觉非常舒服。扣上按扣附着体会给使用者带来安全感。固位力可以通过激活附着体内的阴性部分或阳性部分进行调整。在众多具有代表性的按扣类附着体系统中，我们举例说明其中几个系统。包括：Dalbo-PLUS（Cendres et Métaux，比埃尔，瑞士）球帽附着体，Locator[249,279,406]系统（Zest Anchors，埃斯康迪多，美国），以及2013年已退出市场的SFI-Anchor（Straumann，巴塞尔，瑞士）（图16-4）。目前几乎所有的种植体系统都可以提供Dalbo-PLUS和Locator附着体，而SFI-Anchor仅限于Straumann种植系统。这3种固位系统的特点参见表16-1。与球帽附着体相比，Locator附着体在弹性固位体方面需要更多的维护，即更换固位垫片[226]；但就患者的喜好和舒适度而言，前两种固位系统没有明显差别。与杆状附着体相比，球帽附着体的清洁更彻底，种植体周围软组织更加健康[84]。

16.1.1　Dalbo-PLUS

Dalbo-PLUS球帽附着体含有一个纯钛阴性部分，高纯度金合金帽状的固位垫片拧入阴性部分。阴性部分分为两种类型。圆柱状阴性部分用于含有金属支架的覆盖义齿，翼状阴性部分（Dalbo-PLUS，椭圆形）则用

表16-1 不同按扣类附着体系统的对比

	Dalbo-PLUS	Locator	SFi-Anchor（2015年由CM LOC取代）
设计	·拧入种植体上端的球帽附着体（直径2.25mm） ·钛阴性部分及贵金属固位垫片（Elitor）	·专用钛阳性基台，拧入种植体内 ·钢阴性槽（义齿帽）及尼龙固位垫片	·星形钛阳性部分，拧入种植体内 ·钢阴性小室及树脂固位垫片
激活	·固位垫片旋入阴性部分内的位置决定其固位力：2~12N	·不同尼龙固位垫片的固位力不同：7~22N ·根据种植体偏离角度选择垫片，偏离角度在10°以内，使用双功能垫片；超过10°，使用单功能垫片	·不同树脂固位垫片的固位力不同：3~18N
可承受的种植体最大偏离角度	20°	40°	60°
阴性部分总体高度	4.4mm	2.4mm	2.2mm
宽度	3.5mm	5.5mm	5.3mm
应用范围	·可用于所有正常的病例 ·宽度较窄的修复体	·可用于所有正常的病例 ·结构高度较低的修复体	·可用于所有正常的病例 ·垂直距离较低的修复体 ·种植体偏离角度大的修复体
性能	缺乏长期应用的研究	缺乏长期应用的研究	没有可用数据

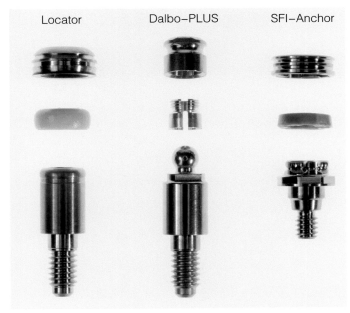

图16-4 本章讨论的3种不同的按扣类附着体之间的比较：分别为Locator、Dalbo-PlUS和SFI-Anchor。3种附着体的共同特征为阳性固位部分直接拧在种植体上，金属阴性部分/小室嵌入义齿内部。固位元素（activators）放入阴性部分内部。Locator和SFI-Anchor使用树脂类固位垫片产生不同的固位力；Dalbo-PlUS系统应用金属固位垫片提供固位力，固位垫片拧入阴性部分内，产生固位力，反之，失去固位力。

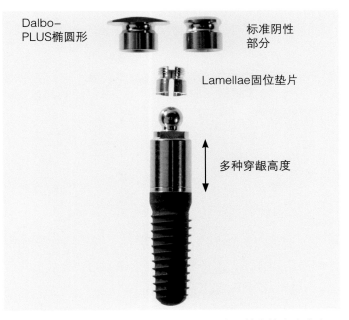

图16-5 Dalbo-PlUS：钛阴性部分与可旋入其内的高金合金固位垫片。球帽附着体（直径2.25mm）适用于不同种植体系统，以及不同的牙龈高度。如果义齿内含有支架，选择圆柱状阴性部分（右上）；如果不含支架，选择椭圆形翼状的Dalbo-PlUS阴性部分（左上）。

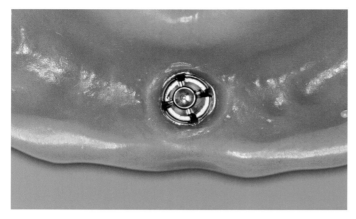

图16-6 固定于修复体组织面内Dalbo-PlUS阴性部分。金属固位垫片进入阴性部分越深，固位力越好。

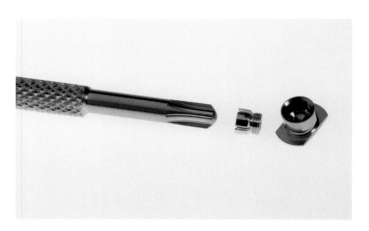

图16-7 金属固位垫片安装工具。

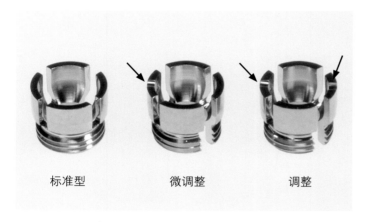

标准型　微调整　调整

图16-8 如果球帽附着体磨损，更换更窄的/固位力更好的微调整（一个刻痕）和调整（两个刻痕）固位垫片可以增加固位力。标准型（没有刻痕）固位垫片位于最左侧。

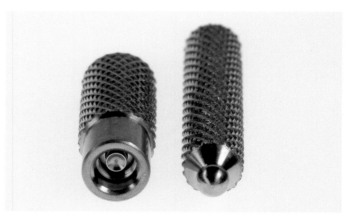

图16-9 两段式测量尺：左侧工具用于检查种植体上端球帽附着体的磨损，右侧工具则用于检测修复体内固位垫片的固位力。

于不含金属支架的所有病例（图16-5）。通过调整阴性部分内的帽状固位片，可以按照实际要求改变球帽附着体的固位力。使用专用的螺丝刀，使固位片进入阴性部分位置越深，固位力越大；反之，固位力减小。根据患者要求，固位力的调整范围是2~10N（图16-6和图16-7）。如果修复体戴用一段时间后固位力丧失，这表明贵金属固位部分或钛球本身发生了磨损。这两个部件均可轻易去除。可供选择的可调节的固位金属片（微调整和一般调整）很多；如果球帽附着体本身发生磨损，也可以通过只更换固位金属片得到解决（图16-8）。

专用测量尺可用于测试不同部件的当前固位力及磨损情况（图16-9）。这种测试需要使用两种工具[58]。

阳性部分测量尺：可用于测量修复体内每一个阴性部分的当前固位力，并进行适当调整。这一步非常重要！当修复体戴入后，评估的是修复体内所有球帽附着体的整体固位力，而不是明确哪一个附着体造成固位力过大或者过小。具体步骤为：阳性部分测量尺按入义齿阴性部分后拔出（图16-10）。这样操作可以得知每次测试的固位力，并进行调整。

阴性部分测量尺：可用于确定患者口内球帽附着体的磨损程度。按固位力逐渐增大的顺序先后将新的固位垫片（标准、微调整和调整）拧入测量尺，并按这个

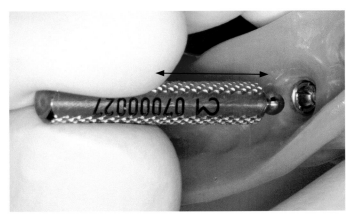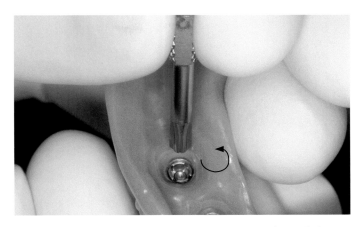

图16-10 阳性部分测量尺：用于检测义齿内单个阴性部分的当前固位力（左图），使用专用工具通过拧紧固位垫片增加固位力，反之，固位力降低（右图）。

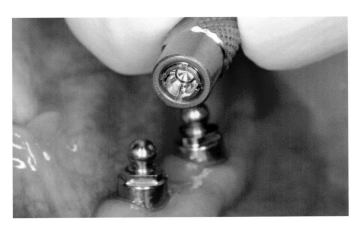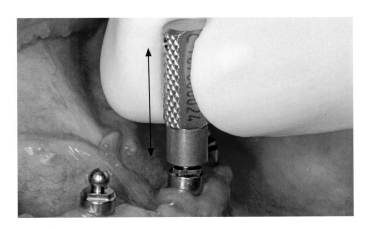

图16-11 阴性部分测量尺：可以检测患者口内阳性金属球帽附着体的磨损情况。

顺序测量每个球帽附着体的固位力（图16-11）。这种方法可以明确：哪一个固位垫片可以使被测试的球帽附着体产生最佳的固位力。选择能产生足够固位力并允许后期精细调整的那个固位垫片。如果球帽附着体严重磨损，与其更换其阴性部分，不如更换球帽附着体本身。

Dalbo-PLUS球帽附着体系统允许种植体之间轴向偏离15°～20°[248]。为补偿这种偏离，阴性部分不能垂直放置在阳性部分上端；而在各自球帽附着体阳性部分上端形成一定的角度，以确保所有阴性部分放置时角度相同。然后，阴性部分以这个角度固定在修复体或支架内部。阴性部分与阳性部分的整体高度为5～6mm

（图16-12）。

16.1.2 Locator

与覆盖义齿内的Dalbo-PLUS按扣型附着体系统相比，Locator附着体系统的整体高度明显降低（图16-12）。在Locator附着体系统中，钛阳性基台直接拧入种植体。阴性部分包含一个小室，或者称为"义齿帽"，固定在修复体的基托树脂内部。固位的尼龙垫片嵌入义齿帽内部，放置在钛阳性基台上方。当种植体轴向倾斜角度＜10°时，选择有中央圆柱状结构的固位垫片〔固位力：22N（无色），13N（粉色），7N（蓝

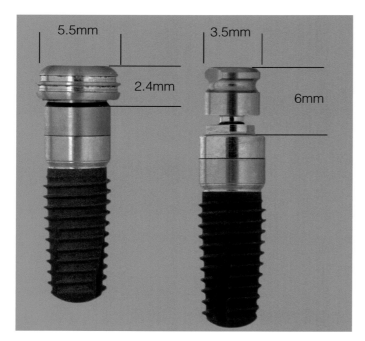

图16-12 Locator与Dalbo-PLUS附着体系统所需间隙对比：Locator附着体阴性部分与阳性部分整体高度仅为2.4mm，而Dalbo-PLUS的整体高度则需要6mm。相反，Locator阴性部分的宽度为5.5mm，而Dalbo-PLUS仅有3.5mm（图片来源：M.Kern，基尔，德国）。

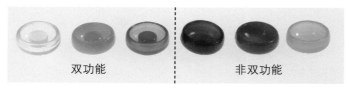

图16-13 当种植体轴向偏离角度＜10°时，选择含有中央圆柱状结构的可替换尼龙垫片［固位力：22N（无色），13N（粉色），7N（蓝色）］；当偏离角度＞10°时，则选择不含中央圆柱状结构的可替换尼龙垫片［固位力：18N（绿色），7N（红色），9N（橙色）］。

色）］（图16-13）。如果种植体轴向倾斜＞10°，选择不含中央圆柱状结构的尼龙垫片，垫片固位力从7N（红色）到18N（绿色）。为确保选择正确的Locator垫片，必须使用Locator专用平行柱和角度测定导向器测量种植体之间的偏离角度（图16-14和图16-15）。特殊组合的"取芯工具"适用于Locator附着体各部件的操作（图16-16）。这套工具包含3部分（图16-17）：顶端用于去除Locator的固位垫片（图16-18和图16-19），中间部分用于将垫片戴入到基底帽上（图16-20～图16-

22），金色扳手则用于将Locator基台拧入种植体内（图16-23～图16-26）。如果口内植入多颗种植体，Locator垫片最大可补偿种植体的偏离角度为40°。

16.1.3　SFI-Anchor（2015年由CM LOC取代）

如前所述，球帽附着体系统只能补偿不平行种植体之间最大的偏离角度为40°。种植体间偏离角度越大，基台和垫片的磨损出现得越早、越严重。为解决这个问题，制造商Cendres et Métaux与Straumann公司合作，开发出了一种新的按扣类附着体，补偿种植体间的偏离角度可以达到60°。可供选择的SFI-Anchor共有两种类型。如果种植体偏离角度在20°内，选择刚性的D20基台。如果偏离角度更大，应使用D60基台：口内调整D60基台位置，以理想的倾斜角度粘接固定（图16-27）。

SFI-Anchor适用于5种不同的牙龈高度。固位部件设计为星形，嵌合到修复体内的金属帽中（图16-28）。固位垫片本身由合成高分子材料制成，颜色不同，代表的固位力大小也不同。可供选择的固位力共有4种：黄色（特别低），红色（低），绿色（中度），蓝色（强）。由专用的双功能工具嵌入或移除垫片（图16-29）。也可以使用固位力极强的Elitor垫片。

使用D60基台的临床操作步骤如下：根据现有牙龈高度选择合适的SFI-Anchor，拧入种植体，扭力为35N·cm。SFI-Anchor表面涂布薄层凡士林，便于去除随后残留的粘接剂。塑料管，称为"Aligner"，放置于SFI-Anchor之上，不仅可作为应用粘接剂时的辅助，还有助于SFI-Anchor的定位（图16-30）。

粘接过程：首先将SFI-Anchor在垂直方向上对齐，换言之，SFI-Anchor还没有固定角度，Aligner安放在SFI-Anchor上方（第二次响声位置）。复合树脂粘接剂通过Aligner注入SFI-Anchor，直到粘接剂从Aligner两侧的排气孔溢出。然后，调整Aligner回到第一次响声位置，SFI-Anchor和Aligner间存在少量间隙。此时，所有

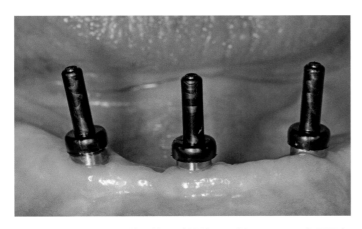

图16-14　当Locator基台拧入种植体后，插入Locator专用平行柱，有助于正确选择固位垫片。

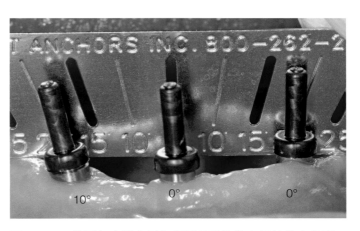

图16-15　使用角度测定导向器测量种植体之间的偏离角度。当种植体轴向偏离角度 < 10° 时，选择双功能垫片（无色，粉色，蓝色）；当偏离角度 > 10° 时，则选择非双功能垫片（绿色、橙色、红色）。

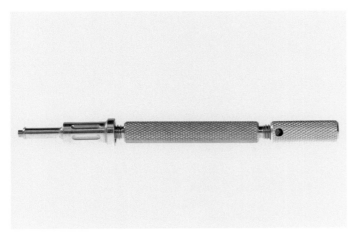

图16-16　用于装卸Locator各部件的组合"取芯工具"。

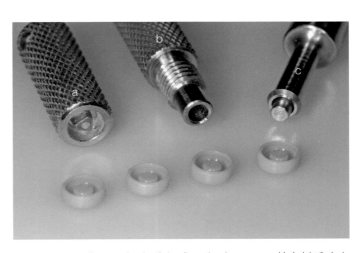

图16-17　取芯工具由3部分组成：（a）Locator基台扳手（金色）；（b）垫片戴入工具（中间部分）；（c）垫片移除工具（顶端）。

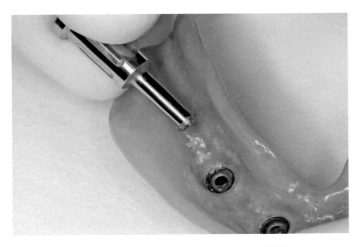

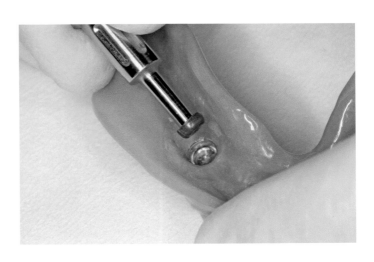

图16-18和图16-19　移除Locator垫片（卡入和移除）。

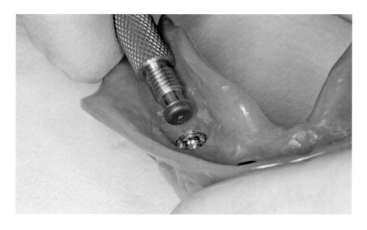

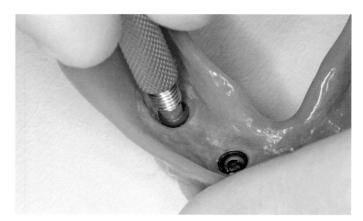

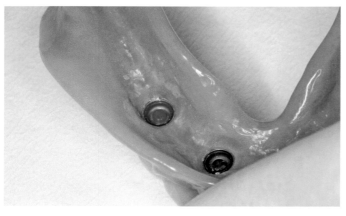

图16-20 ~ 图16-22   戴入Locator垫片。

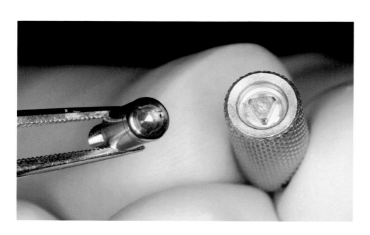

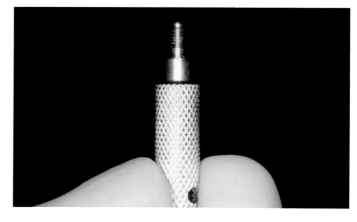

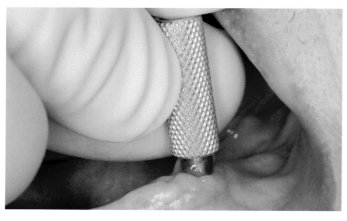

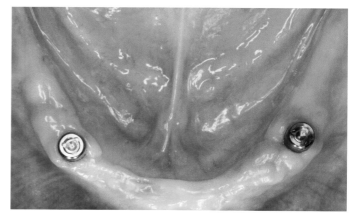

图16-23 ~ 图16-26   手动拧入Locator基台，不用扭力扳手。

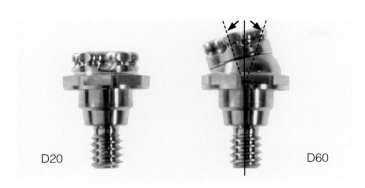

图16-27 SFI-Anchor：如果种植体偏离角度在20°以内，选择刚性的D20基台（左侧）。如果偏离角度达到60°（两侧各30°）（如图中虚线所示），使用易弯曲的D60基台（右侧）。

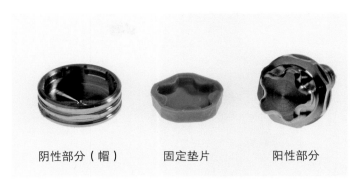

图16-28 星形的固位垫片（中间）和与之相匹配的嵌入修复体内部的金属帽（左侧）。

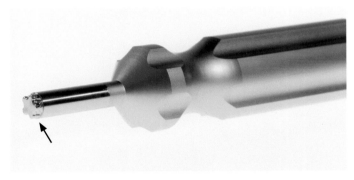

图16-29 双侧的专用工具：嵌入固位垫片（顶端为圆钝的星形，图中所见）；移除/替换垫片（顶端为边缘锐利的星形）。

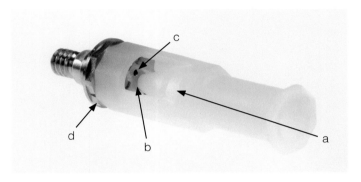

图16-30 塑料管（"Aligner"）卡在SFI-Anchor上面。Aligner的作用之一是粘接时作为辅助（a：注入粘接剂时的方向；b：充填孔，粘接剂由此处进入基台；c：溢出粘接剂的排气孔），粘接目的是将SFI-Anchor顺利固定在理想的角度上。这个工具的其他作用是便于平行排列SFI-Anchor。注意：注射粘接剂时，Aligner应该卡在SFI-Anchor上面［位置如图所示，Aligner和SFI-Anchor之间没有间隙（d）］；调整过程中，Aligner位于第二个位置，SFI-Anchor在这个位置可以移动，并可见到SFI-Anchor和Aligner之间存在微小间隙。

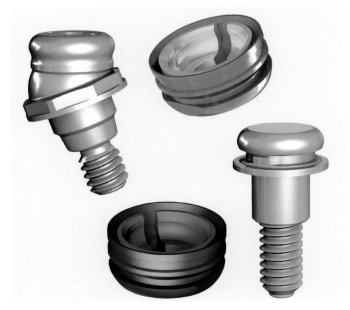

图16-31 由于星形固位垫片的局限性，2015年对这个产品做了改进，由与SFI-Anchor具有相同功能的 CM LOC和CM LOC FLEX所取代。星形固位垫片改为与Locator附着体类似的垫片（图片来源：Cendres et Métaux）。

的SFI-Anchor与骀平面垂直，也就是所有的Aligner彼此之间相互平行。粘接剂在这个位置结固后，去除残留的所有粘接剂。

取下Aligner，专用印模帽安放到最终对齐的SFI-Anchor上。使用经过边缘修整的个性化托盘制取聚醚印模。调整后的SFI-Anchor保持在口内现有位置上，绝对不能再次取出。在口内SFI-Anchor新位置上调整临时修复体。在牙科技工室，SFI-Anchor替代体安放到印模帽上，灌制终模型。一旦记录颌位关系，完成蜡型，就可以制作支架加强的修复体。总之，这个创新解决了前

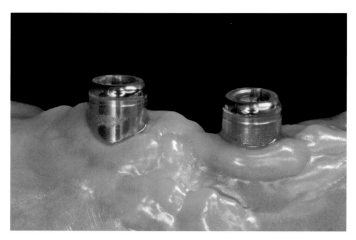

图16-32a 种植体轴向中度偏离，相应位置的基台轻度磨损。

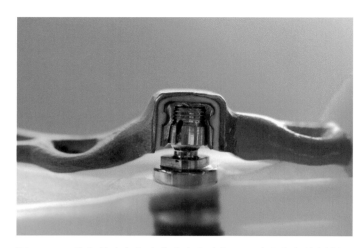

图16-33 修复体内部包含非贵金属支架可以防止修复体折断。附着体阴性部分用树脂粘接到具有特殊结构的帽中（图片来源：R. Busch，基尔，德国）。

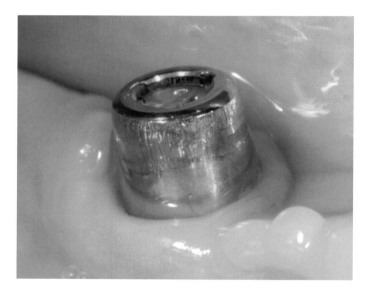

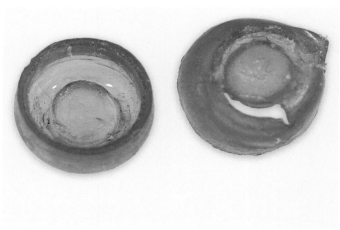

图16-32b和c 错误适应证：种植体具有较大的轴向偏离角度，使用较短时间后，Locator基台严重磨损，相应的固位垫片完全损坏（双功能垫片不适用于偏离角度较大的病例）。

述的问题，然而，这个附着体系统还没有有效的临床数据来支持。由于星形固位垫片的局限性，Straumann和Cendres et Métaux公司在2015年让这个产品退出市场。由与SFI-Anchor具有相同功能的CM LOC和CM LOC FLEX 所取代。星形固位垫片改为与Locator附着体类似的垫片（图16-31）。此外，在SFI-Anchor推荐进入广泛的临床应用之前，已经证实在临床上取得了成功。

16.1.4　椅旁及技工室操作细节

种植体的平行度

如前所述，如果种植体轴向倾斜不超过15°（Dalbo-PLUS）、40°（Locator）、60°（SFI-Anchor），都可以用球帽附着体进行代偿。因此，如果使用按扣类附着体，种植体之间尽量保持平行。种植体之间的轴向越分散，固位体的磨损越快，修复体维修时的需求越多。结果就是需要经常激活阴性部分，以及经常更换固位垫片。此外，阳性附着体所在的基台也发生了磨损（图16-32）。如果种植体平行度达不到要求，修复体尽量使用杆或双套冠附着体。

支架制作

不论使用哪种按扣类附着体，在球帽附着体阴性部分相对应的活动修复体基托内部，都应通过非贵金属支架得到加强，以防修复体在这个薄弱区域折断。具体做法：为每个附着体在支架上制备一个金属帽（图16-33）。支架延伸范围为整个修复体基托。因此，牙科医生和技师必须仔细检查支架蜡型。他们要确保最终修复体内的这些看不见的部分也有功能，并建立常规的标准。

如果不准备制作支架，例如，球帽附着体阴性部分需要放入现有的修复体内，选择Dalbo-PLUS椭圆形附着体比较合理。由于Dalbo-PLUS附着体阴性部分的翼状延伸，形成了一种"微小支架"。将阴性部分嵌入现有全口义齿内部后，可以产生较强的稳定性。为了进一步增加Dalbo-PLUS阴性部分的稳定性，对其进行硅酸盐化和硅烷化等预处理，可以与修复体的聚丙烯酸树脂形成粘接。

16.2　杆

一般而言，我们可以分辨两种不同的种植体支持的杆：2颗种植体支持的杆（Dolder杆）[107]，以及至少4颗种植体支持的研磨杆（滑动连接的杆）[362]。由于Dolder杆已经被更简单的修复体取代，这项技术这里就不多讨论。

16.2.1　杆附着体及切削杆

杆连接体或者切削杆形成了种植体的初步的夹板支撑，而研磨技术可以保证义齿精确的就位；可以通过铸造技术或者CAD/CAM切削技术来实现。

传统的杆由铸造工艺来制造，因为铸造工艺处理的是大铸件，铸造可能导致孔隙及变形。这些技术不但会增加早期机械失败的风险，还会影响精度。如果杆需要

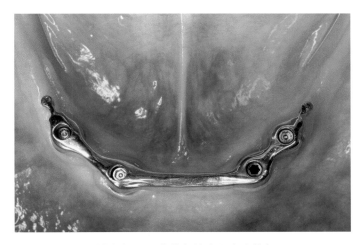

图16-34　铸造技术加工而成的高纯度金合金的杆。

被分割成几部分，焊接或者焊接接头就会成为另一个薄弱点。传统的技术中，个性化设计制作的杆连接体用高纯度的金合金来制造（图16-34）。除了上面提到的技术问题，目前昂贵的金价使人们开始寻找替代的材料。在材料科学领域，尽管用铸造工艺制造的任何一种材料都难以实现足够的精准度，但是纯钛或者钴/铬合金是适合的[374]。

然而，目前，可以在加工中心研磨制造修复体。用切削技术制造的上部结构好处在于使用工业预制构件，因此不会出现孔隙。除此以外，准确性也提高了。研究表明，这些上部结构可获得的精度是平均间隙在20~30μm以内，比传统铸造工艺生产的贵金属结构精度高[374]。

应用现有的技术，试排牙之后开始制取种植体印模，灌制石膏模型，转移患者上、下颌间关系。牙科技师扫描带有种植体位置的石膏模型和蜡型，切削加工中心需要两个模型的信息作为虚拟设计的参照。这样做，首先需要将工作模型和试排牙都送到扫描和设计中心（如ISUS by Compartis）。然后中心根据牙科医生及牙科技师的要求设计虚拟的杆[320]。

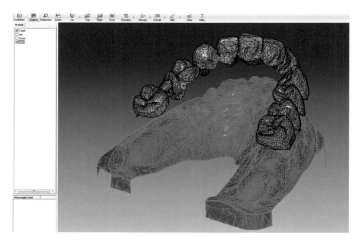

图16-35　CAD/CAM技术切削杆：计算机辅助设计过程，扫描试排牙，开始设计。

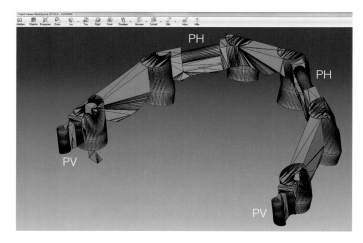

图16-36　平行的切削钛杆的设计。两个末端的固位附件Preci-Vertix（PV）和两个水平排列的固位附件Preci-Horix（PH）提供必需的固位。

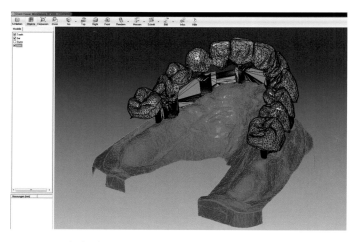

图16-37　根据试排牙上的可利用空间来指导杆的设计。

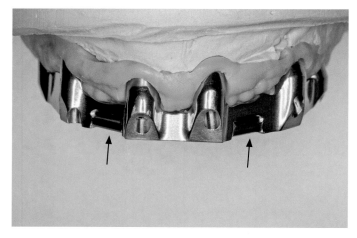

图16-38　切削中心把预先的设计加工成最终的钛杆（如箭头所示的固位附件Preci-Horix）。

虚拟设计过程中的数据获取分两个阶段：（1）专用的扫描杆旋紧在工作模型上种植体的替代体上，在第一次扫描的时候，记录下种植体的位置。（2）然后扫描试排牙的数据。试排牙为上部结构提供了可用的空间，以及校准咬合平面（图16-35）。一个专用的软件包可以用来设计杆（图16-36）。有很多种杆的设计可供选择。Preci-Vertix和Preci-Horix（Ceka- Vertrieb Deutschland，汉诺威，德国）是个例子，带有合适的固位系统以及需要的摩擦力。当扫描数据叠加的时候，就可以获得信息，了解到剩余的可用空间用于制造支架及排牙（图16-37）。

切削中心的设计方案返回给技师和医生进行验证，并且讨论和商定可能需要的改变。只要获得授权，就开始制造。研磨中心加工的杆表面抛光非常好，这样无须任何手工修改，甚至无须附着体表面处理（图16-38）。

16.2.2　椅旁及技工室操作细节

检查杆的就位（Sheffield实验）

除了肉眼和用手指检查确保杆没有翘动，Sheffield实验尤其是一个检查杆是否就位良好的可行性实验方

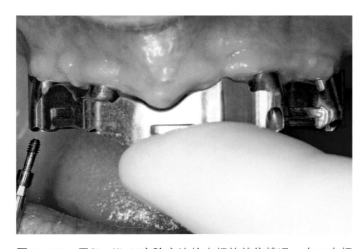

图16-39　用Sheffield实验方法检查杆的就位情况，在口内杆被安放在种植体上，只旋紧1个固位螺丝。其他位置没有安放螺丝。

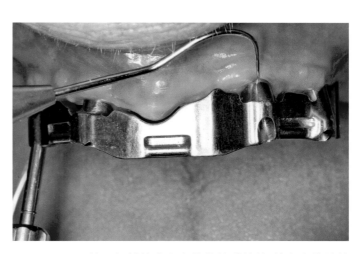

图16-40　用精细探针检查所有其他的种植体/基台连接处的间隙。

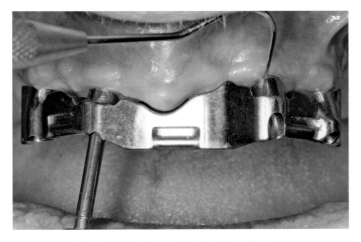

图16-41　旋紧第2个固位螺丝，重复上面的操作。

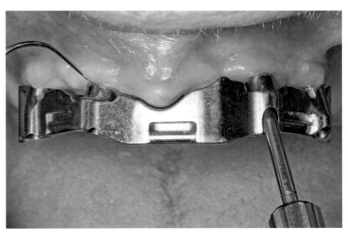

图16-42　第3个固位螺丝的位置，然后重复上面的操作。

法。杆被安放在口内的种植体上，旋紧第1个固位螺丝（图16-39和图16-40）。同时不能安装其他的螺丝。用精细的探针检查所有种植体/基台连接处的空隙。对于每一个固位螺丝都要分别经过这个过程（图16-41～图16-43）。无论旋紧哪个螺丝，都要保证支架无应力就位在种植体上，并且没有间隙。

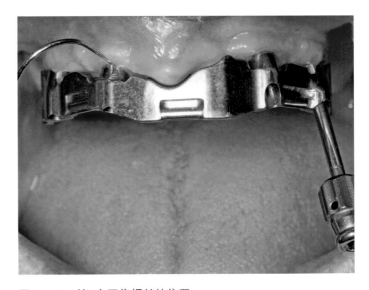

图16-43　第4个固位螺丝的位置。

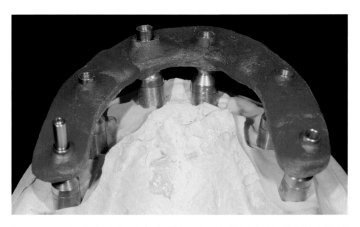

图16-44　用定向导板（将印模杆用一个基板和成型树脂连接成一体）检查主模型的准确性。如果这个在主模型上制作的定向导板能够无应力地戴入患者口内，就可以认为主模型足够准确。可以开始加工制作杆了。

用定向导板检查主模型的准确性

主模型制造完成之后，要在口内检查它的准确性，这个步骤可以与记录上、下颌的颌位关系一起进行，因此这个步骤不需要再单独约患者复诊。为了这个检查，需要在技工室在主模型上制作一个定向导板（如使用现有的印模杆）（图16-44），这个导板需要在口内无应力、无位置移动地安装在种植体上。当一侧的导板被固定好了以后（正如Sheffield实验要求的那样），定向导板不应该移动。这一步过程非常重要，因为要保证制作好的杆安放准确，并且没有间隙、无须焊接。

第二级支架

在口内成功地试戴完杆固位体之后，第二级支架结构由义齿加工厂来完成。如下所示，有3种方法。

第1种是制作蜡型然后铸造成高纯度的金合金支架（技工室操作，详见27.5章节）。在制作支架模型之前，应该填倒凹和用蜡封闭杆上的螺丝孔，远中的Preci-Vertix弹性塑料夹子被安放在切削杆的阳模上，而后用模型树脂直接在杆上制作第二级的支架模型，用试

排牙制作的硅橡胶导板作为参照，指导可利用的空间。制作蜡型的时候，需要仔细认真以确保聚丙烯酸树脂制作的修复体及假牙足够的稳定和固位。高纯度金合金制造的支架精度最高，第二级的支架即使不用任何夹子提供固位也能靠摩擦力固位。就像双套冠的固位机制那样（图16-45和图16-46）。

第2种是蜡型制作支架结构，然后用非贵金属合金铸造而成。这个技术造价低，但是不如高纯度的金合金制作的支架结构精准。用这个方法，从开始就需要增加固位装置提供充分的固位（图16-47和图16-48）。不仅如此，还需要仔细操作保证尽可能准确就位：如果间隙过大，没有任何办法可以防止杆和第二级支架之间发生倾斜。于是附加的固位夹子就全部承担了这个受力，从而导致这些组件的过度磨耗和磨损。图16-49展示了一个反面病例，这个病例中，在杆和第二级支架之间有较大间隙。

最后一种方法，为了补偿所有非贵金属支架的不准确，近期的文献报道了电镀黄金制作的第二级支架以及非贵金属第三级支架[320]。首先，第二级组分是用电镀技术制作的，而第三级结构是由钴铬合金制造而成。第三级支架应可以在没有摩擦力的情况下安放在电镀的第二级支架上。在技工室把第二级和第三级结构用复合树脂粘接起来。尽管目前没有远期效果的报道，这个方法似乎代表未来的趋势。目前，一些加工中心也可以切削与杆相匹配的第二级支架结构。这个新创方法非常有前景，但是还需要大量的临床数据来验证。

固位结构：Preci-Vertix和Preci-Horix附着体

标准的Preci-Vertix附着体是半精密附着体家族的一个代表。杆状的阳性部分包括可燃烧的T形部分，这是在杆的远中端制作的蜡型，可以与任何一种合金铸造在一起。如果选用CAD/CAM技术，研磨机就会在指定的位置自动切削这些部件。这个阴性部分包括一个弹性

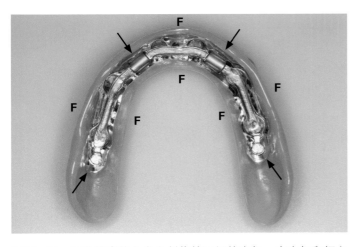

图16-45　用高纯度的金合金制作第二级的支架，在支架和杆之间可以获得最准确的固位。箭头显示安放夹子的位置，种植体之间平行切削的表面为连接杆部分提供充足的摩擦力，这个部位不需要Preci-Horix附着体（F）。

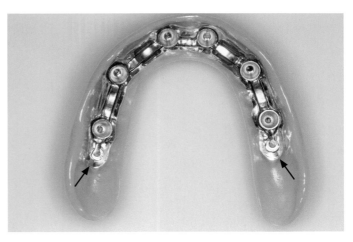

图16-46　正如双套冠的固位机制，修复体靠摩擦力固位。大部分情况下，安装早期不需要放置附加固位装置（注意远中没有Preci-Vertix夹子）。

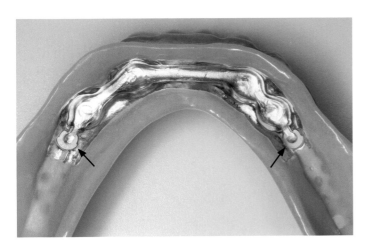

图16-47　非贵金属合金制作的第二级支架结构获得的准确度较低。

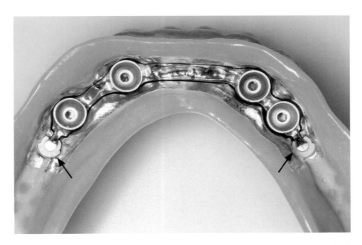

图16-48　在杆与第二级支架之间的间隙较大，开始的时候就增加了固位装置（见远中端黄色的Preci-Vertix）。

图16-49　反面的例子：间隙如图所示，如果出现这种情况，没有什么办法可以防止杆与支架材料之间出现倾斜。这些作用在弹性夹子上的力量会导致这些部件发生不应该出现的磨耗和磨损。

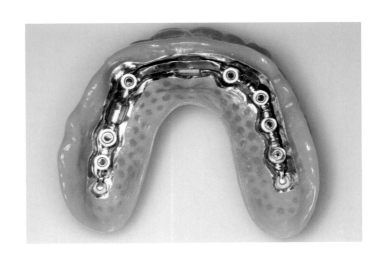

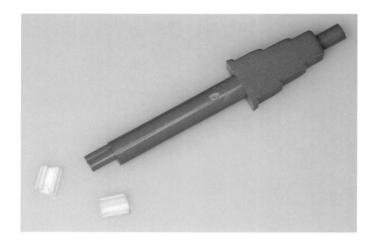

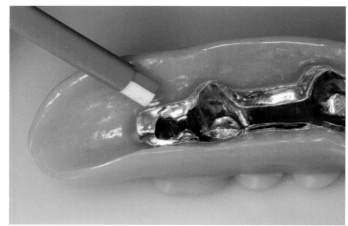

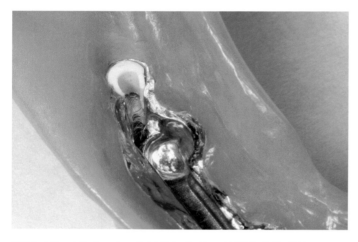

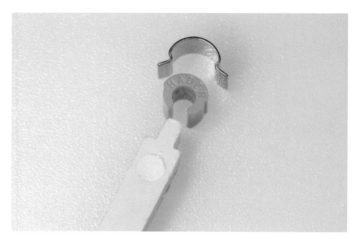

图16-50～图16-52　专用的红色的工具用来安放弹性Preci-Vertix塑料夹子。

图16-53　专用的黄色的工具用来更换Preci-Horix附着体的塑料夹子。夹子被安放于固定在修复体上的弹簧片上（这里为了清楚地演示，夹子没放在修复体里）。

塑料夹子，这个夹子被装入修复体对应位置的一个外壳内，当制作第二级支架时，在义齿的对应位置上准确地制备出一个位置安放这个外壳，阴件部分本身有3个规格（白色的：小号；黄色的：中号；红色的：大号），还可以根据需要更换[362]。更换阴性部分的时候需要用特殊的工具（图16-50～图16-52）。

　　然而，Preci-Vertix是垂直安放的附件，因此主要在杆的远端。Preci-Horix 是水平的附着体，这个附着体不是安放在小室中，而是卡在修复体上的一个金属的弹簧片上（图16-53）。弹性夹子卡在两颗种植体之间的杆的水平段的倒凹处（图16-43），需要用专用的安装工具来更换夹子（图16-53和图16-54）。

　　对于4颗种植体支持的杆，建议采用两个Preci-Vertix附着体与一个或者两个Preci-Horix附着体组合应用，以保证最大的、最可靠的长期固位效果（图16-55）。

　　当与非常密合的支架组合应用时，平行研磨杆的摩

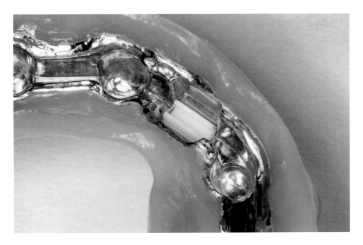

图16-54　白色的弹性Preci-Horix塑料夹子安放入位。

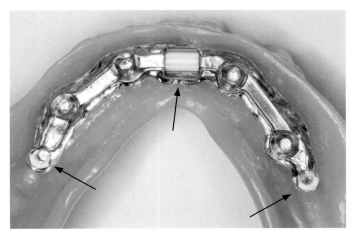

图16-55　为了达到最好的固位效果，4颗种植体上的杆应该与远中端的两个Preci-Vertix附着体及一个或者两个Preci-Horix附着体组合应用。

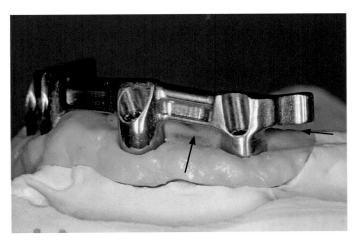

图16-56　反面的例子：杆没有与牙龈相接触，没有为牙间刷的使用提供一个足够的引导面，因此患者很难清洁这个长间隙。

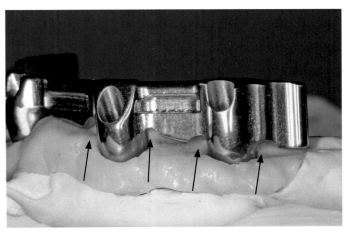

图16-57　当制作了新的杆，要保证种植体之间的杆和远中的附着体都应该与牙龈接触。这样种植体的近远中都有牙间刷进出的引导面（箭头）。

擦力足以满足固位所需，因而，戴修复体的初期，不需安放固位附件。开始的时候，只用两个Preci-Vertix夹子就够了，而暂不需Preci-Horix附着体。

清洁便利性

像固定修复体的桥体那样，切削杆的中间部分应该与牙龈接触，这个区域用牙线清洁。在种植体的近中和远中还要有引导牙间刷进入的引导沟，最远端种植体的远中，附着体的阳性部分为牙间刷的进入提供了一个引导面。由于这个原因，当设计一个杆的附着体时，必须保证远中的附着体与牙龈接触，同时形成一个引导平面或者清洁通道。如图16-56所示这个杆的结构没有考虑到这一点。因此必须重新设计和研磨出一个新的杆。在第二个设计中，种植体之间的那段杆以及远中的附着体都与牙龈接触。种植体近远中也设计有清洁通道（图16-57）。

表16-2　传统的双套冠和电镀黄金双套冠的适应证和特征

	传统的双套冠	电镀黄金双套冠
适应证	最多3颗种植体组合的修复体：越多牙支持的、越少种植体支持的修复体，越是选择这种修复方式的适应证	4颗或以上种植体的联合修复：越少牙支持的、越多种植体支持的修复体，越是选择这种修复方式的适应证
初始牙冠的结构	0度聚合 直接改良的钛基台，金内冠	1~2度的聚合 直接改良的钛基台，金内冠或者氧化锆内冠
第二级支架	传统的第二级支架，与牙支持式修复体相似	电镀的外冠在口内被粘接在非贵金属的第二级支架上（被动就位）
固位	摩擦力	每个双套冠2~5N
范围	传统的治疗程序，同牙支持式修复体	在治疗过程中需要非常高超的技术 由于额外的电镀处理外冠而需要更多的空间
性能	有关远期效果的文献缺少	缺乏远期效果的数据

16.3　双套冠

　　除了切削的杆附着系统，双套冠是硬连接的种植体支持式活动修复体的另一种选择。双套冠的优势在于其更好的清洁便利性，需要更小的空间距离，更便于用在天然牙与种植体联合支持式修复体上。通常，3个双套冠系统可用于种植牙科领域：（1）传统的双套冠；（2）电镀黄金双套冠；（3）带有辅助固位设计的双套冠[227]。下面会详细介绍传统的双套冠、电镀黄金双套冠。表16-2总结了两个系统的适应证。

16.3.1　传统的双套冠

　　侧壁平行的圆柱状的双套冠提供了摩擦固位方式，所谓的"倾斜现象"在准确密合的双套冠中发挥重要作用。修复体轻微移动时，会发生这个现象。随着双套冠固位单元的增多，"倾斜现象"也增强。"因此，当摘下双套冠修复体时，患者需要通过使修复体在数个双套冠上一同上下滑动来锻炼灵活性。这个倾斜现象还发生

在戴入修复体时，与锥形的双套冠相比，患者需要更加灵活的操作能力[221]"（Strub等[362]，786页）。这就是为什么患者评价种植体支持式双套冠比杆卡的修复体更难摘戴[228]。然而临床研究表明传统的加工工艺制造的种植体支持式圆柱形双套冠效果很好[271]。临床操作程序如下（详见23.3章节）：

1. 如果需要把残留牙齿加入双套冠修复体中，这些牙应该做牙体预备，并且在第一步就取印模。

2. 初级冠在口内试戴之后，制取定位印模，同时取种植体印模。

3. 记录上、下颌关系。

4. 制作蜡型。

5. 试戴支架。

6. 整体试戴。

7. 用定位指示模板戴入种植体支持式双套冠的初级冠；同样的指示模板还可以用于粘接牙支持式初级冠；戴入联合支持式或者单纯种植体支持式双套冠修复体。

8. 维护。

种植体支持式传统双套冠修复体的缺点

尽管有很好的远期效果，种植体支持式传统圆柱形双套冠的应用仍然是有争议的。原因在于采用传统的技术制造初级冠，随后制取印模，然后在这个模型上制作上部结构，这个过程总会导致在口内戴入时出现轻微的误差。一旦安装了修复体，这些不准确会导致天然基牙受力，只能在一些时日之后通过类似"正畸牙移动"的方式来补偿。然而，这种补偿机制不适用于骨结合的硬连接的种植体，因为它们不能通过正畸力来移动。因此这个区域的应力无法消除。似乎轻微的误差可以通过初级冠及二级冠之间的间隙以及金属组件的磨损来补偿。当支持修复体的种植体数量增加，而天然牙数量减少时，这种问题更严重。

传统的双套冠制作技术只适用于牙科医生及技师临床操作精度非常高的时候。在种植牙科领域引入电镀黄金双套冠技术可以避免这样的不精准。

16.3.2　电镀黄金双套冠

所谓的电镀黄金双套冠代表一个创新的双套冠系统[394]。这个技术，一旦种植基台被研磨成圆锥状（1°~2°聚合角），一个精密的黄金的中间冠就被直接电镀在基台上面[102,402-403]（图16-58~图16-62）。这一层薄薄的电镀冠要用粘接树脂粘接在用非贵金属合金制作的第二级支架上，因此相当于一个中间冠。第二级支架要完全包绕至中间冠的边缘，这很重要（图16-63）。因为在口内没有被第二级支架覆盖的中间冠的部位会在应力的作用下发生变形，导致饰面层材料崩脱以及失去固位功能（Strub等[362]，787页）。因此，图16-64所示的支架不能用，需要重新制作。支架上需要预备出水平方向的裂隙，用于排溢粘接剂（图16-65）。

"这些电镀的中间冠一定比铸造工艺加工的二级支架更密合。当摘戴修复体时，黄金制作的中间冠的表面

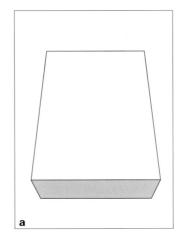
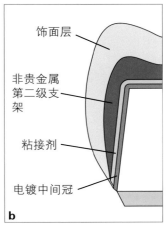

图16-58　（a）圆锥形种植基台的示意图，聚合角度为1°~2°；（b）基台上的两层冠结构，包括带饰面层的第二级支架，在口内将电镀中间冠粘接在第二级支架上（译者注：基台冠部为初级冠，中间冠和二级支架组成二级冠）。

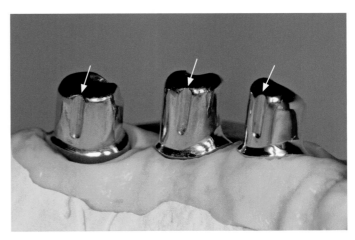

图16-59　圆锥形的基台（聚合角为1°~2°）。在轴面有锥形的固位沟（如箭头所示）。这些设计保证了中间冠的准确位置，而且加强固位力。

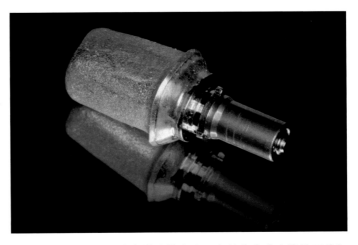

图16-60　中间冠直接电镀在基台上。它的密合度比铸造工艺加工的二级支架更高。

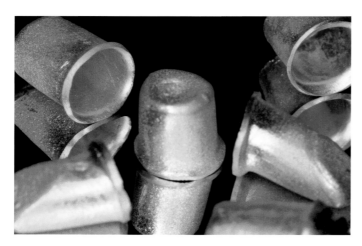

图16-61　从基台上取下电镀中间冠，冠厚度为0.2mm，侧壁是细腻的黄金，当摘戴修复体时会产生轻微的滑动。

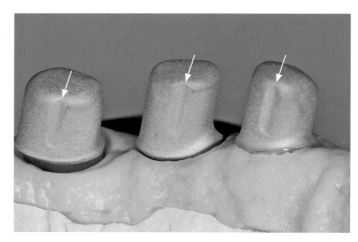

图16-62　基台上制备的槽被复制到了中间冠上（如箭头所示）。

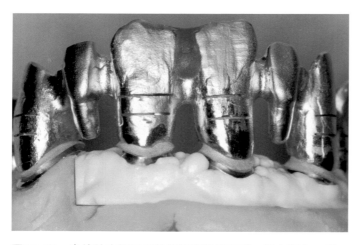

图16-63　电镀的中间冠用粘接树脂粘接在第二级支架上，第二级支架要正好包裹至中间冠的边缘。

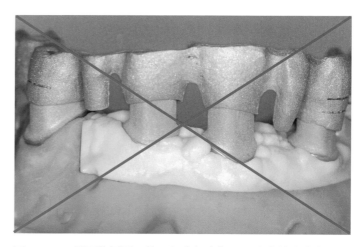

图16-64　反面的例子：第二级支架太短，无法有效稳定电镀黄金冠，从而导致金冠早期发生磨损及饰面层崩脱。这个第二级支架不能用。

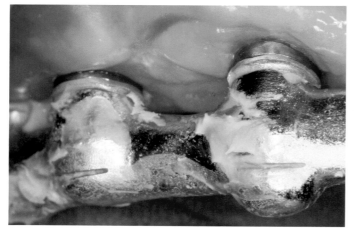

图16-65　在口内用树脂粘接剂（Panavia）粘接电镀中间冠至第二级支架上，实现无应力被动就位。

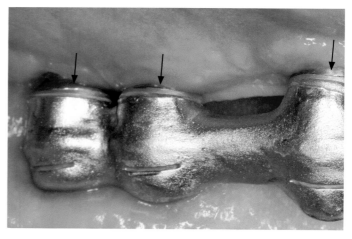

图16-66　冠边缘与基台刚好平齐，摘下支架清洁后仍然精准密合。

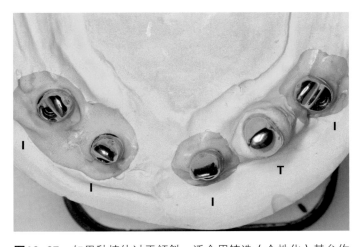

图16-67　如果种植体过于倾斜，适合用铸造（个性化）基台作为初级冠。该病例中，制作蜡型，研磨，用高金合金铸造出初级冠（见27.4章节）。模型上可见牙支持式（T）和种植体支持式（I）初级冠的就位道。

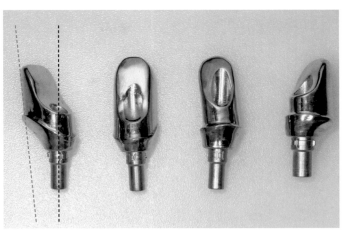

图16-68　在最终的基台上可见种植体轴向与初级冠就位道之间的补偿角度［比较种植体长轴（黑色虚线）与初级冠的就位道（绿色虚线）］。

可以产生轻微滑动（Strub等[362]，787页）。"需明确的是，这个固位作用的机制是由于在初级冠和中间冠之间形成一薄层唾液。这样当努力分开两部分的时候，首先会在两层冠之间形成负压，然后当唾液薄膜被破坏，负压消除后，初级冠和二级冠就会被分开。2~5N的力就能实现[392,394]。为了少量增加固位力，可以在种植体的基台上制备一些额外的沟，这些沟也会被复制到电镀中间冠上（图16-59和图16-62）。

电镀中间冠在口内用树脂粘接剂粘接在第二级支架上有两点优势：一是不再需要焊接，另一个是整个修复体无应力就位，也就是被动就位。图16-65和图16-66可见非常密合：冠边缘刚好平齐双套冠的基台边缘，黄金中间冠与第二级支架粘接后，取下支架清洗，戴回口内之后保持了同样的精确密合性。

椅旁及技工室操作细节

与侧壁平行的牙支持式初级冠相比，种植体支持式初级冠需要有轻微的圆锥形的1°~2°聚合度，因为在模型上经过平行研磨的初级冠也会因为印模及灌制石膏模型的误差装入口内之后侧壁出现轻微的不平行（Strub等[362]，788页）。如果发生了这种不准确，在平行研磨的基台上摘戴修复体都是不可能的。轻微的锥形基台设计就可以避免这个问题。

天然牙上的标准高金合金初级冠和种植体上的个性化切削的钛基台均可以与电镀黄金中间冠组合应用。如果种植体不平行或者存在过大的倾斜角度，适当调磨钛基台也不可能达到要求，那样就需要用高金合金制作个性化基台。这里展示一个病例，只能通过大幅度调改44基台的角度来实现余留牙33和其他4颗种植牙修复体的就位（图16-67和图16-68）。文献报道全瓷的初级冠

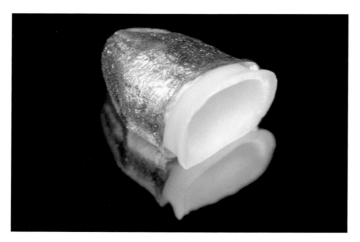

图16-69　另一个选择，用氧化锆制作的全瓷初级冠。它们被粘接在钛基台上，形成另一个中间层。据报道，在对于电镀的中间冠的磨耗方面，这种初级冠有些优势。

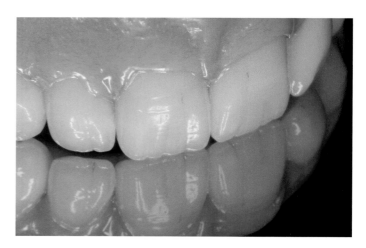

图16-70　修复体可以设计为覆盖义齿。

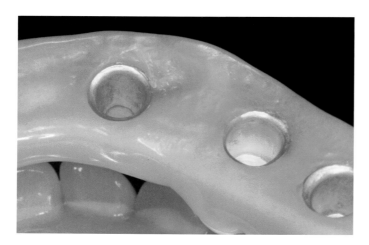

图16-71　在覆盖义齿中，电镀中间冠敏感的边缘被修复体紧紧包裹，这个部位不可能崩裂。

（氧化锆全瓷冠）在固位机制及电镀中间冠磨耗方面有某种优势[393]（图16-69）。

最后，修复体制作成覆盖义齿（图16-70和图16-71）或者带有套筒冠桥的RDP（图16-72）。覆盖义齿的优势在于，电镀中间冠菲薄的边缘被修复体合适地包裹住，这个区域就不会出现崩裂的问题。修复体的设计也易于补偿电镀套筒冠中间冠所需的空间（大约0.2mm

的侧壁厚度）。如果电镀中间冠没有被二级支架完全包裹覆盖，则套筒冠桥设计会增加边缘饰面材料崩裂率（图16-73）。除此以外，还需要理想地分配空间来保证每一层结构都能达到所需的最低厚度，保证最理想的美学效果。在开始制作基台之前排牙试戴非常重要。这个试排牙应该毫无改变地被转移到最终的修复体上。牙科技师用这个试戴体制作硅橡胶印模指示导板，参照现有的可利用空间，开始制作套筒冠的基台，然后制作支架，最后上饰面层（图16-74和图16-75）。

电镀黄金套筒冠的缺点

电镀黄金套筒冠治疗方案的缺点如下：（1）目前这个系统缺乏临床效果的证据；（2）电镀中间冠的磨耗和磨损会影响修复体的固位，对于使用多年的套筒冠的研究证实了这一点（见20.3章节）；（3）与传统的套筒冠固位的全口义齿相比，电镀黄金套筒冠的治疗流程有很大不同，双层结构需要更大的空间，技工室的工艺技术更复杂，这些都说明这是一个技术要求很高的系统。

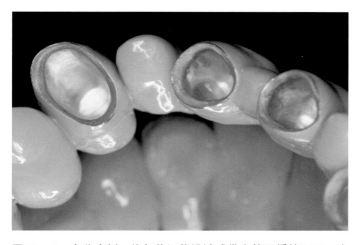

图16-72　有些病例，修复体还能设计成带套筒冠桥的RDP。这个设计更有利于种植体周围的软组织，并且美学、功能效果好。

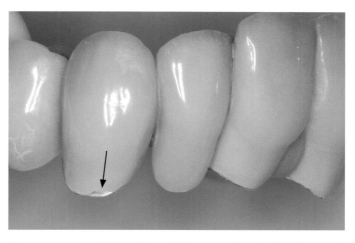

图16-73　在带套筒冠桥RDP设计中，中间冠的边缘没有充分地保护，边缘崩裂比覆盖义齿发生得更频繁（戴用2年之后的情况）。

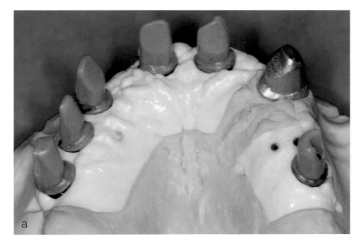

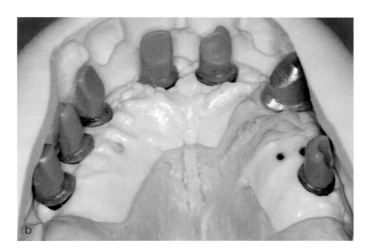

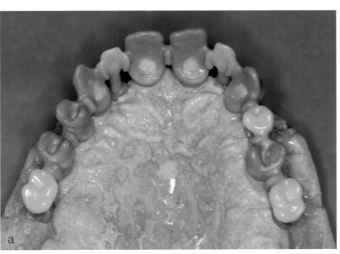

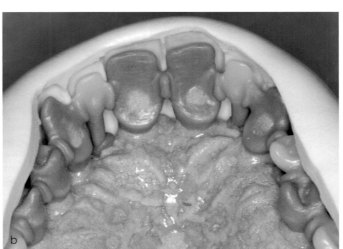

图16-74和图16-75　对于RDP，合理地利用有限的空间尤其重要，排牙在修复的开始阶段就被记录在硅橡胶印模上。考虑到可利用的空间，先制作套筒冠的基台（初级冠）（图16-74a和b），然后第二级支架（图16-75a和b），最后上饰瓷。

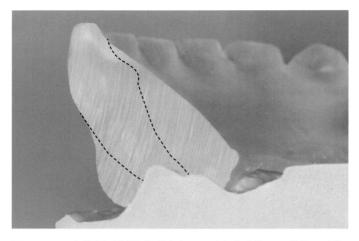

图16-76　在放射导板的矢状向切面可以看到前牙区的软、硬组织缺损。剩余牙槽嵴萎缩，如果没有鞍状基托，修复缺牙唇舌侧的大量组织缺损是不可能的。虚线所示。

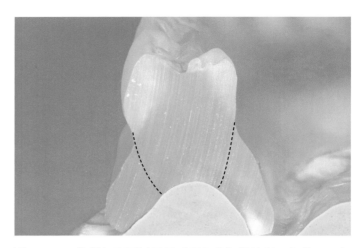

图16-77　横断切面可以显示后牙区的组织缺损，与前牙区相比，即使不用鞍状结构，也很容易修复这个区域萎缩的牙槽嵴，并能实现很好的功能和美学效果（照片来源：R. Busch，基尔，德国）。

16.3.3　大量的软、硬组织缺损：RDP采用套筒冠桥还是覆盖义齿？

如果双套冠基台周围或者无牙区域有大量的软、硬组织缺损，如何选择修复体恢复这些缺损？通过正确设计的放射导板的切面，可以了解修复体选择的适应证（图16-76和图16-77）。

一般来说，在活动修复体上可以选用3种不同的方法来恢复组织缺损：（1）延长的鞍状基托（覆盖义齿）；（2）延长牙冠或者明显的颈部形态（套筒冠桥体设计）；（3）在全口义齿上或者在带饰面层的套筒冠上加人工牙龈。

覆盖义齿比套筒冠桥的RDP有更好的功能和美学效果，如图16-76所示，该病例中，很难想象不设计合适的鞍状基托，如何能满意地恢复现有的缺损。多亏有粉色的丙烯酸树脂和人工牙，才可用修复体来实现一个自然的美学效果。还可以通过不同层次的粉色树脂及个性化修复体设计进一步改善效果（图16-78和图16-79）。除此以外，覆盖义齿恢复组织缺损无须像固定修复体病例那样考虑桥体底部或者牙间隙的清洁位置。

一般而言，选择的治疗设计应该保证患者微笑或者大笑时天然牙龈与人工牙龈的过渡不易被发现，不会让人觉察出患者戴有义齿。

因此，针对不同的患者做出正确治疗设计取决于缺损的程度、患者的笑线位置和患者的愿望：（1）缺损越大、患者的笑线越高，越应该选择覆盖义齿；（2）缺损越小、笑线越低，越应该选择套筒冠桥设计的RDP。

如果适应证不明确时，试戴设计蜡型尤为重要，这样可以避免遇到下面病例中的问题。

临床病例演示覆盖义齿与套筒冠桥设计的RPD

这个女性患者颌间距离稍增加，至少在原则上可以选择3种中的任一种解决方法（图16-80和图16-81）。当试戴蜡型的时候，患者对初始的蜡型满意（图16-82）。

然而，由于设计方案是制作没有粉色牙龈的RDP，粉色蜡的部分会被牙色树脂代替，这样就明显地改变了蜡型上牙齿的比例和形态（图16-83）。当修复体制作

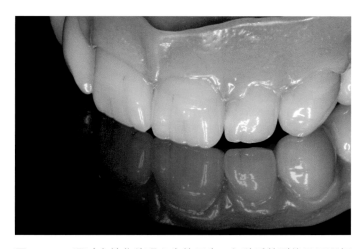

图16-78　通过个性化处理义齿的牙齿，如釉质的裂纹及牙颈部的变色等，来达到逼真的美学效果。

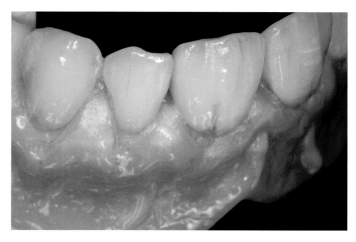

图16-79　分层堆积粉色的丙烯酸树脂实现义齿非常自然的粉色美学效果，复制出苍白的附着龈及深色的牙嵴黏膜效果（图片来源：Master Dental Technician Dieter Ehret）。

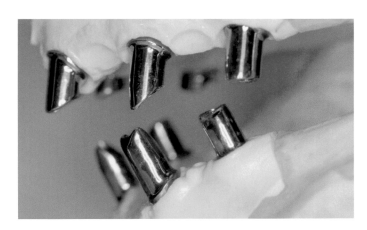

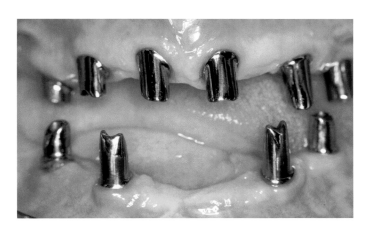

图16-80和图16-81　病例：颌间距离轻度增高，原则上使用覆盖义齿和套筒冠桥设计的RDP均可。

完成时，患者对"过大的牙齿"不满意（图16-84），因此牙颈部用人工牙龈来恢复理想的牙冠长度（图16-85和图16-86）。然而对于第2种方案，患者不满意的是可以看到粉色聚丙烯酸树脂与天然牙龈的交界处（图16-87），因而修复体呈现明显的"假牙样"的外形。因此又设计了第3种方案，在覆盖义齿的唇侧设计了一个唇屏（图16-88~图16-90），这个方案满足了患者的愿望："牙齿小，跟原来的假牙一样"。患者对牙齿的大小及隐蔽的人工牙龈与天然牙龈的交界都很满意。

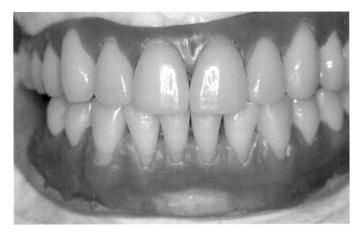

图16-82　蜡型：试戴初期蜡型，患者表示很满意，同时也说明了有垂直距离增加的问题。

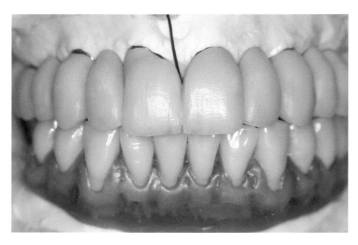

图16-83 既然修复计划设计为不含粉色聚丙烯酸树脂的套筒冠RDP，蜡型上的粉色区域就要由与牙齿颜色一致的树脂代替。这会导致牙齿形态发生改变，中切牙宽/长比不协调。

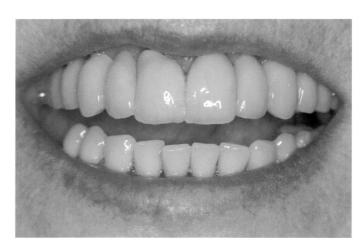

图16-84 首次制作：患者对微笑时暴露的"过大的牙齿"不满意。与蜡型的美学效果明显不同，她不能接受这个方案。

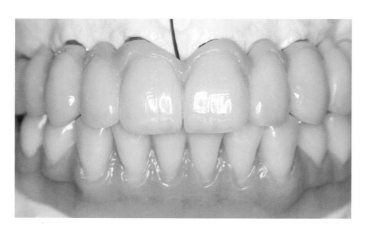

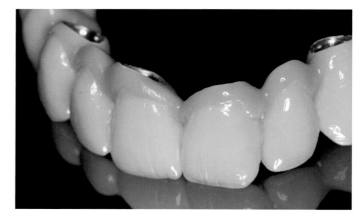

图16-85和图16-86 第2种方案：牙颈部用粉色树脂掩饰，恢复牙齿长度及协调的牙冠宽/长比。

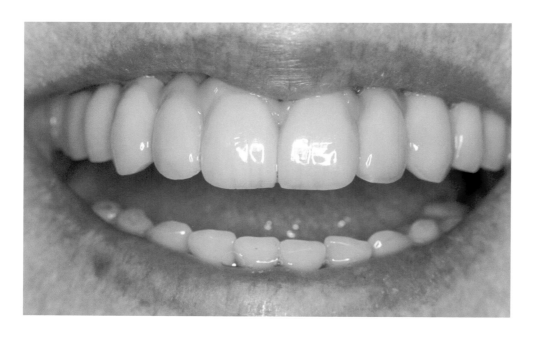

图16-87 此时，困扰患者的是修复体呈现明显的"假牙样"特征，粉色树脂和天然牙龈的交界处清晰可见。

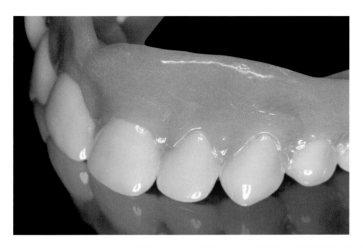 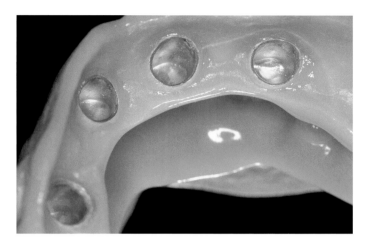

图16-88和图16-89　第3种方案：制作唇屏，实现了患者希望"牙齿小一些"的意愿。

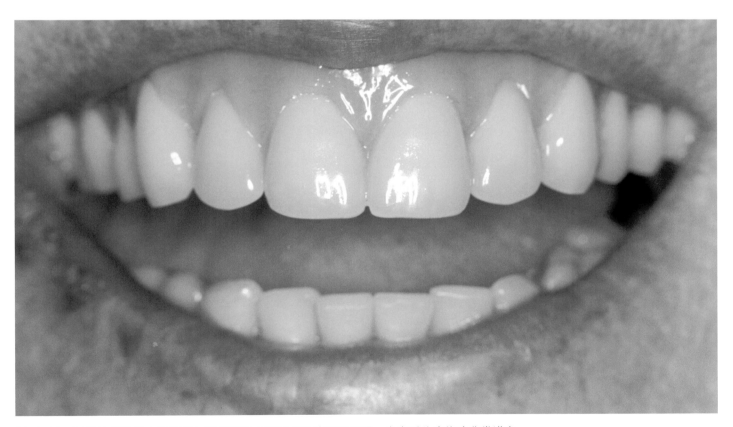

图16-90　唇屏的使用使人工牙龈与天然牙龈之间的交界处不再暴露。患者对此次修改非常满意。

16.4　余留牙槽嵴窄而高的特殊病例：使用减径种植体修复

上颌无牙颌牙槽骨吸收过程Lekholm和Zarb[237]已经做了描述。上前牙缺失后，牙槽骨唇侧向心性吸收占优势。牙槽骨主要表现为唇侧的水平向吸收，几年后形成刃状牙槽嵴。其次，垂直向骨吸收导致牙槽嵴高度丧失。刃状牙槽嵴代表一个重要的阶段，这个阶段的治疗理念应该在种植牙科学和种植口腔修复学中得以体现。既然牙槽骨水平向缺损可以通过手术方法改善，并能取得预期效果，因此，增宽余留牙槽嵴是治疗的首选。

然而，对那些存在严重上颌骨吸收的典型的患者来讲，这种方法还真的合适吗？这些患者普遍年龄偏大、恢复能力差。他们希望通过实施尽可能小的手术，采用简单的方法解决功能问题。在这种情况下，免费向无牙颌患者（年龄超过65岁）提供两颗种植体支持的覆盖义齿修复方式。但是，36%的患者拒绝了这种免费修复方式，最常见的原因就是他们对手术并发症的恐惧[389]。

还因为他们有多种疾病造成手术风险增加，另外高龄患者的恢复能力下降，因此无牙颌患者和那些余留牙槽嵴窄，但高度足够的患者，应当考虑使用窄径种植体。为这些患者提供一个功能性的种植体固位式活动修复体，不仅减少了费用，也降低了手术复杂性。

关于这些种植体的长期效果，Sohrabi等[352]发表了一篇综述。他们分析了总共10000颗窄径种植体，直径在1.8～3.5mm，长度范围从8～18mm（随访期：5个月到9年）。种植体存留率为95%～100%；长度在13mm及以下的种植体，丧失率更高一些。在这篇综述中，笔者建议采用固定修复和2～4个球帽附着体的下颌覆盖义齿修复。上颌覆盖义齿修复的可用数据不足。如果仍选择使用上颌覆盖义齿，使用者必须考虑到其他的安全因素，例如早期采用杆结构的夹板式的种植体支持式修复体。

合适的减径种植体如BEGO公司（不莱梅，德国）提供的窄径种植体。两段式BEGO Semados微小种植体的直径有3种规格：分别为2.7mm、2.9mm和3.1mm；长度也有3种规格：11.5mm、13mm和15mm。除了使用减径的窄种植体以外，还可以选择骨劈开技术改善局部骨量供应。这不仅可以实现较高的种植体存留率和良好的软组织位置，而且可以使余留牙槽嵴增宽3mm[15]。劈开颊侧和腭侧（或舌侧）骨皮质，同时扩开两个骨壁。骨壁少量扩展可以造成骨创伤，导致颊侧壁出现青枝骨折。原则上，两个皮质骨壁之间至少存在一个狭窄的松质骨区，这个治疗才能成功。这通常适用于水平向骨厚度达到4～5mm的病例。如果余留牙槽嵴厚度＜4mm，颊侧和腭侧皮质骨壁在牙槽嵴区域逐渐融合。对这种病例而言，骨劈开和扩开已经不再可能[359]。

临床病例

81岁女性，上颌无牙颌，CBCT显示狭窄颌骨的典型吸收过程，以及刃状余留牙槽嵴（图16-91）。种植手术开始时，去除余留牙槽嵴顶端骨质1～2mm，锐利的先锋钻钻孔（直径1.9mm）最终深度达到11.5mm（图16-92）。然后使用超声骨刀在矢状向沿钻孔线劈开牙槽骨，深度约为8mm（图16-93）。形状一致直径渐大的无切割螺旋扩孔钻用于微创扩开狭窄的骨（图16-94）。最后一步使用与植入种植体相同形状的螺旋扩孔钻，保证种植体顺利植入（图16-95）。图16-96展示植入的两颗微小种植体（直径2.9mm），已旋上愈合基台。颊腭侧骨壁间微小的扩大间隙清晰可见。为防止牙槽骨进一步吸收，放置Bio-Oss骨粉和Bio-Gide胶原膜（图16-97），缝合皮瓣。图16-98显示种植体暴露后的口内情况。制取印模，灌制主模型。模型上可以看到

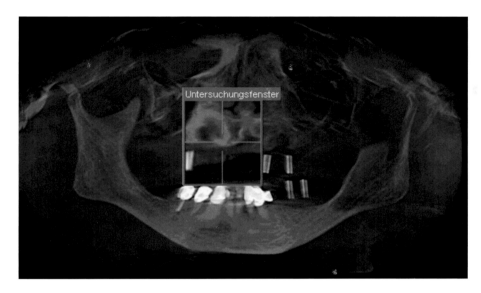

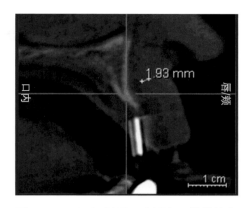

图16-91 CBCT显示：窄而高牙槽嵴的典型吸收过程。余留牙槽嵴骨高度充足，但顶部为刃状。

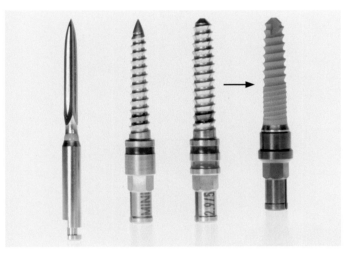

图16-92 骨劈开技术改善局部骨量：使用细先锋钻（最左侧）钻孔后，再使用无切割螺旋状扩孔钻扩大植入孔直径，使用最后一枚钻将植入孔形状与种植体相匹配（箭头所示）（BEGO Semados 种植体）。

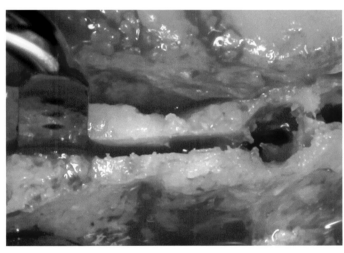

图16-93 联合应用超声类工具和螺旋扩大器扩开余留牙槽嵴，可有效预防颊侧青枝骨折（为了更好地对齐劈开轴向第一枚先锋钻已经完成打孔）。

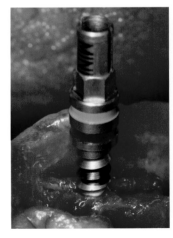

图16-94 插入无切割的扩孔钻。

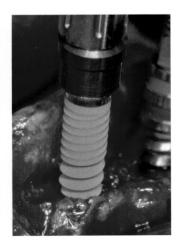

图16-95 植入相同形状的种植体。

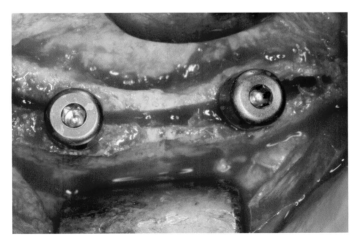

图16-96 余留牙槽嵴内植入微小种植体（直径2.9mm），保存了唇/颊和腭侧骨壁。

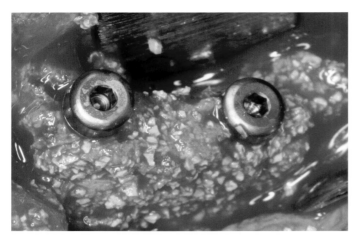

图16-97　为防止牙槽骨的进一步吸收，放置骨替代材料（Bio-Oss）和胶原膜（Bio-Gide）。

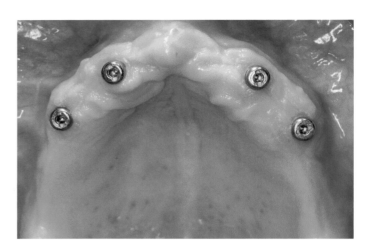

图16-98　种植体暴露后的口内情况。种植体周围可见增宽的余留牙槽嵴。

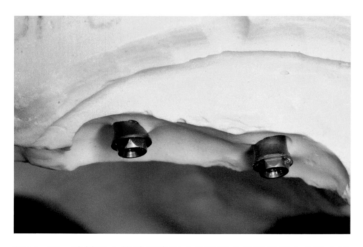

图16-99　终模型上的种植体窄小的外部六角形连接（去除人工牙龈）。

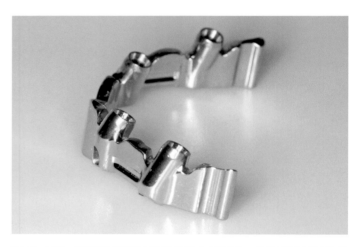

图16-100　强烈建议窄径种植体用夹板固定。CAD/CAM制作的钛杆实现了夹板作用。

种植体外部窄小的六角形连接（图16-99）。这就是为什么要用带夹板结构的修复体。依据本病例的治疗理念，CAD/CAM制作钛杆附着体，包括远中Preci-Vertix附着体和水平向Preci-Horix附着体。为防止与精确度相关的任何问题，钛杆上的种植体/基台连接区域没有设计抗旋装置，即杆内没有复制种植体外部的六角形结构（图16-100和图16-101）。杆就位、旋紧（图16-102），戴入修复体（图16-103）。

由于唇/颊侧骨壁典型性吸收，牙槽嵴窄而高，

唇/颊侧需要制作粉色树脂基托以补偿组织丧失（图16-104）。另一方面，腭侧垂直向的低吸收率导致杆间隙不足，会引起腭侧修复体折裂及基板薄弱等问题。为解决这个问题，腭侧使用比树脂基板薄的金属基板以增强这个区域的抗折能力（图16-103）。

16.5　本章小结

为牙列严重缺损及无牙颌患者设计的种植体支持

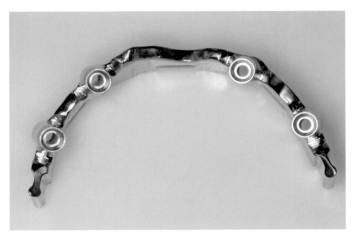

图16-101　远中Preci-Vertix附着体和水平向Preci-Horix附着体组成了修复体的固位部分。由于杆的夹板作用，杆内没有复制种植体的外部六角形结构。

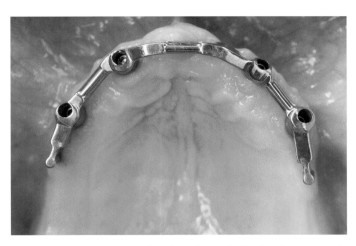

图16-102　唇/颊侧典型性吸收形成窄而高的牙槽嵴，不可避免地将杆放在腭侧切牙乳头区域的位置。

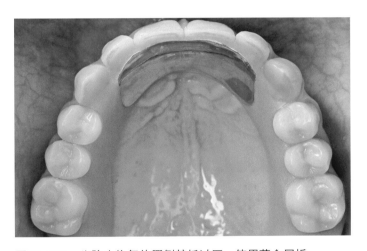

图16-103　为防止修复体腭侧基托过厚，使用薄金属板。

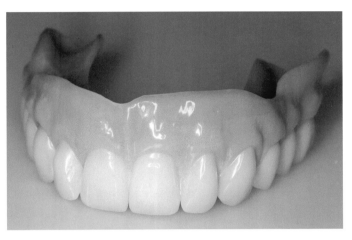

图16-104　为补偿唇/颊侧典型性吸收形成的窄而高的牙槽嵴，最终完成的修复体使用粉色树脂制作唇/颊屏。

式活动修复体共建立了3种附着体系统。球帽附着体/Locator系统可以允许修复体有轻微动度，也就是说，修复体应由种植体和黏膜共同支持。这种类型的修复体制作简单、经济、治疗周期短、种植体承受压力小。种植体尽量平行，垂直向缺损不能太严重，这两点很重要。否则，杠杆过长、轴外力过大均会导致固位部件负荷过重。

　　由于杆卡固位体形成了刚性基底的修复体，因此，这种类型的修复体可以产生类似天然牙列的感觉。修复

体基托可以减小，杆可以使用高金合金铸造，也可以使用钛或非贵金属合金通过CAD/CAM方法制作。当使用Preci-Vertix和/或Preci-Horix附着体时，固位力可以通过不同的弹性夹进行调节。弹性夹磨损后，可以随时替换。对不同的种植体轴向，有补偿作用。夹板作用减少了单颗种植体的负荷。与单颗种植体相比，杆的清洁更加困难，这是这类附着体的一个缺点。

　　由于双套冠修复体是刚性的结构，它的固定作用也可以产生类似天然牙列的效果。可以最大限度地磨除

表16-3 无牙颌不同固位系统的适应证及优缺点

	按扣类附着体	平行切削的杆	双套冠
种植体数量	上颌：4~6颗 下颌：1~4颗	上颌：4~6颗 下颌：4颗	上颌：6颗 下颌：4颗
种植体角度	尽量平行	可能补偿不同的种植体成角	可能补偿不同的种植体成角
种植体负荷	低	中等	高
种植体长度和直径	优先选用标准长度和直径的种植体； 下颌可选择减径种植体	由于具有夹板作用，也可选择短而细的种植体	标准长度和直径的种植体
支持类型	种植体和黏膜支持，非刚性支持	完全由种植体支持，刚性支持	完全由种植体支持，刚性支持
与天然牙联合	天然牙可改为套筒冠，种植体用球帽附着体	不可能	天然牙与种植体均为套筒冠
垂直向缺损	存在明显垂直向不调时不能使用	不受限制	不受限制
修复体类型	覆盖义齿	覆盖义齿	覆盖义齿或套筒冠RDP
费用	适中	高	高
临床工作量	适中	中等	高
技术敏感性	低	中等	高
清洁便利性	容易	困难	容易
患者摘戴难易程度	简单	中等	具有挑战性

其基底部，形成双套冠桥活动修复体（RDP）。与戴用其他两种固位形式修复体的患者相比，使用双套冠固位的修复体，取戴要稍微困难一些。这种类型的修复体普遍会导致个别种植体负荷过大。如果修复体仅由3颗种植体支持，可以使用传统套筒冠进行修复；如果包含4颗或更多种植体，则适用电镀黄金套筒冠方案。电镀的中间冠在口内粘接到第二级支架上可以实现整个修复体的无应力就位，也称为被动就位。这种独特的特征尤其适合防止把修复体的应力仅加载到部分种植体上。电镀黄金套筒冠方案的主要缺点是缺乏与临床效果相关的证据。表16-3总结了几种修复体固定系统的适应证、优点和缺点。

第17章
咬合概念
OCCLUSION CONCEPTS

S. Wolfart

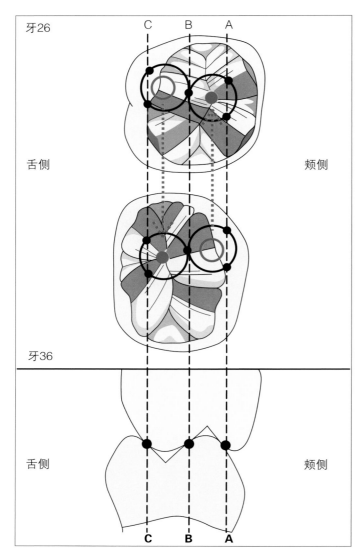

牙26

舌侧 颊侧

C B A

牙36

舌侧 颊侧

C B A

图17-1 A、B、C三点接触是理想的静态咬合接触方式，由上、下颌牙齿功能尖与对应的中央沟交互锁结而形成的理想接触方式，从近远中方向断面来看，A点位于颊侧，C点位于舌侧。

种植修复与传统的修复对于咬合的动静态处理原则基本相同，只是对于种植体支持式修复体，因为可能存在应力集中风险的缘故，更需要避免非工作侧以及侧向接触受力。除此之外，有关种植体支持式修复的建议大多基于理论推测而缺乏有意义的临床研究，因此关于咬合异常应力的因素被排除在种植体支持式修复体的风险

因素之外[7]。在Salvi和Brägger[334]文献分析中，磨牙症患者较无磨牙症患者表现出较高的并发症风险，在氧化锆基台上的全瓷修复中，尤其要强调最佳的静动态咬合的重要性[290]。

17.1　生物力学咬合的概念

在Thomas和Tateno[373]经典的诊断蜡型概念中，为了避免对修复体产生异常的剪切力和推力，特别强调确保单独的咬合接触点之间相互关联。这就是我们常说的A、B、C三点接触，并且定义了平衡的静态咬合接触。"这个概念中，A接触点位于上颌后牙颊尖的舌斜面与下颌后牙颊尖的颊斜面，B接触点位于上颌后牙舌尖的颊斜面与下颌后牙颊尖的舌斜面，C接触点位于上颌后牙舌尖的舌斜面与下颌后牙舌尖的颊斜面"（Polz[302]；9页）（图17-1）。然而临床证据显示，这种基于严格静态准则下的咬合接触方式往往会导致动态咬合干扰。

此类动态咬合干扰在点磨一个新修复体时最容易被忽视，并会导致崩瓷，这种情况尤其容易发生在种植体支持式固定修复体上。而在CAD/CAM设计的修复过程中，这些咬合干扰可以显示出来并在设计阶段就能够得到纠正（图17-2）。

M.H.Polz关于生物力学咬合的概念建议避免上述动态咬合干扰，"咍罗盘"技术使得设计牙齿外形时，不仅能够顾及有限运动如单纯左或右侧向运动，也可以兼顾所有中间过渡运动的需求【译者注：罗盘的运用可以减少动态咬合干扰】。咍罗盘的应用阐明了"在大多数下颌运动中，咍面窝沟解剖结构提供了便利型，允许对颌牙尖无接触地滑出对应牙齿咬合面，这样在前伸运动、工作侧侧方运动和非工作侧髁突向中运动中就不出现非工作侧接触或者工作侧接触。与之相反，向侧前方运动总是沿着牙尖的一个斜面，因此这个斜面要么设计得略凸而陡，要么低于牙尖的其他部位"（Polz[302]，

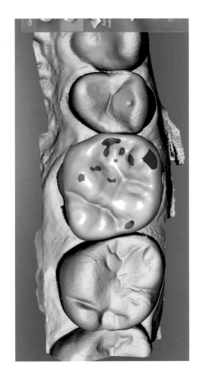

图17-2　以26为例在咬合面的数字化设计过程中，不仅能够显示静态咬合（红色），而且也能显示前伸接触（褐色），髁突向中移动的非工作侧接触（绿色），侧方移动的工作侧接触（蓝色）和侧前方运动接触（黄色）（也见于图17-3）。

牙26　　近中　　腭侧　　颊侧　　远中

舌侧　　颊侧

牙36　　近中

图17-3和图17-4　以26和36为例的殆罗盘。26：红色箭头指示咬合接触，牙尖/窝沟凹凸结构为前伸运动（黑色）、侧方运动（蓝色）、侧前方运动（黄色）和非工作侧运动（绿色）提供了充足的间隙，髁突迅即位移与髁突后上移动的工作侧侧向运动（红色网格线）这两种情况并不相同，在后者发生侧向运动的工作侧，下颌工作侧牙尖与上颌磨牙远颊尖相接触，略凸起的咬合接触面（"背囊"）保证即使在这些侧向运动中也有充足的间隙。36：同样在前伸运动（黑色）、侧方运动（蓝色）、侧前方运动（黄色）和非工作侧运动（绿色）也有充足的间隙，同样，髁突迅即位移与髁突后上移动的工作侧侧向运动（红色网格线）这两种情况并不相同，在后者发生侧向运动的工作侧，上颌牙齿的工作侧牙尖（近中舌尖）与下颌磨牙的近中舌尖相接触。"背囊"同样为这些侧向运动提供了充足的空间。

6页）。下面通过36和26（图17-3和图17-4）为例来说明殆罗盘如何揭示特定的对应工作牙尖的运动，Polz（Polz[302]；13-14页）将髁突后上移动的工作侧侧向运动描述为需要更进一步考虑的问题，在侧向运动中"髁突也侧向移动，同时向后并向上运动，与此同时，下颌后牙的工作尖在远颊方向与对应上颌牙齿分离，上颌后牙的工作尖在近舌方向与对应下颌牙齿分离"（图17-3和图17-4的红色网格线区域）。在两种运动情况下，涉及的是同一个牙尖的一个斜面，所以通过模仿天然牙齿形态就可以合理避免这种干扰。在诊断蜡型设计阶段，在斜面前方设计称为"背囊"的高原样咬合接触面（图17-5和图17-6），这样也确保了充足的咬合间

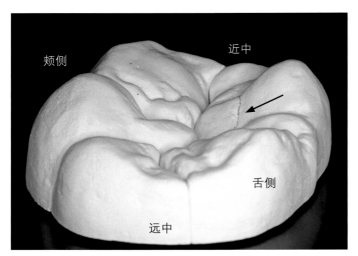

图17-5 36近舌尖的"背囊"结构（红色轮廓线）是专为咬合接触面设计的高原样形态。

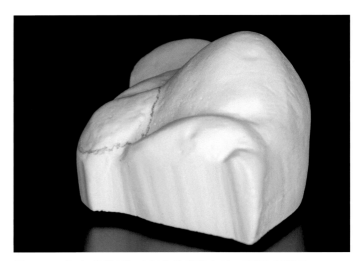

图17-6 包含"背囊"（红色轮廓线）的36近舌尖断面。

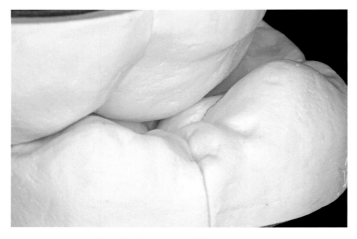

图17-7 上颌的工作尖咬合于"背囊"结构（红色轮廓线）处，近舌方向的咬合间隙清晰可见。

隙（图17-7）。

　　需要牢记的关键点：通过按照天然牙体外形进行咬合接触面的设计，就可以避免在动静态咬合中出现的咬合干扰，这在种植牙科学中应当着重予以强调。另一个减少咬合干扰的方法是建立缓冲的窝沟点隙，这些窝沟点隙应该尽可能浅，而不应该恢复陡而深的外形形态。

17.2 磨牙、前磨牙和前牙的咀嚼力分布

　　修复体咬合面形态设计要确保产生的咬合接触力与其在牙列中所处的位置相协调，这是非常重要的，从这方面来看，磨牙、前磨牙和前牙必须加以区别对待。静态咬合时，最重的接触一定是位于磨牙区。前磨牙区咬合应略轻，当患者紧咬时，咬合箔（Shimstock foil，8μm）不能抽出。在克服微小阻力情况下，前牙区需要设计最小的咬合力。必须避免前牙区的早接触，但是在前牙区存在轻微牙齿位置偏斜时早接触很难检查到，单独使用咬合箔时也很难显示。因此建议采用后述方法进行检查：用食指贴在前牙的唇面，嘱患者咬合，如能感触到牙齿移动，则需要重新检查静态咬合接触。另一种确定早接触的方法是使用绿色咬合指示蜡，将蜡条（0.03mm厚）的一面与咬合箔贴合牢固粘在对颌咬合面上，蜡条所在的这面与所需检查牙列对应，咬合后在背光灯下可见的穿透点就是咬合早接触（图17-8~图17-10）。

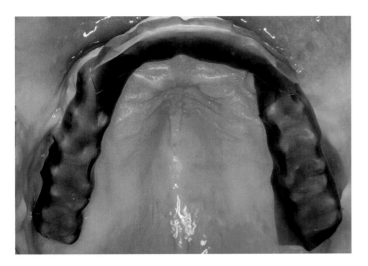

图17-8 用3层咬合蜡覆盖咬合面和引导面，用手指压紧（咬合箔所在的底面朝向上颌）。

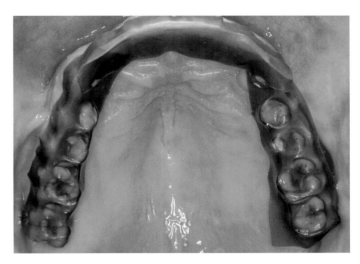

图17-9 患者咬合后在蜡上显示出的印迹。

17.3 动态咬合概念

根据咬合的生物力学原则，尖牙是分担后牙咬合负荷的关键，一方面是因为其较大的根面面积，加之具有比其他牙齿更大的力学感受器分布密度，因而与肌肉调控的下颌运动密切相关；另一方面其陡峭的牙尖斜面是在下颌动态运动中后牙咬合能够顺利分开的保障[302]，这样可以高效地避免工作侧和非工作侧的咬合干扰。动态咬合的引导面可以用咬合蜡来很好地实现可视化（Boisserée and Schupp[47]；206页，275页），将咬合蜡放置并压实于上颌前牙和后牙的咬合面与引导斜面上，嘱患者按照要求进行下颌运动，引导面就是咬合蜡上磨损的区域对应的牙面，同时动态咬合干扰也可由此得到纠正。

咬合的生物力学概念是基于固定、牢固固位的修复体条件下的，前牙引导和尖牙引导是这类修复体一致的选择。种植体支持式修复经常遇到尖牙缺失或者由两颗种植体支持的活动度极小的修复体等情况，此时其他的生物力学原则将占据主导，将由"最弱"的修复区域来决定采用哪种引导方式。

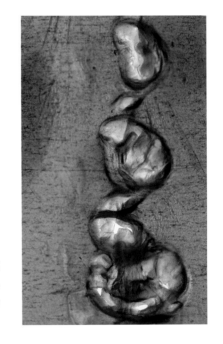

图17-10 16到14区域背光灯下观察图，可见承力模式一致，16有略重的穿透区。

17.3.1 双侧平衡殆

双侧平衡殆理论在对颌是全口义齿时适用[362]，在这种特殊情况下，颌位关系记录使用Gerber bearing device【译者注：一种格伯球面轴承装置】技术比较理想，因其在基托的中心部位负载，保证了基托位于无牙颌牙弓的最佳位置。如果仅通过手法引导的方式记录颌位关系，就会存在这样的风险，如果殆堤对位不佳，则基托受力欠平稳，进而导致颌位记录位于非生理性的位置上。换言之，尽管临床检查时殆堤位置比较理想，这往往不是因为咬合比较理想，而是因为记录基托在黏膜没有均衡就位。

17.3.2　单侧平衡殆

对于下颌1~2颗种植体支持或者上颌4颗种植体支持（球帽附着体固位）的覆盖义齿，虽然有种植体固位但仍然是以黏膜支持为主，这点与全口义齿类似，因此这种情况下单侧平衡殆可以有效分散力并使修复体保持平衡。

17.3.3　前导和尖导

前导和尖导原则适用于完全固定修复体和刚性固位的活动修复体（杆或套筒冠）。

因此需要根据不同情况选用不同的咬合处理原则，但只是在一些特殊情况下才不需要遵循前导和尖导原则。

尖牙磨损

然而，临床常常遇到尖牙严重磨耗，如果切牙和尖牙区不进行修复，就无法实现引导的情况，尤其当治疗计划中包含抬高垂直距离时这个问题显得尤为明显。在上述情况下，可以用复合树脂来临时过渡恢复前牙，以考查按照此种咬合处理原则的长期有效性。在模型上根据功能运动特点制作下前牙蜡型，然后翻制硅橡胶导板用于口内进行下前牙复合树脂修复。如果尖导随时间推移继续不断磨损，可以再次树脂修复或者进行瓷贴面修复。如果选择瓷贴面，一定要确保釉质部分尽可能最大的粘接力，同时需要选择合适类型的瓷（如二硅酸锂玻璃陶瓷）。

如果对患者适应这种改变的可能性有把握，那么就可以用瓷修复体来进行长期适应性验证。

重新恢复的引导可以通过戴用保护性殆垫（夜用殆垫）来进行保护（详见17.5章节）。

尖导的局限

对于单纯种植体支持式修复体，种植体触压觉感受的减弱会导致较强且不易控制的咬合力，多出现在夜间，尤其是夜磨牙患者更为显著。这种异常力会引起修复体严重磨耗甚至破裂，特别是在活动修复体时更容易出现，因为夜磨牙区的丙烯酸树脂牙齿抵抗磨损的能力较弱。因此在这种情况下，动态咬合需要采用单侧平衡甚至双侧平衡。下面分析一个病例：一个女性患者，通过刚性支持的杆固位修复体恢复了前导和尖导咬合（图17-11）。仅仅12周后出现修复体的崩裂，结果原先的尖导变成了组牙引导（图17-12）。为了恢复尖导制作的稳定性殆垫（Michigan殆垫）并未见效（图17-13），只恢复组牙引导和在夜间戴用设计为双侧平衡殆的保护性殆垫，才获得了可以接受的结果（图17-14）。然而因为负荷过重，殆垫需要每年更换，这样才能保证患者功能无异常，修复体无不均衡磨耗和崩裂。

17.4　咬合早接触导致种植体过载

咬合早接触因为早接触位置承受了高而不协调的应力，进而增加了崩瓷的风险。有文献综述曾回顾早接触

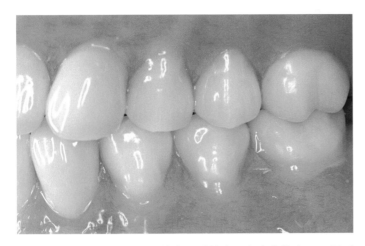

图17-11　尖导过载示例：伴有严重的磨牙症患者的上、下颌刚性支持杆固位修复体。

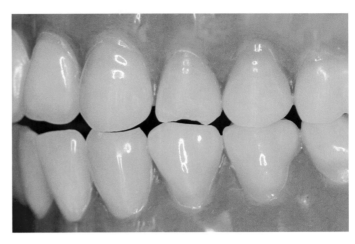

图17-12　使用12周后，修复体磨耗严重并伴有崩裂，使得尖导被"转换"成组牙引导。

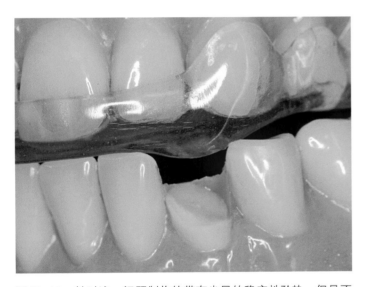

图17-13　针对这一问题制作的带有尖导的稳定性𬌗垫，但是不久再次出现修复体材料性能与异常负荷力（由于夜磨牙）不匹配的结局。

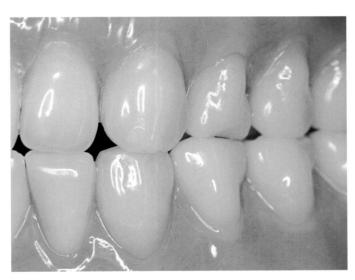

图17-14　最终建立了组牙引导并达到功能稳定。

对种植体骨结合的影响[281]：经相关文献结论显示，咬合早接触在健康种植体不会导致骨结合的减弱，但发现种植体周围的骨小梁有致密化现象。相比之下种植体周围炎伴有早接触时将会加剧骨吸收。

17.5　保护性𬌗垫（夜用𬌗垫）

在最终修复体达到预期的静态和动态咬合要求之后，制作保护性𬌗垫或者夜用𬌗垫只需要一副单颌藻酸盐印模，通常选用2mm厚的硬质膜片经抽真空压制而成，大多制作在上颌，最终厚度约1.5mm，𬌗垫在尖牙和后牙区需要覆盖过修复体的外形高点，这样制作的

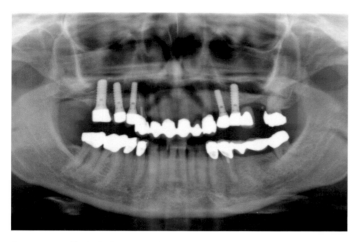

图17-15　临床病史：曲面断层片显示第一象限游离端缺失和第二象限缺牙间隙均通过种植体进行修复，35根充欠填，37和47垂直向、水平向骨吸收。

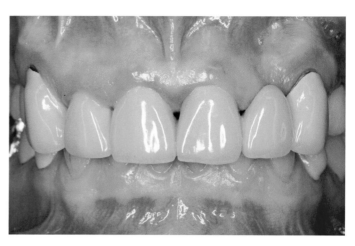

图17-16　前面观显示前牙不良修复体，深覆𬌗预示存在塌陷式咬合。

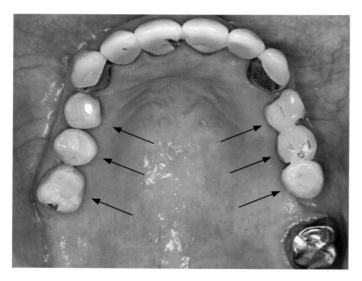

图17-17　上颌咬合面观显示种植体支持式修复体存在重度磨耗。

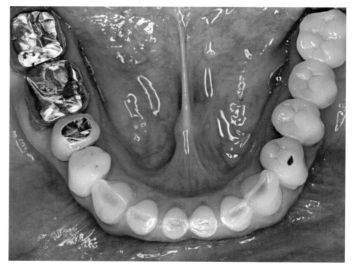

图17-18　下颌咬合面观显示天然下前牙和后牙修复体的重度磨耗。

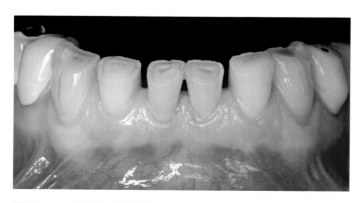

图17-19　下前牙重度磨耗。

𬌗垫不仅厚度比较纤薄、患者感觉舒适，并且具有足够的强度以达到保护的作用。咬合面形态可以在口内调改或者在技工室参照对颌模型进行制作，相比而言，第二种方式会更节省临床时间。因为压制过程操作的原因，𬌗垫一般会存在早接触，大多在磨牙区。

稳定性𬌗垫（Michigan垫）[360]在此并无必要，只有特殊情况才考虑。

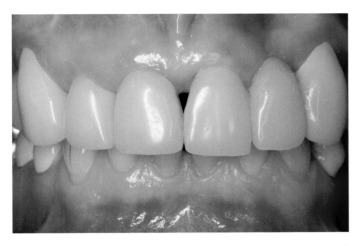

图17-20 在𬌗架上抬高垂直距离3mm后制作诊断蜡型，直接用真空成型压膜片在口内制作上颌临时修复体，与初始（图17-16）相比垂直距离变化明显，下前牙暴露良好。

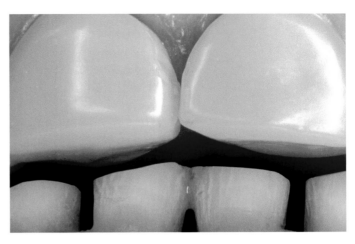

图17-21 前牙区显示抬高垂直距离形成的间隙。

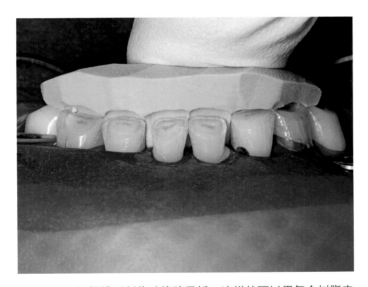

图17-22 根据蜡型制作硅橡胶导板，这样就可以用复合树脂来恢复下前牙。

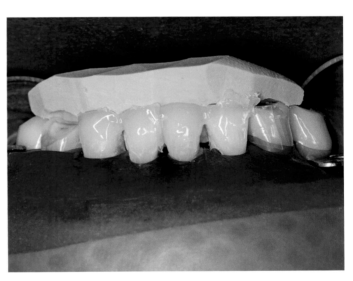

图17-23 在导板上堆塑复合树脂。

17.6 临床病例报告

一名上、下颌固定修复8年的女性患者（图17-15~图17-19），由图可见上颌种植体支持式修复体有严重磨耗并崩瓷现象，同时下前牙重度磨耗，咬合高度降低；向侧方运动时发现非工作侧有孤立的接触点，从而形成单侧平衡𬌗。在𬌗架上确定垂直距离加高3mm，

制作蜡型，设计前导和尖导。治疗初始，上颌采用真空压膜基板来转移新的垂直距离（图17-20），从而在前牙形成充足的修复空间来进行临时修复治疗（图17-21）。借助蜡型翻制硅橡胶导板（图17-22），参照导板在口内下前牙上直接用复合树脂恢复形态（图17-23）。这个病例下颌尖牙采用瓷贴面修复，以期能够在此高应力区获得最大的稳定性（图17-24和图17-25）。新的功能状态观察6个月，患者适应良好而且修

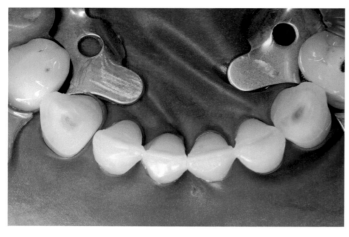

图17-24　考虑到患者有相当大的功能活动，尖牙用瓷贴面直接恢复。

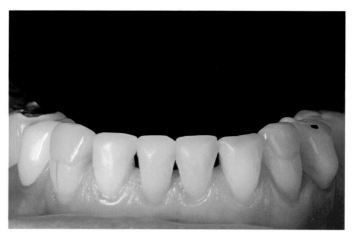

图17-25　恢复后的功能理想的下前牙。

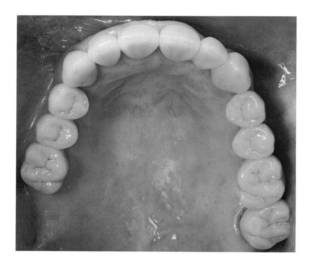

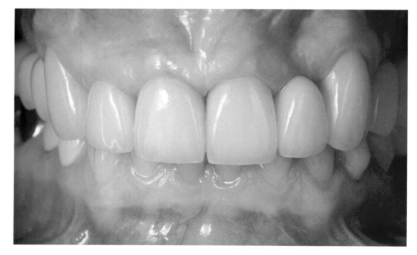

图17-26和图17-27　经过6个月过渡性临时修复，包含新的垂直距离和前导、尖导咬合设计；适应良好后在维持同样垂直距离和引导条件下，重新永久修复，前牙全瓷后牙烤瓷修复。

复体很稳定，最终上颌按照临时修复体确定的垂直距离进行了永久修复（图17-26和图17-27），图17-28显示前伸运动效果，患者夜间佩戴夜用殆垫（图17-29），12个月后常规复诊检查殆垫。静态咬合检查时，红色印迹的咬合接触点对应着殆垫中等磨耗程度以上的区域，同时可观察到其在整个殆垫上分布比较均匀。动态咬合的蓝色印记显示出第一前磨牙部分参与了前导和尖导（图17-30），还能观察到殆垫上重度磨耗导致沿着排

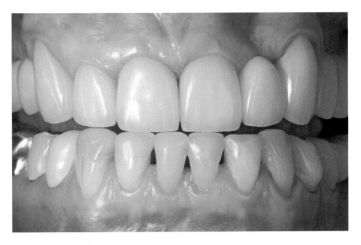

图17-28　前伸运动。

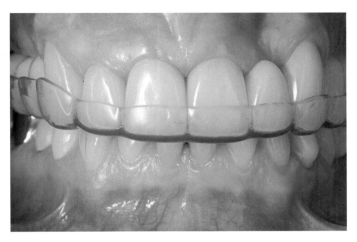

图17-29　具备前导和尖牙引导的夜用𬌗垫（1.5mm厚真空成型），𬌗垫的咬合面形态在技工室已经完成，戴入口内根据需要少量修整即可。

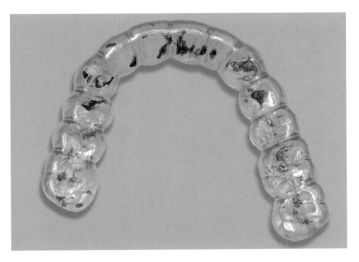

图17-30　12个月后复查𬌗垫，静态咬合检查显示接触平衡，只是咬合接触面积略微增大（红色），动态咬合检查可见第一前磨牙部分参与了前导和尖牙引导（蓝色）。

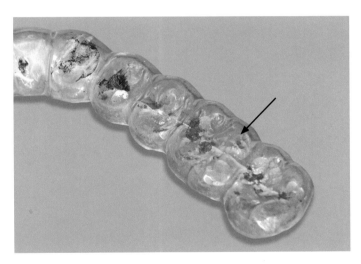

图17-31　𬌗垫磨损严重伴有裂纹预示需要稍后更换。

溢沟出现的裂缝（图17-31）。由此说明夜间𬌗垫充分行使了其功能，并在夜间磨牙和紧咬过程中起到了保护修复体的作用，但是出现这么严重的磨耗，𬌗垫需要稍后进行更换。

17.7　本章小结

总之，种植体支持式修复体的静态和动态咬合处理原则需要遵循传统修复学理论，最基本的原则是"最弱

表17-1 修复体类型及与之对应的咬合要求

弱牙弓修复类型	静态咬合	动态咬合	夜用殆垫?
全口义齿	后牙适用杵臼原则（如Condyloform后牙）[362]	双侧平衡	不需要
非刚性支持的覆盖义齿（如上颌1~2颗种植体支持的球帽附着体）	取决于修复体	单侧平衡	特殊情况需要
固定修复，刚性支持种植体承力的活动修复体	取决于修复体或生物力学咬合原则	前导和尖导	常常需要

的"修复体决定了采用哪种咬合形式，如对颌为全口义齿那么适用双侧平衡殆，如为少量种植体支持的覆盖义齿则遵循单侧平衡殆，前导和尖导原则适用于种植体支持式固定修复或者刚性支持的活动修复体，所以需要根据不同情况选择不同的咬合处理方式。在永久修复后建议上颌戴用夜间殆垫（1.5mm厚），殆垫上应与修复体显示相同的动态咬合特征。表17-1总结了不同类型的修复形式对应的动静态咬合特征。

第18章

口内光学印模对种植体支持式修复体的意义

THE SIGNIFICANCE OF INTRAORAL OPTICAL IMPRESSIONS IN IMPLANT PROSTHODONTICS

S. Reich

数字化牙科正在以跨越式的速度发展。本章的目的是讨论当前在种植体支持式修复中可供选择的口内光学印模技术（截至2014年3月）。本章描述的许多操作代表了目前已直接投放市场的创新发展，并没有以长期临床研究的形式来证明其临床价值的科学证据。本章尽可能引用科学文献，尽管有些只是个例报道。然而，正是由于计算机辅助的牙科有多种多样的选择，本章只能提供综述，而并不能详尽地介绍。

18.1 种植体支持式修复体使用光学印模的原因

口内光学印模仅仅是一种方法，它与采用托盘和印模材取模的传统技术是相关的。对于种植体支持式修复体，在何种程度上可以恰当地应用光学印模构成了本章的主题。所有前面章节涉及的基本原则和治疗理念也适用于此。一般来说，无论采用传统方式还是数字化模式，印模呈现的都是牙列和游离、附着黏膜的三维表现。传统印模代表口内软、硬组织的是由石膏或合成材料灌注的模型。在光学印模中，同样的结构以三维形式显示在计算机屏幕上。目前存在几种实用的口内光学印模系统[353-354]。有意使用了"实用"这个词，因为一般而言，所有这些系统都能够获得口内数据，但是它们在适用范围和操作便利性方面存在相当大的不同，所以它们不能完全代替传统印模。口内光学印模的优点如下（修改自Reinch等[311]）：

· 实时可视化：传统印模，只有等灌石膏模型后，才能看到关键的细节；而口内数字化印模，在制取过程中或制取后很快就能在屏幕上分析。如果印模质量不好，可立即将整体或扫描不全的部分重新制取。

· 易于重复：如果需要为种植体支持式修复体重新取模，不必耗时卸下和清洗印模杆、清洗托盘和

用粘接剂预处理。

· 逐步扫描相关区域：对牙列的不同部位进行数字化扫描，使集中分析个别目标区域成为可能，并具有以下优点：

a. 如果需要复杂、全面的修复，可以分为几部分逐步处理。

b. 关键区域，例如下颌的后段部分由于下颌升支和舌的原因难以获取，可以单独扫描。

c. 如果要获得多基台印模，关键部位要逐一检查。

· 无须消毒印模和清洁托盘：虽然如此，口内相机和光学扫描仪的污染部分可以清洗、消毒，在适当的条件下甚至可以高压蒸汽灭菌。防止微生物感染的一个额外措施是在相机上使用一次性的塑料套，在患者口内扫描后，即可抛掉。

· 不需填倒凹：如果口内有余留牙或修复体，传统种植体取模时，需要将这些部位填补倒凹，取光学印模则不需要。

· 简化种植体的印模制取：当取传统印模插入印模杆时，经常遇到困难，甚至取下印模前需要松开螺丝（对于取出技术）。用光学印模时不存在这些问题。

· 椅旁分析选择：几个系统能根据将来的修复设计，展示用于修复体的材料的最小厚度以便于选择。

· 快速交流和可用性：数字化模型可以通过互联网快速传递（处理过程推进迅速，没有浪费时间和运输成本）。

· 避免模型的磨损：数字化模型不存在磨损，既不会在试戴时，也不会在技工室时因频繁固定和反复旋松基台而磨损。

· 可存档：目前，数字化模型存档更简单、高效，不需要石膏模型，从而节省空间。

- 节省材料：在未来，可以不用印模材料吗？数字化扫描技术的重要优点就是永续性和节约资源。然而，电子系统的能量消耗抵消了这一点。

- 椅旁选择：椅旁技术是由Sirona（本斯海姆，德国）作为基础理念首先提出的，在20世纪80年代末有了Cerec系统，并且同样获得了其他越来越多公司的重视。这同样适用于种植修复。

- 模拟切除功能：有些光学印模系统，切除功能允许将不满足所需质量的部分切除，重新扫描以获得更好的结果。切除功能的意义甚至可以更加形象地定义如下：在治疗前，可以完成整体的扫描，作为虚拟的解剖模型来储存。当治疗开始时，整体的扫描可以提取和复制，切割出治疗时修改的部分（这也包括种植体的位置）。在植入种植体后重新扫描并且自动插入以前扫描的图像中。Trios（3Shape，哥本哈根，丹麦）光学印模技术还提供了额外的功能：不能改变的区域可以被标记。例如：光学扫描穿龈轮廓时这个功能有用。一旦卸下临时基台，可以用"固定工具"快速扫描和数字化保存临时基台塑造的穿龈轮廓。因此，当扫描邻近的结构时，如果软组织塌陷，将无关紧要。

- 虚拟化复查：随着时间的推移，口内情况发生变化，对此进行数字化分析（如牙齿移位、退缩、明显的进行性磨损）。

- 颜色显示：幸好几个光学印模系统能够提供颜色显示，这些区域的牙齿结构和牙龈质地可以更真实地展现。这为牙龈和色彩改变的诊断分析奠定了基础。

- 避免使用石膏模型：如果已经决定将CAD/CAM用于未来的所有工作流程包括为患者提供的修复体，那么直接在患者口内的数字化扫描，比取传统印模后在口外扫描石膏模型来获得数字化模型

更可靠。

- 融合选择：口内的3D表面信息可以链接到其他系统，例如面部扫描或3D放射影像系统（传统或CBCT扫描），因此开放了广泛的诊断和治疗计划的选择。

18.2　口内扫描仪的概述和操作模式

口内印模系统可以根据是否需要表面处理、技术原则、操控性/兼容性特征分类。表18-1提供了目前口内扫描仪的详细介绍。

18.2.1　表面处理

在这里系统之间的区别是哪个系统需要用粉末或喷涂处理表面，哪类系统不需要预处理（无粉系统）。

表面需处理的系统：Cerec Bluecam之前的所有Cerec扫描单元（Sirona），需要用粉末处理成像的表面（图18-1），因为照相机三维检测时需要均匀一致的反射面。在Lava系统（Lava C.O.S.和True Definition；3M，圣保罗，MN，美国），用二氧化钛粉末喷涂表面的目的是提供标记，允许采用波前采样技术（见下文）进行三维扫描。Apollo DI（Sirona）扫描仪，使用像灰土的黑白粉末，实现黑白粉点的随机分布，才可以3D扫描。然而，这个扫描仪还不能获取种植体的位置信息。口内扫描无须表面处理的系统（根据制造商），包括：iTero（Align Technology，美国）、Trios（3Shape，哥本哈根，丹麦）、Cerec Omnicam（Sirona）、Planscan（Planmeca，赫尔辛基，芬兰）和Zfx IntraScan（Zfx，达豪，德国）。

18.2.2　技术原则

可分为3种不同的技术，即：三角测量、共聚焦成像技术和（主动）波前采样（AWS）。

表18-1 目前可用的口内扫描仪的功能概述

系统	Apollo DI	Cerec Bluecam	Cerec Omnicam	iTero	Lava C.O.S. 和3M True Definition	Trios	Zfx IntraScan
制造商	Sirona	Sirona	Sirona	AlignTechnologies	3M	3Shape	Zfx
表面处理	是	是	否	否	是	否	否
技术原则	三角测量	三角测量	三角测量	共聚焦成像技术	波前采样	共聚焦成像技术	共聚焦成像技术
单帧或流扫描技术	流	单帧	流	单帧	流	流	流
颜色展示	否	否	是	是	否	是	否
增加预备边缘分析选择（除了变焦功能之外）	否	是	否	否	是	是	否
对齐技术：·唇/颊咬合（BB）·其他对齐选项（OR）	BB	BB OR	BB OR	BB	BB	BB	BB
封闭/开放系统	封闭-接口在技工室→STL	封闭-接口在技工室→STL	封闭-接口在技工室→STL	开放：通过STL输出	开放：通过STL输出	开放：通过STL输出	开放：通过STL输出
获取种植体位置	不可	可	可	可	可	可	可
基台设计	否	是	是	依靠软件	依靠软件	依靠软件	依靠软件
流程中提供椅旁治疗工具	否	是	是		原则上可能	是	原则上可能
公布印模准确性	否	是	是	是	是	否	否
制作模型的选择	是	是	是	是	是	是	是
带种植体替代体的制作模型选择	否	否	否	是	是	是	是
无须模型制作上部结构	否	是	是	依靠软件	依靠软件	依靠软件	依靠软件
通过模型制作上部结构	否	否	否	依靠软件	依靠软件	依靠软件	依靠软件

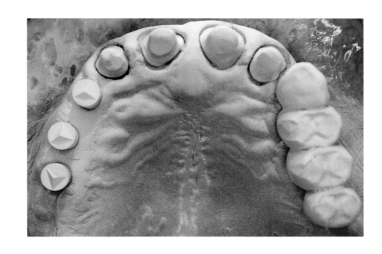

图18-1　用Cerec Bluecam系统为光学印模做表面处理。扫描杆插入13、14、15。

使用三角测量技术操作的系统，扫描系统摄像头的光以固定角度发射。当它触及扫描的结构时，光线会被结构表面的纹理所扭曲，从而以特定的角度反射到摄像机上。一旦到达，它被计算机感光芯片检测，拍摄对象的三维影像可以根据发射和反射光线的角度计算[299]。这些系统包括Cerec扫描单元的Cerec Bluecam、Cerec Omnicam以及Cerec系统所有以前的版本（Sirona）。扫描系统的光线并不是单独的光束投影到扫描表面，而是以条纹的形式发射[260,299,311-312]。

平行共聚焦显微镜是另一种扫描技术。在这种方法中，平行发射光束，并沿着相同的光路从扫描物体返回，由光感应器[311]检测。该感应器具有不同深度的聚焦平面，通过测定特定的聚焦平面计算出扫描对象的三维，在这个特定平面反射光束显示得最清楚。这相当于聚焦在显微图像上的点[312]，用到所谓的点定位（SPP）[246]检测。

这意味着：（1）强度最大的反射光线撞击的焦点平面确定了深度信息。（2）传感器的光束位置传递横向和矢状位的信息[246]。该技术用于iTero系统（Align Technology）和Trios系统（3Shape）等口内扫描系统。

第三种技术［主动（仅指Lava C.O.S.）］波前采样（AWS），工作时，扫描头需要引导通过成像物体的表面，因为获取空间数据依靠扫描头与扫描对象的相对移动。也就是说，在不同的时间和不同的传感器位置上，从物体表面上捕获的每一点显示在图像中，这些点都与此运动有关。基于这种在时间t_1和时间t_2时空转换图像中相同的点，可以反向推算出物体的三维信息[192,311]。这种方法用于Lava C.O.S.和True Definition（包括3M）扫描仪。

事实上，现在各种系统均可捕捉物体表面的颜色，这意味着自动颜色测定可能成为未来某个时期的选择，也许已经应用于诊断阶段。根据一些制造商的产品信息，获取颜色将有助于提高扫描的精度。据报道，颜色的差异使合并独立的图像更容易。

18.2.3　操控性和兼容性

除了高精确度外，操控性和兼容性对于口腔扫描仪的使用者也是至关重要的。至于兼容性，区别在于开放系统和封闭系统。对于开放系统，捕获的数据可以使用其他供应商的设计和规划软件自由地输出与进一步处理，也允许制造过程中使用其他供应商的3D打印、烧结、切削和研磨系统。使用STL（表面网格语言）格式是输出的核心要求。STL格式是CAD/CAM技术中的通用语言，类似于PDF格式用于电子文档的通用显示。STL格式是通过将表面分解成三角形来描述它的（图18-2）。在三维坐标系通过顶点定义每个三

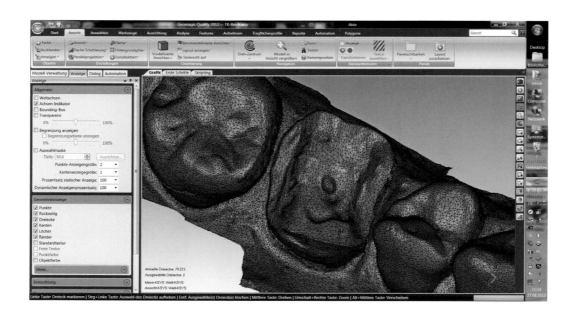

图18-2　屏幕显示被分成三角形的表面（STL格式），是Geomagic Qualify分析软件基于口内光学扫描采集的数据生成的。

角形的尺寸。三角形的表面方向（无论是从上方或下方看）由表面法线指示。

斯坦福三角格式（Stanford Triangle Format）（也称为PLY Polygon File Format）是一种与STL格式有关的表面描述方法。除了其他方面，这两种格式的不同在于描述三角形空间方向的方式。

数据兼容性开辟了丰富的可能性：成像数据可以与最容易使用的设计软件和最精确的制造系统相连接。然而，这些各种各样的选项也有问题，作为个性化工作流程的一个步骤需要与整个流程协调。一个完善的程序链的任何一部分改变都需要仔细考虑。提供STL格式数据输出的开放的口内扫描系统包括Lava C.O.S.、True Definition Scanner、iTero、Trios、Zfx和Planscan。

相反，封闭系统的优点是数据组的协调最理想，通过设计软件扫描开始，并以制造系统的软件（研磨/切削机、烧结机、3D打印机）结束。扫描期间系统的重复错误在后续的处理过程中会自动消除。Cerec是一个典型的封闭系统，允许与其他CAD/CAM供应商交

流的只有很少几个接口。此外，作为Cerec的制造公司，Sirona提供广泛的一站式数字化应用：光学扫描系统、设计软件和切削机。对于种植设计，有该公司自己的CBCT扫描接口（伽利略），包括可兼容设计软件（Galileos Implant，Sicat Implant）。如果某些产品，如：某些定向导板设计或义齿修复加工，不能由用户完成，将由Sicat（波恩，德国）和infiniDent（达姆施塔特，德国）的制造服务中心提供服务。

18.2.4　虚拟数据转换为实际模型（快速成型技术）

目前，一些牙科工艺，如氧化锆基底上制作个性化贴面，仍需要以口内获取的数据制作物理模型（相当于牙石膏模型）。

出于这个原因，屏幕上显示的形状需要转化为真实模型。快速成型技术即可应用于此[113,278,347,351]。"快速成型技术"是一种制作方法的总称。它"旨在直接、快速地将CAD数据转化为工件，不借助任何手工或使用

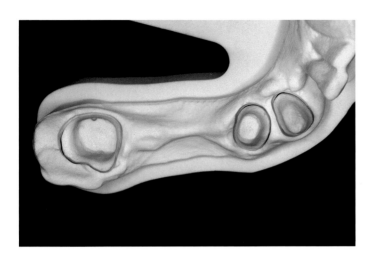

图18-3　基于iTero印模，用聚氨酯块切削出的模型。

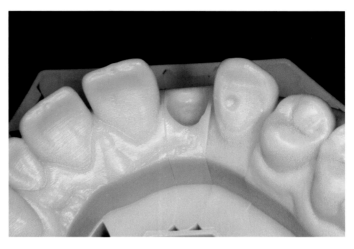

图18-4　根据Lava C.O.S.印模，使用立体光固化成型技术制作模型。聚合层清晰可见。

模具。STL格式是这组技术的相关数据接口"[399]。模型可以用聚氨酯块切削（etkon，莱比锡，德国）（图18-3），采用光固化立体成型打印或制作（图18-4）。在这种情况下，打印是指用3D打印机构建的3D模型。3D打印，是通过喷嘴用丙烯酸在三维空间平面构建模型。在立体光固化成型技术中，一个细网（约25μm）位于盛有液态丙烯酸聚合物容器表面的下方。根据通过3D光学扫描所获数据确定的结构，物理模型的第一层由细网上面的聚合物有序聚合产生（使用激光聚焦在聚合物上完成）。第一层网格轻轻地降入容器中，然后添加下一层。然而，当用于种植体支持式修复时，一些系统不允许制作像这样带有技工室种植体【译者注：即种植体替代体】的真实模型。因此，在这种情况下，只能根据显示在计算机屏幕上的数据完成工作。当构建修复体时有一定的局限性。这个例子已经说明了与传统印模制取比较，口内光学数据采集的缺点。

18.3　口内光学印模系统准确性的科学数据

在所有的光学成像系统中，口内扫描获取的信息以点云形式存储为一个巨大数据集。扫描数据的密度决定了由它计算出的表面纹理的分辨率，因为是用扫描数据来生成表面数据库。这些数据以前面提及的STL格式或公司内部加密格式储存。点云转换过程中极端值已经被消除。这意味着虚拟图像永远不可能与实际表面的一模一样，但与现实相近似。

而精度是指对同一个三维表面进行不同扫描的正确可重复性，准度的定义是虚拟表面扫描偏离真实原物的程度。有几个关于光学成像系统真实性的体外研究与象限或整个牙列相关。在这方面，扫描效果可能因扫描时相机移动的类型（被称为扫描路径）的不同而发生变化。因此，例如，Lava C.O.S.的真实性平均偏差为90μm，如果放弃标准扫描路径，扫描仪在牙列上之字形路线移动[115]，其均差相对原始模型将增大2倍。一些关于口内光学印模系统的体外研究，虽然它们只能提供关于临床应用的有限信息，当与传统的高精度的印模相比时，给出了不太一样的结果。与原始模型的偏差通常由移除的极端值计算得出。至少顶部和底部10%的偏差被作为极端值而剔除。相比全牙列对照模型，用硅橡胶细模一步法取的印模平均偏差20μm（标准差［SD］±2μm），而Cerec Bluecam测得的真实性偏差为59μm（SD±16μm）（Software Connect 3.82）[113]。这两种方法都遇到后牙区出现更大偏差的现象；传统印模的偏差是系统性的，而那些光学印模不是。在另一项研究中，用钴铬全牙列模型做参考，Cerec Bluecam的平均偏差为49μm（SD±14μm），Lava C.O.S.为40μm（SD±14μm），传统印模为55μm（SD±22μm）[114]。Güth等[149]通过体外研究比较了各种数字化技术。参考模型直接用Lava C.O.S.扫描。石膏模型用参考模型的常规印模制作，再用技工室Lava Scan ST扫描仪进行数字化扫描。Lava C.O.S.模型表现出高度的真实性。

一些临床研究调查了整个修复流程的结果。口内光学和常规印模用来制造单冠，对其密合的精度进行了研究。观察到，用Lava系统（3M）制造的牙冠显示的中位值分别为42μm[52]和50μm[365]，用传统印模制取的牙冠值为71μm[365]，Cerec Bluecam印模制作的牙冠值为71μm[52]。

18.4 口内光学数据作为种植体支持式修复体设计的基础

18.4.1 解剖（研究）模型

基于传统印模制作的解剖或研究模型构成主要的修复治疗设计的一部分。这些初始的模型满足许多目的：（1）作为研究模型，它们记录了初始情况，也因此具有法医学意义；（2）模型允许分析口内情况，并提供了口内检查不能做到的视角；（3）在虚拟模型上可以设计数字化蜡型或排牙，这允许模拟以后的修复；（4）在蜡型或排牙基础上可以设计定向导板。

由于这些模型有多种用途，取第二套备用模型是明智的，因为初始解剖模型由于法律原因需要保持不变。在使用以口内光学印模为基础的数字化模型时，如果这些数据是准确的，这个问题可以排除。数字"存储"也节省物理存储空间。因此，如运用恰当，以数字化印模取代传统印模，是可能和有利的，即使在种植体支持式修复体的早期设计阶段。

18.4.2 模型分析和彩色图像的优点

这些虚拟模型允许执行各种分析，例如，功能磨损面的解读、楔状缺损以及由于磨牙症、酸蚀症和过度负重导致的磨损表现。一个良好的光学扫描可以记录牙龈退缩和膜龈联合处，即可以区分出附着龈和活动的口腔黏膜。然而，在大多数情况下，用光学印模方法难以记录活动的黏膜区域，因为在成像过程中需要暂时固定不动。如果可以选择彩色扫描，就能进一步对单牙列进行诊断和分析[261]。在一些无粉系统（Cerec Omnicam，Trios），显示彩色的虚拟模型允许详细地分析现有的

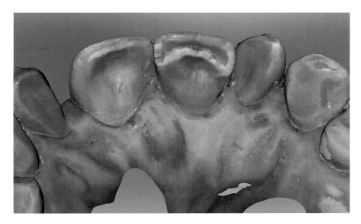

图18-5　虚拟三维彩色模型比黑白虚拟模型或石膏模型能更好地分析磨损和磨耗面。

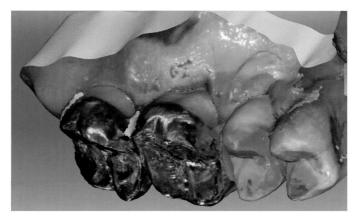

图18-6　彩色显像还提供了口腔黏膜质地、牙龈退缩和楔状缺损的生动的、像雕刻一样的质感。

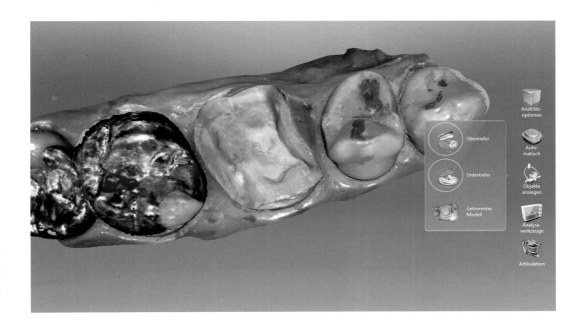

图18-7　除了上颌和下颌的虚拟相互关系，动态和静态咬合可以通过彩色标记接触点看到。

修复体和牙体硬组织；比黑白可以更好地对磨损进行分类，因为可以看到受损的牙本质（图18-5）。口腔黏膜质地也是分析牙周组织健康的重要指标（图18-6）。此外，在扫描表面之前，可以用各种咬合箔标记出静态和动态接触点与路径（图18-7），这些标记为咬合关系的分析提供了有价值的线索。

18.4.3　适合外科引导手术的区域

口内光学成像适用于种植设计，包括种植导板的制作：（1）单牙修复；（2）前、后牙区多牙间隙需要种植；（3）余留前牙的游离端缺失。

口内光学印模可以简化临床步骤，特别是结合CBCT[124]，可减少复诊的次数。

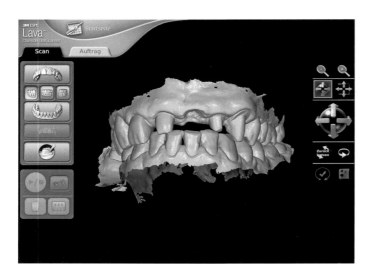

图18-8　用颊侧咬合扫描对准上颌和下颌。

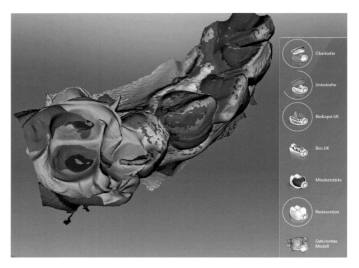

图18-9　合并的、扫描的静态（棕色）和动态（灰色）颌位关系记录。用硅橡胶和光学扫描在患者的口内取模。在这里，它们被叠加到解剖/预备印模（褐色）上。

18.4.4　捕捉静态和动态咬合

静态和动态咬合记录对于修复重建具有重要意义。如果是复杂的修复，记录应该在诊断阶段就完成了。静态和动态咬合分析的完成通过：（1）用颊侧咬合扫描；（2）静态记录；（3）功能记录；（4）虚拟殆架。这通常要先根据颊侧咬合记录对准上、下牙列关系。

大多数口内光学系统通过颊侧咬合影像对准上颌和下颌。这需要同时扫描上、下颌后牙和/或前牙的侧面，并将获取的信息存储在单独的表面数据库。匹配算法用于将颊侧扫描的侧方表面数据与上颌和下颌各自的颊侧表面扫描叠加在一起（图18-8）。这样上颌和下颌就彼此对准了。

使用静态咬合记录可视化上、下颌关系：为此，硅橡胶或蜡材料用于制取静态牙尖交错位的记录，在牙列中准备种植的缺牙区或预备牙体的附近使用这些记录材料。然后患者闭口至习惯性的牙尖交错位，直至记录材料凝固。材料在任何情况下都需保留在口内，不得移动/取出，因为这会降低精度。然后连同记录材料一起，扫描相关牙列。在种植设计中，静态咬合记录的光学印模包含了没有记录材料的缺牙区和邻牙的数字印模（=解剖式印模）。解剖印模和静态咬合记录印模相同区域的虚拟叠加允许后者的形态合并到解剖印模中。这些记录，经常以透明模式显示，在种植设计中特别有用，因为它们能够准确评估未来种植体支持式修复体的高度和杠杆的关系。然而，当制订种植计划时，只有上、下颌关系记录有牙槽嵴或余留牙稳定支撑的时候，这才是可能的（图18-9）；并且不能遮挡，否则两种光学印模不可能叠加。

功能咬合记录：这种技术可以追溯到以前传统的FGP（Functionally Generated Pathway）技术。硅橡胶置于缺失牙列或预备牙体区附近，要求患者进行侧方、后退、前伸等功能性运动。在这个过程中，对颌牙在材料

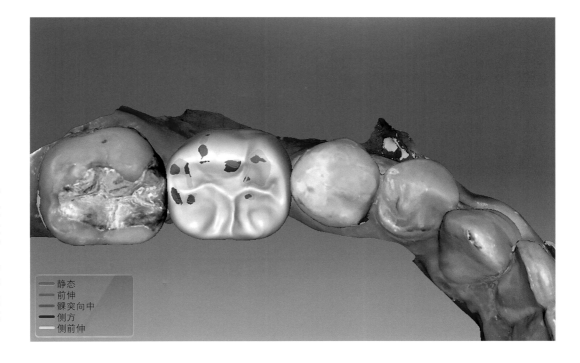

图18-10　虚拟𬌗架，允许静态和动态的接触融合到虚拟蜡型与排牙中。除了髁道斜度、Bennett、髁间距离等参数，现有的余留牙也包含在计算中。因此，在这种情况下，对涉及动态引导的牙也进行光学扫描是很重要的。

中刻印出功能路径。当材料凝固后，这些功能记录也在患者口内进行光学扫描（再次强调，它们不应该被移动或更换）并叠加到解剖印模（图18-9）。只有凝固的硅橡胶稳定地固位在相邻牙齿的倒凹区或在缺牙区突出部位，功能性与静态咬合记录技术才能使用。如果种植体暴露后，这种记录会变得更容易，因为记录材料可以固位在印模杆或愈合基台上。上、下牙列可通过颊侧咬合和静态功能记录对齐，这两者都可以实现目前咬合面的垂直距离分析。

在最初的评估和诊断中，使用虚拟𬌗架又前进了一步。封闭系统，如Cerec，提供虚拟𬌗架作为设计软件的一部分（图18-10）。它允许单独设置各种角度和平面，磨损面和角度与距离的设置可以用来模拟患者下颌的运动。Pröschel等[305]和Mehl等[259]证明，为了获得充足的运动模拟，设置平均功能参数值是合适的。一个仿真模拟的前提条件是扫描到所有涉及的引导表面，如包括计划种植部位的对颌牙齿的引导面。更复杂的𬌗架模拟软件也已经出现。然而，现在，这些只能间接地链接到口内光学印模。这就需要将STL数据导入使用的模拟软件中。

18.4.5　面部扫描

目前描述的分析和匹配选择，一直局限于口内区域，没有关联到面部相关区域。口内光学印模与面部扫描的结合已经成为可能。然而，这些改变目前相当局限，仅用于基础功能。自2013年9月以来，已经出现两种方案将面部的三维表面图像与口内3D印模结合起来。

（1）如果使用CBCT，少数CBCT扫描仪允许同时进行面部扫描，由于扫描过程中患者体位固定，这样就可以实现与CBCT图像自动匹配。从理论上讲，它也可以匹配CBCT图像中的面部扫描数据，因为CBCT也扫描了面部。理想情况下，选择适当的灰度值设置（这不对应CT成像的Hounsfield数据尺）可在CBCT下显示面部轮廓，然后将三维面部扫描叠加到它们上面。用CBCT扫描口内余留牙记录口内3D表面数据已经是标准程序。因此，面部扫描和口内扫描的表面数据，以及CBCT扫描获得的大量数据，可以融合成一个数据库。

（2）CBCT扫描并不是必需的，尽管总是希望有CBCT数据，所以一部分初始分析融合面部扫描和口内

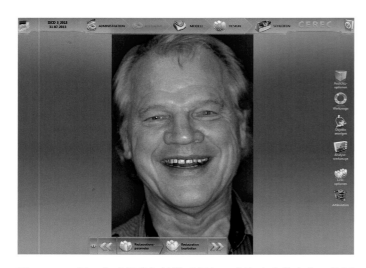

图18-11　用一个"标准"的数码相机，获取患者数字化二维画像，然后导入设计软件，在特殊算法帮助下计算产生三维图像。然后将口内印模与面部扫描融合到一起。

光学扫描只有一个选项，即通过在面部扫描和口内光学扫描上标记参考面或建立参考标记点。这些参考标记可以在两个数据库识别。通过扫描微笑患者暴露的上颌和下颌前部，理论上可以把这些表面数据叠加到口内生成的三维数据库，并以此方式将面部扫描匹配到上颌和下颌数据库（图18-11）。例如，在Cerec方法中，这可以简单地通过患者脸部的高分辨率二维照片来实现。然后用特殊的算法和标记某些参考点将这张照片生成3D图像。通过将上颌口内扫描图像半自动叠加在人脸三维图像中可见的上颌前部区域，这两组信息可以被融合成一个单一的图像。后一种方法，大多处于研发阶段，只在复杂的病例中使用。此外，仍然不可能从面部三维扫描产生患者逼真的富有表现力的面部动作。

18.4.6　从虚拟蜡型/排牙到定向导板

定向导板（光学印模和二维X线片）

步骤：（1）口内光学印模；（2）虚拟蜡型；（3）定向导板；（4）可选：带导板的全口曲面断层片或CBCT扫描。

在前面的章节中已经多次强调蜡型或排牙对于设计种植体支持式修复治疗的意义。理想的牙齿蜡型/排牙把未来可能最好的状况形象化，传统方法是通过石膏模型设计完成的。如果用口内光学印模系统，这一步也可以虚拟完成。除了数据集和口内表面的三维显示，还需要一个可以在缺牙区和有牙区域创建牙齿形态的设计软件。如果使用一个封闭的系统，在扫描口内光学印模和定义需要建立的牙齿之后，就可以直接开始屏幕上的设计。如果使用了不同的系统，必须首先将口内的光学印模数据转化成设计软件兼容的格式。设计软件可以使用的最完善的格式是以前讨论过的STL格式。目前，Exocad、3Shape和Dental Wings提供的开放设计软件可以使用STL数据。然而，一些免费软件（如Blender）在自由添加模块的辅助下，可以设计出修复体。在设计软件的帮助下，根据邻牙和对颌牙设计未来修复体的理想形状，这样就可以形象地看到形状和功能。至于形状，设计种植体支持的上部结构需要的重要参数包括长宽比、与对颌的关系，以及将来修复体的基底设计。例如，可以决定种植体上部结构设计成前磨牙还是磨牙。通常，牙齿类型的确定（前牙/尖牙、前磨牙/磨牙）也决定了植入种植体的数量和理想的修复位置。例如，为了修复磨牙，种植体设计是通过相应上部结构的中央位置，还是带有近中清洁通道的远中位置（详见15.6.10章节）更为有利。相对简单的虚拟设计过程、快速显示的基本设计方案，使得虚拟蜡型/排牙比用传统方式重建牙齿

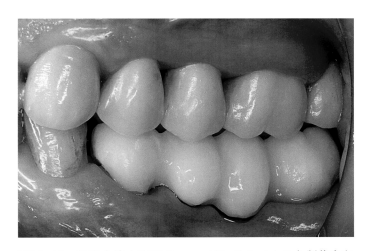

图18-12 用聚合块（CAD Temp、Vita Zahnfabrik）制作定向导板。种植体设计在35和36区域。导板由34和37支持。为了虚拟设计，去掉固定修复体之前需要先制取此修复体的光学印模，并作为定向导板的虚拟设计形状。

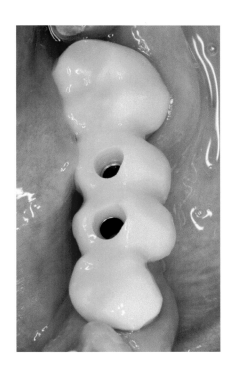

图18-13 已放入导向套管的定向导板的咬合面观。

形态和样式更有效率。相对于在传统模型上去除前磨牙的蜡型并用磨牙代替，实际上这种方法更容易改变牙齿类型并生成相应的基本方案。咬合面，作为功能形态部分，以动态、静态咬合为基础设计。通过与对颌牙的虚拟融合来确定静态接触点。而且，因为有动态显示选项，通过功能记录和虚拟𬌗架的辅助，在动态咬合中咬合面的形态可以进一步计算。

此时，就可以将虚拟蜡型/排牙转化为相对简单的定向导板。用一个（透明的）聚合块磨切虚拟设计的蜡型/排牙结构，通过邻牙支持，并插入钻导向套管（图18-12和图18-13），制作简单定向导板是可能的，随后也可用于放射线验证种植体轴向。然而，这种无须模型的制作定向导板的方式，其局限性很明显，因为没有石膏或物理模型，标记和导向套管需要根据研磨

过的蜡型/排牙的牙长轴手动对齐。

18.4.7 导板（光学印模和CBCT）

CBCT扫描这种三维影像检查的适应证已经在前面章节详细地讨论过（详见10.3章节）。口内数字化印模和CBCT扫描为确定种植体的最佳位置提供了一个理想的组合。从获得口内结构的3D光学影像开始，到生成定向导板设计图结束，有两个不同路径的工作流程，完全根据数字化数据实施：（1）封闭系统；（2）利用各种不同的、兼容的系统。Sirona提供的软件和系统是一个封闭系统的经典例子。它提供了3种不同的制造定向导板的方式：（a）无放射导板的CBCT；（b）有放射导板的CBCT；（c）用热凝树脂固定参照物的CBCT。

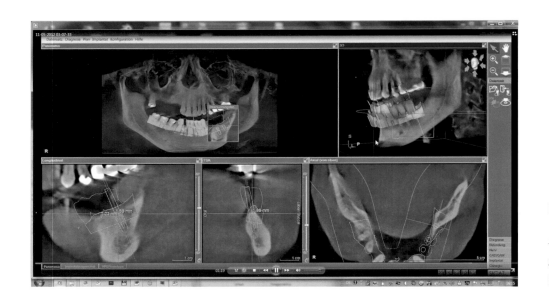

图18-14 根据CBCT数据（Galileos）建立虚拟三维修复设计（Cerec inLab）。然后在34、35和36虚拟种植设计。数据被发送到切削中心用来制造定向导板。

封闭系统：（a）无放射导板的CBCT

步骤：（1）口内光学印模（Cerec）；（2）虚拟蜡型：Cerec或inLab 设计软件；（3）无放射导板的CBCT扫描：这必须由伽利略CBCT扫描仪完成；（4）虚实蜡型和CBCT数据融合–>种植计划；（5）手术导板：由Sicat制作（波恩，德国）。

Cerec成像系统（Cerec Bluecam或Cerec Omnicam）用来扫描口内结构，包括相邻的牙齿和计划种植的缺牙区。应考虑到与对颌牙列的空间关系，因为这与后面的虚拟修复设计有关，可以从先前描述的颊侧咬合或记录材料获取。在inLab或Cerec软件里首先画出修复体的初始设计。这说明以固定修复形式设计几个相邻的修复体是可行的。当然，除了修复体协调的排牙，静态和动态咬合关系也是很重要的。在这一步，需要记录一些测量数据，如牙齿宽度、种植体间的距离、种植体与邻牙的距离和杠杆力。因此，在这个阶段，是为最终的修复体确定一个理想的修复设计，并使预先设计的种植体/基台结构的穿龈轮廓可视化。采用Sirona软件，从光学印模到设计的工作流程使用了该公司自己的编码文件格

式。设计数据以SSI文件输出，随后被导入到Galileos或Sicat种植设计软件。在这一步中，CBCT数据以DICOM格式与口内光学扫描的表面数据融合。为此，在口内光学扫描的虚拟表面数据库和CBCT扫描图像中定义相应的点。该软件采用叠加算法来识别和叠加相应的CBCT扫描表面（基于灰度级显示的密度梯度识别牙齿表面/气体的边界）和口内扫描的表面数据。这种方法随着特征性表面的增加（如牙齿）而效果更好；这些表面的伪影也要尽量少。另一方面，如果牙列缺损严重，并存在金属伪影，这个过程会变得困难，甚至不可能完成。软件不允许数字表面扫描和3D DICOM数据的手动对齐。然而，由于这一步对随后手术导板的准确性有决定性的影响，在没有任何形式的放射导板供参考时，进行CBCT扫描之前需要考虑以下几点：

- 余留牙越多，进行口内表面数据和骨CBCT扫描的叠加（=配准）越容易完成。
- 太多修复体包含阻射材料（如金属合金）导致伪影，这会干扰叠加过程或使其不可能实现。
- 在任何情况下，如果进行立式CBCT扫描，需要

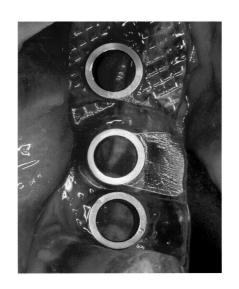

图18-15　使用虚拟的设计数据，切削定向导板在口内就位。

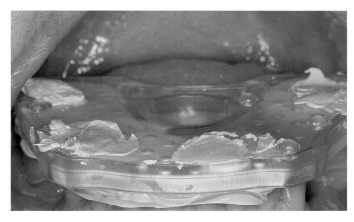

图18-16　带有参照物的放射导板用硅橡胶固定在牙列上（Metalbite, R-dental，汉堡，德国），准备CBCT扫描。

确保患者在整个扫描仪旋转期间不能移动。应该向患者解释，在扫描旋转过程中保持完全的静止不动对于成像质量是至关重要的。因此，在实际的CBCT扫描之前强烈推荐做"演习"。这还可以减少患者由于CBCT单元围绕他/她头部旋转产生的焦虑。患者避免吞咽也很重要，如果可能的话，在扫描旋转期间也要屏住呼吸。

- 患者不应该在他/她习惯的牙尖交错位拍片，因为，在有过多覆𬌗的情况下，上颌和下颌牙齿会重叠，导致在后面的匹配过程中无法参照。

CBCT最强的灰度值梯度，从明到暗，确定了牙体和空气的界限。这种结构现在可以与相应的口内扫描数据叠加（配准过程），所以骨质结构、口内表面数据和虚拟的修复修复体显示在同一3D设计软件中。因此，可以依据骨、需要保护的结构、修复体的理想设计方案来确定种植体的直径、长度、角度甚至种植体肩部植入的深度（图18-14）。然后数据发送到Sicat（波恩，德国），在那里数据用来切削带有套管的定向导板（图18-15）。它可以制作带导向套管的导板，也可制作带有导航套管的导板。

封闭系统：（b）有放射导板和参考标记的CBCT

步骤：（1）制备藻酸盐印模和模型；（2）用硅橡胶咬合记录材料将放射导板固定在口内余留牙上进行CBCT扫描；（3）口内光学印模（Cerec）；（4）虚拟蜡型：inLab/Cerec设计软件；（5）将从CBCT提取的表面数据和虚拟蜡型融合->种植设计；（6）定向导板：Sicat制作。

在这项技术中，放射导板与相关牙列匹配（图18-16）。随后，将硅橡胶材料放到余留牙齿上用来支持放射导板，如果有必要，剩留的牙槽嵴上也要有硅橡胶。该导板包含参考标记，可用来验证设计过程以及在技工室确定定向导板的位置。然而，模型的存在是这个工作流程的先决条件，因为它能复制将要植入种植体的牙列的结构。随后基于发送到Sicat的虚拟设计数据，将放射导板转换成一个定向导板（图18-17）。这一流程的优点是：在CBCT（此时它由硅橡胶支持）之前，导板的准确就位已经验证过，并且随后就位不会发生变化，因此在种植体植入时，没有导板不稳定的"意外"（图18-18）。

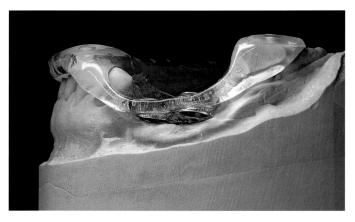

图18-17　基于虚拟设计将最初的放射导板修改为全程引导式种植的手术导板（虚拟设计在18.4.7章节；见图18-14）。

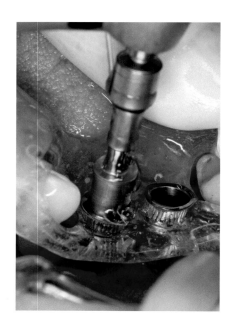

图18-18　用全程引导式手术导板种植。

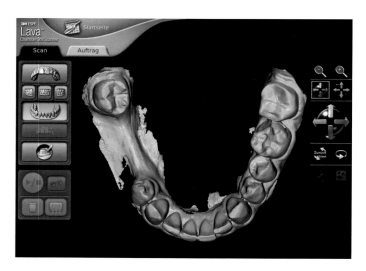

图18-19　口内光学印模技术取得的解剖印模用于制作定向导板，无须石膏模型。

封闭系统：（c）用热凝树脂固定参照物的CBCT

步骤：（1）制作藻酸盐印模和模型；（2）在计划种植的缺牙区用热凝树脂固定参照物。热凝树脂可获得稳定的支持，因为它覆盖在相邻的牙齿上；（3）口内光学印模（Cerec）和虚拟蜡型；（4）融合CBCT和虚拟蜡型->种植设计；（5）制备钻体【译者注：指一个包含钻孔的物件】的内部。

在这个方案中，在口内或模型上，用热塑树脂在计划种植的位置包埋一个参照物，并将其固定到相邻的牙齿[41]。放射参照物在热塑树脂内形成一个椭圆形的"固定框"。戴着参照物做CBCT扫描，随后将其叠加到包含有虚拟修复设计的Cerec表面扫描中。然后将种植体的位置与参照物建立联系。使用Cerec磨切单元，一个椭圆形的镶块（实际的钻体）从一个钻体块材料研磨出来，这个钻体块包含一个与当前种植体系统兼容的预制钻孔。钻体与根据参照物制作的椭圆形固定框精密匹配。根据种植体的设计，钻孔正确地放置在椭圆形镶块中。从热凝树脂导板中移除参照物，钻体放在固定框中它的位置上。

开放系统：无放射导板的CBCT

这种方法的前提是口内光学扫描仪（图18-19）使用普遍兼容的STL数据格式。将上颌、下颌、颊侧咬合的表面数据导出到兼容的设计程序。在一些系统中，也可能获取和输出功能咬合或静态咬合等更多的信息。允许STL数据导入的设计软件包括exocad Dental CAD、Dental Wings dwos、3Shape Dental System和Straumann's CARES Visual软件（图18-20）。这些程序用来设计所需的修复工作。在一些设计程序中，可以呈现出不同的基台解决方案。在上部结构的设计过程中，这个特点非常有用（图18-21）。确保设计程序和种植设计软件之间的兼容性是必要的，因为来自表面扫描和虚拟修复设计的兼容数据需要从修复设计程序导出，并输入一

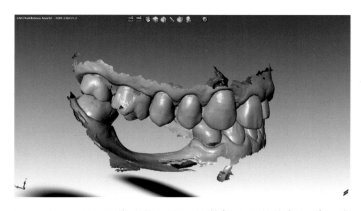

图18-20 以STL格式将口内三维数据导入的修复设计程序（Straumann，巴塞尔，瑞士）。

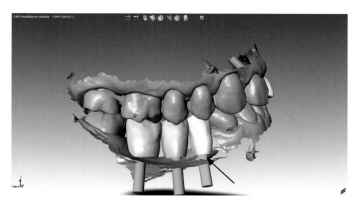

图18-21 在修复设计程序中虚拟设计蜡型/排牙（Straumann，巴塞尔，瑞士）。种植体可能的穿龈轮廓已融合进来（箭头）。

个虚拟种植设计软件（图18-22）。市面上有些程序，允许修复和种植设计在同一个软件平台进行（如3Shape Implant Studio, 3Shape）。

coDiagnostiX程序（Dental Wings，蒙特利尔，加拿大）是一个种植设计软件，允许和CBCT扫描仪的数据一起，从各种软件导入修复设计数据。为了融合CBCT扫描的放射影像信息和口内的STL数据，需要将CBCT扫描的DICOM数据生成相应的表面数据，可以叠加（配准）在口内扫描的表面数据中。例如，CBCT扫描的表面数据可以根据识别CBCT图像中牙齿表面与空气交界面的密度梯度灰度值来生成。配准过程本身是通过在CBCT和口内扫描中手动设置几近相同的参照区域实现的。将两个数据库最终叠加（配准）在一起后，大致的预调整由程序使用的算法来完成。除了半自动叠加程序，一些程序也允许操作者微调，如coDiagnostiX。在

这之后，正如之前所述，种植体的植入位置与需要保留的结构、可用的支持骨和虚拟修复排牙有关（图18-22）。这时候，它可以判断对于修复理想的植入位置是否需要骨增量，或是否需要调整种植体的长轴使其仍然能够支持修复体，同时又可以减少或避免骨增量。一些软件还提供把基台虚拟置于种植体上的选项，如果设计是种植后即刻负重，在种植体植入之前就可以制作完成（详见18.6.2章节）。虚拟种植体的类型可以从包含有大量种植系统的数据库中选择。

下一步，套管的距离根据种植体及其类型（如外径）以及具体的种植系统决定（图18-23）。导板的戴入方向和支撑区域，最好是在余留牙齿上，也需要设计（图18-24）。它也可以设计观察窗，允许检查导板在口内的就位。计算制作手术导板的数据后，导板用医用聚合物由3D打印机制作完成（图18-25）。

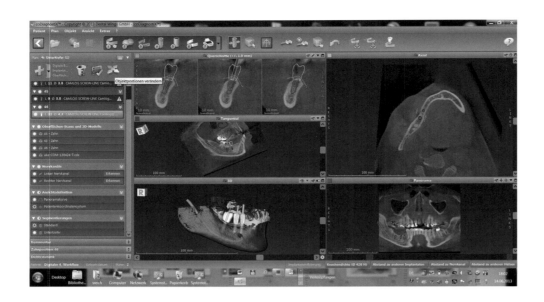

图18-22　种植设计程序：虚拟蜡型/排牙设计和CBCT数据已经融合。种植设计已经完成，并可以在各平面验证。融合的修复设计和三维骨结构允许确定最佳的种植体植入位置。

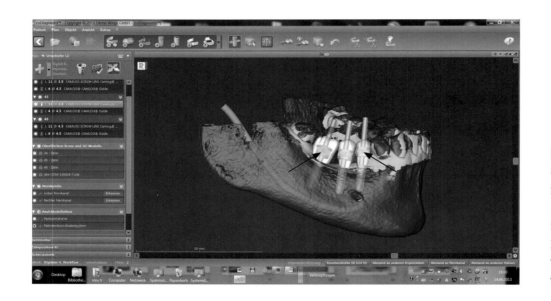

图18-23　确定了钻套管的位置。在这个三维图像中，CBCT扫描的结构显示为深蓝色。口内数据显示为淡蓝色，牙齿区以豹纹效果显示，作为与CBCT扫描图像正确叠加的标志。在这个数据中修复体设计显示为白色。种植体和钻的套管也可识别（箭头）。

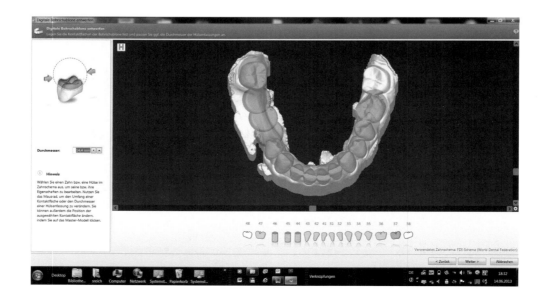

图18-24　设计导板并定义它的范围。

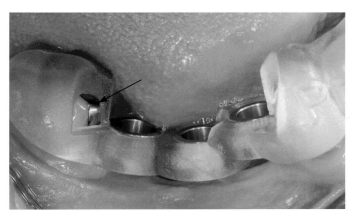

图18-25　根据虚拟设计，导板用3D打印机制作，钻套管已经就位。检查窗清晰可见，确保可以验证就位的准确（箭头）。

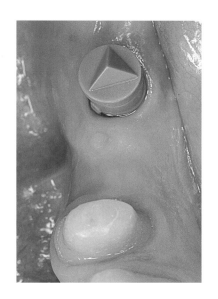

图18-26　扫描体（灰色）就位到用于口内光学印模制取的中间桩上（用于Cerec软件）。

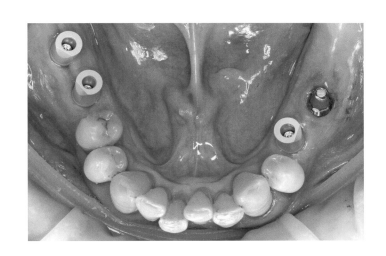

图18-27　为了口内光学印模，一段式扫描杆（Straumann）就位。在36留下了基台，像已预备、要做冠修复的牙齿。

18.5　基于口内光学印模的种植体上部结构

18.5.1　数字化获取种植体位置

给患者安装包含种植体支持上部结构的修复体的标准流程从传统印模开始。印模杆作为工具用来将种植体的位置与邻牙及对颌牙的关系，以及与软组织的关系通过印模转移到模型上。

相比而言，获取数字化种植体位置需要有扫描体（图18-26和图18-27）。它需要与所用的种植体系统和软件相兼容，以便随后进行修复设计工作，或可以提供数据，使制造商能够制作真正的模型。

目前，通过口内光学印模获取数字化种植体位置的适应证主要局限于单冠和固定修复体（FDP）结构。这个限制有两个主要的解释：

- 大跨度FDPs总是需要大范围缺牙区的印模。然而，这是有问题的，因为与牙列部分相比，这些

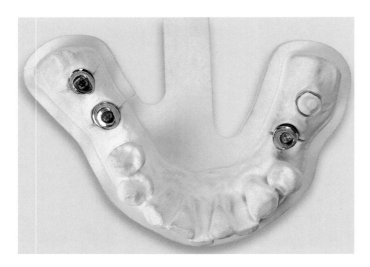

图18-28　种植体替代体已插入到带有预成孔的切削模型中，在这个模型中，基台已拧入替代体上（模型由etkon制作，莱比锡，德国）。

结构缺少独特的特征。也就是说，这些无牙区域也需要通过适当的算法与整体模型合并。扫描的结构特征越少，准确地将扫描序列拼接重叠在一起就越难。

- 相比固定的种植体上部结构活动修复体由更多的部分组成。例如其中包括套筒冠的初级冠和二级冠、饰面、修复体远中延伸和带粉红色树脂的牙齿。根据单一光学印模和绝对数字化工作流程不可能制造这些组件。常规工作程序在此不可避免。

在光学印模，相当于标准印模杆的扫描杆安装到种植体上。像传统印模杆，它们旋入种植体中并手动拧紧。这些扫描杆具有特征性的几何表面，这根据特定的种植系统而有所变化。在某些系统中，扫描杆是一段式结构（图18-27）。在另外的系统中，中间桩拧入种植体，再将有特征性表面形态的扫描体安装到桩上（图18-26）。

光学采集扫描体的几何形状和邻近的结构后，通过计算构建虚拟模型。虚拟模型中描绘的扫描杆通过操作员在软件中标记它们得以识别。这允许软件计算种植体的位置及相关的周边结构，如相邻的牙齿和牙龈。

虚拟的牙尖交错位咬合记录是一个重要的方面。支持结构越少，通过颊侧咬合记录匹配上颌和下颌就越难。游离端也存在颌间关系精确性的问题。另外，在这种复杂状况下需要使用静态和动态咬合记录。大多数病例，咬合记录材料固位是没有问题的，因为它可以固定到愈合基台上。然而，在牙列缺损和严重缺损的情况下，咬合接触可视化和关系准确性的分析很少。

如果这个工作单纯通过虚拟路径，不制作物理模型或石膏模型，就必须依靠虚拟的上、下颌关系记录。如果可以基于口内光学印模制作物理模型，强烈建议通过传统的记录方法进一步验证颌关系，如同第17章所描述的。

18.5.2　通过切削模型制作上部结构

随后的工作流程包括生成物理模型的选项。这包含将技工室种植体替代体根据上述计算放置在模型中。这里展示的例子是由Straumann旗下公司etkon（莱比锡，德国）采用聚氨酯切削的模型。技工室种植体放置的孔已经在模型上切削。第二步将技工室金属种植体替代体插入模型（图18-28）。在此之后，该模型就可以像传统工作模型一样使用。同时，在一个完整的虚拟工作流程中，制作一个包括基台结构和冠修复体的完整上部结构是可行的（2015年10月）。甚至也有可能完成固定修复体（如CARES X-Stream，Straumann）。

关于种植体的口内光学印模的科学研究甚少。种植体位置重复性的体外研究显示，以相应的扫描体为基础制作的技工室种植体主模型，其准确性低于采用传统的常规取模方式制作的模型[176]。

18.5.3　无须石膏模型的上部结构制作

本节描述了通过虚拟路径制备种植体上部结构的各种具体选择，如，使用Cerec/inLab系统，无须制作石膏模型（或切削模型）。需要注意的是，以口内Cerec数据为基础，不可能使用这些数据来生产包含种植体模型的真正模型。

扫描杆是确定的和可视化的，至此，所有用Cerec Bluecam或Omnicam扫描的种植系统的操作步骤是可比较的。第一步是在患者口内取扫描杆/扫描体的印模（图18-29），包括相邻的软组织结构和邻牙（图18-30）。然后用颊侧咬合扫描在患者习惯性牙尖交错位上建立上、下颌关系（图18-31）。对颌也需扫描。当取颊侧咬合扫描时，许多系统的扫描杆因为超出咬合平面，需要去除。因此，当取颊侧咬合扫描时，最好是刻意采集包括邻近的天然后牙外侧面的一些结构。如果已经取得穿龈轮廓的口内光学印模，可以将其归到适当目录下，然后在上部结构虚拟设计期间叠加进去。也可以采集静态和功能记录。采集的这些数据必须包括与种植体印模一致的邻近区域结构，以便可以应用到虚拟种植体模型。计算出虚拟模型（种植模型、对颌模型、颊侧咬合模型、牙龈模型和其他记录模型）后，调整模型轴向（图18-32），种植体的相应位点通过点击扫描杆确定（图18-33）。一旦种植体类型和在光学印模使用的扫描杆/扫描体已进入软件蒙版，软件可以计算出相对于天然邻牙及牙龈的种植体位置，并把它们显示在模型中（图18-34）。还需要对制作的上部结构的类型进行定义。单个种植体上部结构可用4.2x版Cerec软件设计。这可以包括：（1）基台；（2）一体修复；（3）"分体"修复。

基台制作显示在图18-35～图18-37中。所谓的一体修复是用一整块的陶瓷制作（图18-38～图18-40），不包含单独的基台。

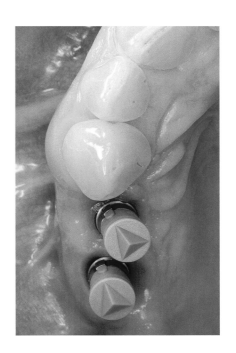

图18-29　为取口内光学印模，放入扫描体确定种植体植入位置。

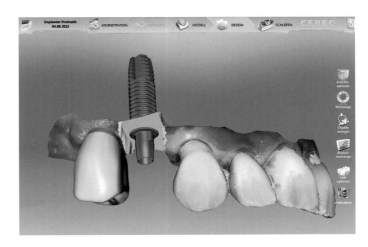

图18-30　种植体植入位置的虚拟显示。

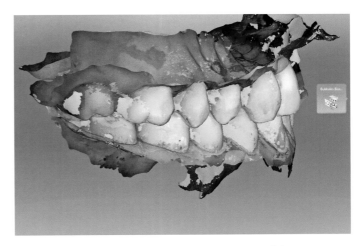

图18-31　使用颊侧咬合扫描确定习惯性牙尖交错位。

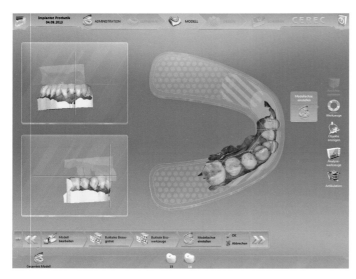

图18-32 调整模型轴向：通过定义咬合面和中线定位模型空间位置。

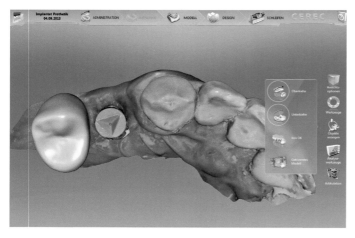

图18-33 通过点击扫描杆确定种植体位置。

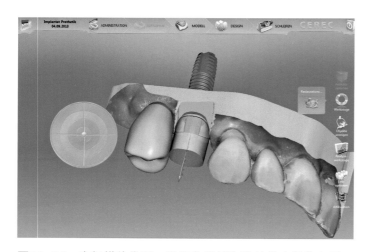

图18-34 在扫描体位置、种植体类型和种植体直径输入后，可以开始基台的设计。与种植体轴向相关的上部结构的轴向也就确定了。

至于分体修复，首先设计全解剖上部结构，随后用一个运算步骤分解成基台和匹配的牙冠（图18-41）。两种结构可以分别制造（图18-42和图18-43），如果需要，也可用不同的材料制作。

设计过程总是以标记牙龈线开始，从而确定牙龈和口腔交界处的穿龈轮廓。随后，可以使用设计工具修改穿龈轮廓。当然，多个单冠修复可以在一个光学印模中创建。

氧化锆、二硅酸锂陶瓷（IPS e.max CAD）可用于基台和一体修复。这种瓷块，是专门用于制作上部结构的瓷块，有标准的预制孔和一个凹槽。成型后（图18-44），即氧化锆烧结和二硅酸锂陶瓷结晶化，它们精确地就位到钛基台上（图18-45和图18-46）。这种设计的基础是瓷结构通过钛基底连接到种植体。这意味着，该结构没有直接通过陶瓷拧到位，而是通过中间钛基底。钛基底有一个盘，它的底部连接到种植体，而另一侧被延伸成锥形，作为陶瓷和基底之间的粘接面。有文献表明，氧化锆上部结构被粘接到钛基底，然后拧到种植体，比陶瓷直接拧到种植体更有利[375]。当然，钛基底和陶瓷之间的粘接在技工室完成。无论是何种陶瓷粘接到钛基底，基底的粘接表面均用50μm氧化铝颗粒以2.0bar的压力喷砂。用超声/酒精清洗表面非常重要，然后干燥。氧化锆在与钛基底用粘接剂粘接之前，要用50μm氧化铝颗粒在较低的压力下喷砂（1.5bar）。使用含有功能性磷酸基团的甲基丙烯酸酯（如Panavia 21 EX）粘接剂是很重要的。如果钛基底和二硅酸锂陶瓷粘接，不仅要喷砂和清洗钛基底，而且要用Monobond Plus预处理60秒。在用Multilink Hybrid基台粘接剂粘接前，二硅酸锂陶瓷要用氢氟酸（5%）酸蚀20秒，仔细冲洗，干燥，然后用Monobond Plus处理60秒。

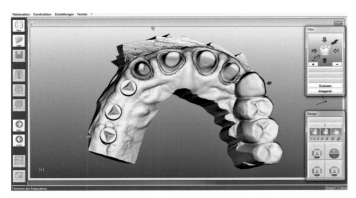

图18-35 13、14和15的扫描杆印模。

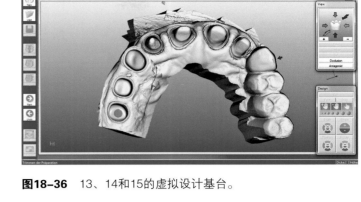

图18-36 13、14和15的虚拟设计基台。

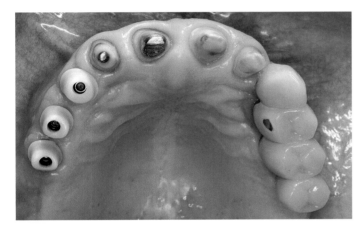

图18-37 基于虚拟设计，基台由预烧结氧化锆陶瓷在MCXL（Sirona）切削和打磨装置上制作而成。基台粘接到钛基底，钛基底拧在种植体上。

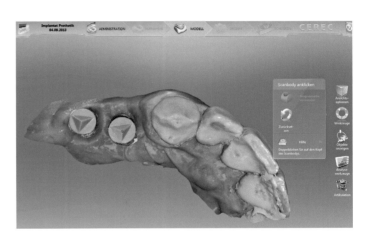

图18-38 14和15扫描体的Cerec Omnicam印模。

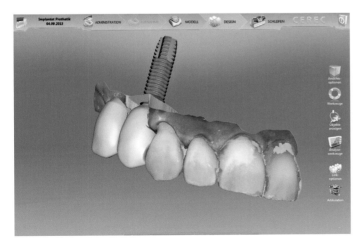

图18-39 一体式全解剖修复体的虚拟设计（14）。

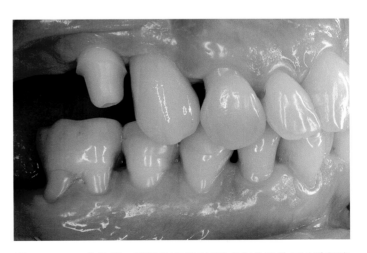

图18-40 一体修复，采用CAD/CAM技术制作出的二硅酸锂陶瓷（IPS e.max CAD LT），已安装到14。它用粘接剂粘接在钛基底，然后，将钛基底旋到种植体上。IPS e.max CAD基台用于15，由于种植体的植入位置，螺丝固位的一体冠是不利的（颊侧的螺丝开孔）。

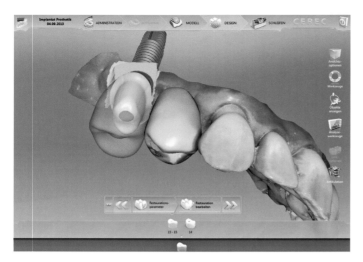

图18-41　在图18-38中的虚拟模型形成设计基础。全解剖修复体已被分解成基台和上部结构（透视观）。图18-40显示15基台。

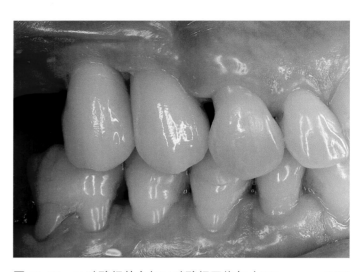

图18-42　二硅酸锂基台加二硅酸锂冠修复（IPS e.max CAD LT），其设计数据从图18-41分体设计的上部结构中获得。

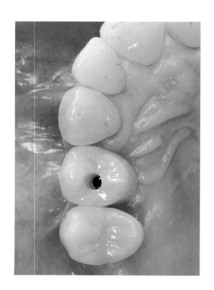

图18-43　14可见用二硅酸锂制作的一体化基台冠。螺丝通道穿过咬合面正中显露，确保均一的材料厚度。在15，由于螺丝孔的位置不理想，二硅酸锂冠被制成两部分。此位置的基台也是二硅酸锂陶瓷制成。

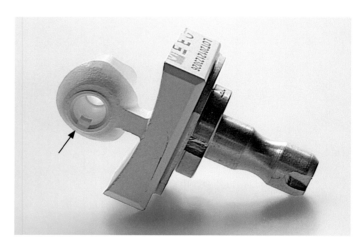

图18-44　由瓷块切削并部分烧结的氧化锆基台。凹槽清晰可见。

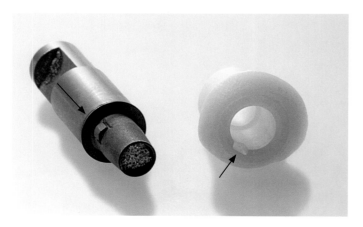

图18-45　为了与钛基底粘接，钛基底和烧结的氧化锆基台做预处理。为了方便处理，钛基底已拧到技工室替代体上。氧化锆基台凹槽清晰可见：它与钛基底的凸起紧密匹配。

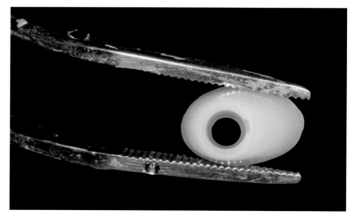

图18-46　结晶化的二硅酸锂基台（IPS e.max CAD LT），现在可以用粘接剂粘接到钛基底。

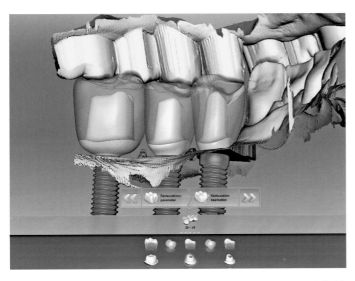

图18-47　多单位修复的例子，在屏幕上作为一个全解剖修复体设计，然后分为基台和总体上部结构。

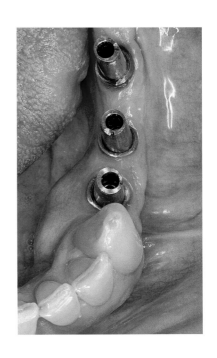

图18-48　在34、35和36取制标准基台肩台的清晰印模是存在问题的，因为邻接紧密，有的部分被牙龈覆盖。

如果一个"分体"修复，牙冠由各种材料制成，如二硅酸锂和氧化锆陶瓷材料，可以装配到氧化锆基台上（详见15.2章节）。Cerec 4.2x和inLab 4.2x两个软件都可用于上述适应证。

如果需要多单位种植体上部结构，可以使用inLab 4.2x软件设计和执行。前提是全解剖虚拟设计，然后这个多单元、全解剖的上部结构通过选择拆分命令分解（图18-47），得到单个的基台和连接这些基台的一个上部结构。

这种方法的局限性是所有这些上部结构完全通过虚拟设计，然后，一旦它们通过研磨或切削装置制作，它们只可以在患者口内检查是否密合，因为目前没有基于口内光学扫描数据生成物理模型的选项。3Shape（Trios印模系统）、Straumann（CARES X-Stream workflow）和Zfs（Zfx IntraScan印模系统）提供一个相似的工作流程，包括真实种植模型的制作。

如果诊所有自己的扫描仪、相应的软件、研磨装置和快烧炉，那么在自己的技工室制造是一个选择。

18.5.4　预成基台的口内光学印模

口内光学印模辅助制作种植体上部修复体的另一种选择是，将预成基台旋入种植体，按要求修改它们，然后像基牙一样成型（图18-48）。随后上部结构可以根据虚拟模型在屏幕上设计。在此之后，物理模型也可以使用快速成型软件制造。这个时候，流程可以进入CAD/CAM加工种植体上部结构的阶段（详见15.6章节）。如果有足够的垂直距离，制造所谓的CAD-on或多层结构。它们也可以根据全解剖修复体虚拟设计，在此之后使用软件拆分命令将它们分解成独立的支架和饰面结构，进而用不同的材料制作（图18-49和图18-50）。它们用研磨或切削的氧化锆支架加强。通过CAD-on技术（详见15.6.5章节），用焊接玻璃将支架粘接到CAD/CAM制作的二硅酸锂陶瓷结构[38]。多层技术（图18-49和图18-50），硅酸盐陶瓷饰面用磷酸甲基丙烯酸粘接剂粘接。为此，氧化锆支架要用50μm氧化铝颗粒以1.0~1.5bar的压力喷砂，彻底清洁，干燥。硅酸盐陶瓷用氢氟酸酸蚀（<5%）处理60秒，仔细冲洗和

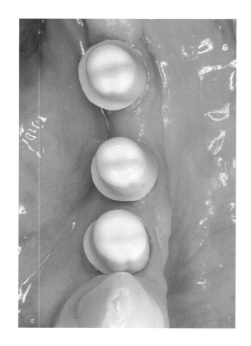
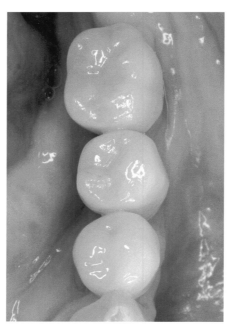

图18-49和图18-50 试戴虚拟设计的"分体"修复体。植体冠在计算机上根据全解剖设计完成，然后在有拆分功能软件的辅助下，将其分解为帽和饰面结构。根据虚拟设计，帽由氧化锆瓷块制作（InCoris，Sirona；图18-49）和饰面结构由硅酸盐陶瓷块（Vita MK II，Vita Zahnfabrik；图18-50）制作。这两个结构需要在技工室中粘接在一起。

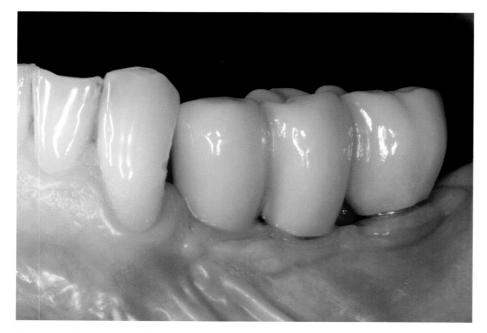
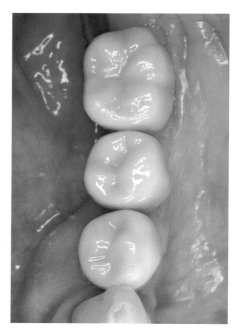

图18-51和图18-52 根据基台的光学印模和虚拟设计，切削出全解剖氧化锆修复体的例子（InCoris TZI, Sirona）。

干燥，然后用Monobond Plus预处理60秒。另一种可能是制作缩小的氧化锆支架，然后用传统的覆盖印模（如藻酸盐）制作饰面。全氧化锆结构的制作，由半透明的氧化锆制成并染色，这是另一种可能的选择（图18-51和图18-52）。由于有了新型快速烧结炉，理论上，甚至可以在一次就诊时间内制造这种类型的修复体。取决于制造商，一旦他们设计完成，就在自带的研磨或切削机上制作、干燥、染色，任何多至5个单位的氧化锆修复体能

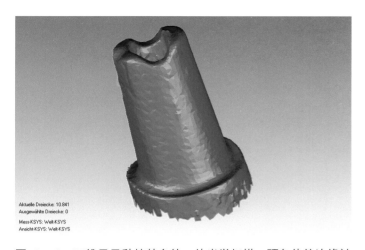

图18-53　三维显示种植基台的口外光学扫描。预备体的边缘被清楚地捕捉到。

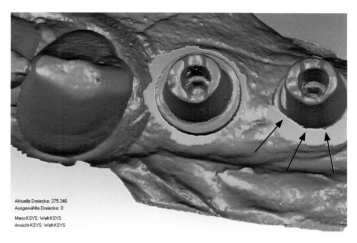

图18-54　整体扫描中，在叠加图像前种植基台的预备边缘被删掉（箭头）。

在90分钟烧结完成。正如在本章中介绍的许多方法，这项技术是还没有国际发表的、科学合理的临床研究。

18.5.5　可能的进一步发展

　　无论是常规的还是数字化的方法，放入种植体的基台取模时的问题在于获取预备的边缘。由于这些修复体是粘接的，制备边缘位于龈下可达1mm，往往由于紧密邻接的牙龈而不能清晰显示。排龈线的放置通常需要局麻和损坏种植体周围的组织，而这是需要避免的。特别是在这种情况下，数字化光学印模可以为避免种植体周围软组织损伤提供很好的选择：这需要将预制的基台旋入种植体。如果需要，这个基台可以进一步个性化制作并根据牙龈边界、基台的高度和就位方向修改，尤其是多单位上部结构的设计。用防水记号笔在口内标记后，可以使用适当的研磨工具在口外技工室种植体替代体上进行修改。同样需要切出明显的沟槽。然后将基台

在口外光学扫描。通过把基台旋入技工室种植体替代体，取光学印模就变得很简单（=口外扫描）。整个预备体边缘可以通过这种方式获取。然后，基台拧入患者口内，整体扫描基台和相邻结构（=口内扫描）。口外扫描，可以充分获取基台的预备边缘（图18-53），然后和口内扫描配准。这是用标准软件将导出的STL格式数据融合来完成的，如Geomagic Qualify；或者用扫描软件融合，如果相关操作步骤都已经包含在该软件内。在两个数据融合之前，整体扫描得不清楚的种植体基台预备边缘可被删除（图18-54），因此，在融合后，只见到在口外扫描中获取的完整和清晰的预备边缘（图18-55）。然后，修复工作的虚拟设计，可以在这个虚拟三维图像上完成。这样做的前提条件是口内和口外扫描精确地叠加。种植体基台凸起结构越多，越容易准确地叠加。基台上简单咬合面或切端的沟槽可以使叠加过程更准确。

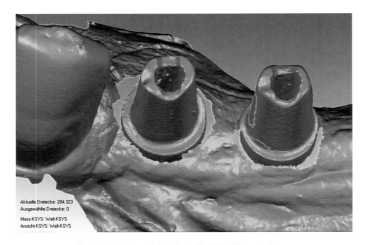

图18-55　单独基台的口外扫描与整体扫描相融合。

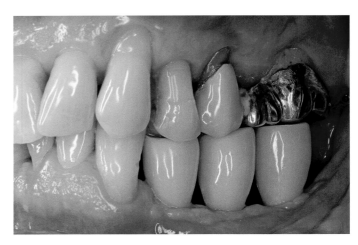

图18-56　34、35、36一体式的单牙上部结构，由带有合适的粘接基底的PMMA块制成。跟氧化锆、二硅酸锂一样与钛基底粘接。PMMA块的粘接表面用50μm氧化铝颗粒喷砂处理，Monobond Plus预处理60秒，然后用磷酸丙烯酸酯水门汀粘接到钛基底。

18.6　基于口内光学印模的临时种植体上部结构

临时修复体放在本章的结尾来讨论，因为涉及光学印模，临时与最终的修复原理相同。因此，在讨论最终修复基础细节后再谈临时修复，虽与临床顺序相反，但更有意义。临时修复体可根据上部结构的类型和制作临时修复体的时机而分类。

18.6.1　上部结构的种类

关于上部结构类型，基于口内光学印模制作的临时修复体有两种。如果使用标准基台，可以像之前描述的最终修复体一样，制取光学印模（图18-54）。因为上部结构实际上是在计算机上虚拟设计的，其形状也直接转换为最终修复体，提供全解剖或"分体"的最终修复。因此，临时修复有验证后续的最终上部结构美学效果和功能的目的，包括它的清洁便利性。聚甲基丙烯酸甲酯（PMMA）块通常被用来作为临时修复材料，并作为CAD/CAM工作流程的一部分进行加工。

第二种选择包括通过扫描杆或扫描体确定种植位置。正如本章节提到的最终修复体的部分，可以基于三维数据制作相应的模型（"石膏模型"）。或者，全解剖、单冠修复体可以直接在虚拟模型上设计并粘接到钛基底，如同一体式最终修复体（图18-56）。另一种可能包含多个单位（"分体"的上部结构），先设计全解剖结构，然后分解成一个临时的多单位上部结构和下面的单个临时基台。临时修复的多样性是塑形和验证穿龈轮廓的一种极好的方法。

CAD/CAM制作的PMMA临时修复体的优点是，易成型、抛光和添加材料。加工用交错齿碳化合金磨头（粗、细）、大抛光轮，使用浮石粉和抛光膏（P3，blue block，Polirapid，锡根，德国），能迅速制作出光滑、高光泽的表面。在表面粗化后，可以使用流体复合树脂（如Tetric Flow）很容易地增加材料。

18.6.2　制作临时修复体的时机

关于临时修复体的制作时机、光学印模技术可以作为工具用于：（1）种植设计阶段准备临时修复体；（2）种植体植入期间取种植体位置的印模，之后制作临时修复体；（3）只有在二期手术后取种植体位置的印模，并制作临时修复体。

在种植设计阶段准备临时修复体

应用设计软件coDiagnostiX，临时修复体的设计和准备可以在虚拟种植设计和手术导板制作时开始。在虚拟蜡型/排牙的辅助（详见18.4.7章节）下，一旦种植体位置确定，用软件找到种植体基台后并就位到虚拟蜡型/排牙。由于在修复设计程序中有虚拟蜡型/排牙，允许使用3D打印制作所谓"蛋壳"临时修复。因此，在种植体植入时以下物件将可供使用：种植体植入位点的手术导板、在虚拟种植设计期间选择的种植体基台和蛋壳上部结构。植入后，一旦确定有足够的初期稳定性，将基台就位，缝合伤口，按要求重衬成型/修改蛋壳临时修复体，并将其临时就位。同时，在种植体植入软件中，确定种植体位置后，也可以设计种植体上部结构。这种上部结构可以用高分子聚合物制造，连接到钛基底。在使用全程导航程序植入种植体后，预制的上部结构可以作为即刻修复体戴入（如coDiagnostiX和CARES Visual）。

在种植体植入时准备临时修复体

为确保临时修复体在种植体暴露时可以固定到种植体上，可以在种植体植入时记录植体位置（详见12.3.2和12.3.3章节）。在目前的情况下，种植体的位置可以通过插入扫描杆和光学扫描来确定。除了种植体的初期稳定性外，术中口内光学印模需要满足以下条件：

- 由于在创口关闭前取模，扫描时间应保持在最低限度，以避免延长不必要的外科手术时间。在有些光学印模系统中，在手术开始前，就可以记录上颌和下颌以及进行颊侧咬合扫描。然后，在种植手术期间，种植体植入的区域可以从虚拟模型中切掉。一旦种植体获得初期稳定性，将扫描杆插入到种植体并进行光学扫描。手术前和手术期间扫描其他保持不变的结构，以便种植区域能被叠加到术前形成的虚拟模型中。

- 它需要获取的印模没有经过表面修整。

在种植体愈合期间，可以根据虚拟模型制作临时修复体。尤其是当种植体暴露时发现软组织情况复杂、需要临时修复体塑造穿龈轮廓的时候，这个方法更有优势。

在种植体暴露时准备临时修复体

最简单的方式是将预制的基台旋入种植体，根据需要将其修改/预备，并制取光学印模。用可加工的PMMA或复合树脂块在CAD/CAM技术辅助下椅旁制作临时修复体。

第二种方式是将扫描杆旋入种植体并取光学印模。通过3D印模打印的模型制作临时修复体，或者通过使用粘接到钛基底的PMMA块，直接制备临时修复体（详见18.6.1章节）。

没有表面修整的印模在两种方法中都有利。如果成像系统提供了直接的虚拟设计和使用研磨或切削设备独立制造的选项，患者可以戴上即刻临时修复体离开诊所。

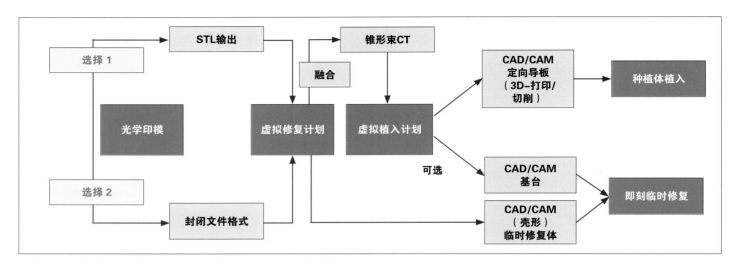

图18-57　基于口内光学印模，种植设计的选择。

18.7　本章小结

图18-57和图18-58的流程图概述了在种植体支持式修复时口内光学印模提供的选择。处理路径以"未完成"的产品结束，如"基台"或"CAD/CAM支架"，特意以这种方法显示，是明确它们的制造需要重复的光学印模还是传统的流程（如覆盖取模）。图18-57总结了基于口内光学印模的种植设计流程。正如传统的蜡型/排牙，这包含最佳的虚拟修复设计。将这些数据与相应的CBCT数据融合产生最佳的种植计划，并用其作为制作定向导板的基础。种植体植入时，一旦定向导板、定制基台和临时修复体可以使用，以修复为导向的流程链也就结束了。虚拟平台coDiagnostiX设计软件（Dental Wings）和CARES可视化设计软件（Straumann）使得这个过程成为可能。

图18-58显示在光学印模的帮助下，制造修复体的流程。选项1，安装基台后光学扫描并作为修复体设计的基础，可以设计为支架、全解剖修复体或"分体"的修复体，这取决于使用的设计软件。此外，它也可以基于口内扫描数据制作物理模型，可作为支持模型用于CAD/CAM支架个性化饰面的制作。

在选项2中，通过扫描杆/扫描体获取种植体的位置。如果不可能制作种植体的主模型，将使用"无模型"程序设计和制作修复体。如果数字化工作流程以基台或支架的制作而结束，这就需要常规操作步骤，如覆盖印模或重复扫描。如果种植主模型也可以通过数字化获取的扫描杆/扫描体制作，后续的流程取决于可供使用的设计软件，该软件是否会开启一个完整的数字化处理流程（如CAD/CAM基台和全瓷修复体），或是在数字化制作基台或支架后，再在石膏模型上进行传统的工作，或重复扫描后再开始另一个数字化处理流程。

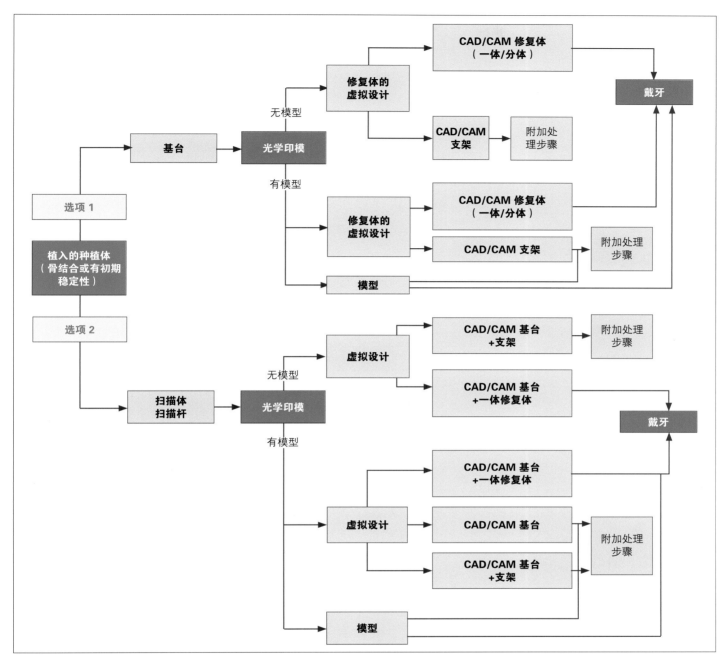

图18-58 使用光学印模制作修复体的流程。

第19章
维护和随访
AFTERCARE AND RECALL

S. Wolfart

牙种植治疗的长期成功有赖于严格执行的终身且系统性的随访计划。本章讲述修复体的系统维护，其中的部分内容源于Gehrt和Wolfart的一篇文章[132]。

19.1   系统随访计划的必要性

患者往往从是否疼痛、行使功能的情况、美学、社会和心理方面以及治疗所需的花费和时间等，判断种植修复治疗的效果。提供治疗的牙科医生评估种植修复是否成功时，考虑的是种植修复（技术）的可靠性、患者的满意度、对牙科医生自身声誉的影响和性价比[12]。

然而，尽管上述的标准都达到了，对于牙科医生和患者来说，长期稳定的持久效果仍是评价治疗结果成功不可或缺的因素。只有通过牙科医生和患者的紧密合作，才能获得稳定而持久的治疗效果。

有必要采取措施，加强医生和患者之间的交流并建立常规的预防与治疗措施，两者都是家庭护理和专业维护的组成部分。

为此，作为维护计划的一部分，定期系统检查可以达到这一目的。这将确保在修复体制作完成并戴用后，能够发现和预防修复体的并发症。在此过程中，鼓励并指导患者在其力所能及范围内，妥善维护自己的天然牙齿和修复体。所以，护理患者的固定或活动修复体是一个终身维护计划[355]。

大量文献表明，预防性维护对天然牙齿和牙周组织的健康有积极的作用[30,36,366]。如果进行定期的牙齿检查和专业的清洁维护，牙及牙周健康会保持稳定。对于牙缺失修复后的维护，定期复查能保证实施更频繁的后续处理，做必要的修复体替换。这样，有助于保持咀嚼系统的长期健康，因为不良修复体将进一步损害余留牙列[421]。活动修复体比固定修复体更需要维护[414,419-420]。

积极治疗期过后，患者的配合度明显下降[285]，此时，建议牙科医生通过系统随访计划来管理患者。一个目标明确、可长久执行的计划包括以下几个方面：

· 及时更新全科和专科病例。
· 检查。
· 治疗措施。
· 确定的随访间隔时间。

19.2   定期维护检查的方法

19.2.1   病史

了解患者的病史，有助于预先明确可能引起修复并发症和牙科治疗并发症的发病因素。

除了不良口腔卫生之外，牙周炎和种植体周围疾病的发病因素，还包括既往牙周病史、糖尿病、饮酒、吸烟以及遗传多样性等因素[243]。多种因素的联合作用尤易引起生物学并发症（表19-1）。虽然修复体是义齿性口炎的诱因，不良口腔卫生、口腔干燥或过高的血糖也可诱发甚至直接导致此并发症[9]。

另外，在进行任何侵入性牙科治疗之前，有必要先明确患者是否有免疫低下、心内膜炎、二膦酸盐类药物应用史、过敏史、代谢紊乱、服药史以及可能危害到牙科工作人员的任何感染危险因素。

19.2.2   牙科检查

规范的牙科检查是对患者口腔健康状况和修复体进行综合评估的一个有效方式，也可以告诉医生患者维护口腔卫生的效果和依从性。

表19-1 病史中某些生物学并发症的易感因素（摘自Gehrt和Wolfart[132]）

病史中的易感因素	可能的生物学并发症
较少清洁 较少用到口腔卫生措施	不良口腔卫生
药物治疗 －抗胆碱类药物，用于如膀胱过度活动症、帕金森症、慢性阻塞性肺疾病 －精神疾病的抗抑郁药 －苯二氮䓬类药，用于如癫痫、精神疾病、睡眠问题 －抗组胺药，用于如过敏、皮肤病、睡眠问题 －抗高血压药 利尿药，用于如心血管疾病、水肿、肾衰竭 放射治疗 化疗 肾上腺疾病 自体免疫疾病，如舍格林综合征、类风湿关节炎 抑郁症 涎腺疾病 口呼吸/鼾症 应激 酗酒/吸烟 脱水	口腔干燥
药物治疗 －癫痫病抗惊厥的苯妥英钠 －作为免疫抑制剂的环孢素A，用于如自体免疫疾病、器官移植后 －硝苯地平，用于抗高血压	牙龈增生（非炎症性的）
咬合干扰	牙齿动度增加（咬合相关的）
感染性疾病 药物治疗 －免疫抑制剂，用于如自体免疫疾病、器官移植后 营养不良 应激 酗酒/吸烟	免疫力降低
糖尿病 高糖饮食	高血糖
代谢异常，如糖尿病 怀孕 （更年期骨质疏松症、口服避孕药）	内分泌改变
酗酒/吸烟 营养不良	维生素缺乏
自体免疫性疾病，如类风湿关节炎 代谢紊乱，如糖尿病	系统性疾病（易感染）
牙周病史（遗传易感性）	易发生牙周病，及相关系统性疾病

牙和种植评估

在评估牙/种植时，牙科医生需要记录患者的龋齿、磨耗、牙体或修复体的缺损，以及修复体的密合度。患者居家的口腔卫生状况通过菌斑指数（PLI）或菌斑控制记录（PCR）来评价[291]。

牙周和种植体周围组织评估

通过检查探诊深度、附着丧失、根分叉病变和炎症状态（探诊出血，BOP），来评估牙周和种植体周围组织的健康状况。使用0.2N的探诊力时，牙周探针会使牙龈上皮从牙齿表面分离，但不会破坏结缔组织与牙齿的适应性，5天后，上皮附着将完全恢复[118]。虽然对天然牙的牙周袋深度测量没有异议，但是，对种植体周围进行常规的探针探诊曾被认为是有争议的。然而，近来有研究证实这种检查并不会带来伤害，同时，逐渐加深的种植体周围袋，可能是种植体周围黏膜炎或种植体周围炎的早期症状[335]。

除了增加的探诊深度，评估种植体周围组织状况的其他指标包括菌斑指数、黏膜状态、BOP、角化龈宽度、种植体周围龈沟液、溢脓、疼痛、种植体动度。牙周检查仪器（Medizintechnik Gulden，莫道塔尔，德国）也适合用于随访时对种植体的稳定性做客观检查，其所测量的数值与种植体的动度呈相关性，是评估种植体稳定性的一个有价值的指标，尤其适合定期随访评估[17]。

种植体成功的定义

种植体的成功不在于其是否仍然存留于口内，而是要满足以下的Albrektsson标准[10]：

- 单颗种植体没有临床可见的动度。
- 种植体周围没有X线透光区。
- 种植体负重1年后，每年垂直向骨吸收＜0.2mm。
- 没有疼痛、感染、感觉异常或神经管损伤的迹象。

基于这些标准，种植体的5年成功率应达85%，10年成功率应达80%。

放射学评估

放射学评估是种植体随访的另一个重要方面。最好拍摄单个牙片，以便较好地评估种植体周围的骨质情况。鉴于种植体周围的骨在种植体植入术后1年内持续改建，1年后趋于稳定[10]，放射学评估应在如下时期进行：

1. 戴上修复体时，作为初始情况的记录，同时能判定修复体是否就位、粘接剂是否有残留。
2. 1年后，这是骨改建结束、骨稳定期开始的时间。
3. 3年、5年、10年后，追踪可能有的骨吸收过程，通常稳定在每年约0.1mm范围内。如果垂直向骨吸收增加到0.2mm/年，对种植体的成功是有影响的[10]。
4. 在出现疼痛或任何临床感染症状时，需要进行放射学检查。

口腔检查

口腔检查包括对整个口腔黏膜的颜色、形态的变化的检查。鉴于舌缘、舌根和口底部位是口腔肿瘤好发的部位，检查这些区域就显得尤为重要。

修复体检查

对于活动修复体，不仅需要功能性检查，也要使用低黏性的硅橡胶印模材料（如Fit Checker）检查修复体的密合性。每一个种植体支持式活动修复体，也应做固位力检查。对于固定修复体，主要关注其固位力是否减弱、螺丝是否松动、卫生维护状况、是否有早接触、侧方咬合接触情况、平衡接触情况、磨耗面和崩脱情况。

19.2.3　处理措施

应当坦率客观地告诉患者这些检查的结果和病情变化。必需的处理措施包括口腔预防措施和治疗干预。

预防性宣教

预防性宣教要有足够的信息，起到激励和启发的作用。研究表明，告知充分的患者，能够更好地保持口腔卫生，提高口腔健康状况[323]。

首先，反复让患者知晓以便加深印象的是：菌斑和龋病、牙周和种植体周围疾病的相关性。同时，警告患者牙周和种植体感染对全身系统的不利影响，如：（1）心血管疾病[99]；（2）糖尿病治疗期间的并发症[371]；（3）怀孕期间的并发症[98]。在营养指导方面，建议向患者说明低分子量的碳水化合物、菌斑形成和龋齿发生的关系。进一步告知患者，菌斑位点和牙周袋深度之间有相关性。可以使用菌斑指示剂来显示出活动修复体上沉积的菌斑。

患者可以带着个人口腔护理用具来到诊室，在随后的指导环节会用到，以便评估这些用具是否适合各种不同的清洁过程：

- 强烈推荐电动牙刷，因为对照研究表明，电动牙刷比手动牙刷的效率更高[321]。这个优势也适用于特殊修复体的基台，如种植体支持式杆卡固位修复体或套筒冠义齿。
- 牙线，是牙齿间清洁的基本工具。
- 某些特别的牙线品牌，如Oral-B Superfloss、Elmex Multi Floss或Meridol Special Floss，具有膨胀的中部和硬化加强的一端或两端，使之更便于引导通过固定修复体的桥体下方。为了确保最佳的清洁效果，桥体的组织面应当设计成凸面形，并紧密地接触余留牙槽嵴黏膜。桥体床应当放在附着龈（图19-1～图19-3）。牙齿之间的间隙

应当足够宽，以便为牙线通过提供引导面，便于清洁桥体和相邻修复体边缘。这些特殊的牙线，也适用于清洁夹板下方，如种植体支持式杆卡附着体的组织面（图19-12）。

- 然而，不应要求操作能力不强的患者使用牙线。例如，从未使用过牙线的老年患者，会发现他们难以掌握牙线的正确使用方法。取而代之的是，让他们熟悉其他的口腔护理用品，如牙间刷。牙间刷有不同的尺寸[360]。建议持续使用适合于牙齿间隙或固定修复体间隙的最大尺寸的牙间刷[222]（图19-4）。如果有炎症，建议同时在牙间刷上使用氯己定凝胶（如含1%氯己定的Chlorhexamed Gel）。
- 当缺失的磨牙被种植体支持式牙冠修复时，种植体通常不是位于牙冠的正中下方，而是在偏近中或远中。牙冠的种植体支持部分，通常设计有合理的穿龈轮廓，而其他部分设计为"根形桥体"，为牙间刷提供引导面（详见10.1.2章节）。这种情况下，由于额外的清洁面位于"牙齿的中间部位"（图19-5），患者需要更加准确的指导。与种植体位于牙冠下方正中时只有两个邻面清洁面不同，这种设计的清洁工作需要更充分的练习（图19-6）。
- 种植体或天然牙支持式活动修复体，应首先在口外清洁，这是患者居家口腔卫生维护的一部分。常规清洁牙齿后，进行最后的清洁步骤前，戴上修复体。这时，为牙间刷提供了引导面，便于进行相邻基台和冠边缘表面的清洁。如果应用套筒冠，那么这种清洁引导面只适用于有套筒冠桥设计的活动修复体，这些位置没有义齿鞍区（图19-7和图19-8）。有些覆盖义齿的邻间隙处没有设计便于清洁的开放区，这时，可以为患者制作清洁夹板（图19-9和图19-10），帮助患者清

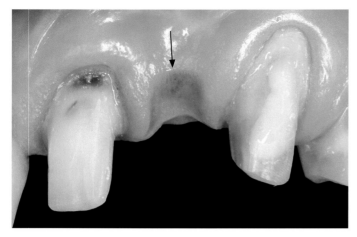

图19-1 固定修复体的桥体组织床应为凹面形，没有炎症，位于牙槽嵴的附着龈。

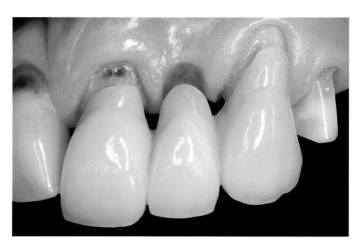

图19-2 固定修复体的桥体应为凸面形，与组织床紧密地接触。

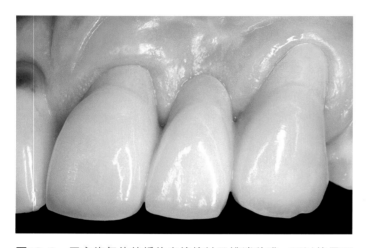

图19-3 固定修复体的桥体直接接触牙槽嵴黏膜，可以使用牙线清洁。

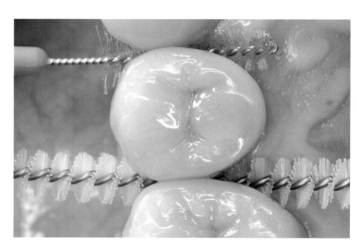

图19-4 不需要任何外力就可以通过牙间隙的牙间刷尺寸是我们需要的，同一个患者常需要多种尺寸的牙间刷。

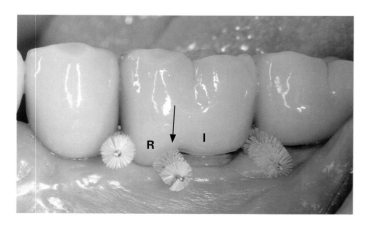

图19-5 磨牙区设计了"根形桥体"（R）的修复体，种植体位于冠下方的近中或远中（I），提供了一个额外的位于中间的清洁通道（箭头）。

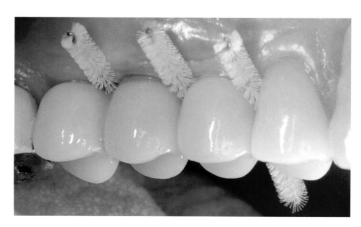

图19-6 常规设计的没有桥体的邻间隙，便于患者通过触觉感知放置牙间刷。

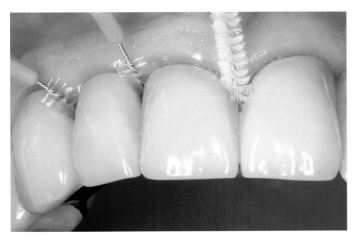

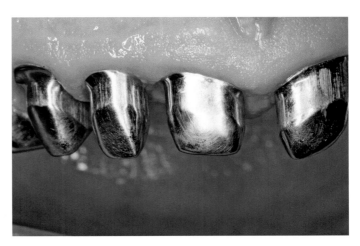

图19-7　具有"套筒冠桥"设计的活动修复体，没有义齿鞍区，在修复体就位后，以相邻套筒冠表面作为引导面，使用牙间刷清洁。

图19-8　套筒冠表面没有菌斑，显示良好的邻面清洁效果。

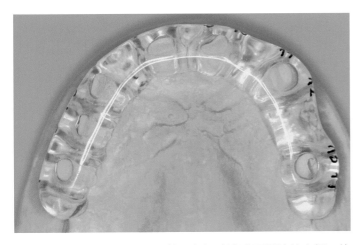

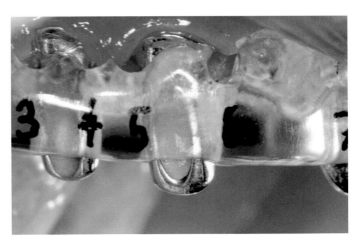

图19-9　在诊断模型上为套筒冠邻间隙清洁而设计的夹板：接近基台区的部位预留了牙间刷引导通道。将这些引导通道标记序号，帮助患者进行有序的清洁。

图19-10　口内就位的清洁夹板。邻近种植体基台邻间隙的引导通道上的序号清晰可见。目的是在覆盖义齿或没有义齿鞍区的修复体邻间隙过窄的情况下，引导牙间刷进入需清洁区。

洁覆盖义齿的基牙邻间隙[199-200]。在这个清洁夹板的引导面处标记序号，为患者提供便利，确保其不会漏掉某处。

· 如果杆卡作为覆盖义齿固位系统，就需要为种植体基台的清洁设计便利通道。杆面向黏膜的组织面要用特殊编织的牙线（如Oral-B Superfloss）清洁（图19-11和图19-12）。

· 修复体本身，需要用特殊的义齿刷或普通牙刷和温和的清洁剂（如洗碗剂、洗洁精）来清洁。不建议使用特殊的清洁药片，以免对修复体材料有损害。

强烈推荐患者常规清洁修复体时使用超声水浴。修复体覆盖的黏膜区每日使用软毛牙刷按摩[355]。

· 提倡使用舌刷，无论牙齿状态如何。

· 牙科卫生士应当使用模型向患者讲解适合该患者的牙齿清洁技巧，及需要用到的护理用品。同时，患者应当面练习这些技巧，因为患者的口内情况可能与模型有差异，尤其是多单位固定修复体或活动修复体的患者。如果选择牙间刷作为口腔卫生维护的用品，牙科卫生士应当与患者一同选择合适的牙间刷尺寸。

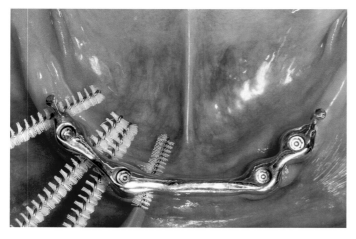

图19-11　杆卡固位修复体，使用牙间刷清洁种植体之间或种植体/基台连接区。通过特别制备的引导面进入需清洁区。

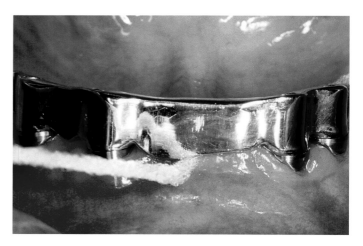

图19-12　杆卡固位修复体，使用特殊的牙线（如Superfloss）清洁杆的黏膜面。

预防措施

第一个病例，一位58岁的男性患者，2年前完成了右下颌种植体支持式固定义齿修复，戴牙后每6个月复查一次（图19-13）。

种植体支持式固定修复体戴牙后，即开始后续的标准预防措施：

- 预防性措施始于菌斑染色检查（图19-14）。陈旧性菌斑呈深蓝色，新鲜菌斑呈红色（图19-15）。

- 视情况需要，可请患者在镜前使用自己的口腔护理用品清洁染色区域。鼓励患者自己采取预防性措施，是最好的宣教和训练（图19-16）。

- 下一步，检查牙周和种植体周围探诊深度（图19-17）。使用塑料刮治器去除种植体周围的龈下沉积物（图19-18和图19-19）。在有炎症体征（如牙龈炎、牙周炎、黏膜炎、种植体周围炎）以及有牙结石或粗糙的牙齿/种植体表面进行刮治。

- 下一个牙齿清洁步骤，使用低摩擦的抛光膏（图19-20）[360]。该抛光膏也可用于牙间刷，彻底清洁邻间隙（图19-21）。最后使用Superfloss牙线结束这一步（图19-22）。

- 最后一步，使用0.2%的氯己定漱口液冲洗龈沟和/或种植体周围黏膜间隙，同时，氯己定凝胶用于牙间隙（图19-23）。

- 另外，可以使用氯己定凝胶和软毛刷清洁舌面。

- 如果需要，天然牙表面涂氟可以作为一项预防性措施。

预防性措施需要30~60分钟，患者离开时有良好的感受。这次复诊的良好经历和体验，让患者满意而归，

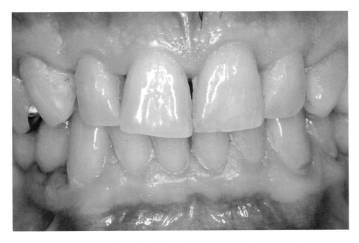

图19-13 一个58岁男性患者固定修复体的卫生状况，患者每6个月复诊维护一次。

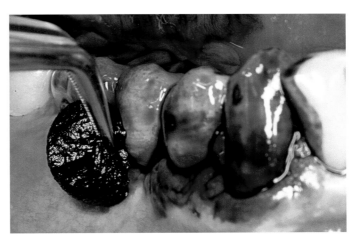

图19-14 使用菌斑指示剂处理牙面，如Rondells Blue。

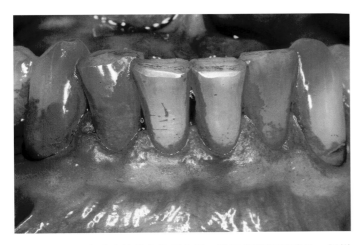

图19-15 用水冲洗被染色的牙齿后，陈旧性菌斑呈蓝色，新鲜菌斑呈红色。

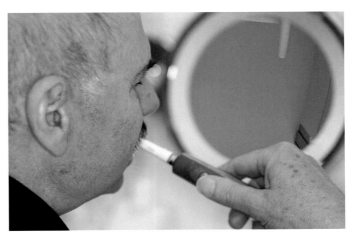

图19-16 患者使用自己的口腔卫生工具清洁着色的区域。参照专业牙科医疗团队的建议，对提高患者居家口腔卫生清洁效果很有裨益。

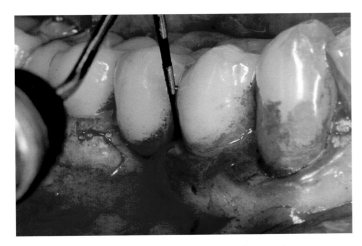

图19-17 下一步是检查牙周和种植体周围探诊深度。

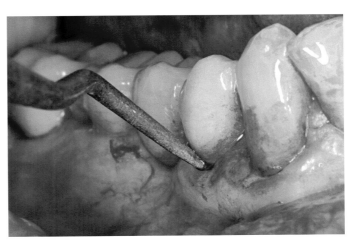

图19-18 使用特殊的塑料刮治器，刮治有牙结石或粗糙、欠光滑的种植体表面，有炎症迹象的部位也需要刮治。

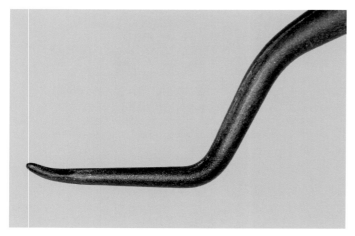

图19-19　塑料刮治器的优点是不会刮伤种植体和基台表面。然而,其清洁效果比常规刮治器低。

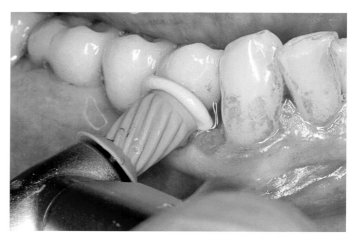

图19-20　使用低摩擦的抛光膏、特殊的牙刷和抛光杯清洁牙面。

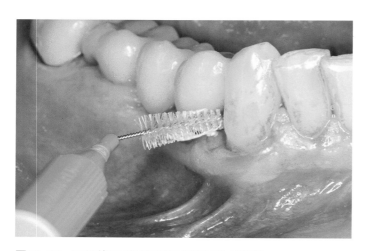

图19-21　可以使用牙间刷蘸抛光膏清洁牙间隙。

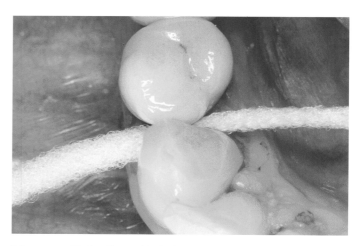

图19-22　最后,使用牙线清洁牙间刷无法到达的部位。

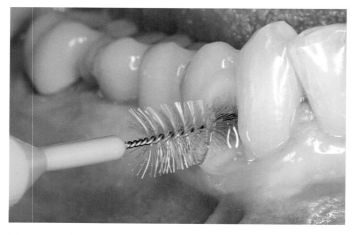

图19-23　如果天然牙或种植体分别发生了牙龈炎或黏膜炎,用牙间刷沾湿氯己定凝胶来清洁邻间隙,使凝胶进入这个区域。

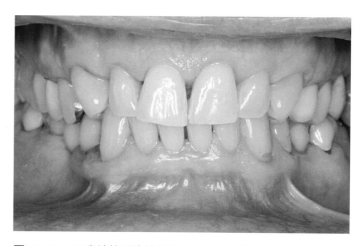

图19-24　45分钟的预防性维护后,拍口内照片。

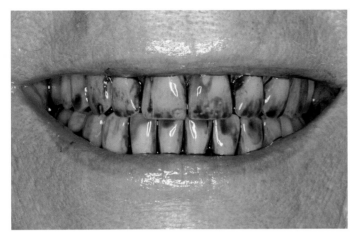

图19-25 一位75岁女性患者的修复体卫生状况（菌斑指示剂直接染色后）。患者每3个月复诊维护一次。

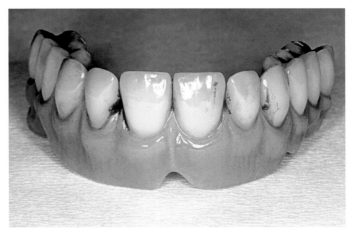

图19-26 上颌是种植体支持式杆卡固位的活动修复体（冲洗掉多余指示剂后的菌斑着色情况）。

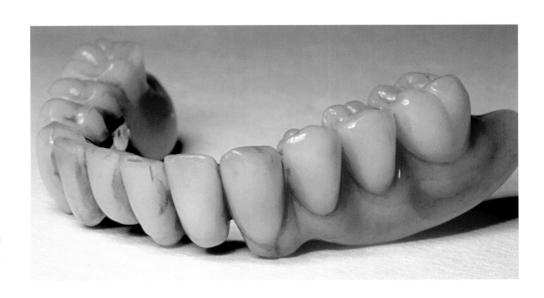

图19-27 下颌是天然牙支持式套筒冠固位的活动修复体（冲洗掉多余指示剂后的菌斑着色情况）。

促使患者更加积极地维护其自身的口颌系统健康。这个过程也提高了患者对我们的忠诚度（图19-24）。

下一个病例，一位75岁女性患者，上颌是种植体支持式杆卡固位的活动修复体，下颌是天然牙支持式套筒冠固位的活动修复体。戴牙后，患者每3个月复诊维护一次。下面是其标准预防性措施：

- 首先使用菌斑指示剂检查患者牙齿和修复体（图19-25～图19-27）。
- 视情况需要，患者对着镜子使用自己的口腔卫生工具清洁着色区。

- 活动修复体使用专业的超声水浴清洁（图19-28），设置适合的超声水浴条件：水浴液、水浴时间。这可以根据修复体着色程度调节不同的程序（表19-2）。超声清洁后，干燥修复体，检查是否存在缺陷和粗糙部位，然后抛光，如果需要，可以再次超声清洁。
- 下一步检查天然牙和种植体周围的探诊深度（图19-29）。使用塑料刮治器去除种植体龈下沉积物（图19-30），同时使用Gracey刮治器处理天然牙（图19-31）。

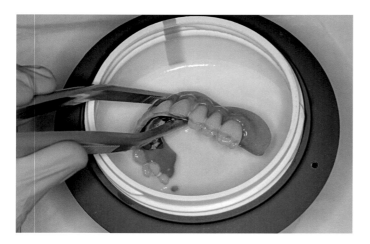

图19-28 使用专业的超声水浴清洁活动修复体。

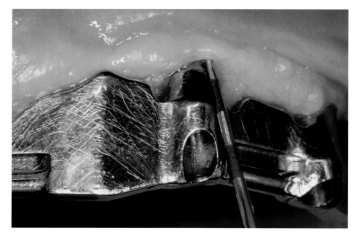

图19-29 检查天然牙和种植体周围的探诊深度。

表19-2 牙科临床和技工室活动修复体清洁方案

步骤	超声水浴（室温）	时间	备注
1. 消毒			执行标准的牙科消毒规范
2. 去除软性沉积物			机械法清洁修复体（如使用牙刷）
3. 去除牙结石和附着紧密的沉积物	Stammopur（5%）修复体清洁剂	15分钟	经常检查以确保达到预期的清洁效果，及修复体是否有非预期的污点/变化
4. 漂洗			用水彻底漂洗修复体，洗掉Stammopur残留。注意：Stammopur与NaOCl反应释放氯气
5. 去除污点	NaOCl（5%）	1~10分钟	经常检查以确保达到预期的清洁效果，及修复体是否有非预期的污点/变化
6. 再次漂洗			用水彻底漂洗修复体，洗掉NaOCl残留

- 清洁牙齿步骤完成以后，再使用低摩擦的抛光膏（图19-32和图19-33）。这个抛光膏也用于清洁杆附着体（图19-34）。最后使用Superfloss牙线完成此步（图19-35）。

- 最后一步，使用0.2%的氯己定漱口液冲洗龈沟和/或种植体周围黏膜间隙，同时，氯己定凝胶用于邻间区域（图19-36和图19-37）。

- 使用氯己定凝胶和软毛刷清洁舌面（图19-38）。

- 使用低黏性硅橡胶检查修复体鞍区的密合情况（图19-39和图19-40）。检查显示义齿鞍区与余留牙槽嵴有良好的密合性，目前，不需要重衬。

- 如果需要，天然牙表面涂氟可以作为一项预防性措施。

这个预防性护理过程用时30~60分钟。患者发现由

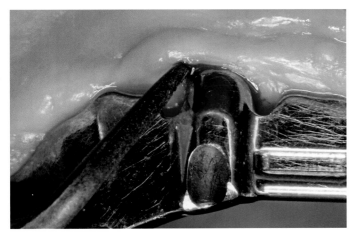

图19-30　使用塑料刮治器刮除种植体周围的龈下沉积物。

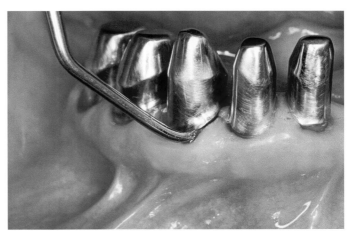

图19-31　使用Gracey刮治器刮除天然牙周围的龈下沉积物。

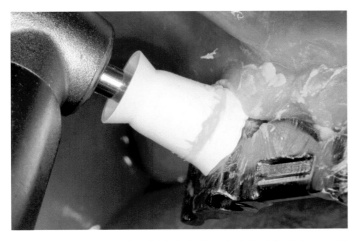

图19-32　使用低摩擦的抛光膏和抛光杯清洁修复体部件。注意：使用硬毛刷抛光，会在钛杆表面留下刮痕，正如此例。

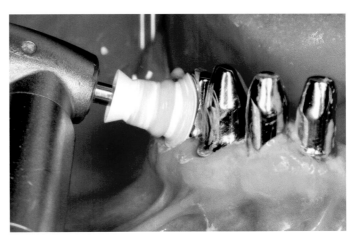

图19-33　仅低摩擦抛光膏和软抛光杯可用于套筒冠，以保持合适的摩擦力和光滑面。

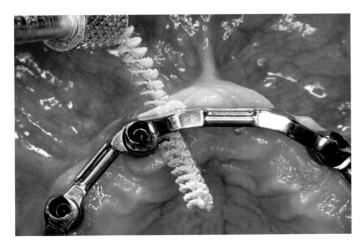

图19-34　使用牙间刷清洁种植体边缘。

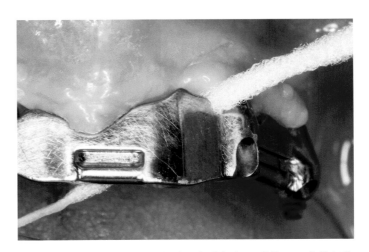

图19-35　使用牙线清洁杆部件，杆的组织面类似于固定修复体桥体的黏膜面。

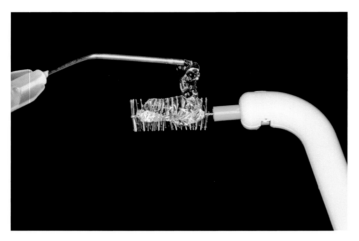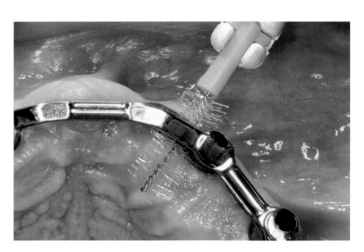

图19-36和图19-37   最后使用氯己定凝胶和牙间刷清洁种植体周围。

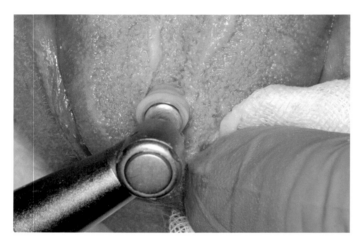

图19-38   使用氯己定凝胶和软毛刷清洁舌面。

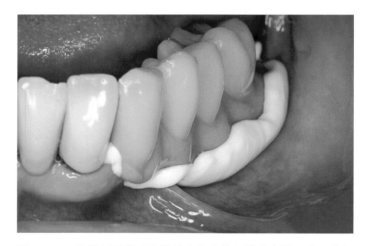

图19-39   使用低黏度硅橡胶检查义齿鞍区的密合性。为了获得有效的硅橡胶印模，在修复体就位过程中，只能按压其固位部分，任何对修复体游离端的压力都会影响检查效果。

于增加了对修复体的清洁，这样的处置特别有效（图19-41）。

如果基台或修复体部件螺丝松动或更换，种植体内部应使用氯己定漱口液消毒，并在基台重新拧紧前，在种植体内部注入氯己定凝胶，因为从长远来看这样能够减少微生物的定植[294]。

患者在完成复诊维护后非常满意。在这个过程中，应当为患者提供轻松的感受和积极的心态。患者知道他们做了一些对健康有益的事情，他们的口腔感觉清新，每个细节都做了检查，明确是健康的、有良好功能的。除此之外，患者被激励继续坚持居家口腔卫生维护，并做得更好。

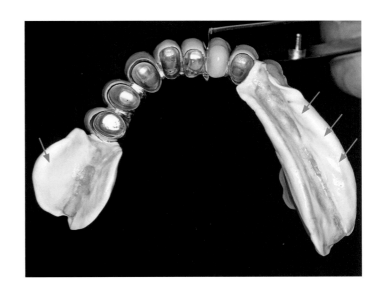

图19-40　流体硅橡胶层十分薄，直到远中延展区的颊侧边缘（箭头）。口内检查见该区域的黏膜有良好的回弹性，这解释了为什么该区的硅橡胶略厚。因而，可以安全地推断游离端与剩余牙槽嵴有足够的密合度。该例修复体不需要重衬。

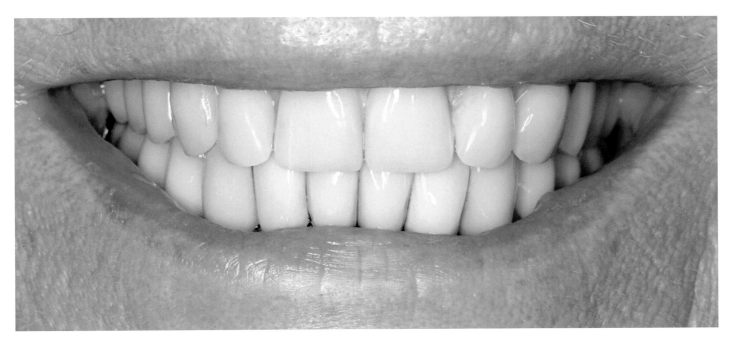

图19-41　45分钟的预防性维护后，拍口内照片。

治疗

为了确保修复效果的长期成功，无论是对天然牙、种植体，还是修复体本身，都需要快速处理并发症。除了在第20章阐述的并发症和干预措施外，读者也要关注维护期最常见的治疗办法：

作为牙周支持治疗（supportive periodontal therapy，SPT）的一部分，探诊深度增加、出现炎症阳性体征的天然牙和种植体需要龈下刮治。目前尚缺乏种植体周围炎的最佳治疗方法的确切证据[117]。这表明，尽早阻止黏膜炎（毕竟，这仍是可逆的）发展为早期的种植体周围炎有多么重要。建议读者进一步阅读有关种植体周围炎治疗的文献，如Schwarz和Becker的文章[346]。

如果患者出现修复体覆盖区口腔黏膜的炎症性变，应做黏膜拭子采样来检查是否有念珠菌感染。如果检查

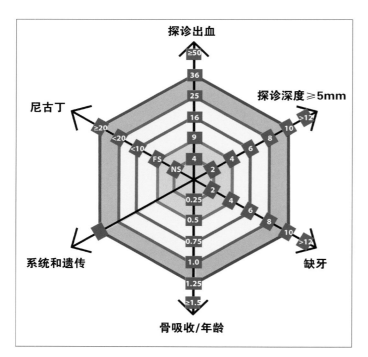

图19-42 患者的危险因素在一个六角图中以辐射状向量表示。每个危险因素向量有一个比例尺，上面的点代表该因素的特定分数或数值（参考Lang和Tonetti[233]）。

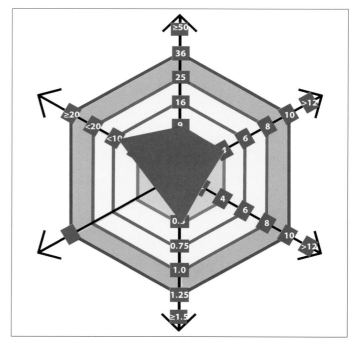

图19-43 低风险状况：患者3或4的因素分数不超过一个。可见，风险表示为一个小的灰色"风险区"；下次随访复查的时间约在12个月。

结果是阳性的，应当使用抗真菌药治疗（如制霉菌素滴剂）。足程、规范使用制霉菌素，才能获得治疗效果。修复体需做重衬，以预防其组织面引起的重新感染[362]。

假如发现修复体需要重衬，就要立刻进行。对于天然牙和黏膜支持式修复体或种植体和黏膜支持式修复体，及时地进行重衬，还可以预防天然基牙或种植体基牙受到额外的应力。

如果复合树脂牙过度磨耗，导致垂直向高度降低，修复体需要重新排牙，以预防功能性紊乱（详见20.3.2章节）。

19.3 随访间隔时间

随访间隔时间视患者个别情况而定。建议参照Lang和Tonetti[233]的风险评估（图19-42）来指导牙周支持治疗。在这个评估系统中，有6个主要危险评估因素：

· 探诊出血（BOP）。

· 探诊深度≥5mm的位点数量（PD≥5mm）。

· 缺失牙数量，不包括智齿（牙缺失）。

· 骨吸收（按根长的百分比）和年龄的比值（BL/Age）。

· 系统和遗传的易感性（Syst./Gen.）：回答："是""不是"或"不清楚"。

· 尼古丁使用情况（Envir.）分为不吸烟（NS）、曾经吸烟（FS）、每日<10支（<10）、每日<20支（<20）和每日>20支（>20）。

这些因素在一个六角图中以辐射状向量表示。每个危险因素向量有一个比例尺，被分为5个点，代表该因素的特定分数或数值。高危险度的数值或分数在六角图的外围。其中有一个例外，是系统性和遗传性的疾病易感性的向量，因该因素的问题答案只有"是"（最外围的点）或"不是/不清楚"（未纳入）。

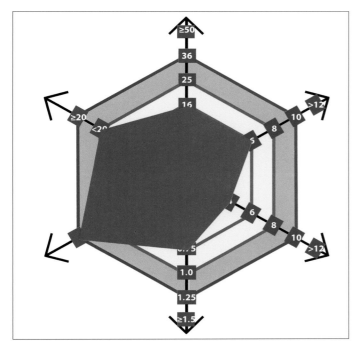

图19-44　中等风险状况：患者在至少2个因素上的分数是3或4，并且5分的危险因素不超过1个。可见，风险表示为一个中等大小的灰色"风险区"；下次随访复查的时间约在6个月。

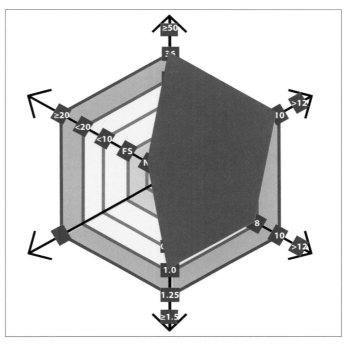

图19-45　高风险状况：患者在至少2个因素向量上的分数是5。可见，风险表示为一个大的灰色"风险区"；下次随访复查的时间约在3个月后。

如果患者在不超过一个因素向量上的分数是3或4，则位于低风险状况。对此例患者来说，下次随访复查的时间约在12个月即可（图19-43）。当在至少2个因素向量上的分数是3或4时，且在不超过一个因素向量上的分数是5，呈中等风险状况。这样的患者，应当安排在6个月时随访复查（图19-44）。如果在至少2个危险因素向量上的分数是5，则该类患者处于高风险状况，下次随访复查时间应安排在3个月后（图19-45）。这个危险评估也可以在线进行（http://www.perio-tools. com/pra/de/），所生成的危险因素分析图可以打印出来。

19.4　牙周支持治疗（SPT）

德国修复牙科学和材料学协会关于"牙周损害（已

治疗的）牙列的义齿修复"的最新建议中强调这样的观点："只有将已有牙周病患者纳入终身定期随访维护计划中，才能获得长期稳定的效果[83,244]。缺少了足够的牙周支持治疗（SPT），保守治疗和牙周手术治疗只可能在短期阻止牙周炎的发展。然而，不仅可见的龈上区域需要专业的牙齿清洁维护，在袋深 > 3mm的位点也需要使用龈下器械进行牙周支持治疗[165]。每次SPT的间隔时间不应大于6个月[28]。遵照《牙周治疗指南》对种植体支持式修复的患者进行随访和维护是有益的。局部牙列缺损种植体支持式修复的患者的随访间隔时间应保持在3个月。无牙颌患者种植体支持式修复体应每3～6个月进行一次随访和维护，具体间隔时间视患者的口腔卫生状况而定[426]。"（Naumann等[283]，6-7页）

19.5　本章小结

牙种植治疗的持续、长期成功依赖于系统的随访维护计划的实施。定期更新患者的一般和特殊的病情变化情况，有助于早期发现危害牙齿和种植体健康或损害修复体的危险因素的征兆。每次预约复诊维护都包括改善口腔健康的预防性措施，如果发生了任何并发症，都应毫不迟疑地进行有创的治疗措施。对每位患者来说，可以通过危险因素六角图来确定下一次的复诊时间。

第20章
修复并发症
PROSTHETIC COMPLICATIONS

S. Wolfart

种植体支持式修复体的并发症对于种植治疗的整个过程和患者整个口颌系统来说都有严重的影响。这些修复并发症常常在几年以后发生。因此，关于口腔修复体的回顾性论文和荟萃分析，通常将至少5年随访期作为重要的纳入标准。修复体经过这段时间观察才能认为是长期成功。然而对于一部分我们每天都在使用的修复体来讲，5年存留结果是无法获取的。

考虑到常规临床工作中缺乏充分科学数据以及标准化的治疗方法，相同的临床情况可能会给予不同数目的种植体、不同种植体/基台的连接方式以及固位方式。由于各种牙列缺损的多种治疗方法的存在，使系统分析种植修复中频繁发生的修复并发症更为困难。

本章针对由于对患者告知不充分引起的并发症，以及与固定修复和活动修复有关的并发症，分别进行了讨论。20.1章节和20.2章节主要摘自Wolfart等[411]的一篇文章。

20.1   患者告知不足引起的并发症

考虑到治疗路径的多样性和不确定性，我们有必要让患者积极参与确定最适合其具体情况的治疗方案的决策过程[328]。这就增加了对患者告知不足成为修复并发症的首要原因的可能性，并导致为患者制订了不恰当的治疗计划。这类不良的治疗计划往往会导致患者口腔健康相关的生活质量下降。当多年以后，最终用新的修复体来改正之前设计不当的治疗选择时，患者会问当初为什么没有给他们采取这一方案，或者这么多年是怎么让他们一直使用旧修复体的。

为了避免造成患者持续多年的不满，与患者进行广泛详细的讨论是非常必要的。因此，牙科医生们需要掌握各种修复方案及其对于患者口腔健康相关的生活质量的影响。在一篇关于上颌无牙颌固定或活动修复重建的文献中，证实了这一观点的重要性[171]。

许多不愉快的治疗过程和并发症是由于对患者告知不足导致的。但是这极少是故意为之，经常是由于对患者告知过程不了解导致的：

"告知患者"不仅意味着传达治疗方案（牙科医生推荐的）信息，而且包含完整的"治疗过程告知"和详细的"安全措施信息告知"[141,297,318]。这个治疗过程告知必须在任何可能影响口腔修复患者的身体健康的措施之前；应该向患者详述其目前的自然条件和功能丧失后的严重性，以及可能的种植方案（急迫性、成功率、治疗周期、替代疗法、风险、副作用、万一治疗失败后可能的进一步措施），从而让患者在知情状态下能够对推荐的方案做出自己的决定。这是牙科医生和患者能够共同决策的唯一途径。与之相反，风险及保护措施信息用于告知患者在治疗期间该做什么以及不该做什么：例如，这个告知过程开始于种植体植入后，通过强化患者在种植体支持式修复体戴牙后的责任，以确保治疗的成功率。这包括对不健康行为以及不良习惯可能产生的影响的警告，以及对愈合过程有重要影响的生活方式改变的具体建议（例如与患者个人情况相关的口腔卫生措施和饮食习惯的改变）。

"每次进行告知谈话时，牙科医生的基本义务之一是通过反复询问来确保患者已经接受和理解所提供的信息；同样重要的是，需要让患者明白，他们有权在花足够的时间思量再三后，再做出是否同意种植修复治疗方案的决定。"

因此，进行充分完整和前后一致的患者告知不只是一项法律和伦理要求，而且也是治疗成功的首要基础：它可以增进患者对现有治疗情况的了解，积极促进患者改变（有可能需要）不良习惯和生活方式，并且允许患者对治疗的选择和局限做出更好的、实际的评价，这会大大改善患者的依从性。因此，理想的情况下，告知谈话的作用是强化牙科医生和患者之间的"治疗协同"。

"不充分或不完整的告知会带来风险——让患者在

开始治疗时有不切实际的期望、不能表达的忧虑或先入为主的偏见，这些负面因素会持续在整个治疗过程中，并且可能会极大地增加后期修复并发症的风险"（Wolfart等[411]，397页）。

20.2 种植体支持式固定修复体并发症的种类

Pjetursson等[300]在一篇荟萃分析中总结了种植体支持式固定修复体的并发症。结果如表20-1所示。这些并发症的发生取决于是否是单纯的种植体支持式固定修复体、牙–种植体联合支持式固定修复体还是种植体支持式的牙冠。下文着重描述了可通过采取特定措施以减轻或避免一些修复并发症的发生。

20.2.1 牙齿压低

如图20-1和图20-2病例所示，如果种植体和天然牙之间采用了非固定式附着体，天然牙–种植体联合支持式固定修复体会引起天然牙的下沉。这还会引起附着体和天然牙之间的食物嵌塞，从而导致数年之内天然牙形成正畸式的压低。当发生这种情况时，骨结合种植体起到了刚性的基牙的功能。

为了避免天然牙的下沉，最好尽可能避免设计复杂的附着体。这是避免螺丝松动和折断至附着体不牢固的唯一办法。如图20-3所示，天然牙和种植体用联冠修复体粘接在一起，作为一个固定修复。此时，将修复螺丝以合适的扭力旋紧以避免螺丝松动尤为关键（图20-4）。此外，粘接冠边缘应位于软组织边缘下方一点点（图20-5），以避免残留的粘接剂无法通过无创方法去除，并防止由此导致的种植体周围软组织炎症。

表20-1 种植体支持式固定修复体的并发症（数据来自Pjetursson等[300]）

并发症（戴牙后5年）	联合型固定修复体 牙齿–种植体支持	牙冠 种植体支持	固定修复体 种植体支持
软组织并发症（%）	7.0	9.7	8.6
美学并发症（%）		8.7	
牙齿压低（%）	5.2		
种植体折裂（%）	0.8	0.1	0.5
基台/螺丝折裂（%）	0.6	0.4	1.5
基台/螺丝松动（%）	6.9	12.7	5.6
固位丧失（%）	7.3	5.5	5.7
瓷贴面折裂（%）	7.2	4.5	11.9
崩瓷或瓷裂（%）	7.2	3.5	8.8
支架折裂（%）	1.6	3.0	0.7

20.2.2 种植体基台折裂

如图20-6和图20-7所示，患者和牙科医生同样不喜欢氧化铝或氧化锆基台的折断，因为需要重新制作整个修复体。尤其是当患者在初诊时就被告知全锆基台是非常理想的方案，并可以获得最佳美学效果和生物相容性，一旦折断患者会更加不满。仅短短几年就需要重做会使牙科医生的信誉受损。

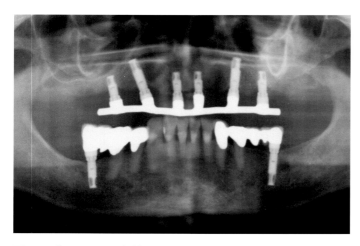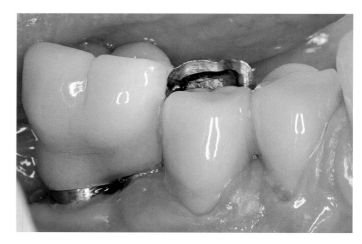

图20-1和图20-2　在第三和第四象限内，天然牙-种植体联合支持式固定修复体导致牙齿下沉。在种植体和天然牙牙冠（44，45）之间有非固定的附着体连接，这会导致正畸式牙齿的压低。

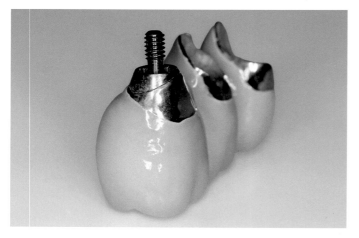

图20-3　粘接固位固定修复体（无附着体）避免了这类并发症的发生。天然牙和种植体采取了联冠修复。此时，种植体有一个外六角种植体/基台连接。

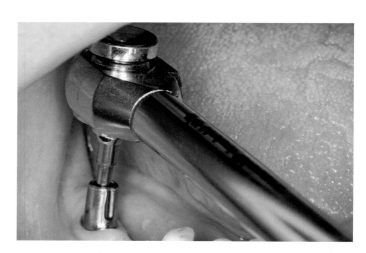

图20-4　以正确扭矩拧紧中央螺丝是确保种植体/基台连接长期稳定性的先决条件。

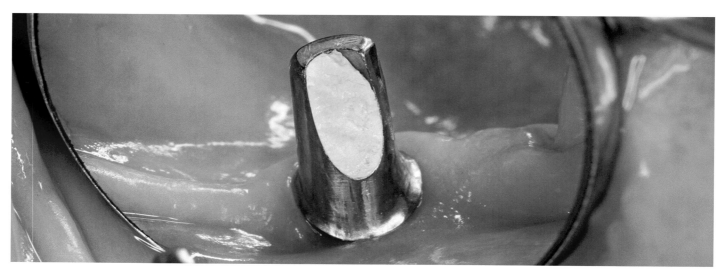

图20-5　粘接界面不应低于软组织边缘下方0.5～1mm。

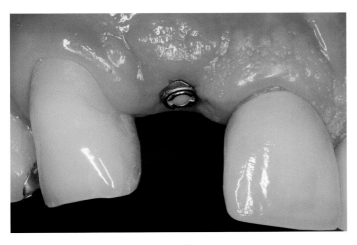

图20-6 氧化铝陶瓷基台折裂脱落后。

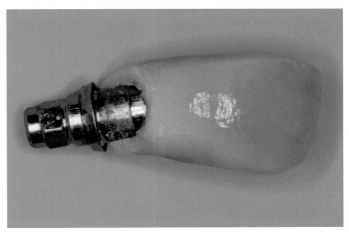

图20-7 折断线主要位于钛基底区域内。

为了尽可能降低折裂风险，最好使用那些已经取得至少3年良好临床效果的系统。然而，受研究文献数量少、现有基台少、跟踪数据较少的限制，全瓷基台证据支持不足[333]。因此，这些修复体的优点需要依照这些不确定的数据进行权衡。这其中包括：牙位（前牙区还是后牙区）、修复体（固定桥还是单冠）、垂直间距（正常牙齿长度和长牙冠）（详见15.1章节）。

20.2.3 基台螺丝松动

图20-8显示了一例腭侧凹槽设计的粘接固位冠修复病例。该病例因冠轻微活动疑为种植体周围炎，由私人诊所的同行转诊至本诊所。

经进一步询问，我们了解到，拧紧螺丝时并没有使用扭矩扳手，而仅仅是靠手指拧到了最大力量，并且牙冠粘接采用的是临时粘接剂。当将松动的牙冠卸下后（图20-9），可以很明显地看到棉絮覆盖着中央螺丝孔，表面仅采用临时封口料密封（图20-10）。棉絮不仅在该区提供潜在的细菌定植，也意味着螺丝因为没有坚强的抗力而极有可能松动。种植体周围炎可因黏膜下残留粘接剂（图20-9）、修复体轮廓形状不良（图20-

11）和松动数月的基台所引发。

螺丝松动在殆面或横向螺丝固位的口腔种植修复重建中不会造成问题，因为可以在任何时候紧固或更换。然而，种植修复的粘接固位是一种常见的固位选择，因为螺丝固位与粘接固位相比确实有一些美学和功能的不足，而且其技工制作也更复杂。此外，并非所有种植体角度都允许殆面螺丝固位设计（详见15.10章节）。

粘接固位种植修复的要点：（1）尽量减小螺丝松动的风险；（2）若基台松动要确保螺丝通道的通畅。为防止螺丝松动，有必要按照植体制造商指定的扭矩旋紧，且大约10分钟后需要用扭矩扳手重新紧固螺丝。此后，基台的整个螺丝通道需要用白色牙胶填充，这将为防止螺丝松动提供进一步的抗力。笔者不推荐用复合树脂或粘接剂填充螺丝通道，因为如果这样封闭螺丝头后，在需要的时候医生将不能拧松螺丝。使用扭矩扳手，重要的是不仅要采取适合的扭矩，而且要确保定期维护扭矩扳手，保证其释放的扭矩准确无误。而这种偏差能高达455%[150]。临床医生种植修复的经验在此也起到重要作用[50]。

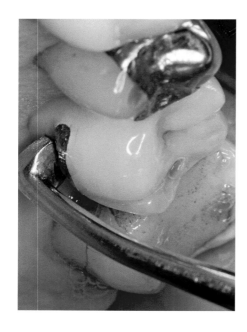
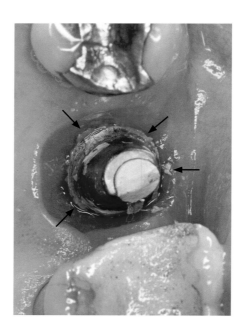

图20-8 粘接固位冠基台松动和腭侧凹槽的取冠设计。利用去冠器试着取下牙冠。

图20-9 因为基台松动的泵效应和粘接剂残留而引发的位于黏膜下深部区域的黏膜炎（箭头）。

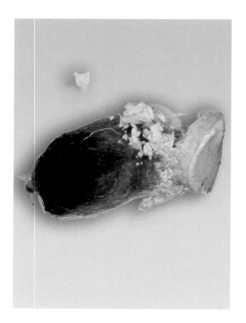
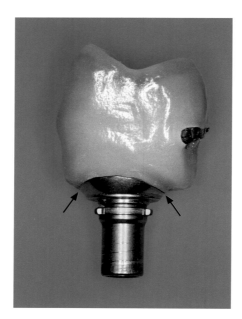

图20-10 螺丝孔仅用棉絮填充并用暂封料密封。释放强烈的气味，表明大量细菌定植。

图20-11 图片显示过深的粘接界面（箭头）以及穿龈轮廓不良（牙冠以将近90°离开种植体肩部）。

为确保能顺利找到螺丝，建议在制作牙冠时用点状的着色剂标记螺丝接入口位置（图20-12和图20-13）。在本病例中，种植修复3年后螺丝开始松动。这也导致冠的微小松动。因为轻轻地敲击并不能使粘接冠取下，所以我们在标记点进行钻孔。用圆形金刚砂钻，水冷却效果最佳，能降低崩瓷的风险（图20-14）。充分暴露螺丝通道（图20-15）并去除白色牙胶（图20-

16）。理想状况下，应该更换新的基台螺丝并用推荐的扭矩拧紧（图20-17和图20-18）。进而螺丝孔用白色牙胶再次填充并用流动复合树脂封闭（图20-19和图20-20）。

因此，作为这种并发症的结果，如果起初选择𬌗面螺丝固位，那么要想获得理想的咬合接触面，应该按照牙冠应该有的形态调整牙冠外形（图20-21）。采用该

图20-12　诊断36牙冠松动后拍摄X线片。图像显示骨结合没有受损。

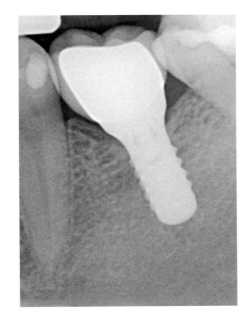
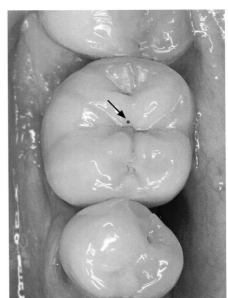

图20-13　粘接固位牙冠：在制作牙冠时，用褐色小圆点（箭头）标记螺丝通道口的位置。

图20-14　利用带有足够水冷却的圆形金刚砂磨开牙冠螺丝通道口。

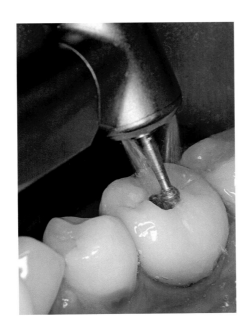
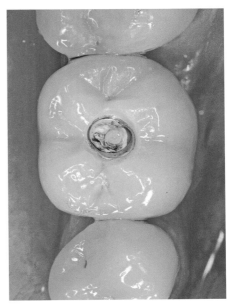

图20-15　充分暴露螺丝孔。

方法，当需要找到螺丝时，可以减少殆面螺丝固位的弊端。

当种植体螺丝进入孔不位于牙冠咬合面或种植体角度过度倾斜的情况下，在正确角度定位螺丝和扩大入口较为困难。这意味着在临床中，尽管已经定位螺丝进入孔，但由于角度不便，仍然不能用螺丝刀准确连接到螺丝头，所以需要进一步扩大开口。这通常会导致过大开孔和牙冠形态的过度破坏。

可靠的最小宽度的进入孔可以通过引导式钻孔来制作。为了这个目的，可采用藻酸盐印模并在此印模基础上制作硬性真空成型压膜导板。将压膜导板放到原始主模型上并在种植部位穿孔（图20-22和图20-23）。用成

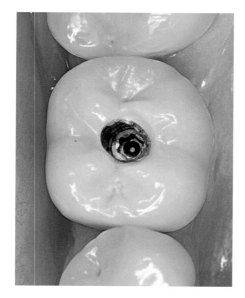

图20-16　去除白色牙胶。

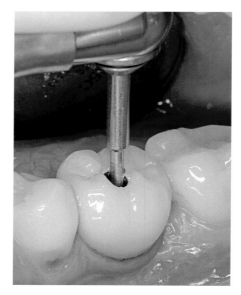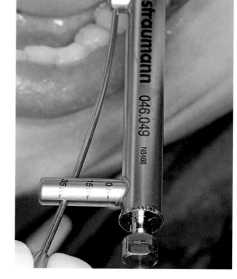

图20-17和图20-18　在理想状态下，应更换基台螺丝，并将新螺丝拧紧至指定的扭矩。

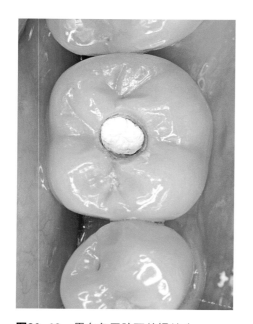

图20-19　用白色牙胶覆盖螺丝孔。

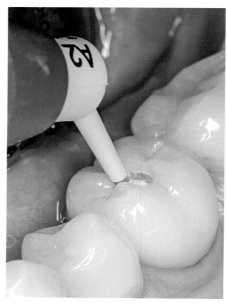

图20-20　用流动复合树脂填充螺丝孔。

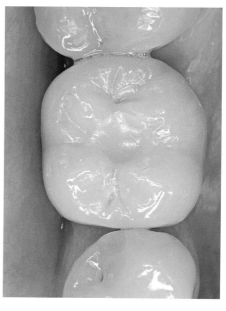

图20-21　新拧紧基台修复体的最终照片。

型树脂将导向套管包埋在导板上，从而重现螺丝进入孔的位置和角度（图20-24和图20-25）。

在"牙冠钻孔"时为了更好地冷却，将套管从侧面打开（图20-26）。戴入完成的导板，从而用引导式钻孔打开牙冠。在理想情况下，用这种方法制成的螺丝入口不会比技师放置的殆面螺丝开口大。

此外，可在修复体制作时提供钻孔导板并将其与患者的档案一起保留，以防万一。这不仅简化了制造工艺，并可获得就位更好的导板[233a]。

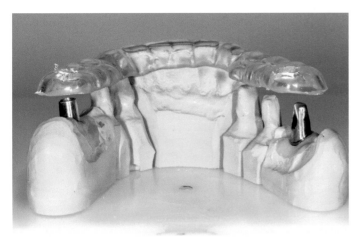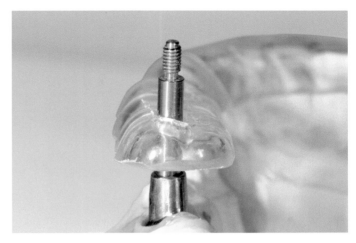

图20-22和图20-23　定位螺丝孔的导板制作过程：取藻酸盐印模制作硬真空压膜导板。由剩余牙列支持的导板转移到原来的石膏模型并在种植部位穿孔（图中的钛基台是为了说明得更清楚，但实际情况是此时石膏模型上没有钛基台；螺丝显示螺丝孔的位置和角度）。

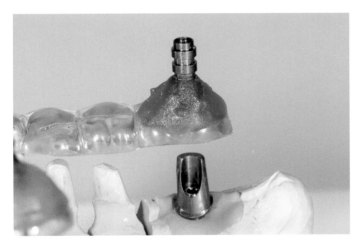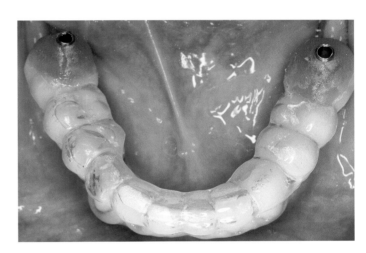

图20-24　用成型树脂将导向套管嵌入导板，重现螺丝孔的位置和角度。

图20-25　导板就位。

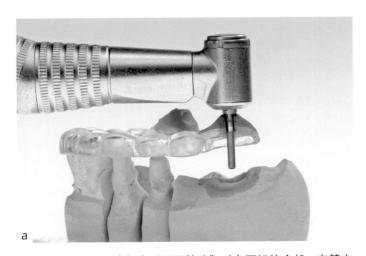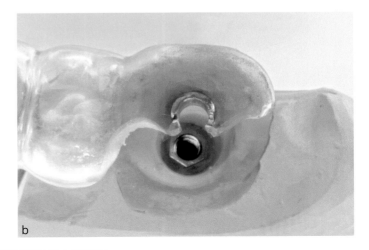

a

b

图20-26a和b　为确保在"牙冠钻孔"时有更好的冷却，套管在一侧打开并被大幅截短。

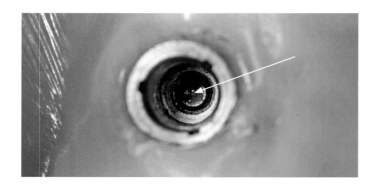

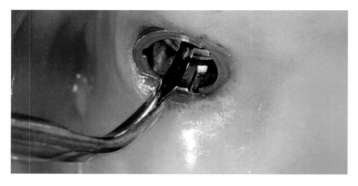

图20-27和图20-28　基台螺丝折断：采用细探针并辅助使用细的超声刮治工作尖取出螺丝。

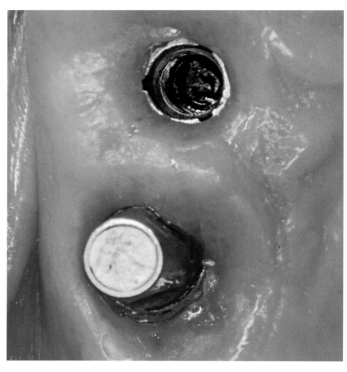

图20-29　基台螺丝折断在种植体内的深处。残片卡住，用探针和 超声器械无法取出。

20.2.4　基台螺丝折断

基台螺丝折断通常是因为处置不正确导致的。比如使用已经多次在技工室和临床试戴中使用过的螺丝，或者以必需的扭矩多次反复拧紧的基台螺丝。此外，用超过规定的扭矩拧紧螺丝也可能导致折断。

如果螺丝折断（图20-27），应尝试使用细探针从种植体中取出碎片。这种做法通常都会取得成功，因为螺丝不再处于拧紧状态下，通常可轻松移动。精细的超声探头也可用于辅助清除螺丝碎片（图20-28）。传递超声波振动到螺丝碎片可以使其自发地旋转，或者至少有助于螺丝松动。

如果以上两种方法都不奏效，请保持冷静，并联系

种植体制造商。制造商将会提供专门的救援套装帮助你安全地移除碎片。

下文将使用Camlog系统作为示例详细说明使用救援工具移除基台螺丝的步骤。这个病例，基台螺丝发生折断因为是用故障扭矩扳手锁紧以前曾被拧紧了多次的螺丝（图20-29）。救援工具的组成部分如图20-30所示。使用一个导向柱，将一个逆时针螺旋钻定位在导向柱的正中心，这样才能在螺丝碎片的正中间钻出一个孔，而不损坏种植体螺纹（图20-31）。将移除工具的锥形尖端楔入钻孔中，并旋转取出螺丝（图20-32）。这个临床病例演示了此过程的各个步骤。首先，用氯己定凝胶作为"润滑剂"填充种植体空腔（图20-33）。将导向柱旋入就位（图20-34和图20-35）。然后，螺

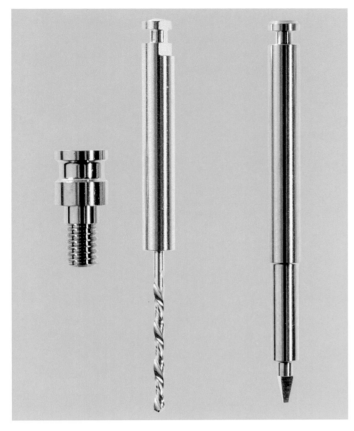

图20-30 Camlog种植体系统急救工具：导向柱，逆时针螺旋钻和取出工具。

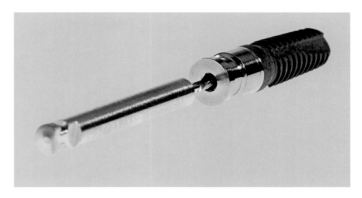

图20-31 当导向柱就位后，逆时针螺旋钻再从导向柱中央插入。

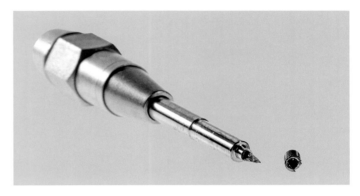

图20-32 取出工具的锥形尖端楔入螺丝碎片，将其拧松取出。

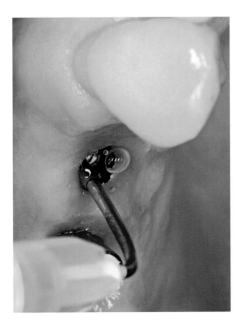

图20-33 种植体腔中注入氯己定凝胶，将凝胶作为"润滑剂"。

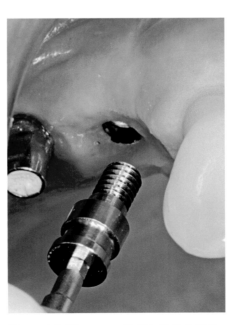
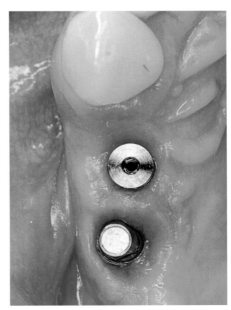

图20-34和图20-35 将导向柱旋入就位。

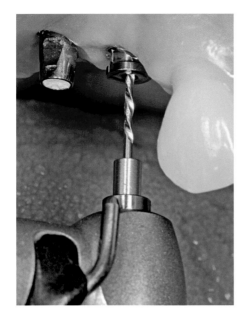

图20-36　将螺旋钻就位。

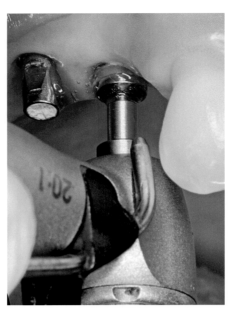

图20-37　（螺旋钻）逆时针旋入螺丝片，直到转不动为止。

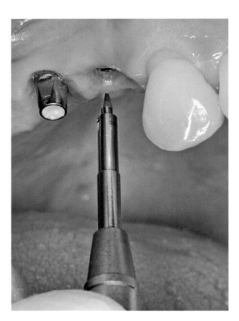

图20-38　取出导向柱，把取出工具插入螺丝碎片，之后将后者拧松并取出。

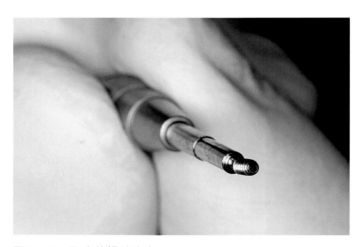

图20-39　取出的螺丝碎片。

旋钻通过导向柱定位，以逆时针旋转拧入螺丝碎片，直到螺旋钻拧不动为止（图20-36和图20-37）。然后取下导向柱，插入取出工具（图20-38）并将其楔入钻孔中。此时，螺丝片段将可以拧松并且毫无困难地取出（图20-39）。

　　另一个选择是使用Masserann系统。严格来说，这套急救工具是专为去除根管桩和折断的根管针而设计。

它由多种直径的空心钻组成，逆时针旋转时空心钻有前部切削能力（图20-40）。空心钻逆时针旋转不仅挖出，而且可以旋出已拧入的桩。当从种植体中取螺丝碎片时，应该使用一个空心钻，其大小能恰好旋入种植体而不接触其内螺纹（图20-41）。通过种植体上部结构引导钻前进更加安全，因为这种辅助引导可以防止损坏种植体内螺纹。在螺丝碎片上轻微施力使钻头更牢固地抓住碎片，然后慢速逆时针旋转，将螺丝碎片从种植体中取出（图20-42和图20-43）。

　　在任何情况下都不应尝试用旋转器械切开螺丝碎片，因为这种操作损坏种植体螺纹的风险很大。最糟糕的情况下，这可能会导致种植体不能再行使负重功能。

　　为了将螺丝折裂的风险降至最低，只能使用种植体制造商提供的原装螺丝。此螺丝只能拧紧一次，并且必须以制造商规定的扭矩拧紧。用于此目的的扭矩扳手需要定期检查，以确保其正确操作。通过修复体的精准就位和使用内部而不是外部的种植体/基台连接，螺丝折裂的风险也可以减少。

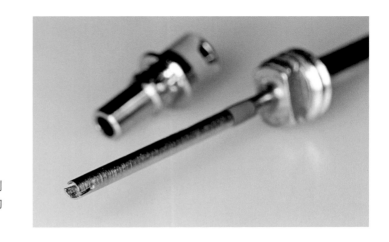

图20-40　如果种植体制造商没有为这种情况提供急救工具，则可以使用Masserann系统。当逆时针旋转时，空心钻前段具有切削刃。

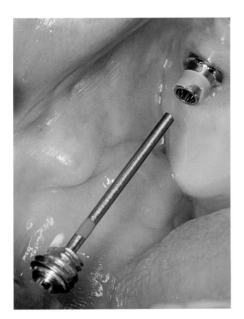

图20-41　选择足够小的钻头以避免损害 种植体内部螺纹。在不同的种植体系统中，钻头有附加的上部配件可用于安全引导（在本病例中，粉色标记的可铸造基台）。

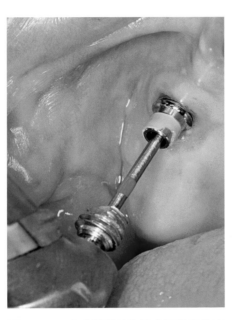

图20-42　当感觉到钻头被牢固地定位在螺丝碎片上时，施以适度压力逆时针缓慢地旋转取出螺丝。

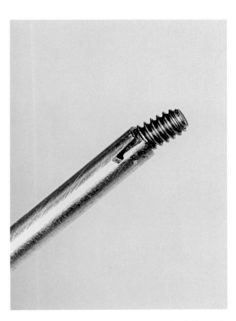

图20-43　螺丝碎片取出时，仍然楔入空心钻中。

20.2.5　粘接固位修复体的可回收性

由于某些并发症，种植体支持式固定修复体通常需要拆卸。工艺上的并发症包括崩瓷、固定螺丝松动或者折裂，而生物学并发症包括种植体周围炎。理想的情况下，进行适当处理后将修复体复位，而不是换新的。但是去除粘接固位修复体时通常无法保证其完好无损，有

可能需要切开修复体。由于通常安装在窄小基台上的结构比较厚，所以相比牙支持式固定修复体，种植体拆冠操作难度更大（图20-44和图20-45）。因为常常很难区分冠和基台的分界（图20-45），并且任何干预都有可能损坏基台螺丝或者种植体本身（图20-46）。

为了应对这些问题，建议采用半永久性粘接[263,408]，便于紧急情况下松动粘接剂（详见15.9.2章节）。另外

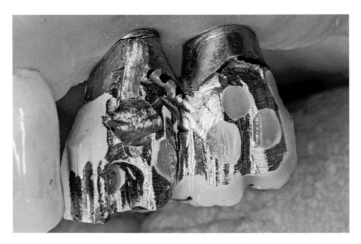

图20-44 尝试拆除粘接固位冠失败。由于有巨大的内冠，分割牙冠操作困难。

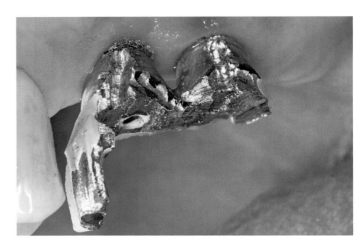

图20-45 一般来讲，区分牙冠、基台和种植体之间的分界线非常困难。

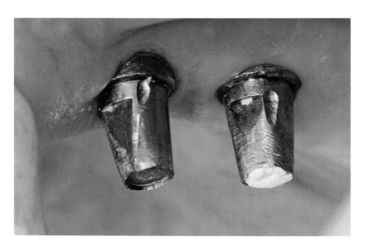

图20-46 去除牙冠用了25分钟，对基台产生轻微损伤。

一种选择是，在制作牙冠的过程中，可以将螺丝通道开孔位置标记在牙冠上，便于以后在正确的位置钻孔（详见20.2.3章节）。

20.2.6 固位力丧失

应该尽力避免修复体丧失固位力，因为后果严重，其中包括吸入或者误吞修复体的风险。在一些问题病例中，如果没有注意到固定修复体中一个基台的松动，就有可能造成种植体的脱落，正如图20-47～图20-50中

病例所示。固定修复体23-25的游离端近中基台粘接剂发生意外松动，这导致种植体远中会产生轴外力。24的9mm短种植体无法承受这种偏心负荷，从而导致骨结合丧失（图20-48）。最终结果就是需要结合上颌窦提升在24-25重新植入两颗种植体，然后再用3个联冠替换原先的悬臂固定桥（图20-49和图20-50）。

如果用螺丝固位修复体，按规定的扭矩旋紧可避免固位力的丧失；粘接固位修复体，通过避免临时粘接可降低这一并发症风险。游离端固定修复体更易受影响，因为受到持续的偏心负荷，使得其与传统的端对端固定修复体相比更易发生由生物力学导致的固位力丧失。此外，应当注意观察基台上应有足够的粘接高度，至少应3mm，还应具备足够的聚合角。增加固位沟槽可加强粘接的稳定性。

20.2.7 瓷裂和崩瓷

这一问题在牙支持式修复体和种植体支持式修复体两种情况下的发生率差异较大。因此，该主题的荟萃分析显示牙支持式金属烤瓷固定修复体的牙冠瓷面折裂率大约为2.9%，而种植体支持式的崩瓷率为

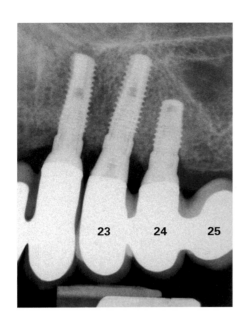

图20-47　在23-25戴入悬臂固定修复体后的X线片。

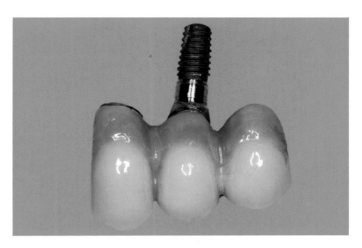

图20-48　23的粘接力不足并致其松动，但并未被察觉。由于受到过度负荷（非轴向），戴牙8个月后，24的9mm种植体脱落。

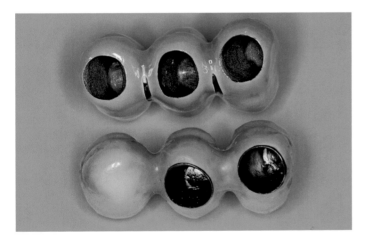

图20-49　结合上颌窦提升术，在24-25重新植入两颗种植体，并用3个联冠（上面）替换了原先的悬臂固定修复体（下面）。

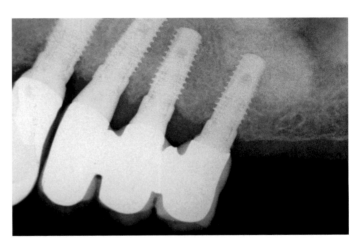

图20-50　戴入联冠后的随访X线片。

8.8%~11.9%[300]（表20-1）。在一定程度上，其折裂率较高是因为种植体支持式修复体的触觉敏感度比单纯的牙支持式修复体低9倍[154]。图20-51显示戴牙3个月之后，金瓷修复体出现了严重缺损。折裂线和X线片显示内冠支撑效果并不理想（图20-52）。事后回顾，无法判断不充分的静态或动态的咬合力是否是造成这种情况的原因之一。

对于种植体支持式全瓷修复体，临床数据显示崩瓷率非常高（详见15.3章节）。

为了减少瓷折裂和崩瓷，对于这种修复体牙科医生应该试戴内冠。这样不仅可以验证修复体的解剖设计和厚度是否合适，还能确定饰瓷面可用的空间。这一点对于种植体支持式修复体来说尤为重要，牙科技师可以确定基台的尺寸和范围，从而间接确定修复体的可用空间。

戴入修复体时需要小心地调磨牙冠的咬合高点，

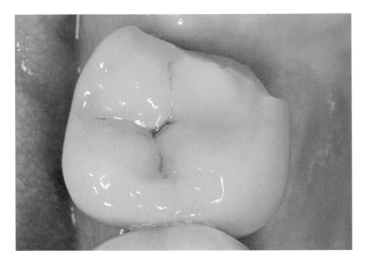

图20-51　金属烤瓷修复体，戴牙3个月后远端出现大范围崩瓷。

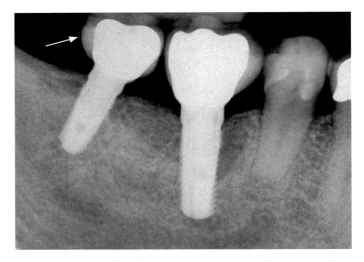

图20-52　戴牙后拍摄的X线片显示崩瓷区域（箭头）内冠的支持不足。

以确保正确的动态和静态咬合。在理想情况下，应当3天之后进行复查，3个月之后，如有必要可再次进行调整。随后对冠咬合面小心地进行抛光处理，因为瓷面的粗糙部位可能就是折裂的起始点。在这方面应考虑以下几点[203]：

- 调磨牙冠的操作必须在水冷却下进行。
- 必须使用细粒或者微粒金刚砂钻（红圈30μm，黄圈15μm）。
- 所有锐边要修整圆顿。
- 填有金刚砂粉的硅橡胶抛光轮尤其适用于抛光操作。表面抛光从较粗的颗粒开始，逐渐过渡到最细的颗粒（例如瓷抛光工具4313B.204，Komet/Gebr. Brasseler）。
- 将金刚砂抛光膏涂到软毛刷和毡盘上做最后抛光处理。

建议为那些已经进行长桥修复的患者提供夜磨牙殆垫。如果咬合情况良好，简单地使用真空压膜即可（厚度1.5~2mm）。随后，可以在口内进行微调。

修复瓷裂

既然无法避免崩瓷的可能，那么就需要控制这一并发症。关于这一点，有必要区分以下情况：（1）单纯饰面瓷崩裂（长石陶瓷），没有内冠材料暴露；（2）有瓷面的金属内冠；（3）有瓷面的氧化物内冠（氧化锆或氧化铝陶瓷）；（4）有瓷面的二硅酸锂内冠。材料相关的底漆和预处理保证了与用来修复的复合树脂的完美粘合。表20-2中给出了每个预处理操作步骤，至于烤瓷熔附金属前文中已有描述[412]。

有一点需要记住的是，这些操作通常只在使用橡皮障时适用。此外，还需要口内喷砂机（如Airsonic微型喷砂机），氧化物陶瓷需要用硅烷偶联剂或底漆（例如合金底漆）。因为通常在相邻区域要使用硅烷和磷酸酯单体处理，而且牙科医生可能并不知道裸露的是哪种内冠材料，最佳选项是用复合材料（如Monobond Plus）。这些产品包括硅烷和磷酸酯单体，因此可以应用到各种材料上[26]。材料表面一旦涂完底漆后可以立即使用遮色剂（如Clearfil ST遮色剂），某些情况下，表面也可使用复合树脂。另外一个适用选项就是使用瓷修复套装（例如Porcelain Repair Kit，Ultradent），含有氢氟酸，适合口内使用。

表20-2 在口内修复瓷面崩裂时各种基底材料的处理

粘接区	清洁和扩大材料表面区域		使用条件	
	口内喷砂机（[Al$_2$O$_3$，50μm，2.5bar]橡皮障下使用）	氢氟酸（仅使用系统推荐的用于口内的，在橡皮障下使用，例如Porcelain Repair Kit）	硅酸盐结构（口内改良型SiO$_2$喷砂处理，在橡皮障下使用）	复合型底漆处理剂，其中包括硅烷和磷酸酯单体（例如Monobond Plus）
饰瓷面（长石瓷）	X（可选：氢氟酸）	X（可选：口内喷砂）		X
金属*	X		X	X
Al$_2$O$_3$/氧化锆基底材料	X			X
二硅酸锂（IPS e.max，Ivoclar Vivadent）	X（可选：氢氟酸）	X（可选：口内喷砂）		X

*作为另外一种选择，在口内喷砂之后直接使用特殊金属底漆（例如合金底漆）对这些材料进行处理。无须进一步地处理操作，随后可以直接使用复合树脂修复。

20.2.8 支架折裂

为避免支架出现折裂，必须确保邻面连接处有足够的面积。必须遵守制造商规定的金瓷和纯陶瓷结构的连接面积的要求。如果无法满足，则需考虑备选方案，例如使用另外一种材料，不加饰瓷，或者增加咬合垂直距离。对此很重要的一点是，要注意连接处的高度和长度，对修复体稳定性的影响占3/4；另外，宽度仅影响稳定性的1/4[361]。所以，就算增加宽度也无法补偿减少的高度。

20.2.9 种植体周围炎

Zitzmann等[425]所报道的文献综述用两个断面研究来描述了种植体周围炎的发生率。80%的患者以及大约50%的种植体出现了种植体周围黏膜炎。种植体周围炎的发病率为28%~56%的患者以及12%~43%的种植体。文献中给出了种植体周围炎发生的主要风险因素，具体如下：（1）口腔卫生不良；（2）曾患有牙周病；（3）糖尿病；（4）使用酒精和尼古丁；（5）基因多样性和尼古丁的协同作用。

病程一般缓慢且无痛感，加上种植体/种植体支持式修复体并未松动，当发现进行性的种植体周围炎时通常都已太晚（图20-53~图20-55）。针对这种情况，读者应该意识到需要通过探诊、用Periotest测动度和X线片来进行定期复查，并且监测种植体周围的软、硬组织。

因为尚待制订出可靠的种植体周围炎治疗方案，并且目前推荐的治疗方案也仅有经验型证据支持[117]，所以必须优先考虑预防疾病。其中患者全身和口腔卫生方面的配合至关重要。不仅依靠指导和促进正确使用辅助工具改善患者的居家口腔卫生状况，还要确保上部修复结构有利于清洁的设计。固定修复尤其需要满足结构和技术要求，以便于清洁种植体基台（详见15.6.10章节）。

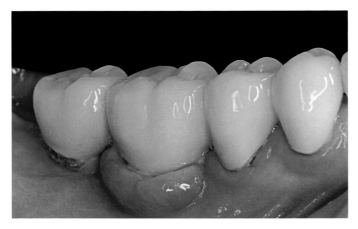

图20-53　种植体植入5年。修复体戴牙后从未找牙科医生进行定期复查。这位女性患者在种植体周围炎晚期时才意识到问题的存在。除了46种植体周围的炎症外，还发现其他问题，包括47种植体的螺丝松动（种植体/基台区有间隙），45牙齿牙结石严重。

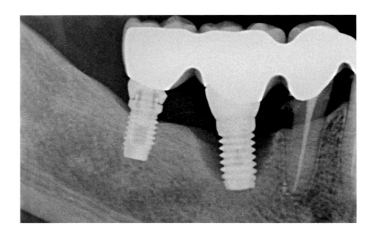

图20-54　由于严重的种植体周围炎，直接取出种植体。

表20-3　种植体支持式活动修复体的并发症（数据源于Goodacre等[138]）

并发症/维修	均值趋势（活动修复体）
覆盖义齿固位力丧失	30%
修复体重衬	19%
固位杆卡/附着体折裂	17%
瓷面折裂	14%
修复体折裂	12%
丙烯酸树脂基底折裂	7%
基台螺丝松动	6%
基台螺丝折裂	2%
种植体折裂	1%

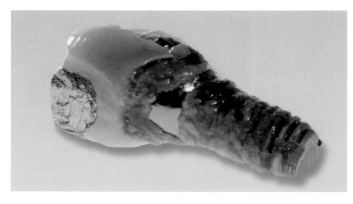

图20-55　取出的带修复体的种植体。

20.3　种植体支持式活动修复体并发症的种类

　　Goodacre等在文献综述中已经详细描述了活动修复的并发症[138]。这些数据是基于众多研究结果得出的，某些并发症的发生率列出的是均数。但是，因为它们不涉及种植具体的时期，所以顶多可以解读为某种趋势。最常见的并发症就是覆盖义齿固位力的丧失（30%）、放疗后上颌骨的种植体脱落（25%）、上颌覆盖义齿种植体脱落（21%）、修复体重衬（19%）、Ⅳ类骨质种

植体脱落（16%）、上颌修复体（杆卡）夹子/附着体折裂（17%）。表20-3中列出了主要的修复并发症。

20.3.1　固位力丧失

　　活动修复体的固位力丧失风险为30%。在这方面，需要区分两种情况，一是修复体固位设计允许简单地更换固位部件，二是与更加复杂的治疗有关。对于前者，修复工作可归类为维修或者维护，而后者倾向于归类为修复并发症。

　　此处列举一个维修类别的病例，以杆卡固定式修复体和球帽附着体为例。附着体包括个性化切削的金杆，

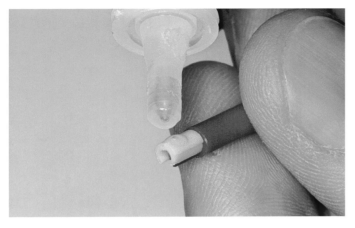
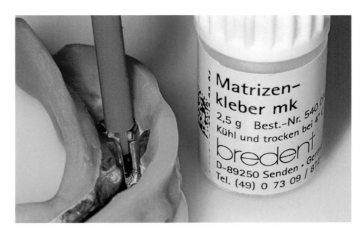

图20-56和图20-57 如果摩擦固位卡Preci-Vertix不能固定在支架上，可以使用基质胶将其粘固。

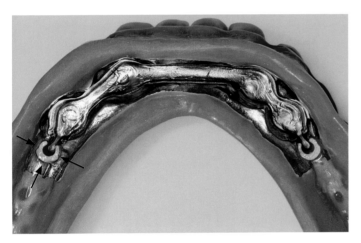

图20-58 如果摘戴修复体太困难，可以用刀片轻微地修整弹性夹的边缘（箭头）。

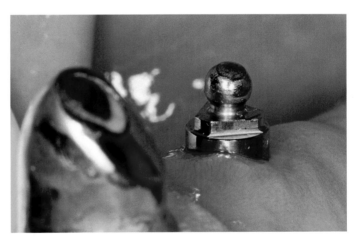

图20-59 种植体轴向偏离引起球帽附着体单边磨损的示例。

通过两个远端Preci-Vertix弹性夹产生的摩擦力固位。修复体戴牙2年后，摩擦力不足，因此需要用牙周刮治器将弹性卡子去除，随即利用嵌入工具重新嵌入一个卡子。如果摩擦固位的卡子不能稳定在支架上，可以使用基质胶将其粘固（图20-56和图20-57）。起初，弹性夹通常比较紧固，但是将修复体取出、戴入几次之后，基本上都会松；如果不行，卡子的边缘可用刀去除少许（图20-58）。

Dalbo-PLUS球帽附着体的固位力调整也属于维修。通过拧紧或调松阴极贵金属片来调节固位力。磨损的阴极配件可以拧松、卸下并更换。如果球帽只是轻微磨损，系统有阴极配件调节器（详见16.1.1章节）。如果磨损严重（图20-59），球帽附着体也需要进行更换。图20-60展示了已磨损的球帽附着体和新球帽附着体之间的差别。这些磨损现象会随着种植体轴向偏离程度的增加而增加。

相反地，电镀黄金套筒冠的固位力丧失可以归纳为并发症（图20-61）。此处给出的患者案例中，所有的电镀金中间冠的大量磨耗导致固位力完全丧失（图20-62）。至今，文献对这种并发症的发生率报道较少。这

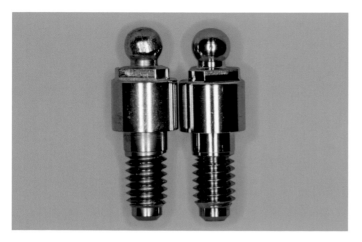

图20-60　比较：磨损的（左）和新的（右）球帽附着体基台。

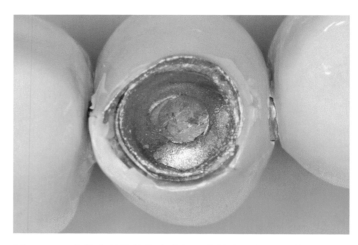

图20-61　食物和其他异物在中间冠内的磨损会引起精细而敏感的镀金层的严重破坏。"使劲向下咬"这种不可控的修复体戴入方式，会对电镀金中间冠有不良影响。

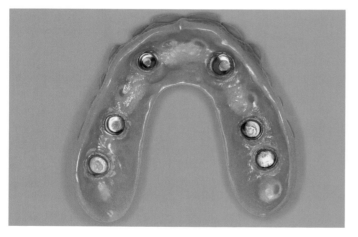

图20-62　电镀金中间冠的大量磨耗导致固位力完全丧失：能够看到部分破坏的电镀金结构，以及清洁不彻底的修复体。

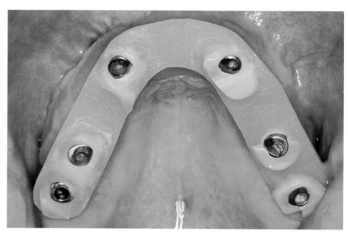

图20-63　重建修复体固位力：在口内调整的导板用来精确转移初级冠【译者注：即基台，下同】的位置。

种情况下，若想恢复固位力，需要拧开、卸下所有种植体基台，然后送入技工室，重新在上面制作一个电镀金中间冠。

　　为此，用丙烯酸树脂在模型上准备定向导板，在口内用复合树脂微调进行精确定位（图20-63）。当暴露螺丝孔之后，基台从口内卸下（图20-64），再用螺丝固定到原始的石膏模型上。模型的精确性通过定向导板来验证（图20-65）。如果验证成功，在牙科技工室检查现有基台是否存在磨损痕迹，如有必要，可以轻微打

磨。在这种情况下，打磨出腭侧固位沟以获得更好的固位力（图20-66）。在现有基台上制作新的电镀金中间冠，也可以重新制作腭侧固位沟（图20-67）。现将旧的中间冠从修复体上完全移除。在其后的临床阶段中，在口内装入基台，并按照规定的扭矩旋紧。然后在基台上定位电镀金中间冠（图20-68），涂漆（合金底漆），用复合树脂粘接剂（例如Panavia 21 TC）将其封入修复体内。最后一张图片（图20-69）中可以看到新电镀金中间冠上的腭侧固位沟。

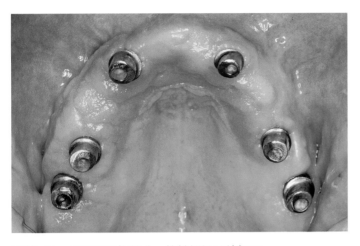

图20-64 即将暴露螺丝孔，拧松初级冠并卸下。

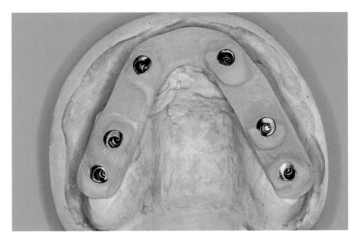

图20-65 用螺丝将初级冠重新固定在原始的石膏模型 上，精确度用定向导板进行验证。

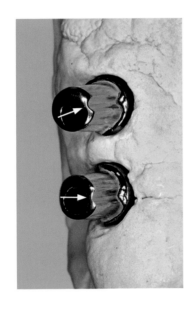

图20-66 在技工室对基台轻微重新打磨。切削出腭侧固位沟（箭头）以获得更好固位力。

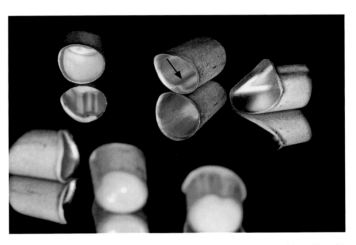

图20-67 新的电镀金中间冠已完成。腭侧固位沟也按照其形状复制（箭头）。

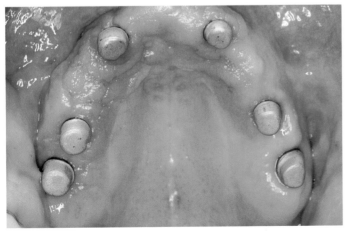

图20-68 借助定向导板，再次将初级冠旋紧入位，电镀金中间冠也就位在上面。

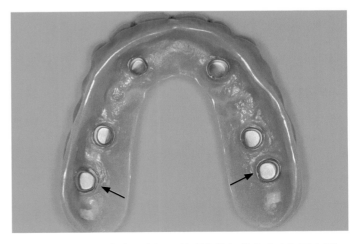

图20-69 将旧的电镀金中间冠从现有修复体上完全卸下之后，用复合树脂（例如Panavia 21）将新的中间冠在口内粘接（带有腭侧凹槽，见箭头）。

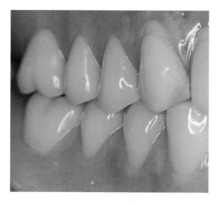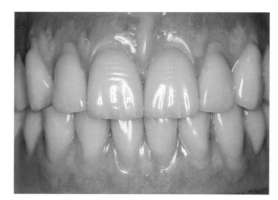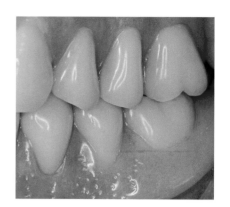

图20-70～图20-72　戴牙时的尖牙引导殆。

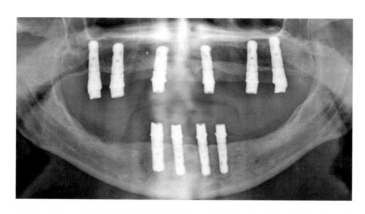

图20-73　上颌骨和下颌骨坚强固定的种植体支持式电镀黄金套筒冠修复体全口曲面断层片。

20.3.2　修复体的磨损/磨耗

如前所述，种植体的触觉敏感度比天然牙的低90%左右[154]。此外，与具有完整牙列的人相比，种植体缺乏牙周感受器会导致咀嚼运动延迟且不精确[364]。因此，与牙齿支撑的修复体相比，患者通常对纯种植体支撑的修复体施加更大的力。这就解释了为什么修复体的牙和套筒冠的牙面在种植体支持式修复中有更多的磨损。坚强固定种植体支持式上、下颌固定修复体修复的病例同样说明这一点。当戴牙时，采用尖牙引导殆（图20-70～图20-73）。13在患者戴牙后3周即出现大块的缺损。随后提供给患者一套夜磨牙殆垫，但是患者并没有使用，在第6个月时也没有来复诊。36个月后，患者再次出现严重磨损和牙片破碎现象（图20-74～图20-

76）。这样的病例需要重做修复体并且重做一副夜磨牙殆垫。也就是说，需要重衬、重新排牙，并重做丙烯酸树脂基托。在这些病例中，只有支架结构和固位体得以保留，并重复使用（图20-77）。

既然这种大范围的修补要花好几天，那么权宜之计就是直接在口内基台上制作一副临时过渡的活动修复体，我们用另一个病例来进行说明（图20-78～图20-80）。为此，在患者拟重做的旧修复体的石膏模型上制作一个真空压膜的硬质模板（厚度1mm）（图20-81）。封闭杆卡的倒凹区。然后将复合树脂（如Luxatemp）充满整个真空压膜模板（图20-82）。这个临时修复体被取下、修整、完成，并再次复位（图20-83～图20-86）。为了使这个椅旁制作的临时修复体费用更加合理，以后它也可以作为一个备用活动修复体重复利用。

接下来的制作步骤包括制取印模，以便用氧化锌丁香油酚印模材料重衬（在下颌中使用SS White材料，在上颌中使用Kelly膏剂），通过咬合记录材料（如Luxabite；图20-87）记录上、下颌相对关系；最后使用藻酸盐制取覆盖印模（图20-88）。其后，大范围地修补制作可以在牙科技工室进行，或者额外增加一次试戴蜡型（图20-89和图20-90）。

使用纳米填充复合树脂或瓷牙可减少修复体牙齿的磨耗。使用以上两种材料的磨损显著低于常规修复体牙

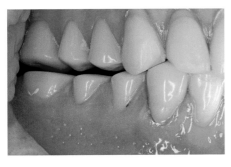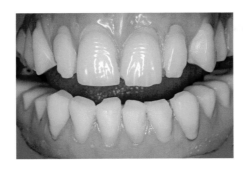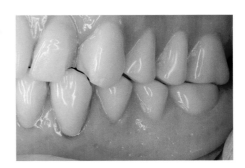

图20-74～图20-76 患者没有佩戴夜磨牙殆垫：使用36个月后修复体出现严重磨损痕迹和碎裂。

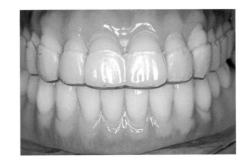

图20-77 必须重新排牙，并且制作新的夜磨牙殆垫。

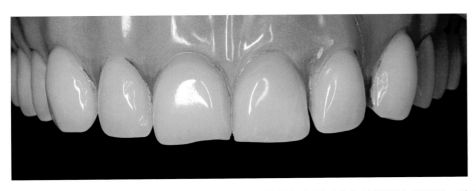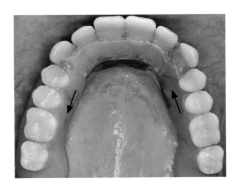

图20-78和图20-79 初始情况：这个有10年工龄的杆卡活动修复体需要全部重做。除了严重磨损外，修复体的远端延伸部分还有几个裂纹（箭头处可见）。

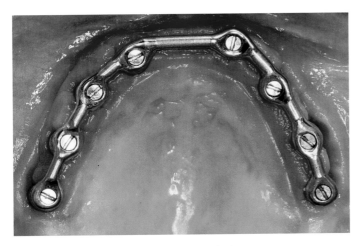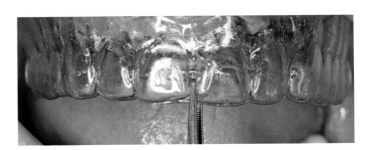

图20-80 只有修复体的杆和支架得以保留。

图20-81 准备重做时，要在诊断模型上制作一个硬质压膜临时模板（厚度为1mm）。

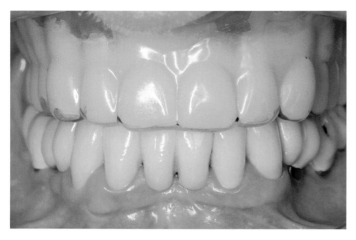

图20-82　将杆卡所有的倒凹都封闭，在模板内注满临时复合树脂（如Luxatemp），然后戴入口内。

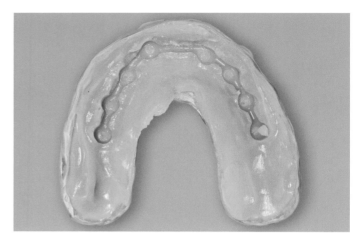

图20-83　取下椅旁制作的临时修复体并修整完成。

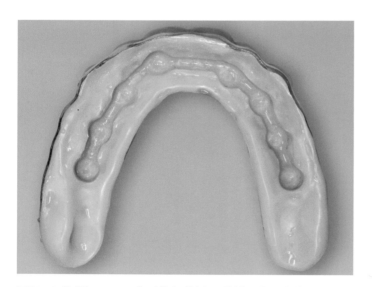

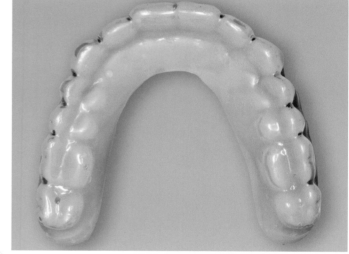

图20-84和图20-85　临时修复体以无腭板覆盖义齿的形式完成。不取下压膜片，从而使临时修复体即使在非常薄弱的杆卡区域也比较稳定，不易折断。

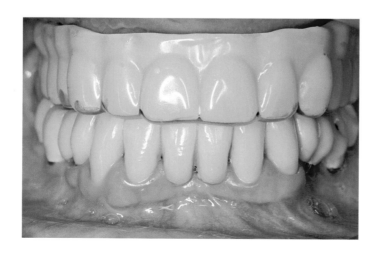

图20-86　这种临时修复体给技工赢得了足够的时间来重新制作修复体，而不受治疗时间的限制。这种临时活动修复体随后也可作为备用义齿重复使用。

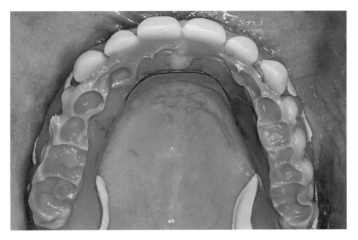

图20-87　与此同时，制取印模用于重衬，并记录上、下颌关系。

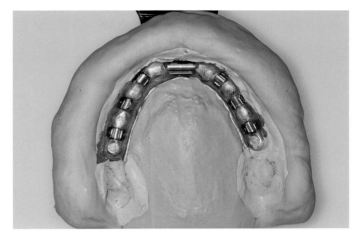

图20-88　最后，使用藻酸盐制取覆盖印模。

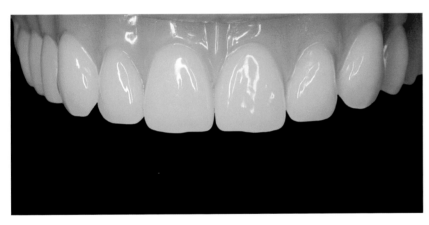

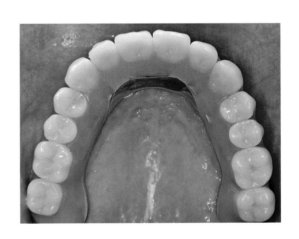

图20-89和图20-90　修理完成的修复体在3~5天后戴入口内。

齿材料[134]。建议对有磨牙症倾向的患者配备一副夜磨牙牙殆垫从而保护牙齿。如果牙齿咬合情况得到了改善，就再在上颌活动修复体上制作一个简单的真空压膜（厚度为1.5~2mm），并在口内精细调整（图20-77）。

20.3.3　牙面折断

必须确保固位体周围的树脂牙面有足够的厚度。如图20-91所示，如果它们不够厚，可能导致咬合区的材料反复碎裂和修复体牙面薄弱区的磨损。这只能通过早期合理的修复体设计避免。从这方面来讲，在支架制作之前应该先做出理想的诊断蜡型/排牙。排牙通过硅橡胶导板转移到石膏模型上，并且可用于基台、钛支架和贴面的制作，可重复利用以便于测量并确认整个修复空间是否合理。这更有利于牙科技师去检查修复间隙是否合适，并确保在每个阶段都能观测到最薄处所需的厚度（详见第16章）。

另一个常见的活动修复体牙面折断的原因是，患者在家清理修复体时将其掉到水池里（图20-92）。因此我们应该指导患者当清洁修复体时，要将毛巾放在水池里来防止这种情况的出现。

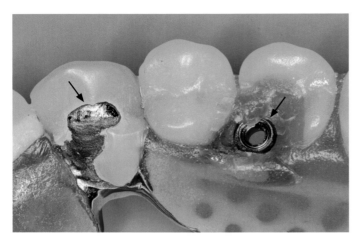

图20-91 （牙齿23处）暴露金属部位的修复体牙面的磨损和折断，通常是由于修复体树脂层太薄所造成的。固位部件（牙齿25处）的崩瓷通常是由于支架结构设计不合理所引起的。

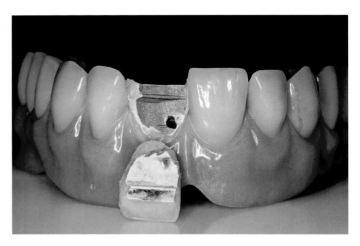

图20-92 牙面折断的另一个原因是患者在家清洗修复体时不慎掉落所造成的。

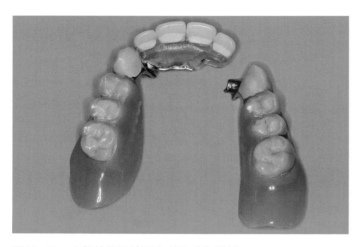

图20-93 支架结构设计不合理造成的折断。

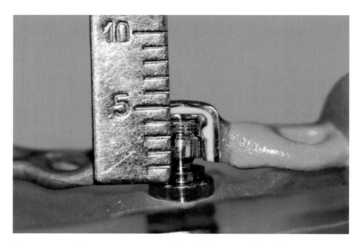

图20-94 以Dalbo-PLUS系统为例，在正确设计的框架结构中，固位部件应完全被支架结构包括在内。图中5.5mm的整体高度强调了要最大限度地利用修复体可用的垂直距离（图片来源：R. Busch，基尔，德国）。

20.3.4　修复体折断

当修复体折断时（图20-93），通常是由于支架设计不合理或支架缺失。如果没有支架结构，修复体通常会在固位体附近折断，因为此处是应力集中点，也由于这些固位体的存在，丙烯酸树脂基板在此处通常最薄弱。

如图20-94所示，为了避免修复体折断，种植体支持的固位体尤其需要有支架的支撑。在此病例中，Dalbo-PLUS的阴性部分是完全封闭的，并用树脂粘接剂牢固地粘接在一起。该支架使得活动修复体的折断和位于球帽附着体上方的修复体牙面的碎裂减到最少。在制作支架时，很好地利用修复体的可用垂直高度。这也只能通过在制造支架结构之前，利用前述蜡型和硅橡胶导板的方法来实现。

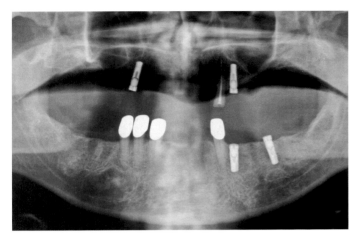 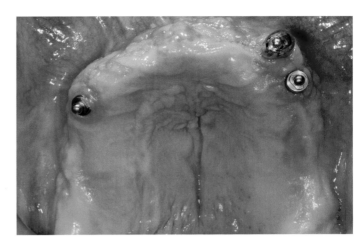

图20-95和图20-96　天然牙-种植体联合支持式上颌活动修复体由2个种植体球帽附着体和1个天然牙球帽附着体固位与支撑。

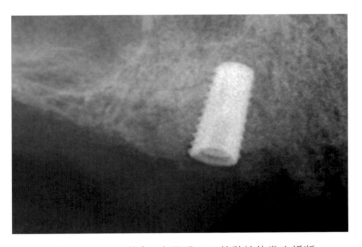 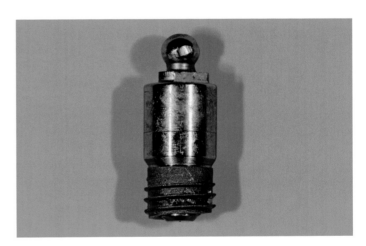

图20-97和图20-98　修复9个月后，13的种植体发生折断。

20.3.5　种植体折断

　　这种罕见的并发症通常是由于总体设计不当所引起的，以2个种植体球帽附着体和1个天然牙球帽附着体进行固位和支撑的联合支持式上颌覆盖义齿的病例可以说明这一点。如4.3.2章节所述，目前并没有上颌无牙颌所需种植体数量的明确数据[343]。然而，Richter和Knapp[317]的文献证明，在上颌无牙颌中只有两颗种植体的病例，

5年失败率介于85%（Locator固位部件）和60%（电镀金套筒冠）之间。本文这里介绍的病例结果如图20-95和图20-96所示。13的种植体在安装球帽附着体的9个月后发生折断（图20-97和图20-98）。2个月后，24的种植体与最后1颗天然牙（23）也随之脱落。

　　如前几章所述，为了尽量减少种植体折断风险，必须考虑所需种植体的数量和修复体的结构设计原理。如果某些情况导致种植体数量不足（例如，由于可用骨

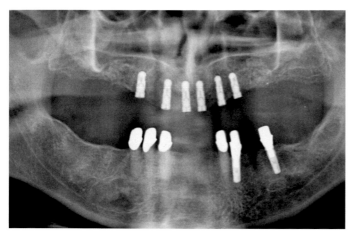

图20-99 在上颌种植体脱落后，在前牙剩余牙槽嵴上用髂骨移植进行骨增量，再植入6颗种植体（手术：J.Wiltfang，塞尔）。

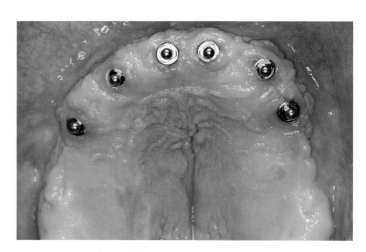

图20-100 再次使用球帽附着体进行修复。

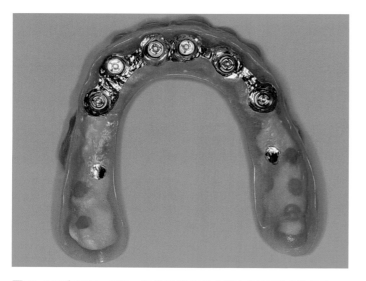

图20-101和图20-102 制作无腭板的支架加强的活动修复体。

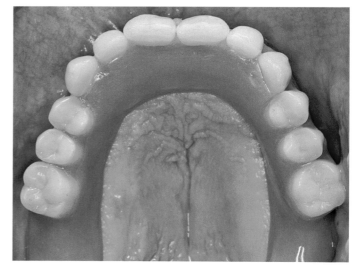

不足而不能使用过多种植体，并且无法使用骨增量的方法），这种情况不能置之不理，而是需要及时地充分进行纠正。在这种情况下，种植体脱落后，在剩余牙槽嵴上用髂骨进行扩增，随后植入6颗种植体，并再次利用球帽附着体支持式活动修复体进行修复（图20-99~图20-102）。理论上来讲，这种种植体数量的增加应该在一开始就予以考虑，在起初植入2颗种植体负重并没有引起并发症之前，就应该再增加种植体数目。

20.4 本章小结

研究证明，种植体的修复并发症可能对种植体整体治疗过程的成功产生严重的影响。最严重时，不仅可导致修复体的失败，而且可导致种植体的脱落。因此，必须优先考虑如何减少这些并发症的出现。本章中，每一个所述的并发症都有相应的预防策略和详细的治疗细节。这些方法使临床医生能够可预期地尽可能减少修复并发症，从而避免对于修复体和患者口颌系统组织结构造成大的伤害。

第四部分
修复概念
RESTORATION CONCEPTS

第21章

美学区单牙缺失

SINGLE-TOOTH GAP WITHIN THE ESTHETIC ZONE

S. Wolfart

21.1　前牙螺丝固位全瓷修复

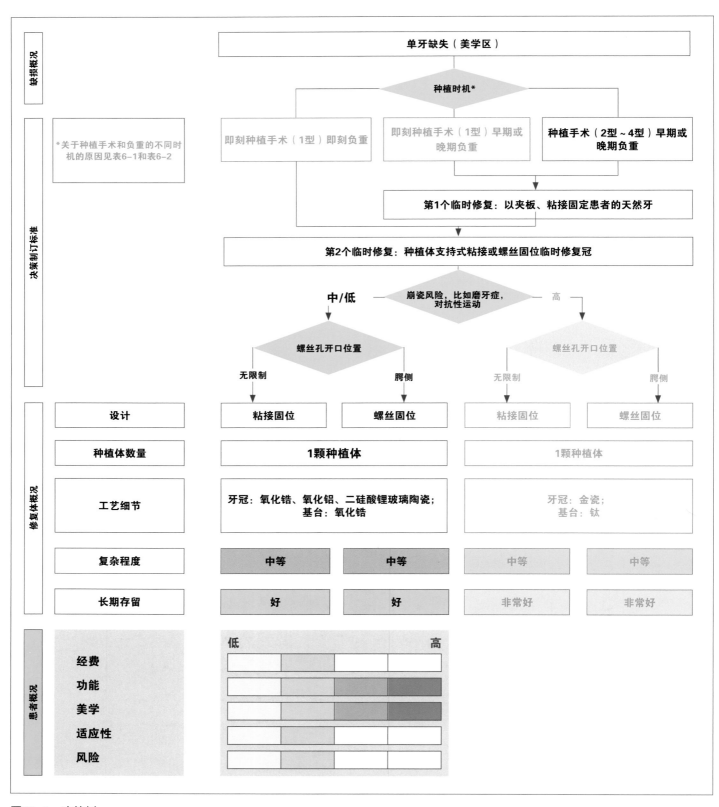

图21-1　决策树。

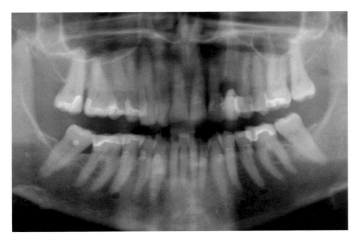

图21-2　全口曲面断层片示初始情况：23单牙缺失。

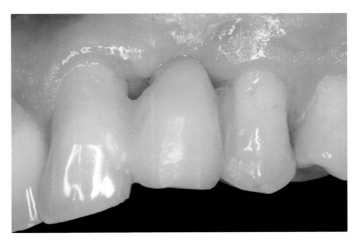

图21-3　初始情况：树脂粘接的临时修复。

符合这个方法的决策制定标准、修复体概况、患者概况都可以在图21-1决策树中看到。

21.1.1　患者介绍

- 患者：55岁女性。
- 问题：23缺失，原因不详。患者2个月前拔除患牙，初诊时缺隙已行树脂粘接临时修复。
- 治疗计划：23种植体，腭侧开孔的螺丝固位全瓷冠修复。使用技工室制作的长期临时冠进行牙龈塑形。

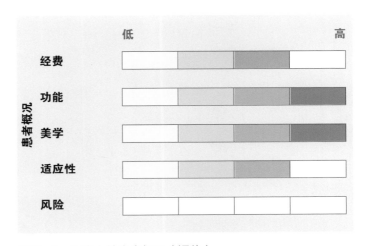

图21-4　55岁女性患者概况（评价）。

21.1.2　初始情况及患者概况

- 55岁女性，初始情况如图21-2和图21-3所示。患者之前保存治疗完善。牙周组织检查显示探诊深度无增加。由于患者笑线相对较低，21、22的牙龈退缩影响不大。功能检查显示未见明显异常。患者要求修复23缺失牙，她的牙科医生2个月前拔除了这颗牙并做了临时修复，愈合没有问题。
- 如果邻牙可以不预备，患者愿意接受任何可能需要增加的治疗费用。经费没有限制。

- 患者到诊所的路程超过1小时。她在首次咨询中明确表示希望获得兼具功能和美观的高质量修复，为此愿意接受多次长期就诊。
- 患者已知晓外科手术是种植体植入的组成部分。
- 患者既往体健，无增加种植失败风险的系统性疾病。无吸烟史，口腔卫生良好。

图21-4所示的患者概况均源自现有的信息。

21.1.3　治疗过程（表21-1）

该病例涉及技工室程序会在25.7章节进行详述。

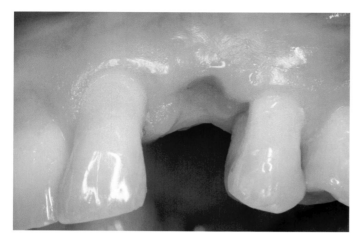

图21-5　去除临时修复体后软组织状况（拔牙后3个月）。

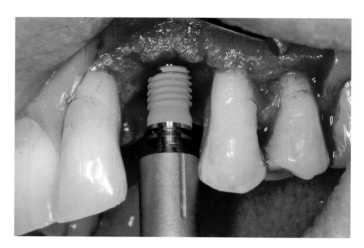

图21-6　植入种植体。

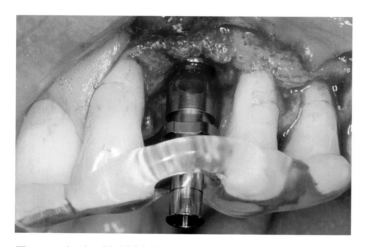

图21-7　切端丙烯酸树脂转移导板和印模杆。

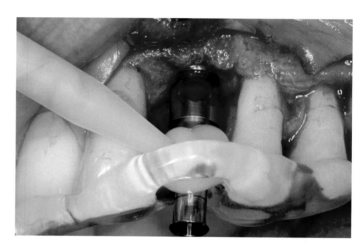

图21-8　复合树脂（如luxatemp）进行术中定位。

在种植体植入时，去除树脂粘接的临时修复体（图21-5）。术中不做垂直附加切口，翻开黏骨膜瓣，在手术导板的引导下钻孔，然后检查植入位置和植入方向，成形钻继续预备种植床，植入种植体（图21-6）。术中为记录种植体的位置，将印模杆拧到植体上。然后术前在石膏模型上制作的牙切端支持式复合树脂转移导板就位。将其用临时树脂（如Luxatemp）粘接至旋入种植体中的印模杆上（图21-7和图21-8）。材料结固以后将完整的术中记录取出（图21-9）。种植体腔用氯己定凝胶充填（图21-10），安装覆盖螺丝。用牙周探针检查种植体植入是否正确：水平地观察，种植体位于骨平面并且在邻牙釉牙骨质界下3～4mm。在颊腭向，种植体应放置于更腭侧并且要远离邻牙唇面连线2mm（图21-11）。伤口缝合以后（图21-12），酸蚀邻牙同时伤口用纱卷保护。在临时修复体去除之前所做定向导板的引导下将临时修复体再次粘接固定（图

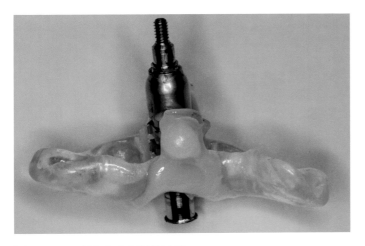

图21-9　口内取出术中记录导板。

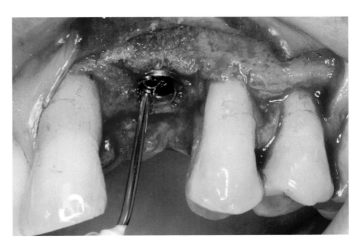

图21-10　用氯己定凝胶充填种植体腔。

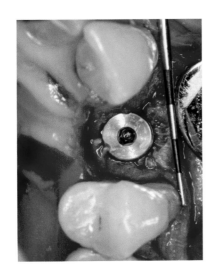

图21-11　检查种植体位置，种植体位于"舒适区"中：与邻牙的距离>1.5mm；邻牙唇面连线（此处应用牙周探针测量）距离种植体2mm；唇侧骨板厚度>2mm。

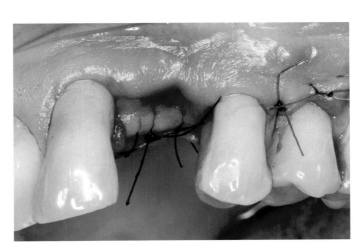

图21-12　缝合。

21-13和图21-14）。

　　术后X线片检查种植体的位置（图21-15）。借助术中记录的帮助，将种植体位置转移到原始模型上，在技工室中制作具有理想穿龈轮廓的临时冠。由于种植体偏腭侧，因此可以制作腭侧螺丝固位的临时冠（图21-16～图21-18）。

　　种植二期手术在种植体植入后4个月进行：为了修复唇侧软组织的轻微塌陷（图21-19和图21-20），制

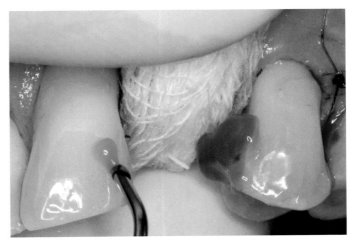

图21-13　临时修复体粘接前的邻牙处理。

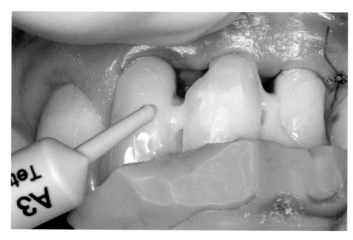

图21-14 临时修复体在（蓝色）定向导板辅助下与邻面区进行粘接。

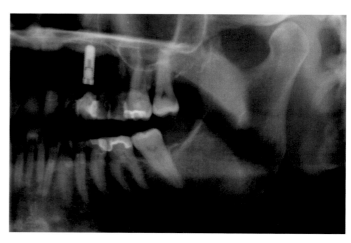

图21-15 术后X线片评估植入情况。

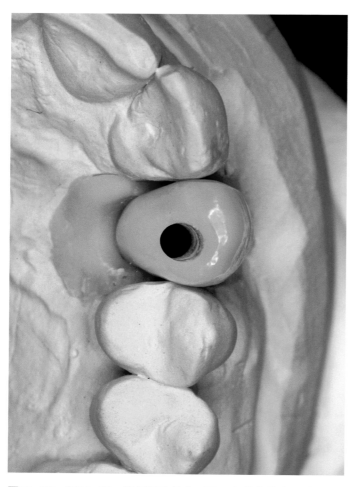

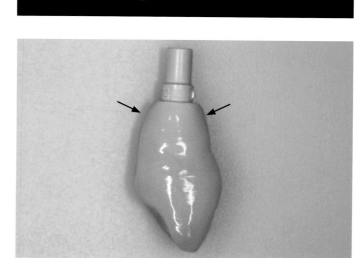

图21-16～图21-18 腭侧开孔的临时冠，有优化的穿龈轮廓（箭头）。

作旋向唇侧的旋转瓣，固定到位（图21-21）。然后戴入长期临时冠进行种植体周围软组织成形（图21-22）。

4周后再次去除临时冠。愈合良好的软组织形成漂亮的穿龈轮廓（图21-23和图21-24）。然后使用个性化印模杆将其转移到主模型上（详见12.3.4章节）。为此，临时基台的穿龈轮廓被转移到个性化印模杆上（图21-25）。将个性化印模杆旋到种植体的正确位置上，

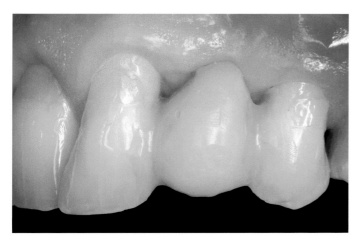
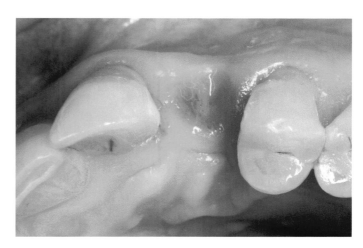

图21-19和图21-20　种植体暴露前的软组织情况（种植体植入4个月后）。

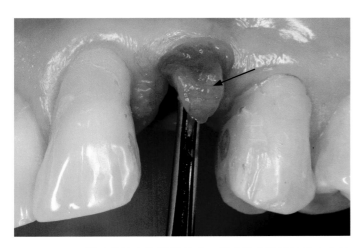

图21-21　二期手术结合旋转瓣技术：用球钻磨除种植体上方软组织的角化上皮；将带蒂瓣（箭头）"旋转"至在唇侧准备的软组织袋中，并间断缝合固定。

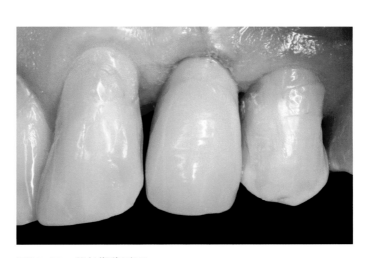

图21-22　戴长期临时冠。

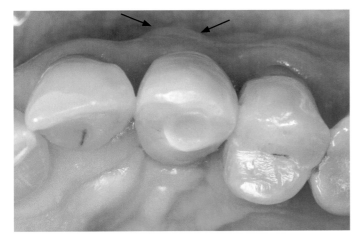

图21-23　戴长期临时冠（暴露后4周），与修复前相比（图21-20），唇侧软组织目前有足够的厚度（箭头）。

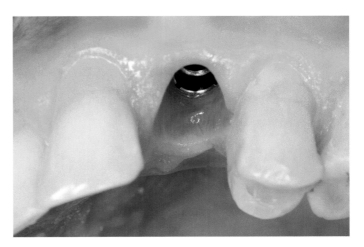

图21-24　完成塑形的种植体周围软组织。

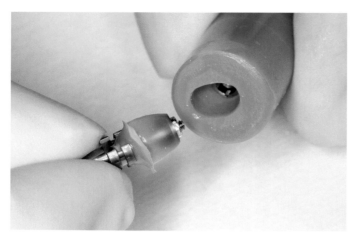

图21-25 个性化印模杆：将长期临时冠的穿龈轮廓转移至印模杆（详见12.3.4章节）。

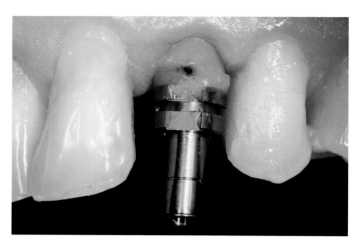

图21-26 定制印模杆复位。

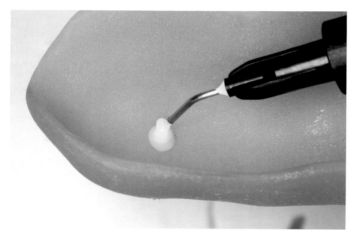

图21-27 印模托盘上制作树脂止停。

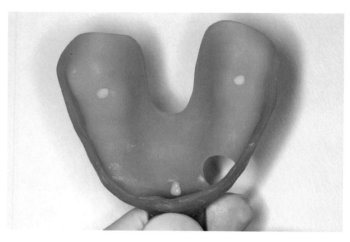

图21-28 光固化止停可防止托盘被推得太深。

重塑现在稍微塌陷的种植体周围软组织（图21-26）。印模托盘上制作树脂止停，以防止托盘被推得太深，从而确保在咬合区域有足够厚的印模材料（图21-27和图21-28）。

使用前再次试戴托盘（图21-29）。将印模材料注入印模杆周围并轻吹，尽可能少的气泡确保印模杆被牢固地包埋在印模材料中（图21-30和图21-31）。至此，临时冠的穿龈轮廓被精确地复制到主模型上（图21-32和图21-33）。

然后，制作腭侧螺丝固位的牙冠。首先制作蜡型，研磨个性化二氧化锆全瓷基台，粘接到钛基底上（图21-34和图21-35）。再用氯己定凝胶填充种植体腔内（图21-36），用扭力扳手拧紧腭侧螺丝固位牙冠（图21-37）。螺丝孔的下半部分用牙胶充填。然后用技工室制作的树脂嵌体或者单纯用复合树脂封闭腭侧螺丝孔（图21-38，关于如何填充冠部，详见15.10章节）。图21-39和图21-40显示冠修复3个月后的治疗效果，全口曲面断层片（图21-41）显示冠修复1年的效果。

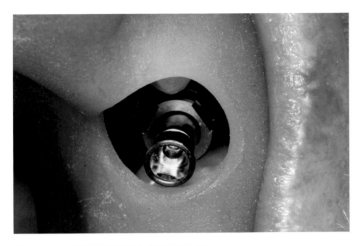

图21-29　试戴印模托盘（取出技术）。

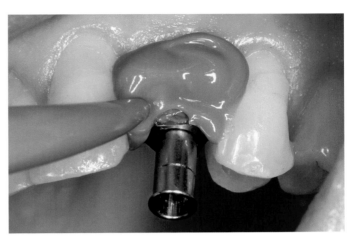

图21-30　将印模材料注入印模杆周围。

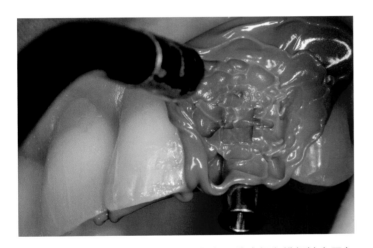

图21-31　轻吹印模材料表面去除气泡，并确保印模杆被牢固包埋在印模材料中。

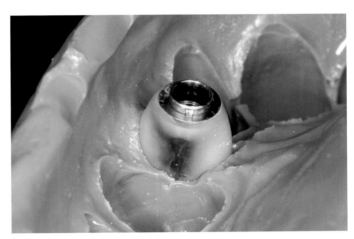

图21-32　用个性化印模杆完成印模。

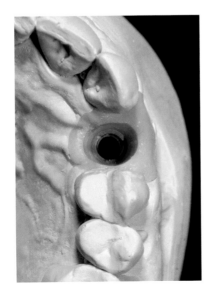

图21-33　复制了穿龈轮廓的主模型。

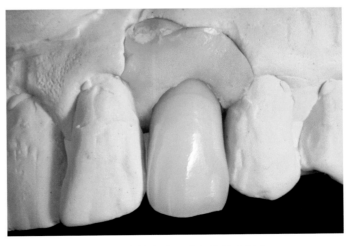

图21-34　腭侧螺丝固位的全瓷冠（氧化锆内冠）。

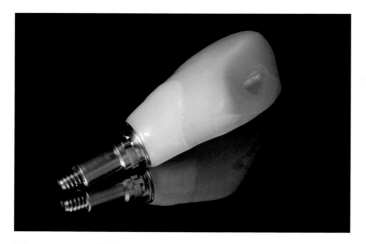

图21-35 牙冠粘接到钛基底上（如Panavia 21）。

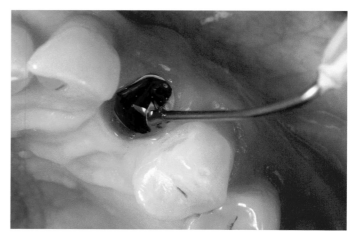

图21-36 用氯己定凝胶填充种植体腔内。

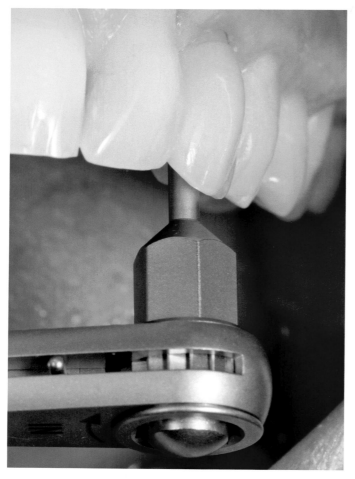

图21-37 用扭矩扳手拧紧腭侧螺丝。

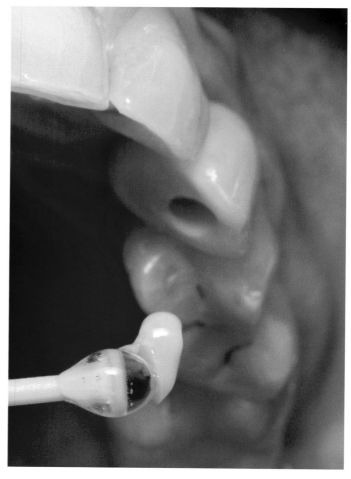

图21-38 密封腭侧开口（复合树脂嵌体）。

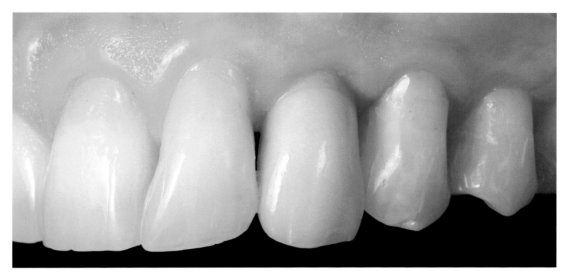

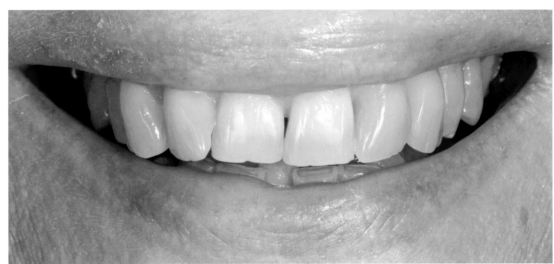

图21-39和图21-40　冠修复3个月后的治疗效果。

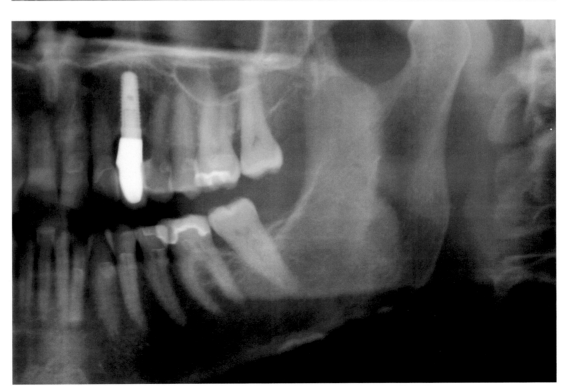

图21-41　冠修复1年后拍摄的全口曲面断层片。

表21-1　美学区单颗牙修复所涉及临床和技工室流程概述（类型3：拔牙后第12周植入种植体）

临床	技工室	时间轴
23在患者初诊前2个月由于突发情况被其先前牙科医生拔除		0 周
病史、检查、X线检查、解剖式印模		
	制作诊断模型，上𬌗架，排牙，制作放射导板	
测量X线检查		
	将放射导板重新加工成手术导板（定向导板），切缘丙烯酸树脂转移导板（术中种植体记录）	
植入种植体 术中种植体记录		12 周
	用术中记录制作模型并且制作长期临时冠（螺丝或者粘接固位）	
拆线		
二期手术、软组织管理（如旋转瓣技术）、戴入长期临时修复		28 周
拆线		
	制作个性化印模托盘，开窗法（取出技术）或闭窗法（转移技术）	
使用个性化托盘、个性化印模杆取模，记录口外与口内颌关系（必要时）		32 周
	技师比色，制作主模型，制作基台	
可选：试戴基台，检查基台肩台位于龈下1mm处		33 周
	必要时对基台进行修整，制作牙冠	
戴全瓷冠（螺丝或粘接固位）		34 周
2天（可选）和7天以后复诊检查		
可选：藻酸盐取上、下颌模型，制作保护性𬌗垫		

续表

临床	技工室		时间轴
	可选：在技工室制作上颌前牙/尖牙引导的保护性殆垫（真空成型，1.5mm厚），选磨		
可选：7天后戴入保护性殆垫			
3个月后预约复诊			
6个月后预约复诊，说明复诊时间间隔			

第22章
多牙缺失或游离端缺失情况

MULTI-TOOTH GAP OR FREE-END SITUATION

S. Wolfart

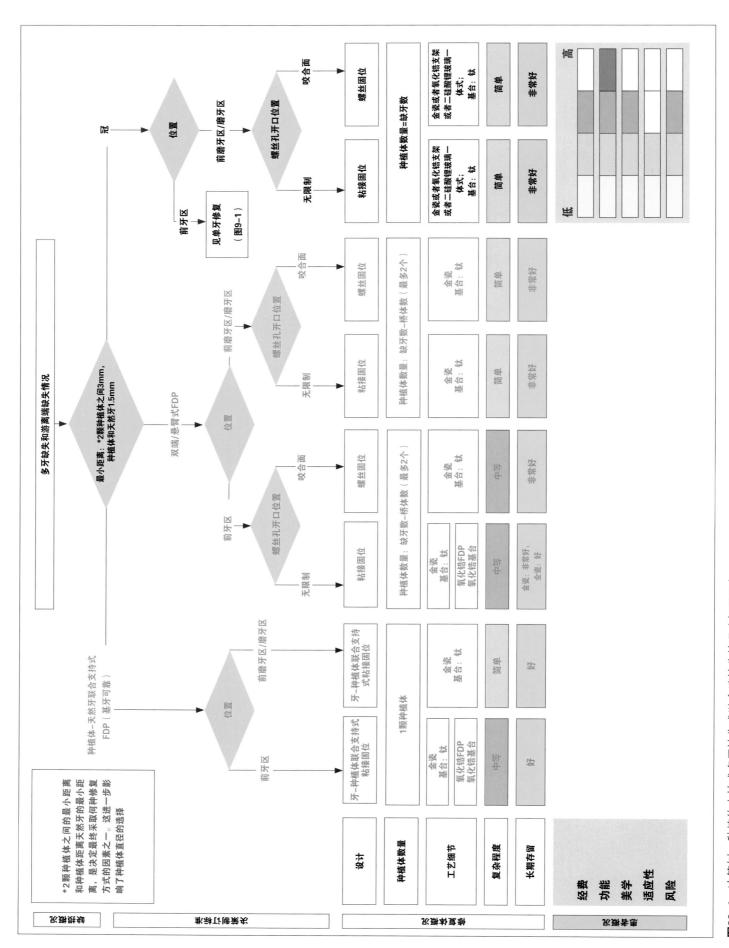

图22-1　决策树：种植体支持式多牙缺失或游离端端缺失情况（短牙弓）。

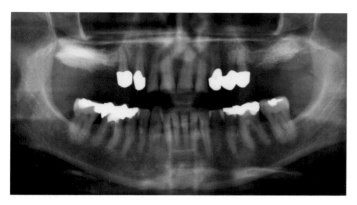

图22-2　初始情况：全口曲面断层片显示除46外其他牙未见异常。

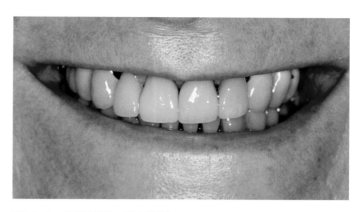

图22-3　初始情况：患者笑线。

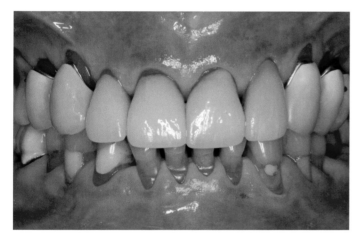

图22-4　初始情况：正面观。

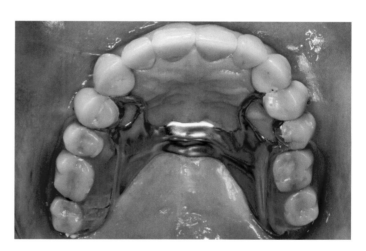

图22-5　初始情况：上颌套筒冠修复体𬌗面观。

22.1　游离端缺失和金瓷冠

符合这个方法的决策制定标准、修复体概况、患者概况都可以在图22-1决策树中看到。

22.1.1　患者介绍

· 患者：63岁女性。
· 现状：患者不满意现有的活动修复体，要求进一步提升功能和美学效果。
· 治疗：14-25以天然牙为基牙行全瓷冠修复，15-17，26、27在种植体上行金瓷冠修复。

22.1.2　初始情况及患者概况

· 63岁女性患者，就诊时初始情况见图22-2～图22-6。患者9年前戴入上颌活动修复体以后，至今未适应。近几年前牙全瓷冠出现崩瓷，现患者寻求新的固定修复方案。全口曲面断层片显示除46（预后可疑）外其余牙未见异常。患者9年前用羟基磷灰石行双侧牙槽嵴扩增术来增大修复体承托区。
· 关于费用问题，患者是一名医生，首要考虑其医疗效果，费用其次。

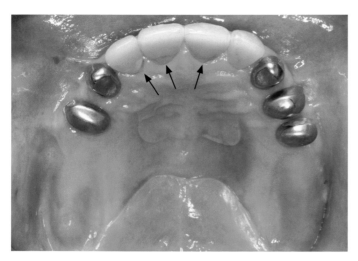

图22-6　初始情况：摘除套筒冠修复体的上颌殆面观：前牙全瓷冠腭侧崩瓷。

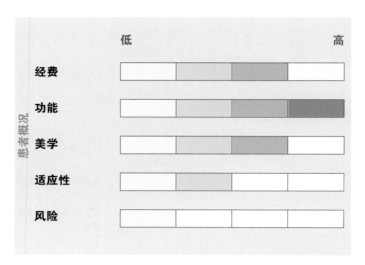

图22-7　63岁女性患者概况。

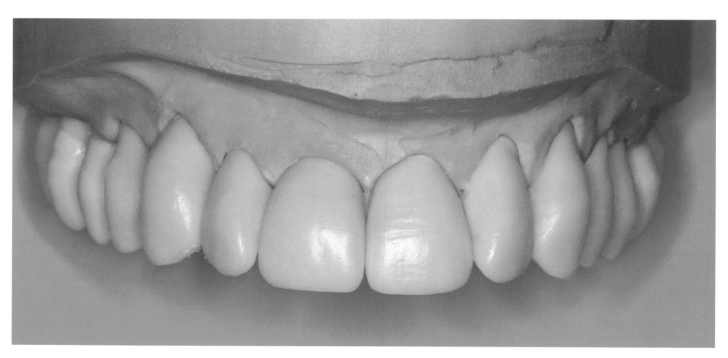

图22-8　全口诊断蜡型。

· 该患者想要一个不需要经常维护的固定修复体。优先考虑功能，改善美学效果也同样重要。

· 首先患者处于高度焦虑状态，不确定能否承受需要的治疗。

· 该患者未见增加种植体失败风险的全身性疾病。偶尔吸烟史（5支/周），牙周组织未见异常，口腔卫生良好。

· 图22-7中患者概况源自现有的信息。

22.1.3　治疗过程（表22-1）

首先制作增加垂直距离的诊断蜡型/排牙（图22-8）。复制模型，将诊断蜡型转移到真空压膜导板（图22-9）和放射导板（图22-10）。用有金属球的放射导板进行放射影像测量（图22-11），后面可以将其改造

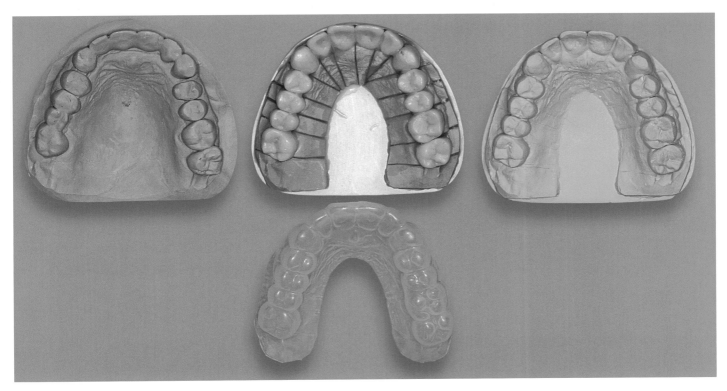

图22-9　模型：基础模型，诊断蜡型，诊断蜡型印模，制作临时修复体的真空压膜导板。

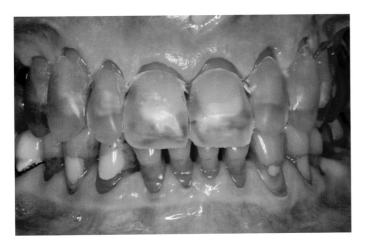

图22-10　放射测量导板就位。

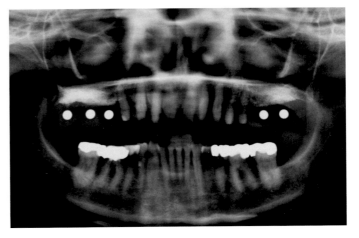

图22-11　全口曲面断层片进行测量。

成手术导板（图22-12），用于上颌窦内提升并植入种植体。植入后6个月行二期手术（图22-13）。6周后，完成预备的天然牙连同种植体一起取模（图22-14）。制作主模型（图22-15）和咬合记录一起传递，后者是牙和旋紧的愈合基台支持的（图22-16）。这可以确保咬合记录稳固。

试戴优化的蜡型后，记录口内上、下颌关系（图22-17和图22-18）。这一步是有必要的，因为患者不会对根据第一次诊断蜡型制作的临时修复体完全满意。在较早的时期确定未来修复体的期望形态，可以帮助

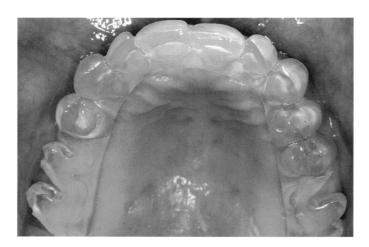

图22-12 手术导板（定向导板）就位。

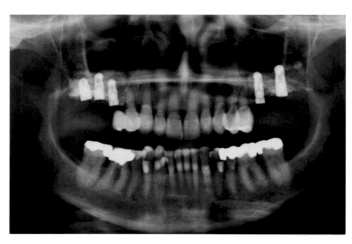

图22-13 全口曲面断层片检查上颌窦内提升情况以及种植体的位置：第一象限内种植体间距太小，如果不种中间的种植体将是一个明智的选择（术者：J. Wiltfang，基尔，德国）。

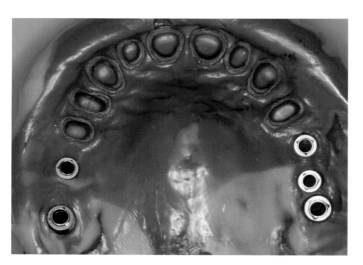

图22-14 取模：种植体和14-25联合印模。

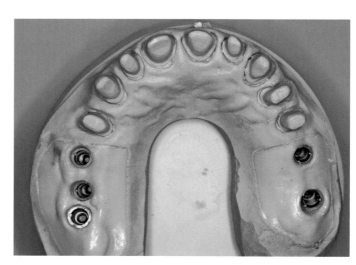

图22-15 主模型。

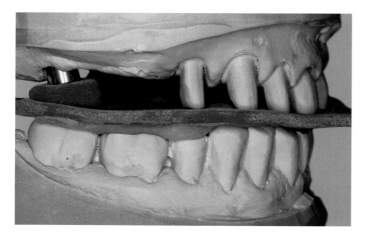

图22-16 用一个前部支架确定上、下颌关系，将咬合板置于预备牙和种植体（戴愈合基台）上。

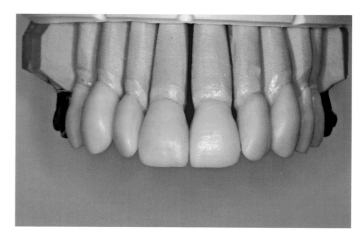

图22-17 在主模型上优化诊断蜡型。

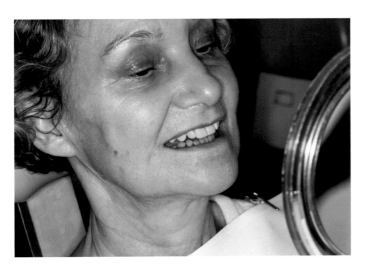

图22-18　试戴诊断蜡型确定形态和大小。

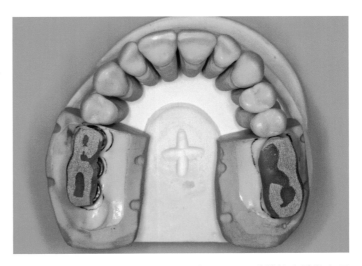

图22-19　试戴诊断蜡型的同时，试戴后牙区种植体支持的金属基底联冠（用蓝色复合树脂再次进行咬合核对）。

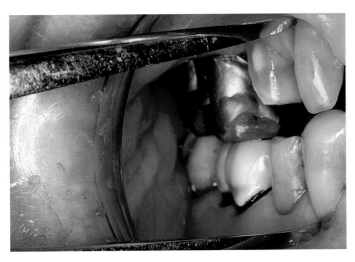

图22-20　检查静态咬合以及上、下颌的垂直距离：用Zielinsky卡尺核对临时修复垂直距离。

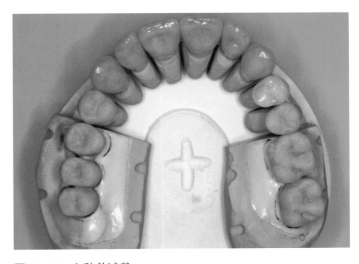

图22-21　上釉前试戴。

CAD/CAM加工中心或牙科技师制作最合适的解剖学牙冠。然后进行前牙基底和后牙金属基底联冠试戴。

　　选择种植体联冠修复是因为上颌窦区骨量不足。试戴金属基底联冠后用复合树脂再次检查咬合（图22-19）。除了检查水平的上、下颌关系外，垂直距离也需要用Zielinsky卡尺进行复查。测得的垂直距离应与临时修复时垂直距离一致（图22-20）。在上釉前试戴（图22-21和图22-22），利用Fit Checker再次检查技工室制作的种植体支持式后牙联冠的密合度。如图22-23

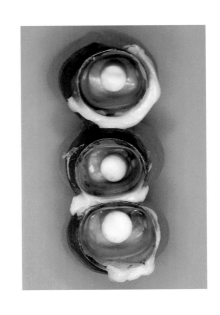

图22-22　薄层Fit Checker显示联冠完美的就位。

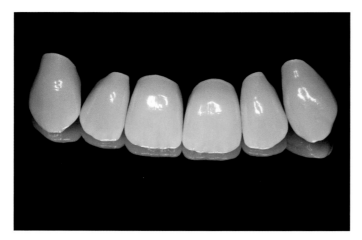
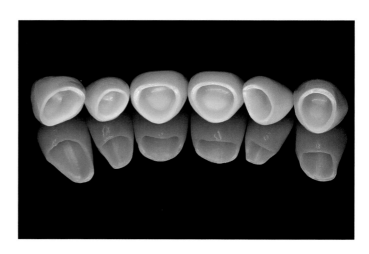

图22-23和图22-24   全瓷冠（二硅酸锂玻璃陶瓷）。

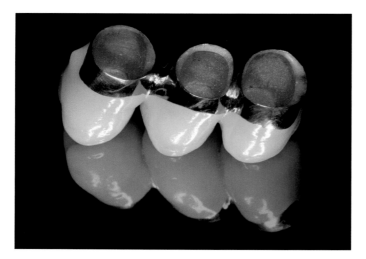

图22-25   腭侧领口以及金属邻接支持的后牙金瓷联冠。

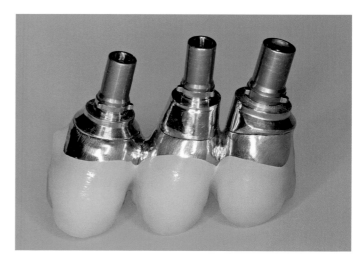

图22-26   钛基台以及后牙金瓷联冠。

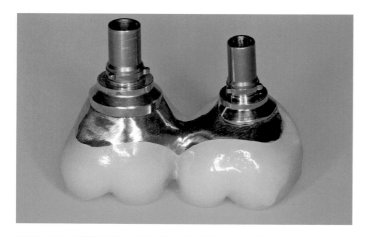

图22-27   邻接区的金属支撑，如果半永久粘接可确保修复体便于拆卸。

和图22-24示美学区全瓷冠（二硅酸锂玻璃陶瓷，IPS e.max Press）。

虽然这里主要关注的是美学，但种植体支持式后部牙冠需拥有良好的功能和耐用性。因此，设置腭侧领口稳固支持瓷材料的同时，邻接区采用金属连接体确保半永久粘接以后其便于拆卸，这就意味着金属颈圈的存在可以在不损伤瓷体的情况下取下修复体。基台放入牙冠可帮助医生评估种植体的位置和轴向与修复体是否一致，以及牙冠施加到种植体的力是否在一条直线上（图22-25~图22-27）。

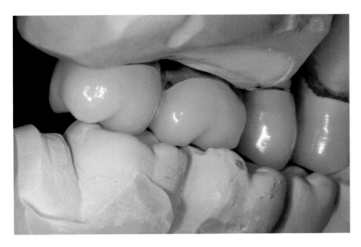
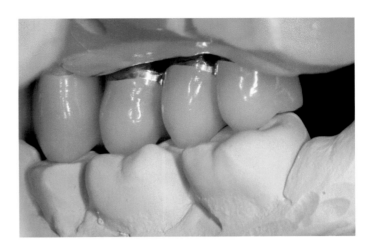

图22-28和图22-29 检查咬合：𬌗架上口内咬合"后面"观。

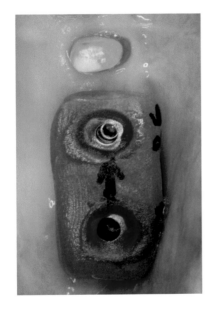

图22-30 就位导板引导下旋紧基台。

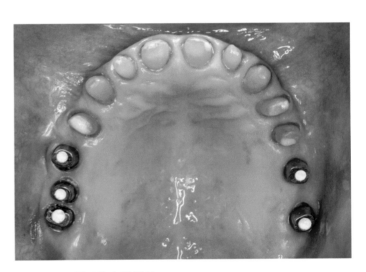

图22-31 用牙胶充填螺丝口。

理想情况下，在戴冠前修复体应在𬌗架上进行检查，必要时给牙科技师充足的时间进行校正。也应在𬌗架的后方检查磨牙腭侧支持尖是否恰好位于下颌磨牙的中央窝（图22-28和图22-29）。安装牙冠，在就位导板的引导下用正确的扭矩将基台旋紧（图22-30）并用牙胶密封（图22-31）。然后仅在冠边缘涂玻璃离子粘接剂对种植体支持式修复体进行半永久粘接（Ketac

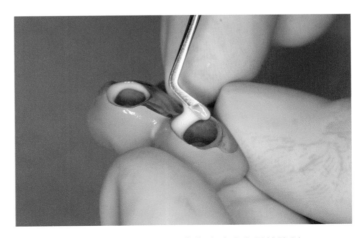

图22-32 半永久粘接：仅在冠边缘涂玻璃离子粘接剂。

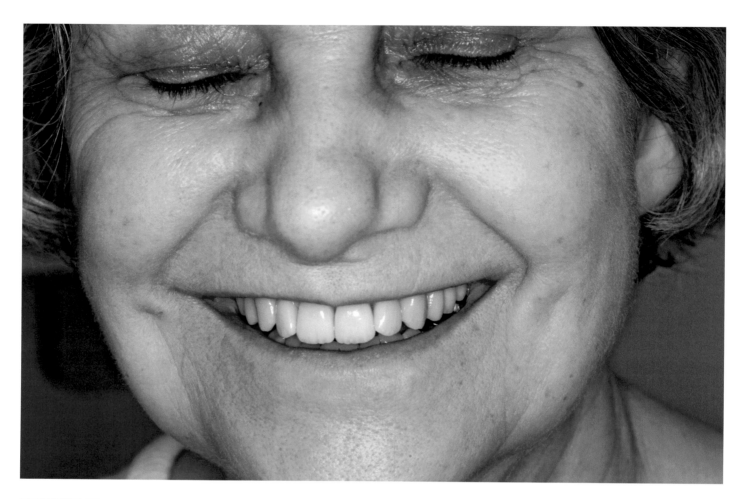

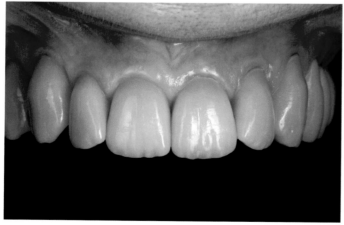

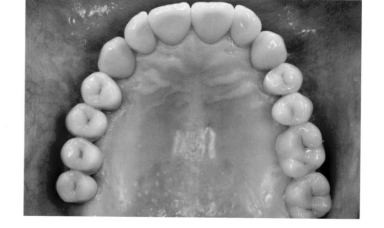

图22-33 ~ 图22-35 治疗3个月后。

Cem）（图22-32）。形成对比的是，全瓷冠则完全粘接。图22-33 ~ 图22-35展示患者笑容以及修复后3个月的效果。最后拍摄X线片记录治疗完成并检查是否已去除所有残留的粘接剂（图22-36）。

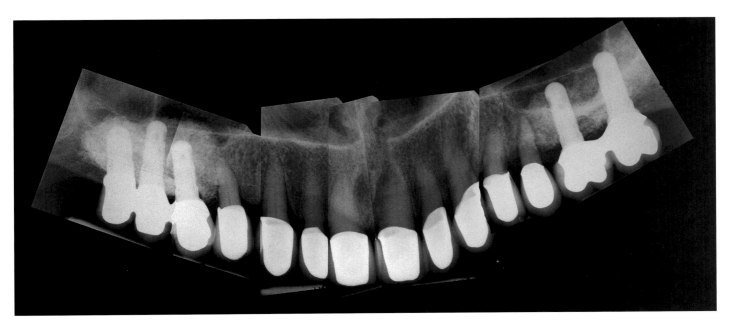

图22-36　3个月后单个牙片合集。

表22-1　关于种植体植入同期上颌窦提升的上颌修复体的临床和技工室流程概述

临床	技工室	时间轴
病史、检查、X线检查、解剖式印模（戴或不戴修复体）		0 周
	制作主模型和上、下颌关系记录基托	
面弓转移；基于新的垂直距离的上、下颌记录		1 周
	上𬌗架，诊断蜡型，排牙，制作直接临时修复体的真空成型导板和放射导板（复制排牙）	
预备基牙以及制作基于新垂直距离的固定临时修复体（真空成型板）		2 周
测量X线检查		4 周
	把放射导板转换为手术导板	
植入种植体		5 周
拆线		
二期手术		21 周
拆线；将愈合基台拧紧就位后制取藻酸盐印模，制作个性化托盘		
	制作个性化托盘，开窗式（取出技术）或者闭窗式（转移技术）	

续表

临床	技工室	时间轴
用个性化托盘制取种植体和天然牙印模		25 周
	制作主模型和种植体支持的记录基板	
记录口外与口内上、下颌关系，比色		26 周
	可选：制作牙色蜡型，也可以将其转变成尽可能逼真的丙烯酸树脂复制品来试戴	
可选：试戴蜡型或丙烯酸树脂复制品		
	牙科技师比色，制作粘接固位的金属基底冠，制作金瓷联冠，制作就位导板，根据优化的试戴蜡型制作前牙区全瓷冠	
试戴金属联冠，复查咬合记录		28 周
	上釉	
上釉后试戴		29 周
	完成	
半永久粘接种植体支持式金瓷联冠，粘接全瓷冠		30 周
2天（可选）和7天以后复诊检查		
可选：藻酸盐取上、下颌模型，制作保护性𬌗垫		
	可选：在技工室制作上颌前牙/尖牙引导的保护性𬌗垫（真空成型，1.5mm厚），选磨	
可选：7天后戴保护性𬌗垫		
3个月后预约复诊		
6个月后预约复诊，说明复诊时间间隔		

第23章

严重牙列缺损
SEVERELY REDUCED DENTITION

S. Wolfart

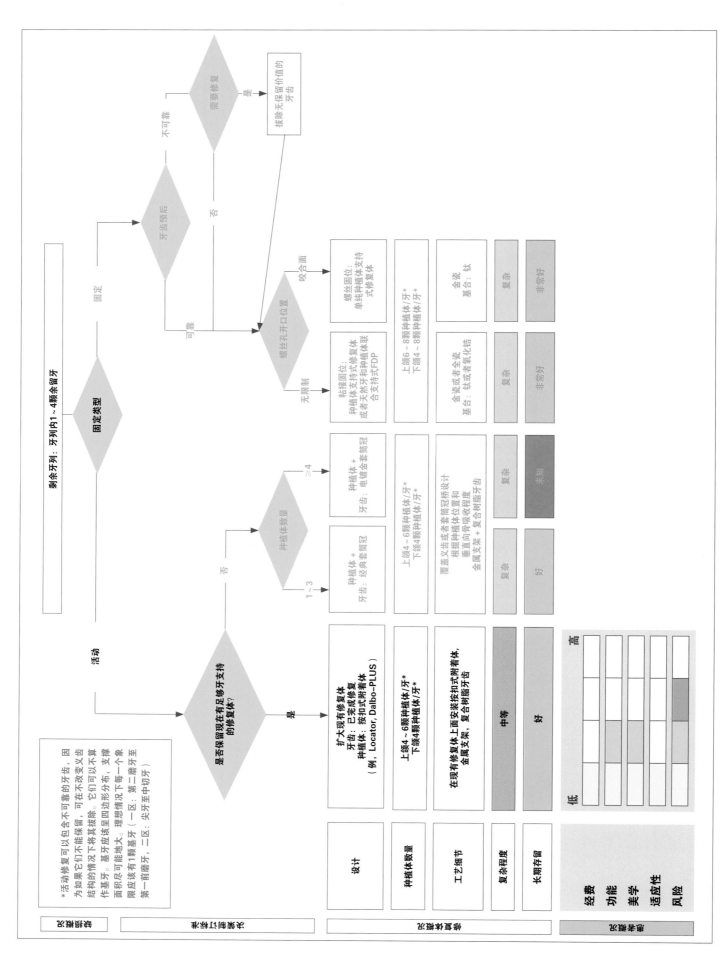

图23-1 决策树：严重牙列缺损增加基牙数量。

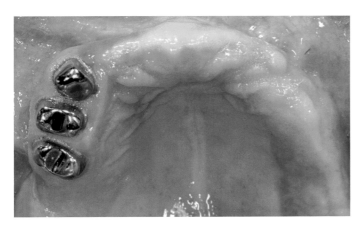

图23-2 初始情况：上颌无套筒冠义齿𬌗面观。

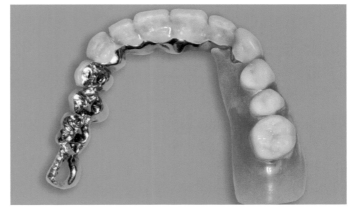

图23-3 套筒冠义齿𬌗面观。

23.1 为现有且充分使用的活动修复体增加基牙数量

适合本治疗方法的决策制订标准、修复体概况及患者概况均可以在图23-1的决策树中找到。

23.1.1 患者简介

· 患者：71岁女性。

· 问题：因跌倒导致23牙丧失，患者对现有的套筒冠义齿的固位及咀嚼功能不满意。

· 治疗方案：在继续使用现有套筒冠义齿的基础上，于23、24区增加基牙数量。

23.1.2 初始情况及患者概况

· 患者上颌戴用的套筒冠义齿，在咀嚼运动时义齿的稳定性不佳，但其他方面没有问题。图23-2和图23-3显示了上颌初始情况，该患者牙齿的预后评估为可靠。

· 由于患者主要依靠很少的养老金生活，因此在经济方面余地很小。

· 该患者对义齿很满意，只是想要在发挥咀嚼功能的时候义齿更加稳定。

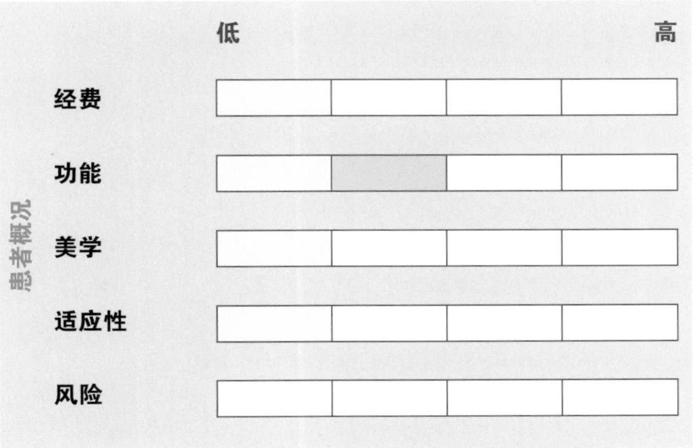

图23-4 71岁女性患者概况。

· 考虑她的全身状况，该患者所患较严重的关节炎对手的功能带来严重损害，另外一个因素就是1年前发生的卒中，致使患者身体右侧出现严重的运动功能障碍。

· 该患者没有增加种植体脱落风险的全身性疾病。患者不吸烟。剩余牙齿的牙周未见异常，口腔清洁维护好。

图23-4所示的患者概况均源自现有信息。

23.1.3 治疗过程（表23-1）

在现有修复体上增加基牙数量，目标是在上颌拥有4~6颗基牙（包括牙齿和种植体）。这些基牙应该尽可能地四边形分布，至少每个区（16-14，13-11，21-23

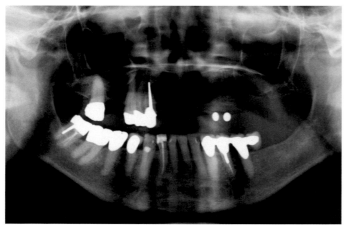

图23-5　测量放射线片。

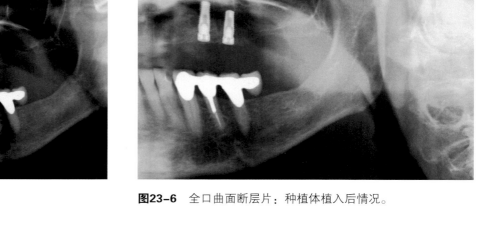

图23-6　全口曲面断层片：种植体植入后情况。

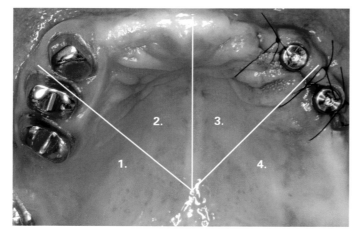

图23-7　种植二期手术后的上颌及旋入4mm高的愈合基台。目的是在每个区域（区域1：16-14；区域2：13-11；区域3：21-23；区域4：24-26）至少有一个基牙，从而达到四边形支持。

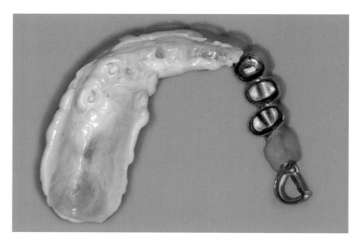

图23-8　义齿基托组织面被挖孔，以容纳前期的愈合基台以及后期的球帽附着体，此时需要用低黏度硅橡胶进行检查。

及24-26）都有一颗基牙（牙齿或种植体）。这样，再考虑可用骨量，计划在23、24区域植入种植体。下述治疗方案的部分程序已在Wolfart等[410]发表的论文中阐述过。

　　采用低黏度硅橡胶检测现有义齿基托的密合度。密合度较差的区域采用义齿基托重衬的方法解决。用藻酸盐印制现有义齿的印模，在技工室制作石膏模型和透明树脂复制的修复体。确定最佳种植体位置后，将金属球放入放射导板。放射线片测量完成后（图23-5），将放射导板制作成手术导板（即定向导板）。当决定种植体植入的角度时，需要考虑现有套筒冠的就位方向。因为球帽附着体和套筒冠义齿就位道之间的误差应该尽量

小，所以上述考量异常关键。在垂直面上，种植体肩部应该足够深，以获取充足的空间容纳球帽附着体阴性结构，进而用树脂粘接到现有义齿上（图23-6）。

　　在种植二期阶段，需要将4mm高的愈合基台拧到种植体上（图23-7），同时需要将义齿基托的对应位置挖空以容纳愈合基台。因为支架需要部分去除，因而有必要采用低黏度硅橡胶（密合度检查剂等）检查需要去除的程度。这可以保证支架不会去除得过多（图23-8）。当义齿重新获取一个合适的位置以后，可以采用临时树脂（如Luxatemp）进行重衬以便更加安全可靠地支撑在种植体上（图23-9）。

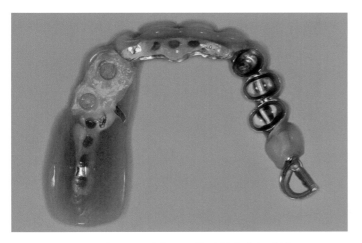 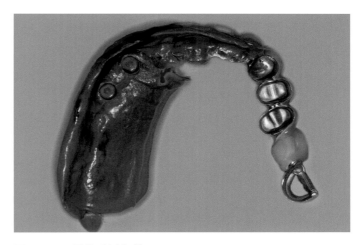

图23-9　在愈合基台所在的位置用临时树脂进行重衬。　　　　**图23-10**　最终重衬印模。

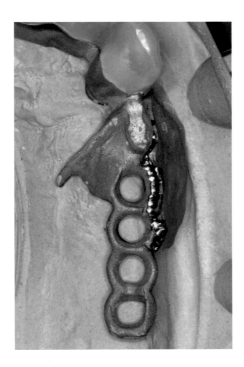 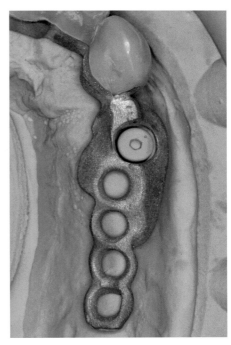

图23-11和图23-12　由于牙槽严重萎缩，因而需要在现有基托的支架上增加铸造加固部件。用激光将加固部件焊接在支架颊侧，然后是塑形和精修。

一旦组织愈合，根据软组织发生的改变，义齿可以重衬（图23-10）。另外，如果在基托对应种植体的位置挖空，支架的强度会严重减低，建议同时对支架进行加固。为此，可以通过激光将一个个性化铸造的非贵金属扩展部件焊接到现有义齿上面（图23-11和图23-12）。除了支架的调整之外，排牙和全部的基托需要重新制作，这样一来便增加了工作的时间和复杂程度。但是没有其他选择，因为不这样义齿折断就不可避免。

在这个病例中，义齿重衬以及支架加固后就可以安装球帽的阴极部件。为此，首先需要旋下并移除愈合基台，种植体内腔用（0.2%）的氯己定进行冲洗，并填入1%的氯己定凝胶（如Chlorhexamed 1%凝胶）。用专用手动扭矩扳手将球帽拧紧，依照患者种植体周围软组织的高度选择合适的基台高度。Dalbo-PLUS的阴极结构安置于球帽附着体上，并依照义齿的就位方向对齐。需要再次采用低黏度硅橡胶检查义齿磨出的空间是否充足。

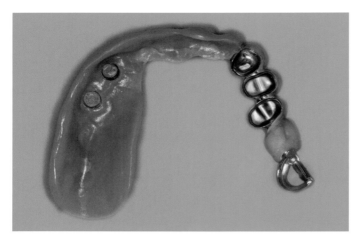

图23-13　带有扩展支架的上颌义齿已重衬完毕。用复合树脂将附着体阴性结构嵌入义齿所需要的预处理已经完成（预处理用50μm的氧化铝颗粒喷砂，并使用树脂预处理剂）。

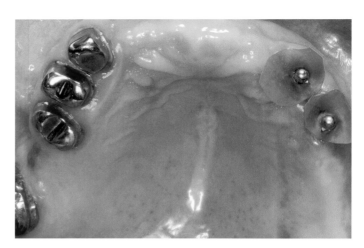

图23-14　球帽附着体的倒凹用橡皮障隔离。

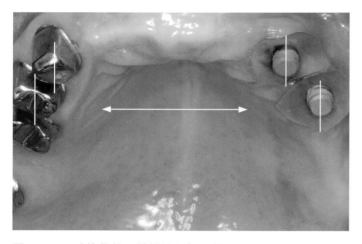

图23-15　硅烷化的阴性结构根据套筒冠的就位道方向放置并对齐。

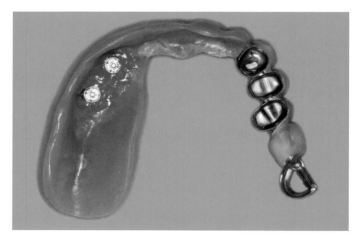

图23-16　阴性结构用自凝树脂粘接剂或复合树脂粘接在义齿上的组织面观。

接下来将阴性部分进行硅化和硅烷化（Rocatec），用氧化铝颗粒（50μm）对义齿进行喷砂（图23-13），然后用树脂底漆（Luxatemp Glaze & Bond）进行预处理。每一个球帽对应的区域均用一片带孔的橡皮障套住（图23-14）。根据初级冠就位方向将阴性结构水平排齐（图23-15）。义齿的挖空部用自凝树脂粘接剂（如Panavia 21）或复合树脂（如Luxatemp）进行填充，同时将义齿戴入。当树脂和粘接剂凝固时，便可将义齿取下。阴性结构周围的小误差均可进行修正（图23-16）。最后将阴性结构周围的粘接结构进行抛光即可。

球帽附着体的阴性结构的固位力可以根据患者需求，通过感觉，在2~10N之间自行调整。由于患者的精细运动能力被多种疾病所削弱，因此固位力应该设定在可以让患者仅用左手就能取下来的程度（图23-17）。1年后的复诊，未见种植体周围出现炎症（图23-18）。球帽附着体的肩部被黏膜覆盖，所以只有球帽附着体本身暴露在外。这种情况多见于种植体植入较深，或者由于义齿垂直高度受限而不得不旋入较低球帽的时候。

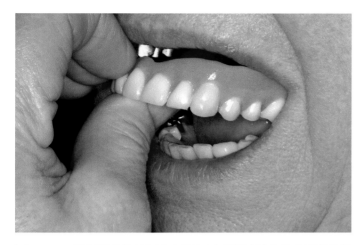

图23-17　球帽附着体的固位力要加以调整以适应患者受限的活动能力（卒中后）。

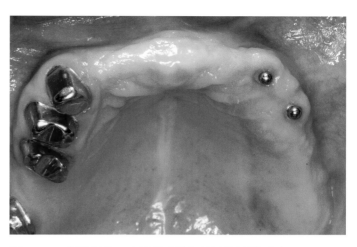

图23-18　复诊时的口内情况（增加基牙数量后1年）。

表23-1　临床及技工室操作流程概况：增加基牙数量以使上颌义齿依然可以继续使用

临床	技工室	时间线
病史、检查、X线检查、设计、卫生维护阶段		0 周
可选：现有义齿进行重衬		
在现有义齿上制备藻酸盐印模		
	制作石膏模型（灌注时将义齿留在印模中）并用透明树脂复制义齿，将复制义齿转化为放射导板	
测量X线检查		1 周
	将放射导板转换为手术导板（定向导板）	
植入种植体		2 周
拆线		
二期手术：放入愈合基台，义齿组织面部分挖空		18 周
拆线		
可选：重衬印模		
	可选：义齿最终重衬及支架加固	
在现有义齿上放入附着体阴极		22 周
2天（可选）和7天以后复诊检查		
3个月后预约复诊		
6个月后预约复诊，说明复诊时间间隔		

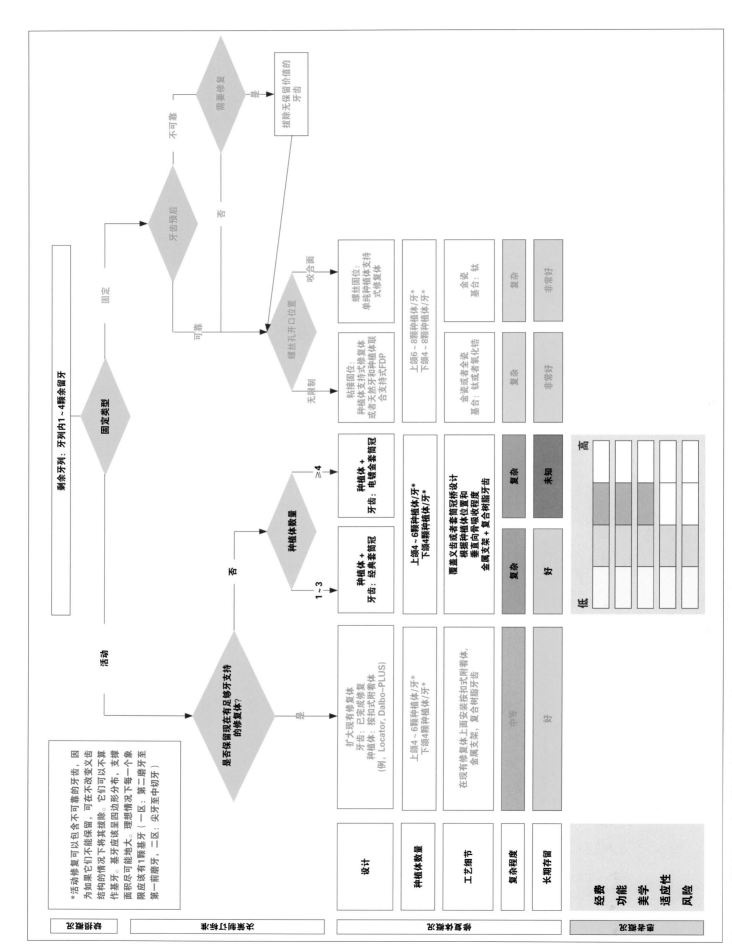

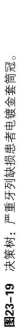

图23-19　决策树：严重牙列缺损患者electroplated金套筒冠。

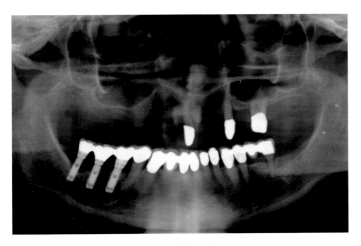

图23-20 初始情况：全口曲面断层片。

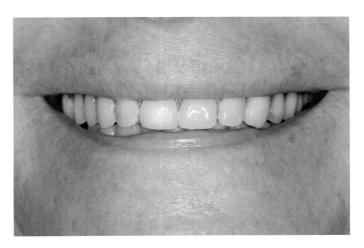

图23-21 初始情况：患者微笑像。

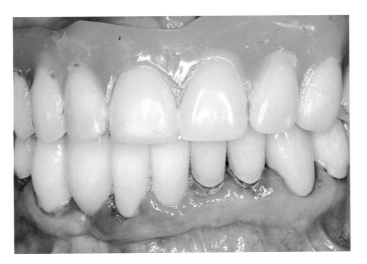

图23-22 初始情况：前牙观。

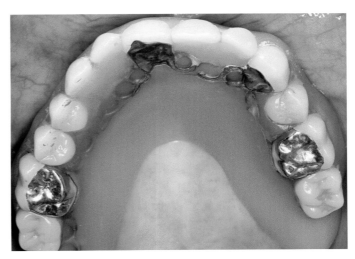

图23-23 初始情况：上颌戴入套筒冠义齿的船面观。

23.2 双套冠（电镀金套筒冠）

在图23-19的决策树中可以找到适合本治疗方法的决策制订标准、修复体概况及患者概况。

23.2.1 简介

- 患者：75岁女性。
- 主要问题：对上颌活动套筒冠覆盖义齿的固位及咀嚼功能不满意。
- 治疗方案：在16、15、14和13用种植体增加基牙数，结合上颌窦提升术和水平向骨增量。在余留牙11、23和16以及种植体上安装电镀金套筒冠。

23.2.2 初始情况及患者概述

- 图23-20～图23-24显示了75岁女性患者的初始情况，1年前16基牙脱落，进而该患者对上颌套筒冠义齿的固位及咀嚼功能很不满意。曲面断层片显示患者上颌严重缺损的牙列，11、26牙齿预后可疑，23预后可靠。下颌修复体较好，其中第三象限植入1颗叶片形种植体，第四象限植入3颗柱状种植体。X线片显示，47种植体周围持续的水平向骨吸收，临床检查中未见其他系统性疾病。

- 5年来，这位75岁的患者与丈夫一直在经营一家面包店，因此经济方面没有问题。

- 患者对该活动修复体很满意，因而患者依然希望

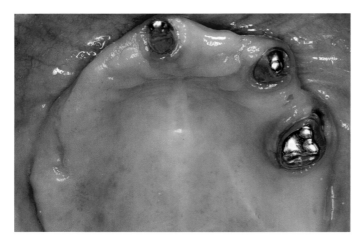

图23-24　初始情况：上颌取下套筒冠义齿的殆面观。

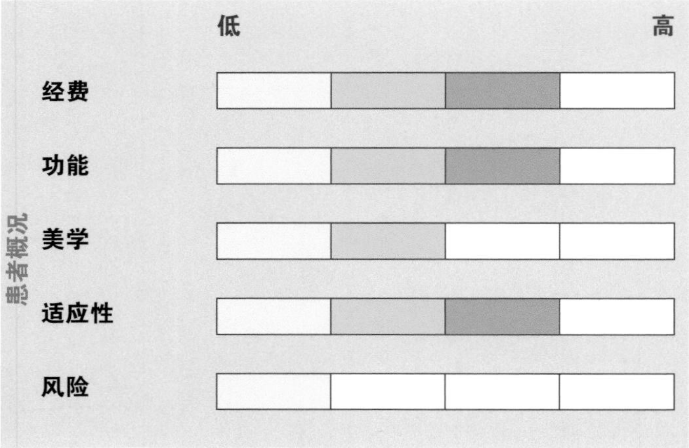

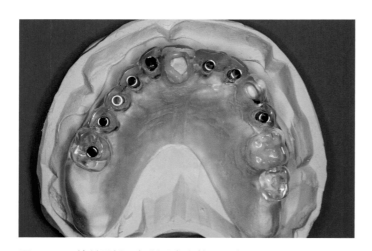

图23-26　放射导板：复制现有套筒冠义齿。

	低			高
经费				
功能				
美学				
适应性				
风险				

图23-25　75岁女性患者的概况。

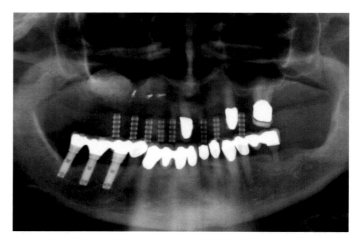

图23-27　全口曲面断层片：采用钛套管进行放射线测量；然后在第一象限进行上颌窦提升及水平向骨增量手术；要尽可能在每一个位置都放置钛套管以确定最佳的种植位点。

拥有一副没有腭板的活动义齿，义齿固位应该是安全而可靠的。另外她对现有义齿的美学表现很满意。

· 该患者除了原发性骨质疏松症外，没有全身系统性疾病。患者患有中度牙周炎。口腔卫生状况显示依然有改善的空间。患者做好了接受多次手术以达到预期目的的准备。

· 图23-25显示的患者概况源自现有信息。

23.2.3　治疗过程（表23-2）

因为当前修复体牙齿的排列效果很好，本病例在没有制作蜡型的基础上直接将上颌修复体进行复制并转化成放射导板。上颌窦提升和水平向骨增量6个月后，戴着钛套管再次放射线测量（图23-26和图23-27）并植入种植体（图23-28）。5个月后进行种植二期手术，使用标准愈合基台（图23-29）。为了准确预备天然基牙，采用双线排龈技术。在每颗牙齿的牙龈区先压入较细的排龈线（0号），然后再压入较粗的排龈线（1号）。等待10分钟后（图23-30），取印模之前将上面

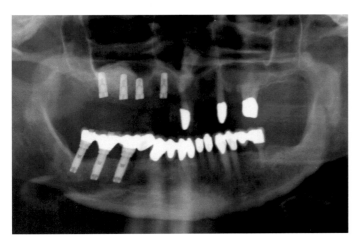

图23-28　全口曲面体层片：种植体植入后情况。

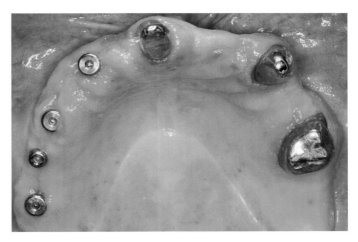

图23-29　二期手术后情况（种植体植入5个月后）。

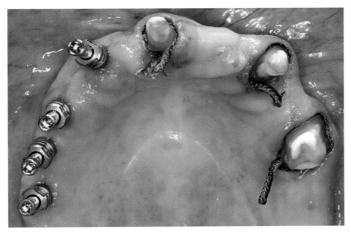

图23-30　采用双线排龈法制取天然基牙的印模（此时制取种植体印模是有多种方法可选的，其目的在于建立套筒冠就位方向）。

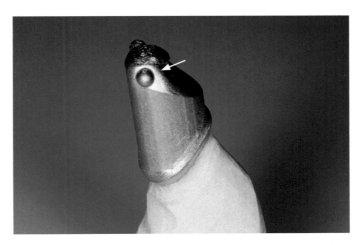

图23-31　牙支持式套筒制作完成。初级冠表面的固位珠（箭头）可以保证制取定位印模时具备更好的固位力。

的排龈线取下，同时在每颗基牙的周围注入印模材料。第一次印模的目的在于制作牙支持式套筒冠的初级冠。由于套筒冠在种植体和牙上的就位方向需要在此阶段确定，因此建议同时制取种植体印模。然后初级冠进行试戴并用低黏度硅橡胶检查密合度。要注意套筒冠上面的固位珠（图23-31）。接下来进行定位印模的制取，该过程包括采用个性化托盘及取出技术取种植体印模（图23-32~图23-34）。在实验室中制作完成主模型和记录基板。后者同时需要牙和种植体进行支撑，然后记录患者口内和口外上、下颌关系（图23-35）。把主模型

安装到𬌗架后，将技工室制作的牙替代蜡型在患者口内进行试戴，直至美学、语音和咬合效果均满意为止（图23-36和图23-37）。最后用确认蜡型制作的硅橡胶导板帮助技师准确测量𬌗架的大小，这将确保有足够的空间来排牙或/同时容纳支架。然后在种植体上制作初级冠，用导板检查尺寸是否正确。如果可能，可以直接预备钛基台。但是，如果想要个性化，就需要可铸造基台，就像这个病例一样。可以在基台上磨切额外的沟槽以增加固位（图23-38和图23-39）。从初级冠开始，接下来要完成以下步骤：

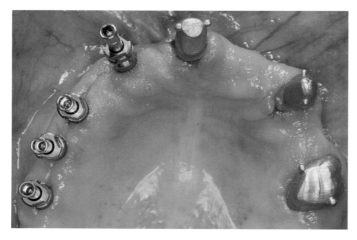

图23-32 牙支持式套筒冠定位印模（有固位珠）和种植体印模。

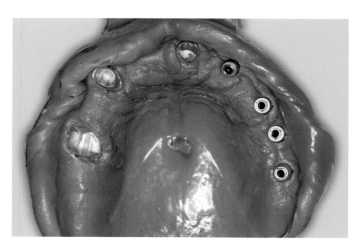

图23-33 完成的印模：组织面观。

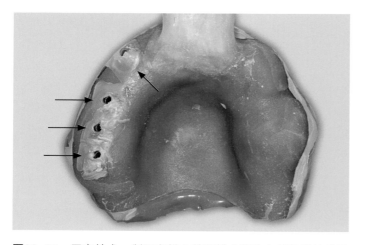

图23-34 开窗技术：制取印模之前用蜡（箭头）填塞种植体开窗的位置，以防止印模材料外溢。

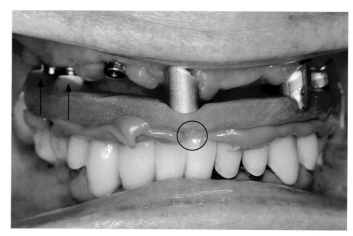

图23-35 用前部支架记录上、下颌关系（牙色树脂，圆形标记处），托是用牙和种植体共同支撑的（箭头），用复合树脂进行记录（蓝色部分）。

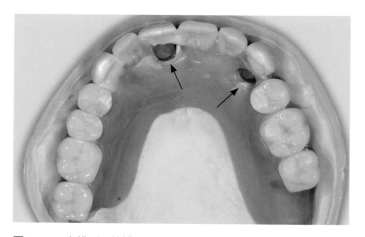

图23-36 主模型上的蜡型，支撑在牙支持式初级套筒冠（箭头）。

· 电镀金中间冠（图23-40~图23-42）及二级支架（非贵金属合金，图23-43）。

· 制作牙支持式套筒冠的粘接导板，同样也可以用在种植体位置（图23-46）。

· 需要制作二级支架支持的基板（复合树脂；图23-56）记录新的上、下颌咬合关系。

· 另外，需要制作由初级冠支持的临时修复体（蜡型复制；图23-44和图23-45）。

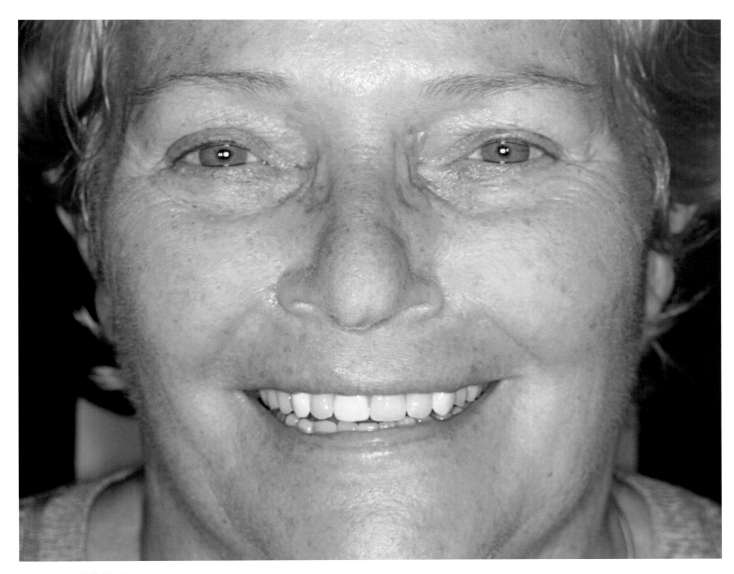

图23-37　就位蜡型。

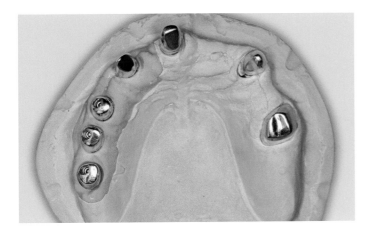

图23-38　带有牙及种植体支持式初级冠的主模型。

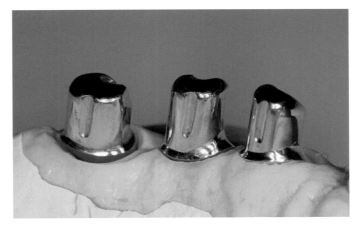

图23-39　种植体支持式初级冠，表面研磨额外的沟槽以增加固位。

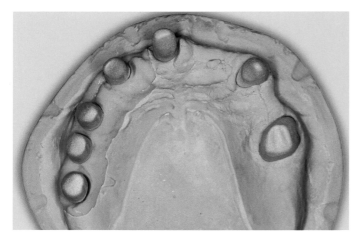

图23-40 带有电镀金中间冠的主模型。

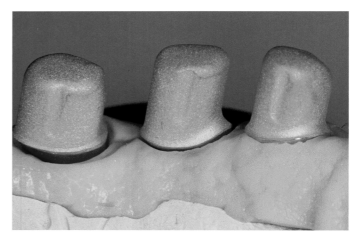

图23-41 带有电镀金中间冠的种植体支持的初级冠。

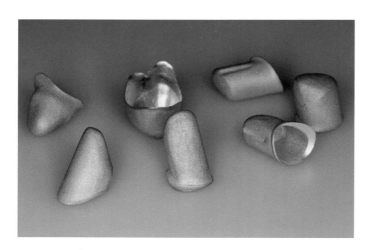

图23-42 电镀金中间冠（壁厚0.2mm）。

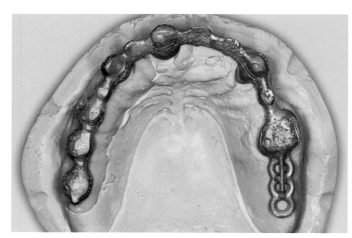

图23-43 二级支架（非贵金属材料制作）。

接下来的步骤是在患者口内将电镀金中间冠粘接到二级支架上。为此，首先在粘接导板的帮助下将牙支持式套筒冠和套筒基台安装到患者口内（图23-46），将电镀金中间冠戴入就位（图23-47），然后检查二级支架的就位。二级支架准确就位应该达到以下指标：在就位的时候没有任何的应力，一旦完全就位后，支架应该由全部套筒冠支撑而不会出现任何摆动（图23-48）。

不正确的就位会对接下来的粘接带来不利影响。只有将全部的要点都检查过后才能将种植体支持的初级冠最终旋紧（图23-49），同时将牙支持的初级冠在粘接导板的帮助下进行永久粘接（图23-50）。接下来，将用酒精提前清洁好的电镀金中间冠（图23-51）就位于初级部件并上金属处理剂（如：Alloy Primer or Monobond Plus；图23-52）。二级支架用氧化铝颗粒进行喷砂处

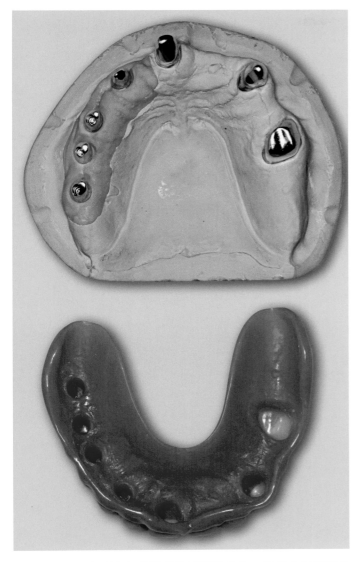

图23-44　无金属支架的简单临时活动义齿，直接由初级部件支持。

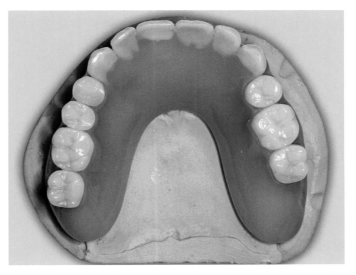

图23-45　一旦治疗完成，临时义齿可以充当备用义齿而继续使用。

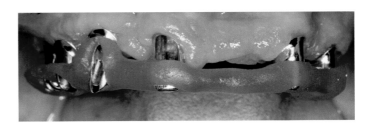

图23-46　在粘接导板的帮助下将牙及种植体支持的套筒冠就位。

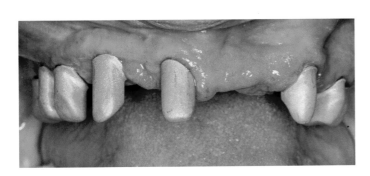

图23-47　电镀金中间冠的试戴。

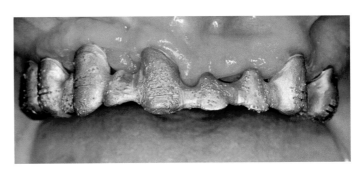

图23-48　二级支架的试戴（对于任何后续治疗，支架无应力且无摆动地就位于最终位置都是先决条件）。

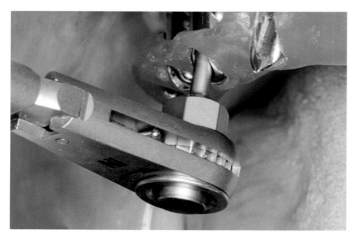

图23-49 用扭力扳手将种植体支持基台（初级部件）拧入。

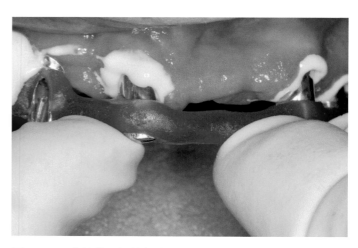

图23-50 在粘接导板的帮助下将牙支持的套筒冠粘接（如玻璃离子水门汀）。

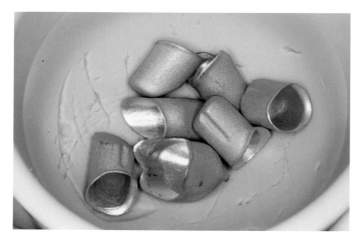

图23-51 用酒精清洗电镀金中间冠（同时建议附加超声清洗）。

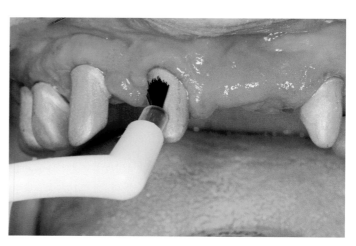

图23-52 将电镀金中间冠就位并涂金属处理剂。

理（50μm，2.5bar），然后涂布树脂粘接剂（如Panavia 21），在口内粘接到电镀金中间冠上（图23-53）。

支架上磨切沟槽可以防止粘接剂在初级部件和中间冠之间受力。使用粘接剂粘接时，其表面可涂布阻氧剂（图23-54）。将已粘接的支架从口内取出同时将多余的粘接剂清除干净。

为了防止口内获得的"被动就位"丧失，基台一旦就位，就不再取下。原因在于固位螺丝反复拧松和拧紧会导致微小的不精确，继而阻碍了修复体的无应力就

位。因此，下一步要记录一个新的上、下颌关系（如Luxabite）（图23-55和图23-56），然后用聚醚硅橡胶（如Impregum）或藻酸盐制取二级支架印模（图23-57）。

但是，为了完成上述临床操作，临时修复体同样需要进行调整以适应安装了初级部件的口内情况；可以选择由初级冠支持的技工室加工制作的临时义齿（图23-58和图23-59）。

这之后，在口腔技工室用成型树脂桩在电镀金中间

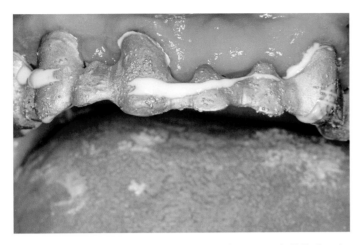

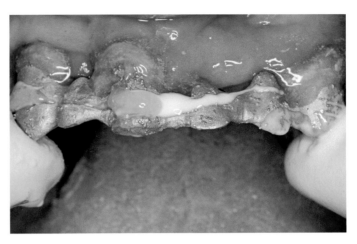

图23-53 用复合树脂粘接剂将电镀金中间冠口内粘接在二级支架上。

图23-54 在粘接剂表面涂布阻氧剂。

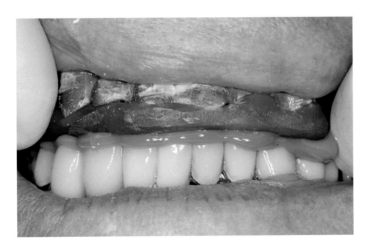

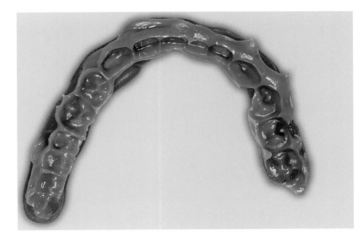

图23-55和图23-56 用在𬌗架上制作的基板（红色部分）在二级支架上记录新的上、下颌关系；最终的记录由复合树脂完成（蓝色部分）。

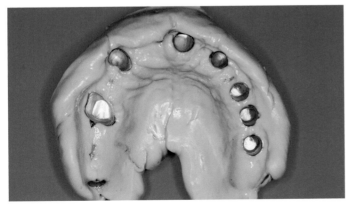

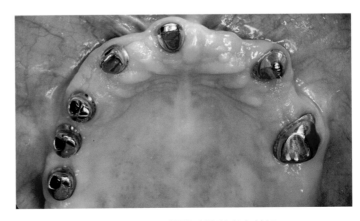

图23-57 包含二级支架的覆盖印模。支架下方的剩余牙槽嵴部分需要全部印模（用藻酸盐或聚醚印模材）。

图23-58 初级部件𬌗面观。螺丝孔通道尚未封闭。

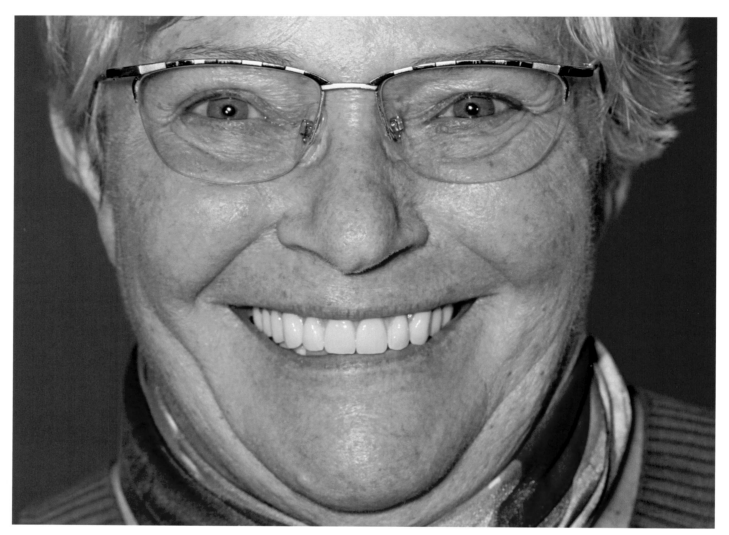

图23-59　戴入临时修复体（备用义齿）的患者。

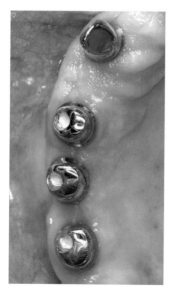

图23-60　为了最终戴入，螺丝通道需要用白色牙胶填充至1/3。

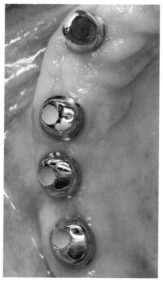

图23-61　用流动复合树脂进行填充（孔道不宜完全填满至顶部）。

冠所对应的位置制作新的主模型。在新的上、下颌记录以及制作的套筒冠修复体的协助下将模型安装在𬌗架上，在下一治疗阶段进行信息传递。在本病例中，安装要比上一步骤省时很多。

首先，种植体螺丝通道处用一层白色牙胶（图23-60）进行垫底，然后用流动复合树脂进行填充（如Tetric Flow；图23-61）。接下来要做的就是将套筒冠固位的修复体就位在口内的初级冠上，调改静态和动态咬合，检查修复体的密合度。图23-62～图23-65显示的是3个月后最终的治疗效果，1年之后复诊进行全口曲面断层片检查（图23-66）。

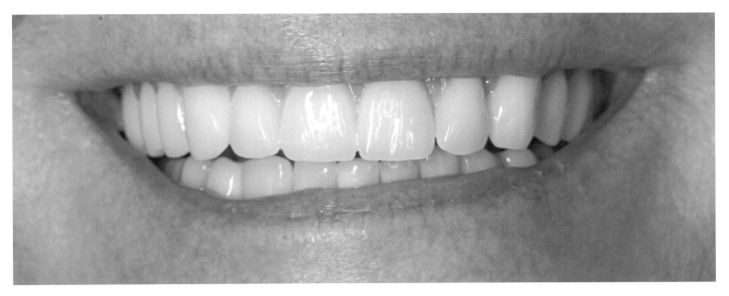

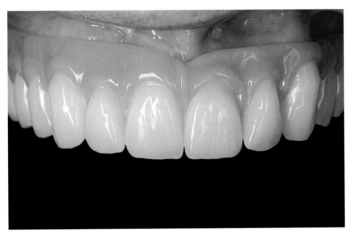

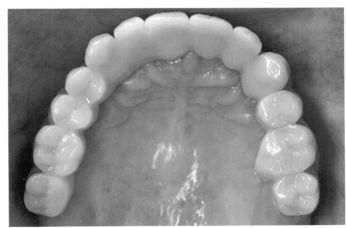

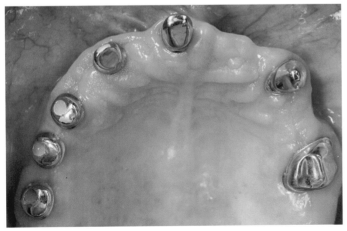

图23-62 ~ 图23-65　3个月后的治疗效果。

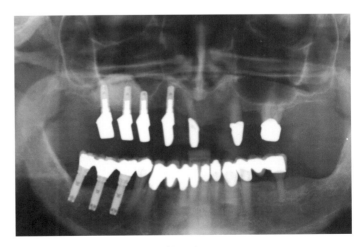

图23-66　1年后的全口曲面断层片。

上述步骤完成的新的临时修复体在最终修复体完成后并不会变得完全无用，相反，患者可以将其作为备用义齿。例如，它可以用于永久修复体的任何部件需要修理时，这种情况下可以显著提高患者的舒适度。

表23-2　临床及技工室操作流程概况：包括本病例中采用电镀金套筒冠进行固位的上颌义齿；同时包括上颌窦提升及水平向骨增量手术

临床	技工室	时间线
病史、检查、X线检查、解剖式印模、戴和不戴义齿		0 周 ↓
	制作研究模型，放射导板（复制上颌义齿）	
上颌窦提升及水平向骨增量手术 拆线 测量X线检查		1 周 ↓
	将放射导板转换为手术导板（即定向导板）	
植入种植体 拆线		21 周 ↓
二期手术 拆线。在愈合基台旋入的情况下制取藻酸盐印模，制作个性化托盘		41 周 ↓
	制作个性化托盘	
备牙及印模 试戴牙支持的初级套筒冠，制取初级套筒冠固定印模和种植体印模		43 周 ↓
	制作牙支持式初级套筒冠	
套筒外冠的试戴及和种植体一起制取基底套筒冠的定位印模		45 周 ↓
	制作主模型及𬌗堤	
记录口外与口内颌关系选择牙齿及牙齿比色		46 周 ↓
	将主模型安置在𬌗架上并制作蜡型	
试戴蜡型		47 周 ↓
	用排牙时获得的硅橡胶导板来检查修复体不同部分的尺寸；制作聚合度为1°～2°的钛基台、初级部件就位导板、电镀金中间冠、二级支架、支撑在二级支架上的基板（复合树脂）、临时义齿（复制蜡型）	

续表

临床	技工室	时间线
牙支持初级冠的粘接及种植体支持基台的最终旋入；电镀金中间冠永久粘接在二级支架上（被动就位），在二级支架上制作上、下颌咬合关系（殆堤），二级支架制取印模（藻酸盐，硅橡胶）；将当前的临时义齿修改并就位在主要部件上，或者重新制作新的临时义齿		48 周
	制作新的主模型，将其安装在殆架上，借助记录、蜡型将其转移到义齿上	
可选：全口试戴		
	包埋，树脂压铸，咬合调整，完成	
最终修复体的试戴和就位		50 周
2天（可选）和7天以后复诊检查；关闭螺丝通道		
可选：藻酸盐取上、下颌模型，制作保护殆垫		
	可选：在技工室制作上颌前牙/尖牙引导的保护性殆垫（真空成型，1.5mm厚），选磨	
可选：7天后戴入保护性殆垫		
3个月后预约复诊		
6个月后预约复诊，说明复诊时间间隔		

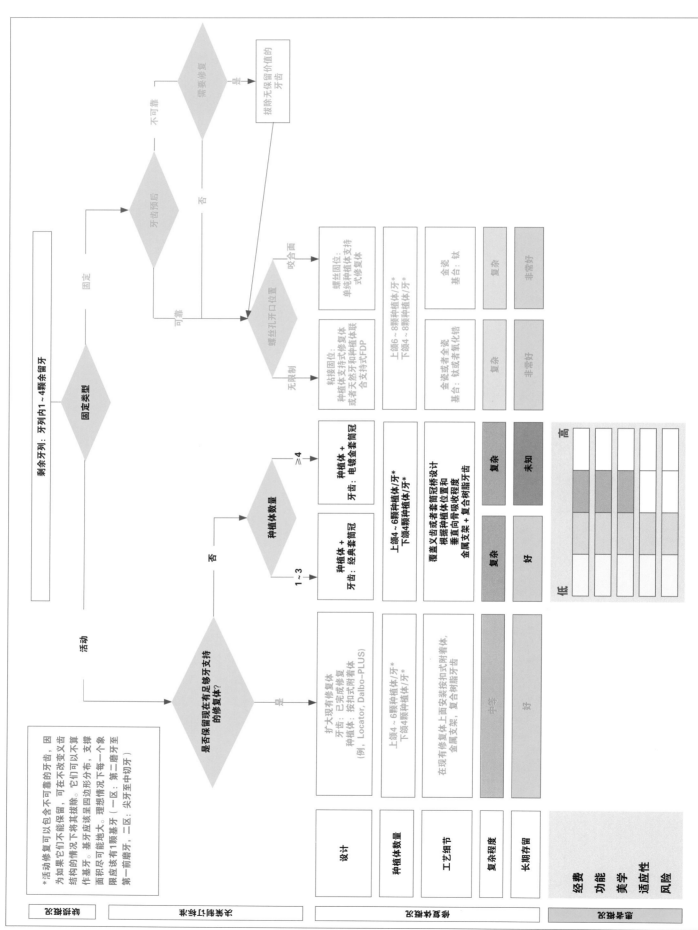

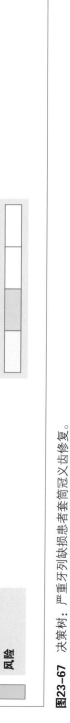

图23-67　决策树：严重牙列缺损患者套筒冠义齿修复。

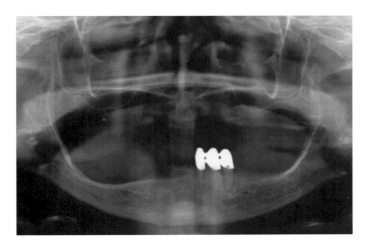

图23-68 初始情况：全口曲面断层片。

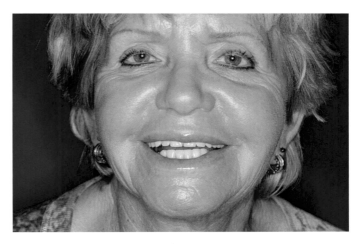

图23-69 初始情况：患者微笑像。

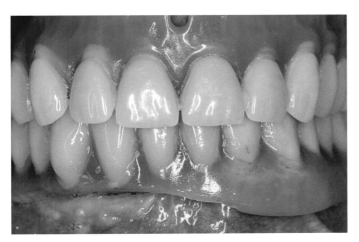

图23-70 初始情况：前牙观。

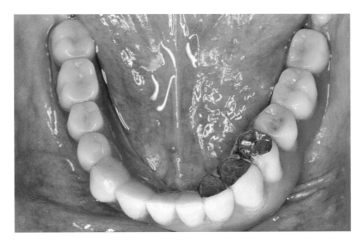

图23-71 初始情况：下颌套筒冠义齿𬌗面观。

提高美学效果。

· 治疗方案：替换上颌全口义齿，在43和44位置植入种植体以增加基牙数量；在余留牙32和33及种植体上采用经典的套筒冠。

23.3 双层冠技术（套筒冠，经典技术）

适合本治疗方法的决策制订标准、修复体概况及患者概况均可以在图23-67的决策树中找到。

23.3.1 简介

· 患者：72岁女性。

· 问题：下颌剩余牙活动且疼痛，下颌栓体栓道附着体已无法获得可靠的固定，患者对上、下颌活动义齿的稳定性和咀嚼功能均不满意；明确希望

23.3.2 初始情况及患者概况

· 从图23-68～图23-71可以看到这位72岁女性患者的初始情况。患者长期以来忍受着32-34联冠区的疼痛，同时对上、下颌修复体的固位和咀嚼及美观方面均不满意。其中34和32表现为严重的牙周炎，其探诊深度＞10mm。33的预后可靠，但32及34预后可疑。

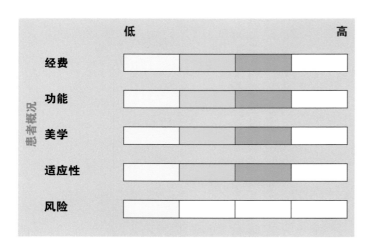

图23-72 72岁女性患者情况。

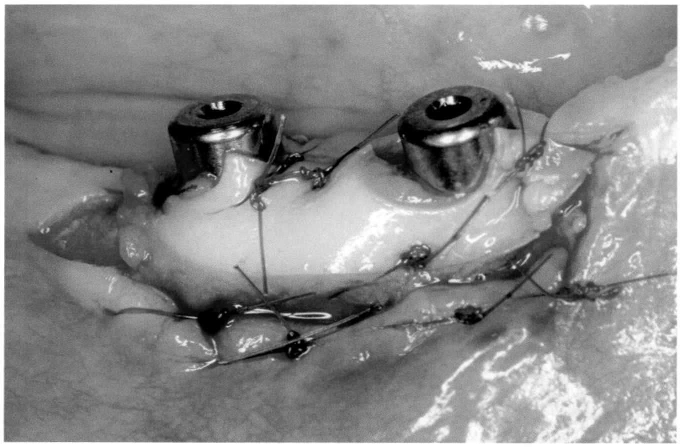

图23-73 二期手术联合取自腭部的游离龈移植。

- 患者期望能在下颌拥有一副"稳定就位"的活动修复体。总的来说，患者上颌现有的义齿使用得还好。因此，她的目标就是将上颌义齿翻新，其中一个重要的考虑是想改善其美学效果。

- 患者经济方面没有问题。

患者没有全身系统性疾病。余留牙列显示出部分中度和重度的牙周炎。她的口腔卫生状况良好。图23-72显示的患者概况来源于现有信息。

23.3.3 治疗过程（表23-3）

对余留牙进行牙周治疗时发现，34无法保留，符合拔牙指征。33及32的牙周治疗很成功。之后，两颗牙周围的探诊深度均在正常范围，只在32的远中探诊深度增加到了7mm，但均没有探诊出血。将34位点牙齿拔除后，接下来进行放射线测量，种植体植入，以及手术暴露两颗种植体。在暴露种植体阶段，种植体周围用取自腭部的游离龈移植增宽附着龈（图23-73）。移植物愈合3周后，用双线排龈法及一步双混技术对剩余牙制取印模。此时，种植体还不包含在印模内。牙支持的初级冠在技工室内制作完成。接下来在试戴初级冠的时候，还不能研磨到最终厚度，因为这些冠精确的就位方向需要根据种植体进行调整。当检查完它们的密合度以后，将牙支持的初级冠用临时水门汀粘接固定在已预备好的牙体上。将印模杆旋入种植体上，然后试戴个性化托盘（图23-74和图23-75）。一旦印模杆从托盘开窗处暴露，固定印模就可以制取了（图23-76）。托盘的边缘一定不能过长。为了使得剩余牙槽嵴的高度得到最好地利用，推荐用Kerr Impression Compound进行边缘整塑。如果剩余牙槽嵴高度有限，或者系带附着位置过高时，上述步骤就显得尤其重要。在技工室制作带有用套筒冠和种植体支持的基板的主模型。在这个病例中，印模杆安装在记录基板内，缩短印模杆咬合端的长度，继而在基托上切出螺丝孔。这可以保证基托能够稳定地固定在基台上。上颌𬌗堤要与3个平面对齐，然后标记微笑/大笑线（放松、微笑以及大笑），以及中线和尖牙线，此后，记录上、下颌口内关系（图23-77）。主模型安装到𬌗架上，然后在技工室制作蜡型并在患者口内试戴（图23-78），直至美观、语音、咬合等均满意为止（图23-79）。下颌试戴蜡型/排牙同样需要用𬌗面螺丝（图23-80）固位，以达到足够的稳定来完成美学和咬合的测试直至没有任何问题。套筒冠需要用蜡型中的临时牙面进行遮挡，避免试戴过程中对美观带来负面

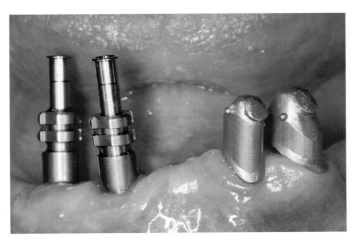

图23-74 暴露后3周：牙支持式初级冠定位印模及种植体印模。

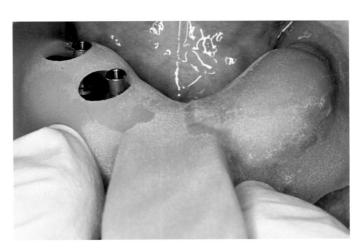

图23-75 试戴个性化托盘。

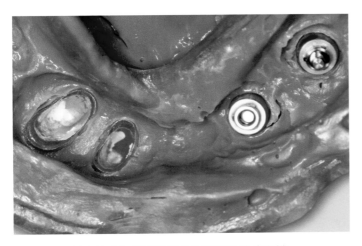

图23-76 牙支持式初级冠的定位印模和种植体印模。

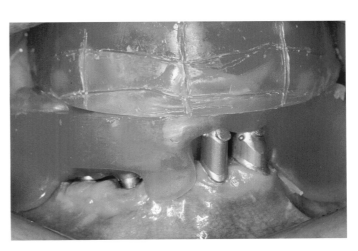

图23-77 在最终确定前，记录上、下颌咬合记录，同时将殆堤对齐（下颌殆堤已旋紧至种植体）。

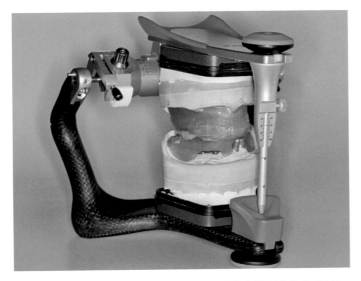

图23-78 在上、下颌咬合记录的协助下，将主模型安装在殆架上。

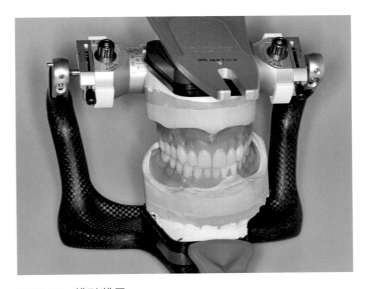

图23-79 蜡型/排牙。

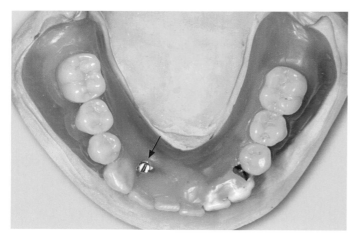

图23-80　第三象限：排牙的蜡型中带有临时牙面及覆盖义齿的初级冠；第四象限：带有殆面固位螺丝的排牙蜡型（重新修改的印模杆）。

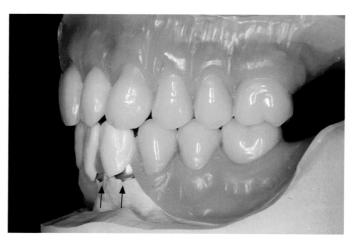

图23-81　套筒冠隐藏于临时牙面内（箭头）。

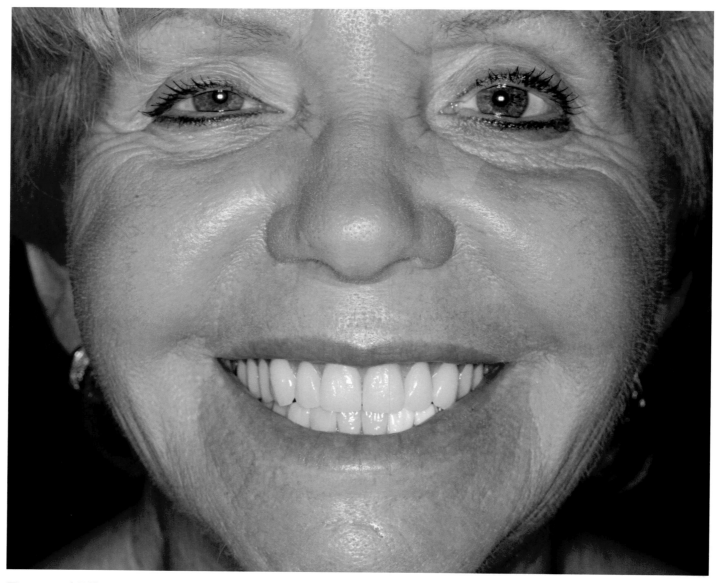

图23-82　试戴蜡型：相比于患者的天然牙（图23-83），现在的蜡型牙看起来仍然很突兀；这点在后期可以纠正。

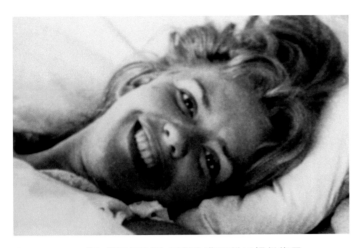

图23-83　一张旧照片可以为后期的蜡型/排牙提供指导。

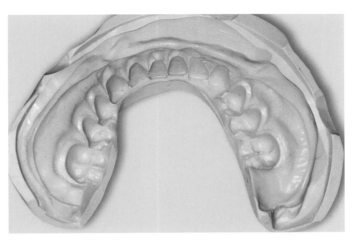

图23-84　最终的蜡型/排牙导板。

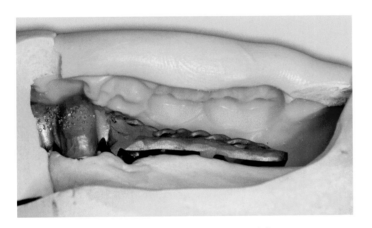

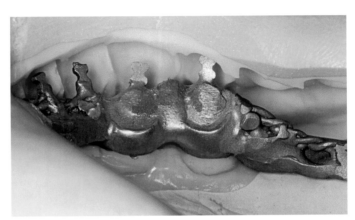

图23-85和图23-86　用导板检查制作的二级支架。

影响（图23-81和图23-82）。患者有天然牙时且视角良好的照片对这一步骤会起到重要的辅助作用（图23-83）。最后，用经过验证的蜡型制作硅橡胶导板（图23-84）。这个导板将帮助技师确保种植体支持的初级部件和二级支架尺寸准确，同时为排牙在支架和牙面留有足够的空间（图23-85和图23-86）。按照"尺寸检查"，在种植体上的初级冠需要更多个性化制作，钛基台的直接修改达不到满意的结果。此病例中使用可铸造基台，初级冠用蜡塑形，继而用高金合金在基台上铸造。注意43基台的个性化形状，穿龈轮廓可以补偿种植体肩台与对应牙冠的颊向偏差以保证相应牙齿位置正确

（图23-87和图23-88）。

　　然后制作初级部件和二级支架，后者由金合金部分以及非贵金属支架构成。支架试戴时需要制作牙支持套筒冠的粘接导板，该导板也可以在种植体支持的套筒冠就位时使用（图23-89）。只有在以下条件得到满足时：（1）准确就位；（2）准确放置到末端位置；（3）是刚性的；（4）𬌗面开孔既可以检查导板准确就位，还可以使得初级冠得以确认，导板才有作用。

　　接下来的临床操作是检查二级支架的密合度。为此，需要戴入套筒冠，种植体基台根据粘接导板旋入，二级支架也要就位。二级支架需无应力地就位在最终位

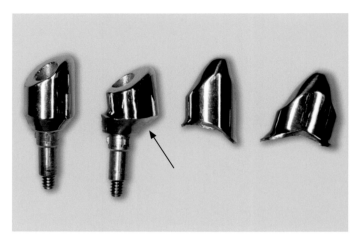

图23-87　牙和种植体支持式套筒冠。在一定程度上，穿龈轮廓可以弥补种植体和相应义齿牙齿位置出现的偏差（箭头）。

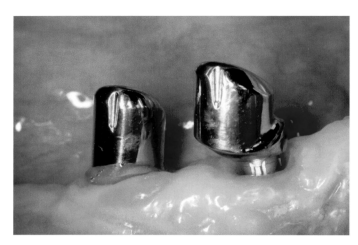

图23-88　可铸造基台可以弥补种植体相对于最终牙齿位置的偏差（最终就位前）。

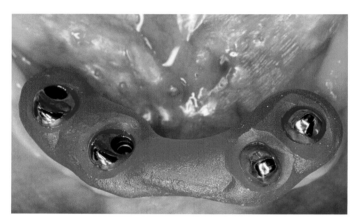

图23-89　在粘接导板的协助下，安装初级部件。

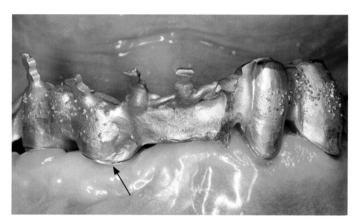

图23-90　试戴支架。注意在43区域种植体和支架之间存在轻微不密合；支架的密合性可接受，但是并没有达到完美的程度。

置且无晃动（图23-90）。如果在就位后不密合，需要将二级支架拆分或者需要将二级冠重新焊接。支架需要在口内重新固定（如用Pattern Resin）。

　　成功地试戴支架之后，可以选择直接制作义齿，或者附加可选方案，将排牙模型进行完全试戴，这样可以很好地检查在咀嚼、语音、功能或者美学方面存在的不确定性。

　　最终修复体的基板特点是，在牙支持的套筒冠区域采用利于牙周清洁的设计，而在种植体支持的套筒冠区域采用覆盖义齿的设计。采用覆盖义齿设计的原因在

于垂直高度的丧失，因而在此区域需要一个扩展的义齿鞍基，而无法采用利于牙周清洁的设计（图23-91和图23-92）。

　　在后续的治疗方案中，首先需要用氯己定凝胶将种植体内腔充填，然后将种植体基台旋入位。在43补偿的穿龈轮廓，可以导致此处软组织的受压移位（图23-88）。在这些病例中，基台需要缓慢旋入以给软组织足够的时间去适应；使用粘接导板及扭矩扳手来完成（图23-93）。然后牙支持式初级冠粘接。此时，要用氧化铝颗粒（50μm，2.5bar）将初级冠内部进行喷砂，然后

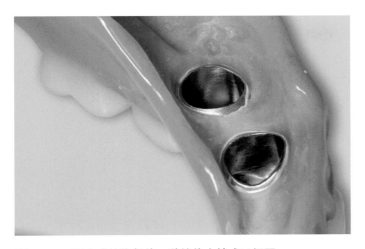

图23-91　已完成的修复体：种植体支持式二级冠。

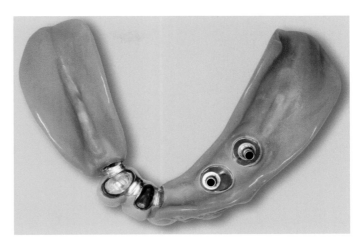

图23-92　已完成的修复体：为了说明，种植体基台安放在二级冠内。

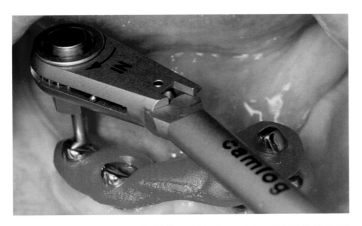

图23-93　安装第1步：将粘接导板就位，套筒冠种植体基台用扭矩扳手依照特定扭矩将其拧紧。

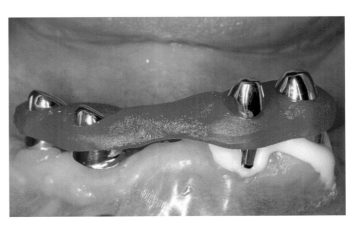

图23-94　安装第2步：在粘接导板的协助下，将牙支持式初级冠进行最终粘接（用玻璃离子水门汀）。

将冠根据粘接导板用粘接剂（Ketac Cem）进行最终粘接。在粘接导板的殆面开孔可以准确验证导板的就位，以及初级冠的正确就位（图23-94）。

当去除多余的粘接剂后，种植体的螺丝通道孔首先要衬垫一层白色的牙胶（图23-95），然后用流体复合树脂（如Tetric Flow）进行填充（图23-96）。

套筒冠义齿最终安装后，需要调改静态及动态的咬合，并检查义齿的密合度。图23-97～图23-102显示的是义齿戴入后3个月的情况。图23-103显示的是1年后的全口曲面断层片。

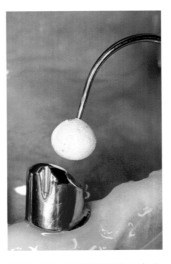

图23-95　螺丝通道孔用白色牙胶填充一部分（为了覆盖螺丝顶部）。

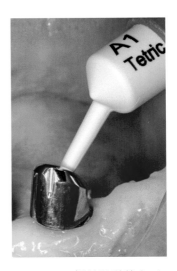

图23-96　螺丝通道的上2/3用流体复合树脂填充。

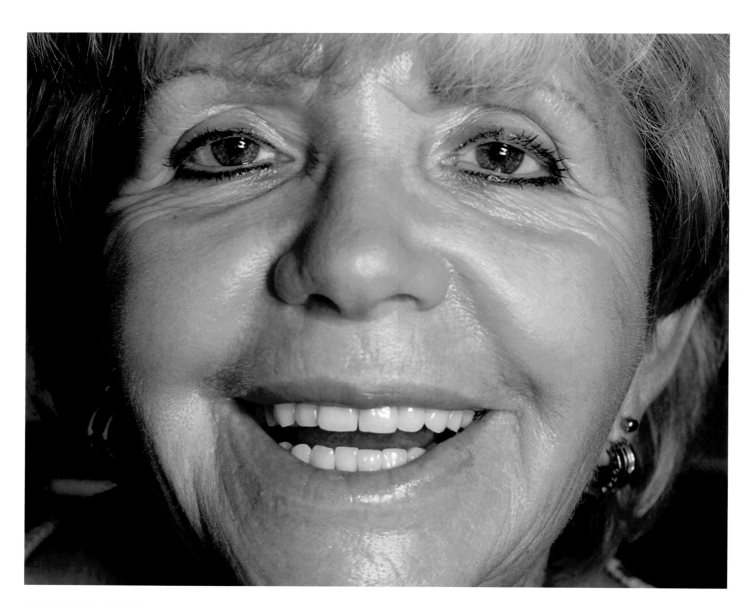

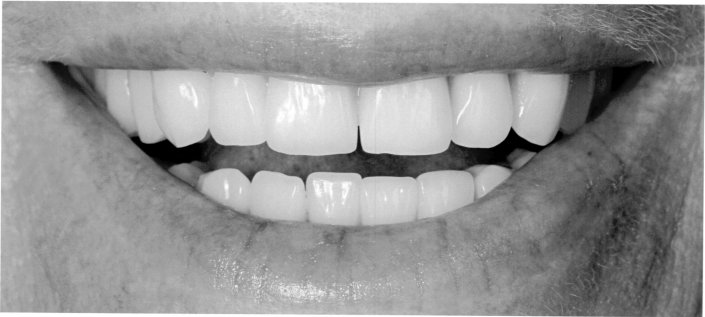

图23-97和图23-98   3个月后的治疗效果。

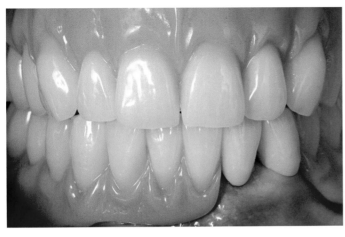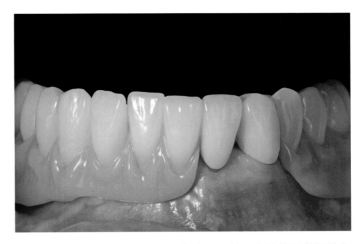

图23-99和图23-100 为了从美学上弥补垂直向差异（图23-103），种植体所在的义齿区域采用类似于覆盖义齿的扩展基托的设计；但在牙固位区域是没有必要的，采用利于牙周清洁的设计即可。

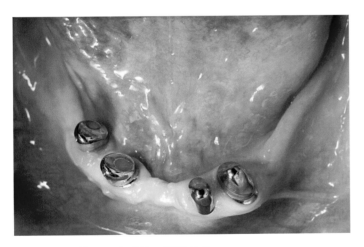

图23-101 摘下义齿时的下颌𬌗面观。

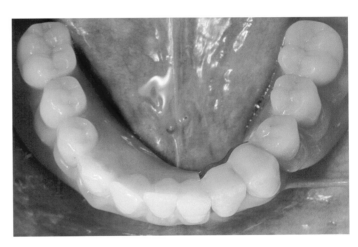

图23-102 戴入义齿时的下颌𬌗面观。

图23-103 修复1年后全口曲面断层片：牙支持式和种植体支持式套筒冠（虚线所指处）在垂直高度上的差异非常明显。

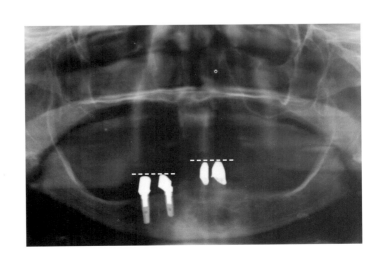

表23-3　经典的下颌套筒冠修复体病例的临床和技工室工作流程概述

临床	技工室	时间轴
病史、检查、X线检查、解剖式印模（戴或不戴义齿）		0 周
	制作研究模型，放射导板（复制下颌修复体）	
没量X线检查		1 周
	将放射导板转换为手术导板（即定向导板）	
植入种植体		2 周
拆线		
二期手术同时改善种植体周围软组织		14 周
拆线。将愈合基台拧紧就位后制取藻酸盐印模，制作个性化托盘		
	制作个性化托盘	
备牙及取模		16 周
可选：与种植体一起取模（可以更好地评估初级冠戴入的共同就位道）		
	制作牙支持式初级冠	
试戴牙支持的初级套筒冠，制取初级套筒冠固定印模和种植体印模		18 周
	制作主模型及记录基板（牙–种植体支持式）	
记录口外与口内颌关系，选择牙齿及牙齿比色		19 周
	将主模型安置在𬌗架上并制作蜡型/排牙	
试戴蜡型		20 周
	用根据排牙制作的导板检查各部分的空间：制作种植体支持式套筒冠（基台），牙–种植体支持式套筒冠和二级支架的定向导板	
试戴牙–种植体支持式套筒冠（初级部分）和二级支架		22 周
	修饰支架，用导板转移牙列、塑形	
可选：全口试戴		

续表

临床	技工室	时间轴
	包埋，树脂压铸，咬合调整，完成	↓
最终粘接初级冠，旋紧基台，完成修复体		24 周
2天（可选）和7天以后复诊检查		
可选：藻酸盐取上、下颌模型，制作保护𬌗垫		
	可选：在技工室制作上颌前牙/尖牙引导的保护性𬌗垫（真空成型，1.5mm厚），选磨	
可选：7天后戴入保护性𬌗垫		
3个月后预约复诊		
6个月后预约复诊，说明复诊时间间隔		↓

第24章

无牙颌
THE EDENTULOUS ARCH

S. Wolfart

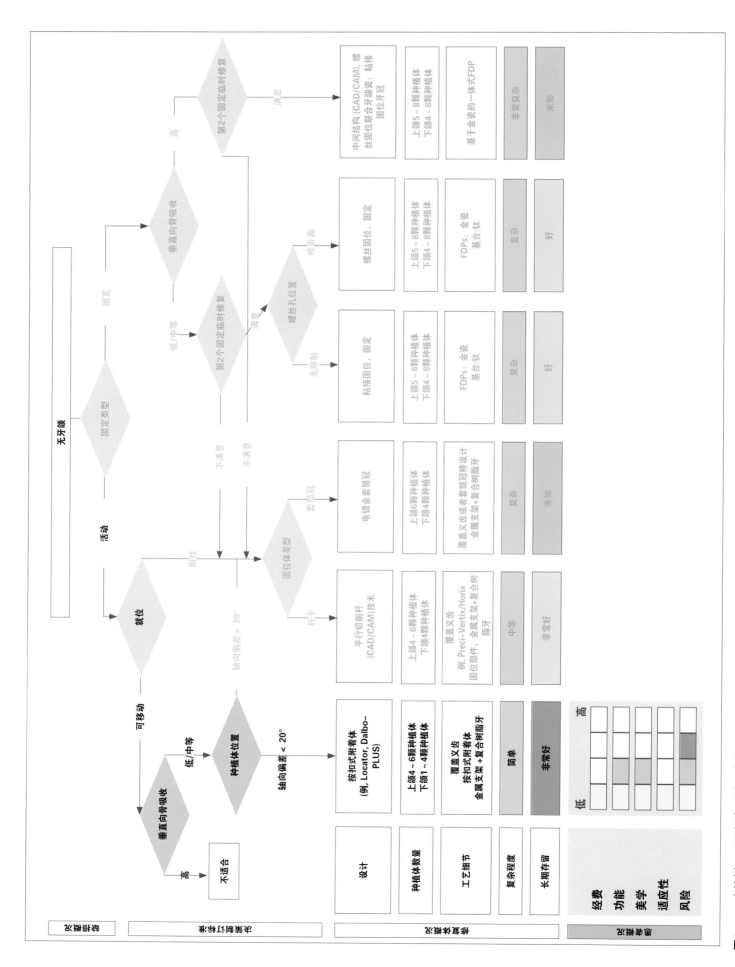

图24-1　决策树：无牙颌中覆盖义齿的固位部件。

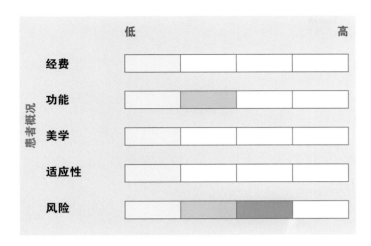

图24-2 85岁女性患者概况。

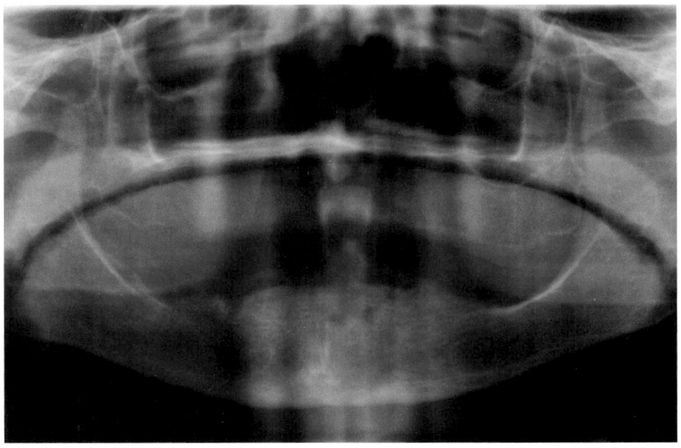

图24-3 初始情况：全口曲面断层片。

24.1 附着体：Locator修复

适合这种修复方法的决策制订标准、修复体概况及患者概况见图24-1的决策树。

24.1.1 简介

· 患者：85岁女性。

· 存在问题：患者对上颌全口义齿十分满意，对下颌全口义齿的固位能力和咀嚼功能非常不满意。患者健康状况一般，患有严重的慢性心力衰竭，抗凝治疗INR调整为3.5。

· 治疗方案：上颌义齿重新排牙；下颌植入2颗种植体；种植体支持式Locator附着体与覆盖义齿修复下颌；在手术期间，用低分子肝素代替苯丙香豆素。

24.1.2 初始情况及患者概况

· 85岁女性，无牙颌，患者对上颌全口义齿十分满意，对下颌全口义齿的固位和咀嚼功能非常不满意。由于患者担心上颌全口义齿更换后固位能力

减弱，因此，只更换上颌全口义齿的牙齿，基托不变。

· 患者已退休，经济状况有限。

· 对下颌而言，患者希望尽量使用便宜且非侵袭性修复方式进行修复。对患者来说，义齿在修复后最重要的是提高咀嚼功能："主要能固定不动就行。"患者对美观要求不高。

· 由既往史得知，患者患有严重的慢性心力衰竭，服用药物控制。抗凝治疗使INR保持在3.5水平。

· 此外，她患有可控的2型糖尿病。无其他全身性疾病。患者不吸烟。目前修复体卫生情况良好。如图24-2所示的患者概况源自现有的信息。

24.1.3 治疗过程（表24-1）

患者初始情况见图24-3～图24-6。由于下颌预计以2颗种植体支持的覆盖义齿修复，植体上方采用Locators附着体，所以种植体位置并不需要确切对应在义齿的牙齿下方；而是在尖牙或前磨牙区域，以骨为导向、对称地植入种植体就足够了。因此，使用透明树脂复制现有的下颌义齿并转换为放射导板及手术导板。在尖牙和前磨牙区域一共放置4个钛套管（图24-7）。

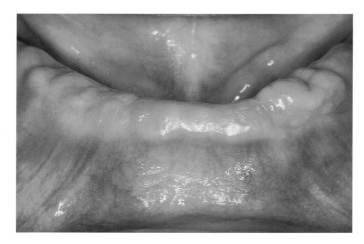

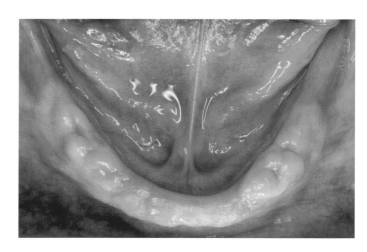

图24-4和图24-5　初始情况：下颌无牙颌。

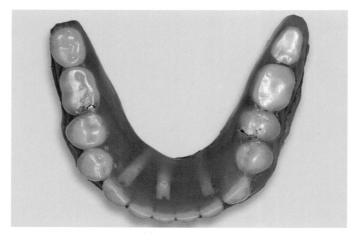

图24-6　初始情况：下颌全口义齿。

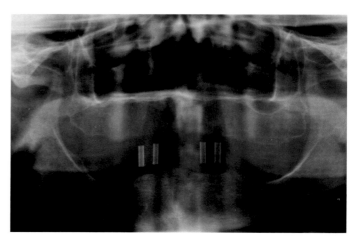

图24-7　利用4个钛管和手术导板进行放射线测量。

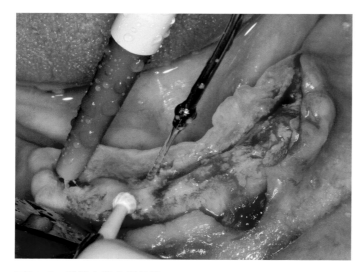

图24-8　球钻去除尖锐骨嵴。

准备外科手术期间，患者应用肝素抗凝治疗INR调整为2。为预防心内膜炎，术前1小时服用抗生素。

术中采用颊侧减张切口翻起黏骨膜瓣，去除尖锐牙槽骨嵴（图24-8）。使用手术导板（定向导板）在尖牙区域预备导向孔并检查导向孔的轴向（图24-9和图24-10）。种植体长度为11mm。植入孔完全预备好后，探针探查无误，植入种植体（图24-11和图24-12）。植体内部注满氯己定凝胶，旋入愈合基台，褥式和间断缝合关闭黏骨膜瓣（图24-13和图24-14）。3个月后进

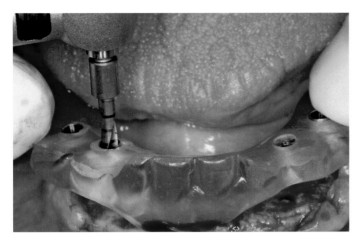

图24-9 手术导板引导下预备导向孔。

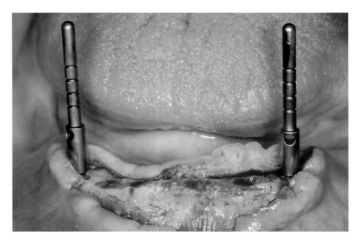

图24-10 检查导向孔轴向。

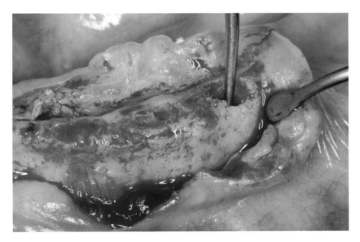

图24-11 预备结束后检查是否穿孔。

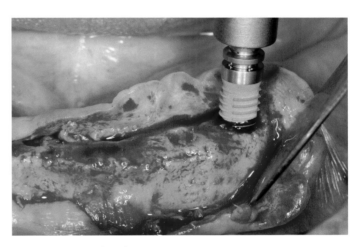

图24-12 植入种植体。

行二期手术，尽量保存现有的附着龈（图24-15）。在愈合基台的相应位置，磨除现有义齿组织面并用软衬材料（如Softliner）全部重衬（图24-16）。拆线后，重取解剖式印模，用于制作开窗式印模的个性化托盘（图24-17）。修整托盘边缘，使之距颊黏膜转折处2mm，并且在黏膜功能运动时不发生翘动（图24-18和图24-19）。使用Kerr印模材料逐个象限修整托盘边缘，同时让患者做颊舌肌的功能性运动（图24-20和图24-21）。边缘修整对仅由两个附着体固位的非刚性支持的修复体来说非常重要，因为义齿主要通过黏膜支持，具有较大程度的自由度。这样也可以保证可利用的义齿承托区最大化。同时，也可以防止黏膜功能运动时义齿翘动以及这些区域出现压痛点。边缘修整结束后（图24-22），旋入印模杆，用蜡封闭个性化托盘的开孔处；随后，在个性化托盘内壁涂布聚醚粘接剂（图24-23和图24-24）。先沿印模杆周围分别注射印模材料（图24-25），再把注满印模材料的托盘放入口腔。当托盘放置到位后，叮嘱患者重复做功能性运动：医生牵拉患者的

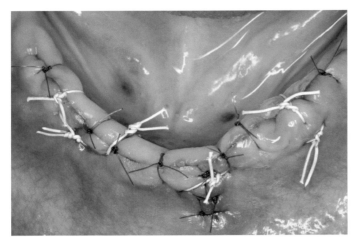

图24-13　褥式和简单间断缝合关闭黏骨膜瓣。

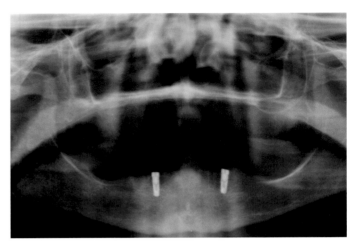

图24-14　种植体植入后的全口曲面断层片。

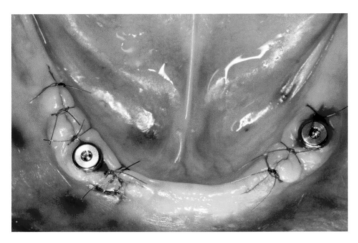

图24-15　二期手术。

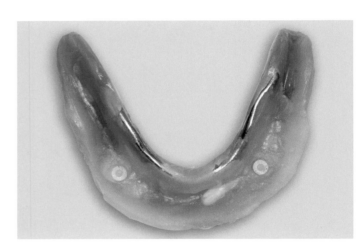

图24-16　种植体暴露后在义齿组织面直接软衬。

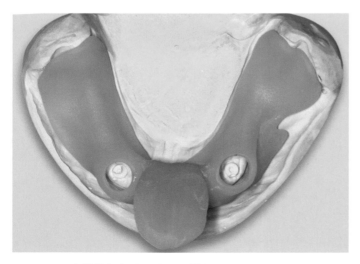

图24-17　个性化托盘（取出印模技术）。

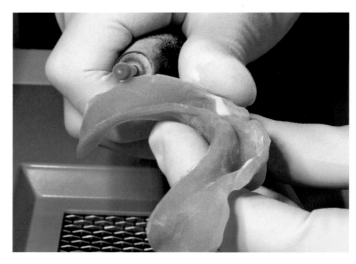

图24-18　调磨个性化托盘边缘。

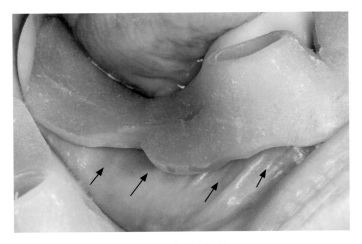

图24-19　个性化托盘边缘距黏膜转折处2mm。

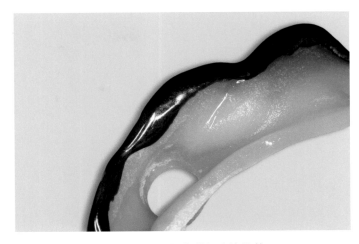

图24-20　逐个象限对个性化托盘进行边缘修整。

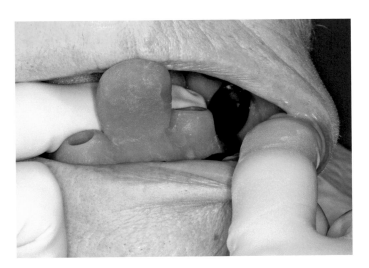

图24-21　颊肌和舌肌做功能性运动。

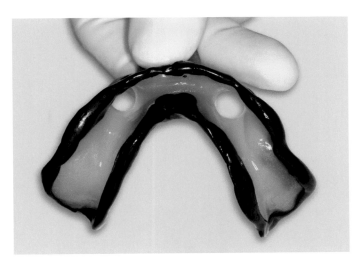

图24-22　个性化托盘边缘为波浪状；托盘开孔处用蜡封闭。

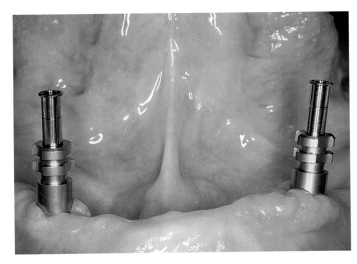

图24-23　印模杆旋入种植体。

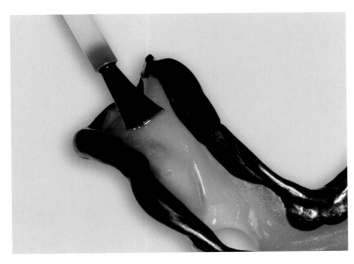

图24-24　托盘组织面涂布聚醚粘接剂。

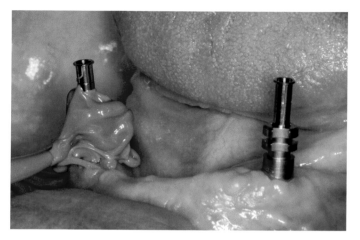

图24-25 印模杆周围分别注射印模材料。

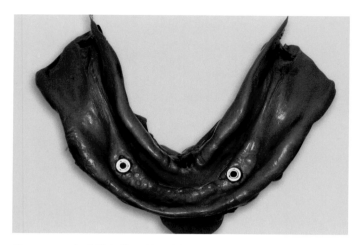

图24-26 完成的印模；制取印模时颊肌和舌肌要反复做功能性运动。

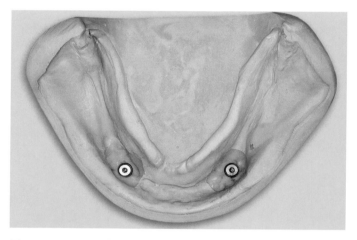

图24-27 记录颌位关系时，含愈合基台的完整的主模型（与口内种植体上的基台保持结构一致），为基托提供可靠的支持。

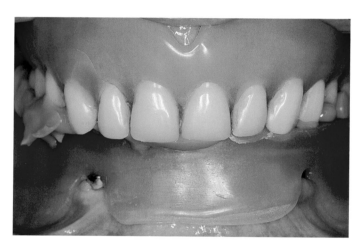

图24-28 使用现有义齿记录颌位关系（由于戴用舒适，患者坚持使用现有义齿记录颌位关系）。

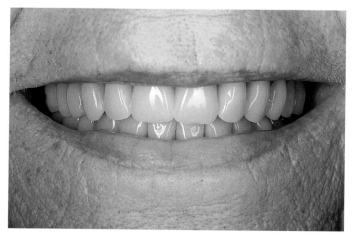

图24-29 试戴蜡型。

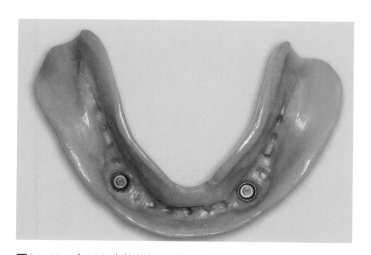

图24-30 全口义齿的组织面观；内置的加强支架清晰可见。

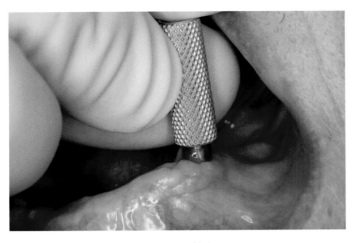

图24-31 用手旋入并拧紧Locator基台。

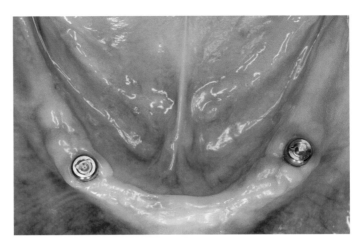

图24-32 Locator位置正常。

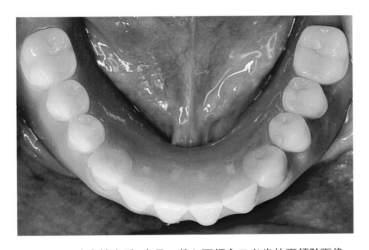

图24-33 治疗结束后3个月：戴入下颌全口义齿的下颌𬌗面像。

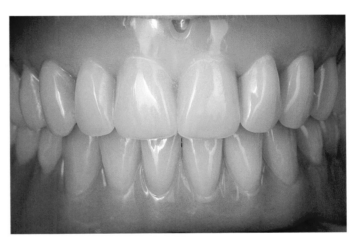

图24-34 正面像。

颊黏膜，同时让患者独立做舌肌运动（可以这样引导：舌头顶住上腭，舔上唇，舌头向左动、向右动）（图24-26）。

记录颌位关系时，由愈合基台支持的模型上的𬌗堤与口内一致（图24-27）。记录基板直接由口内愈合基台支持，不用旋入及旋出愈合基台。由于患者强烈要求继续使用上颌义齿的基托，因此，采用下颌𬌗堤与上颌全口义齿手动引导记录颌位关系（图24-28）。随后试戴蜡型（图24-29），确定为金属支架预留出多少空间。图24-30中，在完成的义齿组织面可见充足尺寸的支架若隐若现。

最终戴入义齿前，先从模型上旋出Locator基台，然后将种植体内部注满氯已定凝胶，再用金基台螺丝刀将Locator基台插入种植体并手动旋紧（图24-31），戴入下颌覆盖义齿和上颌全口义齿。图24-32～图24-36显示义齿戴用3个月后，患者的口内情况及面部照片。此时，为使修复体能达到最佳的静态和动态咬合，需要确定是否要在技工室重新装配义齿。1年后，Locator基台轻微磨损，但并不会明显影响其功能（图24-37）。随访全口曲面断层片证实种植体周围组织状态良好（图24-38）。

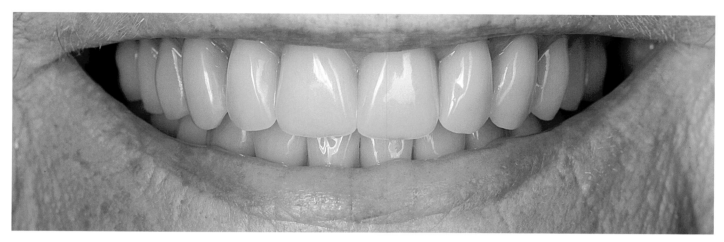

图24-35　微笑像。

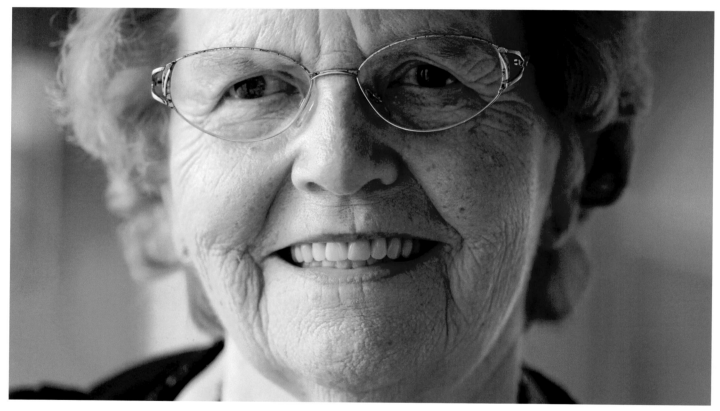

图24-36　正面像。

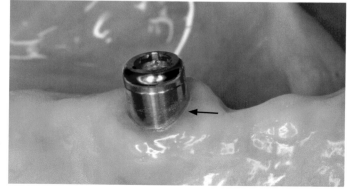

图24-37　Locator基台使用1年后显示轻微磨损。

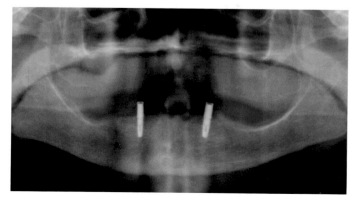

图24-38　1年后全口曲面断层片。

表24-1　Locator固位下颌义齿的临床和技工室操作流程概述

临床	技工室	时间轴
病史、检查、X线检查、设计、解剖式印模		0 周
	制作诊断模型；透明复合树脂复制下颌义齿，并作为放射导板	
测量X线检查		1 周
	将放射导板转换为手术导板（定向导板）	
植入种植体		2 周
拆线		
二期手术；放入愈合基台，磨除种植体对应的义齿组织面，软衬材料重衬		14 周
拆线；取藻酸盐印模		
	制作个性化托盘	
用个性化托盘取模并进行边缘整塑		18 周
	制作主模型和种植体支持的记录上、下颌关系的基板	
记录口外与口内颌关系		19 周
	主模型安装到𬌗架上，排牙	
试戴蜡型（愈合基台支持）		20 周
	硅橡胶导板记录排牙情况，用来检查耐火模型上支架的外形尺寸、支架蜡型、铸造和完成的支架，调整排牙	
试戴		21 周
	包埋，压铸，咬合调整，修复体完成，用复合树脂把阴性部分粘接到修复体上	
安放Locator基台；可选择：口内粘接阴性部分以获取被动就位；完成修复体		22 周
2天（可选）和7天以后复诊检查		
3个月后预约复诊		
6个月后预约复诊，说明复诊时间间隔		

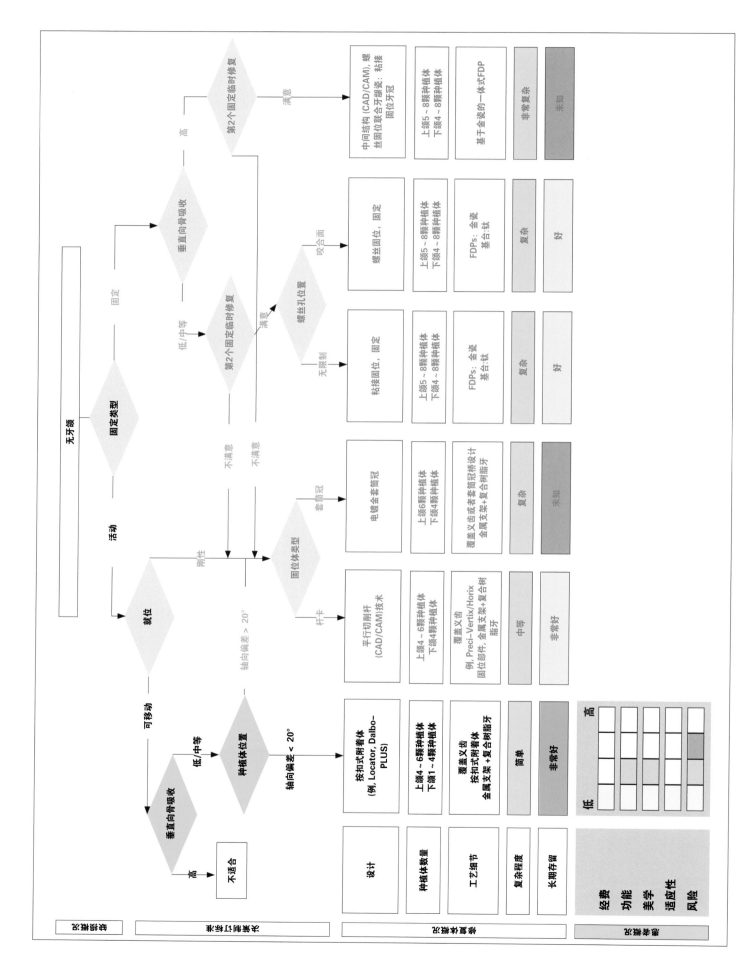

图24-39　决策树：下颌无牙颌的单个中线种植体。

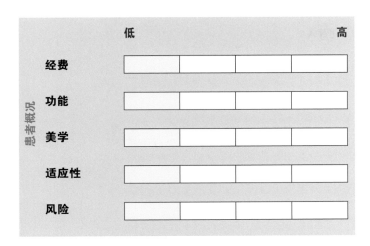

图24-40 89岁男性患者概况。

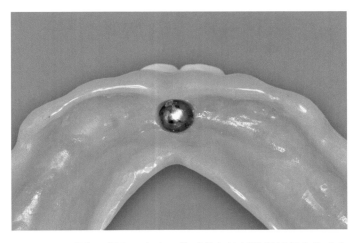

图24-41 现有下颌全口义齿，临时放入放射线阻射标志物（金属球）。

24.2 下颌无牙颌的单个中线种植体

适合这种修复方法的决策制订标准、修复体概况及患者概况见图24-39的决策树。

24.2.1 简介

- 患者：89岁男性。
- 存在问题：患者对下颌全口义齿的固位能力及咀嚼功能不满意。
- 治疗方案：下颌无牙颌中线处（31/41区域）植入单颗种植体，并在现有功能良好的下颌全口义齿内嵌入球帽附着体。

24.2.2 初始情况和患者概况

- 患者于1年前重新制作了上、下颌全口义齿。他对上、下颌义齿都很满意，对上颌全口义齿更为满意，仅仅觉得下颌全口义齿在固位力及咀嚼功能方面存在一定的问题。检查后发现，上、下颌义齿边缘设计适当，双侧平衡，咬合稳定。因此，义齿没有明显缺陷，用保守的方法无法得到改善。

- 患者经济能力非常有限。
- 鉴于年龄因素，患者的恢复能力较差。
- 患者决定选择最简单的种植体支持方式，称为下颌单个中线种植体。
- 患者没有可增加种植体丧失风险的全身性疾病。

患者不吸烟，目前义齿卫生状况还有待改善。

图24-40所示的患者概况源自现有信息。

24.2.3 治疗过程（表24-2）

图24-41是目前的义齿，可作为"放射导板"。因此，在其组织面准备植入种植体的相应位置磨出一个半圆形凹窝，凹窝处用蜡固定一个球形放射线标志物（直径4mm）。放射线测量后植入种植体（图24-42）。由于种植体具有良好的初期稳定性以及患者附着龈宽度充足（4mm宽），所以种植体适合穿龈愈合（图24-43）。在愈合时期，为防止种植体上部压力分布不均衡，磨除相应位置的义齿组织面，并用软衬材料（如Softliner）重衬。

种植体植入3个月后（图24-44），将球帽附着体的阴性部分粘接到现有下颌全口义齿的相应位置。首先去除愈合基台，0.2%氯己定溶液冲洗种植体内部后注满氯己定凝胶（如1%复方氯己定凝胶）。用螺丝刀

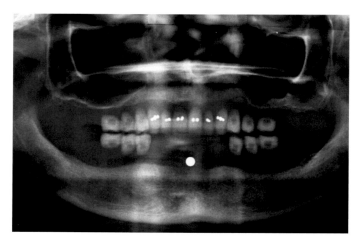

图24-42　放射线测量。

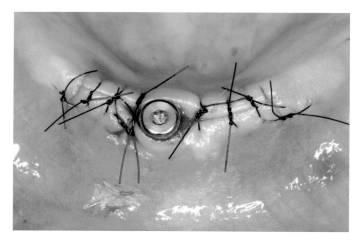

图24-43　种植体穿龈愈合。附着龈分为宽度相等的两部分，一部分位于舌侧，另一部分位于颊侧（宽度最窄处仅2mm）。

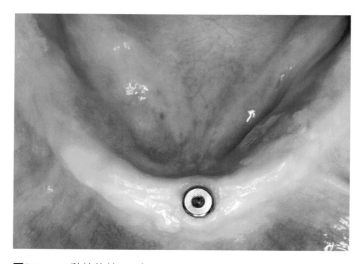

图24-44　种植体植入3个月后。

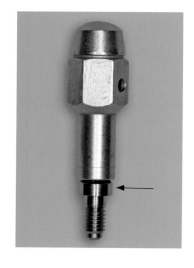

图24-45　球帽附着体（阳性部分）和旋入工具已经准备就绪（可供选择的牙龈高度：1.5mm）。

把球帽附着体（阳性部分，牙龈高度1.5mm）旋入种植体，并用手动扭力扳手旋紧到30N·cm（图24-45和图24-46）。Dalbo-PLUS椭圆形阴性部分放置在球形附件上，调整至正确的轴向（图24-47）。磨除阴性部分相对应的义齿组织面，并用低黏度硅橡胶检查其是否位于正确的方向（图24-48）。使用Rocatec方法（图24-49）对位于底座上的阴性部分硅化，然后使其硅烷化（如用Monobond Plus）。义齿组织面预备的凹窝表面则用氧化铝颗粒（Al_2O_3，2.5bar，50μm）喷砂后涂树脂底漆（如Glaze and Bond）。这种技术确保阴性

部分在义齿内达到最佳的粘接效果，尽管缺乏支架，仍可达到最好的总体稳定性，并可防止修复体断裂。当然，更好的方法是铸造支架。全口义齿内部加入大范围的金属支架是一个很好的办法（图24-50），尤其是当患者开始时只要求全口义齿修复，但是却希望保留后期种植修复的可能性。支架网状结构的任何部位在后期都可以被磨除并和种植体整合，而不会影响整体支架的稳定性。这也意味着需要使用更简单的阴性部分，而不是体积较大的椭圆形的阴性部分（图24-52）。

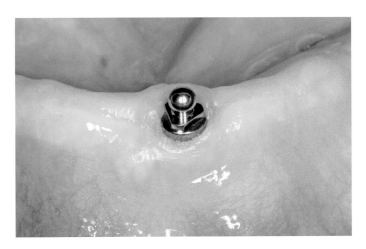

图24-46　旋入球帽附着体，扭力为30N·cm。

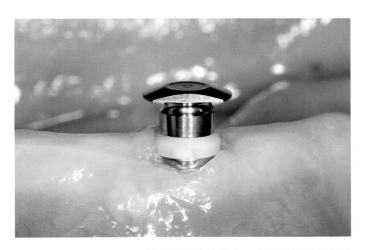

图24-47　Dalbo-PLUS椭圆形阴性部分在口内调整到正确的轴向。如果阴性部分能放到理想的位置，就可使用白色垫圈。

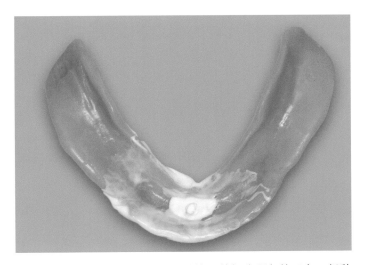

图24-48　义齿组织面为球帽附着体阴性部分预备的凹窝，低黏度硅橡胶检查其大小是否正确。

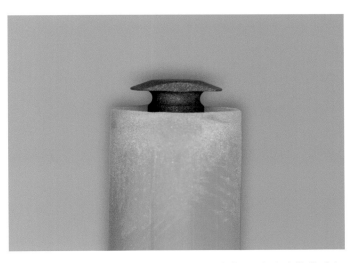

图24-49　阴性部分（Rocatec法）硅化，随后硅烷化（如Monoband Plus）。

预处理后的阴性部分和白色的垫圈一起安放在阳性部分上方（图24-51）。当阴性部分埋入义齿内部时，垫圈可以起到防止复合树脂进入阴性部分下方导致义齿无法从口内取出的作用。如果阴性部分需要改变角度，此时，不适合用间隔环，可以用一块橡皮障代替（图24-52显示标准的阴性部分）。阴性部分放置到位后，自凝复合树脂（如Luxatemp）填入修复体内相应位置，再把修复体安放在阴性部分上，并使其在原位直到树脂完全固化。当义齿从口腔中取出后，去除阴性部分周围多余的树脂，将边缘打磨光滑（图24-53），以树脂严

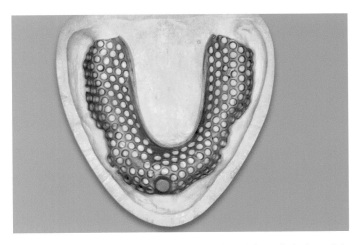

图24-50　理想情况下，如果植入种植体的选择一直存在，那么在制作义齿时就应该设计一个大范围的金属支架。这样可以在不增加义齿折断风险的情况下纳入种植体。

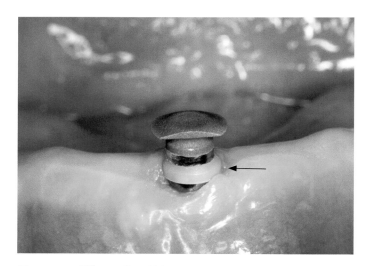

图24-51　预处理后的阴性部分与垫圈一起安放到口内。

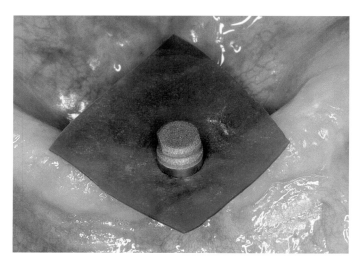

图24-52　备选方案：安放到口内时，如果阴性部分需要改变角度，则使用橡皮障代替垫圈（图中所示为预处理后的标准阴性部分）。

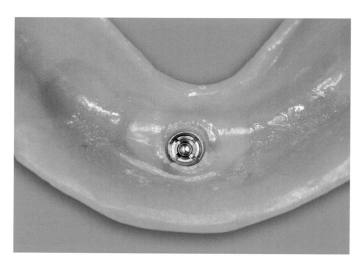

图24-53　Dalbo-PLUS椭圆形阴性部分已经用复合树脂粘接到义齿内。

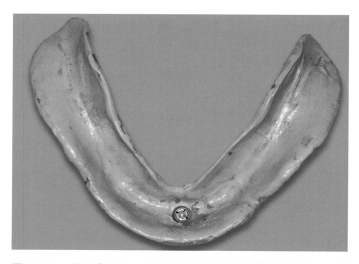

图24-54　如果有必要，（用氧化锌/丁香酚印模材料）制取重衬印模。

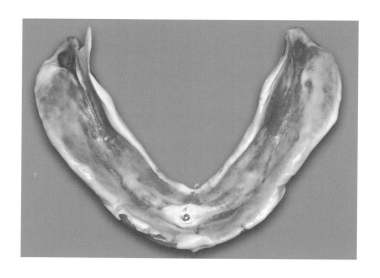

图24-55　低黏度硅橡胶检查义齿密合性。如果义齿组织面的硅橡胶膜薄而均匀，证明重衬成功。

表24-2　单个中线种植体支持式下颌全口义齿的临床和技工室操作流程概述

临床	技工室	时间轴
病史、检查、X线检查、设计		0 周
利用下颌现有义齿作为放射导板并进行测量，植入穿龈愈合的种植体，改造现有义齿		
拆线		1 周
现有义齿内嵌入阴性部分		13 周
可选：制取重衬印模		
	可选：重衬	
可选：试戴重衬的义齿		
2天（可选）和7天以后复诊检查		
3个月后预约复诊		
6个月后预约复诊，说明复诊时间间隔		

密封闭所有微小空隙。为使义齿的密合性进一步得到改善，先用氧化锌/丁香酚印模材料（SS White）制取重衬印模（图24-54）。重衬后，再用低黏度硅橡胶检查义齿密合性，如果义齿组织面的硅橡胶膜薄而均匀，则证明义齿重衬即告成功（图24-55）。

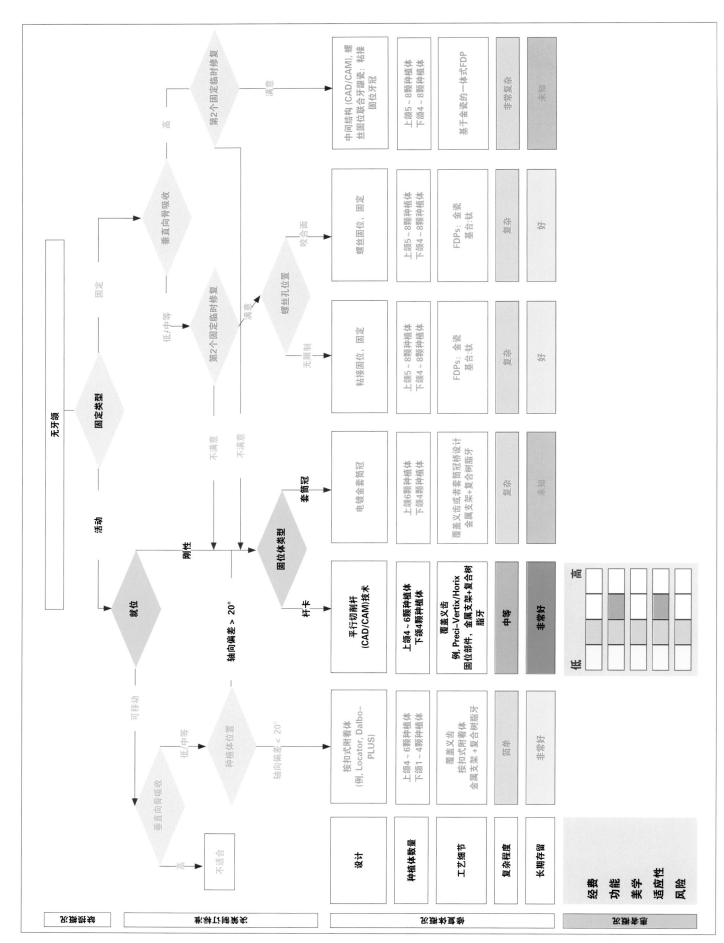

图24-56　决策树：上颌无牙颌的杆卡修复。

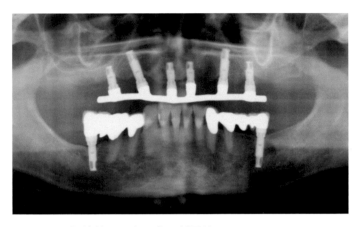

图24-57 初始情况：全口曲面断层片。

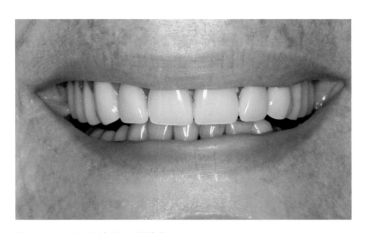

图24-58 初始情况：微笑像。

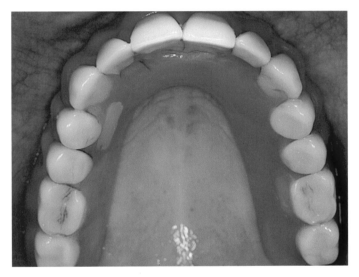

图24-59 初始情况：戴用12年的杆卡固位义齿上颌殆面观。

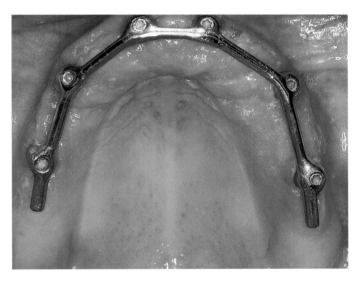

图24-60 初始情况：上颌圆杆的上颌殆面观。

24.3 上颌无牙颌CAD/CAM制作的杆卡修复体

适合这种修复方法的决策制订标准、修复体概况及患者概况见图24-56的决策树。

24.3.1 简介

· 患者：53岁女性。

· 存在问题：由于杆卡固位的旧修复体固位能力差，经常断裂需要修补，患者希望重新制作上颌全口义齿。

· 治疗方案：重新制作杆卡固位的上颌活动修复体（CAD/CAM制作的平行杆，含有Preci-Vertix和Preci-Horix附着体）；另外，下颌更换牙和种植体联合支持式修复体。

24.3.2 初始情况和患者概况

· 这位53岁女性患者的基本情况见图24-57～图24-60。她抱怨杆卡固位的上颌义齿反复断裂，当然，这个义齿没有设计铸造支架。此外，义齿经常松动，夹子和杆明显磨损。由于不断修补以及牙齿磨耗，修复体显得破旧不堪。

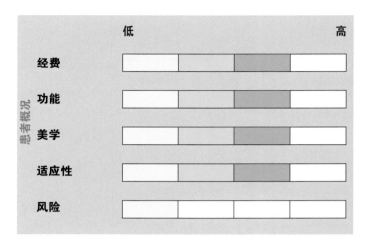

图24-61 53岁女性患者概况。

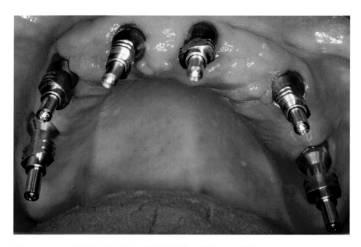

图24-62 去除原有的杆状附着体后旋入印模杆。

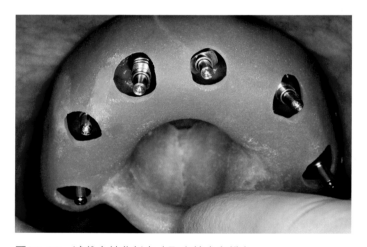

图24-63 试戴个性化托盘（取出技术印模）。

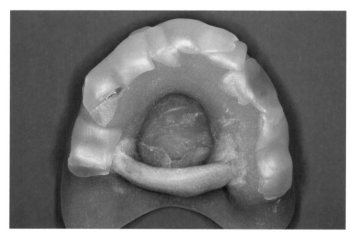

图24-64 个性化托盘开孔处用蜡封闭。

- 患者是一名中学教师。在制订治疗计划期间，并未表示经济情况受限。

- 由于掌握了杆卡式活动修复体的戴用方法，患者希望仍旧使用这种形式进行修复，要求义齿维护简便，固位更加可靠，美观情况有所改善。

- 患者没有可增加种植体丧失风险的全身性疾病。余留牙列牙周组织无明显异常。上颌远中种植体未见临床病理改变，但是在X线片中显示末端种植体骨丧失增加。患者口腔卫生良好。

图24-61所示的患者概况源自现有信息。

24.3.3 治疗过程（表24-3）

去除口内原有的杆卡结构，种植体旋入印模杆（取出技术印模）。试戴个性化托盘，必要时可做轻微调磨（图24-62和图24-63）。用蜡封闭托盘开孔（图24-64），防止印模材料从托盘开孔处流出。制取聚醚印模

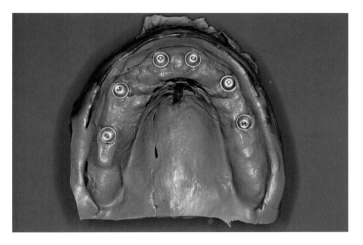

图24-65　聚醚橡胶印模。

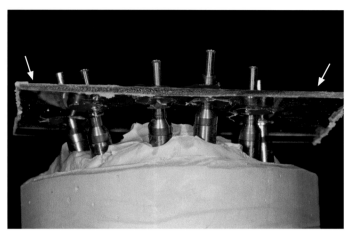

图24-66　制作检查导板来检查模型上种植体位置和口内情况是否相符：旋紧印模杆，放置承载板（箭头）。

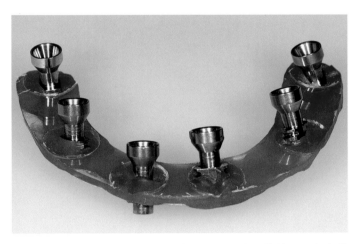

图24-67　检查导板是由成型树脂和印模杆来制作的，可多次使用（基底面观）。

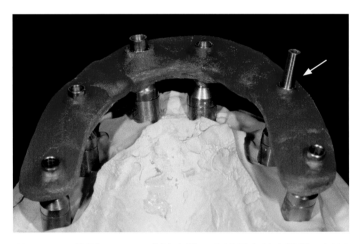

图24-68　按照Sheffield实验方法，在模型上检查导板，以23（箭头）种植体位置为例。

（如Impregum）。在本病例中，由于义齿位置固定，因此，个性化托盘不需要边缘整塑。印模杆周围注满印模材料（图24-65）。为确保种植体在主模型上的位置与口内位置完全无误，需要在技工室制作一个检查导板。这一点与种植系统密切相关，因为不同的种植系统，种植体与基台之间连接的自由度大不相同，换言之，主要是种植体外部连接的自由度差别较大。为此，印模杆旋在模型替代体上后，将一块树脂板置于印模杆上方（图24-66），与印模杆之间用成型树脂实现无张力粘接

（图24-67）。这个检查导板可用于Sheffield实验（详见16.2.2章节），首先在模型上测试，然后在口内进行测试。每次分别拧紧模型上某一个种植体印模杆的螺丝，检查是否导板和其他种植体替代体之间存在间隙（图24-68）。在口内重复同样的步骤。如果测试成功，几个螺丝同时拧紧时，仍能重复此验证（图24-69）。与此同时，当𬌗堤对齐后，通过固定在种植体上的基托，记录颌位关系（图24-70）。采用Temp Bond或复合树脂（如Luxabite）记录颌位关系。主模型上𬌗架，随后

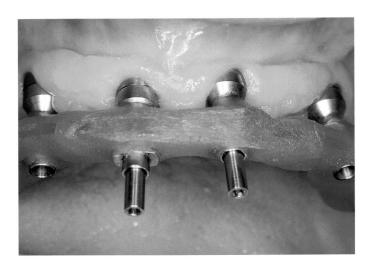

图24-69 口内戴入检查导板（印模杆与种植体之间连接处的间隙均衡一致，这是结构自带的）。

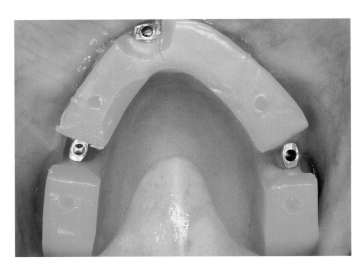

图24-70 用固定于种植体的基托记录颌位关系（调磨后的印模杆）。

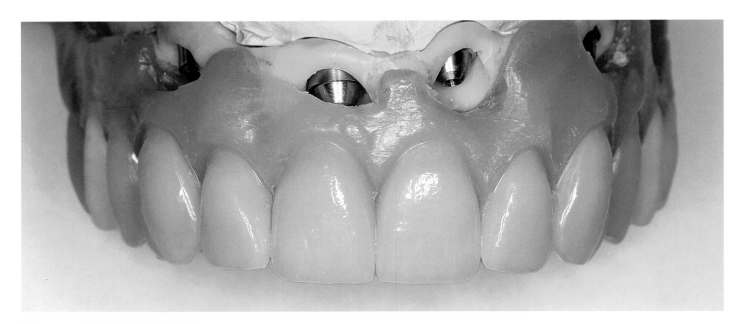

图24-71 排牙蜡型放到种植体上。

在技工室调整蜡型上的牙齿，并让患者试戴，直到患者对美观、发音及咬合均满意为止。每次试戴都要照相记录，以便让牙科技师尽可能在任何需要改进的地方做出相应的修改（图24-71和图24-72）。扫描最终的蜡型/排牙，确保杆卡正确的空间和位置（图24-73和图24-74）。这样做的目的还可以确保为排牙和支架提供足够空间。在制订计划期间，就应该明确固位体的性质和位置。在本病例中，两个Preci-Vertix附着体安放在支架远端，两个Preci-Horix附着体放在杆卡上。切削中心

制作好支架后进行试戴（图24-75）。检查没有翘动的被动就位尤其重要。灌制耐火模型，制作支架蜡型，非贵金属或高金合金铸造完成。用事先做好的导板将排牙转移到支架上，然后在患者口内试戴。通过这次试戴，进一步改善义齿的美学效果和功能（图24-76~图24-78）。杆卡固位式义齿制作完成后，在𬌗架上进行最后的检查。模拟动态和静态咬合时，观察义齿舌侧是否达到最佳咬合状态（图24-79和图24-80）。图24-81和图24-82分别展示了未放入钛杆和放入钛杆的义齿组织

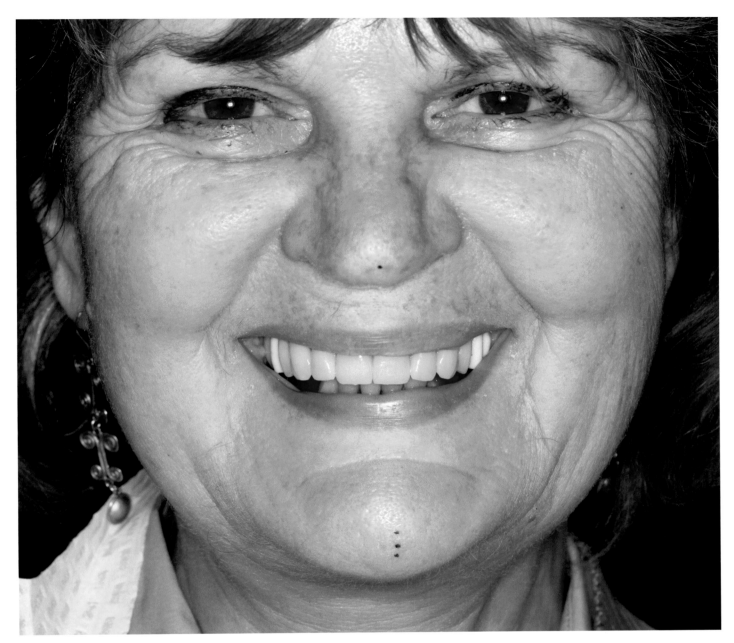

图24-72　试戴排牙蜡型。由于缺乏空间，后牙（15、25、26）只做局部的蜡型。

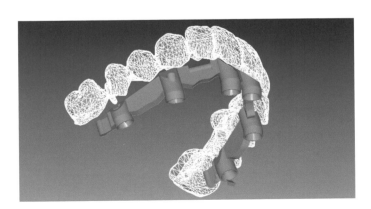

图24-73　扫描的蜡型/排牙是形成杆附着体正确形态及位置的基础。杆应为二级支架及牙齿排列/支架预留足够的空间。

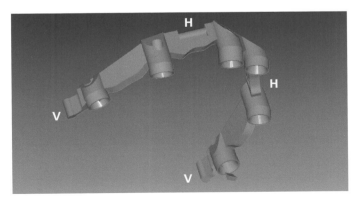

图24-74　整合了固位部件的杆［远中游离端的Preci-Vertix附着体（V）和前牙区杆状连接体Preci-Horix附着体（H）］。

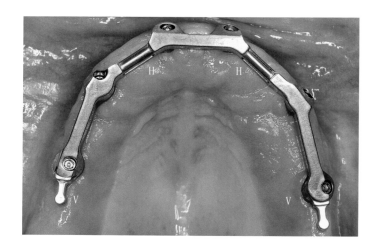

图24-75　试戴含Preci-Vertix（Ⅴ）和Preci-Horix附着体（Ｈ）的平行切削的钛杆。

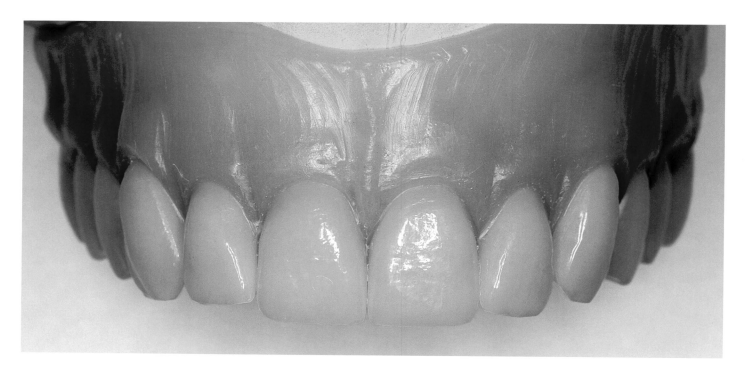

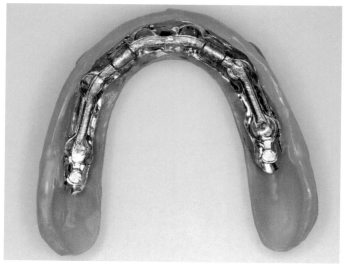

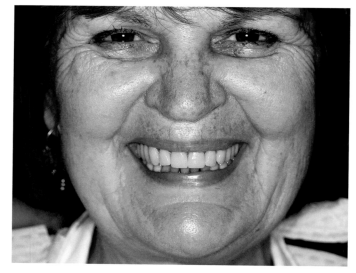

图24-76 ~ 图24-78　全蜡型试戴，蜡型内有已完成的高金合金二级支架。

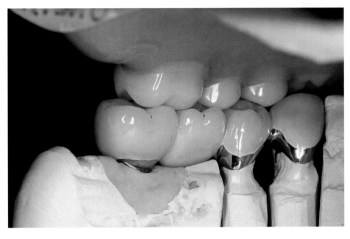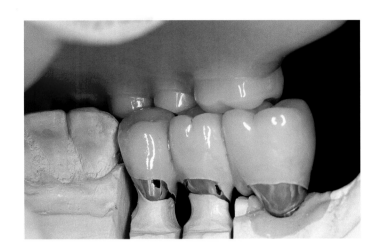

图24-79和图24-80　在𬌗架上评估修复体的静态和动态咬合。

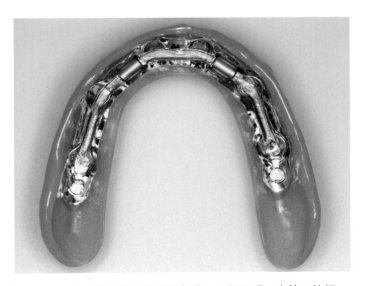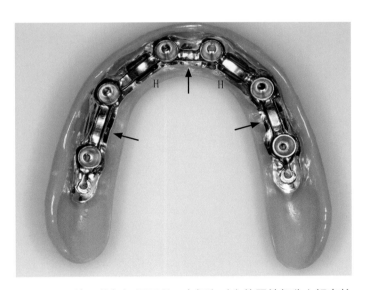

图24-81　完成的杆卡固位型修复体，组织面观，未放入钛杆。

图24-82　放入钛杆组织面观。在杆和对应的阴性部分之间有较大的间隙，这是杆卡结构的自然现象，只是出现在Preci-Horix附着体（H）旁。杆连接区域的平行侧壁借助摩擦力提供了额外的固位力（箭头）。

面；支架上平行切削杆卡的精密吻合程度清晰可见。这种杆卡仅利用摩擦力进行固位，原理与套筒冠相似。这种固位方式的固位力已经足够了，因此，修复体戴用初期，并不需要使用Preci附件的固位夹。一旦杆卡的摩擦力减弱，或者患者希望获得更可靠的固位力，就可以将Preci附件的塑料夹一个一个安放到位。图24-83～图

24-87显示义齿使用3个月后的随访情况。使用1年后，义齿内放置最低摩擦力的杆卡部件（图24-88和图24-89），并拍摄种植体的随访X线片。X线片显示所有种植体的种植体/基台与切削杆之间均具有良好的连接，以及种植体周围情况稳定（图24-90）。

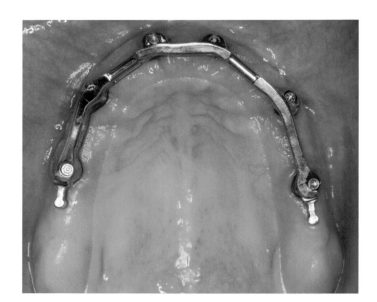
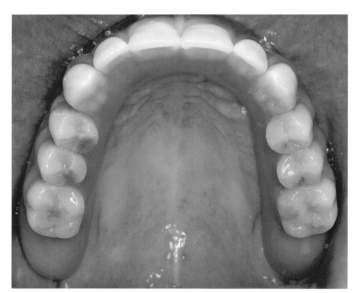

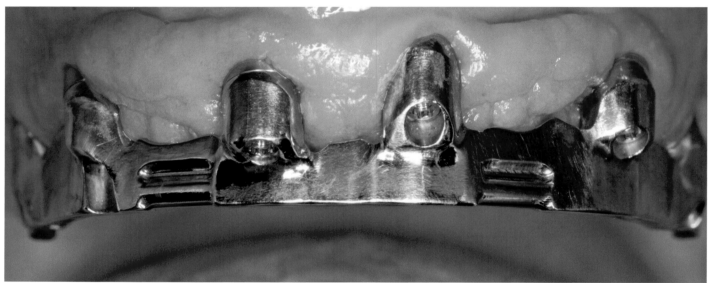

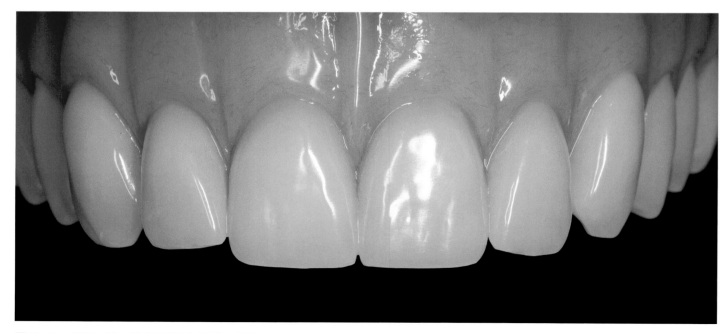

图24-83 ~ 图24-86　治疗结束3个月后口内观。

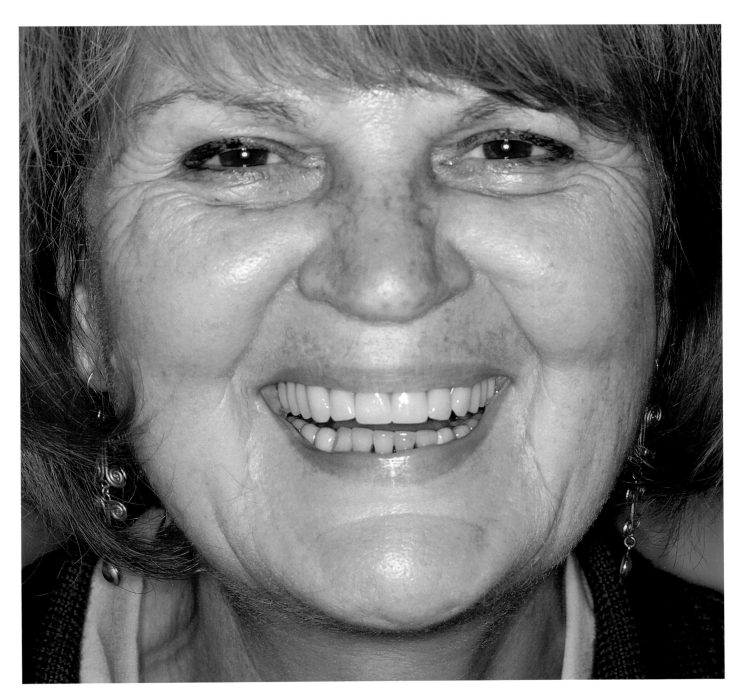

图24-87 患者肖像。

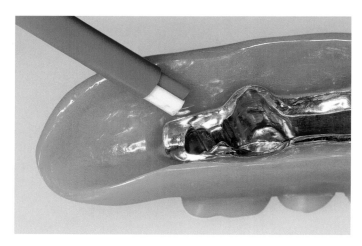
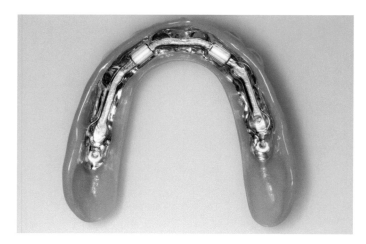

图24-88和图24-89　修复体戴用1年后复诊时，首次埋入最低摩擦力固位体Preci-Vertix和Preci-Horix 夹子（白色）。

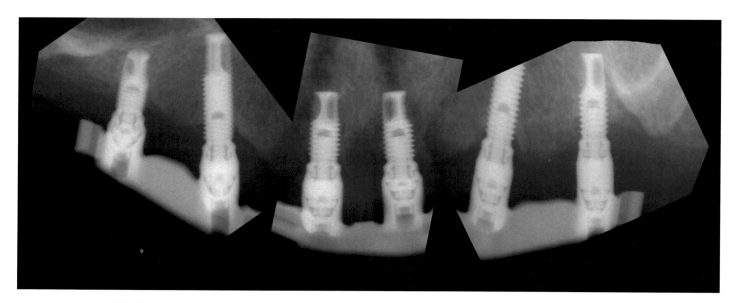

图24-90　1年后随访X线片（种植体已使用13年）。

表24-3　CAD/CAM制作的上颌杆卡固位修复体（用现有种植体负重的新修复体）的临床和技工室操作流程概述

临床	技工室	时间轴
病史、检查、X线检查、解剖式印模		0 周
	灌制研究模型	
	制作个性化开窗印模托盘（取出技术）	
种植取模		1 周
	制作主模型和种植体支持的记录上、下颌关系的基板	
	可选：检查在模型上和口内的种植体位置是否一致；制作一个种植体支持的检查导板	
记录口外与口内颌关系，选择牙齿和颜色		2 周
可选：使用检查导板		
	主模型安装到𬌗架上，制作蜡型	
蜡型试戴		3 周
	硅橡胶导板记录下蜡型排牙情况，用来检查支架的外形尺寸，扫描排牙模型，构建数字化杆，将数据传至切削中心，钛杆切削成型	
杆试戴		5 周
	利用导板制作支架，铸造支架，支架完成并在模型上试戴，利用导板转移排牙，视情况制作支架饰面，调整	
全部试戴		7 周
	包埋，树脂压铸，咬合调整，修复体完成	
最终安装杆附着体，戴入义齿		8 周
2天（可选）和7天以后复诊检查		
可选：藻酸盐取上、下颌模型，制作保护性𬌗垫		
	可选：在技工室制作上颌前牙/尖牙引导的保护性𬌗垫（真空成型，1.5mm厚），选磨	
可选：7天后戴入保护性𬌗垫		
3个月后预约复诊		
6个月后预约复诊，说明复诊时间间隔		

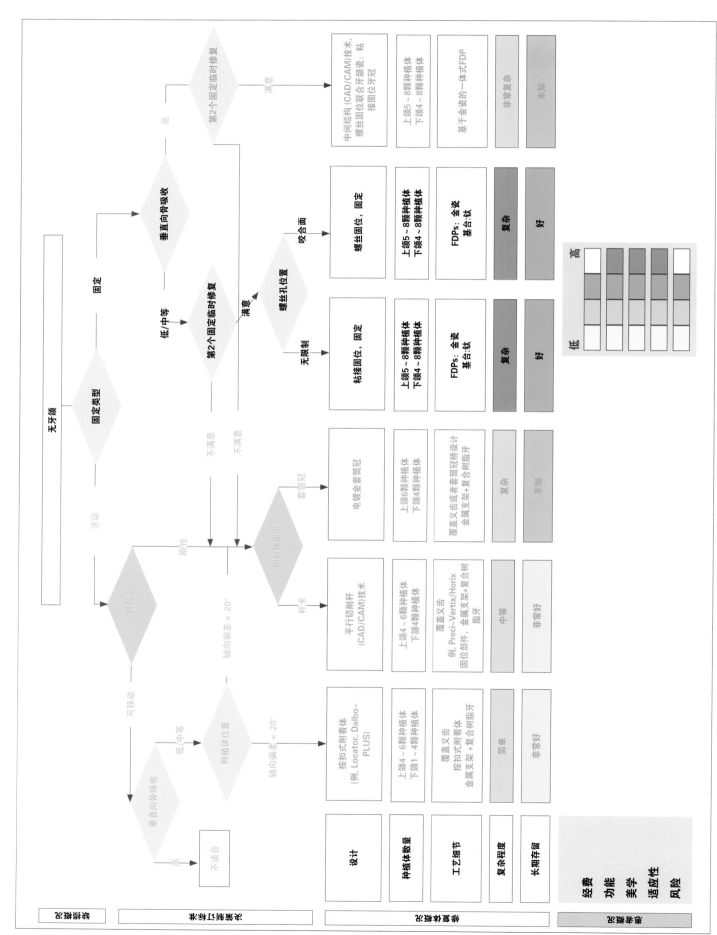

图24-91 决策树：无牙颌的固定修复。

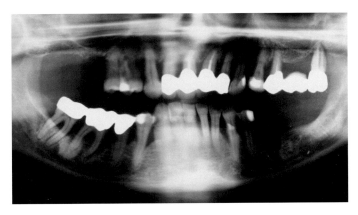

图24-92 初始情况：全口曲面断层片。

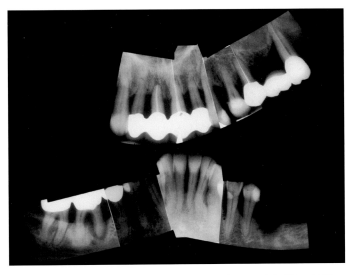

图24-93 放射线分析：上颌牙列和下颌磨牙无法保留；下颌34和44预后可疑。

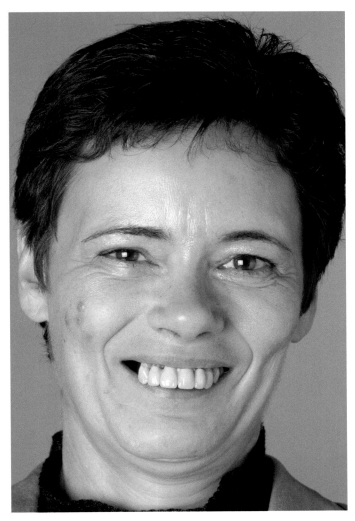

图24-94 初始情况：患者肖像。

24.4 固定修复（轻度垂直向缺损）

适合这种修复方法的决策制订标准、修复体概况及患者概况见图24-91的决策树。

24.4.1 简要介绍

· 患者：50岁女性。

· 存在问题：余留牙列存在严重牙周损害。

· 治疗方案：拔除无法保留的牙齿，上颌无牙颌及下颌双侧游离端缺失采用种植体支持式金瓷冠与固定修复体（FDPs）进行修复。

24.4.2 初始情况和患者概况

· 患者初始情况见图24-92～图24-99。检查显示患者口内存在功能较差的修复体，以及严重而广泛的慢性牙周炎。

· 患者是一名税务顾问，经济条件较好。

· 患者希望修复后能改善咀嚼功能以及美观问题。她认为只有在别无选择时，才会考虑使用活动义齿。

· 而且，她强调将尽她的最大努力和花费，设法使她的牙齿情况达到一种状态，这是一种在她生命中从未被体验过的状态。也就是说，"我完全满意的牙齿，必须兼备功能和美观。"

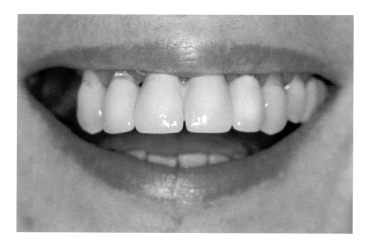

图24-95　初始情况：患者微笑像。

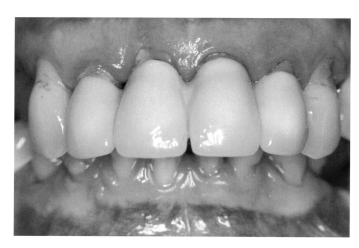

图24-96　初始情况：正面观。

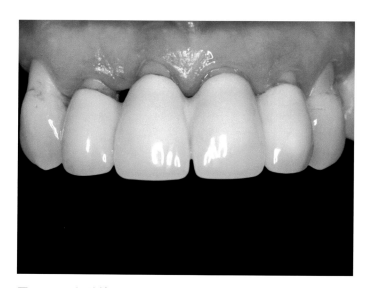

图24-97　初始情况：上颌正面观。

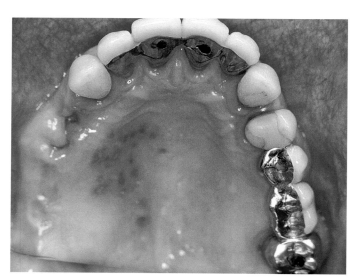

图24-98　初始情况：上颌𬌗面观。

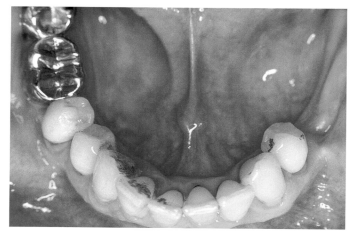

图24-99　初始情况：下颌𬌗面观。

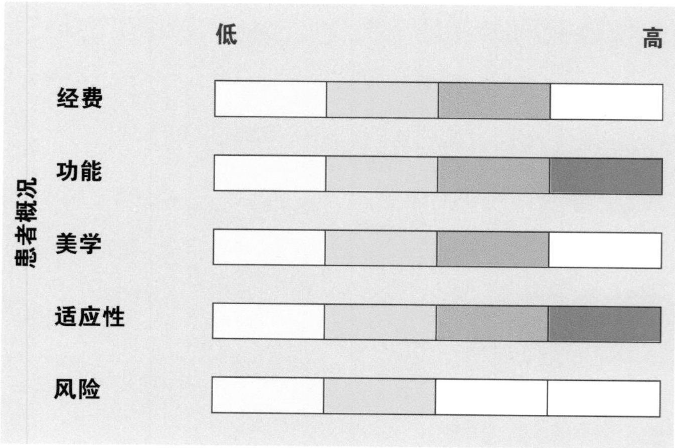

图24-100　50岁女性患者概况。

· 患者没有可增加种植体丧失风险的全身性疾病。

患者吸烟，30支/天。口腔卫生欠佳。不过，她的口腔卫生情况在第一次咨询后已经明显好转。

同时，患者彻底戒烟。

患者概况见图24-100，图表资料的信息来源基本真实。如果必须明确指出，那么是在吸烟和口腔卫生方面，患者发生了永久性的行为改变。

24.4.3　治疗过程（表24-5）

根据相应检查清单（表24-4），对患者的初始情况进行了美学分析（图24-92~图24-99）。为即刻修复所需的牙齿长度及形态的调整均从口内（图24-101）转移到诊断模型。牙科技师利用这些信息、诊断模型和照片，制作即刻修复义齿。即刻修复体不能预先试戴，使得上述考量/测量尤为重要。考虑到一次丧失这么多牙齿所带来的压力，唯一的方法是确保患者离开诊所时得到明确的美观改变。因此，拔除牙齿（图24-102和图24-103）后立即戴用即刻全口义齿（图24-104）。下颌余留牙列先进行牙周手术治疗（图24-105），再用牙周夹板（Ribbond夹板）永久性固定（图24-106）。拔牙窝愈合后（图24-107），按照即刻义齿形态制作放射导板（图24-108），并进行放射线测量（图24-109）。放射线测量提示预期的牙冠长度和下牙槽神经上方垂直量（二者之间比例约为2:1）之间明显不符。虽然患者下颌存在骨高度不足，但没有上颌那么严重，上颌窦区域的垂直向骨高度严重减少。在以上分析基础上，实施下颌牵张成骨手术（图24-110）以及双侧上颌窦提升手术，为随后的种植手术提供足够的骨量（图24-111和图24-112）。二期手术后（图24-113），为检查后期修复体的功能和美学效果，也为了使修复体穿龈轮廓和固定修复桥体的软组织处于良好的状态，制作了第2个固定临时修复体。这个步骤不可或缺。

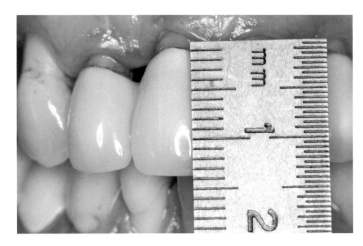

图24-101　上颌中切牙的当前长度为14mm。考虑到笑线和牙齿的暴露程度，计划将中切牙缩短约3mm。这意味着𬌗平面全部需要修正。

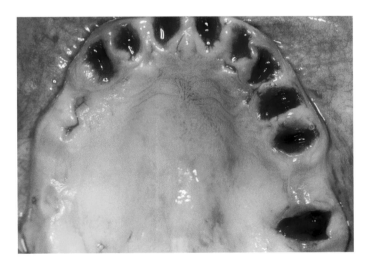

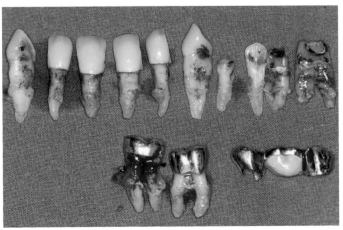

图24-102和图24-103　拔除无法保留的牙齿。

表24-4　美学分析（详见3.2章节）：黄色标记字段表示在随后治疗过程中需特别注意或伴随特殊治疗步骤的问题（或信息）

1	微笑满意度（现在）？	●————————————● 完全不满意　　　　　　　　　非常满意			困扰你的是什么？ – –
2	微笑满意度（以前，照片）？	●————————————● 完全不满意　　　　　　　　　非常满意			困扰你的是什么？ – –
3	临时修复体满意度？	●————————————● 完全不满意　　　　　　　　　非常满意			困扰你的是什么？ – 颜色 –
4	希望达到的微笑类型	活泼	持重	均衡	完美
5	微笑分析	上颌中切牙的优势/比例	牙与牙比例	满意的牙齿长度	牙齿可见度
6	上颌牙平面	垂直位 （咬合高度）	水平位 （切端边缘）	背景空间	矢状位
7	基牙	颜色	突度	根向复位瓣（ARF）	软组织改善
8	桥体床	桥体床的形状	外科手术纠正 （垂直向）	外科手术纠正 （水平向）	
9	邻牙	颜色	形状	位置	软组织改善

种植体支持式修复体

10	笑线	**牙龈效果** 重要： ①准确的种植体位置 ②优化软组织和骨重建 ③粉色丙烯酸树脂/瓷和牙龈间不可见连接部位	**牙颈部效果** 重要： ①准确的种植体位置 ②优化软组织和骨重建 ③粉色丙烯酸树脂/瓷和牙龈间不可见连接部位	**切端效果** 让步可能： ①种植体位置 ②软组织和骨重建（征得患者同意！）	
11	垂直向组织丧失	**高** 修复缺损： ■外科手段 ■修复手段 　■固定（牙龈瓷，工艺要求高） 　■活动（粉色丙烯酸树脂，可能损害种植位点）	**低** 修复缺损： ■外科手段 ■修复手段 　■固定（牙龈瓷） 　■固定（延长的牙颈部） 　■活动（粉色丙烯酸树脂）	**无** 准确的种植体三维位置非常重要！	
12	所需临时修复体类型	**第1个临时修复** 固定 ■树脂粘接牙 ■悬臂式树脂粘接FDP ■FDPs	**第1个临时修复** 活动 ■𬌗垫 ■过渡修复体	**第2个临时修复** 技工室制作 ■手术过程中安排印模制取	**第2个临时修复** 椅旁制作 ■模板真空成型 ■考虑临时基台

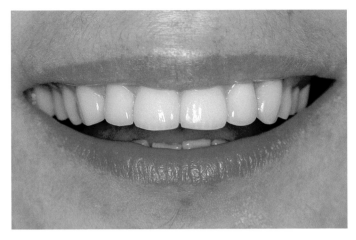

图24-104 戴入即刻上颌全口义齿。

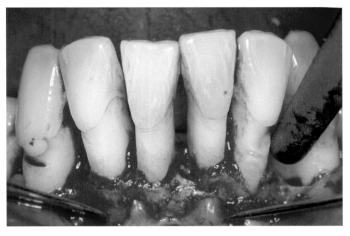

图24-105 下颌余留牙实施牙周手术。

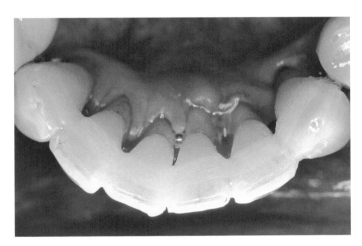

图24-106 树脂粘接Ribbond夹板固定松动的下前牙。

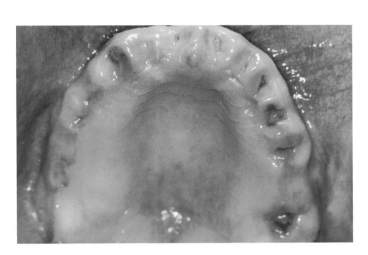

图24-107 拔牙后2个月。

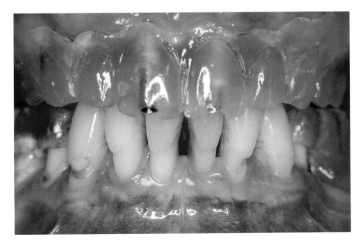

图24-108 由即刻义齿复制的放射导板。

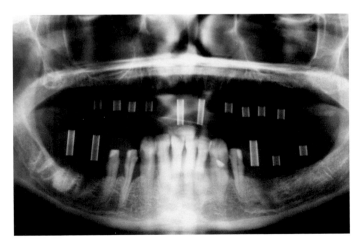

图24-109 放射线测量。

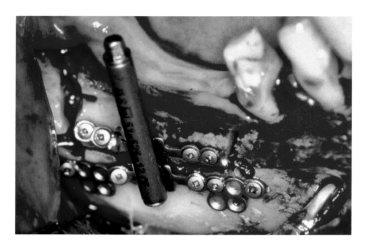

图24-110 下颌牵张成骨。

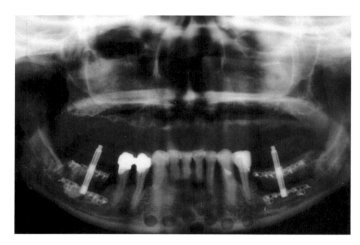

图24-111 全口曲面断层片显示上颌窦提升及牵张成骨。

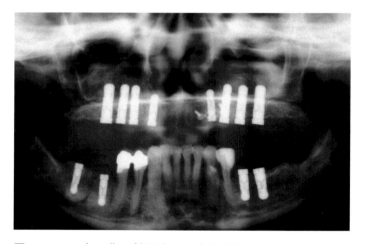

图24-112 全口曲面断层片显示种植体位置（图24-110～图24-112：手术者：H. Terheyden，卡塞尔，德国）。

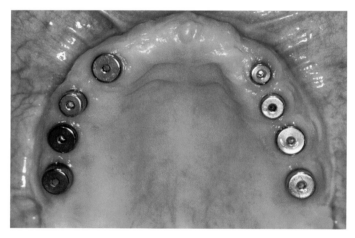

图24-113 暴露种植体后安装标准愈合基台情况。

去除愈合基台后，软组织外形轮廓不足尤其明显（图24-114）。制作临时义齿，取印模并记录颌位关系。模拟修复体的理想形态，在模型上磨出前牙桥体基底面的理想形状。临时修复体的桥体在口内前牙区与牙龈提前接触（图24-115）。标记牙槽嵴上桥体所在的位置，并用圆形粗砂金刚砂车针（直径5mm）修整桥体盖嵴部相对应的牙龈（图24-116）。然后，临时修复体才有可能戴到正确位置（图24-117），桥体床可以进一步塑形。在临时基台的作用下，修复体穿龈轮廓周围的黏膜已经缓慢形成（图24-118）。下一步，继续塑造这些区域的形态，围绕基台的穿龈轮廓逐渐加宽（图24-119和图24-120）。戴入调整后的临时基台（图24-121），并用个性化印模杆制取最佳的穿龈轮廓印模（图24-122～图24-124，详见12.3.4章节）。借助线定位器完善口内与口外记录。这一步的目的是将面部中线及纵轴转移到主模型上，牙科技师制作修复体时可以直接从𬌗架上获得这些信息（图24-125和图24-126，详见14.3章节）。试戴支架（图24-127），制作粘接固

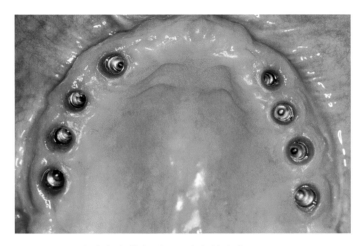

图24-114　去除愈合基台后显示穿龈轮廓依旧不足。

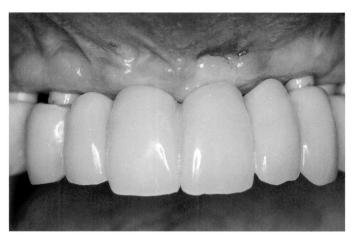

图24-115　固定的临时修复体在前牙区提前接触。

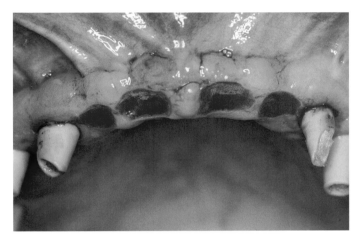

图24-116　圆形粗砂金刚砂车针对桥体床牙龈成形。

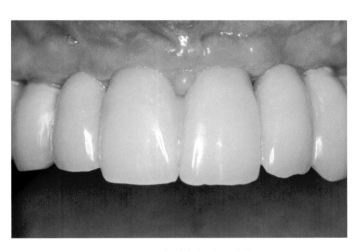

图24-117　牙龈成形术后，临时修复体正确戴入。

位修复体后烤瓷（图24-128和图24-129）。图24-130
显示即将戴用最终修复体时，桥体盖嵴部的牙龈形态。
粘接固位修复体戴用3个月后效果见图24-131～图24-
134。图24-131展示了FDPs桥体令人满意的美学效果，
没有继发炎症。图24-135为1年后随访全口曲面断层
片。

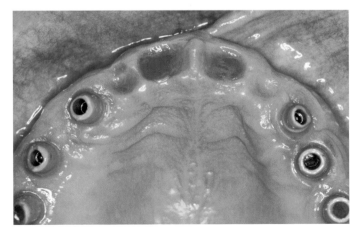

图24-118　桥体区盖嵴部牙龈愈合10天后。在尖牙和前磨牙区
域，与愈合基台形成穿龈轮廓的牙龈波浪状外形相比，临时基台
形成的穿龈轮廓仅有轻微增加。

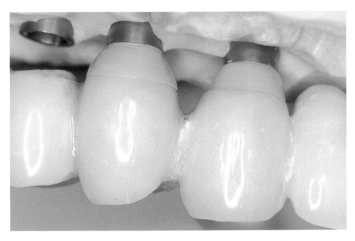

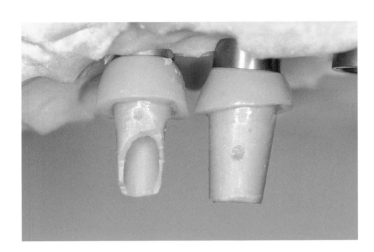

图24-119和图24-120　基台周围的穿龈轮廓逐渐增宽。

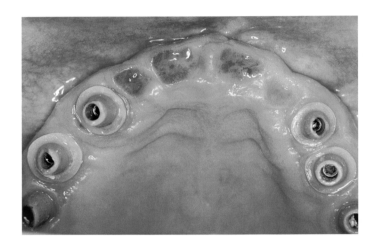

图24-121　就位基台的最终穿龈轮廓。

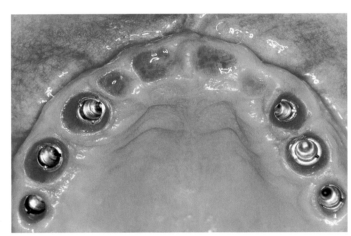

图24-122　去除临时基台后，种植体周围的牙龈形态。

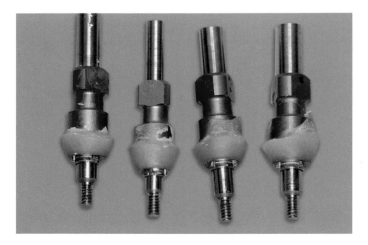

图24-123　个性化印模杆（复制临时基台的穿龈轮廓）。

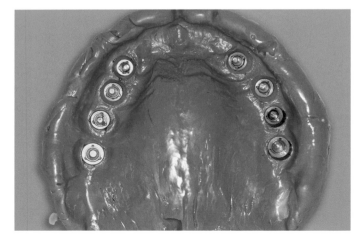

图24-124　聚醚印模。

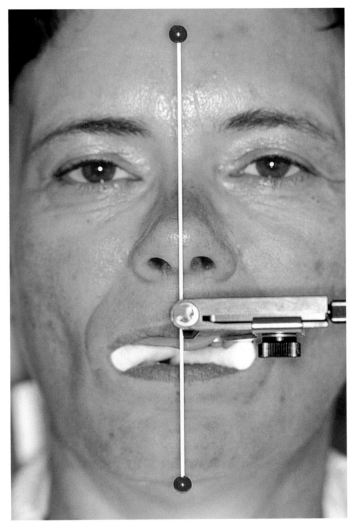

图24-125 使用线定位器将面部的中线和轴转移到终模型上（详见14.3章节）。

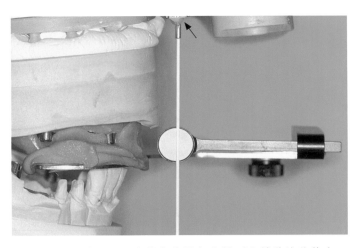

图24-126 使用面弓和线定位器向主模型上转移这些信息。"技师指示杆"（一种单独的可固定于任何类型殆架的指示器）通过殆架上部黑色附件（箭头）按需要做出调整。

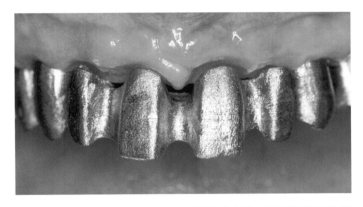

图24-127 支架试戴，在支架与桥体对应的牙龈间预留足够间隙，保证支架可以全部被瓷层遮盖。

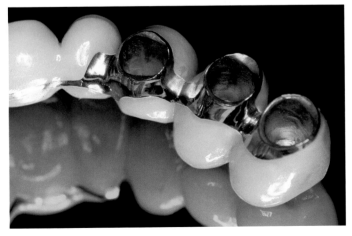

图24-128 已经完成的粘接固位修复体。邻牙间用金属进行加固：紧急情况下对金属环部分施力去除修复体，不会损伤烤瓷层。

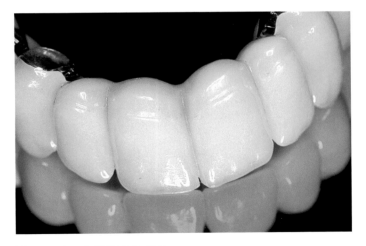

图24-129 凸起的FDPs桥体。

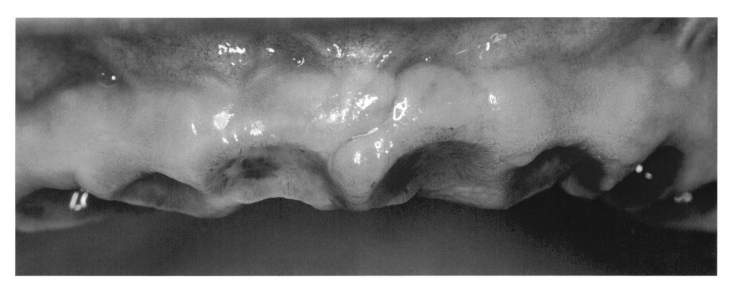

图24-130　凹陷的桥体相应牙龈区域。

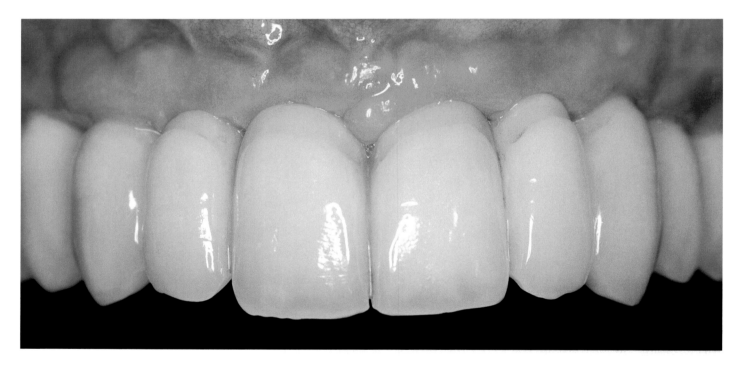

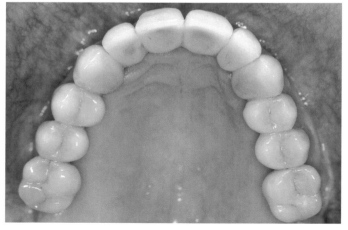

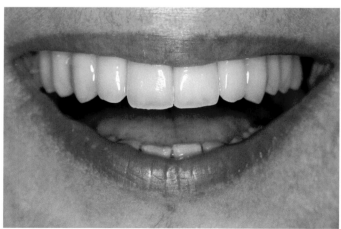

图24-131 ~ 图24-133　治疗结束3个月后患者口内观及微笑像。

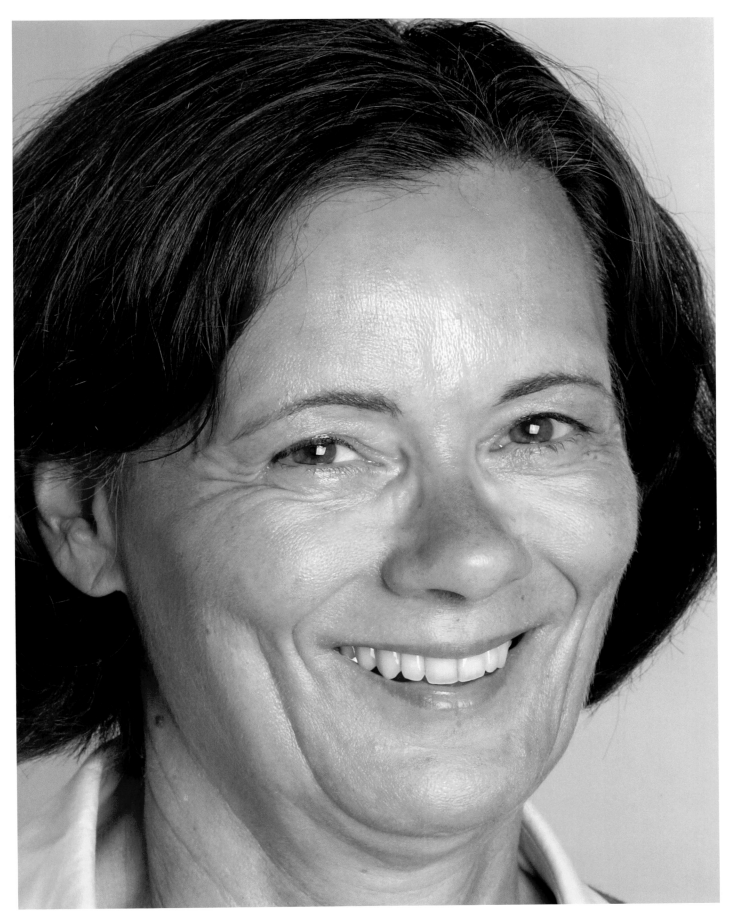

图24-134 患者肖像。

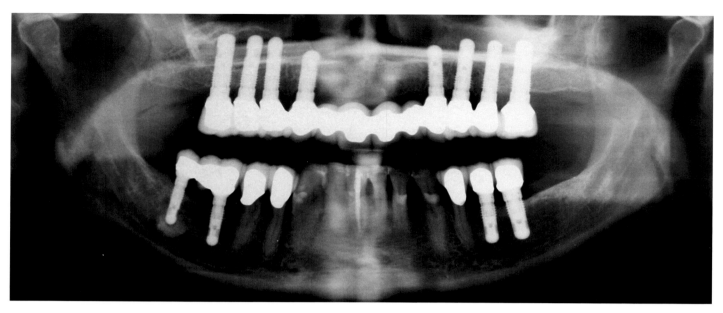

图24-135　戴牙1年后全口曲面断层片。

表24-5　上颌无牙颌伴上颌窦提升术的固定修复的临床和技工室操作流程概述

临床	技工室	时间轴
病史、检查、X线检查、解剖式印模、戴和不戴义齿		0 周
	制作诊断模型和种植体支持的记录上、下颌关系的基板	
面弓转移，记录上、下颌关系，确定希望得到的改变（牙齿长度、形状、位置），在诊断模型上做出标记，选择牙齿和颜色		
	诊断模型安装到𬌗架上，排牙，制作即刻义齿和放射导板	
拔除无法保留的牙齿，戴入即刻义齿		2 周
牙周预处理		
测量X线检查		10 周
	放射导板转换为手术导板（定向导板）	
牵张成骨及双侧上颌窦提升		12 周
拆线		
植入种植体		32 周
拆线		
二期手术		48 周
拆线；将愈合基台拧紧就位后制取藻酸盐印模，制作个性化托盘		

续表

临床	技工室	时间轴
	制作个性化印模托盘，开窗法（取出技术）或闭窗法（转移技术）	↓
用个性化托盘制取种植印模		50 周
	制作主模型和种植体支持的记录上、下颌关系的基板	↓
记录口外与口内颌关系，比色		51 周
	制作螺丝或粘接固位的临时修复体	↓
戴临时修复体		53 周
调整穿龈部分和桥体床，从功能和美学方面了解患者对临时修复体是否认可		54 周
用个性化托盘和个性化印模杆再次制取种植和桥体床印模		65 周
	制作主模型，制作种植体支持的基板	↓
记录口内外颌位关系，确定面部中线		66 周
	为粘接固位的金瓷冠和FDPs制作支架	↓
试戴支架		69 周
	制作遮色瓷	↓
试戴遮色瓷		70 周
	修复体完成	↓
半永久粘接金瓷冠和FDPs		
2天后（可选）和7天以后复诊检查		
可选：藻酸盐取上、下颌模型，制作保护性𬌗垫		
	可选：在技工室制作上颌前牙/尖牙引导的保护性𬌗垫（真空成型，1.5mm厚），选磨	
可选：7天后戴入保护性𬌗垫		
3个月后预约复诊		
6个月后预约复诊，说明复诊时间间隔		↓

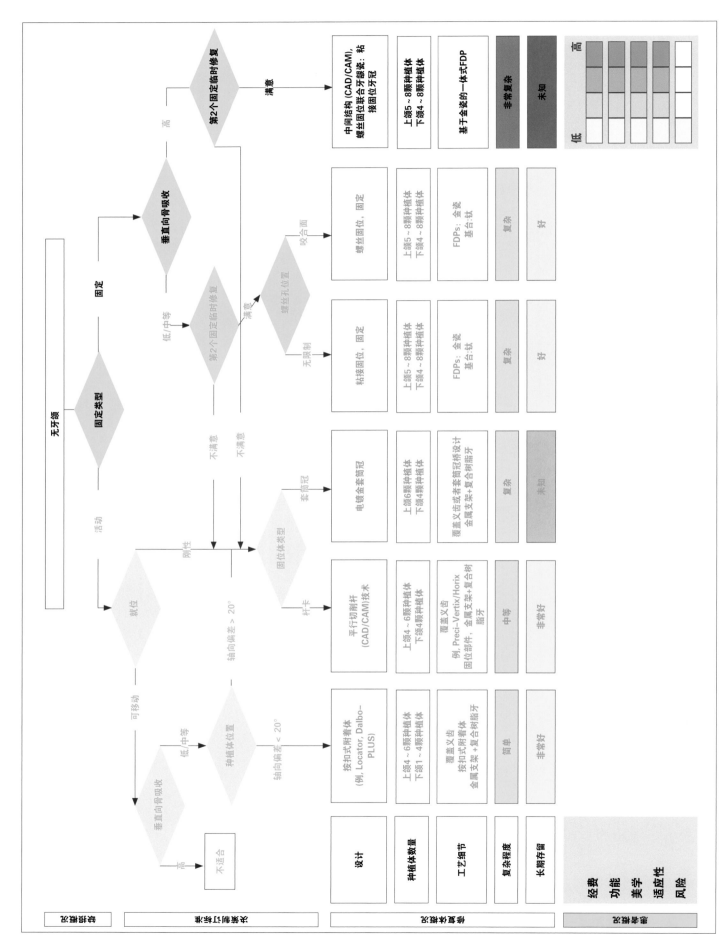

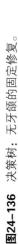

图24-136 决策树：无牙颌的固定修复。

24.5 固定修复（严重垂直向缺损）

适合这种修复方法的决策制订标准、修复体概况及患者概况见图24-136的决策树。

24.5.1 简介

· 患者：61岁女性。

· 存在问题：患者上颌已经植入8颗种植体，戴用全口临时活动义齿。下颌10年前曾做过种植修复，修复体功能良好。下颌牙周情况无明显异常。

· 治疗方案：患者上颌已经植入种植体，并存在明显的垂直向组织丧失。一旦固定的修复方式经过了固定临时修复体的验证，上颌就可以通过螺丝固位FDP与牙龈瓷材料进行修复。

24.5.2 初始情况和患者概况

· 这位61岁女性患者上颌已有8颗种植体（Camlog），临时戴用上颌全口义齿。由于搬迁新居，患者在二期手术暴露种植体前更换了牙科医生。患者存在明显的垂直向组织丧失，且种植体已到暴露时间。

· 患者是一位企业家。她明确表示：在制订修复计划时，不需要考虑经济因素。

· 她希望修复体戴用后能满足功能完善、语音清晰、外形美观的要求。她认为只有在别无选择时，才会考虑使用活动义齿。

患者没有可增加种植体丧失风险的全身性疾病。患者不吸烟，口腔卫生良好，下牙列牙周组织无明显异常。

患者概况见图24-137，图表资料的信息来源可靠。

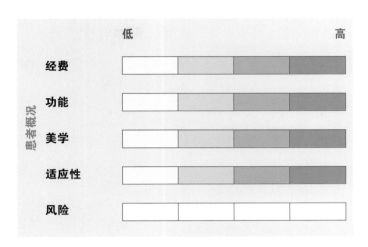

图24-137 61岁女性患者概况。

24.5.3 治疗过程（表24-7）

（本病例将在26章再次提及，关注点是牙科技工室的工作）

这名61岁的女性基本情况见图24-138～图24-143。美学分析结果见表24-6。患者上颌已在一个口腔外科诊所植入8颗种植体，那家诊所承诺患者可以采用固定修复。由于搬迁新居，患者在二期手术暴露种植体前更换了牙科医生。上颌植入埋入式种植体后，戴用临时重衬的全口义齿。上颌存在严重的垂直向组织丧失。除了固位能力较差之外，患者对义齿的其他方面均表示满意，如外观、形状及牙齿排列位置。种植体已到暴露时间，附着龈宽度不足，14和15区域更加明显。下颌采用种植修复充分恢复功能，牙周组织未见明显异常。已经使用10年的下颌修复体采用维持疗法（图24-143）。

手术翻开颊侧黏膜瓣，暴露种植体。除了14和15区域，其余种植体周围的附着龈宽度充足（图24-144）。

在制作种植体支持式固定修复体前，这种治疗方法应该首先要用固定的临时修复体验证。戴用临时修复体的目的是证实垂直距离是否有必要再调整，以及评估任何与之相伴随的问题。这包括固定修复体的卫生清洁便利性、功能、发音、美学的评估。因此，种植体暴露4周后，利用个性化托盘和取出技术为临时修复体制取

表24-6　美学分析（详见3.2章节）：黄色标记字段表示在随后治疗过程中需特别注意或伴随特殊治疗步骤的问题（或信息）

1	微笑满意度（现在）？	完全不满意 ●━━━━━━━━━━━━━ 非常满意			困扰你的是什么？ － －
2	微笑满意度（以前，照片）？	完全不满意 ●━━━━━━━━━━━━━ 非常满意			困扰你的是什么？ － －
3	临时修复体满意度？	固定的临时修复体 完全不满意 ●━━━━━━━━━━━━━ 非常满意			困扰你的是什么？ － －
4	希望达到的微笑类型	活泼	持重	均衡	完美
5	微笑分析	上颌中切牙的优势/比例	牙与牙比例	满意的牙齿长度	牙齿可见度
6	上颌牙平面	垂直位 （咬合高度）	水平位 （切端边缘）	背景空间	矢状位
7	基牙	颜色	突度	根向复位瓣（ARF）	软组织改善
8	桥体床	桥体床的形状	外科手术纠正 （垂直向）	外科手术纠正 （水平向）	
9	邻牙	颜色	形状	位置	软组织改善
	种植体支持式修复体				
10	笑线	**牙龈效果** 重要： ①准确的种植体位置 ②优化软组织和骨重建 ③粉色丙烯酸树脂/瓷和牙龈间不可见连接部位	**牙颈部效果** 重要： ①准确的种植体位置 ②优化软组织和骨重建 ③粉色丙烯酸树脂/瓷和牙龈间不可见连接部位	**切端效果** 让步可能： ①种植体位置 ②软组织和骨重建（征得患者同意！）	
11	垂直向组织丧失	**高** 修复缺损： ■外科手段 ■修复手段 ■固定（牙龈瓷，工艺要求高） ■活动（粉色丙烯酸树脂，可能损害种植位点）	**低** 修复缺损： ■外科手段 ■修复手段 ■固定（牙龈瓷） ■固定（延长的牙颈部） ■活动（粉色丙烯酸树脂）	**无** 准确的种植体三维位置非常重要！	
12	所需临时修复体类型	**第1个临时修复** 固定 ■树脂粘接牙 ■悬臂式树脂粘接FDP ■FDPs	**第1个临时修复** 活动 ■𬌗垫 ■过渡修复体	**第2个临时修复** 技工室制作 ■手术过程中安排印模制取	**第2个临时修复** 椅旁制作 ■模板真空成型 ■考虑临时基台

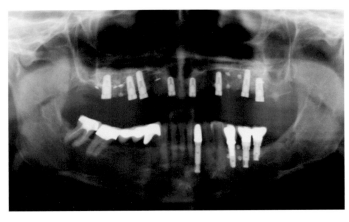

图24-138 初始情况：在其他诊所植入种植体后的全口曲面断层片。种植体已到暴露时间。

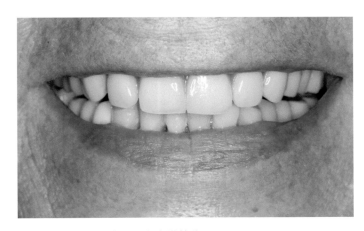

图24-139 初始情况：患者微笑像。

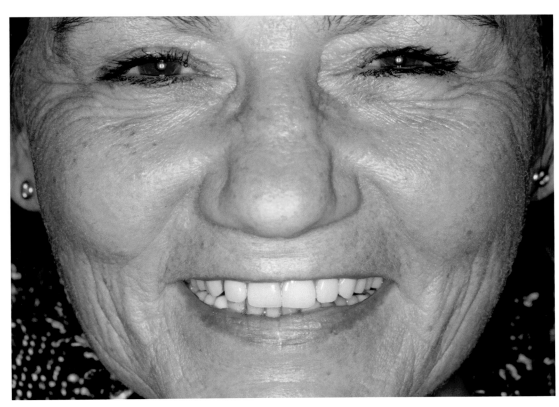

图24-140 初始情况：患者肖像。

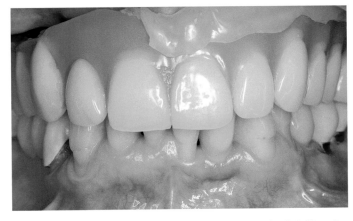

图24-141 初始情况：戴用其他诊所制作临时修复体的前面观。

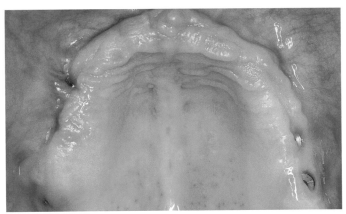

图24-142 初始情况：上颌面观显示，14、15区域黏膜活动且颊系带附丽较高。

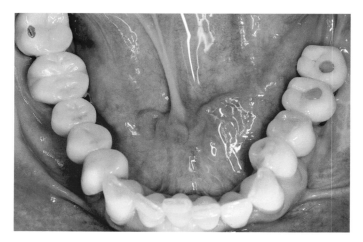

图24-143 初始情况：下颌殆面观。

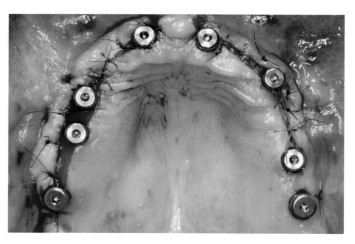

图24-144 二期手术：将附着龈向颊侧移位。

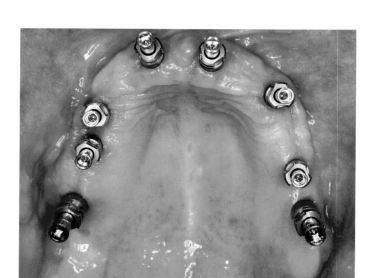

图24-145 种植体暴露4周后旋入印模杆。

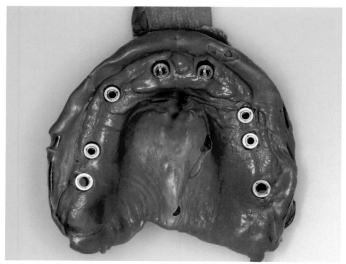

图24-146 用于制作长期临时修复体的聚醚印模。

印模（图24-145和图24-146）。主模型准备好后，用覆盖在愈合基台上的基板和殆堤记录颌位关系。经过美学分析，患者对目前修复体所确定的垂直距离、美学及功能等方面十分满意，因此，现有全口义齿的高度可以在记录颌位关系时作为参考。卡尺测量修复体的垂直距离，并将此数据转移到殆堤（图14-31～图14-35）。精细调整结束，确定好临时修复体的垂直距离，戴入口内进行发音测试。在发音测试中，当患者发含有"s"和"z"音时，如"Mississippi"，牙齿与殆堤不允许接触。最后，将不同程度的笑线、中线以及尖牙位置均标注在殆堤上，颌位关系用暂封材料氧化锌-丁香油水门汀（Temp Bond）固定（图24-147）。一同送往牙科技工室的还有展示患者天然牙列的旧照片，作为正确重建牙齿形状和位置的首要参照（图24-148）。下一步，为了更加明显地强调活动覆盖义齿与不含牙龈瓷的FDP（患者最初的意愿）之间的差别，我们为她制作了用于对比的双侧蜡型排牙（图24-149）。患者微笑像并没有暴露蜡型的"下方结构"，但却证实了少量牙龈效果的笑线是多么有帮助（图24-150）！这次试戴后，患者比较满意含牙龈瓷的FDP。由于蜡型上的上颌牙齿过凸，调整后再次试戴（图24-151和图24-152）。将这些细节可以转化为长期临时修复体。准备用于粘接固位临时修复的基台，4个树脂基台（PEEK基台，Camlog）和4个钛基台组合使用。考虑到上颌修复体存在较大的垂直向杠杆力，因此，组合使用不同材质的基台，确保临时修复体具有足够的稳定性（图24-153）。使用成型树脂在基台上制作帽，并用蜡连接成一个整体，用来制备一个多单位支架。这些步骤中的每一步都应该使用硅橡胶导板检查，确保所有的牙齿在支架上都得到了最好的支持（图24-154和图24-155）。为减轻支架在铸造过程中受到的应力，非贵金属支架分3段铸造，激光焊接。支架铸好后，用两种不同的遮色剂预处理（图24-156）。排列合适的牙齿制成临时修复体（图24-157）。修复体组织面设计成轻微凸出的桥体，这需要先在模型上磨除相应区域，这样确保这些区域便于清洁。相对而言，种植体周围的清洁较为困难。是用树脂恢复剩余牙槽嵴缺失部分还是保留种植体的清洁通道，二者之间需要选择一个折中方案（图24-158）。临时基台旋入种植体，上紧基台螺丝（图24-159），Fit Checker检查桥体龈方的密合度。检查结果显示修复体桥体区域密合度好（图24-160）。基台螺丝孔内填入小块泡沫后（图24-161），临时粘接剂粘接临时修复体。粘接剂环形涂布内壁，高度3mm，可以有足够的固位力，也能保证以后拆除临时修复体时不会太困难（图24-162）。图24-163～图24-166显示临时修复体戴用7天后的检查结果。在这段时间内，指导患者使用牙间刷和牙线如何清洁修复体。修复体龈方为牙间刷预留的空

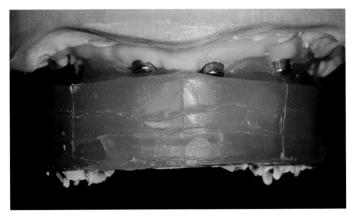

图24-147　在愈合基台的基板上用殆堤记录颌位关系，同时，需要记录患者不同程度的笑线、中线以及尖牙位置。

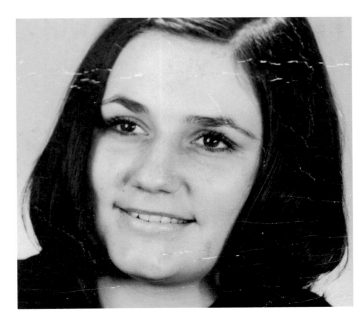

图24-148　显示患者天然牙列的旧照片。

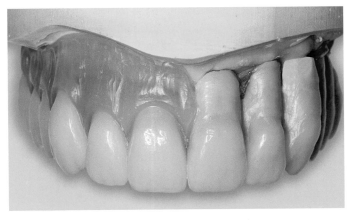

图24-149　这个试戴蜡型模拟活动覆盖义齿（第一象限），同时显示患者存在垂直向组织丧失（第二象限）。它很好地为患者提供了可供选择的修复类型。

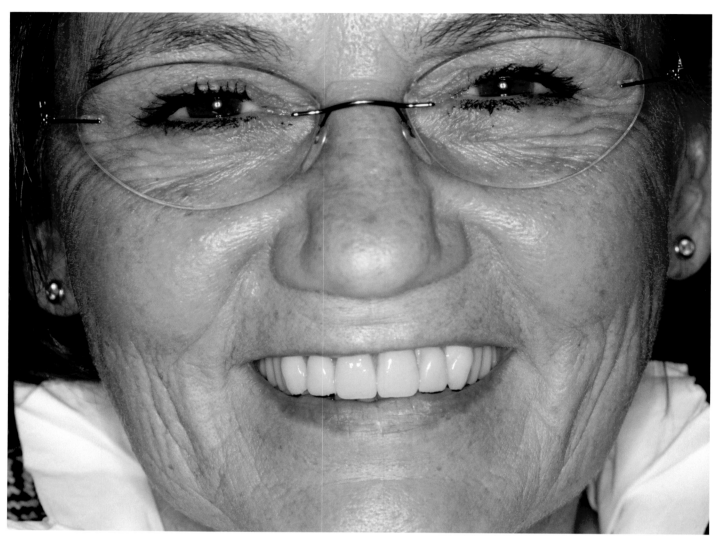

图24-150 试戴：上前牙过于凸出。

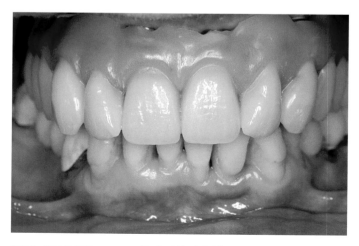
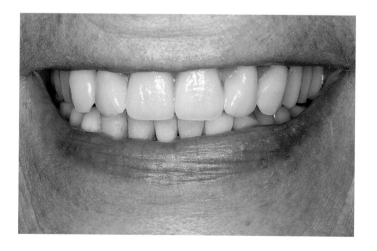

图24-151和图24-152 修改后的试戴蜡型。

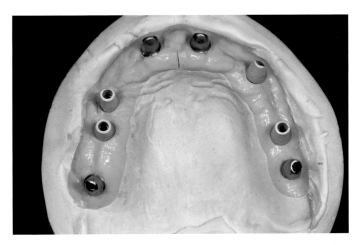

图24-153 含临时基台的主模型（4个树脂基台，4个钛基台）。

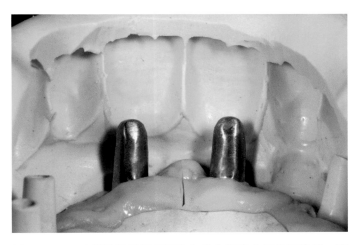

图24-154 硅橡胶导板显示牙齿与基台间的空间位置关系。再一次证实患者存在严重的垂直向组织丧失。

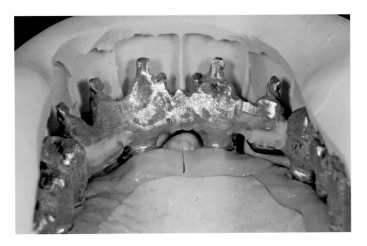

图24-155 铸造支架。

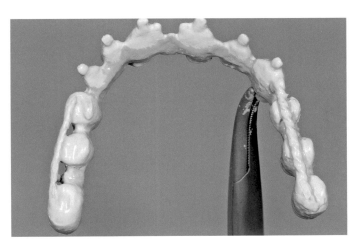

图24-156 支架表面使用白色和粉色遮色剂预处理。

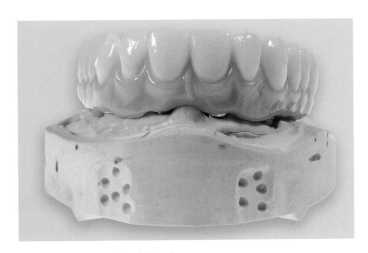

图24-157 完成的临时修复体。

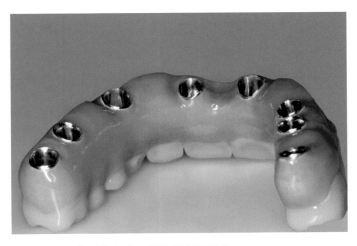

图24-158 临时修复体，桥体组织面微凸。

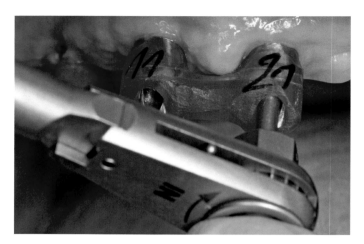

图24-159　旋入临时基台。

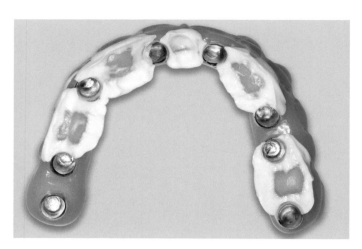

图24-160　Fit Checker呈薄层覆盖，说明桥体区域修复体密合度较好。

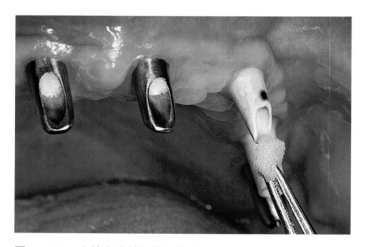

图24-161　小块泡沫封闭基台螺丝孔。

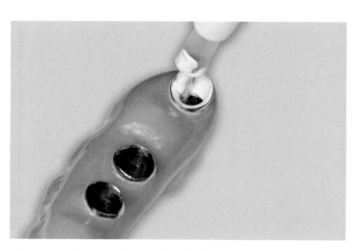

图24-162　临时粘接剂环状涂布临时修复体。

间有些隐蔽，需要患者多加练习，便于寻找（图24-167和图24-168）。复诊时，患者诉说发音不清楚，说话时会发出"咝"的声音。同时，她也感觉到12-22腭侧部分过大。这个区域需要尽可能减小。为测试"咝"音发生是否与牙间刷预留通道有关，用蜡将腭侧通道封闭（图24-169）。然后，患者回答了几个问题，可以清晰发出"s"音没有问题。当提供最终修复体时，解决封闭通道或者发音问题的最佳方法就是给患者活动义齿；因为活动义齿中容易避免这种问题。

14和15位置软组织不足的问题（图24-170）用游离龈移植（图24-171和图24-172）和固定临时修复体来改善。

戴用长期临时修复体3个月后，检查患者发音情况。此时，最终修复体的发音问题已经得到解决。在这次复诊中，发现患者的发音问题在过渡期内自行得到解决。去掉临时修复体后，显示义齿基底清洁良好、仅检测到少量菌斑（图24-173），可以看出患者的口腔维护到位。所有这些信息都用来决定到底是制作活动的还

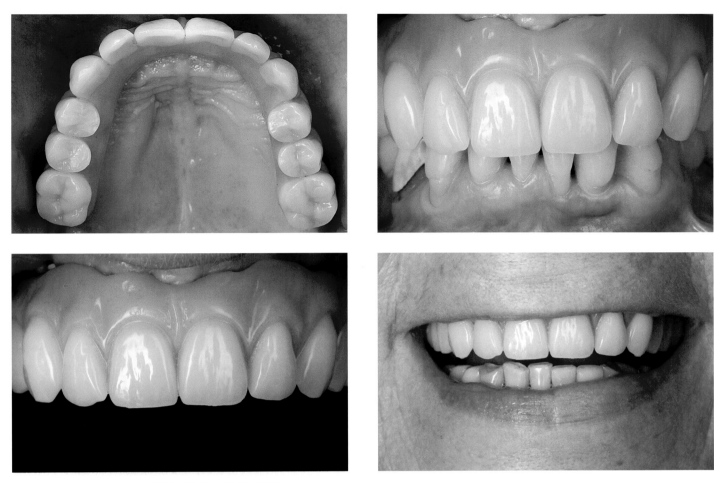

图24-163 ~ 图24-166　　长期临时修复体戴用7天后。

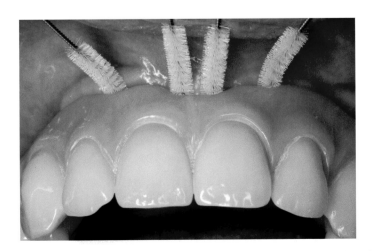
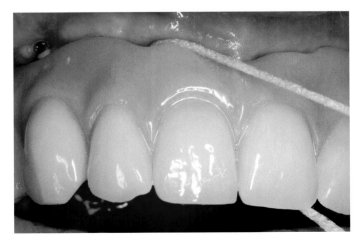

图24-167和图24-168　　指导患者如何使用牙间刷和超级牙线清洁修复体。

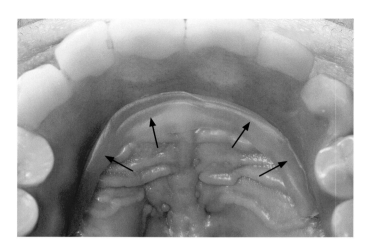

图24-169 为明确患者发"咝"音问题的原因，用蜡将腭侧预留通道封闭。

是固定的修复体。研究后发现，不存在影响选择固定修复的其他因素，因此，尊重患者意愿，最终选择FDP。由于优化的软组织状态改变，因此，建议重新制取印模

（图24-174）。新的主模型用功能调整过的临时修复体一起固定上殆架（图24-175），取代了颌位关系记录。使用临时基台将临时修复体精确转移到新的主模型上。根据长期临时修复体制作硅橡胶导板，并用来检查最终螺丝固位修复体的空间位置。然而，13、11和21处种植体向颊侧倾斜，螺丝孔位于切端或颊侧，因此，支架上这些区域只能设计另外的粘接固位牙冠。

在外加工中心用CAD/CAM技术制作非贵金属支架。尽管支架跨度长、设计复杂，但就位非常准确。使用分体的蜡型进行首次试戴。这次试戴中，不仅要检查支架就位是否密合，还要检查牙龈瓷的空间以及牙齿的排列（图24-176～图24-180）。第二次试戴时，检查制作好的前牙联冠（图24-181和图24-182）。然后支架上牙龈瓷，后牙区上牙色瓷。试戴时验证牙间刷和牙线能否维护支架清洁也很重要。FDP的基底面及桥体

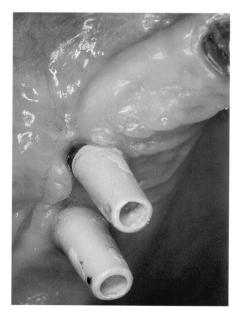

图24-170 需要改善14和15区域的种植体周围组织。

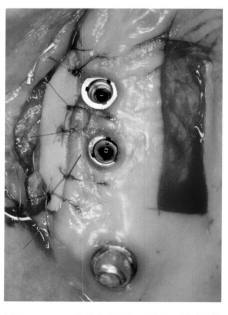

图24-171 游离龈移植：供体区和受植床。移植片已经修剪好并缝合固定到受植床。

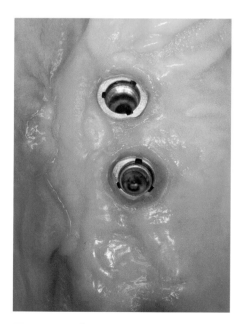

图24-172 术后8周。

形态设计是否密合需要用低黏度硅橡胶（Fit Checker）进行检查：所有的桥体区域应该紧贴在黏膜上，也就是说，低黏度硅橡胶层必须很薄（图24-183和图24-184）。图24-185显示骀面螺丝固位全牙列修复体的咬合面，每个部分单独放置。牙龈瓷重建的牙龈乳头清晰可辨，作为对比，一侧戴上联冠，另一侧没戴（图24-186）。图24-187和图24-188显示左、右双侧后牙区的咬合以及完成质量。邻接前牙的部分直接在支架上添加

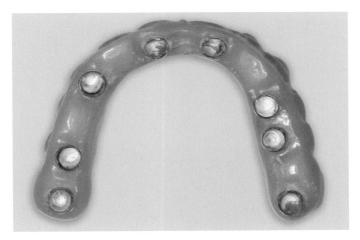

图24-173　患者修复体卫生情况：除16、15、11和21区域存在少量菌斑，患者口腔卫生良好。

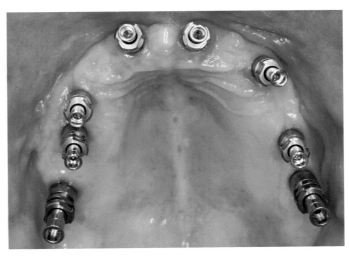

图24-174　由于软组织情况发生改变（游离龈移植，桥体区牙龈成形），为制作最终修复体再次制取印模。

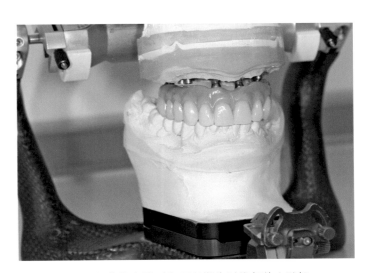

图24-175　新制作的主模型和用长期临时修复体上骀架。

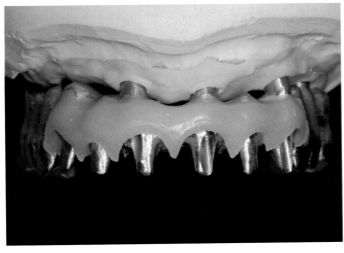

图24-176　试戴支架，当支架就位后，确定牙龈瓷的空间和牙齿的排列。

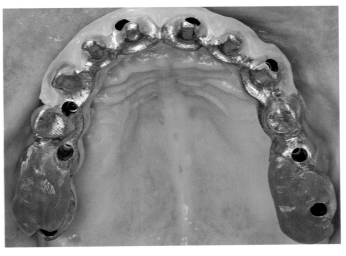

图24-177　后牙区放置成型树脂便于验证颌位记录。

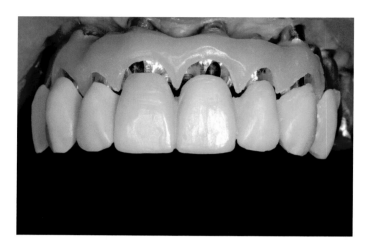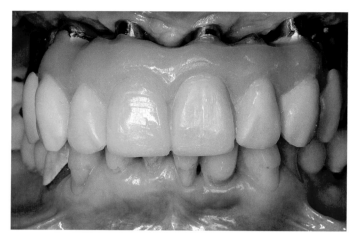

图24-178和图24-179　支架固定到口内后，试戴前牙牙冠蜡型，检查白色和粉色美学的比例，必要时可以调整。

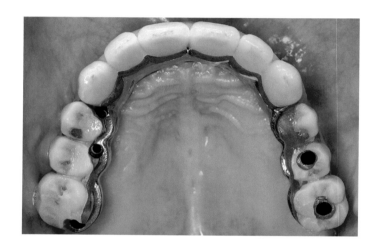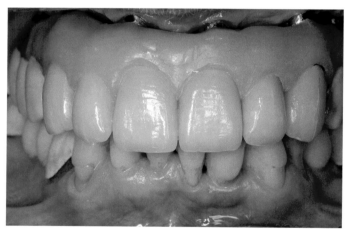

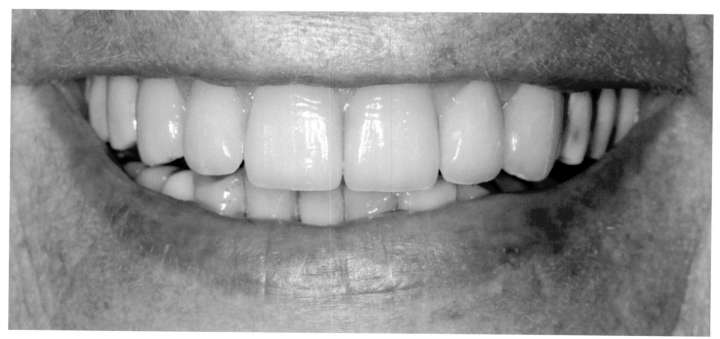

图24-180～图24-182　上釉前试戴前牙烤瓷冠。为更好地评估整体美学效果，后牙仍为蜡型。

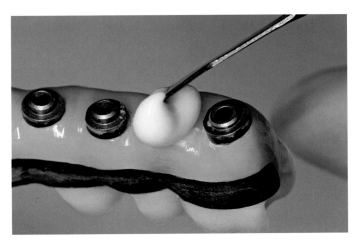

图24-183　上牙龈瓷后试戴。

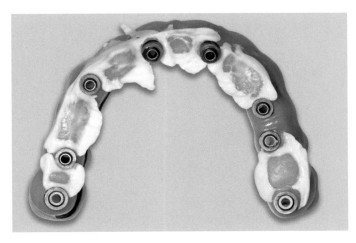

图24-184　低黏度硅橡胶检查桥体组织面。

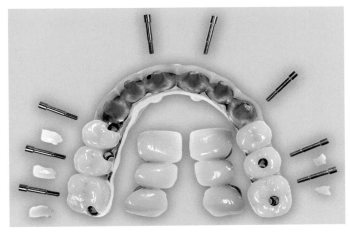

图24-185　𬌗面螺丝固位的全牙列修复体，支架、分开的联冠、中央螺丝及复合树脂嵌体。

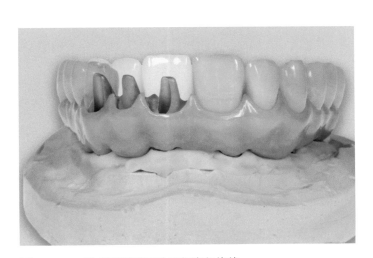

图24-186　戴或不戴联冠的牙龈瓷龈缘线。

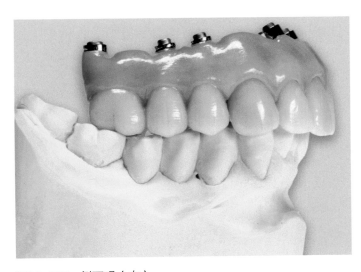

图24-187　侧面观（右）。

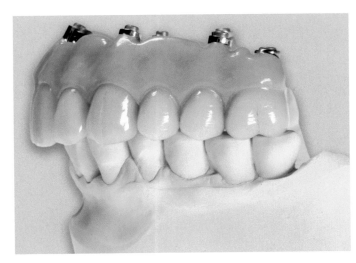

图24-188　侧面观（左）。

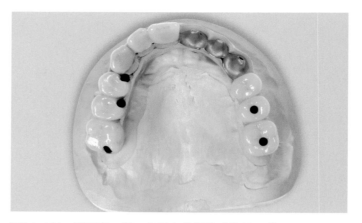

图24-189　殆面观：第一象限内的螺丝孔位置不佳。

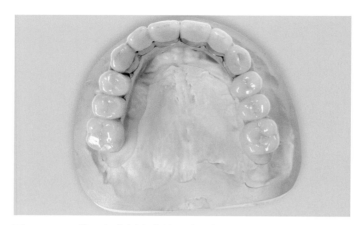

图24-190　戴入复合树脂嵌体，确保螺丝孔的美观和功能。

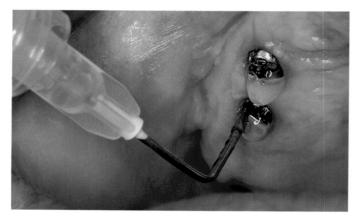

图24-191　种植体内部注入氯己定凝胶。

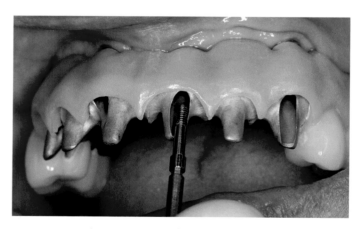

图24-192　修复体放置到正确位置，放入新的基台螺丝。

饰面瓷。由于部分后牙区的螺丝孔不易完全封闭，因此，牙科技工室制作了微小的复合树脂嵌体，用于封闭这些螺丝孔（图24-189）。这些嵌体使修复体的美学效果和功能实现了统一（图24-190）。

为了达到流体树脂（后面戴入嵌体）和螺丝开孔之间的最佳粘接效果，牙冠在粘接之前必须进行处理。螺丝开孔的瓷部分用5%氢氟酸酸蚀20秒，大量水彻底冲洗，涂布硅烷偶联剂（如 Monobond Plus）。作用1分钟后，吹干硅烷偶联剂，陶瓷表面处理结束。此时，处理过的陶瓷表面尽量避免任何污染。

种植体内部再一次填满氯己定凝胶（图24-191）。全牙列修复体就位，放入固位螺丝，并按照厂家要求，用20N·cm扭矩上紧螺丝（图24-192～图24-194），螺丝孔用牙胶封闭。联冠内部用Al_2O_3颗粒（2.5bar，50μm）喷砂处理，使用半永久粘接剂粘接（ImProv），仔细去除多余的粘接剂（图24-195～图24-200）。复合树脂嵌体封闭后牙螺丝孔，这一步使用橡皮障更理想。预处理后的嵌体表面涂布光固化流动树脂。由于螺丝孔最深处无法进行光固化，只能用牙胶填充。因此，本病例不必使用化学固化材料。基台螺丝孔

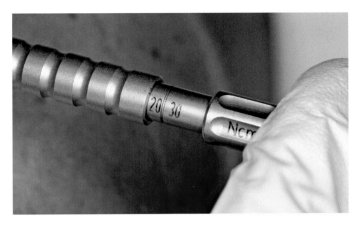

图24-193 设置正确的扭矩。

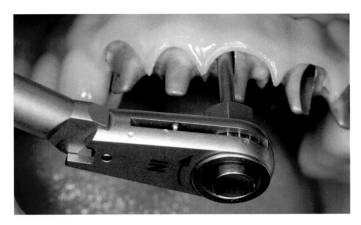

图24-194 在正确的扭矩下上紧螺丝。

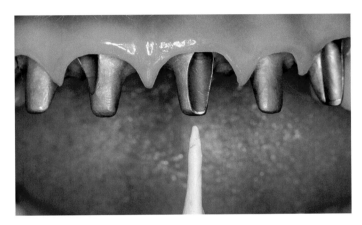

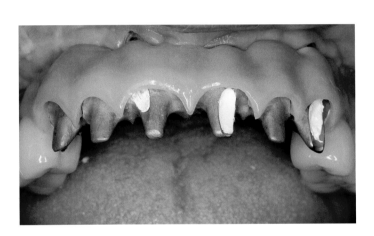

图24-195和图24-196 用白色牙胶封闭螺丝孔。

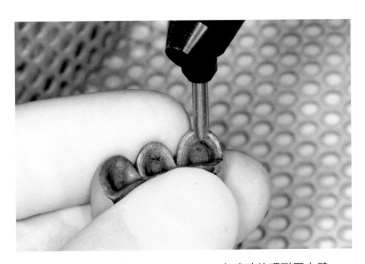

图24-197 Al_2O_3颗粒（2.5bar，50μm）喷砂处理联冠内壁。

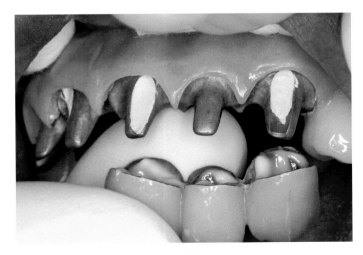

图24-198 前牙联冠的半永久粘接。

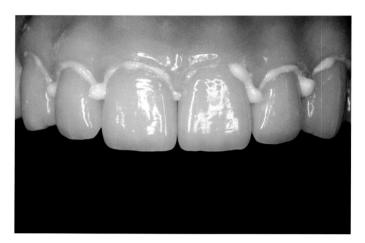

图24-199　与美学区牙龈瓷交界的多余粘接剂。

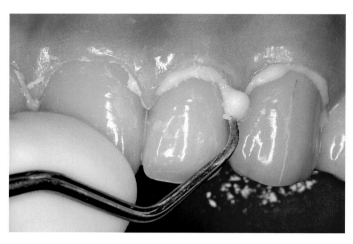

图24-200　仔细去除残留的粘接剂。

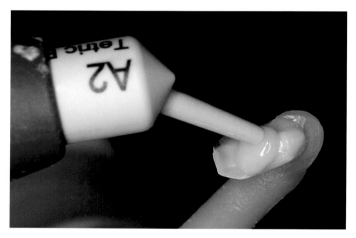

图24-201　树脂嵌体预处理后涂布流体树脂。

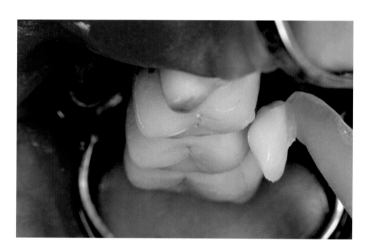

图24-202　放入嵌体，最好使用橡皮障。

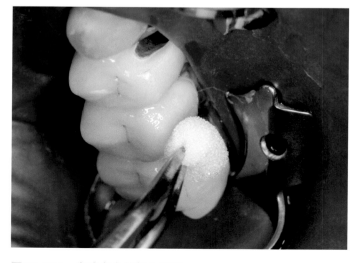

图24-203　去除多余的复合树脂。

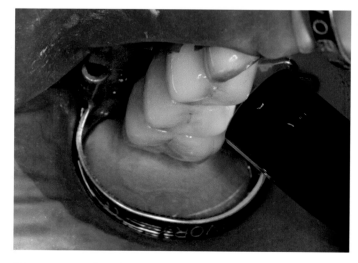

图24-204　聚合反应。

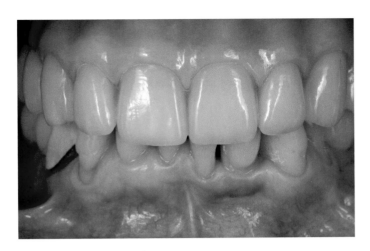

图24-205　3个月后的效果。

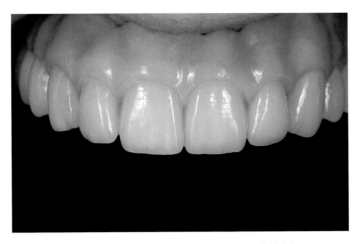

图24-206　与牙龈瓷交界处仍可见细微的白色粘接剂。

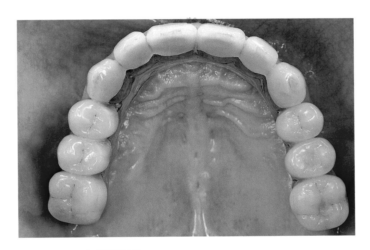

图24-207　上颌𬌗面观。

内放入嵌体，去除边缘多余的树脂，随后光照固化（图24-201～图24-204）。当然，也可以选择单独使用复合树脂封闭螺丝开孔。唯一的不同之处在于，如果螺丝开孔处用半透明树脂充填，那么始终能从开孔处看到黑色的金属螺丝，影响美观。

图24-205～图24-210为3个月后修复体的照片，同时也检查了真空压制的保护𬌗垫（图24-211）。静态咬合均匀接触，动态咬合完全由尖牙引导（图24-212）。还对患者这段时间使用牙线及牙间刷清洁修复体的情况进行了再评估（图24-213和图24-214）。图24-215为1年后全口曲面断层片。

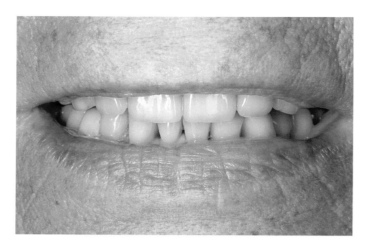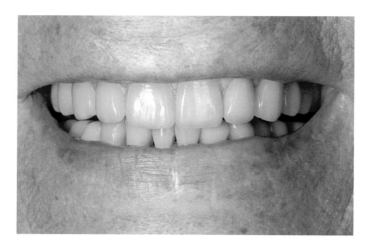

图24-208和图24-209　患者微笑像和大笑像。

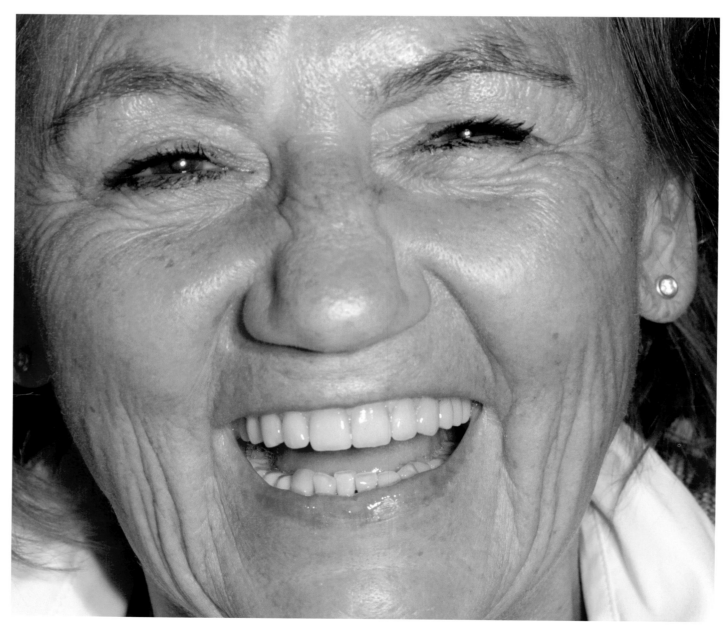

图24-210　正面肖像。

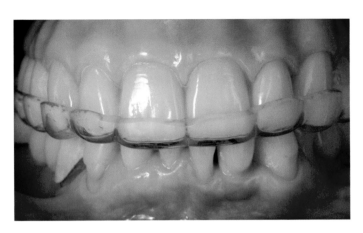

图24-211　真空压制保护𬌗垫（厚度1.5mm）。

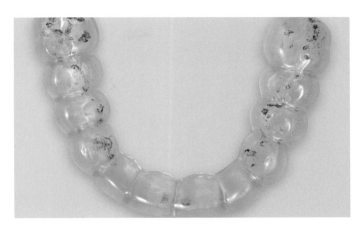

图24-212　保护𬌗垫上显示了均匀的静态咬合接触点（红色），以及前伸𬌗动态咬合接触点（黑色）。

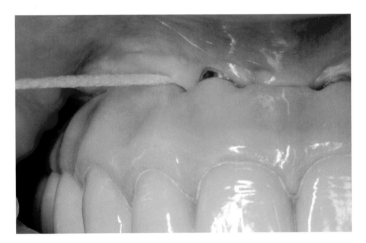

图24-213　指导患者如何使用超级牙线清洁桥体。

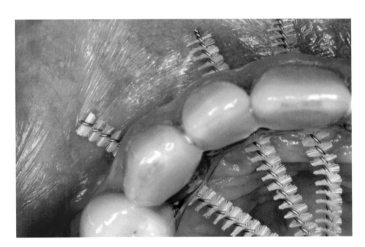

图24-214　指导患者如何使用牙间刷。

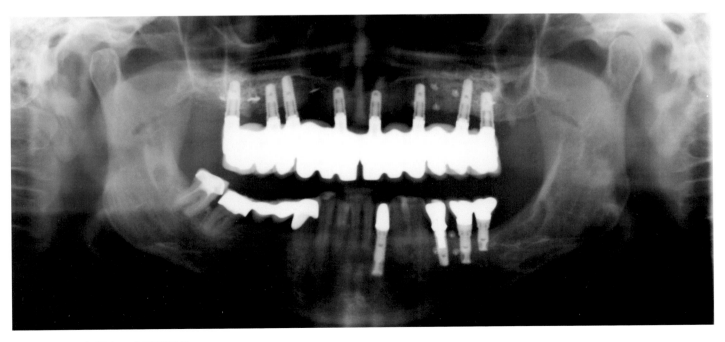

图24-215　1年后全口曲面断层片。

表24-7 上颌无牙颌固定修复的临床和技工室操作流程（种植体已植入）

临床	技工室	时间轴
病史、检查、X线检查、解剖式印模		0 周
	制作研究模型	
二期手术		1 周
拆线，将愈合基台拧紧就位后制取藻酸盐印模，制作个性化托盘		
	制作个性化印模托盘，开窗法（取出技术）或闭窗法（转移技术）	
用个性化托盘制取种植体印模		5 周
	制作主模型和种植体支持的记录上、下颌关系的基板	
记录口外与口内颌关系，比色		6 周
	制作螺丝固位或粘接固位的长期临时修复体及蜡型	
支架和排牙试戴		8 周
	完成长期临时修复体	
戴长期临时修复体		9 周
检查和调整临时修复体：调整穿龈轮廓和桥体床，从功能和美学方面了解患者对临时修复体是否认可；做出决定：采用固定还是活动的最终修复体；软组织调整（如旋转瓣、游离龈移植、结缔组织移植）		12 周
用个性化托盘再次制取种植体及桥体床印模		21 周
	制作主模型，长期临时修复体用于记录上、下颌颌位关系	
	制作螺丝固位金瓷全牙列修复体（CAD/CAM制作的非贵金属支架）	
试戴支架；用支架蜡型从三维方向检查粉色美学及白色美学		23 周
	前牙牙冠的最终烧制	
前牙牙冠的最终试戴		24 周
	制作粉色瓷部分及后牙牙冠	

续表

临床	技工室	时间轴
全部修复体最终试戴		26 周
	修复体制作全部完成	
最终螺丝固位的金瓷全牙列修复体及金瓷前牙冠的半永久粘接		27 周
2天（可选）和7天以后复诊检查		
可选：藻酸盐取上、下颌模型，制作保护性𬌗垫		
	可选：在技工室制作上颌前牙/尖牙引导的保护性𬌗垫（真空成型，1.5mm厚），选磨	
可选：7天后戴入保护性𬌗垫		
3个月后预约复诊		
6个月后预约复诊，说明复诊时间间隔		

第五部分
技工室程序
LABORATORY PROCEDURES

第25章

种植固定修复
FIXED RESTORATIONS ON IMPLANTS

V. Weber

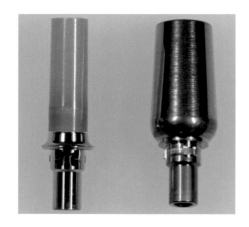
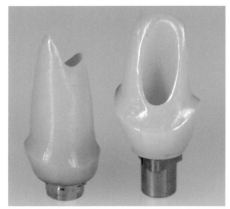
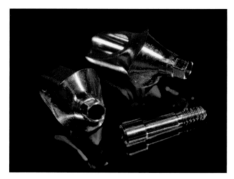
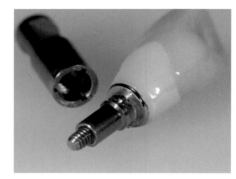

图25-1～图25-4　大多数种植系统提供各种类型的基台（图25-1，左：可铸造金基底；右：个性化钛基台。图25-2，左：有粘接基底的全瓷基台；右：有钛接口的全瓷基台。图25-3：氮化物涂层CAD/CAM钛基台。图25-4：粘在钛基底上的CAD/CAM氧化锆基台）。

原则上，种植体支持式冠修复和固定桥修复（FDPs）可根据其固位方式分为两种：

- 粘接固位。
- 螺丝固位。

对于这两种固位方式，不同的种植体厂商会根据患者具体情况提供预成的基台（图25-1）。然而，个性化的CAD/CAM基台（图25-2～图25-4），就像用一体化基台的CAD/CAM修复体一样，已经越来越多地应用于螺丝固位的FDPs（详见25.6章节和第26章）。多样的选择会制造出风格各异的牙冠和固定桥。下面将讨论大量技工室制作细节。各种结构类型可能的工艺并发症也会呈现。本章又细分为如下章节：

- 模型制作-上、下颌关系记录-诊断蜡型。
- 在技工室用术中印模制作临时修复体。
- 粘接固位冠与预成钛基台。

- 粘接固位冠与CAD/CAM制作的钛基台。
- 可铸造金基底螺丝固位冠。
- 用CAD/CAM技术制作的螺丝固位的内冠。
- 用CAD/CAM切削的氧化锆支架基台的一体式、螺丝固位、全瓷冠。

25.1　模型制作-上、下颌关系记录-诊断蜡型

种植体印模后，技工室操作的第一步是把印模杆用螺丝固定在和实际种植体直径匹配的种植体替代体上，不留间隙，完全进入抗旋结构中（图25-5和图25-6）。在这里需要提到的另一点是转移工具（用在模型中的印模杆和种植体替代体）必须一次性使用。当任何工具被重复使用时，需要仔细检查它是否完好。比如必

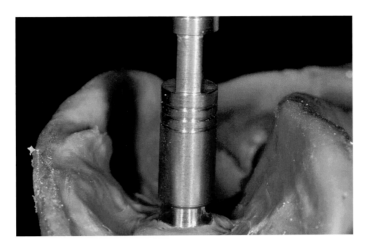

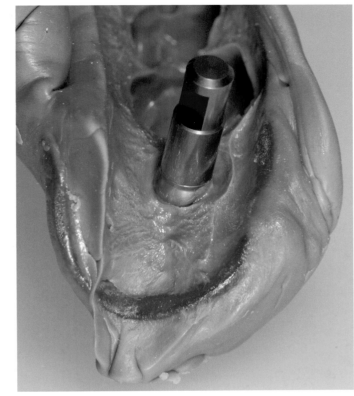

图25-5和图25-6 选择与实际种植体直径匹配的种植体替代体（通常用激光或彩色编码指示），并把印模杆拧在上面。

须丢弃损坏的、无法达到精确度要求的种植体替代体（图25-7）。当上紧螺丝时，要小心确保扭转力不会引起印模杆在印模中发生旋转。为了提供对抗阻力，需要握紧种植体替代体而非印模托盘。

最好制作一种可拆卸的人工牙龈，可以方便在随后的步骤中随时检查位于牙龈下的种植体替代体。首先需要使用分离剂防止牙龈材料与印模材料结合（图25-8）。种植体替代体不能涂上分离剂，因为这会降低其在模型中的固位力。然后将人工牙龈（如Gingifast Rigid）注入印模（图25-9）。

用Ⅳ型超硬石膏（如Fuji Rock；图25-10和图25-11）将主模型安装到𬌗架上。为确保模型精准安装到𬌗架上，只要可能，咬合记录应支撑在天然牙和种植体上。如果技工知道患者口内使用的愈合基台高度，就可以在主模型上使用相同的基台（图25-12）。在口内

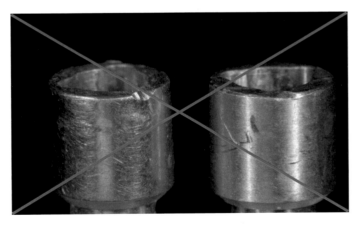

图25-7 模型上使用的修复部件（例如印模杆和种植体替代体）需要非常精确，且不能损坏。

制作大跨度的上、下颌咬合记录时，可能需要分割记录用的复合树脂，以弥补由于树脂凝固收缩产生的误差（图25-12箭头）。直到获得准确的关系后，才可修整愈合基台和牙齿的咬合记录印模。在大多数情况下，避免使用软组织支撑有利于获得模型的精确咬合。

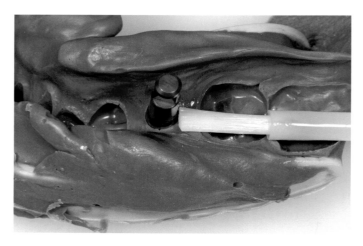
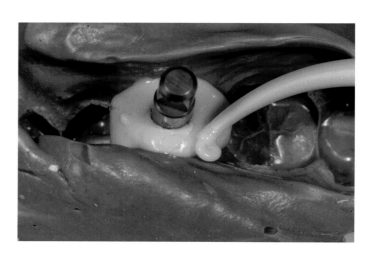

图25-8和图25-9 注入人工牙龈前在印模上涂分离剂。

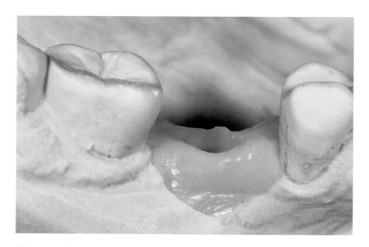
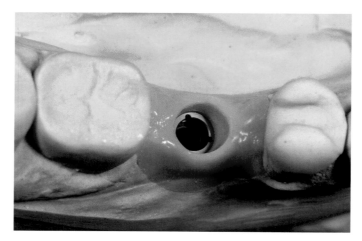

图25-10和图25-11 可摘除式人工牙龈可以帮助在后面的操作中随时检查位于牙龈下的替代体/基台。

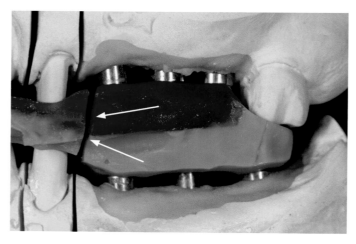

图25-12 当模型被安装在𬌗架上后，用与患者口腔中相同的愈合基台来支撑基托。必要时，修整并分割复合树脂，以确保上下牙列之间的正确关系（箭头）。

25.2 在技工室用术中印模制作临时修复体

术前在诊断模型上制作定向导板（图25-13）。植入种植体后，用来固定拧在植体上的印模杆（图25-14）。然后将种植体替代体拧到术中记录的种植体位置上，并去除诊断模型上对应种植体位置的石膏（图25-15和图25-16）。磨除石膏应充足，确保拧紧种植体替代体的定向导板能戴入模型，且与模型底部无接

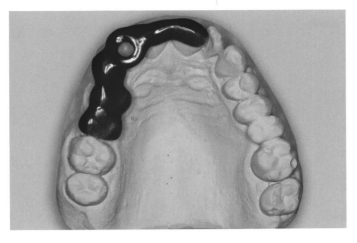

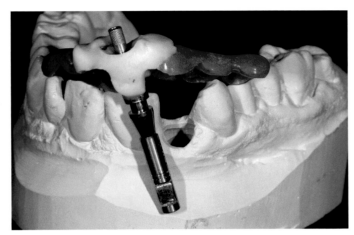

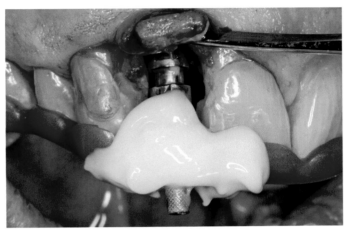

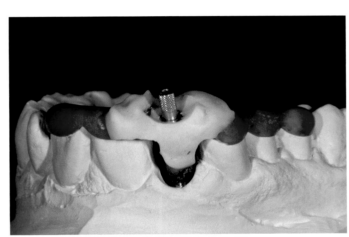

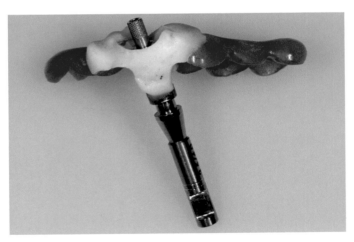

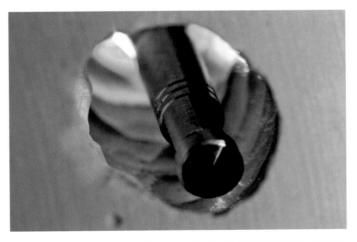

图25-13 ~ 图25-15　（从上至下）术中使用定向导板（红色）固定印模杆，然后拧紧种植体替代体。

图25-16 ~ 图25-18　（从上至下）用定向导板将种植体替代体放到诊断模型上并用石膏固定。

触，实现无应力就位（图25-17和图25-18）。然后用石膏从底部将种植体替代体固定到诊断模型基部。此时，如果接下来的工序要使用人工牙龈，可以通过间接法制作：制作复制原始软组织形态的硅橡胶导板，在主

模型上小心地磨除种植体替代体周边的石膏（图25-19和图25-20）。硅橡胶导板可重新完全就位后，空出部分即人工牙龈充填部分（图25-21）。上述步骤完成后，在主模型上制作种植体支持式临时冠（图25-22）。

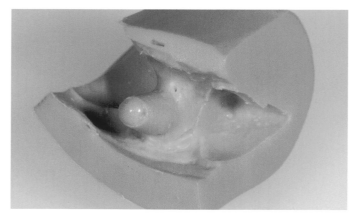
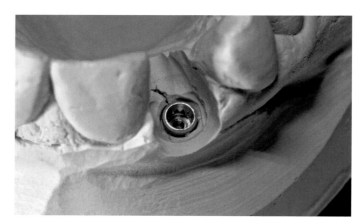

图25-19和图25-20 制作复制原始形态的硅橡胶导板后磨除诊断模型牙槽嵴处的石膏。

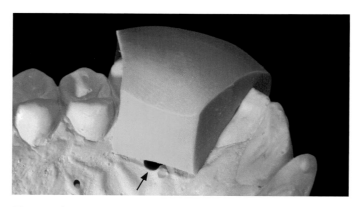
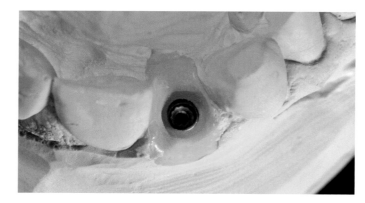

图25-21和图25-22 用间接法制作人工牙龈（箭头示人工牙龈注入孔）。

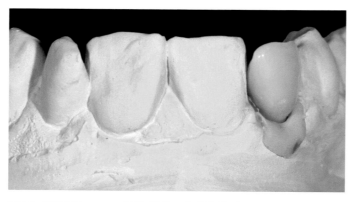
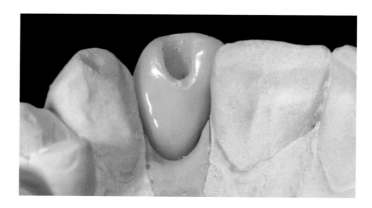

图25-23和图25-24 制作螺丝固位的长期临时修复体。

　　种植体制造商提供混合基台制作临时修复体。混合基台由钛基底和聚醚醚酮（PEEK）外壳组成。在外壳上用复合树脂雕塑牙冠。由于种植体位置良好且螺丝孔偏腭侧，临时牙冠设计为螺丝固位（图25-23和图25-24）。理想的穿龈轮廓完成，牙冠应该适应初始状态的解剖形态要求（图25-25和图25-26）。二期手术时戴入临时修复体（图25-27～图25-31）。

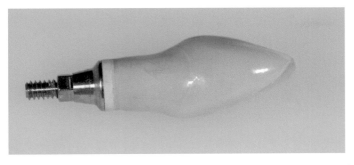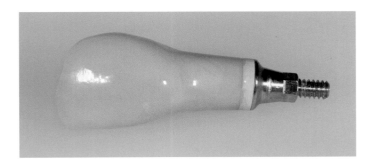

图25-25和图25-26 用有钛基底和PEEK外壳的基台制作临时修复体。

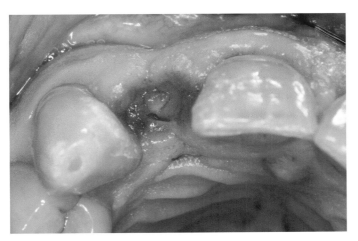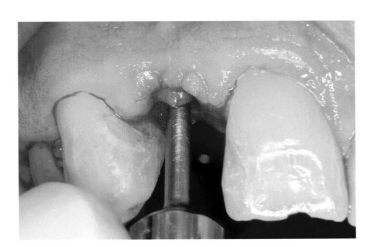

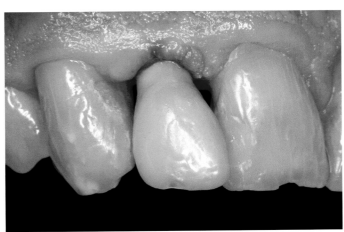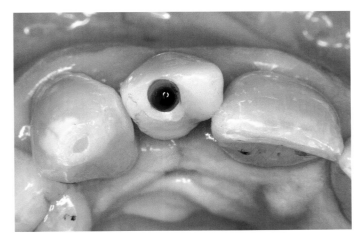

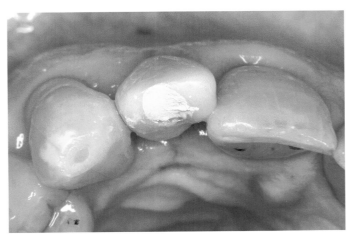

图25-27～图25-31 二期手术时戴临时修复体。

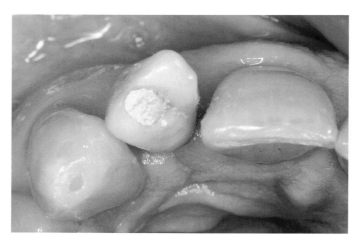

图25-32　第一次并发症：复查时发现牙冠旋转。

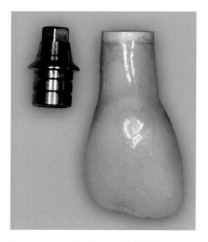

图25-33　临时牙冠的树脂部分与钛基底分离。

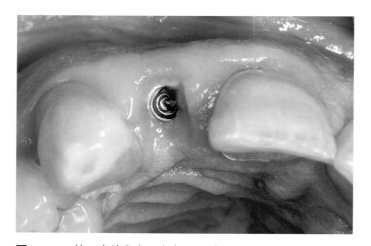

图25-34　第二次并发症：患者3周后复查。

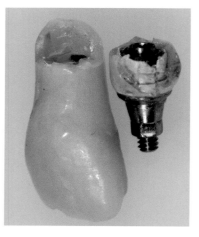

图25-35　临时冠在粘接面断裂。

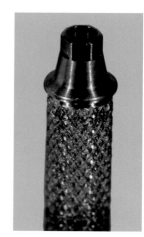

图25-36　为了稳固，如果种植系统有钛基台，即使在前牙也要使用钛基台。

25.2.1　问题/并发症

临时冠使用时出现问题。首先是PEEK外壳与金属基底分离，导致牙冠在螺丝固位的钛基底上旋转（图25-32和图25-33）。两部分重新粘接后，上部结构又发生断裂（图25-34和图25-35），最终用金属内核的临时冠替代。如果可向种植体制造商购买，即使是临时修复体也应采用一体式的，最好有钛基底（图25-36）。

尽管存在这些并发症，愈合期的软组织并没有炎症反应。因此依旧能为最终修复获得良好的牙龈塑形效果（该患者的后续情况详见25.4章节）。

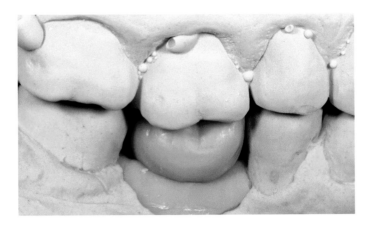

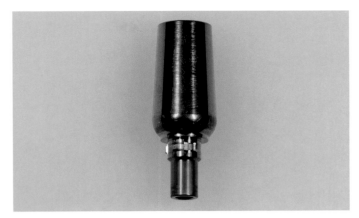

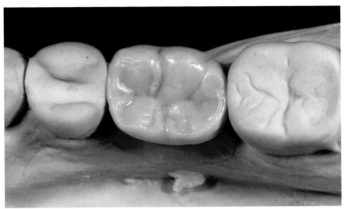

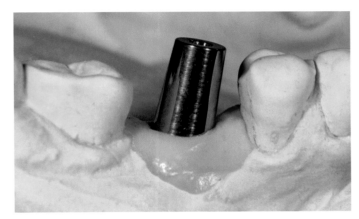

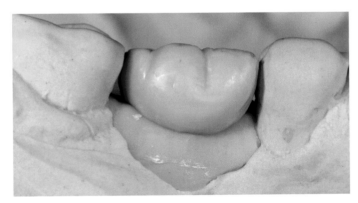

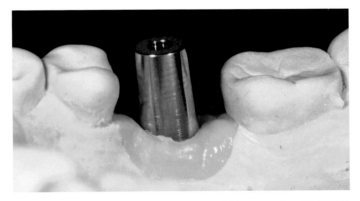

图25-37~图25-39 （从上至下）在基台个性化修改前制作牙冠诊断蜡型。

图25-40~图25-42 （从上至下）这种情况下，所谓的通用基台有足够材料的储备，可以在修复体强度不受损的情况下调整种植体倾角。

信息，可根据需要调改基台。比如，制作粘接固位牙冠，需要考虑基台的垂直向和水平向尺寸。

由于基台预制成锥形，所谓的通用基台有足够的材料为将来的牙冠提供支持（图25-40~图25-42）。考虑到稳定性，尤其是后牙，应选用金属基台。首先基台应从咬合面截短，留有大约2mm的空间（0.5mm的金

25.3 粘接固位冠与预成钛基台

原则上，即使对于简单病例，也应该制作诊断蜡型（图25-37~图25-39）。根据蜡型制作的导板更易于评估种植体目前的位置以及可用空间。结合𬌗架收集的

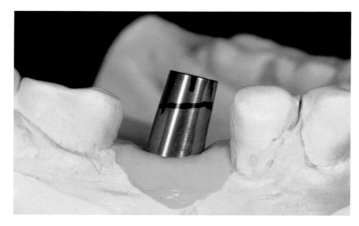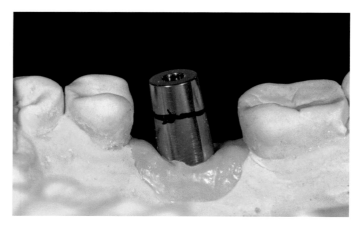

图25-43和图25-44   在基台上画线，指导需磨改垂直高度，画线时可参考邻牙咬合面。

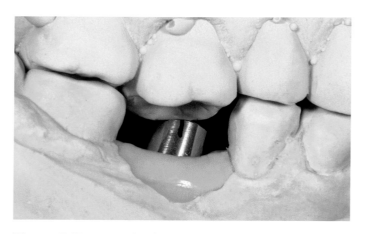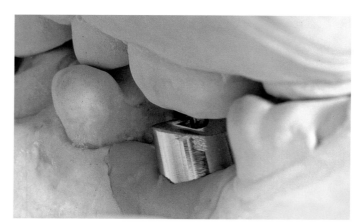

图25-45和图25-46   在𬌗架上检查钛基台磨改量。

属基底加1.5mm的饰瓷；图25-43和图25-44）。将主模型上𬌗架并利用先前制作的导板检查截短后的效果（图25-45～图25-48）。

然而，为了保留充足的固位面，避免过多地减少垂直高度同样重要。调改的基台应3～6mm高，有2°～6°的聚合角。基台拧紧就位后，用记号笔沿人工牙龈边缘画线（图25-49所示红线）。将人工牙龈从模型上取下，立刻用不同颜色（图示黑色）低于第一次标记位置画线（图25-50和图25-51）。两次画线之间的距离取决于将来"预备边缘"的龈下深度。此距离为0.5～1.0mm，以便牙科医生完全去除残留的粘接剂。

用模型观测仪（平行线面测量仪）确定未来牙冠相对于邻牙的就位道（图25-52）。选取最佳邻接，避免出现食物残渣积聚的间隙（图25-53和图25-54）。然后根据先前确定的就位道在切削仪上调改基台。首先用粗交叉纹钻磨除大部分材料（图25-55）。如果可能，参考先前画线代表的界限将颈部磨成凹形。然后用锥形钻调改基台至所需的聚合角（图25-56）。

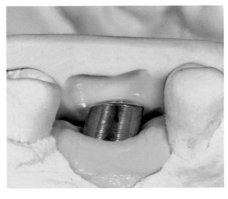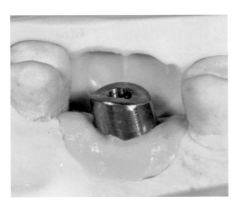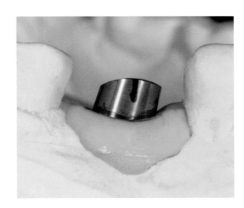

图25-47和图25-48　根据诊断蜡型制作的导板评估磨改量。

图25-49　用红线标记人工牙龈边缘。

图25-50和图25-51　取下人工牙龈后，用不同颜色（黑色）标记出预备边缘深度（箭头）。

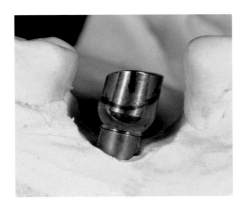

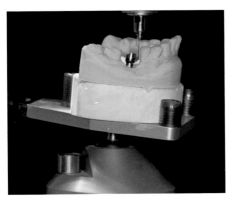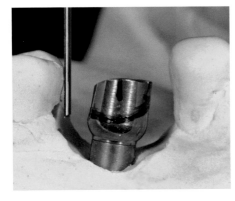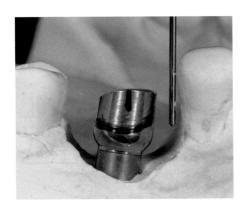

图25-52～图25-54　在模型观测仪上确定牙冠相对于邻牙的最佳就位道。

图25-55和图25-56　在切削仪上根据就位道磨改基台。预备边缘位置要尤为小心。

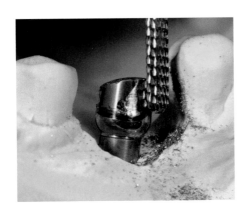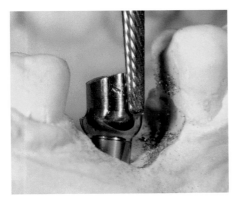

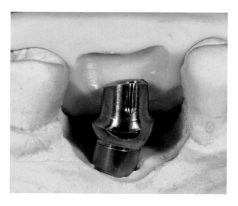
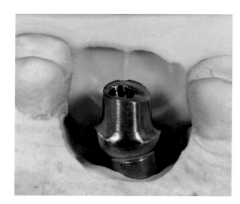
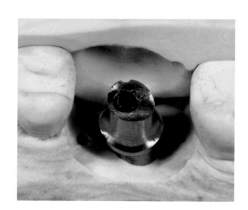

图25-57～图25-59　用导板检查更易于评估空间。

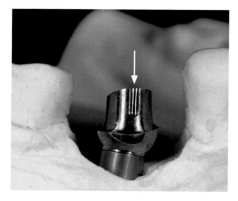

图25-60　切削的凹槽（箭头）不仅能使基台与定向导板精准对位，也能确保牙冠定位。

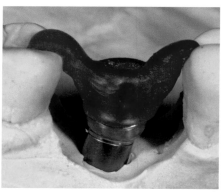
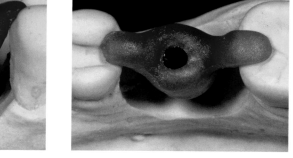

图25-61和图25-62　制作定向导板易于牙科医生在患者口中精准定位并拧紧基台。

　　制作个性化基台时，利用根据诊断蜡型制作的硅橡胶导板检查可用空间（图25-57～图25-59）。最后在基台材料厚度足够的区域切削一个垂直凹槽（图25-60）。此凹槽可以确保基台与定向导板的精确定位（图25-61和图25-62）。凹槽还可以确保牙冠就位，且提供一个抗旋锁扣，同时也增加摩擦力。

　　为了制作牙冠时便于操作，将基台从主模型上卸下，拧到相同型号的单独的种植体替代体上。为了制作戴牙钥匙帽，用光固化树脂将螺丝孔密封（图25-63～图25-65）。因为在牙冠粘接之前，螺丝孔也需要被密封，所以牙科医生和牙科技师需要就怎样处理该界面达成一致。一种方法是技师用稍过量的材料封闭螺丝

孔，在任何情况下都不让牙冠突入螺丝孔（图25-66和图25-67）。牙科医生可以在基台咬合面水平封闭螺丝孔（图25-68）。采用与传统单冠修复和固定桥修复技术相同的工序，在不同导板的指导下制作基底冠蜡型（图25-69和图25-70）。在传统的烤瓷熔附金属技术（PFM）中对牙尖的加固也很重要，这可以确保饰瓷充足的稳定性。铸道连接一个铸造储金球和散热片，确保铸造的基底冠无气孔和腔洞（图25-71）。基底冠铸造完成后，就可以熔附陶瓷（图25-72～图25-74）。

　　金属烤瓷冠基底冠的饰瓷工序与传统的单冠修复和固定桥修复工序没有差别。一次选择性氧化烧结（取决于所用合金）和两次遮色烧结后，根据诊断蜡型使用不

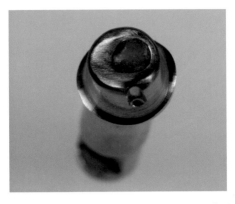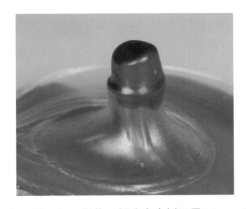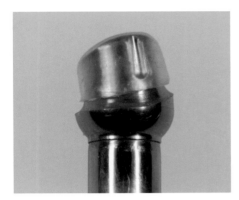

图25-63 ~ 图25-65 用光固化复合树脂封闭螺丝孔以便于制作冠帽（本病例运用Adapta foil，在此帽上复制切削槽）。

图25-66和图25-67 封闭螺丝孔的材料轻微凸起（绿色箭头），所以牙冠不会突入螺丝孔。

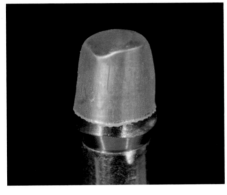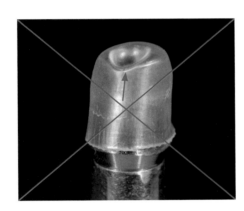

图25-68 当粘接牙冠时，牙科医生要确保螺丝孔的封闭轻微凹陷（A），任何凸起都会阻止牙冠就位至最终位置（B）。

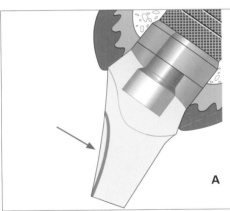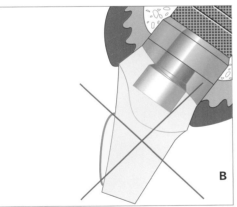

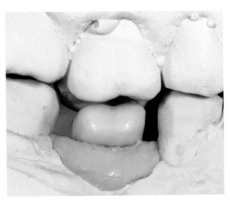

图25-69和图25-70 检查牙冠蜡型，确保其有充足的空间和外形支持陶瓷。

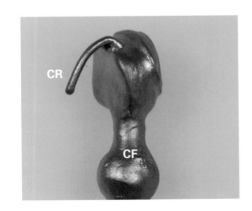

图25-71 为得到满意的结果，需浇铸储金球（CR）和冷却散热片（CF）。

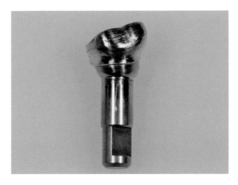
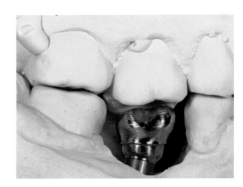
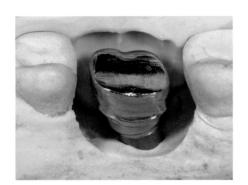

图25-72 ~ 图25-74 铸造完成，最后检查金属基底冠。

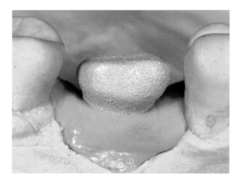
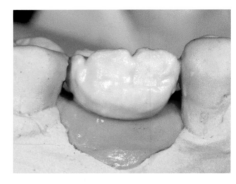
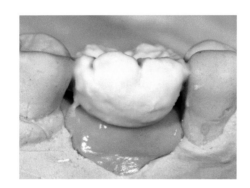

图25-75 ~ 图25-77 清洗，遮色烧结后，用牙本质瓷和釉瓷堆塑一个轻微过大的牙齿形态。

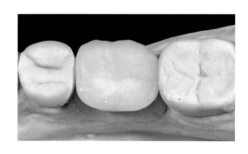
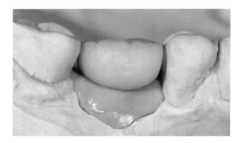

图25-78和图25-79 如果有需要时，通过修正烧结建立解剖学结构和邻接。

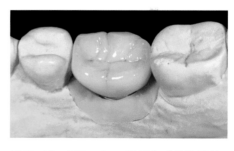
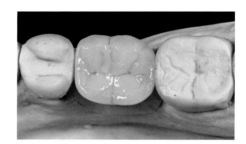
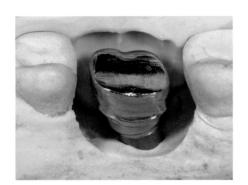

图25-80 ~ 图25-82 最后完成饰瓷烧结。

同的瓷粉堆出牙齿形态（图25-75 ~ 图25-77）。第一次预烧结后，将牙冠就位于主模型检查邻接情况。调改后行二次主烧结，然后检查静止和动态关系（图25-78和图25-79）。尽管长石质陶瓷经常应用于此类修复，说明其足够的强度，但是也要避免牙尖高陡。剪切力不仅会导致崩瓷，而且会引起螺丝松动，最坏的情况是导致基台折断。染色以及个性化设计在最后一次烧结时完成。至此完成整个工序（图25-80 ~ 图25-82）。

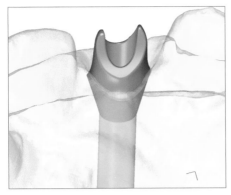

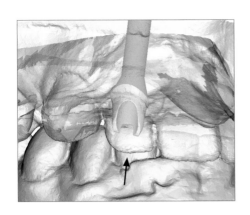

图25-83和图25-84 利用基台设计软件可以直观设计CAD/CAM基台；扫描蜡型（箭头）能够更方便地评估设计是否准确。

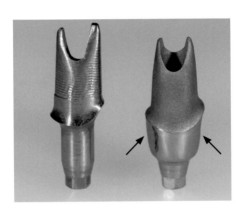

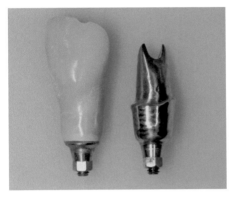

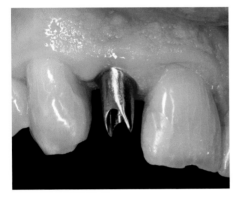

图25-85 与标准基台相比（左侧），个性化基台（右侧）能够更好地支撑穿龈部外形（箭头）。

图25-86 根据临时牙冠龈下部分/穿龈外形来制作个性化基台。

图25-87 在基台试戴时检查基台的龈下深度和"预备龈缘"的正确位置（牙龈下0.5～1mm）。

25.4   粘接固位冠与CAD/CAM制作的钛基台

粘接固位修复体也可以运用CAD/CAM进行基台制作，而无须人手工制作。该项技术与软组织成形和个性化印模杆（详见12.3.4章节）是确保美学长期效果的必要条件，尤其是在上颌前牙美学区。很多厂商都会提供CAD/CAM基台。对于本文提到的病例，我们制作了修复体的每一个个性化零部件（Atlantis, Dentsply Implants）。在设计完成以后（CAD），一个所谓的

浏览文件会通过电子邮件发送到牙科技工室，以检查设计方案，并询问是否需改动，最后确认后进行加工（CAM；图25-83和图25-84）。与标准化基台相比，这些定制基台能够为穿龈轮廓提供最完美的支撑（图25-85）。因此，我们制作了种植临时过渡修复体用于牙龈塑形，注意穿龈轮廓只能被基台支撑，不能被牙冠支撑（图25-86）。在这种情况下，在唇侧和邻面个性化基台的"预备边缘"，也就是临床上牙冠边缘的粘接面，需要处于牙龈下0.5～1.0mm，而在腭侧则处于龈上。基台的单独试戴可以显示模型和口内情况是否相同，或者是否需要沿着"预备边缘"进行修整（图25-

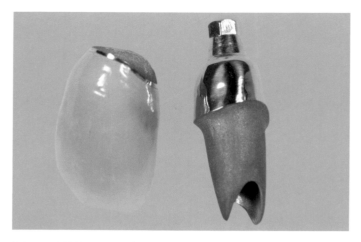
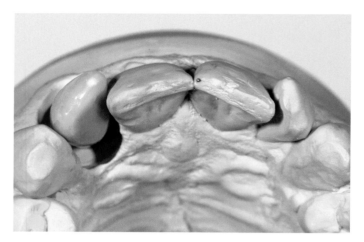

图25-88和图25-89　在CAD/CAM 基台上制作的经典烤瓷熔附金属（PFM）牙冠；该牙冠模仿了对侧牙齿的轻度交错。

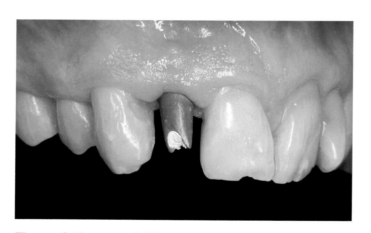
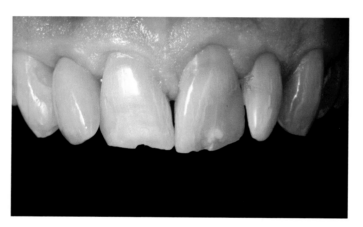

图25-90和图25-91　密封螺丝孔，用玻璃离子粘接剂粘接修复体。

87）。要注意完全去除残留的粘接剂，确保粘接界面刚好位于牙龈下方。因此，对于美学要求不高的后牙区，建议基台一圈的粘接界面均位于龈上。

既然对于患者来说，远期性能比美学效果更加重要，因此我们采用了个性化钛基台以及经典的粘接固位金属烤瓷冠（图25-88～图25-90）。在基台上制作舌侧金属咬合面、唇侧上饰瓷的金瓷冠。用窄圆形金属颈环避免刺激边缘牙龈，同时也能使陶瓷边缘易于清洁。当患者选择了牙色之后，就进行上瓷程序（图25-91）。

25.5　可铸造金基底螺丝固位冠

根据之前描述的程序制作修复体模型。相对于粘接固位上部结构中运用的个性化钛基台，这里牙科技师选择了可铸造金基底用于螺丝固位冠（图25-92）。它由一种特殊的高熔点合金和塑料外壳构成。合金在加热时不会发生氧化，因而能在其表面铸造，而外壳可以辅助塑形。这些铸造金基底与合金相适，其液相线温度＜1300℃。市场上有的贱金属合金和含钯量高的低金可铸造合金，其熔融范围太高，用这样的金属会对基台造成严重损伤，表现为不可逆的就位不准。

首先制作蜡型和各种导板（图25-93和图25-

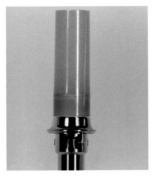

图25-92 铸造金基底由高熔点合金和塑料外壳构成。

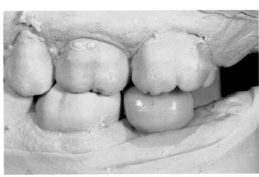
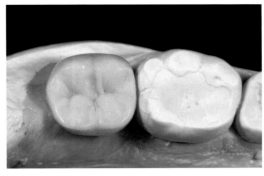

图25-93和图25-94 牙冠蜡型可以帮助更好地评估可用空间。

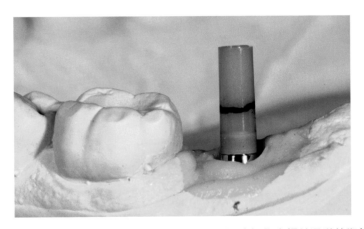
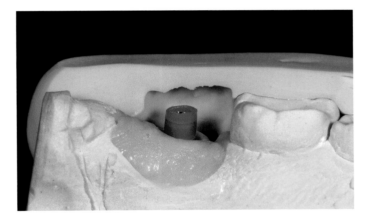

图25-95和图25-96 依据可用的咬合空间缩短代表螺丝通道的塑料外壳。

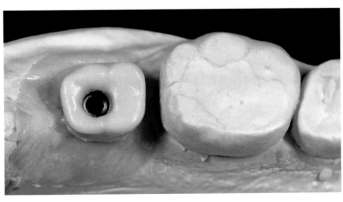
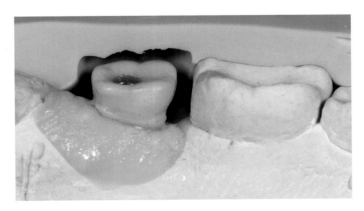

图25-97和图25-98 塑形基底冠确保其可以支撑瓷层，需要考虑到瓷层的厚度。开放螺丝孔使牙冠可以拧入正确位置。

94）。塑料外壳需根据咬合调整（图25-95和图25-96），然后制作基底冠（图25-97）。根据蜡型制作的导板能够帮助评估为瓷层预留的空间（图25-98）。制作完成后瓷层应该1.5mm厚，且尽可能一致。

把基底冠蜡型从主模型上取下，以便完成龈下部分。单独的种植体替代体作为手持工具（图25-99）。

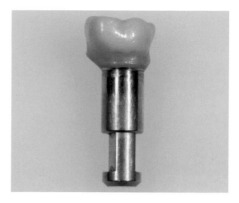

图25-99 为了修整颈缘，蜡型被安在单独的种植体替代体上。

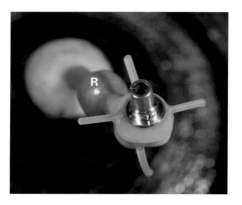

图25-100 蜡型上的排气口（蓝色）确保在金基底连接处的正确溢流（R：储金球）。

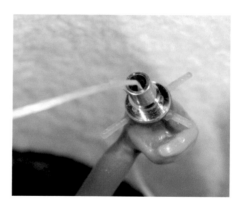
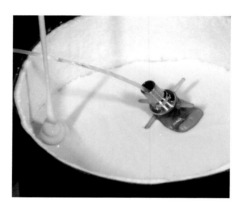

图25-101和图25-102 在包埋操作时，一根细线穿入螺丝通道。

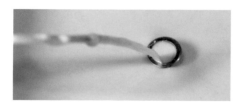
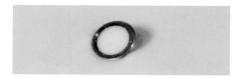

图25-103和图25-104 当包埋材料灌注时，拉出细线以预防材料中出现气泡。

在颈部，需特别小心蜡型和铸造金基底之间的接口。在接口处，厂家提供的铸造金基底完成线大约0.3mm宽。蜡型需要恰好达到该界限，但是不能超过界限，因为这有可能会导致合金超出至种植体的接触面，会引起不准确进而重新制作。在铸道上设计足够大小的储金球，使铸件不出现孔隙和空腔。以细蜡线作为排气口安装到位（图25-100）。在包埋操作时，用一根细线（本病例中用了牙线）穿入螺丝通道，在包埋材料灌注的同时，将细线往上拉，确保灌注时不会产生气泡（图25-101～图25-104）。

运用标准铸造法。推荐采用50℃升温幅度的预热温度以确保敏感的颈部区域没有铸造缺陷。喷砂仪去除残余的包埋材料。因为在抛光过程中不能破坏基台的精确性，所以最后还要在加入特殊清洗液的超声浴中去除残存的包埋材料（例如 Tickomed 1；图25-105）。如果与种植体的接触面附近需要调整，则在基台拧入种植体替代体后进行，以避免损伤接触面（图25-106）。在最后对基台颈部进行抛光时，再次采用相同的操作。一旦去除铸道和夹持器并打磨抛光后，则开始上瓷程序（图25-107～图25-120）。

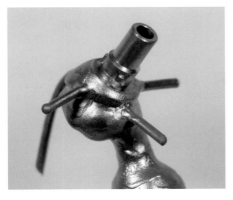

图25-105　为了确保不损坏基台的加工精密性，在超声浴中去除残留的包埋材料。

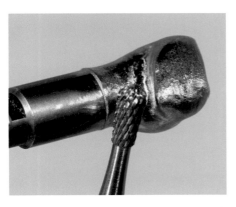

图25-106　基底冠拧入种植体替代体上，进行调整。

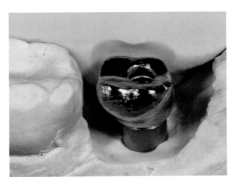

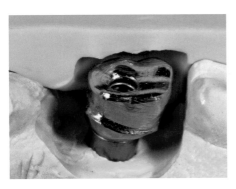

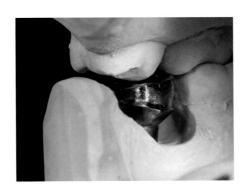

图25-107～图25-109　在上瓷前，用导板并且在𬌗架上多次检查基底冠。

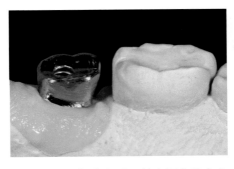

图25-110　打磨之后，基底冠安装在主模型上。

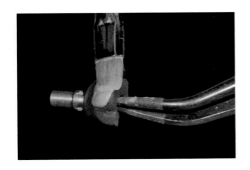

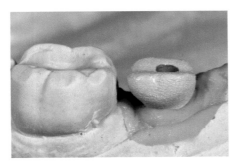

图25-111和图25-112　清洗和遮色烧结。

以下描述了在陶瓷上制作一个准确的螺丝孔的标准方法。首先堆瓷，然后将牙冠从主模型下取下，用合适的工具暴露螺丝通道，松开螺丝，并用相应的螺丝刀取出（图25-121～图25-123）。修整邻近区域和咬合区，然后从咬合面逐层封闭开口，并考虑到解剖学特征，直到最后只留下一个针尖大小的开口（图25-124）。在陶瓷烧制完成后，烧结引起的材料收缩会使开口扩大到所需的尺寸（图25-125和图25-126）。再

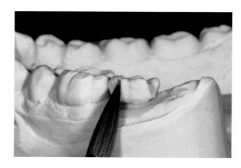
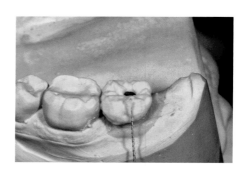
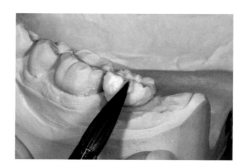

图25-113 ~ 图25-115 用牙本质瓷粉构建整体牙齿形态。在修整后，用透明的釉质瓷粉制作一个稍大的牙冠。

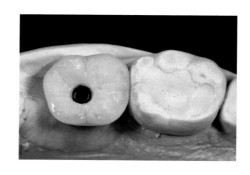
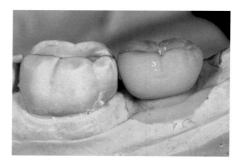

图25-116和图25-117 在咬合面和冠外形的修整都需要纠正烧结。

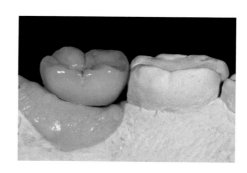
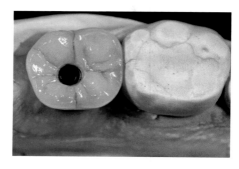
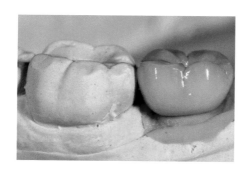

图25-118 ~ 图25-120 完成烧结定型细微特征，并产生光滑均质的表面。

利用金刚砂钻将开口扩大到最终尺寸（图25-127和图25-128）。在完成烧结前，需要确保螺丝通道内不残留陶瓷材料，因为这些颗粒会阻碍螺丝的正确就位。

牙科技工室操作过程中，建议使用特殊螺丝。很多种植体厂商均提供这些技工室螺丝（图25-129）。即使没有专用的技工螺丝，也要使用另外的原装螺丝作为技工螺丝，以避免发生临床上的螺丝松动或断裂的并发症。

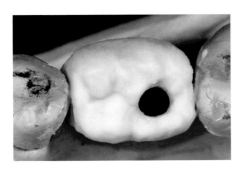

图25-121 首先，在不考虑螺丝孔的情况下堆瓷。使用合适的工具（如牙髓锉）开放一个通道，把牙冠从模型上取下。

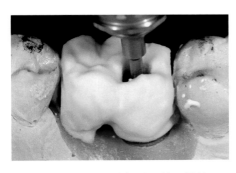

图25-122 用相应的螺丝刀松开螺丝。

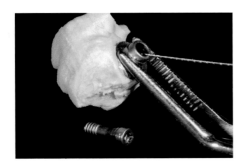

图25-123 一旦牙冠被取下后，就从基台上取下螺丝。

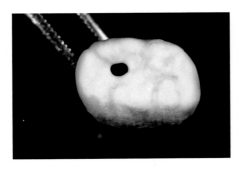

图25-124 密封螺丝孔，只留下针尖大小的开口。

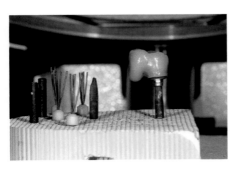

图25-125 按所用瓷粉的通常程序烧结陶瓷。

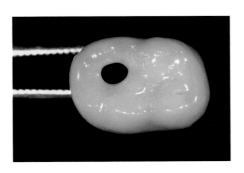

图25-126 烧结过程中发生的材料收缩会使开口增大。

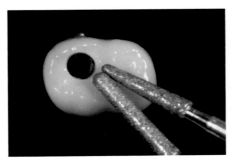

图25-127 使用合适的钻把螺丝孔开口扩大到与通道相同的尺寸。

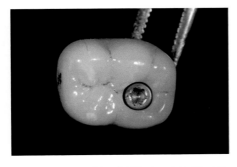

图25-128 当插入螺丝后，它不能对陶瓷产生任何压力。

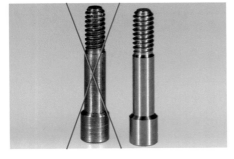

图25-129 只有未用过的螺丝才能用来固定最后的上部结构。

25.5.1 问题/并发症

不同的种植体/基台厂商会提供所谓的可燃基底来制作殆面螺丝固位牙冠（图25-130）。与成品的可铸造基台相比，这些塑料组件，也被称为UCLA基台，没有工业化预制的高熔点合金组件（图25-131）；所以这些牙冠，包括与种植体的接触面，只由齿科合金构成。由于这个原因，即使尽可能小心仔细，并利用最精确的牙科技工室铸造技术，也不可能达到与工业产品相匹配的密合水平。此外，螺丝头止停是一些产品的另一个主要

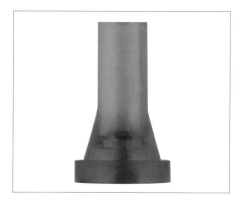

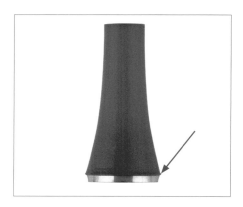

图25-130 可燃基底（UCLA 基台）用来制作骀面开孔螺丝固位牙冠和FDPs。

图25-131 高熔点合金的可铸造金基底（箭头）。

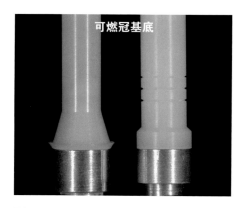

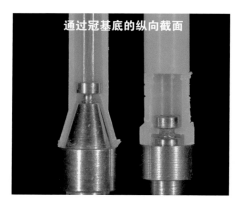

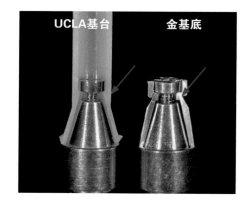

图25-132 ~ 图25-134 用可燃冠基底时需要认真考虑，因为它很难达到要求的精度，且结构缺陷会导致整体结构的失败。因此与可铸金基底相比，UCLA 基台会使螺丝头止停出现明显的缩小（箭头）。

问题。比如，与熔铸金柱基底比较，螺丝头止停出现明显的缩小（图25-132 ~ 图25-134）。

一名男性患者除了24区已有的1颗，又植入了5颗种植体（图25-135）。由于牙冠/种植体长度比不良（约2∶1），以及双侧上颌窦提升，所以计划用骀面螺丝固位的联冠进行修复。在这种情况下，两种种植体系统（Camlog和IMZ）都建议用特殊基台（图25-136和图25-137）。用固位螺丝固定牙冠。基台螺丝（Camlog）上有额外的螺纹或基台（IMZ）上直接有螺纹（图25-

138和图25-139）。如先前所描述的方法，制作蜡型和支架。在没有其他可用的材料时，就用了可燃冠基底。这时即使尝试了不同的铸道设计，铸造的结果也不令人满意（图25-140 ~ 图25-142）。在螺丝头止停区域发生凝固收缩，这可能是较大块铸件冷却的结果。但是，运用散热片来尝试控制该收缩，也失败了。横截面显示螺丝头止停不足以将螺丝固定在正确位置（图25-143和图25-144）。为了解决这个问题，用CAD/CAM切削重新制作修复体（详见25.6章节）。

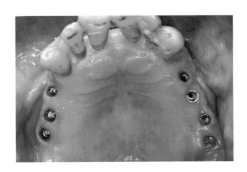

图25-135　患者的上颌后牙用种植体支持式修复体修复。

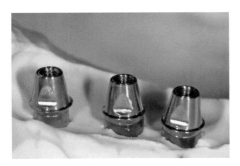

图25-136和图25-137　两种种植体系统（Camlog和 IMZ）提供了相应的基台，可以支持螺丝固位联冠。

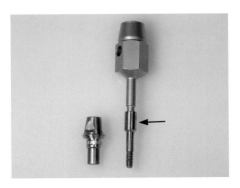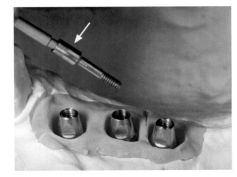

图25-138和图25-139　根据牙龈的高度选择基台，用基台螺丝将其固定在主模型上。基台螺丝头含有内螺纹（箭头），修复体螺丝借此实现固位。

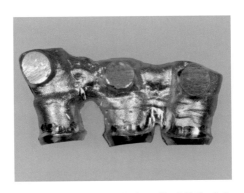

图25-140　铸造支架有可接受的均质表面，但由于缺乏螺丝头止停，不能被拧到基台上。

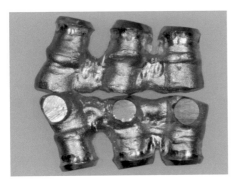

图25-141和25-142　切开联冠可以发现该问题。

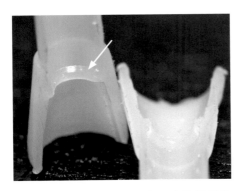

图25-143　塑料基底内有明确的螺丝头止停（箭头）。

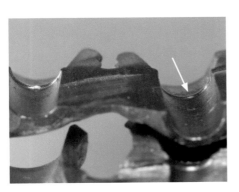

图25-144　铸件内表面的止停不充分（箭头）。

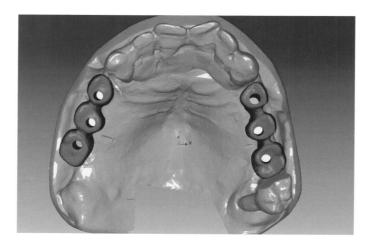

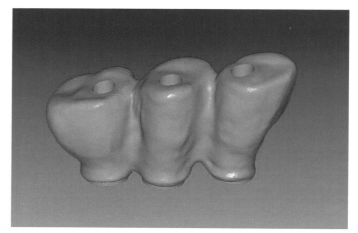

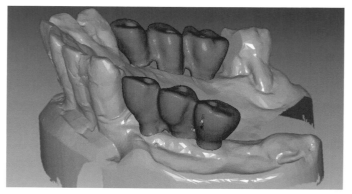

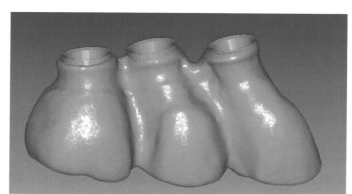

图25-145 ~ 图25-148 运用双扫描技术利用蜡型生成虚拟设计。

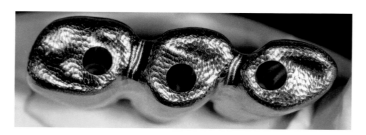

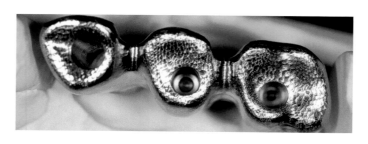

图25-149 ~ 图25-151 用非贵金属合金CAM制作。螺丝孔的位置表明种植体的位置很理想。

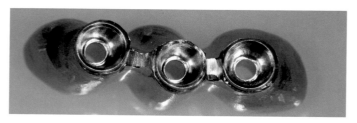

25.6　采用CAD/CAM技术制作非贵金属基底冠的螺丝固位冠

用CAD/CAM技术制作基底冠对于标准制作工艺是一个有益的补充。牙冠设计送到牙科技工室进行验证，并批准制作（图25-145 ~ 图25-148）。

当CAD/CAM联冠在模型上和口腔内检查时，它们表现为无应力就位（图25-149 ~ 图25-153），可以在非贵金属基底冠表面上瓷了（图25-154 ~ 图25-156）。种植体24出现金属暴露，是由于这个较陈旧的种植系统可供选择的基台型号有限（图25-157和图25-158）。

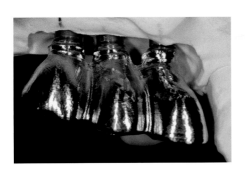
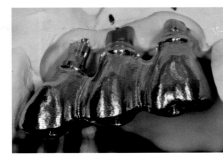

图25-152和图25-153 基底冠的就位很合适。

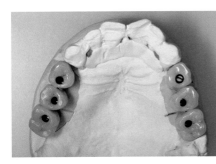
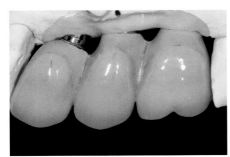

图25-154～图25-156 当制作饰瓷时，需要与余留牙齿的外形协调。

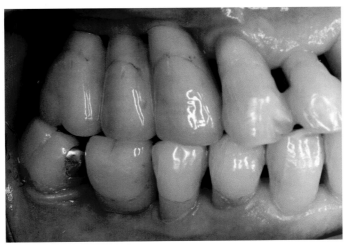
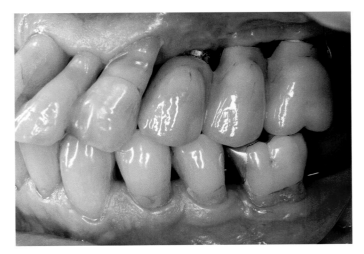

图25-157和图25-158 戴牙完成的修复体。24可见金属基台，这个较陈旧的种植系统能提供的基台型号有限。

25.7 采用CAD/CAM切削氧化锆基台的螺丝固位冠

在某些情况下，需运用全瓷材料制作上部结构。在美学需求为主的病例，氧化锆可用于制作基台。其美学优势十分明显，尤其是在前牙、薄龈生物型的病例

（牙龈厚度<2mm）中。术中记录种植体的位置，并转移到诊断模型上（该病例的全部情况见图21-1～图21-39）。种植体替代体的放置和临时修复体的制作步骤如前所述[详见12.3章节（临床制作程序）和25.2章节（技工室制作程序）]，确保在种植体暴露时能直接戴上临时牙冠（图25-159～图25-161）。

在戴临时牙冠后1～2个月，软组织已经塑形并足够

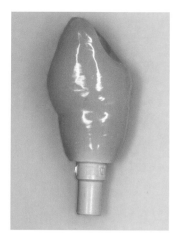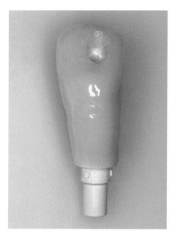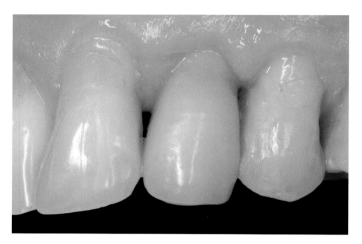

图25-159~图25-161 在种植二期手术当天，技工室制作的螺丝固位临时修复体被放置在相应位置。

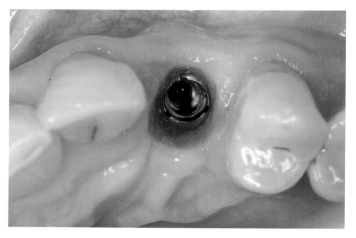

图25-162 临时修复体可以帮助穿龈部成形。塑形并稳定软组织。

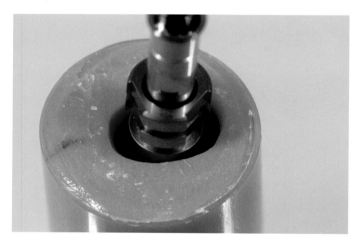

图25-163 为了个性化制作，临时修复体的穿龈轮廓转移到印模杆上（详细信息见图12-53~图12-60）。

稳定，可以开始最终的修复制作（图25-162）。此时最重要的是把已成形的软组织情况准确转移到技工室主模型上。因为在没有合适支撑的情况下，牙龈会迅速塌陷；所以建议使用个性化印模杆，尤其是在个性化穿龈轮廓已成形的病例（详见第12章，图12-53~图12-60）。首先把临时牙冠从患者口中取下，拧入种植体替代体上，压入准备好的复制材料里（种植体替代体先插入复制材料中）。当复制材料硬固后，松开固位螺丝，取下临时冠并重新固定在口内。然后，将预成印模杆拧入种植体替代体，印模杆和复制材料之间的空隙用自凝树脂填充（图25-163和图25-164）。一旦树脂固化好，松开固位螺丝，把个性化印模杆从复制材料上取下。如果此时将临时牙冠从口中取出，将个性化印模杆拧入正确位置，对软组织袖口形成最佳的支撑，则印模能够完美地反映临床实际情况（图25-165和图25-166）。

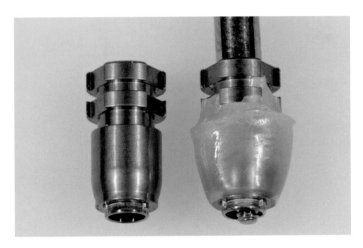

图25-164　个性化印模杆比标准印模杆更加丰满，因为它和相应的穿龈轮廓相匹配。

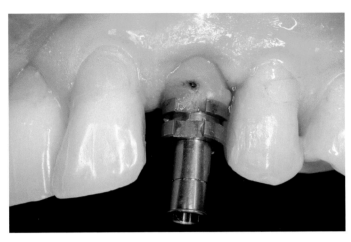

图25-165　把临时牙冠从口内取下，将修整过的印模杆拧入相应位置。

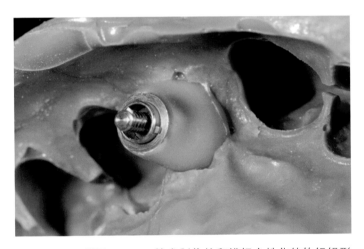

图25-166　利用pick-up技术制作的印模把个性化的软组织形态转移到模型上。

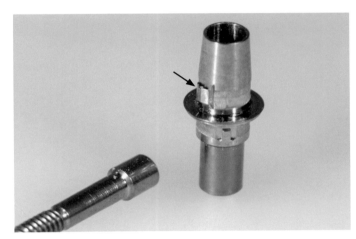

图25-167　除了抗旋锁以外，钛粘接基底有凸轮凸起（箭头）以确保全瓷基台的正确定位。

　　在技工室中，系统专用种植体替代体拧在个性化印模杆上。分离印模后，应用牙龈硅橡胶制作人工牙龈，按常规方法制作主模型。按照一体化螺丝固位的设计制作牙冠。

　　这里选择的种植体用了钛粘接基底，氧化锆牙冠位于其上（图25-167和图25-168）。为了使塑形程序更加简单，运用了塑料套管来确定螺丝通道（图25-169）。填充好人工牙龈和塑料套管之间的间隙后会形成一个穿龈部分的形态，能够支撑完成的穿龈轮廓（图25-170～图25-173）。穿龈轮廓以上的部分被构建形成解剖牙冠的缩小形态，为饰面瓷提供最佳支撑（图25-174和图25-175）。已完成的蜡型可作为CAD/CAM切割的氧化锆基台的基础（图25-176～图25-182）。

　　切削并烧结后的Lava基底冠（3M ESPE，西菲尔德，德国）可以非常准确地匹配钛粘接基底（图25-183和图25-184）。在上饰瓷前，稍稍修整肩台，确

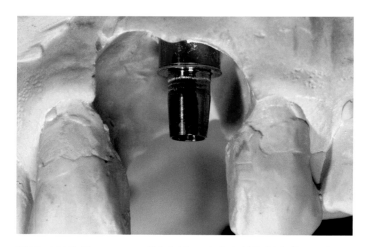
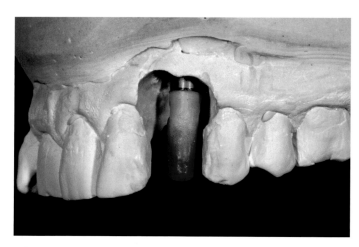

图25-168和图25-169　首先制作一个稳定的塑料套管，以便于为双扫描技术制作蜡型。

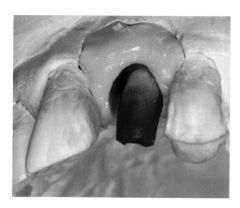

图25-170　从口中转移出的穿龈部外形很清晰，人工牙龈在位。

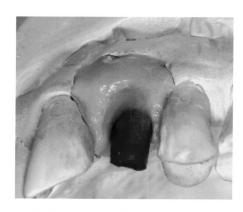

图25-171　人工牙龈和塑料套管之间的间隙用模型蜡填充。

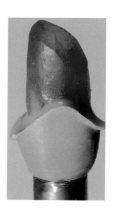

图25-172和图25-173　穿龈部外形的蜡型。

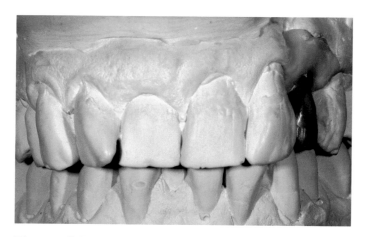
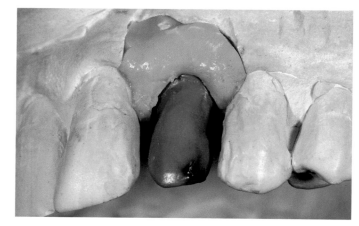

图25-174和图25-175　考虑到美学和功能因素，制作尺寸缩小的牙齿蜡型。

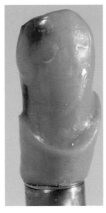
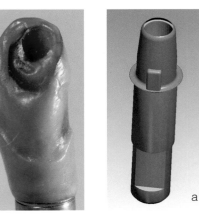
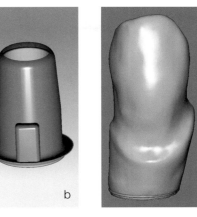

图25-176和图25-177　当修整蜡型时，要注意温和过渡而不要产生锋利的边缘，以便于数字化处理。

图25-178a和b　来自资料库的钛粘接基底数据，作为基部。

图25-179和图25-180　将钛粘接基底数据和来自蜡型的数据融合。

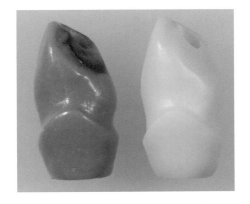
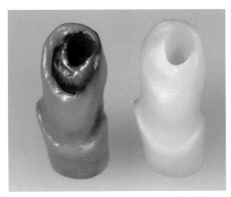
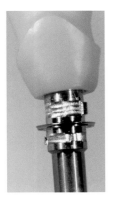

图25-181和图25-182　准确复制蜡型。

图25-183和图25-184　抗旋锁可以使氧化锆部分正确定位在粘接基底上，匹配适合。

保饰面瓷在牙龈下0.5mm终止，且只有氧化锆支撑软组织（图25-185～图25-187）。为了避免陶瓷应力集中，降低折裂的风险，饰面表面需平滑过渡，烧结要达到450℃，且延长冷却时间。为了得到解剖的牙冠形状，使用IPS e.max Ceram做饰面材料（图25-188～图25-199）。为了便于在试戴之后进行可能的修整和烧结，仅仅用无丁香酚的临时粘接剂把钛基底简单地粘接在牙冠上（例如 Temp Bond NE）（图25-200和图25-201）。在试戴之后，可以用匹配的螺丝刀推压螺丝，轻松地将牙冠从钛基底上分离开（图25-202）。

在超声浴中去除黏附在钛基底上的残留粘接剂。然后将基底拧在对应的种植体替代体上，以避免种植体接触面在调整过程中发生损伤。在表面涂一层硅橡胶（如Erkoskin）可以避免在喷砂粗化过程中牙冠基部变粗糙（图25-203）。然后分别用2.3bar和1.5bar的50μm氧化铝颗粒喷砂粗化钛基底和氧化锆基台的接触表面（图25-204）。最后用Panavia 21在主模型上进行最终的粘接，以确保各部分之间处于最佳的位置。自凝树脂的理想固化是在约35℃的无氧条件下。由于这个原因，粘接剂盒中的甘油凝胶应该涂到粘接处和咬合面开孔区域

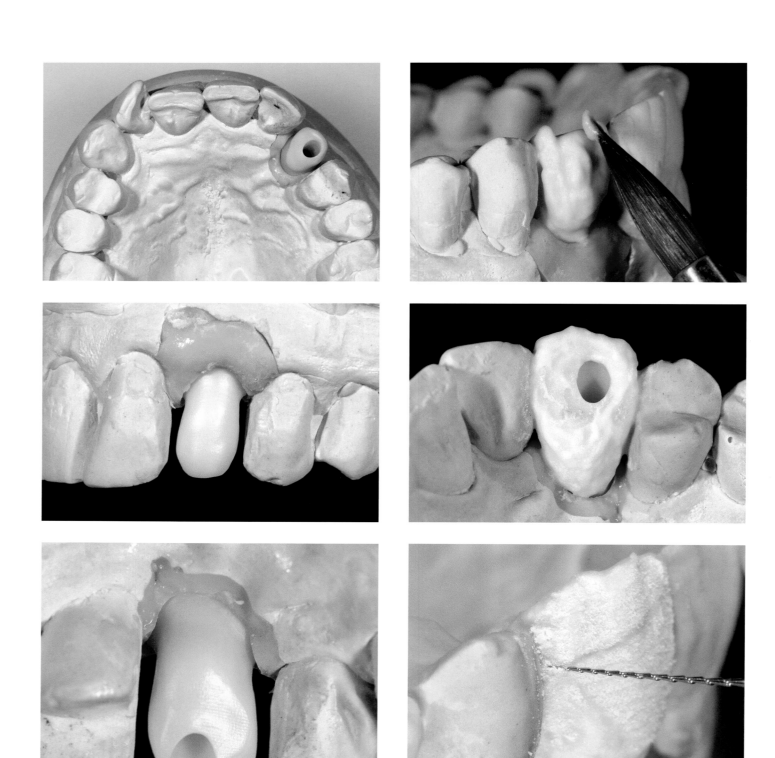

图25-185 ~ 图25-187　（从上至下）颈部的肩台曲线沿着牙龈下0.5 ~ 1mm走行，这样只有切削的氧化锆支撑软组织。

图25-188 ~ 图25-190　（从上至下）一旦用牙本质瓷构建好牙齿整体外形后，再修整牙冠。

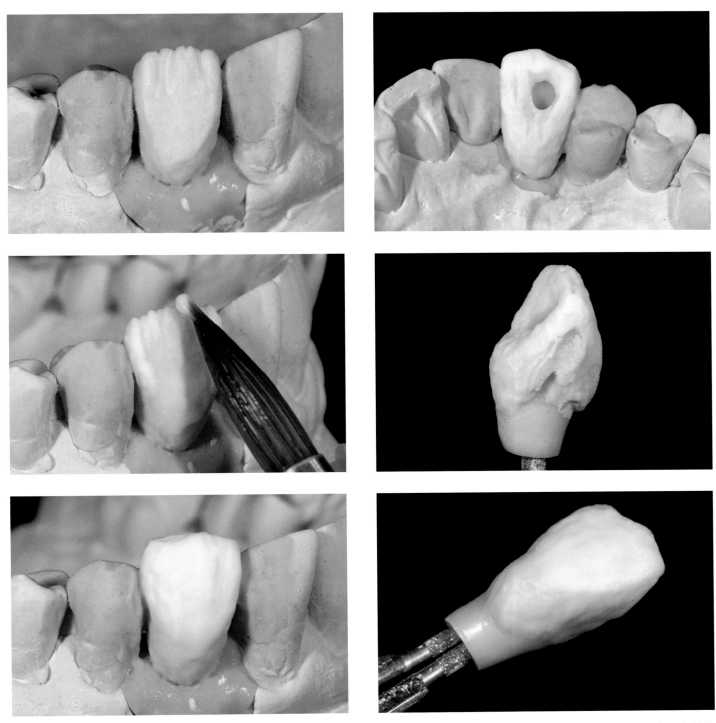

图25-191~图25-193 （从上至下）目的是用选定颜色的各种透明度和釉质的瓷粉再次堆塑。

图25-194~图25-196 （从上至下）从模型上取下多层瓷粉堆塑的、稍偏大的牙齿，已建立邻接区，平滑牙冠表面。

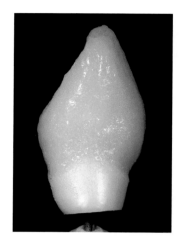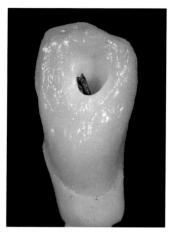

图25-197和图25-198 蛋壳样光泽表示烧结恰当。

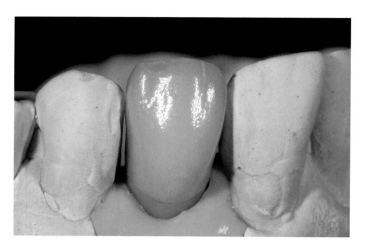

图25-199 再次烧结以校正牙冠外形，确定牙色。

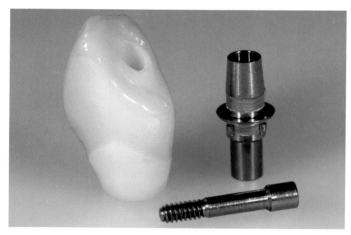
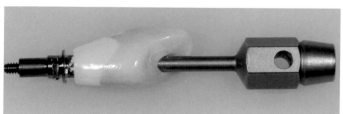

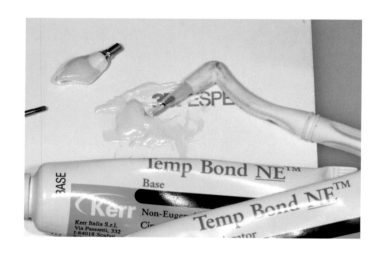

图25-200～图25-202 为了验证口内的功能和美学效果，先临时粘接钛基底，以便当需要调整和最终制作完成前，可以将牙冠与钛基底分离。

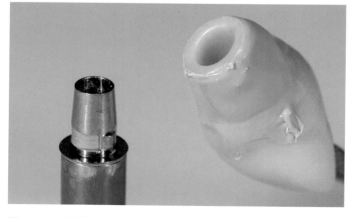
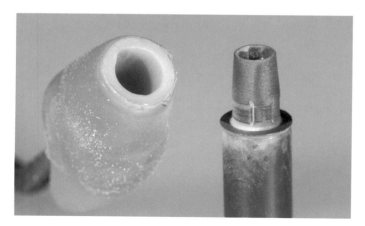

图25-203和图25-204 将钛基底拧到种植体替代体上，交界面以上的陶瓷表面涂布保护层；然后对粘接面进行处理［利用2.3bar（钛）和1.5bar（氧化锆）50μm氧化铝颗粒喷砂］以便最后粘接。

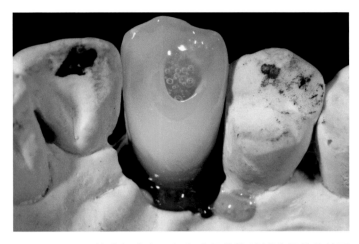

图25-205　用甘油凝胶（阻氧）确保粘接材料进行最佳的固化。

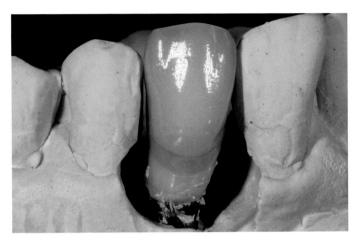

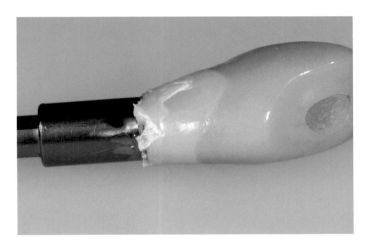

图25-206和图25-207　在粘接剂固化后，从主模型上取下牙冠，为方便操作将其拧在种植体替代体上。

（图25-205）。在粘接剂固化后，从石膏模型上取下牙冠，并再一次拧在种植体替代体上，因为在后续的处理粘接区过程中，不能破坏工业化预制钛基底的精密度（图25-206和图25-207）。然后，运用橡胶抛光轮由粗砂到细砂依次去除残留的粘接剂（图25-208）。最后，用金刚砂抛光膏对粘接区进行抛光，达到最佳的表面质量和黏膜耐受性（图25-209～图25-215）。

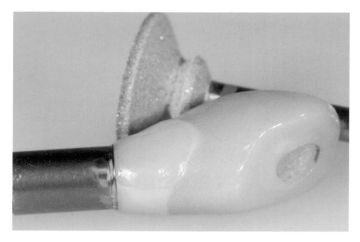

图25-208　用橡胶抛光轮从粗砂到细砂打磨牙冠。

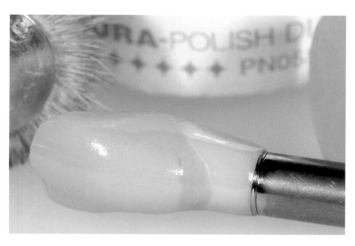

图25-209　运用金刚砂抛光膏和软毛刷进行最后的高光泽抛光。

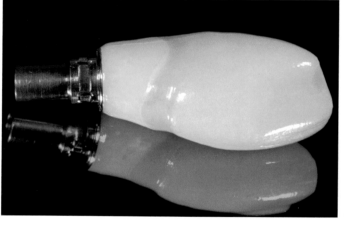

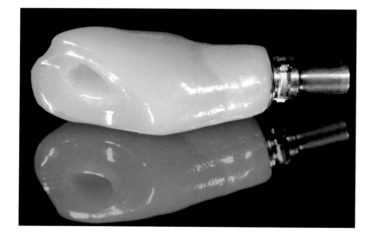

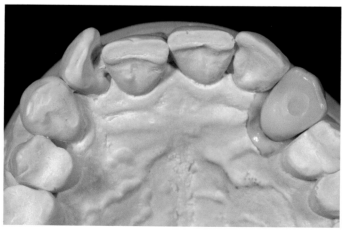

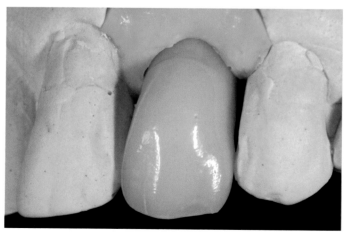

图25-210 ~ 图25-213　最后的修复体已经制备完成。在技工室制作复合树脂嵌体，用于戴牙后密封螺丝孔。

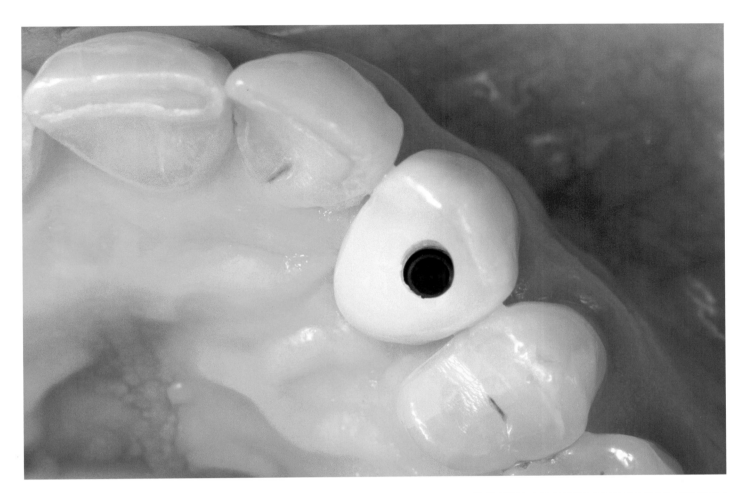

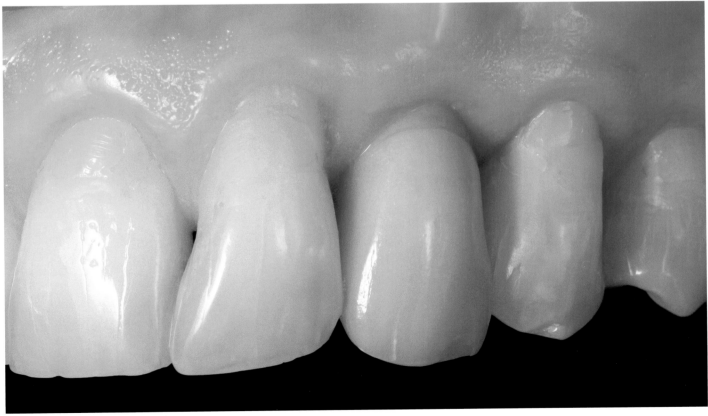

图25-214和图25-215　螺丝固定到位的种植体支持式牙冠的即刻效果。

第26章

无牙颌种植固定修复

FIXED RESTORATIONS ON IMPLANTS IN THE EDENTULOUS ARCH

V. Weber

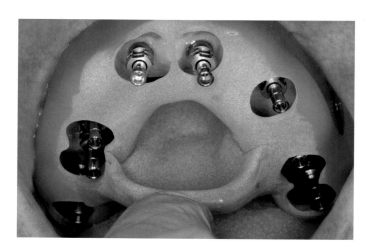

图26-1　口内试戴个性化印模托盘，确保印模杆有最佳的开口位置。

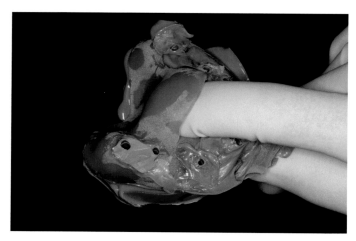

图26-2　托盘中央位置放置手柄，使其易于握持，这尤其适用于牙槽嵴重度吸收以及在切牙位置植入种植体的患者。

　　毫无疑问，种植修复学面临的一个主要挑战是给上颌无牙颌、垂直向大量组织丧失、高笑线并且想要固定义齿的患者提供修复体。在这种情况下，如果想通过修复技术而非外科手术恢复缺损组织，那么牙科医生和牙科技师将面临特殊的挑战，因此，需要他们紧密的团队协作。这里描述的病例在24.5章也有提到，它关注的焦点是临床操作流程（图24-138～图24-215）。在这种背景下，接下来我们将涉及牙科技师面临的主要挑战，即：

- ·活动与固定修复设计的区别。
- ·试戴排牙。
- ·金属加强的长期过渡性修复。
- ·将长期过渡修复获得的信息转移到最终的修复体。
- ·利用CAD/CAM制作金属支架。
- ·螺丝固位和粘接固位设计的联合应用。
- ·上部结构的陶瓷贴面。
- ·复合树脂嵌体封闭螺丝孔。

26.1　模型制作–上、下颌关系记录–诊断蜡型

　　一位中年妇女呈现的修复重建病例。她的无牙上颌先前已植入8颗种植体。目前的情况是其口内已戴入软衬的全口义齿。如果修复设计合适并且技术可行，患者想要固定修复。

　　暴露种植体后，根据解剖印模制作个性化托盘。这个托盘与系统专用印模杆一起，用来制作主石膏模型（图26-1和图26-2）。这个石膏模型根据先前25.1章节描述的过程制作。将与患者口内愈合基台形状和大小一致的愈合基台拧入主石膏模型的种植体替代体上（图26-3）。为了记录上、下颌关系，在石膏模型上制作一个导板。这个步骤可确保在患者口内放置颌记录基板的稳定，而无须改变任何配件（图26-4）。对于牙科技师而言，初次排牙时中线轨迹、尖牙线、唇线（息止位、微笑、大笑）的位置是重要的参考标准。技工室根据汇总的信息完成第一次排牙，这除了可检测功能和美学效果

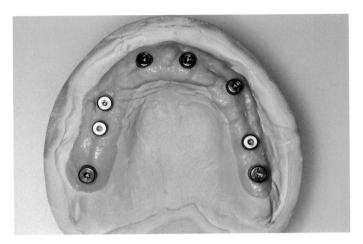

图26-3 将与口内大小形状一致的愈合基台拧到主石膏模型。

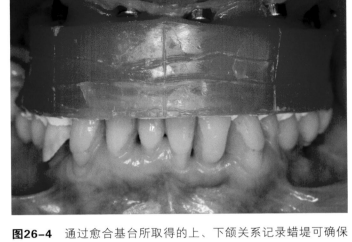

图26-4 通过愈合基台所取得的上、下颌关系记录蜡堤可确保精准定位。

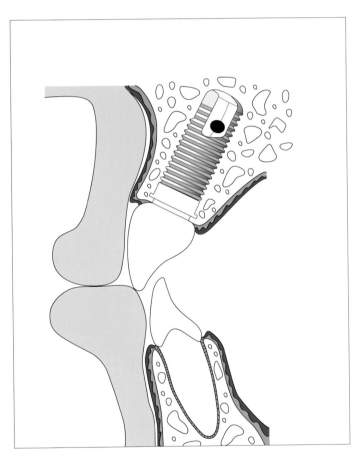

图26-5 如果上颌骨轻微萎缩，这种情况适合固定或条件性可摘上部结构。

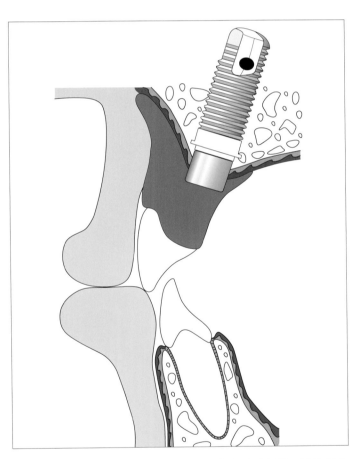

图26-6 如果上颌骨严重萎缩，面部轮廓需要支撑，因为损失的软、硬组织需要修复体补偿，则需活动式设计。

外，还可以检测面部轮廓是否需要支撑。如果面部轮廓需要唇侧基托支撑（如上颌骨严重萎缩），则不考虑固定修复（图26-5和图26-6）。在这个病例中，口内试戴检测美学效果，在第一象限制作薄唇侧基托，第二象限不做（图26-7和图26-8），口内试戴后发现扩展蜡基托的一侧（第一象限）过于臃肿，所以无须唇侧基托。然而，重新排牙时需要对牙齿长度和Spee曲线做一些小的改变（图26-9）。

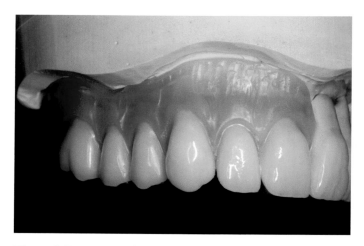
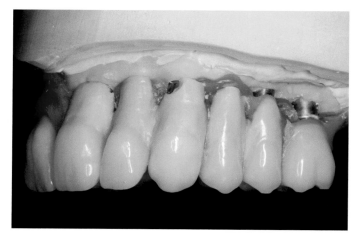

图26-7和图26-8 义齿试排牙并在第一象限制作唇侧基托，第二象限不做，这样可给患者生动地展现出软、硬组织缺失的多少，以及是否需要修复体替代/支撑。

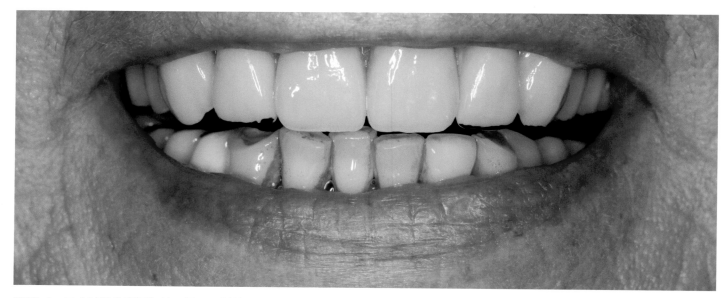

图26-9 口内试戴发现唇部并不需要唇侧基托支撑。

26.2 金属加强的长期过渡修复（粘接固位）

毫无疑问，如此复杂的修复体既要满足之前讨论的美学要求，还需要满足功能。首先，因为患者的临时义齿需要戴很长时间，我们要对其语言功能、咬合以及

清洁便利性给予充分关注。为了确保这些问题得到可靠地解决，和患者讨论后，决定采用固定的长期过渡性义齿，至少戴6个月。在11、21、16、26区域放置4个钛基台，4个PEEK基台放置在14、15、23、25位置（图26-10）。在重要位置放置钛基台给金属加强的临时上部结构更稳定地支持，合理应用PEEK基台减少费用。在主石膏模型上将基台打磨成所需形状，根据可用空间

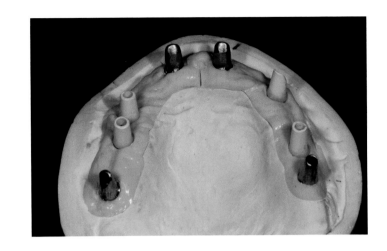

图26-10 为临时修复准备的钛和PEEK基台（汇聚角：4°）。

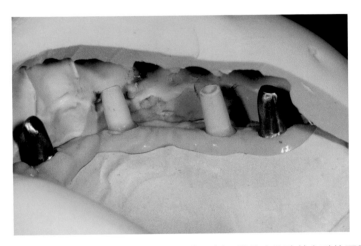
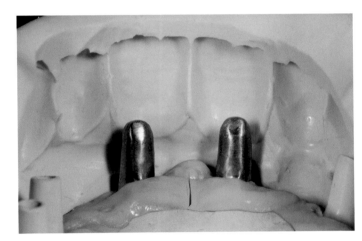

图26-11和图26-12 根据排牙制作导板，评价在修改基台时的可用空间。

大小，将其修改成汇聚角为4°，并有共同就位道（图 26-11和图26-12）。与最终修复的2°汇聚角相比，其优势在于：如果需要，由多颗种植体支持的过渡性粘接修复更易拆除。为了增加粘接效果，钛基台的固位区域需要低压喷砂抛光。当用蜡堆塑加强的支架结构时，需要为丙烯酸组件提供更大的固位面积。考虑到与余留的天然牙相比，种植体支持式修复体可能承受更大的咬

合力，金属加强结构需要为丙烯酸材质牙齿和人工牙龈提供充足的支持，保护其抵抗剪切力。根据第一次排牙制作的导板可检测可用空间，确保机械固位部件有最好的位置（图26-13和图26-14）。为了保证过渡性修复体与8颗基台精确就位，将金属支架分为3部分，随后将各部分通过连接构件焊接在一起（图26-15）。支架用非贵金属铸造完成后，进行适当修整，以确保3部分

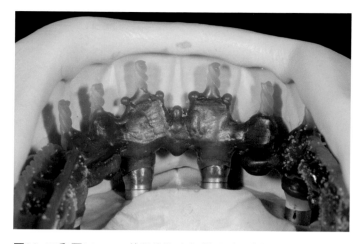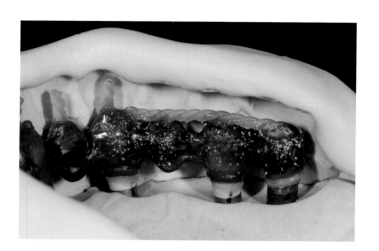

图26-13和图26-14 使得堆塑支架蜡型时固位部件有最佳位置。

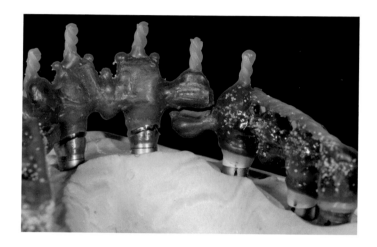

图26-15 为了获得精确就位，铸造前将支架分为3部分。

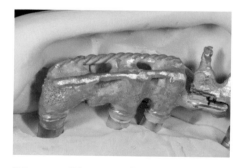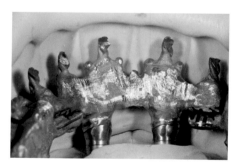

图26-16～图26-18 铸造完成后，将各部分安装到石膏模型并修整。

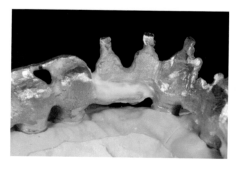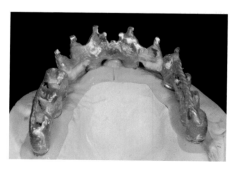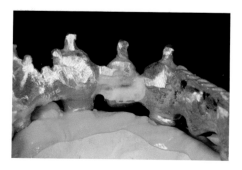

图26-19～图26-21 充足的粘接或连接面积是保证整个支架稳定的先决条件。

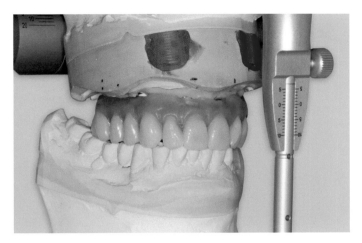
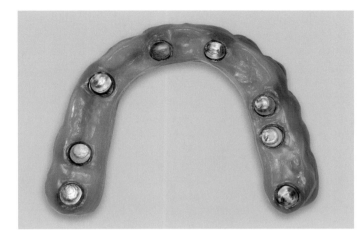

图26-22和图26-23　将所需的调整考虑在内，把排牙转移到金属支架上。

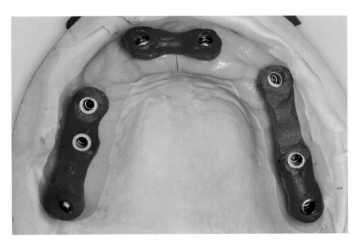
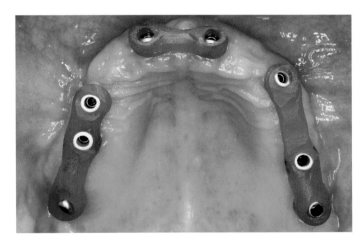

图26-24和图26-25　先前制作的定向导板可使牙科医生更加准确地将基台放入患者口中。

支架与各自的基台紧密就位（图26-16～图26-18）。连接部位用110μm氧化铝颗粒在2.5bar压力下粗化后，3部分用Panavia 21粘接剂粘接在一起（图26-19～图26-21）。整体试戴以确定金属支架在口中是否完美就位，并检查最初的排牙在第一次试戴中发现的不足是否根据所需做出了修改（图26-22和图26-23）。定向导板的制作可使牙科医生更易将基台放入口内正确的位置上（图26-24和图26-25）。

口内试戴以及义齿修整后，患者仅对牙齿颈部、牙齿之间以及人工牙龈的浅灰色变色表示质疑（图26-26）。修复体完成，支架的牙齿区域将覆盖牙色遮色剂，牙龈区域覆盖粉色遮色剂（图26-27）。通过这种方法，金属支架被成功隐藏，只有在强光下才能看到（强光透过修复体，图26-28和图26-29）。在种植体之间的区域、人工牙龈底部，需像桥体一样，石膏模型的这些区域需要轻微掏出0.5～1mm的凹陷（图26-30）。因为丙烯酸树脂容易聚集菌斑，所有相应区域均修整为凸面，并进行仔细抛光（图26-31）。修复体粘接前需要用低黏性硅橡胶检测凸面结构在牙龈上的压力（图26-32）。无论如何，上部结构与基台结合处，必须有能使用牙间刷的通道。最后，一旦过渡性修复体完成，必须向患者详细地介绍保持口腔卫生必需的措施（图26-33）。

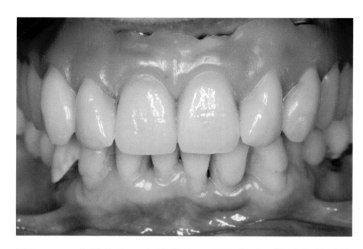

图26-26 完整义齿口内试戴显示是否达到预期满意的功能和美学效果。

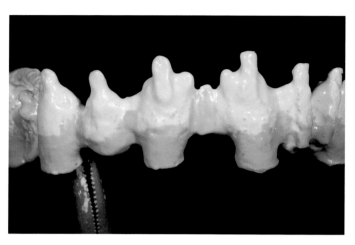

图26-27 为防止透出金属支架颜色，在相应部位用牙色和粉色遮色剂处理支架。

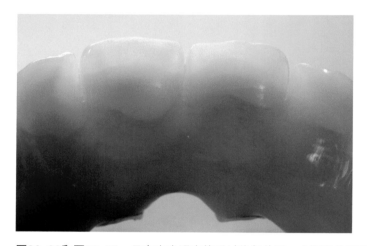

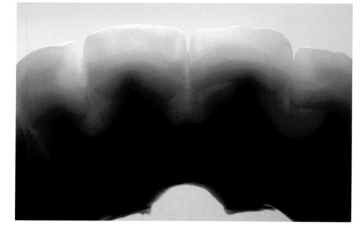

图26-28和图26-29 只有在光照直接透过修复体时，支架的外形轮廓才被看见。

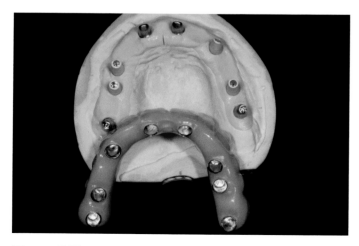

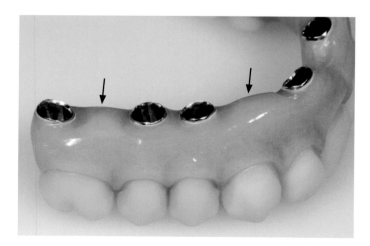

图26-30和图26-31 最终完成后，需要确保牙龈支持区域修整为凸面并精细抛光。

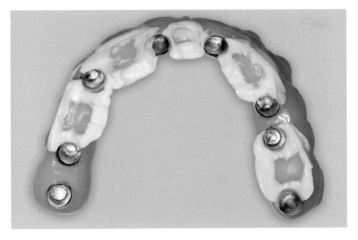

图26-32　修复体戴入前，需要用Fit Checker（一种检查就位情况的材料）检测牙龈凸面区域压力是否合适。

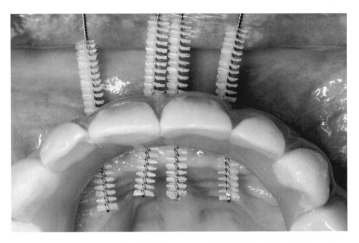

图26-33　上部结构临时粘接后，要向患者介绍在家时的口腔卫生保健措施。

26.3　最终修复

使用过渡性修复体期间，患者非常满意。在使用开始阶段，唯一需要调整的是修整前牙腭部区域，使其变薄，因为患者描述用舌头发出"咝"音时，这个区域会对其造成干扰。在所有的复诊检查中，软组织与上部结构的卫生状况最值得关注。总的来说，修复体在观察期间使用记录良好。患者认为用来清理的时间是可以接受的。所以决定制作螺丝固位的固定修复体。考虑到患者对过渡性义齿有愉快的使用经历，所以尽可能将它的各个方面应用到最终修复体上。因为过渡义齿的垂直距离已调整到最佳程度，同样还有临时修复的静态和动态咬合，所以新石膏模型上𬩽架时，要参考过渡性修复体。因此，一个新的上颌石膏模型根据新印模制作完成（图26-34～图26-36），将临时义齿的4颗基台拧入新石膏模型上（图26-37）。将过渡性固定修复体准确地复位到去掉人工牙龈的新石膏模型（图26-38）。这样做可使已经建立并经过使用的上、下颌关系准确地转移到新的修复中（图26-39）。还要制作各种导板，将临

时的口内状况转移到新石膏模型上（图26-40和图26-41）。以上所有程序均在就诊同一天进行。

权衡不同修复结构类型的利弊后，决定对其使用螺丝固位固定上部结构。这种结构可使任何并发症，甚至是患者长期使用过程中发生的，都可妥善地解决。为了将之前使用获得的经验转移到新石膏模型上，我们利用之前完成的导板制作一个过渡性修复体的复制品。将辅助基台拧入石膏模型种植体替代体的几个关键位置，以此为固定点，使复制品在石膏模型上准确就位（图26-42和图26-43）。由Camlog种植系统提供的按扣式塑料帽非常适合应用于这种情况。每一个的颜色编码都有合适直径的种植体与之匹配。因为4个点足以支撑丙烯酸树脂模板，剩余的替代体可用蜡柱模拟种植体角度，并提供螺丝通道预期位置的标注（图26-44）。然后将导板填满冷凝丙烯酸树脂后放到石膏模型上（图26-45～图26-47）。一旦凝固，复制品能尽可能与口内状态相一致，借助于嵌入的塑料帽精确地就位到石膏模型上。11和21区域的塑料帽以及23区域的蓝色蜡棒影像在唇侧可见，这意味着由于种植体角度原因导致螺丝孔在唇侧（图26-48～图26-50）。

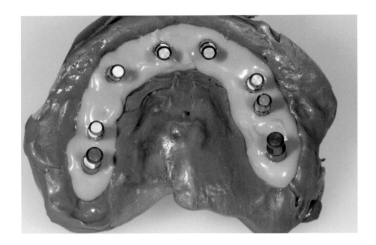

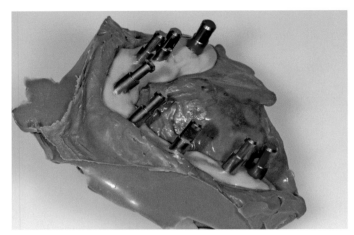

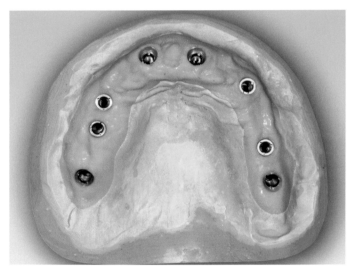

图26-34 ~ 图26-36　过渡性义齿使用6个月后，重新取印模灌注石膏模型，制作最终修复体。

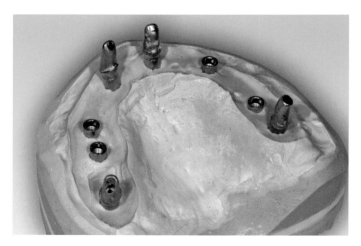

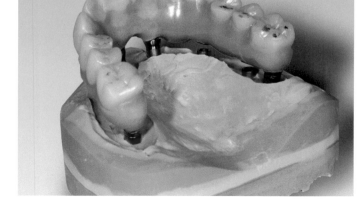

图26-37和图26-38　4颗钛基台拧入新石膏模型，临时修复体放在上面。

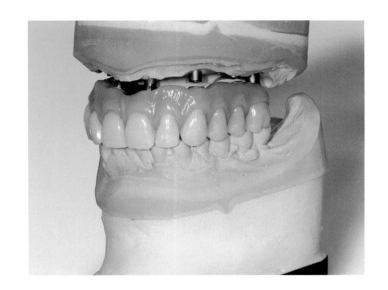

图26-39　将带有临时修复体的第2副石膏模型上𬌗架。

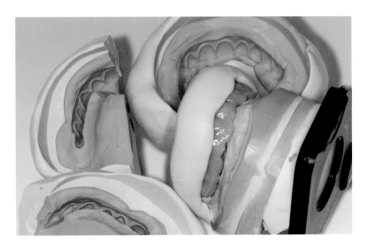

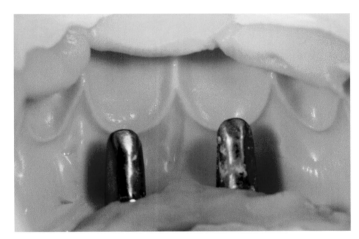

图26-40和图26-41　制备多种硅橡胶导板作为模具用来制作最终上部结构。

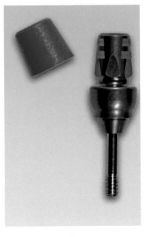

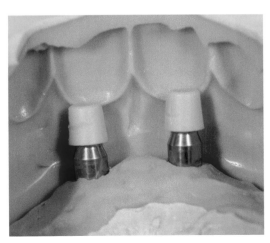

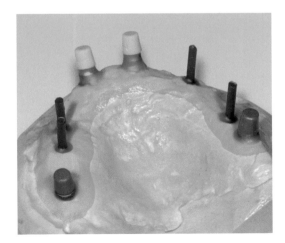

图26-42 ~ 图26-44　辅助基台拧入石膏模型的种植体替代体上，以确保复制的修复体准确就位。蜡棒安装到剩余种植体位置，标注种植体轴向。

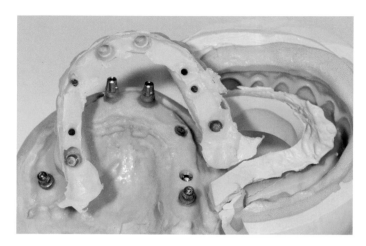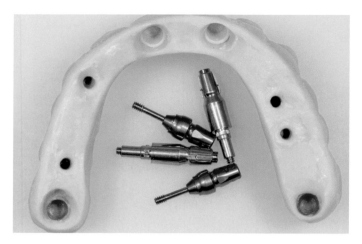

图26-45和图26-46　将包绕整个过渡修复体的导板填满冷凝丙烯酸树脂并放到石膏模型上。

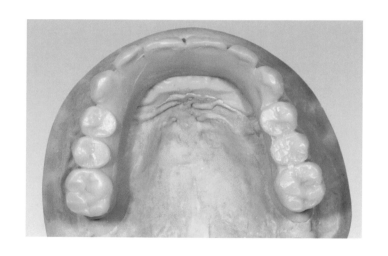

图26-47　螺丝固位的辅助基台可确保已完成的过渡修复体的复制品稳定地就位到石膏模型上。

　　由于支架要求复杂，我们决定用CAD/CAM技术制作。将上颌石膏模型和复制的过渡修复体送往ISUS扫描中心。这家公司隶属Dentsply种植公司，擅长设计和生产种植体支持的上部结构。根据送往扫描中心的修复体复制品，用非贵金属合金制作一体式支架。这个支架在磨牙以及前磨牙区域减少1.5mm，以便允许烤瓷在此处达到应有的厚度。由于前牙区域种植体

轴向偏唇侧，设计两组联冠修复。一旦支架放入口内，牙冠便固定到前牙区域。支架在这个区域需要减少2mm，因有额外的冠部支架。支架的腭部区域设计成宽领结构，以便在烧结时容易冷却。这样设计的另一个优点，就是当修复体影响发音时，此区域更容易减薄。考虑到这些问题后，做出设计方案，并以文件形式发送到加工厂（图26-51～图26-57）。这给了技

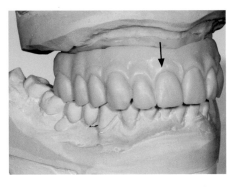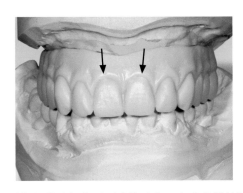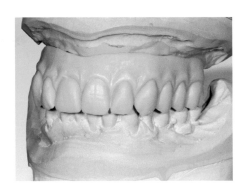

图26-48～图26-50　辅助基台的塑料帽可透过复制的修复体看到（箭头），意味着螺丝通道开孔将在唇侧。

图26-51和图26-52　分别扫描石膏模型整体，扫描复制的过渡修复体，以这种方式工作。

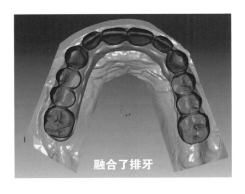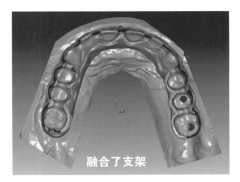

融合了排牙　　　融合了支架

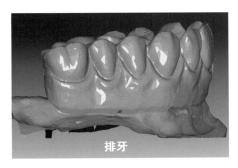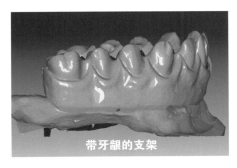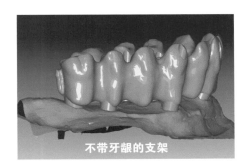

排牙　　　带牙龈的支架　　　不带牙龈的支架

图26-53～图26-55　不仅允许扫描的石膏模型、种植体、诊断蜡型，而且设计的带牙龈和不带牙龈部分的支架，都可以导入或删除。

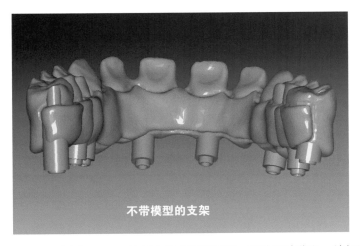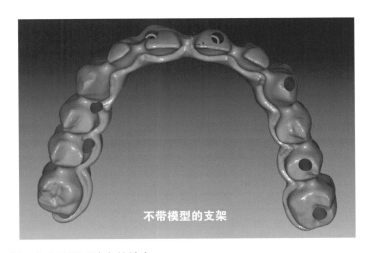

不带模型的支架　　　不带模型的支架

图26-56和图26-57　技工室用查看器观察、评估设计草案，并与牙科医生沟通需要改变的地方。

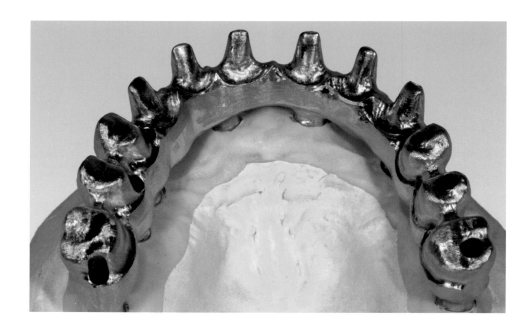

图26-58　固定修复体的支架由非贵金属合金切削而成。支架前后区域根据修复设计做不同程度减薄。

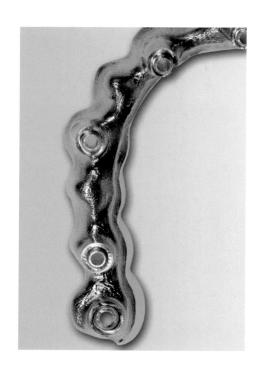
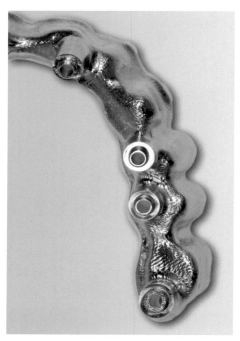

图26-59和图26-60　尽管由于就位路径和专利保护原因不能完全复制结合面完整的几何形状，但种植体接口的几何形状在切削过程中已被整合到上部结构。

工室检查支架设计的机会。在这种情况下，不能低估与技师就需求或问题直接交流和沟通的必要。当设计方案通过后，便进行制作。交付的支架符合所有预期（图26-58～图26-60）。经过导板检验其减薄程度符合要求（图26-61～图26-63）。在石膏模型以及患者口内进行Sheffield实验，证实没有问题（图26-64～图26-66）。通过获得的导板，将丙烯酸制作的前部牙齿以可拆卸形式转移到上部结构（图26-67～图26-69）。在口内试戴时，将咬合板放在后牙区检验静态咬合（图27-70）。

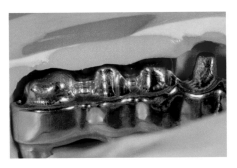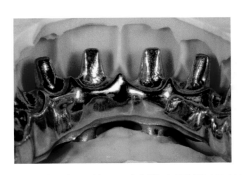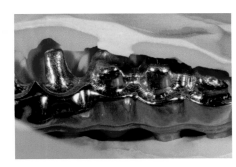

图26-61～图26-63 导板显示在后牙区有充足的烤瓷空间，前牙区有制作金属烤瓷冠（PFM）的空间。

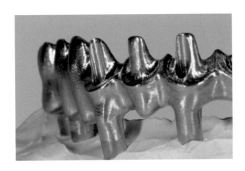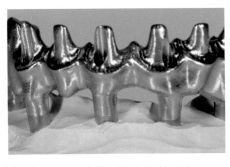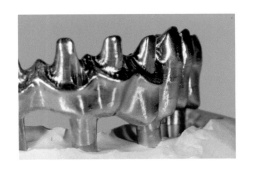

图26-64～图26-66 支架在主石膏模型上就位经过Sheffield实验，证实没有问题。

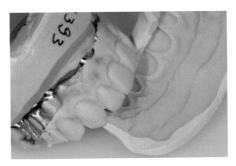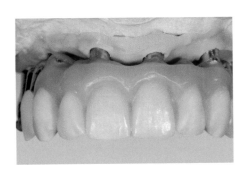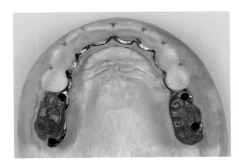

图26-67～图26-69 为了支架试戴，制作复合树脂冠导板和后牙区咬合板。这次试戴，牙龈部分一直是蜡型。

成功试戴上部结构后，下一步便是为前部牙冠制作基底冠。因为这里计划用铸造技术，基底冠也由传统方法塑造。在稳定的塑料帽堆塑比正常牙齿形状小的牙，以支持饰面瓷（图26-71和图26-72）。再一次使用硅橡胶导板，便于找到一个既满足饰瓷的可用空间，又满足稳定性的折中点。联冠腭侧区域也需要有一个显著的宽领，以便在需要的时候用杠杆工具拆除牙冠（图26-73）。在做铸道前，颈缘处要用合适的模型蜡获得良

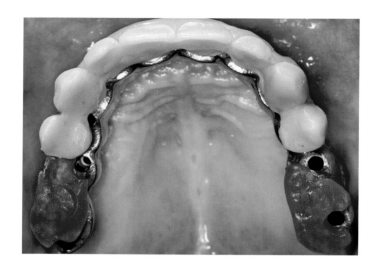

图26-70　试戴时未发现支架在就位以及功能和美学方面的不足。

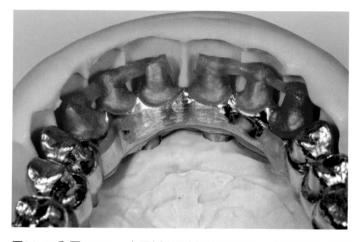
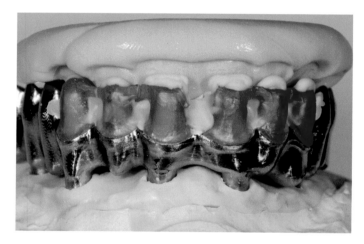

图26-71和图26-72　在唇侧和腭侧导板帮助下，为两组联冠塑形。

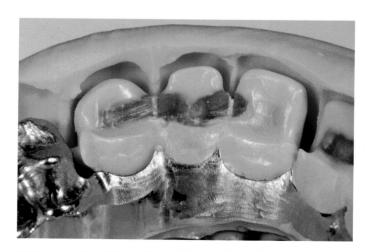

图26-73　前牙区域，制作比正常牙齿形状小的牙。

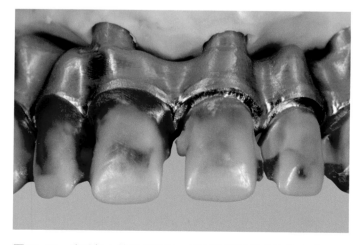

图26-74　在𬌗架上检查模型时，牙冠边缘已用蜡修整完成。

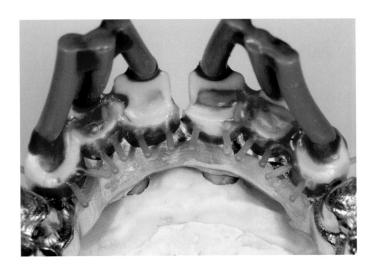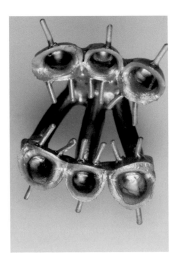

图26-75和图26-76　在这个病例中，用经典铸造技术制作烤瓷冠基底冠。

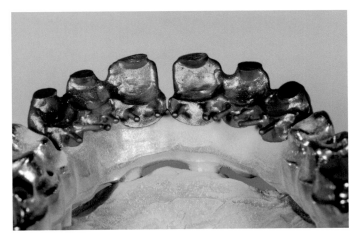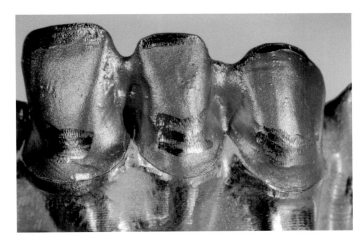

图26-77和图26-78　金属基底冠就位到有喷雾标记的主支架上，确保其唇侧和腭侧边缘就位满意。

好就位（图26-74）。铸件用易熔的非贵金属完成后，将其安装到喷雾标记的主支架上（图26-75~图26-78）。铸道磨掉后，修整烤瓷表面，对其可用空间进行最后检查（图26-79和图26-80）。瓷饰面用Creation CC制作（图26-81~图26-87）。

当两组联冠制作完成后，主支架准备制作烤瓷。用打磨机成型，修整平滑，使支架表面没有尖锐的边缘和毛刺（图26-88~图26-91）。这很重要，否则会在

金属与瓷之间产生应力，可能导致饰瓷缺陷。在金属支架与种植体的结合面涂布硅橡胶，以保护结合面在用2.0bar压力110μm氧化铝颗粒喷砂时不被破坏（图26-92~图26-95）。为了保护结合面不被氧化，每次热处理前都要涂布特殊抗氧化剂（用于非贵金属的Oxyd-Stop）（图26-96和图26-97）。烧结完成后，用1.0bar压力50μm玻璃珠喷砂很容易去除。这可以保证主支架在多次烤瓷烧结后仍就位良好。下一步是结合层烧结。

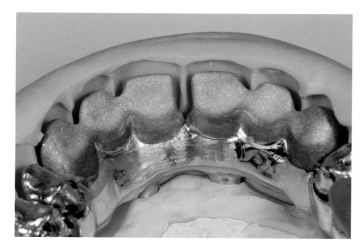
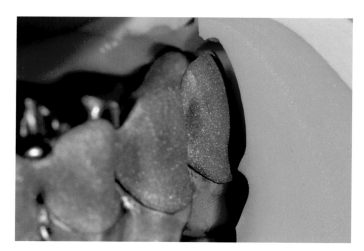

图26-79和图26-80　用导板检验支架，确认可以在其表面以均匀的材料厚度上瓷。

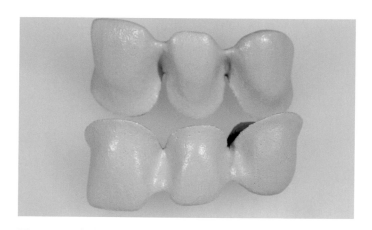

图26-81　喷砂粗化后烧结遮色瓷。

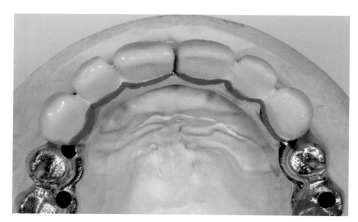

图26-82　利用在诊断蜡型上复制了牙齿位置和长度的硅橡胶导板，首先堆塑牙本质瓷并烧结。

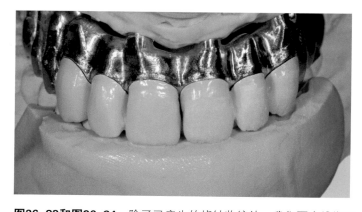
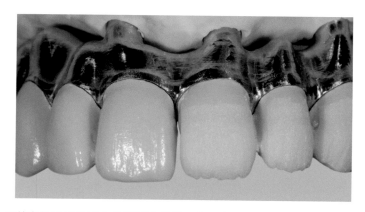

图26-83和图26-84　除了已产生的烧结收缩外，我们要在堆塑下一层前有针对性地减少其厚度（见第二象限）。

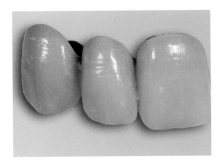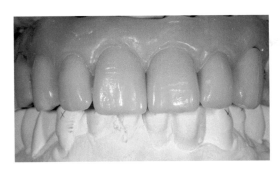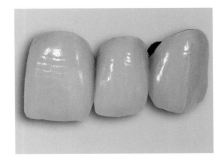

图26-85～图26-87 应用多种透明和切端材料，两组联冠根据要求的形状制作而成（为了便于清晰地观察，人工牙龈用粉红色模型蜡制作，图26-86）。

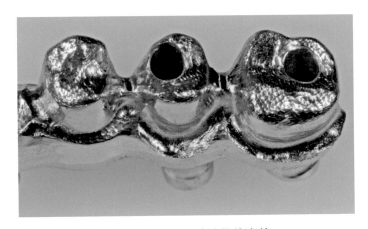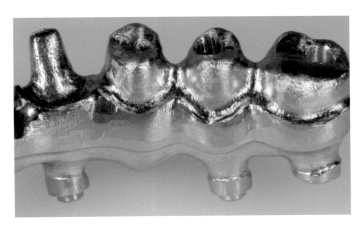

图26-88 支架上切削加工过程的痕迹依然清晰。

图26-89 烤瓷表面打磨光滑，不能有尖锐边缘和毛刺。

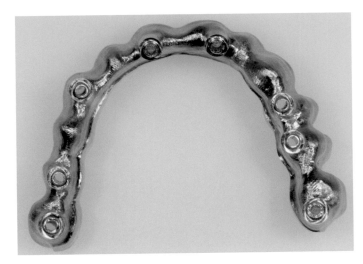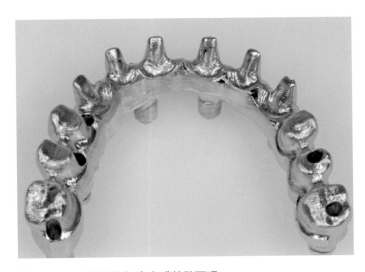

图26-90 上部结构打磨完成的底面观。

图26-91 上部结构打磨完成的骀面观。

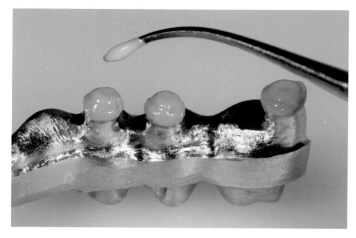

图26-92　与种植体肩台的结合面用薄层低黏性硅橡胶加以保护。

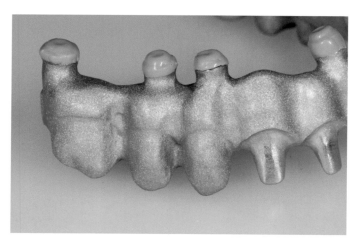

图26-93　要上饰瓷的表面用氧化铝颗粒喷砂粗化（110μm和2.0bar）。

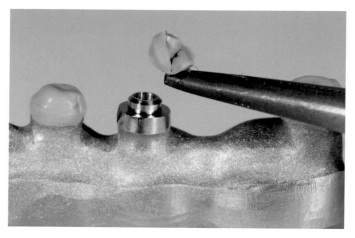

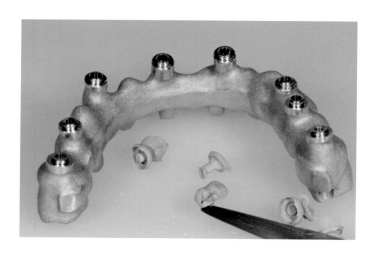

图26-94和图26-95　保护膜经过喷砂粗化后可轻易取下。

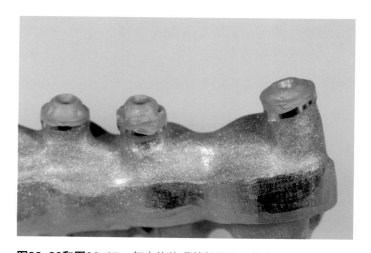

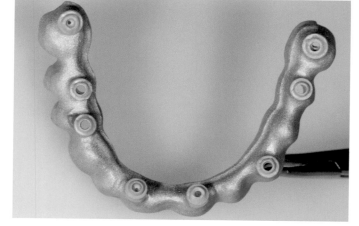

图26-96和图26-97　每次热处理前都需应用抗氧化剂防止非贵金属合金发生强氧化。

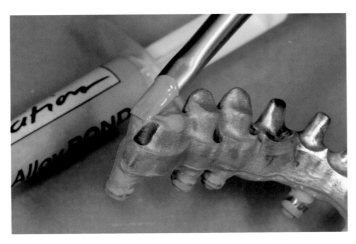 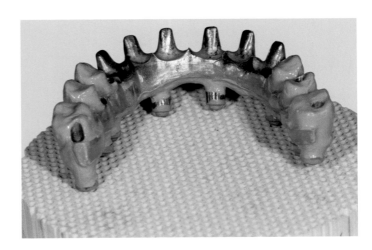

图26-98和图26-99 使用粘接剂确保饰面瓷的最佳粘接。

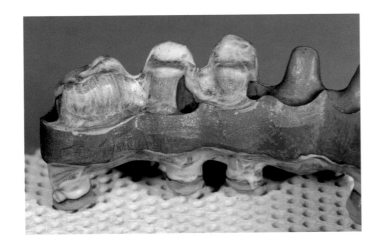 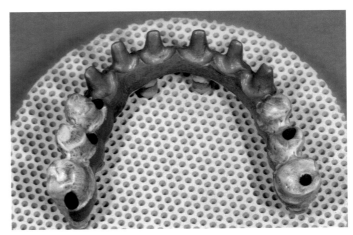

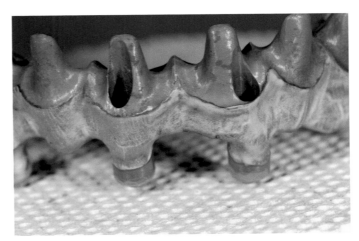

图26-100～图26-102 结合层烧结后会有一个不错的色彩结果，对整体效果有积极影响。

粘接剂可使金属与瓷更好结合，同时也帮助覆盖黑色氧化层（图26-98～图26-102）。当在如此大量的金属和瓷表面上饰瓷时，建议将烧结温度提升20℃（根据瓷用量和烧结炉）以保证瓷被烧透。同样在烧结时，建议将第1次牙本质烧结时间延长30秒，随后的每次烧结减少10秒。以下的步骤都需要完成，程序才完整：

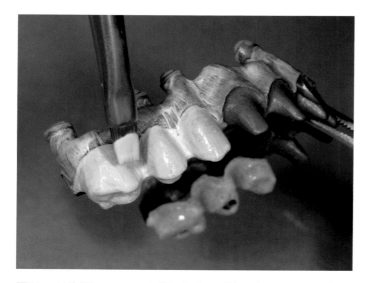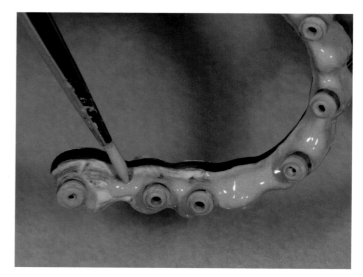

图26-103和图26-104 两种颜色应用到接下来的清洗烧结【译者注：原文是wash firing，下同】中。

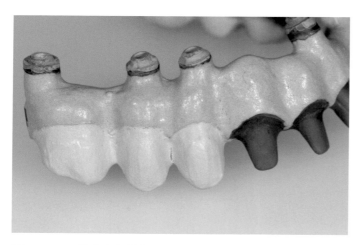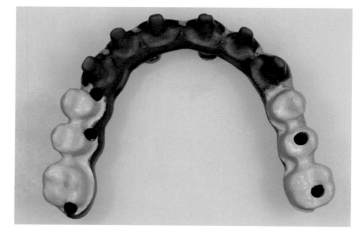

图26-105 因为支架结构在结合层烧结、清洗烧结、遮色层烧结时并未拧到石膏模型上，所以抗氧化剂可存留在结合区域。

图26-106 第2次遮色瓷烧结后，金属支架的覆盖已经令人满意。

· 结合层烧结。

· 清洗烧结。

· 遮色层烧结。

· 第1次主烧结。

· 3次修正烧结。

· 釉质修正烧结。

· 最终釉质烧结。

因为基底部分需覆盖牙龈颜色的饰面，在相关区域使用粉色遮色剂隐藏金属支架颜色（图26-103～图26-106）。

去掉抗氧化帽后，支架用3枚技工螺丝固定到石膏模型上，以便分层上瓷（图26-107）。前牙区牙冠安装到位，在牙冠上标注一条人工牙龈的大致边缘线。考虑到上𬌗架时的可用空间，第1步是将后牙区牙冠上遮色瓷、牙本质瓷、切端瓷，以及透明瓷（图26-108～图26-113）。

以上各层堆塑完成后，整个牙龈区域应用粉色瓷（图26-114～图26-116）。取下前牙联冠，松开固位螺丝，将上部结构从模型上卸下（图26-117～图26-119）。在第1次主烧结前，在新堆塑的支架基底部刻痕，整个修复体做修整，平滑，并放置前面提到的抗氧化帽（图26-120～图26-124）。

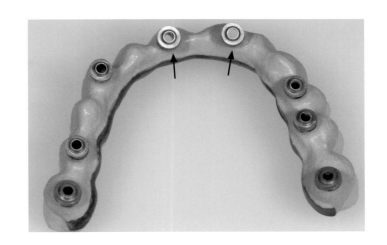

图26-107　支架拧入石膏模型前，通过低压喷砂去掉抗氧化帽（箭头）。

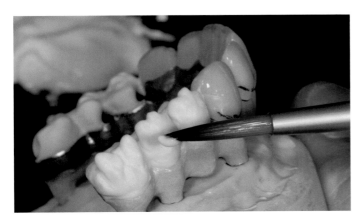

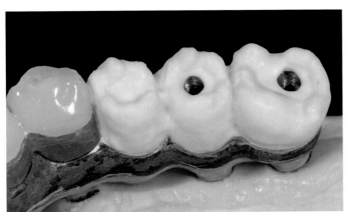

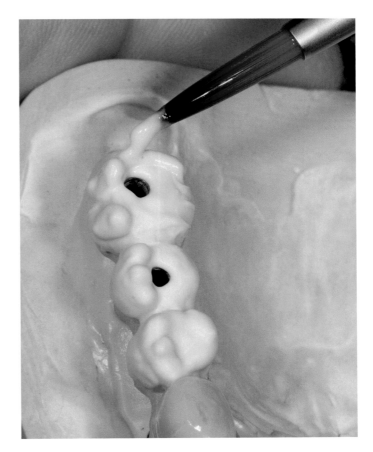

图26-108～图26-110　后牙区首先堆塑牙本质瓷粉。

　　第1次主烧结完成后，跟随后的烧结一样，经过持久冷却，烧结体呈现出蛋壳样光泽，说明烧结时间和温度合适（图26-125～图26-127）。由于烧结收缩出现牙齿间隙，同样组织面区域也出现收缩缺口，这些区域

经过仔细打磨后，再额外增加适当的瓷粉。再次烧结前，我们需要细心地让其通过良好凝结以消除任何气泡（图26-128～图26-130）。在接下来的两次修正烧结中需要塑造后牙的解剖形态，并使牙龈表面光滑（图

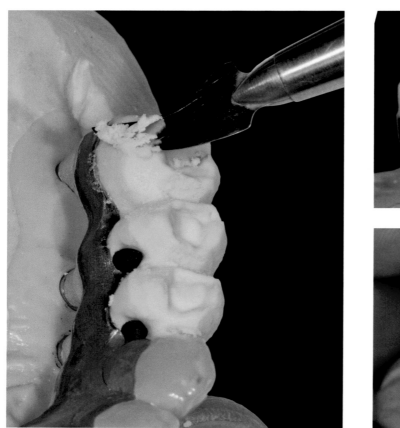

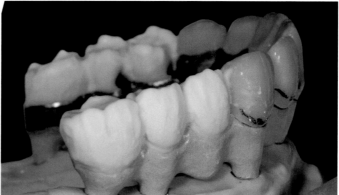

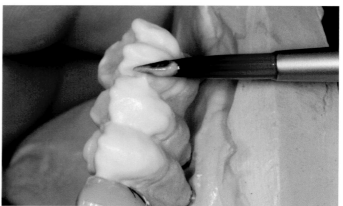

图26-111 ~ 图26-113　修减后，再次涂上多种透明和切端瓷粉，形成稍大些的牙齿形状。

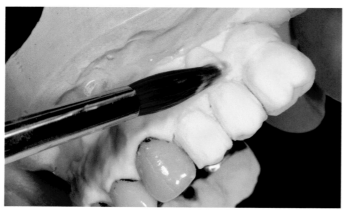

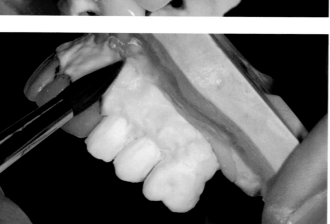

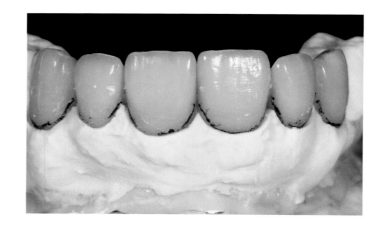

图26-114 ~ 图26-116　在牙龈区域应用粉色瓷粉，前牙一直涂到标记线，这条线一直延续到后牙区。

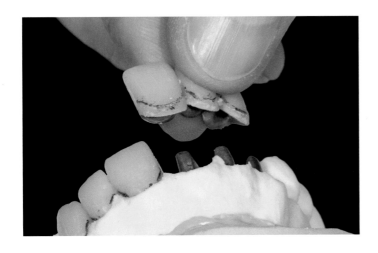

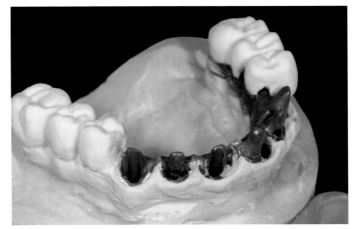

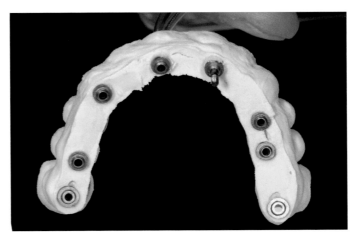

图26-117～图26-119　拆掉前牙牙冠，拧松固位螺丝，将支架从石膏模型上取下。

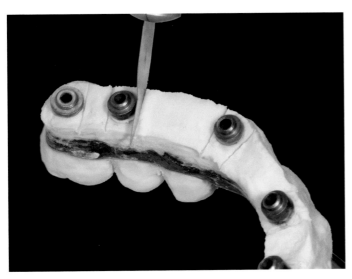

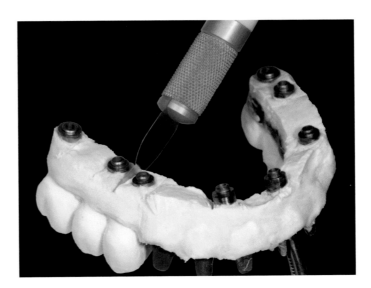

图26-120和图26-121　在整个堆瓷支架上分几处，刻痕划切至遮色层，以便控制收缩和避免张力。

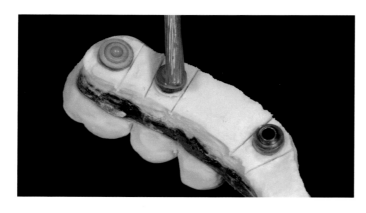

图26-122 完成堆瓷的支架经过修整、清洁、平滑后，应用抗氧化帽（Oxyd-Stop）。

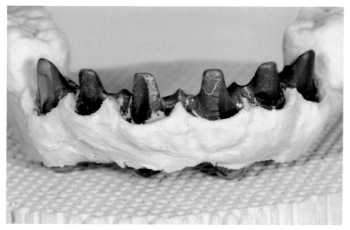

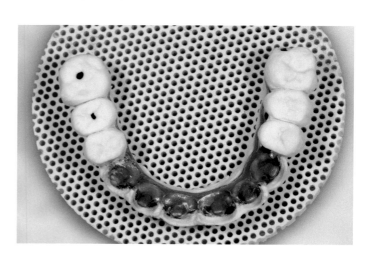

图26-123和图26-124 对瓷粉厂家推荐的烧结过程稍做修改。

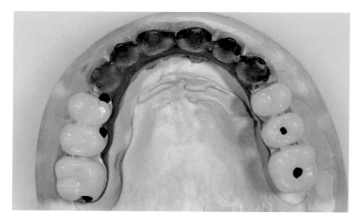

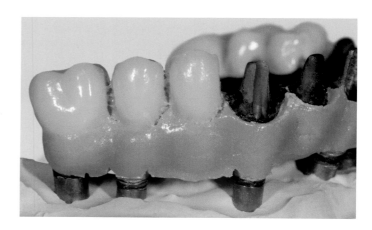

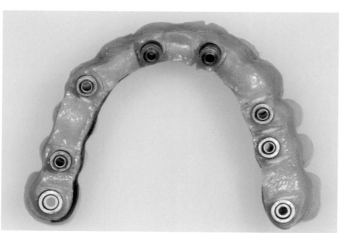

图26-125 ~ 图26-127 达到充分烧结。

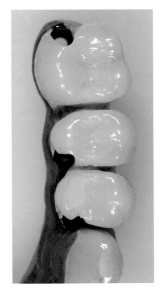
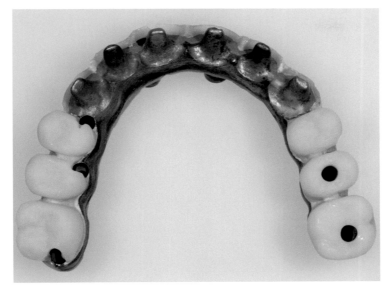
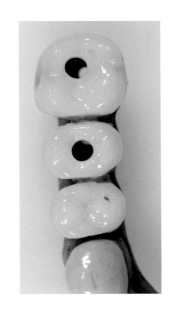

图26-128 ~ 图26-130　检查修改咬合关系后第1次烧结工作就完成了。

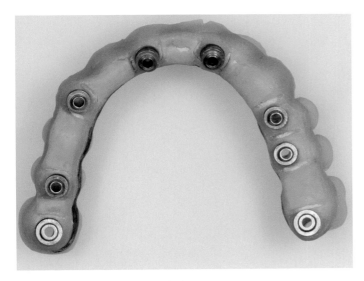

图26-131　底部刻痕进一步变宽。

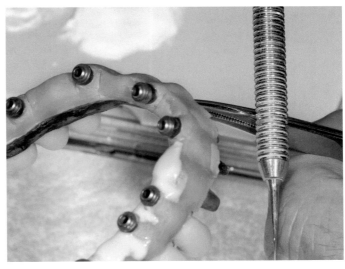

图26-132　在将支架放回石膏模型、调整上瓷前，缺陷部位用瓷粉填充并小心压实。

26-131 ~ 图26-138）。在长期过渡修复中，石膏模型上桥体的基部已被掏空0.5 ~ 1mm。为在软组织上施加可控压力，石膏模型上涂上接触标记物，桥体的基部选择性地就位其上（病例中为Tanaka糊剂；图26-139 ~ 图

26-141）。在前牙区，要不遗余力地确保人工牙龈与前牙牙冠紧密结合，以便随后的粘接剂尽可能少用。无论如何，牙冠一定不能与无支持的瓷材料直接接触，否则就会导致烧结瓷在压力下，甚至在粘接过程中断

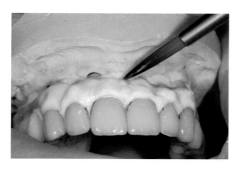 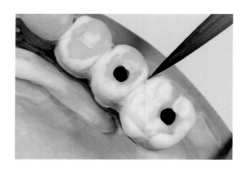 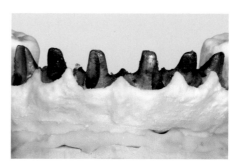

图26-133～图26-135　人工牙龈的唇侧部分用多层瓷粉堆塑，牙冠堆塑成期望的牙齿形状。

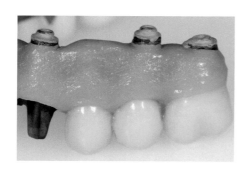 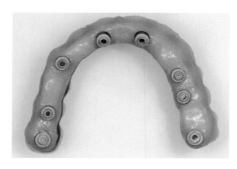 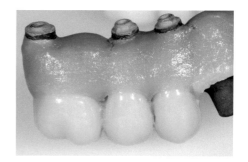

图26-136～图26-138　第1次修正烧结在很大程度上补偿第1次主烧结时的烧结收缩。

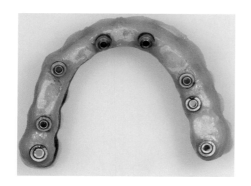 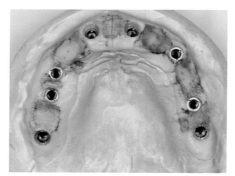 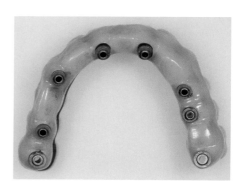

图26-139～图26-141　于天然牙龈的接触区要做选择性调整。

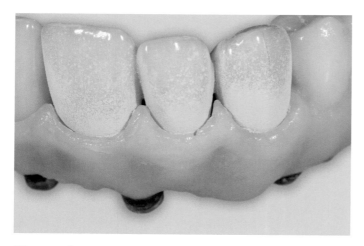 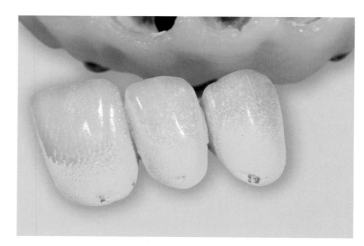

图26-142和图26-143　用这种方法检查牙冠就位情况，以确保对牙龈瓷无压力。

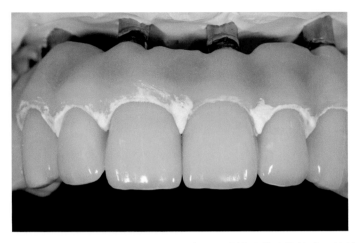
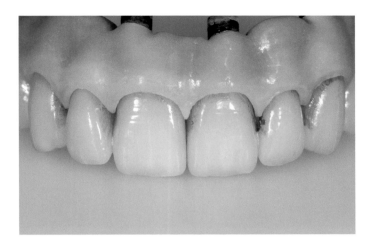

图26-144和图26-145　通过再一次修正烧结修整小的缺陷，并精心抛光。

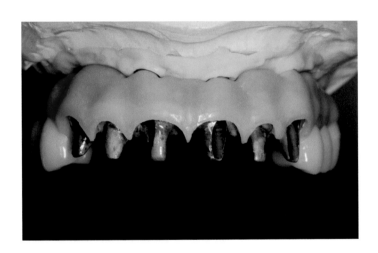
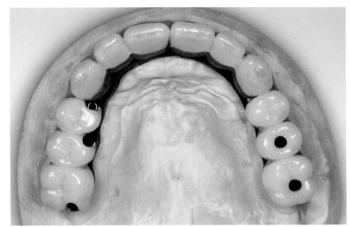

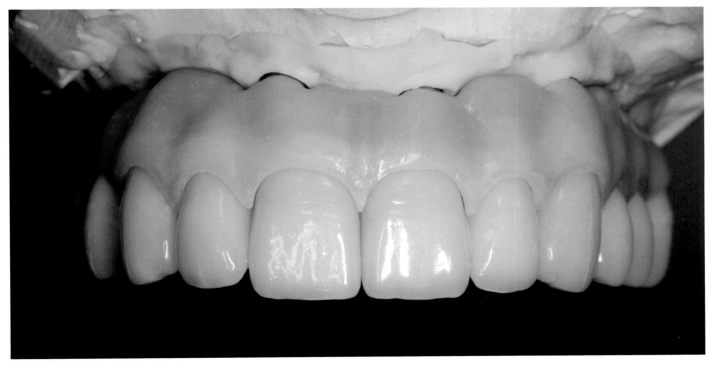

图26-146 ~ 图26-148　修复体烤瓷完成后准备试戴。

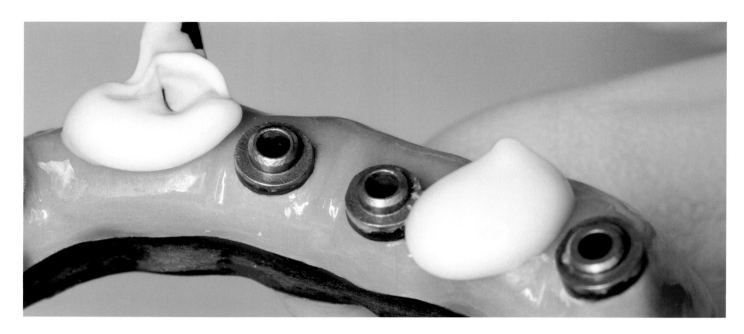

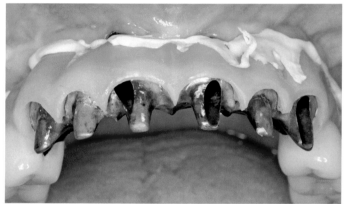

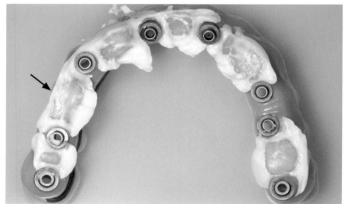

图26-149 ~ 图26-151　口内试戴时，检查修复体基底区域对口腔黏膜的压力。

裂（图26-142 ~ 图26-145）。烤瓷完成后试戴，可提示在最终完成前是否还需什么修改（图26-146 ~ 图26-148）。牙龈基底区的适合性检查发现，在23和25种植体间的桥体区需要轻微增加（图26-149 ~ 图26-151）以避免食物残渣嵌入。种植体近中和远中区域设计成允许牙间刷进入的形式，以轻柔的压力进行清洁（图26-152和图26-153）。

修正性釉质烧结可使修复体基底区表面强化到所需程度。此外，牙龈瓷和前牙的过渡区再次堆塑。与烤瓷熔附金属技术中的瓷肩台相似，准备好蜡/瓷混合物

（图26-154 ~ 图26-156）。最终釉质烧结后，整个瓷结构看上去均匀光滑，但无论如何都需对其进行金刚石研磨膏抛光使其更加光滑（图26-157和图26-158）。尽管瓷面很少菌斑聚集，但是任何粗糙或多孔的区域都是菌斑聚集的潜在地，所以要在粘接或者螺丝固位修复体上不遗余力地避免其产生。未覆盖瓷的金属部分形成了显著的氧化层，这在非贵金属合金中很常见。在最后的抛光过程中，为了保护上部结构与种植体肩台结合处易受损伤的区域，种植体替代体要拧入上部结构中以保护该敏感的接触表面（图26-159）。由于以上原因，

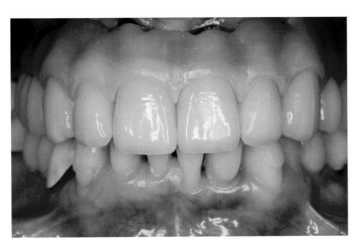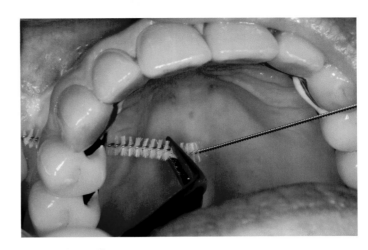

图26-152和图26-153　除检查功能和美学效果外，还需对修复体的清洁维护进行评估。

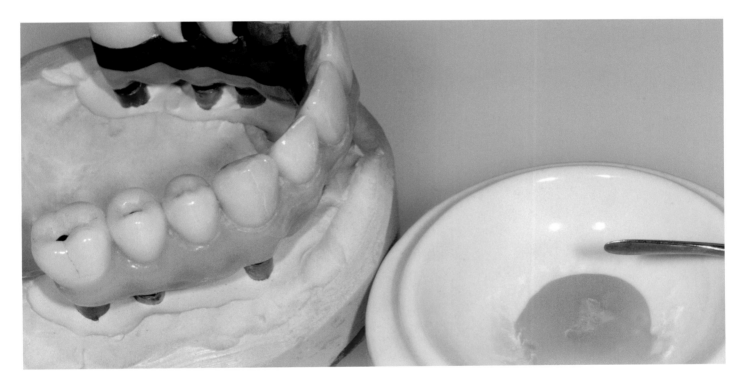

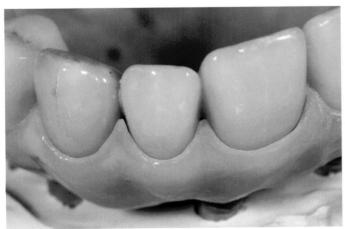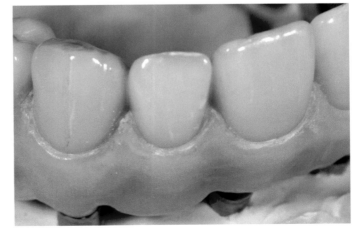

图26-154～图26-156　牙齿之间的小缝隙在最终釉质烧结时关闭。

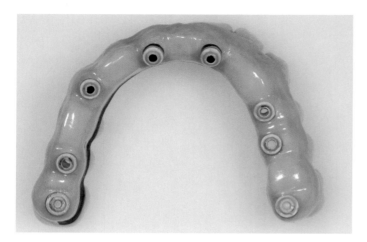
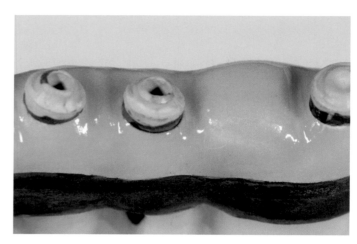

图26-157和图26-158　经过釉质烧结，牙龈基托凸面区的表面变得光滑均一。

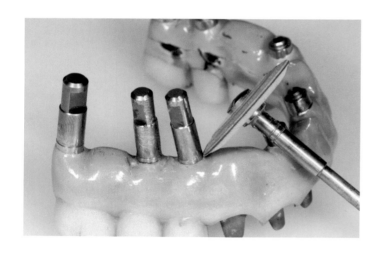

图26-159　打磨和抛光时，种植体替代体拧到修复体上以保护与种植体的接触区。

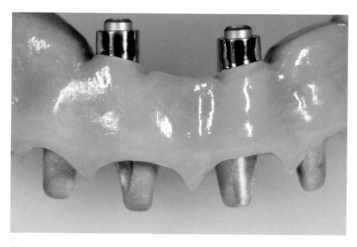
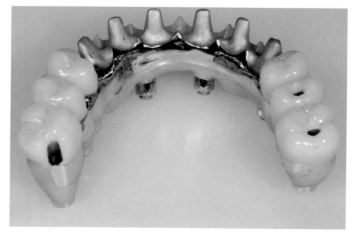

图26-160和图26-161　所有的陶瓷部分再进行一次高光泽抛光，以降低菌斑亲和力。

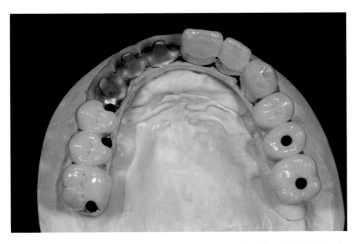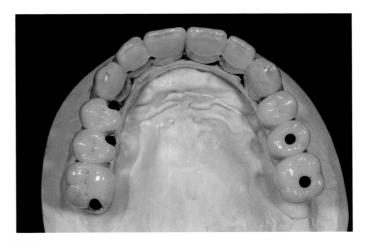

图26-162和图26-163　两组前牙联冠满意地就位，并协调地融入上部结构。

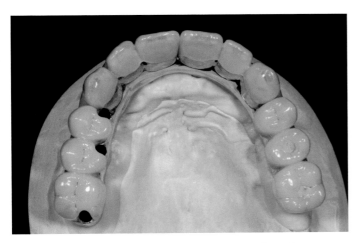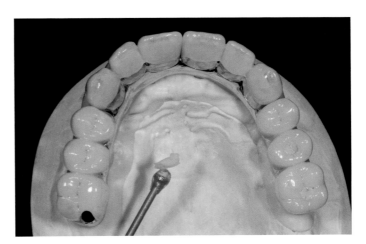

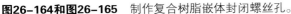

图26-164和图26-165　制作复合树脂嵌体封闭螺丝孔。

与最后一次高光泽抛光需要认真仔细一样，结合部位的磨光和抛光也是非常耗费心力的（图26-160和图26-161）。在螺丝固位的上部结构中，螺丝孔对修复体的美学效果有一定影响。使用技工室生产的复合树脂嵌体封闭影响美观的螺丝孔要比使用牙科材料更好（图26-162～图26-165）。这种情况下，先要用不透明牙本质材料覆盖金属螺丝通道，然后再使用牙本质树脂和切端材料。清洁后，完成的修复体用新螺丝固定到石膏模型上，发送回牙科诊所（图26-166～图26-169）。因为技工室制作过程中反复使用螺丝，导致其磨损，通常会被替换成新螺丝，这是质量保证程序的一部分。当上部结构戴入口内后，前部牙齿用临时粘接剂粘固（IMProv），用光固化树脂将嵌体嵌入并粘接以封闭螺丝孔（Tetric流体树脂；图26-170）。最后阶段的更多图像，见图24-195～图24-205。

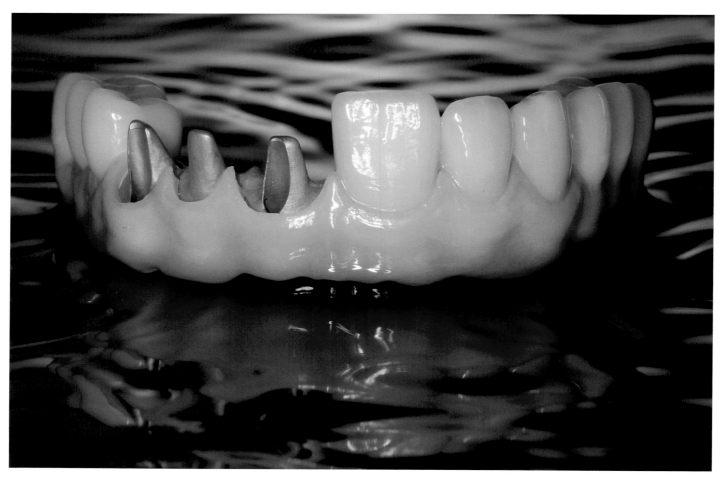

图26-166　技工室工作完成后的整体观。

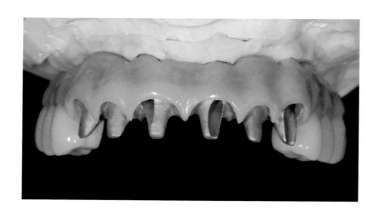

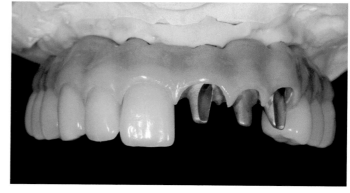

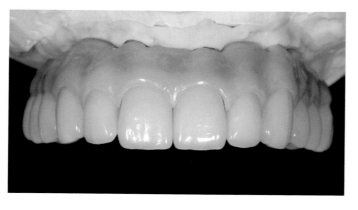

图26-167~图26-169　将有饰面瓷的支架安装在石膏模型上，螺丝固定，之后将前牙牙冠戴入。

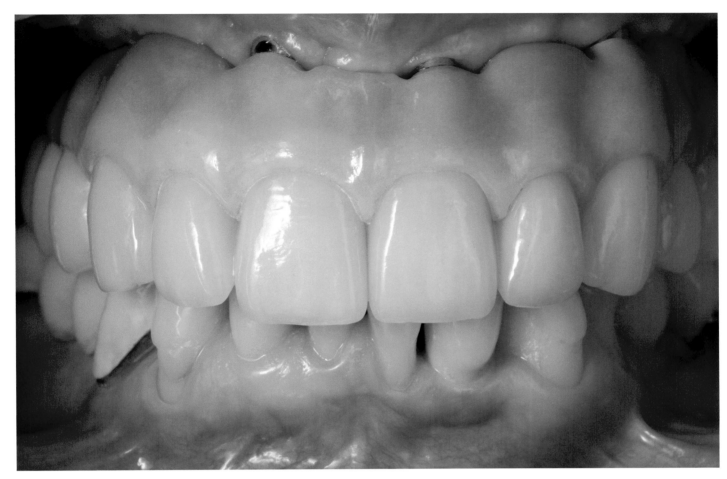

图26-170 螺丝固位的上部结构戴入口内。最后阶段的更多图像，见图24-195～图24-205。

第27章
种植体支持式活动修复
REMOVABLE PROSTHESES ON IMPLANTS

V. Weber, S. Wolfart

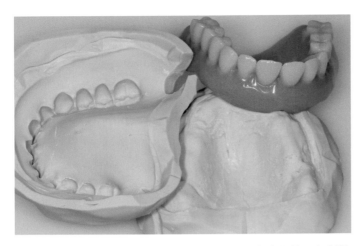

图27-1　现有义齿基底组织面和咬合面的硅橡胶印模已经制作完成。

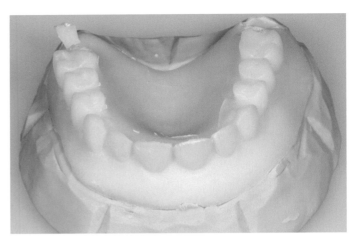

图27-2　用含硫酸钡的丙烯酸树脂制作的现有义齿或重新排牙的复制品，作为3D设计的基础。

正如前面第16章所描述的，多种固位方法适用于种植体支持式活动修复体。常用的包括以下：

- 按扣系统（球附着系统/Locators）。
- 套筒冠。
- 杆卡。

作为一个继续教育计划"种植体支持式修复体"的一部分，所有3种类型附着体系统在这个女性患者都有应用[418]。最后，患者能够决定她需要哪个修复体。DVD/蓝光系列教程展示这个患者的情况和它所有的治疗计划、手术过程以及修复和技工过程。因此，这个视频系列是本章的一个理想补充。它展示了所有3种类型修复体技工制作所涉及的关键步骤。

由于各种修复类型所需的初步技工制作过程大致相同，这些操作步骤在本章不再赘述。它们包括：

- 石膏模型制作。
- 颌关系记录。
- 排牙。
- 放射导板和手术导板。
- 种植印模后排牙。

以这些基本的操作步骤为基础，本文继续从牙科技工室的视角描述3个不同类型修复体的制备过程。

27.1　放射导板/手术导板

根据不同的条件，在某些病例术前进行种植体位置的三维（3D）植入设计是有益的。为此需要不同的技工室步骤，这取决于患者的初始情况，而不是使用的设计软件。

27.1.1　使用现有的修复体制作放射导板

如果目前有满足现代牙科对功能和美学要求的义齿，可以用一个比较简单的工艺把它复制为所需的含硫酸钡牙齿的放射导板，即：牙齿是阻射的。要做到这一点，第1步是使用高精度的重体硅橡胶从组织面做印模。这步完成后，确定再就位标志，并制作咬合面的印模。当这一步也完成了，两个部分可以拆开并去除义齿（图27-1）。然后打开充填和放气口，在两半印模重新组合并且合成的空腔中填充聚合树脂/硫酸钡的混合物（含15%硫酸钡）。在压力锅中聚合后，两半印模再次分离，最好不损坏硅橡胶印模，取出复制的修复体（图27-2）。整个修复体是由含硫酸钡的丙烯酸树脂制作的。磨除原义齿由牙龈色树脂组成的部分，给模板

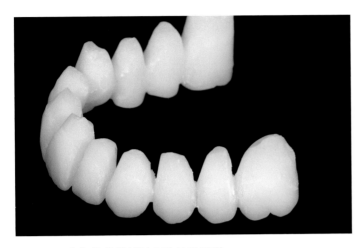

图27-3　修复体的基托被去除只留牙列。

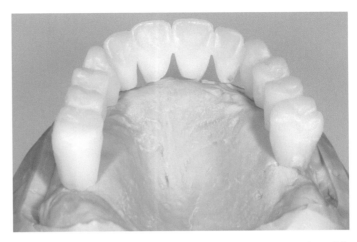

图27-4　为了后续的牙龈厚度分析，牙齿的基底面保持在剩余牙槽嵴。

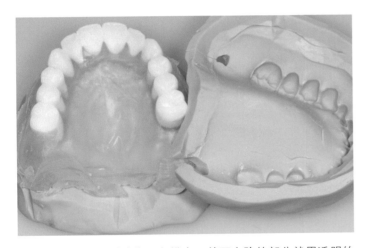

图27-5　一旦牙列就位于印模中，前面去除的部分就用透明的丙烯酸树脂代替。

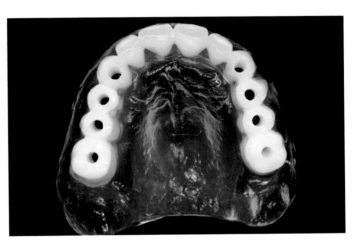

图27-6　为了在分析锥形束CT（CBCT）数据时更好地定位，在牙齿的中心钻孔。

基托基底的透明部分提供空间（图27-3）。然而，位于剩余牙槽嵴表面的基托基底部要保留含有造影剂的部分，以便在随后的锥形束计算机断层扫描（CBCT）中更好地评价牙龈厚度（图27-4）。磨除修整后，将它复位在咬合面侧的印模中。然后模具的两半重新充满透明的丙烯酸树脂（图27-5）。

最后，用钻孔标示牙齿的中心垂直轴（图27-6）。这可以分析理想的牙齿长轴与可用骨的关系。

如果还有余留牙，这里所描述的复制方法也可以使用，只要排牙的空间足够，例如，用套筒冠修复的牙齿。

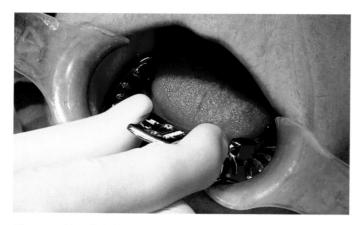

图27-7 使用半个性化托盘制取解剖印模。

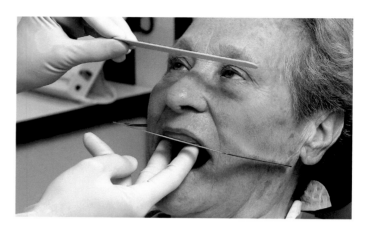

图27-8 𬌗面导板按照面部平面对齐垂直和水平位置。

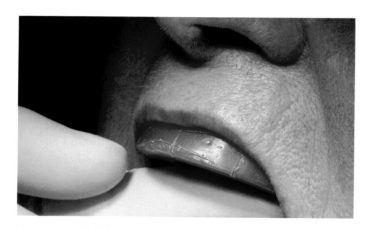

图27-9 在各种位置嘴唇的运动状态记录在𬌗堤上。

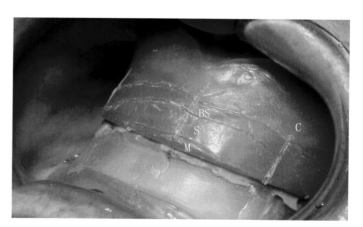

图27-10 一旦所有有关排牙的标志确定了［张口放松（M）和轻松的微笑（S）、大笑（BS），尖牙（C）和中线］，将𬌗堤固定在一起。

27.1.2　重新排牙制作放射导板

在之前没有合适义齿的病例，需要进行所有的临床和技工室标准修复体制作程序。为了评估患者原有义齿和与制作新修复体有关的牙齿形状和位置情况，患者需要带上她自己早些年有意义的肖像照片。用半个性化Schreinemaker托盘制取解剖印模（图27-7）。用卡尺选择正确尺寸的托盘。为确保最初排牙在每个平面都是最佳的，要记录一个广泛的上、下颌关系。为此，上颌𬌗堤平面最先在垂直向和水平向上对齐（图27-8）。将休息位的唇线以及患者微笑和大笑时的唇线记录在𬌗堤上（图27-9）。这能让技师了解嘴唇各种运动状态，从而保证排列的牙齿适当显露。

患者早些年的照片在这里也有用。其他的信息，如中线和尖牙的位置，也确定并转移到𬌗堤上。一旦下颌𬌗堤调整好了，2个基托用记录树脂固定（图27-10）。将石膏模型简单地安装到𬌗架上以后，结合之前获得的一些信息完成排牙。排牙放入患者的口内，检查上、下颌关系、垂直距离、𬌗平面。测试垂直距离，要让患者发"s"的声音；当发音时修复体的牙齿不能碰到。"F"

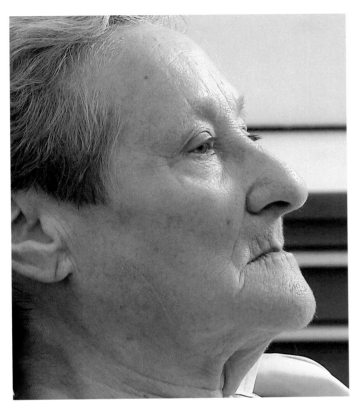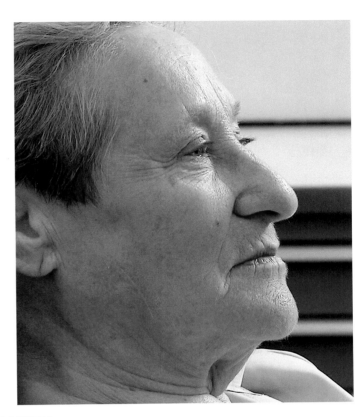

图27-11 通过患者的轮廓评估新确定的颌关系（左侧没有戴牙，右侧戴牙）。

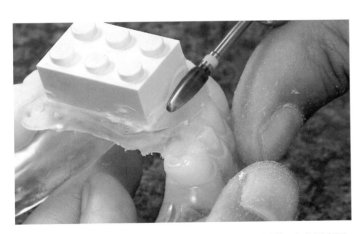

图27-12 在med-3D系统，用乐高块作为模拟手术导板和CBCT种植设计之间的参照物。

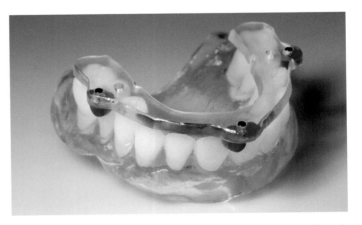

图27-13 其他系统（此处是coDiagnostiX）使用金属针作为参照点；它们和有阻射牙齿的设计导板连在一起。

音来测试矢状面位置。在这个病例中，上颌中切牙应该碰到唇珠的下缘。整体美学效果也要评估。最后，评估患者的面部轮廓。这些戴牙或不戴牙的照片明显表明修复体会对患者的外观产生正面影响（图27-11）。

如果在这个环节需要做出重大的修改，需要考虑再试戴一次。类似于先前描述的过程，需要准备含硫酸钡牙的CBCT导板用来验证就位。根据使用的设计软件，为了使CBCT图像和手术导板之间同步，需要安装对应的组件。乐高块是用在med-3D系统中的（图27-12）。钛钉是用于其他系统（图27-13）。这些参考点

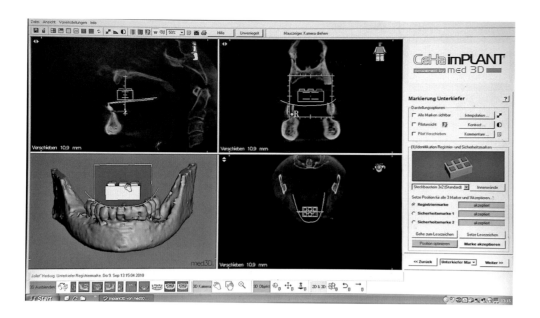

图27-14　这里使用的系统，乐高块是转换过程的参照物。

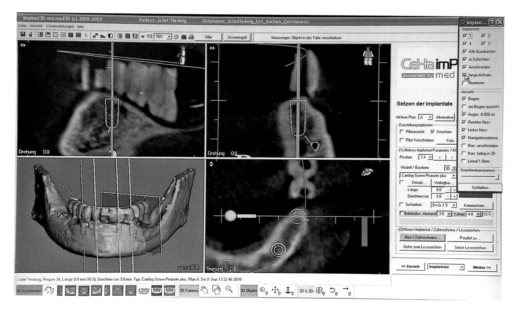

图27-15　每颗种植体可以单独进行验证，如果必要的话，可对其尺寸和位置进行调整。

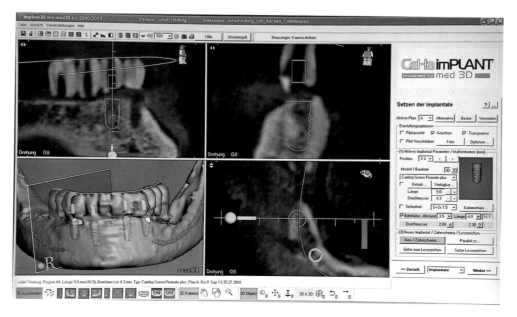

图27-16　保存最终的设计数据，并作为转换放射导板到手术导板的依据（导航导板）。单颗种植体位置的坐标通过数据表发送到牙科技工室来确定钻孔单元。

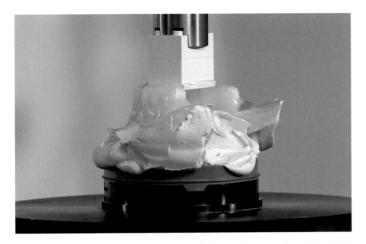

图27-17　虚拟设计过程完成后，放射导板首先固定在钻孔装置的零（基准）位。

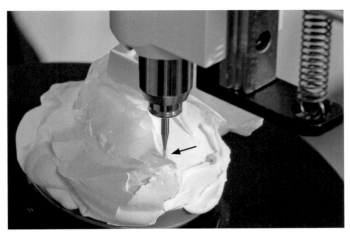

图27-18　进行点钻（箭头），确保潜在的转换误差在早期阶段可以确认。

使CBCT种植设计和将要制作的手术导板联系在一起。

DVT导板放入患者的口内并做CBCT扫描。基于3D数据，种植设计在计算机上虚拟产生。该数据包含颌骨的断层图像。一个下颌的三维虚拟模型由此生成并显示在屏幕上。乐高块作为参照物在正面视图中是清晰可见的（左下，图27-14）。它使放射导板与CBCT数据同步，并允许在此设计基础上产生手术导板；导向钻直接通过本导板钻种植定位孔。

27.1.3　转换放射导板为手术导板

种植体的大小和位置被定义在虚拟模型上。然后，代表下牙槽神经位置的点被标记在不同的平面上。软件自动计算出完整的走行。随后可以手动调整神经轨迹的直径。下一步，设计好的种植体类型，标有长度和直径，被放到计划植入的位置。可在各种平面上手动调整植入的位置。如果必要的话，种植体的直径和长度也可以调整（图27-15）。自动预警系统根据预先设定的安全距离监控重要结构（如下牙槽神经）的安全边缘。如果距离低于设定的最小值，就会发出图像和声音警示信

号。这样按顺序定位每颗种植体。植体平行度的验证还有另外的步骤。如果需要，根据实际的解剖结构特点也可以手动或自动校正平行度。一般来说，比如在任何的设计阶段都应该考虑建立支撑区。

最后，选择所需的钻针套管系统。在这里，你可以在系统中选择定位钻导板、后续的钻以及种植体。传统的系统只能引导先锋钻（图27-16）。

在牙科技工室，由设计软件生成的数据，转移到放射导板。乐高块保证戴着放射导板的模型能放在钻孔平台的正确位置（图27-17）。位置的确定是通过插入安全标记的点来验证的（在修复体上的牙胶标记；图27-18）。在设计过程中确定的种植体与乐高块相对位置的数据，保存到计算机上。用一个技工手机驱动钻针，来钻导向套管并辅助定位。把这个手机放入固定器并设置最大钻孔深度。带手术导板的模型放到钻孔平台上。6个可调脚使模型可以倾斜至任何位置（图27-19）。这使得种植设计确定的位置和计算钻孔角度可以传输到以后的手术导板中。用标准化的钻头制备导向套管的孔；当新的钻头夹紧后，需要调整其深度止停。计算机生成

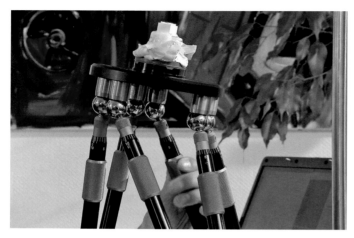

图27-19　切削装置的调节脚允许设计中指定种植体的位置可以重复设置。

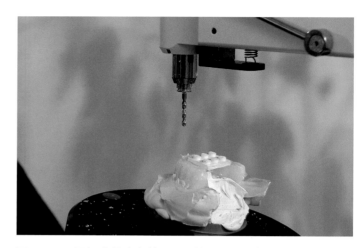

图27-20　用标准钻头来钻导向套管的孔。

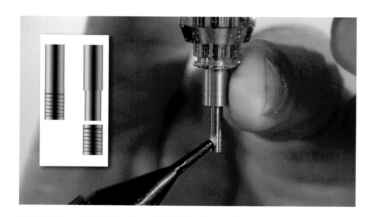

图27-21　用光固化复合树脂固定导向套管到手术导板。

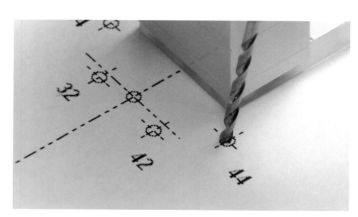

图27-22　调整过程的最后，每一个钻孔精度都可以用对照打印表检查。

的列表包含每颗种植体位置所需要的数据。为了避免不正确的设置，要确保调节支架最初在零位。带有手术导板的模型在三维上调整，保证导向套管的孔钻在正确位置和角度（图27-20）。在此之后，取下钻头夹持器，安装上导向套管。为了把它固定到手术导板上，导向套管涂上光固化复合树脂并插入导板中（图27-21）。

套管准确定位在手术导板中的同时将手柄拔出。后续设计的种植位置遵循相同的过程。

目前使用的所有设计系统在整个程序的最后一步都提供检查选项。该软件提供了一个用于此目的的对照打印表。它表明在设计中确定的植入位置。手术导板使用乐高块与对照打印表校准。如果钻头穿过手术导板套管，应到达相应的标记点（图27-22）。如果是这样的话，可以肯定，手术导板的定位过程没有错误（对于3D设计的临床细节，详见10.3章节）。

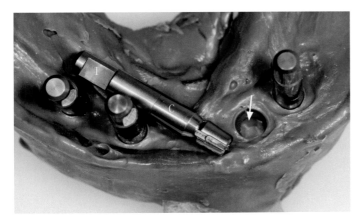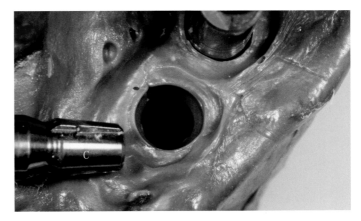

图27-23和图27-24 闭窗技术：用于闭窗印模技术的印模杆（C）拧到种植体替代体（I）上，重新就位于印模材料中。系统兼容的转移帽（留在印模中，箭头）确保良好的精度水平。

27.2 主模型和上、下颌关系记录

在种植体植入、二期手术后，再愈合4周的时间，首先取藻酸盐印模来做石膏模型。印模应该复制与种植体支持式修复体制作相关的区域。牙科技师可以制作一个不用大改的个性化印模托盘。有两种基本种植印模的方法，即在闭窗技术（再定位技术）中，印模材料硬固取出托盘以后，印模杆仍然保持在口内种植体上。拧松并从患者口中取出印模杆。在牙科技工室，印模帽拧到相应的种植体替代体上并重新就位到印模中（图27-23和图27-24）。

采取开窗种植体印模技术（取出技术），用开孔的个性化托盘，以便印模杆的固位螺丝可以穿过托盘开孔显露于口内。当印模材料硬固后，先要松开螺丝，托盘才可以从患者的嘴里取出。仔细地完全拆下固位螺丝才能避免印模托盘取出时出现问题。在这种方法中，印模杆始终固定在印模材料中。系统专有的种植体替代体（颜色编码）拧紧到印模中的印模杆（图27-25）。由此产生的扭力不能让印模中的印模杆旋转（图27-26）。两部件需要没有任何间隙地紧密连接（图27-27）。

一种一步法聚醚材料在两种技术中被证实都有应用价值（如Impregum）。在放入托盘之前，先在印模杆的周围注入一些印模材料以确保无气泡包绕印模杆，以便牢固地固位在印模中，尽可能精确地复位。

制作人工牙龈非常有用（详见25.1章节）。在随后的技工室过程中，任何在牙龈下方的种植体部位都能够被检查到。印模需要隔离，以确保人工牙龈材料不会与印模材料结合。人工牙龈硅橡胶随后注入印模中，使种植体替代体的肩部覆盖2mm以上的硅橡胶。考虑到使用印模材料的再结固时间，主模型要用Ⅳ型超硬石膏制备。

这个新主模型，有必要再次记录颌位关系，即使在制作手术导板的时候已经记录了。前一个颌关系记录获得的信息仍然可以转移至新的模型上。再次记录颌位关

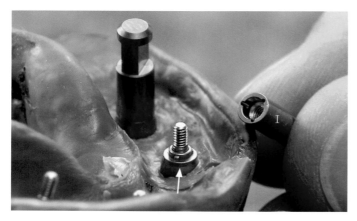

图27-25　取出技术：通过颜色编码指示种植体替代体（I），拧紧到印模杆（箭头）。

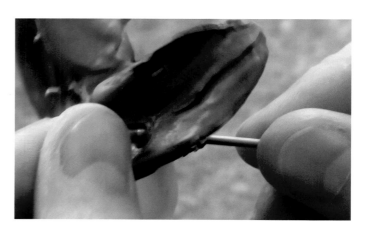

图27-26　为防止印模杆旋转，需要反向对抗。

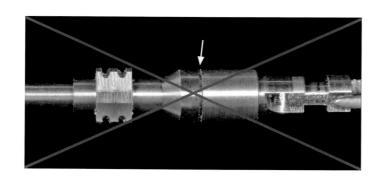

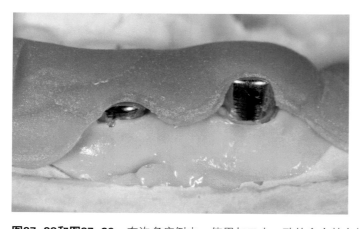

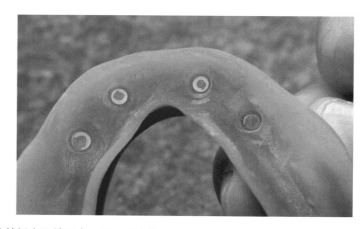

图27-27　使用的配件需要检查是否破损以避免就位不准确。

图27-28和图27-29　在许多病例中，使用与口内一致的愈合基台使基托牢固地固定，而不用交换口内使用的组件。

系的基托是用光固化丙烯酸树脂制作的。在技工室制备的丙烯酸树脂基托，是在石膏模型上和口内一样的愈合基台（高度和直径）上制作的（图27-28和图27-29）。

这样，基托可在口内的愈合基台上直接就位，而不需在口内和石膏模型上交换基台，这保证了对基托的牢固支撑。

另一种方法是将颌关系记录基托固定在选好的种植体上，例如，如果解剖情况需要这样做。实现的方法是用修改的种植系统印模杆。一些制造商也为此提供专用配件，它的二级部件聚合嵌入丙烯酸树脂基托中。通

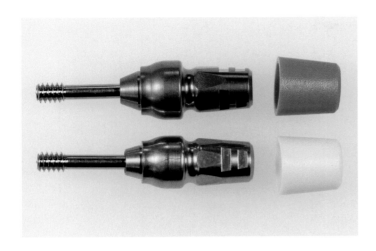

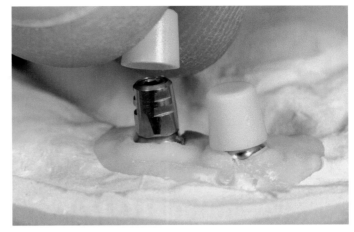

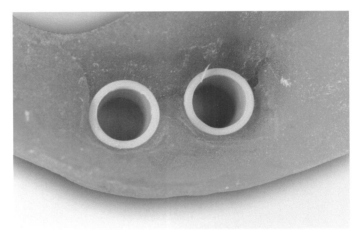

图27-30 ~ 图27-32　一些种植体厂家提供专用的组件，用于种植体稳固地支持上、下颌关系记录基托。黄色帽子固定在基托内并且可以抓紧旋在种植体上的组件。

常，这样的系统组件会使该过程更加费时和昂贵（图27-30 ~ 图27-32）。

如前所述，前一个颌位关系记录获得的信息，可以使本次设计的基托在患者口内做最小的调整。牙科医生要在口内检查颌关系的各个平面和距离是否正确，按需要进行校准。牙科技师所需的重要信息，都标记在殆堤上：

·中线。

·尖牙线。

·唇闭合线。

·当患者微笑或大笑时的唇线。

在困难的病例中，线定位器【译者注：Linefinder，含有一个白色指示杆】是一个可选的工具，如有明显的面部不对称畸形患者。用于确定中线和脸部的长轴，并

可以转移到殆架。配合以面弓，在合适的标志点的帮助下，这个工具可以重复与上颌基托的关系。在技工室利用线定位器获得的信息可以排牙，根据面部中线和长轴排入牙齿。

在牙科技工室，借助已经与面弓结合在一起的上颌基托，首先将上颌主模型安放到殆架上（图27-33和图27-34）。用树脂固定好上、下颌记录的树脂基托，参照牙科医生在殆堤已经做好的标记，使下颌主模型精确地与已经安装到位的上颌主模型匹配（图27-35）。

此外，线定位器的黑靴附件也与殆架上部连接备用。为此，该线定位器的殆叉，放置于患者的正确位置，就像面弓一样转移到上颌记录板。"技师指示杆"（通过磁力固定到线定位器的磁盘上）插入红色的定位套管连接（图27-37）；这套管与白色镶块用自凝丙

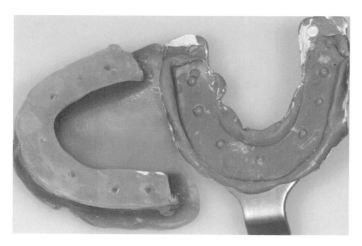

图27-33 颌位关系记录的上颌基托通过面弓安装上颌模型到𬌗架上。

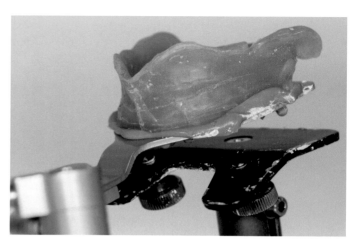

图27-34 𬌗堤上的固位标志（见图27-33）不仅便于固定到面弓。

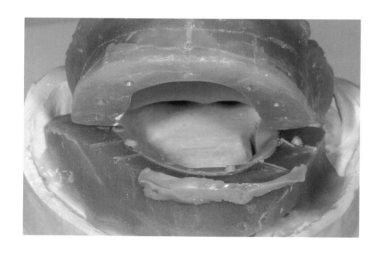

图27-35 而且使上、下颌的𬌗堤之间也有明显的相关性。

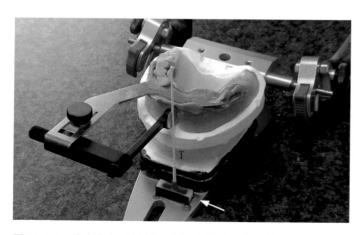

图27-36 线定位器是通过一个独立的𬌗叉（类似于面弓用的）连接到𬌗架。通过固定于黑靴附件（箭头）中的白色镶块，"技师指示杆"（T）固定在𬌗架的上半部件上。

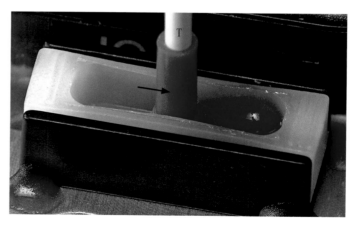

图27-37 在自凝丙烯酸树脂固定于白色镶块中的定位套管（箭头）的帮助下，"技师指示杆"（T）可以根据需要插入或取出，用于检查排牙是否跟面部的轴正确对齐。

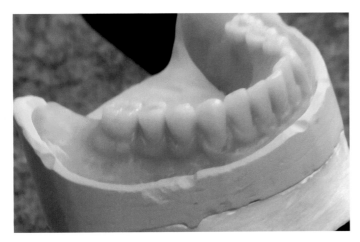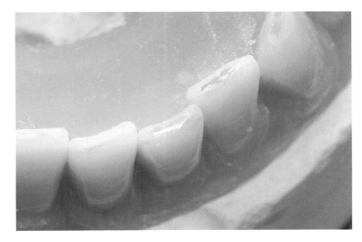

图27-38和图27-39　预成树脂牙的形状、颜色的特性需要与患者对义齿的外观及年龄要求相适应。

烯酸树脂固定到一起（图27-36）。然后，"技师指示杆"可以从套管中卸下。线定位器可随时检查排牙是否正确排齐（图27-37）。修复体的制作从排牙开始。利用颌位关系记录确定的参数，如殆平面、中线、休息位、微笑线，制作排牙蜡型。在这里展示的病例，下颌前牙有轻微交错的个性化排牙是根据治疗开始前的沟通和患者提供的照片。一旦在殆架上排牙并检查完毕，即可添加有特征的颜色以强调修复体的个性化特点。就是考虑了患者希望义齿与年龄相适应这一点（图27-38和图27-39）。这样的外观可能涉及切缘的磨损、釉质裂纹、颈部变色和微笑特征。其中有些是对预成牙齿调磨获得的。在这些区域用复合贴面材料修复和染成所需的颜色之前，任何磨过的表面都需要用亲和材料预处理，以保证在预制牙和树脂材料之间获得最佳粘接。用线定位器检查中线和前牙的长轴排列情况，以取得整体协调一致（图27-40）。

　　牙龈部分解剖塑形后，修复体准备试戴。在口内试戴蜡型同时进行语音测试。这一步获得了最好的结果才能开始支架的制作，这是因为牙齿的位置是所有后续步

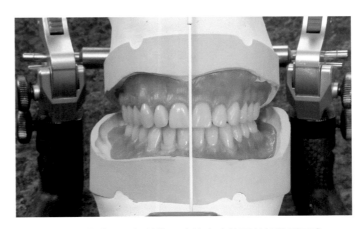

图27-40　线定位器已经就位，确认义齿的牙长轴排列正确。

骤的先决条件。经过功能和美学方面的检查，根据排牙制备硅橡胶导板，使排牙信息在没有任何变化情况下转移到下一步要制作的加强支架。在制作支架蜡型时该导板提供较好的可用间隙评估，并允许调整加强和固位部件的放置位置。如果该导板用两步法制作，可以提供完美的转移指导（图27-41和图27-42）。细、软硅橡胶准确地复制模型义齿的每个解剖细节，而硬硅橡胶提供无变形的稳定性。

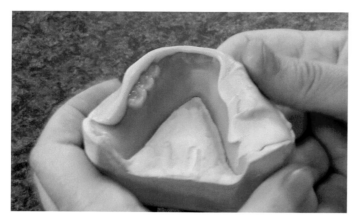

图27-41　使用一薄层软的硅橡胶保证准确、精细的复制模型义齿。

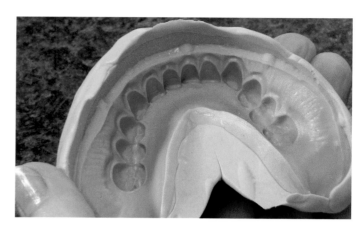

图27-42　硬硅橡胶提供了必要的稳定性。

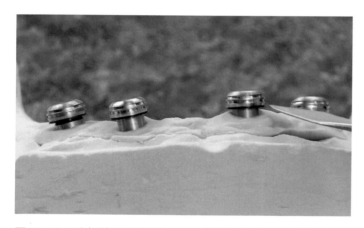

图27-43　选择基台高度使Locator阴性部分的小室【译者注：即义齿帽，下同】就位于距龈缘1.5mm。

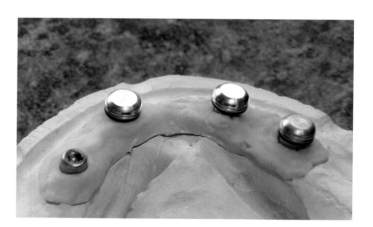

图27-44　Locator的义齿帽就位到主模型上。

27.3　Locator固位的活动修复体

除了在这一节中，关于对Locator固位体的信息也可以在16.1.2章节找到。一个完整临床病例各阶段的过程，在24.1章节。

关于Locator固位的修复体有多种的制作流程。这里

呈现的病例涉及的是种植体水平印模，如前所述。根据患者口内种植体上方的牙龈高度情况，选择原厂的Locator基台旋紧到主模型上。选择适合高度的基台，使得Locator的阴性部分距离牙龈缘1.5mm（图27-43）。

如果承受预期的咀嚼力，种植体支持式活动修复体需要一个支架加强。为此，将合适的Locator义齿帽就位到主模型上（图27-44）。黑色技工垫片放入义齿帽

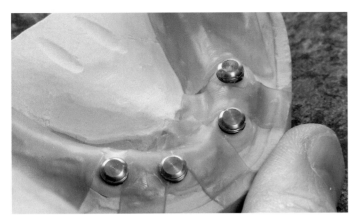

图27-45　复制模型之前用一层蜡占位（Locator阴性部分就位）。

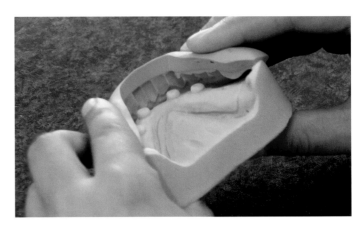

图27-46　根据排牙制作的导板用来检查铸造耐火模型。

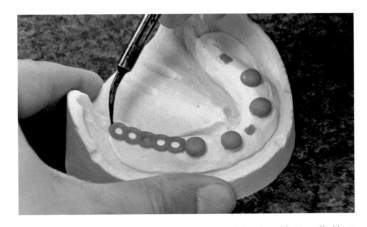

图27-47　蜡（灰色）覆盖Locator阴性部分，放置固位单元（孔板）。

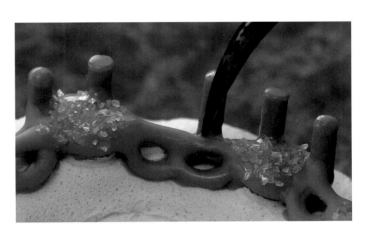

图27-48　在牙弓前部的垂直固位针防止丙烯酸树脂脱落。

内，并保持在其中直到组装（图27-45）。蜡层是丙烯酸树脂基托的衬垫。

与传统的模型铸造技术类似，复制准备好的主模型。用铸造材料注入复制模具，得到耐火模型。一旦铸造耐火模型干燥和定性，可以开始制作支架蜡型工作。用这种方法复制，可将主模型上制作的硅橡胶导板不用

调整便直接转移到铸造耐火模型，这样非常便利（图27-46和图27-49）。首先，给Locator阴性部分的义齿帽制作蜡套（图27-47）。在前面所做排牙导板的帮助下，将支架制作成蜡型，就像传统的铸造技术。特别注意孔板和蜡套之间的连接，要保证连接区域有足够的稳定性。这里的垂直固位针保证义齿上的牙承受预期的咬

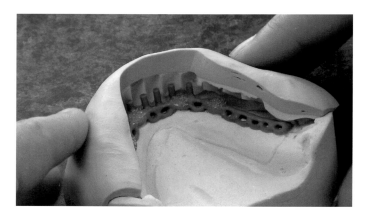

图27-49　导板是用来检查支架的蜡型是否在稳定性和可用空间之间取得平衡。

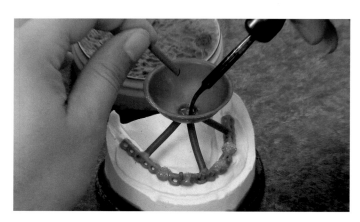

图27-50　支架蜡型准备包埋，使用的技术与传统铸造技术相似。

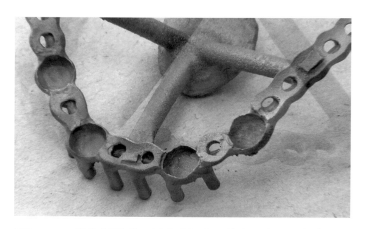

图27-51　铸件得到后，用喷砂打磨，基底和咬合面都令人满意。

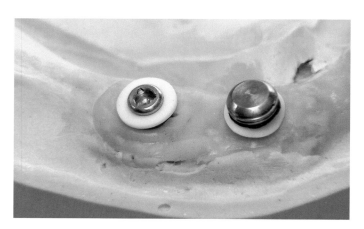

图27-52　在开始粘接前，硅橡胶圈放置在Locator基台上。

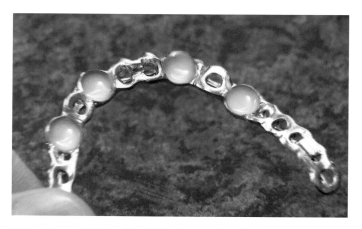

图27-53　支架上的"义齿帽"用自凝树脂填满。

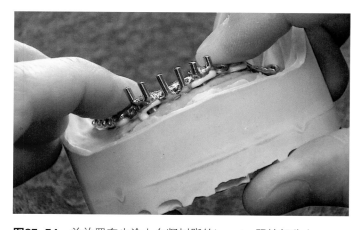

图27-54　并放置在也涂上自凝树脂的Locator阴性部分上。

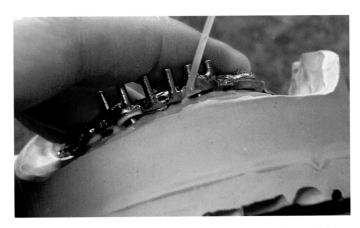

图27-55　为了达到尽可能最佳的聚合，粘接接头涂覆阻氧剂。

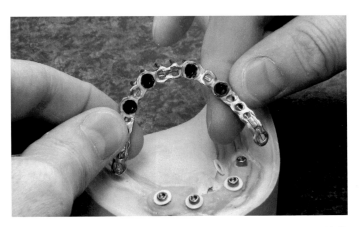

图27-56　在35℃粘接剂固化后（Panavia），取下支架把粘接接口清理干净。

合力时不致脱落（图27-48）。在这种情况下硅橡胶导板也是理想的验证工具（图27-49）。它准确地显示设计好的支架，是否可以为牙齿提供最佳的支持和足够的空间。这个支架的蜡型会被包埋（图27-50）。

在传统的铸造技术中会有加热、浇注和开盒。开盒以后，支架会用高等级的金刚砂喷砂打磨（图27-51）。

下一步就是清洗并将支架就位到戴着Locator阴性部分的主模型上。即使只有支架，也需要无应力、无晃动地戴到模型上。不能错误地认为可以在后续的粘接环节弥补支架就位的不准确。不规则粘接间隙（并且可能太大）将无法承受长期使用中的咬合力量，会导致粘接失败。

为了支架和Locator阴性部分之间精确地粘接，所有的粘接表面先要用50μm的氧化铝2.3bar压力喷砂。Locator套装里提供的间隔环戴到基台上（图27-52）。当支架和固位组件粘接时，它可以阻止粘接剂挤入到基台和人工牙龈之间。用自凝树脂（如Panavia 21）将支

架与Locator的阴性部分粘接（图27-53和图27-54）。需要特别注意的是，因为粘接剂结固需要在35℃和隔离氧的条件下，所以粘接的连接需要使用阻氧剂来隔离大气中的氧（图27-55）。一旦粘接剂硬固，支架就可以从Locator基台上取下了（图27-56）。

前面制作好的导板用来将牙齿从试戴过的排牙上转移到支架。牙齿分别就位于硅橡胶导板上，并且适当地打磨使它们可以就位于支架上（图27-57）。这需要反复检查，以确保导板正确地就位在主模型上。固位部件周围可以做一些调整，而不损失架构的稳定性。最后，所有牙齿要粗糙化并做固位沟以保证牢固地粘接在树脂修复体上（图27-58）。硅橡胶导板保证牙齿准确就位到和排牙一致的位置。为了使支架就位到基托里后尽可能地看不到，将支架的基托部分用粉红色遮色剂覆盖，牙齿就位的部分涂上牙色的遮色剂（图27-59）。牙齿要涂布牙色丙烯酸树脂使粉红的基托树脂不至于透色（图27-60）。导板就位于主模型并用蜡固定。用冷凝的流动树脂通过开口注入导板内，并根据厂家的建议在

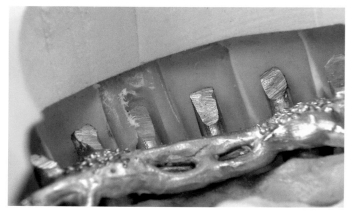

图27-57　为了转移排牙，牙齿再定位于导板中，并定位到支架上。

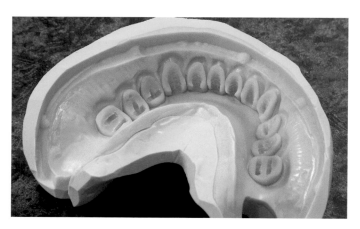

图27-58　最终定位在导板之前，牙齿要有固位槽并且粗糙基底。

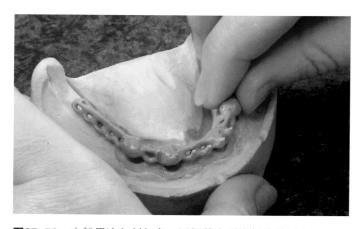

图27-59　支架用遮色剂包裹，以便整合到修复体基托中。

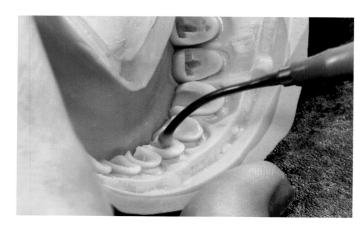

图27-60　在导板就位之前，牙齿用牙色自凝树脂涂布。

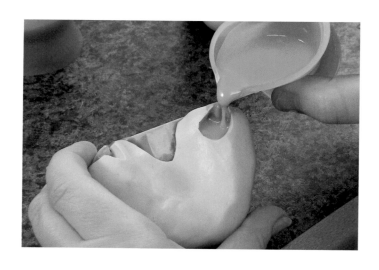

图27-61　空腔中注入冷凝树脂。

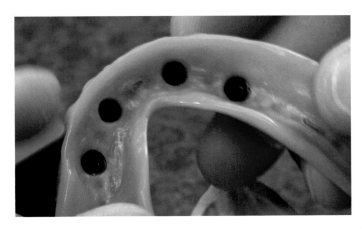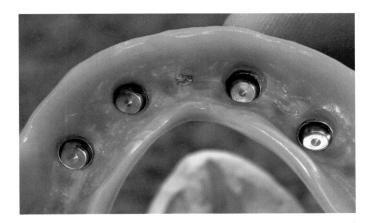

图27-62和图27-63　一旦修复体打磨抛光完成，黑色的技工垫片将被其他颜色垫片替换。

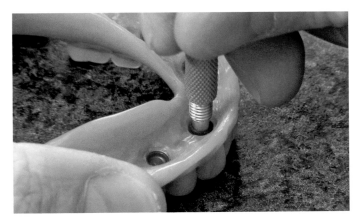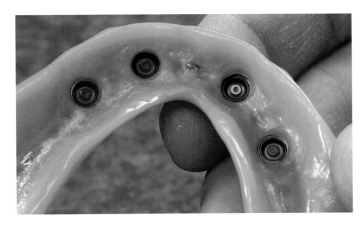

图27-64和图27-65　用专用工具把蓝色双功能固位垫片安装到阴性部分。

压力锅内硬固（图27-61）。

在从主模型上取下完成的修复体之前，将模型就位到𬌗架上，来验证静态和动态的咬合。

如果在这个过程中的所有步骤，特别是将牙齿转移到支架基底上，都相当谨慎地进行，那么当模型和修复体就位到𬌗架上时，仅需要微小的调整来保证咬合的协调。牙齿之间空间位置的小幅变化，是由于聚合过程中硅橡胶模型内热和树脂聚合收缩的影响。修复体的完成

和抛光遵循全口义齿的通用原则。作为一个原则问题，在种植体/黏膜支持式修复体，黏膜接触面积应尽可能大（雪鞋原则）。修复体的基托也应该扩展到双侧磨牙后垫区。这与通过不排第二磨牙来缩短牙弓一起，对改善修复体的静态力学有积极的作用，因为减少了义齿在后牙区的下沉。

最后从Locator阴性部分中取出黑色技工垫并用所需固位力的固位垫片替换（图27-62和图27-63）。任何

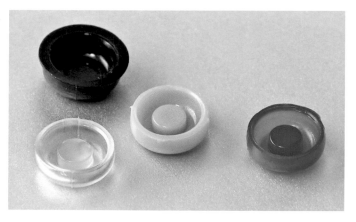

图27-66 垫片颜色为预期的固位力提供指示（黑色：技工垫片；蓝色：弱；粉红色：中；透明：强固位力）。

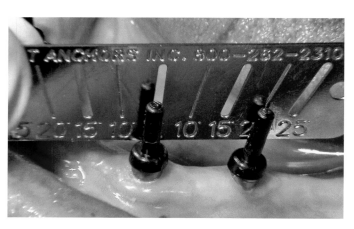

图27-67 如果种植体的轴向有10°～20°的偏离，需要用特殊的固位垫片。

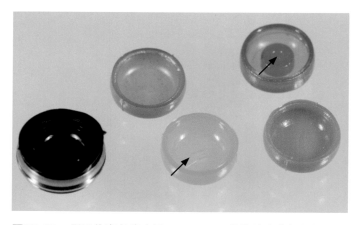

图27-68 用于偏离角度介于10°～20°的垫片也有颜色标记，但没有中心柱（橙色和蓝色比较）。

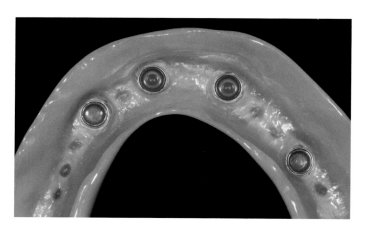

图27-69 另一个病例：如果适用的话，可以组合使用不同固位垫片。

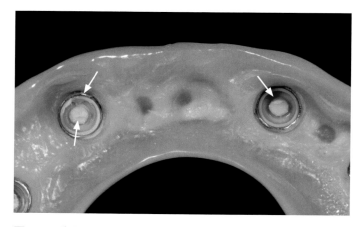

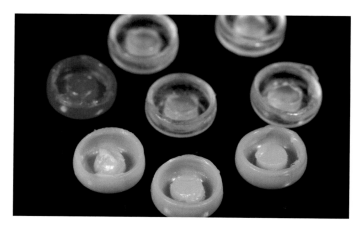

图27-70和图27-71 另一个病例：由于尼龙垫片（箭头）的轻微变形使得固位力明显下降。然而，不良的种植体角度，还有修复体不正确的摘戴，均可造成固位垫片过度的磨损。

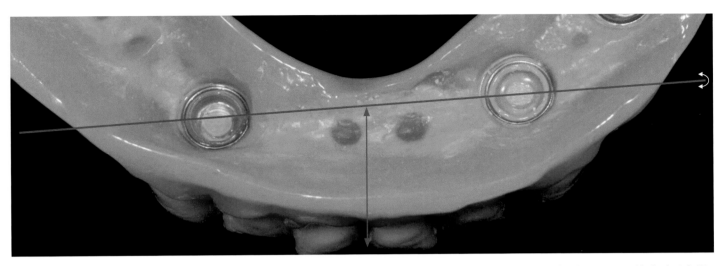

图27-72　另一个病例：不利的杠杆力可能导致修复体在患者咬食物时以标记轴倾斜旋转，导致Locator松动，Locator垫片过早磨损撕裂。

部件的替换都应该用原厂工具以防止损坏（图27-64和图27-65）。Locator垫片的颜色显示预期的固位力（图27-66），范围在7N（蓝色）到22N（透明）。固位垫片提供双固位，首先通过垫片的中央柱，其次是Locator基台的环形凹槽。这种固位部件只能用在种植体之间的角度差介于0°～10°。在口内和模型上都可以用套装里提供的角度测定导向器测量种植体轴向之间的倾斜度，它通过附着体部件固定到Locator的基台上（图27-67）。如果这种固位体用在种植体轴向差异比较大的情况，会导致尼龙部件的磨损和变形，进而可能会使修复体不协调，以致完全丧失固位力。红、橙、绿固位垫片不具有双重固位功能（图27-68）。产生固位力在7～18N之间。它们用于种植体倾斜角度10°～20°之间的情况。如果使用恰当，多种固位体可以一起协同工作（图27-69）。

当偏离角度＞20°时，Locator就不能用了，应该选择其他附着体。如果患者通过用力咬合把修复体戴入基台，就可以看到在双功能固位附件上出现一种严重的磨损，中央固位柱变形无法使用（图27-70和图27-71）。如果在严重萎缩的下颌骨，前牙被排列到远离前方种植体假想连线的位置，一种不利的情况就会出现（图27-72）。那里的支撑面积非常小或者种植体的位置呈线性，当患者咬食物的时候修复体可以绕着合力轴转动。在极端的情况下可能导致固位部件分离。

现在修复体完成了，可以组装了。在临床上取出愈合基台，从主模型上取下Locator基台并拧紧到种植体上（图27-73～图27-75）。如果牙龈高度不同，必须保证相关基台就位正确。Locator核心工具——金色扳手可把基台拧到种植体上。

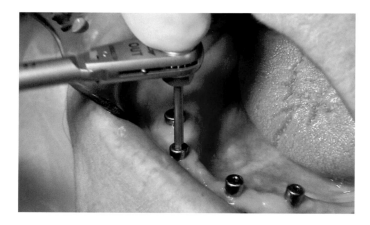

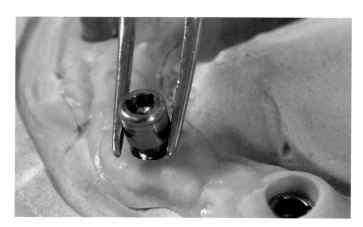

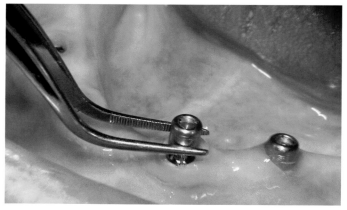

图27-73 ~ 图27-75　组装完成的修复体，从患者口内取出愈合基台，并把Locator基台拧到种植体上。

27.4　电镀金套筒冠支持的活动修复体

　　除了在这一节中，电镀金套筒冠的相关信息也可以在16.3.2章节找到。在23.2章节呈现一个各临床阶段完整的病例。

　　涉及种植体支持式修复体的各个制作步骤在之前描述过了，包括排牙，在制作套筒冠支持的修复体时同样需要。对于所有的修复体都要把尽量多的信息传递给技师，以获得恰当、稳定、可预期的结果。

　　完成排牙、试戴、导板制作。用这个导板可以快速地评估和复制排牙与种植体位置的关系（图27-76）。

　　大多数种植体系统提供不同的基台以适合制造初级

部件。要根据临床情况选择不同的型号。不同的铸造基台将在这里呈现和描述（图27-77）。

　　根据可用的空间截短树脂模型套管，之前制作的导板可以方便地评估可用空间（图27-78）。颈部蜡包裹在铸造基台的基部。它们旋紧到模型上，然后用可研磨蜡堆出套筒冠的合适形状，要考虑就位道（图27-79 ~ 图27-81）。在研磨仪上，蜡塑的初级冠用钻修成汇聚角0° ~ 2°（图27-82）。与种植体肩部连接的预成金属边缘不能被蜡覆盖，因为铸造金属可能会覆盖交界面，使铸造金柱无法使用。种植体替代体在塑形和修整颈部过程中用作辅助手柄（图27-83 ~ 图27-85）。

　　当铸造的时候，需要注意确保所用合金的液化温度与待铸造结构部件【译者注：可铸基台】能够耐受的最

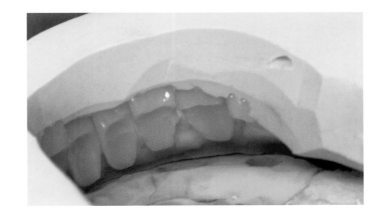

图27-76　开槽的牙齿放入导板使技师可以评估可用空间。

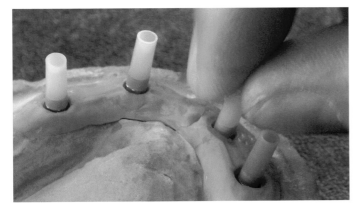

图27-77　在不同型号的基台中，这里所使用的是可铸基台。

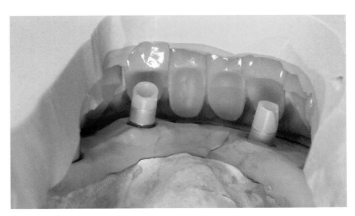

图27-78　使用树脂模型套管，便于根据当前的排牙情况调整初级冠。

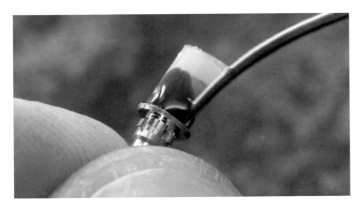

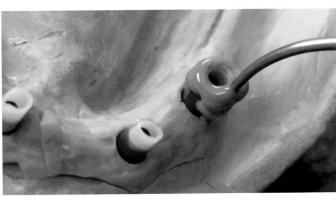

图27-79～图27-81　颈部首先上蜡，在选择好就位道的情况下，粗略塑造初级冠形状。

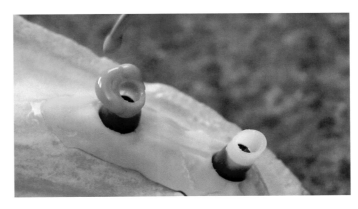

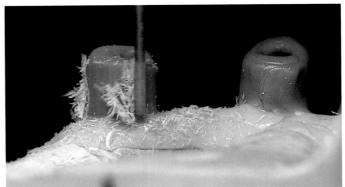

图27-82　根据传统的套筒冠技术研磨初级冠。

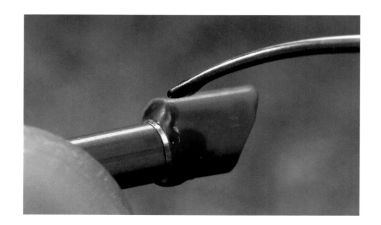

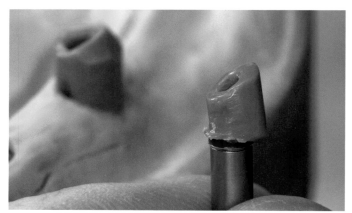

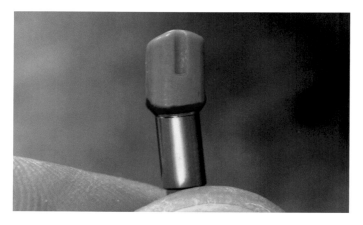

图27-83 ~ 图27-85　包埋前，颈部再次上蜡修整。

高温度相对应。一般情况下，不能使用非贵金属合金。当包埋初级冠时整个铸件需要封闭。为了保证这一点，包埋之前要从铸件的中空处穿过长线（如牙线）；包埋过程中让包埋材料从螺丝通道中出来，在另一半型盒关闭之前需要把线拉起（图27-86和图27-87）。这样可保证铸件的敏感区域没有气泡。

开盒需要非常地小心。任何情况下，铸造金柱和种植体肩部的密合性不能被喷砂颗粒损坏（图27-88）。理想的情况是，包埋材料应该在低压力下用细的喷砂粉粗略地除去，然后在加入适当清洗剂的超声浴中，清除附着在铸件上的所有颗粒。之后将铸造初级冠拧到主模型上做进一步处理。如果制造商提供了用于技师工作的技工螺丝，就应使用技工螺丝。这样确保了用于最终就位的螺丝螺纹不会在技工室制备过程中因为频繁地旋紧和旋松而受到损坏。如果种植体制造商没有提供合适的技工螺丝，则应考虑再购买一组原始螺丝；毕竟，它可在其他的同类型种植体中重复使用。

类似传统的套筒冠技术，在研磨仪上完成进一步地加工，与研磨蜡型时选择的就位道保持一致（图27-89）。

为了电镀，初级冠要用铜导线连接。铜导线从基底至咬合/切端穿过螺丝通道，通过自凝（成型）树脂与电镀装置固定到位并连接。用导电漆作导电层，包括已经用成型树脂完成的区域（螺丝通道），形成一个完

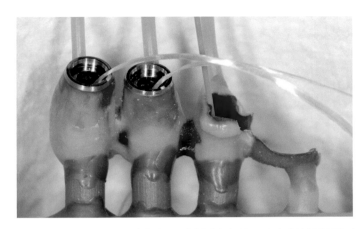
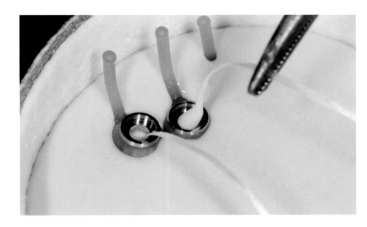

图27-86和图27-87　确保包埋过程没有气泡，当包埋材平面升高时将牙线拉出来。

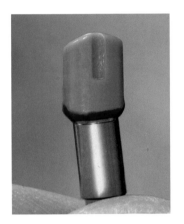
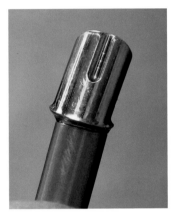

图27-88　一旦铸造完成，初级冠显示了良好的表面质量和密合性。

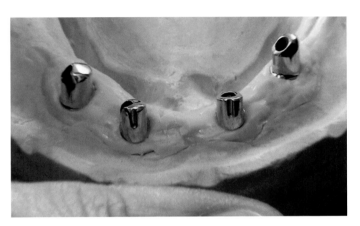

图27-89　套筒初级冠最终打磨后。

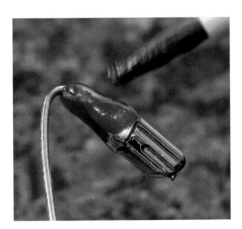
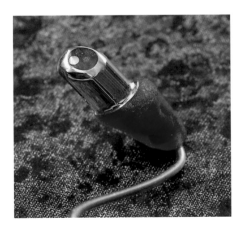
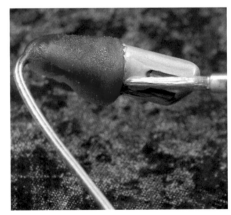

图27-90 ~ 图27-92　为电镀，用成型树脂将铜导线固定到位，预备牙涂上非常薄的一层导电漆。

整的电镀层（图27-90 ~ 图27-92）。根据所使用的设备，设置相应的参数，以便电镀结束时形成0.2mm厚的金沉积层（图27-93）。用交叉切割钻修整去除超出冠边缘的镀层。用橡皮抛光头从粗到细做精细的抛光（图27-94和图27-95）。在这之后，用适当的力量应该可以分开初级冠和电镀金中间冠（图27-96 ~ 图27-98）。

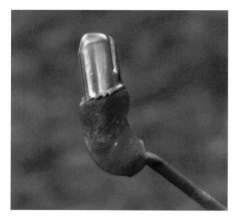
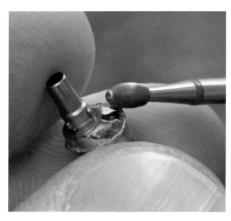

图27-93　通过电镀处理，制备出非常均匀、薄的金套。

图27-94和图27-95　修整去除超出颈部的镀层材料。

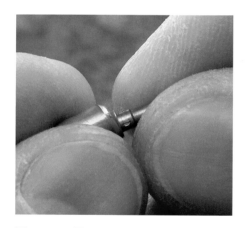
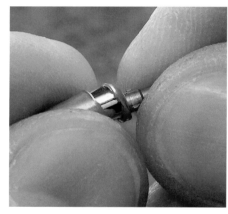
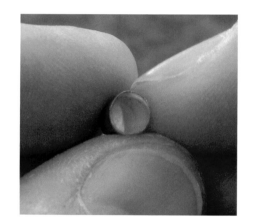

图27-96～图27-98　之后，初级冠和电镀金中间冠可以用适当的力分开。

附着的残留导电漆需用稀硝酸溶解。将初级冠拧到种植体替代体上，并戴上中间冠（图27-99）。

对于这种类型的修复体，也需要制作一个加强支架，以确保获得最大的强度。因此，与Locator修复体一样，衬蜡放置到剩余的牙槽嵴区，以便为基托树脂部分留出空间。在复制之前，在电镀金中间冠表面涂上薄薄的一层蜡。这确保完成的支架对中间冠没有摩擦或挤压。安装到模型上时，中间冠和加强支架之间的粘接间隙应尽可能均匀一致。然而，这需要确保支架包绕了中间冠的颈缘。否则，由于咀嚼在修复体后部产生的杠杆力可能使相对较软的电镀黄金冠发生弯曲变形；随着使用时间的延长，这可以导致在初级冠和中间冠之间丧失固位力。该支架设计需要确保它不仅考虑到足够稳定的要求（图27-100），而且也需要获得美学效果（图27-101）。用从排牙程序制作的导板来检查支架模型，能保证对可用空间的优化利用，同时兼顾功能和美学（图27-102）。喷砂颗粒打磨和整理后，安装到主模型上的支架，应该是没有应力或摆动的（图27-103）。咬合面开口，还有唇舌侧沟隙，在后续的粘接中允许多余的材料溢出。

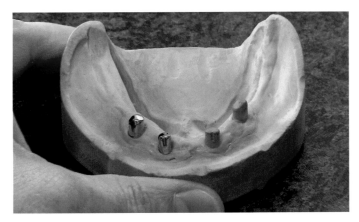

图27-99 完成的电镀金中间冠放置到主模型为加强支架的复制做准备。

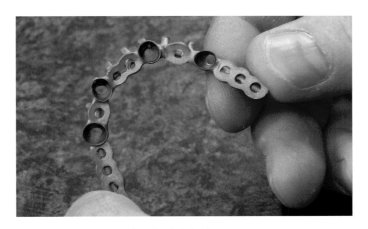

图27-100 支架应当有足够的稳定性。

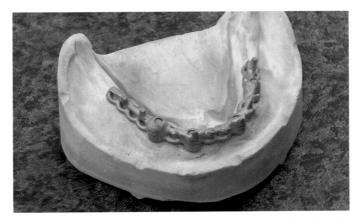

图27-101 但也应该能够使它不影响美学效果；也就是它需要给牙齿和牙面预留足够的空间。

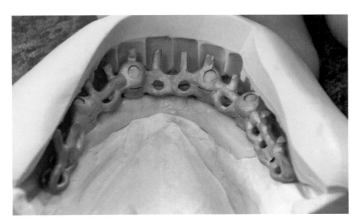

图27-102 在整个过程中，导板帮助实现美学和稳定性之间的平衡。

中间冠和支架在口内粘接完成后，为了转移上、下颌的关系，需要用到预先制作好的颌关系记录殆板（图27-104和图27-105）。然后取一个覆盖印模，在颌记录的帮助下将得到的模型再次上殆架。由于基台就不能再从口内取出了，所以在初级冠最终口内就位、中间冠和支架粘接到一起之前，需要制作一个过渡义齿（图27-106）。为此，要用到两个根据排牙制作的导板，第1个用来验证初级冠可利用的空间（图27-107），第2个用来完成制作。在主模型上初级冠表面覆盖一薄层蜡，封闭螺丝孔和边缘，石膏部分涂分离剂（图27-108）。然后，导板装上预制的牙齿。用冷凝树脂填充导板内的基托空间（图27-109～图27-111）。修整和抛光工作

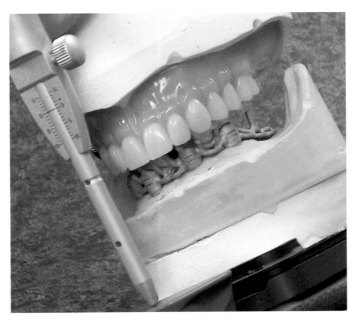

图27-103 在殆架上，检查功能方面的情况。

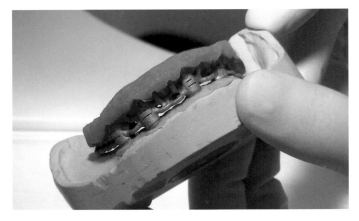 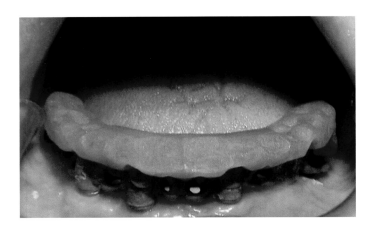

图27-104和图27-105　做一个𬌗板用于转移颌关系到新的主模型。

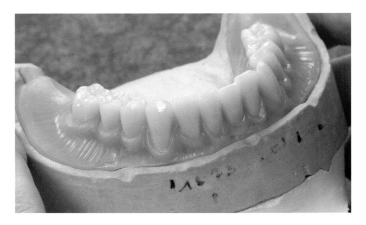

图27-106　复制排牙制作临时修复体。

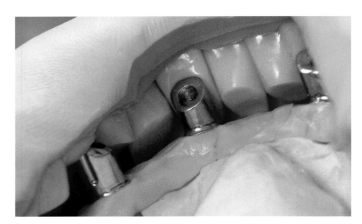

图27-107　这个"备用"义齿没有二级部件。

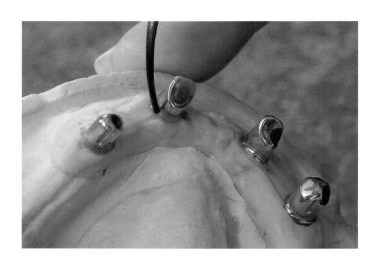

图27-108　完成之前，初级冠涂一层很薄的蜡并且封闭螺丝孔。

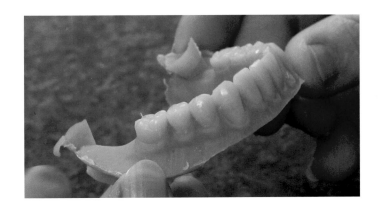

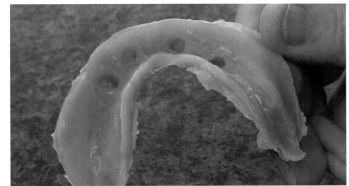

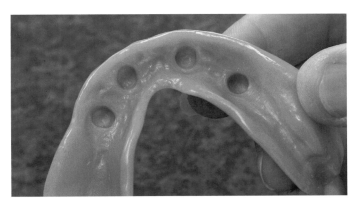

图27-109～图27-111　"备用"义齿，调整咬合后，从模型上分离，用常规方法完成和抛光。

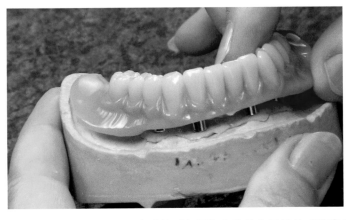

图27-112和图27-113　完成的"备用"义齿具有足够的"摩擦力"，准备就位。

完成后，得到一个简单的种植体支持式修复体。它作为临时修复体使用，直到最终修复完成。最终修复体戴入后，如果最终修复体需要维修或重衬，它仍然可以当作"备用"义齿（图27-112和图27-113）。

27.4.1　清单

在下一个临床步骤之前，牙科技师需要准备以下内容：

· 初级冠（套筒基台）准备最终戴入。

· 定向导板确保初级冠基台旋入正确位置。

· 电镀金中间冠（外表面用50μm氧化铝颗粒喷砂粗化）。

· 支架（加强支架）。

· 用于转移上、下颌关系的丙烯酸树脂基板。

· 覆盖印模用的个性化托盘。

· 修整好的"备用"义齿。

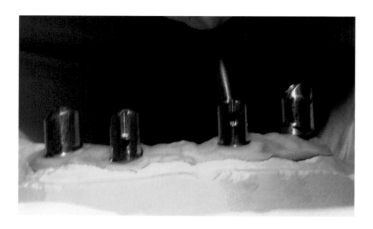
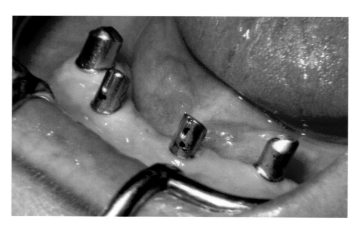
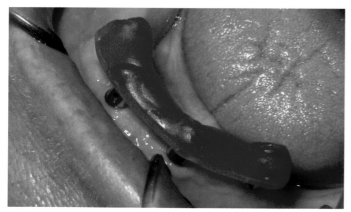
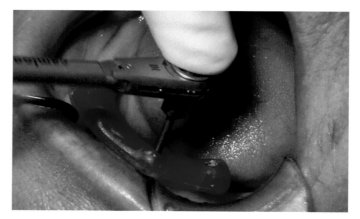

图27-114～图27-116　取出愈合基台,从模型上取下套筒初级冠并放置在种植体上。用导板检查位置是否正确。

图27-117　用导板定位的情况下,根据推荐的扭矩拧紧套筒初级冠。

27.4.2　将电镀金中间冠与支架粘接

套筒冠技术的独特优势在于在口内完成电镀金中间冠与加强支架的粘接。这确保了无应力就位,也称为被动就位。在文献中,这个支架有时也被称为三级结构。如果把粘接完成的部件看作一个整体,在本节使用的就是"二级结构"。在主模型上个性化基台的颊侧用一点标记,这样使它在口内更容易就位。愈合基台取出后,初级冠(基台)拧到种植体上(图27-114～图27-116)。当需要将它们最终旋入时,要用到前面制作的定向导板(图27-117)。这样做有利于初级冠在旋紧时能够获得并保持其精确位置。然后中间冠与初级冠准确匹配(图27-118)。在这之后,二级支架需要无应力地就位,并且支撑在所有套筒冠上,没有任何摆动(图27-119)。

为了确保粘接的效果,二级支架一旦检查完毕,应该在2.3bar下用50μm氧化铝颗粒喷砂打磨,而电镀金中间冠用纯酒精脱脂(图27-120和图27-121)。复合树脂水门汀如Panavia F 2.0或21适合粘接。中间冠放到初级冠上并涂金属底漆(图27-122)。一旦完成处理,它们不能再次被唾液接触或污染。复合树脂水门汀涂布二级支架相应的粘接面(图27-123和图27-124)。当支

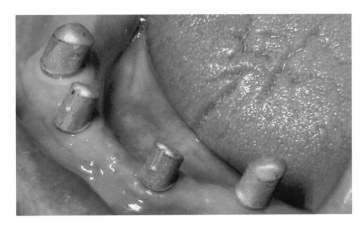
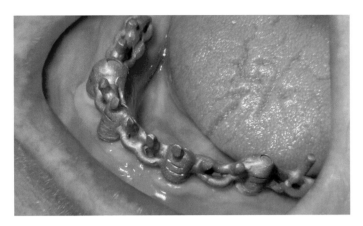

图27-118　电镀金中间冠与它们的初级冠（基台）匹配并就位。

图27-119　支架需要就位在套筒冠上，无应力或摆动。

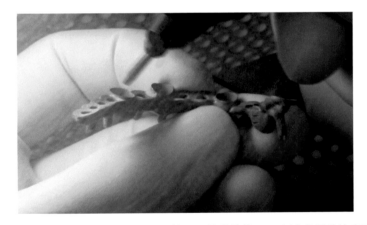
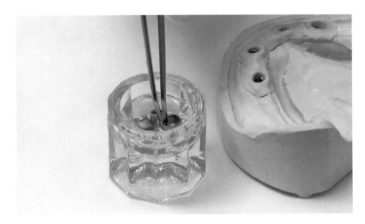

图27-120和图27-121　为了获得最佳的粘接，口内试戴后粘接表面用喷砂处理，电镀金中间冠脱脂。

架放到位时，排溢沟可以确保多余的水门汀容易排出，不会有泵或液压效应发生。初步去除多余的粘接剂后，需要用阻氧剂使Panavia F 2.0完全结固（图27-125）。只有当大气中的氧气被隔绝时，复合树脂水门汀才会完全凝固。凝固7分钟后，可以冲洗掉阻氧剂，从口内取出粘接的支架（图27-126）。

然后，将整个粘接的结构放回到基台上，将颌关系记录殆板就位到它上面（图27-127）。然后用记录材料（如Luxabite）取得颌关系记录（图27-128）。这一薄层材料，如照片所示，作为一个指示，便于观察粘接后

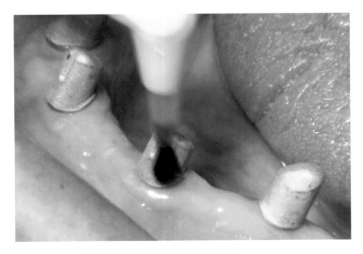

图27-122　就位的中间冠用金属底漆处理。

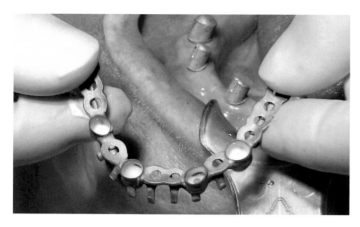
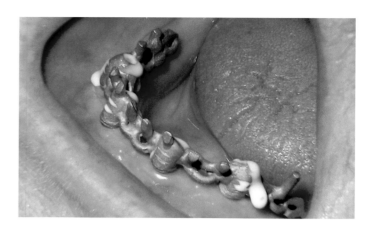

图27-123和图27-124 将粘接剂填入二级支架并就位，接着施以温和的压力。

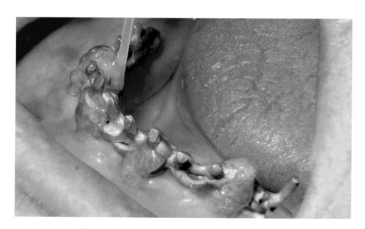

图27-125 整个粘接结合处必须覆盖保护凝胶（Oxyguard）使水门汀完全凝固。

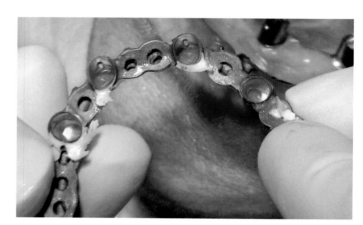

图27-126 凝固时间一到，由中间冠和二级支架组成的粘接体【译者注：即二级结构】即可取出。

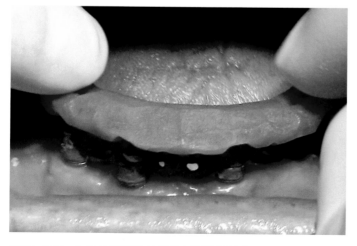

图27-127 为了转移颌位关系将树脂殆板就位。

的支架和粘接之前在殆架上的情况是否一致。为了制作一个新的主模型，要取一个带有粘接中间冠的二级支架的整体印模（图27-129）。因为，套筒初级冠已经戴到患者口内，有必要这样重新取模。这一步使用的是个性化印模托盘。应注意的是，在二级支架底部固位区的基部注入印模材料，以避免印模时的缺陷。

最后，戴上新的临时修复体，并做功能检查和调整（图27-130）。患者戴着调整好的新"备用"义齿离开。

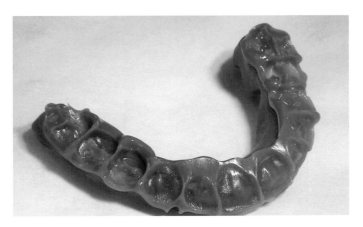

图27-128 精确的颌关系转移𬭩板有非常薄的一层咬合记录材料。

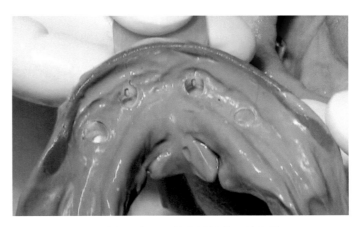

图27-129 用个性化托盘取得粘接结构的覆盖印模。

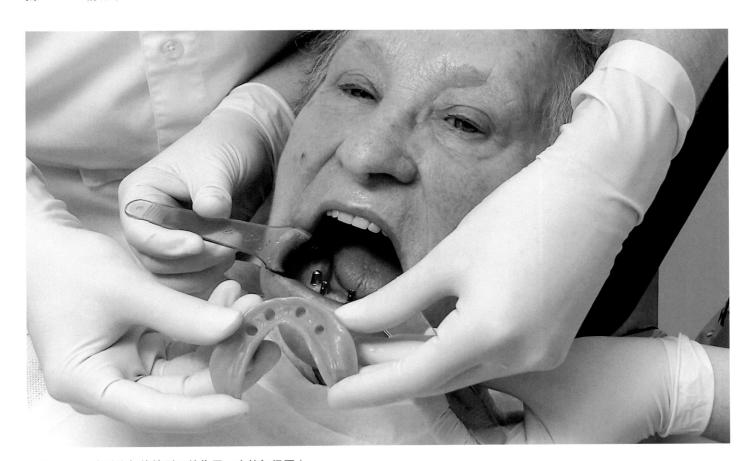

图27-130 临时修复体放到已就位于口内的初级冠上。

27.4.3 完成和戴入

用覆盖印模制作新主模型，它包含粘接了中间冠的二级支架。为此，中间冠内表面涂布非常薄的一层凡士林，并填入成型树脂。辅加的固位结构保证了树脂柱不会从石膏模型上松脱，用超硬石膏灌注模型（图27-

131~图27-133）。当要从石膏上取下个性化托盘时，为了防止损坏粘接好的支架，用钻把托盘分割是个好办法。这样使得二级结构可以从印模中完整地取出。然后，将经口内试戴修整的上、下记录𬭩板放到模型上来上𬭩架（图27-134）。

然后转移排牙，因为使用的是重新制取的模型，之

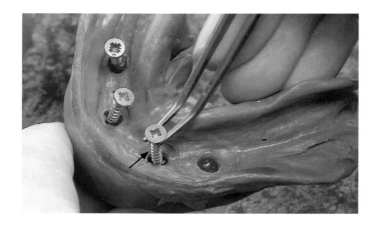

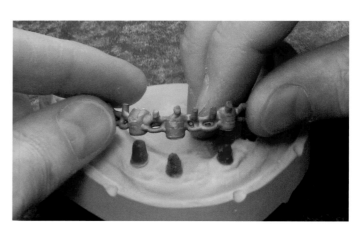

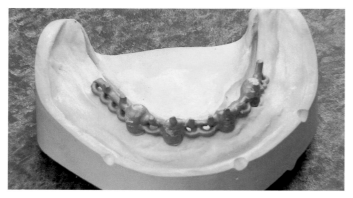

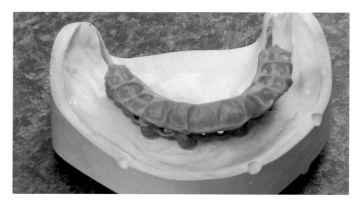

图27-131～图27-133　带树脂桩的新主模型是用覆盖印模制作的。为此，凡士林隔离电镀金中间冠内表面后，填入成型树脂，并放入固位结构（箭头）。

图27-134　经精细调整的上、下颌关系转移𬌗板可以用来确定模型和对颌牙列的关系。

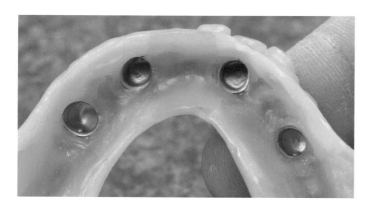

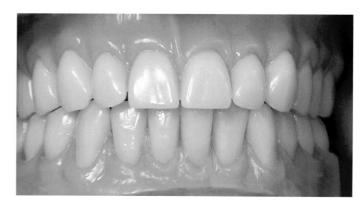

图27-135和图27-136　在制作之前，再一次试戴，可以改正新模型转移过程中发生的错误。

前的硅橡胶排牙导板与新模型并非完全匹配。在排牙后再进行一次试戴是明智的（图27-135和图27-136）。如果不需要调整，在技工室可以为排牙充填树脂。该过程已经在Locator修复体描述过了（图27-137～图27-139）。

如果遵循正确的流程，制作电镀金套筒冠覆盖义齿是一个并不复杂的过程。在患者口内粘接中间冠到二级支架结构时要保证被动和无应力就位。如果使用传统的套筒冠技术，需要更多的时间、努力和经验才能实现这种就位。

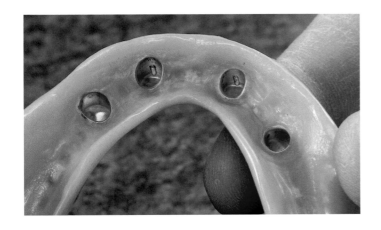

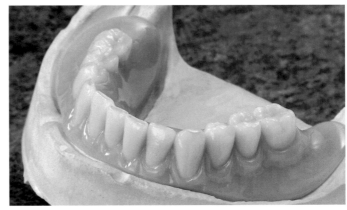

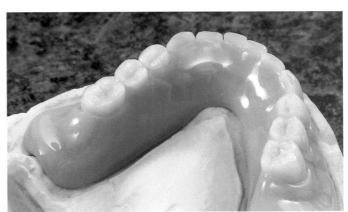

图27-137 ~ 图27-139 完成的电镀金套筒冠覆盖义齿。

27.5　CAD/CAM制造的杆卡活动修复体

除了在这一节中，对CAD / CAM制作的杆卡也能在第16.2.1章中找到。在24.3章节中呈现了完整临床病例各阶段的治疗过程。

最初杆卡只是作为种植体支持式修复体的连接部件。文献中描述的各种形式杆卡，是一种行之有效的修复选择。个性化的研磨杆被认为是一种高质量的种植体支持式活动修复解决方案。原因包括：与套筒冠相似的功能，同时提供种植体夹板作用，低的维护需求。然而，在牙科技工室制作这样的杆卡结构是非常复杂和耗时的，而且如果用贵金属合金还会使成本增加。

CAD / CAM技术的进一步发展，给牙科技师提供了设计杆卡结构的一种新方法，即使用一个专门的软件设计杆卡，然后制作出来。另一方面，市场上有许多厂商，不仅提供虚拟设计（CAD），而且也为各种杆卡和种植体系统提供产品（CAM）。需要做的基本决策是，杆卡应该在种植体水平制造，还是用特殊的杆卡基台。反对使用基台的争论包括额外的费用支出、要制作更多的连接部分。有时，需要用基台，举个例子，如果种植体的颈部位于龈下过深（造成就位情况很难检查）或者需要弥补种植体轴向过大的偏差；另一个考虑的因素是用基台的种植体受力更有利。包括蜡型试戴在内及之前的所有步骤，与另外两种类型的修复体一致。这里使用的杆卡基台提供了不同的牙龈高度，就是说，基台的高度是根据牙龈水平选择的（图27-140 ~ 图27-142）。实际应用中，已证实了基台肩台在稍低于或高于牙龈位置的价值。

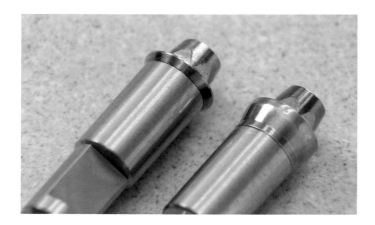

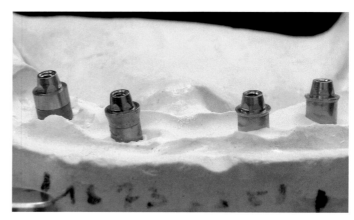

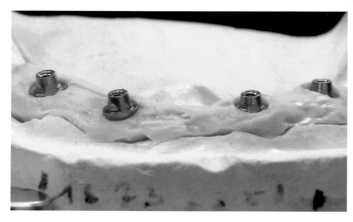

图27-140 ~ 图27-142 根据种植体直径和牙龈高度选择杆卡基台，旋入主模型。

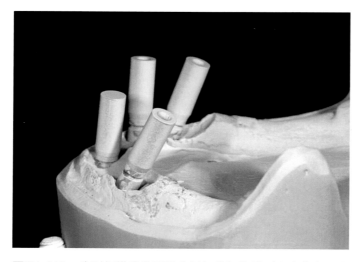

图27-143 分别扫描戴着系统专用扫描杆的模型和在患者口内试戴过的排牙（图示类似的病例）。

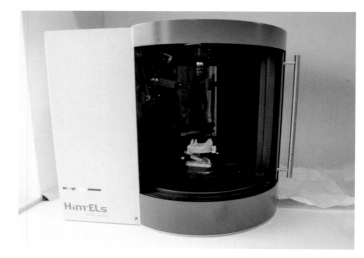

图27-144 位于扫描仪中的模型（图示类似的病例）。

　　基台的圆锥形可以补偿种植体轴向的偏差。这意味着即使种植体实际角度偏差很大，杆卡也可以获得共同就位道。由于需要用到复杂的软件和硬件，所以这类杆卡结构通常在专业的研磨中心设计制作。在中心，将系统特定的扫描杆放置于模型上并且扫描（图27-143和图27-144）。

　　在患者口内试戴的排牙就位于模型上，然后扫描，使排牙和带种植体的模型可以分别显示在设计软件中。

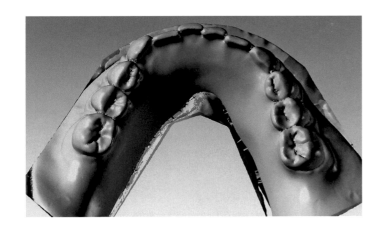

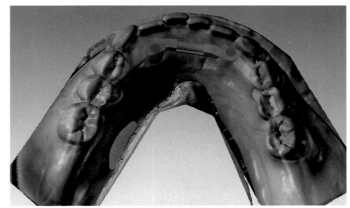

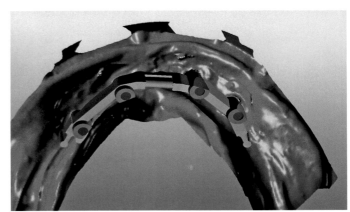

图27-145～图27-147　匹配好的模型和排牙的扫描件，便于评估与牙齿位置有关的杆的设计。

根据排牙确定的空间关系在计算机上设计杆卡。由技师确定的参数：关于杆卡的形状、汇聚角、剩余牙槽嵴的静止区以及其他辅加固位等因素，都要在设计中考虑。

设计要求发送给牙科技师，他可以在预览文件中评估所有的细节。例如，让蜡型变得透明，可以根据排牙评估杆卡形状（图27-145～图27-147）。所有修改都可以讨论，但要由设计者来实施。如果杆卡设计符合客户的想法和要求，就可以确认制造了。

一般情况下，CAD / CAM杆卡可以选择用钛或非贵金属合金制造。在这个病例中，两个Preci-Vertix附着体在杆的远中末端，在中间有一个Preci-Horix附着体，来提供额外的摩擦固位力。

制造后，就可以在模型上检查就位。简单的视觉检查，不用旋入固位螺丝，就能判断这个病例中的杆是准确就位的。初步的判定用Sheffield实验验证：为此，将支架放置在模型上，每次只拧一个螺丝来检查它的稳定性（图27-148和图27-149）。如果各个杆-基台连接处都没有出现缝隙，就可以判定为完美就位。

杆卡被送到牙科医生诊所试戴。从模型上用专用工具卸下杆卡基台（图27-150和图27-151）。为了便于放置到口内，用安全螺丝将专用工具锁紧于基台上。一旦基台就位了需要松掉安全螺丝以便卸下工具。如果用预制的杆卡基台，在技工室或者诊所中，必须使用专用工具，以保证基台在任何情况下都不会被损坏。

在患者口内检查杆的就位，Sheffield实验同样是行之有效的方法（详见24.3章节）。如果测试成功，可以拧紧所有的螺丝，也可以辅助视觉检查（图27-152）。这样杆卡在口内的就位便和模型上一样准确。

在杆上磨出牙间刷的引导沟，使牙间刷可以接近种植体周围重要的邻间区，以便清洁。本病例中支架在组织面修整出了一个牙间刷通道，通道表面需要仔细地平整和抛光以防止菌斑与牙结石的堆积（图27-153和图

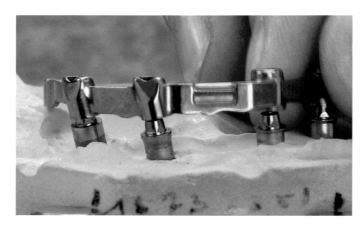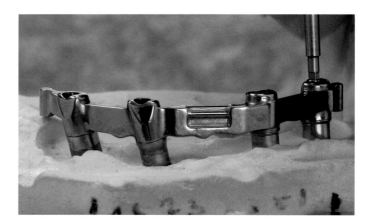

图27-148和图27-149　研磨杆放在模型上，用Sheffield实验检查无应力就位情况。

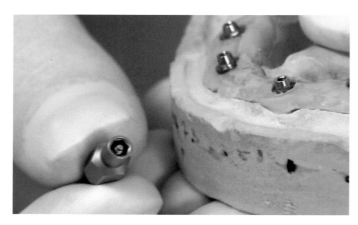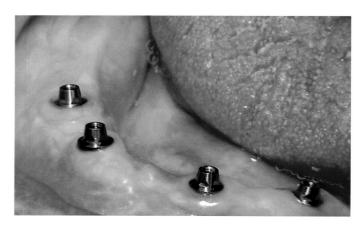

图27-150和图27-151　杆卡基台使用专用工具从主模型转移到口内。

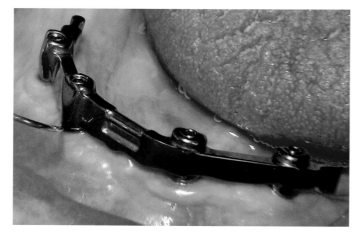

图27-152　位于龈上的结合面允许在口内检查杆的就位，使用Sheffield实验测试，用细探针或仅视觉检查。

27-154）。为了最佳的清洁效果，它应该可以引导牙间刷对种植体和基台施以温和的力（图27-155和图27-156）。在技工室和临床之间要对使用的牙间刷的直径有一个统一的认识。

一旦杆在口内确认就位，可以开始制作二级支架了。为此，Preci-Horix附着体的固位垫片放置到杆磨好的附着体上。固位垫片的固定部件放到它的上面。杆卡的组织面间隙和螺丝通道都要用蜡封上（图27-157~图27-159）。后牙区垂直的附着体（如 Preci-Vertix），

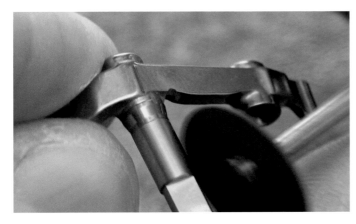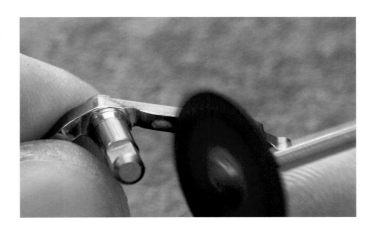

图27-153和图27-154 正在修整的牙间刷通道，然后磨平抛光。此时，用技工替代体保护接口以免受意外损伤。

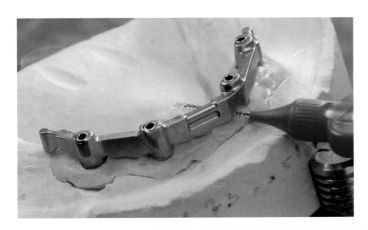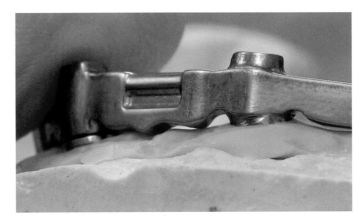

图27-155和图27-156 最后检查确认通道大小适合所选直径的牙间刷通过。

塑料卡子放在研磨的附件上。为了确保可更换的塑料卡子尽量准确地就位于二级支架，制作铸造模型时会用到预成的塑料壳（图27-160～图27-162）。建模时，夹子会先安装到壳里，铸造前去除。去除多余的杆和牙龈之间连接部的阻隔蜡（不能余留缝隙），可以开始制作二级支架的铸造模型了。这个二级支架完成以后，它的功能不仅有加强的作用还是固位件，所以就像传统套筒冠技术一样，这里也用到了模型树脂（如Pattern Resin）。如果有较大的区域需要建模，先制作

一些小的片段是个好办法。聚合完成后可以取下来（图27-163～图27-165）。通过局部的翘动可将其取下（图27-166和图27-167）。这一过程是为防止就位不准确，因为使用大量树脂时会产生聚合收缩。

在支架模型放回到杆之前，任何残留的阻断蜡需要去除（图27-165）。最后，将两部分Pattern Resin支架连接在一起，同时将Preci-Horix附着体固位部件覆盖进去。但这个部件不要和支架模型一起铸造。出于这个原因，Pattern Resin不要完全覆盖它，因为铸造前需要把

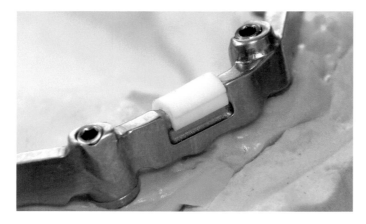

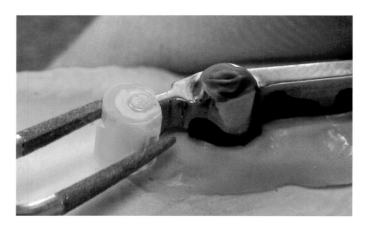

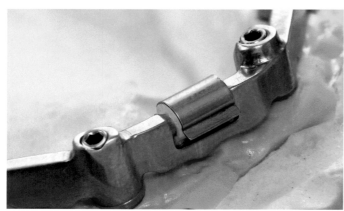

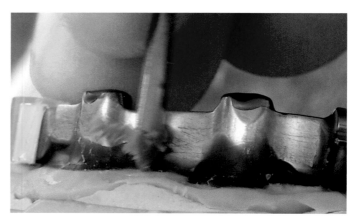

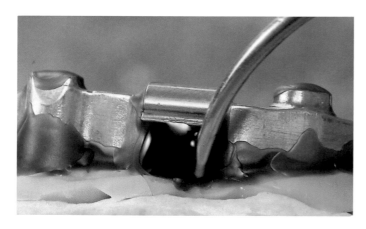

图27-157 ~ 图27-159 （自上而下）在支架建模前，固位部件放在杆上并且用蜡填补倒凹区。

图27-160 ~ 图27-162 （自上而下）为了保证垂直附着体的塑料夹子更好地固定在支架上，在建模时用到预制壳。修整填补的区域，封闭螺丝通道。

它取出（图27-168 ~ 图27-170）。后面还会把它重新安装到完成的二级支架上。然后把硅橡胶导板就位到模型上，可以看出杆上有充足的空间用来排牙。将二级支

架的整个树脂模型从杆上取下来，可以将杆的基部下方剩余的阻断蜡清理干净（图27-171 ~ 图27-173）。从模型中取出Preci-Horix附着体的塑料卡子和远端Preci-

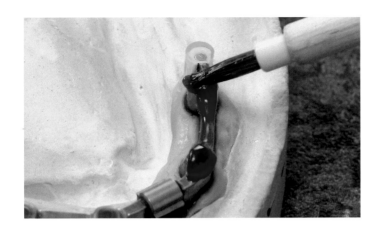
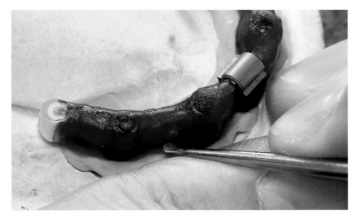
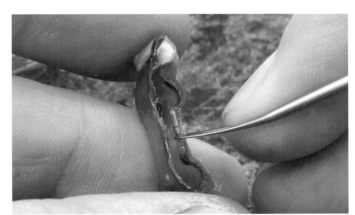

图27-163～图27-165 一开始进行小片段的建模并取出。

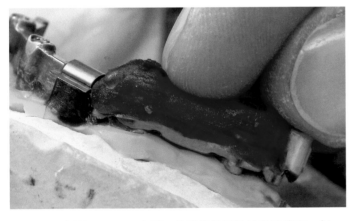
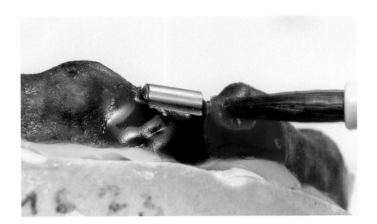

图27-166和图27-167 之后，将重新放回的片段连接在一起。

Vertix附着体夹子（图27-174～图27-176）。

在这个病例中，口内试戴蜡型给我们一个印象：前牙列舌侧空间可能受限。由于杆结构有一定的高度，并且要连接到该种植体系统的杆基台上，需要为外露的金属背板建模（图27-177～图27-179）。这样就可以制作更纤细的结构而不失稳定。如果用树脂覆盖这个区域的二级支架，需要更多的材料；这将限制舌头的运动，给患者带来发音的问题。

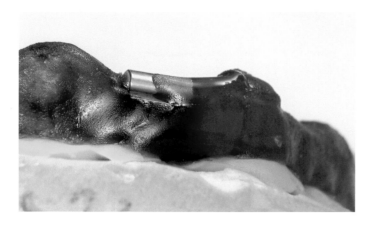

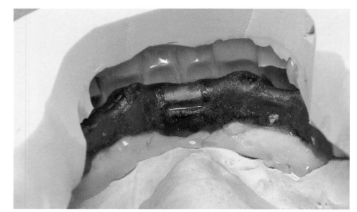

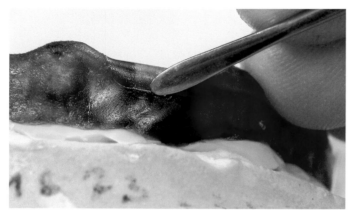

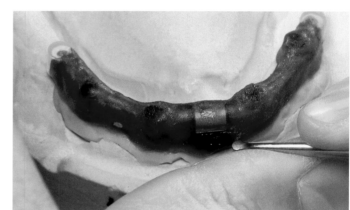

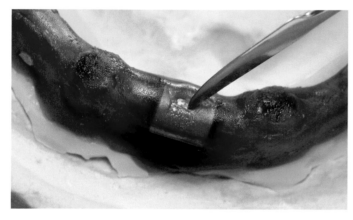

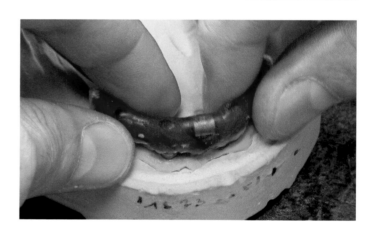

图27-168 ~ 图27-170 （自上而下）Preci-Horix附着体的金固位部件暴露出来便于从模型中取出。

图27-171 ~ 图27-173 （自上而下）再一次用排牙导板检查后，取下整个树脂模型。

支架用高金通用合金铸造后，上部结构安装到杆上完成制造。用排牙导板将牙齿转移到支架上。按解剖设计的金属背板区域的一个点，只有0.3mm厚（图27-

180和图27-181）。这说明这类修复体审慎设计的重要性。基底面观，可以看到杆上的平行引导面，垂直附着体的壳以及水平附着体的固位部件（图27-182 ~ 图27-

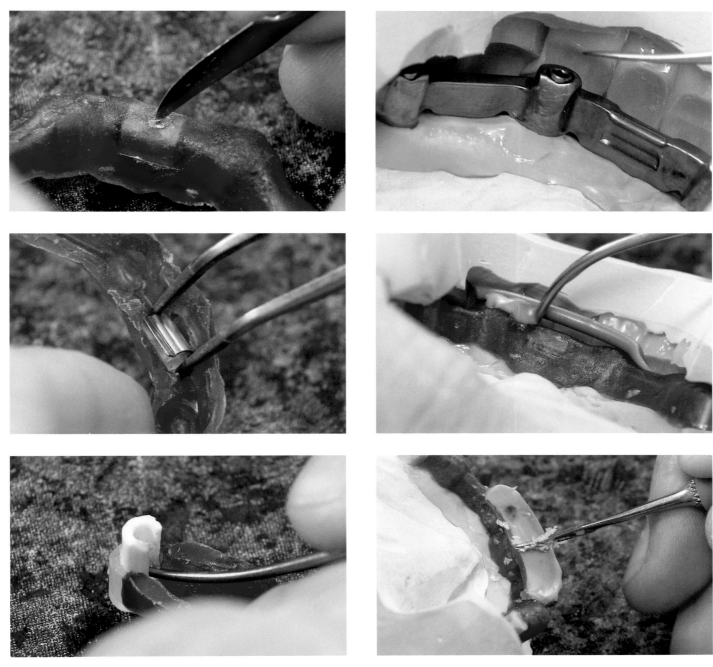

图27-174 ~ 图27-176　（自上而下）前部水平附着体的固位部件和远中垂直附着体的塑料夹子从模型中取出。

图27-177 ~ 图27-179　（自上而下）金属背板利于将前牙区舌侧基托缩小以避免限制舌的活动。

184）。一旦插入固位部件，就可以检查杆在修复体上的就位情况。杆由平行壁引导，就位良好。塑料夹子只提供额外的固位，患者通过"咔哒"声确认就位。

然而，如果有了足够大的摩擦表面，也可以延迟安装塑料夹子，待到杆本身的摩擦力不足时再安装。

杆基台要用制造商提供的扭矩扳手拧紧在种植体

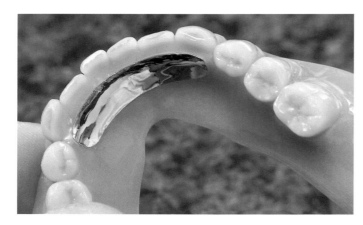

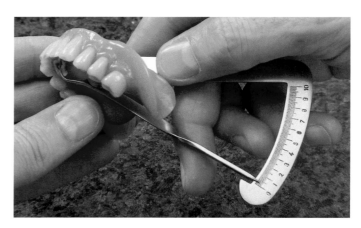

图27-180和图27-181　暴露的背板保证修复体的舌侧区是纤细的结构，不影响稳定性。

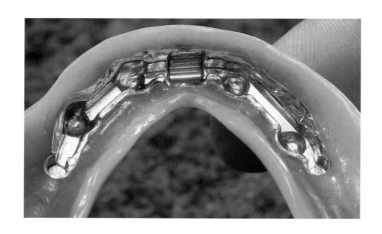

图27-182　如果有足够的摩擦表面，固位部件可暂缓安装。

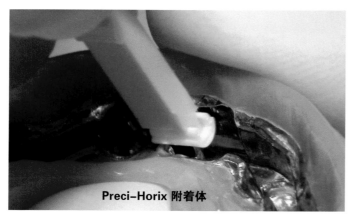

Preci-Horix 附着体

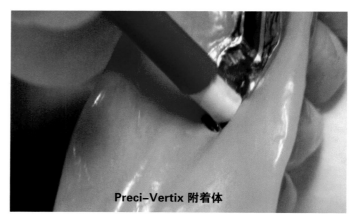

Preci-Vertix 附着体

图27-183和图27-184　含有二级支架的修复体做好后，插入塑料夹子而无须进一步修改。

上，再将杆装上。咬合面的修复螺丝也要根据制造商的要求用扭力扳手拧紧。再次检查牙间刷的引导面。如果牙间刷用温和的力量就可以进入，对种植体和基台施加轻微的压力，那么引导沟的大小是最合适的。这些确认无误后，就可以在口内戴牙了（图27-185～图27-187）。

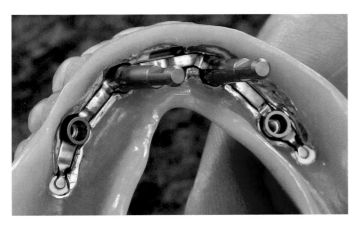

图27-185 将杆插入二级支架来评估摩擦力。安装在杆上的种植体替代体易于握持。

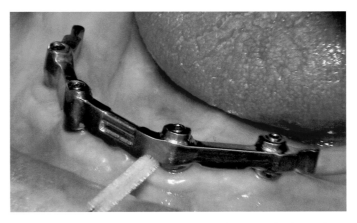

图27-186 为了杆固位修复体就位，根据制造商推荐的扭矩用扳手把杆基台和杆拧到位，在杆上磨出引导面以利于使用牙间刷高效地清洁。

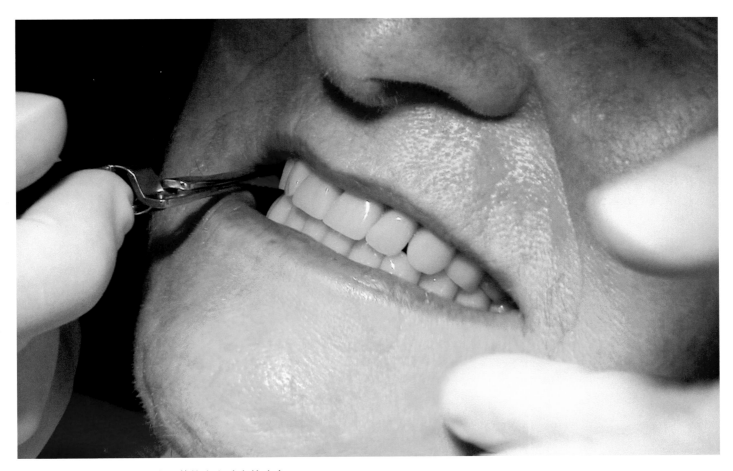

图27-187 口内试戴，检查调整静态和动态的咬合。

27.6   本章小结

Locator修复体对于牙科技师和医生来说制作最简单，是很经济的。但是有一部分患者反映，在咀嚼时这种修复体有微小的移动。它保留了传统覆盖义齿的一些特点，而且通常要设计连续的鞍基。考虑到患者用于清理的时间和精力，Locator修复体是非常方便的。

这类修复体有一个关键点，植入种植体时要尽量地平行，以保证附着体义齿的固位衬垫不出现过度磨损。

与Locator的固位比较，套筒冠覆盖义齿是完全的硬连接并且更像"真牙"。然而，套筒冠的平行面增加了患者摘戴时的困难程度。套筒冠的一个特别的优点就是可以无基托设计。对于患者，与传统覆盖义齿相比就像一个可摘戴的桥。

有附着体的杆，也是刚性支撑，感觉像真牙。由于有杆，和其他的修复方式比较种植体更难以清洁。杆修复与套筒冠和Locator相比，夹板连接减轻了种植体所承受的负荷。在选择固位方式的时候，要根据骨的质量、种植体的长度和直径，做出综合评估。

附录
APPENDIX

材料、仪器、设备和软件

　　下表概述的是这本书中提到或讨论的材料、仪器、设备和软件。列举的这些产品应当被视为这些系列产品中的例子，通常其他厂家提供的替代品也大都存在。

　　这些表格肯定不是详尽无缺的，这其中不包括种植体和种植基台。这些产品分为牙科材料（表A–1）；牙科技术资料（表A–2）；特殊的仪器、设备和软件（表A–3）。

表A–1　产品概述：牙科材料

产品名	性质	制造商	应用领域
合金处理剂	促进甲基丙烯酸酯或复合树脂与高金合金、非贵金属、钛之间的良好粘接。（1）通过MDP分子与非贵金属粘接。磷酸基团和非贵金属原子的氧基团结合，MDP的游离双键与复合树脂结合。（2）通过VBATDT的硫化物与贵金属的粘接。它们与贵金属原子结合。相应地，VBATDT的游离双键与复合树脂结合	Kuraray Europe，哈特斯海姆，德国	粘接剂
Aluwax™（咬合&印模蜡）	高比例的铝颗粒确保了蜡的均匀温度；适用于精确的上、下颌关系记录	Aluwax牙科产品，艾伦代尔，美国	记录
Bio–Gide®	可吸收的双层胶原膜	Geistlich Biomaterials，巴登–巴登，德国	种植体植入
Bio–Oss®	异种骨移植替代物	Geistlich Biomaterials，巴登–巴登，德国	种植体植入
CHX 凝胶（1%氯己定凝胶）	抗菌凝胶：活性物质氯己定（1%）；以葡萄糖酸氯己定形式使用	GlaxoSmith–Kline Consumer Healthcare，比尔，德国	修复
CHX 漱口水（0.2%氯己定）	抗菌漱口水：活性物质氯己定（0.2%）；以葡萄糖酸氯己定形式使用	GlaxoSmith–Kline Consumer Healthcare，比尔，德国	修复，种植体植入
Clearfil™ ST Opaquer	用于遮盖深色的金属或变色牙齿的光固化不透明复合树脂；特别适合于涉及金属支架暴露的贴面修复；折裂的贴面可以用复合树脂修复	Kuraray Europe，哈特斯海姆，德国	并发症
克林霉素	林可酰胺类抗生素；对抗链球菌、葡萄球菌、厌氧菌、衣原体	各供应商	种植体植入
EasyCord（双线技术）	非浸渍排龈线，由100%棉组成；编织线型号为000至3。在标准情况下0号排龈线留在龈沟内，上面覆盖的排龈线（1号）在取模时取出	Müller–omicron Dental，科隆，德国 Gaba，罗拉赫，德国	印模
Elmex®多用牙线	特殊的牙线（参见Oral–B超级牙线™）	Gaba，罗拉赫，德国	护理

续表

产品名	性质	制造商	应用领域
密合检查剂	用于检查固定修复体的密合情况，以及义齿基托和剩余牙槽嵴的密合性	GC Germany，巴特洪堡，德国	修复
密合性测试C & B	用于检查固定修复体的密合情况（颜色：蓝色，从卷筒中提取）	Voco，库克斯港，德国	修复
Futar® (Futar咬合)	适用于初步的颌位关系记录和定位面弓或线定位器殆叉	Kettenbach，埃申堡，德国	记录
Gore-Tex® Suture 5-0	单股缝合材料（聚四氟乙烯）；应用尺寸5-0	W. L. Gore & Associates，普茨布伦，德国	种植体植入
Gutta-percha, White	密封种植体基台和螺丝固位冠/固定义齿的螺丝孔	Dentsply De-Trey，康斯坦茨，德国	粘接
Harvard 水门汀	用于种植体支持式修复体的永久性或半永久性粘接的磷酸锌粘固剂	Harvard Dental International，霍普嘉顿，德国	粘接
布洛芬	非甾体抗炎药（NSAID）：治疗疼痛、炎症和发烧（400mg或600mg）	各供应商	种植
Impregum™ (Impregum™ Penta™)	用于种植体或固定印模的聚醚印模材料	3M ESPE，西菲尔德，德国	印模
ImProv™种植水门汀	丙烯酸/聚氨酯，不含丁香酚的粘接剂，特别适用于种植体支持式修复体的粘接（临时或半永久粘接）	Dentegris International，杜伊斯堡，德国	粘接
指示蜡（咬合指示蜡）	适用于指示静态咬合中过早接触，和动态咬合中的引导面，还可封闭个性化印模托盘的咬合空缺处	Kerr，拉施塔特，德国	记录
Kelly's® Z.O.E.印模膏	氧化锌/丁香酚印模材料：上颌覆盖义齿重衬用	Waterpik Technologies，柯林斯堡，美国	护理
Kerr印模复合棒（绿色）	热塑性印模化合物（熔点：50~51℃；绿色）；主要用于边缘成形	Kerr，拉施塔特，德国	取模
Ketac™ Cem	玻璃离子水门汀	3M ESPE，西菲尔德，德国	粘接
Locator®	用于种植体支持式覆盖义齿的改良按扣附着体	各种植制造商	固位部件
Luxabite	颌关系记录复合树脂（颜色：蓝色）	DMG，汉堡，德国	记录
Luxaflow	临时义齿修理流动树脂	DMG，汉堡，德国	临时修复
Luxatemp	临时义齿修复复合树脂	DMG，汉堡，德国	临时修复
Luxatemp Glaze & Bond	临时义齿复合树脂材料粘接剂（如Luxatemp），用于修理；并有光滑的表面使临时修复体不需进一步抛光	DMG，汉堡，德国	临时修复

产品名	性质	制造商	应用领域
Meridol®特殊牙线	比Oral-B超级牙线和Elmex多用牙线具有更蓬松绒毛的特殊牙线	Gaba, 罗拉赫, 德国	护理
Monobond Plus	硅烷/磷酸甲基丙烯酸甲酯复合底漆，激活玻璃陶瓷、贵金属合金、氧化锆陶瓷、氧化铝陶瓷和非贵金属合金的表面，利于与复合树脂粘接剂和复合树脂的粘接	Ivoclar Vivadent, 沙恩, 列支敦士登	粘接
Multilink®种植	可固化的自固化粘接复合树脂，特别适用于玻璃陶瓷、氧化物陶瓷、金属陶瓷与种植体基台的永久粘接；它的优点是易于去除仍处于固化前凝胶状态时的残余物，最终聚合时需要阻止氧气（液体带）	Ivoclar Vivadent, 沙恩, 列支敦士登	粘接
Lederle 制霉菌素滴剂	用于治疗念珠菌感染的抗真菌剂	MEDA Pharma, 巴特洪堡, 德国	并发症
Oral-B®超级牙线	用于清洁固定修复体的桥体和杆组织面下方间隙的专用牙线，在狭窄的邻接区和种植体/基台连接的周围（3段牙线：穿过用硬头、蓬松的中间清洁部分、普通牙线部分）	Oral-B Procter & Gamble, 施瓦巴赫, 德国	护理
Panavia™	复合树脂粘接剂；纯化学固化型（Panavia 21），双重固化型（Panavia F 2.0），均有白（EX）和牙齿的颜色（TC）；适用于如全瓷修复体的粘接固定、粘接全瓷基台钛基底或将电镀金中间冠粘接到二级支架上；阻氧凝胶（Oxyguard）适用于氧气条件下的全固化	Kuraray Europe, 哈特斯海姆, 德国	粘接
Panavia™ F 2.0 ED Primer	具有弱粘接强度的自酸蚀牙釉质和牙本质粘接剂（同牙釉质酸蚀和多步牙本质粘接比较）	Kuraray Europe, 哈特斯海姆, 德国	粘接
Permadyne™ (Permadyne Garant)	聚醚印模材料：用于备牙和种植体的组合印模	3M ESPE, 西菲尔德, 德国	取模
Polishing kit for ceramics (Kit 4313B.204)	金刚砂抛光工具用于陶瓷的高度抛光	Komet/Gebr. Brasseler, 莱姆戈, 德国	修复
Prolene®	单股缝合线，常用尺寸5-0和6-0	Ethicon, Johnson & Johnson Medical 诺德施泰特, 德国	种植体植入
Ribbond®	用于牙周夹板固定牙齿和加固临时修复体的玻璃纤维网	Ribbond, 西雅图, 美国	预处理，临时修复
Rocatec™	金属和复合树脂之间的通用粘接系统；硅酸盐颗粒由微爆破过程导入金属晶格；可以结合硅烷偶联剂（如Monobond Plus），树脂粘接剂和复合树脂可以牢固结合	3M ESPE, 西菲尔德, 德国	粘接剂

续表

产品名	性质	制造商	应用领域
Rondells Blue	用于菌斑检测的浸渍丸剂；菌斑沉积物显示为红色（3天内的菌斑）或蓝色（超过3天龄）	Directa, 乌普兰斯韦斯比, 瑞典	护理
次氯酸钠（5%）	在超声浴中去除牙齿着色（治疗时间：1~5分钟）	Pharmacy	护理
高硼酸钠	内漂白：过硼酸钠与水或3%过氧化氢混合	Pharmacy	预处理
Softliner	软衬材料：用于外科手术后，调整临时修复体使之适应新环境（例如，暴露种植体后，直接拧入愈合基台）	Promedica, 新明斯特, 德国	种植体植入
SS White印模膏	氧化锌/丁香酚印模材料：下颌覆盖义齿的最终重衬	S. S. White Group, 格洛斯特, 英国	护理
Stammopur Z (5%)	用于在超声浴中清除沉淀物、牙结石、粘接剂残留物的磷酸基酸性粘接剂去除剂和义齿清洁剂（处理时间：2~10分钟）	Dr. H. Stamm Chemische Fabrik, 柏林, 德国	护理
Telio® CS CEM Implant	用于种植修复体临时的复合树脂粘接剂	Ivoclar Vivadent 沙恩, 列支敦士登	粘接
Temp Bond NE™	氧化锌基的无丁香酚的临时粘接剂	Kerr, 拉施塔特, 德国	粘接剂
临时修复用工作包（Kit 4409）	包含所有用于制备临时修复体所需的旋转工具	Komet Dental, 莱姆戈, 德国	临时修复
Tetric® Flow	封闭骀面螺丝通道，粘接手柄于复合树脂嵌体，并调改临时修复体的流动复合树脂	Ivoclar Vivadent, 沙恩, 列支敦士登 义获嘉	修复
Ultradent® 瓷修复工具	全套崩瓷修复工具：隔离工作表面的EtchArrest和OpalDam；陶瓷表面是用瓷酸蚀剂（用氢氟酸口内）、硅烷和通用粘接剂处理；牙本质遮色剂中的PermaFlo遮盖暴露的金属	Ultradent, 布伦塔尔, 德国	并发症
Xpand种植粘接剂	用于种植体修复的复合树脂临时粘接剂	Cumdente, 图宾根, 德国	粘接

表A-2　产品概述：牙科技术材料

产品名	性质	制造商	应用领域
Atlantis™ Isus	各种植入系统的CAD/CAM制造上部结构	Dentsply Implants, 曼海姆, 德国	牙科工艺
硫酸钡/丙烯酸混合物	取自药房的硫酸钡可在实验室混合，或便于混合的商品形式（Anaxdent X射线）	Anaxdent, 斯图加特, 德国	牙科工艺
Creation CC	贴面瓷	Creation WillGeller International, 迈宁根, 奥地利	牙科工艺
Dalbo®-PLUS basic	种植覆盖义齿的经典柱附件	Cendres+ Métaux, 贝尔, 瑞士	固位部件

续表

产品名	性质	制造商	应用领域
Dalbo®-PLUS elliptic	有加大阴性部分的经典按扣式附着体；用于无加固支架的覆盖义齿	Cendres+Métaux，贝尔，瑞士	固位部件
Erkoskin	液晶硅氧烷	Erkodent，普法尔茨格拉芬韦勒，德国	牙科工艺
Fujirock®	Class 4超硬石膏	GC Europe N. V.，鲁汶，比利时	牙科工艺
Gingifast Rigid	人工牙龈	Zhermack, Badia 波莱辛，意大利	牙科工艺
IPS e.max® Ceram	适合 IPS e.max® Press, IPS e.max® CAD和IPS e.max® ZirCAD的贴面瓷（玻璃陶瓷）	Ivoclar Vivadent，沙恩，列支敦士登	修复
IPS e.max® Press, IPS e.max® CAD	分别是可压铸和切削二硅酸锂玻璃陶瓷（作为支架材料，也用于全解剖/一体式修复体）	Ivoclar Vivadent，沙恩，列支敦士登	修复
IPS e.max® ZirCAD	可切削的氧化锆陶瓷（支架材料）	Ivoclar Vivadent，沙恩，列支敦士登	修复
Multilink® Hybrid Abutment	自固化复合树脂粘接剂特别适用于将钛基台粘于二硅酸锂陶瓷上；高度不透明复合树脂粘接剂遮盖深色的钛并防止金属通过陶瓷透色	Ivoclar Vivadent，沙恩，列支敦士登	牙科工艺
Oxyd-Stop-NE	抗氧化剂	Bredent，森登，德国	牙科工艺
LS模型树脂	低收缩模型树脂	GC Germany，巴特洪堡，德国	牙科工艺
聚氨酯树脂	铸造加工：树脂人工牙龈（Alpa-Pur）	Alpina，慕尼黑，德国	牙科工艺
Preci-Horix® 附着体	弹性塑料夹固位附着体；用于卡固位的种植义齿修复，插入种植体之间杆的标准凹槽（水平排列的型号）	Ceka-Vertrieb Deutschland，汉诺威，德国	固位部件
Preci-Vertix® 附着体	弹性塑料夹冠外固位附着；用于杆卡固位种植义齿修复，插入在杆的远端（垂直排列的型号）	Ceka-Vertrieb Deutschland，汉诺威，德国	固位部件
SFI-Anchor®	种植覆盖义齿的改良按扣式附着体，轴向排列可调节，用于种植体轴向相差较大时（2015，Straumann停止发放Cendres+Métaux生产的SFI-Anchor附着体系统。它已被CM LOC and CM LOC FLEX替换，其有类似SFI-Anchor的功能）	Cendres+Métaux 贝尔，瑞士	固位部件
Tanaka Paste (Bite-X™ Articulating Paste）	用于标记咬合干扰的糊剂	Tanaka Dental Products，伊利诺伊州，美国	牙科工艺
临时修复用工具包（Kit 4409）	包含所有用于制备临时修复体所需的旋转工具	Komet/Gebr.Brasseler，莱姆戈，德国	临时修复
Tickomed 1	用于去除包埋材料残留物的清洗液	Dr. H.Stamm Chemische Fabrik，柏林，德国	牙科工艺

表A-3 产品概述：专用仪器、设备和软件

产品名	性质	制造商	应用领域
Airsonic® 迷你喷砂机	用于口腔内的喷砂；应用包括贴面修复、氧化锆基台的口内处理和现有的复合树脂充填物的活化	Hager & Werken，杜伊斯堡，德国	维护，修复
阿尔玛义齿测量仪	简单的义齿量规，用于测量义齿的垂直和矢状面尺寸，如能够快速比较现有的修复体和最近排牙的区别	Astek Innovations，奥尔特灵厄姆，美国	修复
Camlog® 导板系统	用于导板引导的种植体床预备时专用钻孔器械的顺序协调	Camlog Biotechnologies，巴塞尔，瑞士	种植设计
CeHa种植系统	三维种植设计的综合软件解决方案；开放的系统用于许多种植系统；定位器（x1med-3D或x2med-3D）可用于牙科技工室中在手术导板的引导下将钻套管放入计划种植的地方	C. Hafner，普福尔茨海姆，德国	种植设计
coDiagnostiX™	三维种植设计的全综合软件解决方案；开放的系统可用于许多种植系统；手术导板可在中心制作或直接在牙科技工室使用gonyX机械装置制作	Dental Wings，蒙特利尔，加拿大	种植设计
gonyX™	参见coDiagnostiX	Dental Wings，蒙特利尔，加拿大	种植设计
口内光学印模系统	口内光学印模系统可以根据扫描表面的处理方式，其涉及的技术原理和处理/兼容性来分类；表18-1展示了目前有关的口腔扫描仪的详细概述	各制造商	取模
Linefinder	将面部中线和纵轴转移到𬌗架上	www.jan-langner.de	修复
Masserann系统	可用于去除根管内的桩或金属碎片；在紧急情况下，改良的系统（详见20.2.4章节）也可以取出种植体内的螺丝碎片	Micro-Mega，贝桑松，法国	并发症
Periotest	Periotest是客观监测种植体稳定性的有效工具。Periotest值与种植体动度相关	Medizintechnik Gulden，莫道塔尔，德国	护理
Piezosurgery®	超声骨刀（或压电外科）因骨外科手术而开发；在种植牙科，其应用包括牙槽嵴劈开、切除骨块和上颌窦提升	Mectron，科隆，德国	种植体植入
Straumann® 引导手术	协调钻序列，结合特殊的钻套筒，用于导板引导的种植床准备	Straumann，弗莱堡，德国	种植设计
X1med-3D或X2med-3D定位器	参见CeHa种植系统	C. Hafner，普福尔茨海姆，德国	种植设计

参考文献

[1] Abad-Gallegos M, Gómez-Santos L, Sánchez-Garcés MA, Piñera-Penalva M, Freixes-Gil J, Castro-García A, Gay-Escoda C. Complications of guided surgery and immediate loading in oral implantology: a report of 12 cases. Med Oral Patol Oral Cir Bucal 2011;16:e220–224.

[2] Abou Tara M, Eschbach S, Wolfart S, Kern M. Zirconia ceramic inlay-retained fixed dental prostheses-first clinical results with a new design. J Dent 2011;39:208–211.

[3] Abrahamsson I, Berglundh T, Glantz PO, Lindhe J. The mucosal attachment at different abutments. An experimental study in dogs. J Clin Periodontol 1998;25:721–217.

[4] Abrahamsson I, Berglundh T, Lindhe J. The mucosal barrier following abutment dis/reconnection. An experimental study in dogs. J Clin Periodontol 1997;24:568–572.

[5] Adell R, Lekholm U, Rockler B, Brånemark PI. A 15-year study of osseointegrated implants in the treatment of the edentulous jaw. Int J Oral Surg 1981;10:387–416.

[6] Agar JR, Cameron SM, Hughbanks JC, Parker MH. Cement removal from restorations luted to titanium abutments with simulated subgingival margins. J Prosthet Dent 1997;78:43–47.

[7] Aglietta M, Siciliano VI, Zwahlen M, Brägger U, Pjetursson BE, Lang NP, Salvi GE. A systematic review of the survival and complication rates of implant supported fixed dental prostheses with cantilever extensions after an observation period of at least 5 years. Clin Oral Implants Res 2009;20:441–451.

[8] Akca K, Cehreli MC, Uysal S. Marginal bone loss and prosthetic maintenance of bar-retained implant-supported overdentures: a prospective study. Int J Oral Maxillofac Implants 2010;25:137–145.

[9] Akpan A, Morgan R. Oral candidiasis. Postgrad Med J 2002;78:455–459.

[10] Albrektsson T, Zarb G, Worthington P, Eriksson AR. The long-term efficacy of currently used dental implants: A review and proposed criteria of success. Int J Oral Maxillofac Implants 1986;1:11–25.

[11] Aloise JP, Curcio R, Laporta MZ, Rossi L, da Silva AM, Rapoport A. Microbial leakage through the implant-abutment interface of Morse taper implants in vitro. Clin Oral Implants Res 2010;21:328–335.

[12] Anderson JD. The need for criteria on reporting treatment outcomes. J Prosthet Dent 1998;79:49–55.

[13] Andersson B, Odman P, Lindvall AM, Brånemark PI. Cemented single crowns on osseointegrated implants after 5 years: results from a prospective study on CeraOne. Int J Prosthodont 1998;11:212–218.

[14] Andreiotelli M, Att W, Strub JR. Prosthodontic complications with implant overdentures: a systematic literature review. Int J Prosthodont 2010;23:195–203.

[15] Anitua E, Begona L, Orive G. Clinical evaluation of split-crest technique with ultrasonic bone surgery for narrow ridge expansion: status of soft and hard tissues and implant success. Clin Implant Dent Relat Res 2013;15:176–187.

[16] Annibali S, Cristalli MP, Dell'Aquila D, Bignozzi I, La Monaca G, Pilloni A. Short dental implants: a systematic review. J Dent Res 2012;91:25–32.

[17] Aparicio C, Lang NP, Rangert B. Validity and clinical significance of biomechanical testing of implant/bone interface. Clin Oral Implants Res 2006;17:2–7.

[18] Aparicio C, Rangert B, Sennerby L. Immediate/early loading of dental implants: a report from the Sociedad Espanola de Implantes World Congress consensus meeting in Barcelona, Spain, 2002. Clin Implant Dent Relat Res 2003;5:57–60.

[19] Arai Y, Tammisalo E, Iwai K, Hashimoto K, Shinoda K. Development of a compact computed tomographic apparatus for dental use. Dentomaxillofac Radiol 1999;28:245–248.

[20] Araujo MG, Lindhe J. Dimensional ridge alterations following tooth extraction. An experimental study in the dog. J Clin Periodontol 2005;32:212–218.

[21] Araujo MG, Sukekava F, Wennstrom JL, Lindhe J. Ridge alterations following implant placement in fresh extraction sockets: an experimental study in the dog. J Clin Periodontol 2005;32:645–652.

[22] Araujo MG, Sukekava F, Wennstrom JL, Lindhe J. Tissue modeling following implant placement in fresh extraction sockets. Clin Oral Implants Res 2006;17:615–624.

[23] Arisan V, Karabuda CZ, Ozdemir T. Implant surgery using bone- and mucosa-supported stereolithographic guides in totally edentulous jaws: surgical and post-operative outcomes of computer-aided vs. standard techniques. Clin Oral Implants Res 2010;21:980–988.

[24] Attard NJ, Zarb GA. Immediate and early implant loading protocols: a literature review of clinical studies. J Prosthet Dent 2005;94:242–258.

[25] Attard NJ, Zarb GA. Long-term treatment outcomes in edentulous patients with implant-fixed prostheses: The Toronto study. Int J Prosthodont 2004;17:417–424.

[26] Attia A, Lehmann F, Kern M. Influence of surface conditioning and cleaning methods on resin bonding to zirconia ceramic. Dent Mater 2011;27:207–213.

[27] Attin T, Paque F, Ajam F, Lennon AM. Review of the current status of tooth whitening with the walking bleach technique. Int Endod J 2003;36:313–329.

[28] Axelsson P, Lindhe J. The significance of maintenance care in the treatment of periodontal disease. J Clin Periodontol 1981;8:281–294.

[29] Balik A, Karatas MO, Keskin H. Effects of different abutment connection designs on the stress distribution around five different implants: a 3-dimensional finite element analysis. J Oral Implantol 2012;38 Spec No:491–496.

[30] Bastendorf K, Laurisch L. Die Bedeutung des organisierten Recalls für die Langzeiterfolge der Prophylaxe im Praxisalltag. Quintessenz 2010;61:1063–1075.

[31] Belser U. Natural oral esthetics. In: Magne P, Belser U (eds.). Bonded porcelain restorations in the anterior dentition: a biomimetic approach. Chicago: Quintessence Publishing Co, 2002. pp. 57–96.

[32] Belser U, Buser D, Higginbottom F. Consensus statements and recommended clinical procedures regarding esthetics in implant dentistry. Int J Oral Maxillofac Implants 2004;19 Suppl:73–74.

[33] Benn DK, Bidgood WD, Jr., Pettigrew JC, Jr. An imaging standard for dentistry. Extension of the radiology DICOM standard. Oral Surg Oral Med Oral Pathol 1993;76:262–265.

[34] Bergenholtz G, Nyman S. Endodontic complications following periodontal and prosthetic treatment of patients with advanced periodontal disease. J Periodontol 1984;55:64–68.

[35] Berglundh T, Abrahamsson I, Lang NP, Lindhe J. De novo alveolar bone formation adjacent to endosseous implants. Clin Oral Implants Res 2003;14:251–262.

[36] Bergman B, Ericson G. Cross-sectional study of the periodontal status of removable partial denture patients. J Prosthet Dent 1989;61:208–211.

[37] Berscheid E, Gangestad S. The social psychological implications of facial physical attractiveness. Clin Plast Surg 1982;9:289–296.

[38] Beuer F, Schweiger J, Eichberger M, Kappert HF, Gernet W, Edelhoff D. High-strength CAD/CAM-fabricated veneering material sintered to zirconia copings--a new fabrication mode for all-ceramic restorations. Dent Mater 2009;25:121–128.

[39] Bianchi AE, Sanfilippo F. Single-tooth replacement by immediate implant and connective tissue graft: a 1–9-year clinical evaluation. Clin Oral Implants Res 2004;15:269–277.

[40] Bidgood WD Jr, Horii SC. Introduction to the ACR-NEMA DICOM standard. Radiographics 1992;12:345–355.

[41] Bindl A, Ritter L, Mehl A. Cerec Guide: rapid and streamlined manufacture of surgical guides in dental practice. Int J Comput Dent 2012;15:45–54.

[42] Binon PP. The effect of implant/abutment hexagonal misfit on screw joint stability. Int J Prosthodont 1996;9:149–160.

[43] Binon PP. Evaluation of machining accuracy and consistency of selected implants, standard abutments, and laboratory analogs. Int J Prosthodont 1995;8:162–178.

[44] Binon PP. Implants and components: entering the new millennium. Int J Oral Maxillofac Implants 2000;15:76–94.

[45] Blanes RJ. To what extent does the crown-implant ratio affect the survival and complications of implant-supported reconstructions? A systematic review. Clin Oral Implants Res 2009;20 Suppl 4:67–72.

[46] Bodirsky H. Die Immediate-Pontic-Technik. Eine Methode zur Erhaltung der Ästhetik nach Extraktion von Frontzähnen und Prämolaren. Quintessenz 1992;43:251–265.

[47] Boisserée W, Schupp W. Kraniomandibuläres und muskeloskeletales System. Berlin: Quintessenz Verlag, 2012.

[48] Bos R, van der Mei HC, Busscher HJ. Physico-chemistry of initial microbial adhesive interactions--its mechanisms and methods for study. FEMS Microbiol Rev 1999;23:179–230.

[49] Boynuegri D, Nemli SK, Kasko YA. Significance of keratinized mucosa around dental implants: a prospective comparative study. Clin Oral Implants Res 2013;24:928–933.

[50] Braasch K, Wolfart S, Steinebrunner L, Kern M. Precision of various mechanical torque devices and torque settings. J Dent Res 2005;84:Abstr

No 3293.

[51] Brägger U, Lauchenauer D, Lang NP. The surgical lengthening of the clinical crown. J Clin Periodontol 1992;19:58–63.

[52] Brawek PK, Wolfart S, Endres L, Kirsten A, Reich S. The clinical accuracy of single crowns exclusively fabricated by digital workflow-the comparison of two systems. Clin Oral Investig 2013;17:2119–2125.

[53] Broggini N, McManus LM, Hermann JS, Medina RU, Oates TW, Schenk RK, Buser D, Mellonig JT, Cochran DL. Persistent acute inflammation at the implant-abutment interface. J Dent Res 2003;82:232–237.

[54] Bryant SR, MacDonald-Jankowski D, Kim K. Does the type of implant prosthesis affect outcomes for the completely edentulous arch? Int J Oral Maxillofac Implants 2007;22 Suppl:117–139.

[56] Bull R, Rumsey N. The social psychology of facial appearance. New York: Springer, 1988.

[57] Burns DR, Unger JW, Coffey JP, Waldrop TC, Elswick RK, Jr. Randomized, prospective, clinical evaluation of prosthodontic modalities for mandibular implant overdenture treatment. J Prosthet Dent 2011;106:12–22.

[58] Busch R, Kern M. Wiederherstellung der Retention bei dem schraubaktivierbaren Druckknopfattachment Dalbo-Plus. Quintessenz 2009;60: 713–717.

[59] Buser D, Belser U, Wismeijer D. ITI Treatment Guide Band 1. Ästhetische Implantattherapie – Einzelzahnersatz. Berlin: Quintessenz Verlag, 2007.

[60] Buser D, Weber HP, Lang NP. Tissue integration of non-submerged implants. 1-year results of a prospective study with 100 ITI hollow-cylinder and hollow-screw implants. Clin Oral Implants Res 1990;1:33–40.

[61] Busscher HJ, Rinastiti M, Siswomihardjo W, van der Mei HC. Biofilm formation on dental restorative and implant materials. J Dent Res 2010;89:657–665.

[62] Callan DP, Cobb CM, Williams KB. DNA probe identification of bacteria colonizing internal surfaces of the implant-abutment interface: a preliminary study. J Periodontol 2005;76:115–120.

[63] Callan DP, O'Mahony A, Cobb CM. Loss of crestal bone around dental implants: a retrospective study. Implant Dent 1998;7:258–266.

[64] Canullo L. Clinical outcome study of customized zirconia abutments for single-implant restorations. Int J Prosthodont 2007;20:489–493.

[65] Canullo L, Fedele GR, Iannello G, Jepsen S. Platform switching and marginal bone-level alterations: the results of a randomized-controlled trial. Clin Oral Implants Res 2010;21:115–121.

[66] Canullo L, Rasperini G. Preservation of peri-implant soft and hard tissues using platform switching of implants placed in immediate extraction sockets: a proof-of-concept study with 12- to 36-month follow-up. Int J Oral Maxillofac Implants 2007;22:995–1000.

[67] Cappiello M, Luongo R, Di Iorio D, Bugea C, Cocchetto R, Celletti R. Evaluation of peri-implant bone loss around platform-switched implants. Int J Periodontics Restorative Dent 2008;28:347–355.

[68] Cardaropoli D, Re S, Corrente G, Abundo R. Reconstruction of the maxillary midline papilla following a combined orthodontic-periodontic treatment in adult periodontal patients. J Clin Periodontol 2004;31:79–84.

[69] Cardaropoli G, Araujo M, Lindhe J. Dynamics of bone tissue formation in tooth extraction sites. An experimental study in dogs. J Clin Periodontol 2003;30:809–818.

[70] Cardaropoli G, Lekholm U, Wennstrom JL. Tissue alterations at implant-supported single-tooth replacements: a 1-year prospective clinical study. Clin Oral Implants Res 2006;17:165–171.

[71] Carlsson GE, Otterland A, Wennstrom A. Patient factors in appreciation of complete dentures. J Prosthet Dent 1967;17:322–328.

[72] Carvalho CV, Bauer FP, Romito GA, Pannuti CM, De Micheli G. Orthodontic extrusion with or without circumferential supracrestal fiberotomy and root planing. Int J Periodontics Restorative Dent 2006;26:87–93.

[73] Chee W, Felton DA, Johnson PF, Sullivan DY. Cemented versus screw-retained implant prostheses: Which is better? Int J Oral Maxillofac Implants 1999;14:137–141.

[74] Chen S, Buser D. ITI Treatment Guide Vol 3. Implant placement in post-extraction sites. Berlin: Quintessenz Verlag, 2008.

[75] Chen ST, Wilson TG, Jr., Hämmerle CH. Immediate or early placement of implants following tooth extraction: review of biologic basis, clinical procedures, and outcomes. Int J Oral Maxillofac Implants 2004;19 Suppl:12–25.

[76] Chiapasco M. Early and immediate restoration and loading of implants in completely edentulous patients. Int J Oral Maxillofac Implants 2004;19 Suppl:76–91.

[77] Chiche GJ, Aoshima H. Smile design: A guide for clinician, ceramist and

[78] Chiche GJ, Pinault A. Esthetics of anterior fixed prosthodontics. Chicago: Quintessence Publishing Co, 1994.

[79] Christel P, Meunier A, Heller M, Torre JP, Peille CN. Mechanical properties and short-term in-vivo evaluation of yttrium-oxide-partially-stabilized zirconia. J Biomed Mater Res 1989;23:45–61.

[80] Chu CM, Huang HL, Hsu JT, Fuh LJ. Influences of internal tapered abutment designs on bone stresses around a dental implant: three-dimensional finite element method with statistical evaluation. J Periodontol 2012;83:111–118.

[81] Cochran DL, Morton D, Weber HP. Consensus statements and recommended clinical procedures regarding loading protocols for endosseous dental implants. Int J Oral Maxillofac Implants 2004;19 Suppl:109–113.

[82] Coelho PG, Sudack P, Suzuki M, Kurtz KS, Romanos GE, Silva NR. In vitro evaluation of the implant abutment connection sealing capability of different implant systems. J Oral Rehabil 2008;35:917–924.

[83] Cohen RE. Position paper: periodontal maintenance. J Periodontol 2003;74:1395–1401.

[84] Cordaro L, di Torresanto VM, Petricevic N, Jornet PR, Torsello F. Single unit attachments improve peri-implant soft tissue conditions in mandibular overdentures supported by four implants. Clin Oral Implants Res 2013;24:536–542.

[85] Cordioli G, Majzoub Z, Castagna S. Mandibular overdentures anchored to single implants: a five-year prospective study. J Prosthet Dent 1997;78:159–165.

[86] Cosme DC, Baldisserotto SM, Canabarro Sde A, Shinkai RS. Bruxism and voluntary maximal bite force in young dentate adults. Int J Prosthodont 2005;18:328–332.

[87] Crespi R, Vinci R, Cappare P, Romanos GE, Gherlone E. A clinical study of edentulous patients rehabilitated according to the "all on four" immediate function protocol. Int J Oral Maxillofac Implants 2012;27:428–434.

[88] Creugers NHJ, Käyser AF, Van't Hof MA. A meta-analysis of durability data on conventional fixed bridges. Community Dent Oral Epidemiol 1994;22:448–452.

[89] Crum RJ, Rooney GE. Alveolar bone loss in overdentures: A 5-year study. J Prosthet Dent 1978;40:610–613.

[90] Cune M, Burgers M, van Kampen F, de Putter C, van der Bilt A. Mandibular overdentures retained by two implants: 10-year results from a crossover clinical trial comparing ball-socket and bar-clip attachments. Int J Prosthodont 2010;23:310–317.

[91] Davis LG, Ashworth PD, Spriggs LS. Psychological effects of aesthetic dental treatment. J Dent 1998;26:547–554.

[92] De Bruyn H, Raes F, Cooper LF, Reside G, Garriga JS, Tarrida LG, Wiltfang J, Kern M. Three-years clinical outcome of immediate provisionalization of single OsseospeedTM implants in extraction sockets and healed ridges. Clin Oral Implants Res 2013;24:217–223.

[93] De Rouck T, Collys K, Cosyn J. Immediate single-tooth implants in the anterior maxilla: a 1-year case cohort study on hard and soft tissue response. J Clin Periodontol 2008;35:649–657.

[94] De Rouck T, Collys K, Cosyn J. Single-tooth replacement in the anterior maxilla by means of immediate implantation and provisionalization: a review. Int J Oral Maxillofac Implants 2008;23:897–904.

[95] De Rouck T, Collys K, Wyn I, Cosyn J. Instant provisionalization of immediate single-tooth implants is essential to optimize esthetic treatment outcome. Clin Oral Implants Res 2009;20:566–570.

[96] De Vos W, Casselman J, Swennen GR. Cone-beam computerized tomography (CBCT) imaging of the oral and maxillofacial region: a systematic review of the literature. Int J Oral Maxillofac Surg 2009;38:609–625.

[97] Degidi M, Artese L, Scarano A, Perrotti V, Gehrke P, Piattelli A. Inflammatory infiltrate, microvessel density, nitric oxide synthase expression, vascular endothelial growth factor expression, and proliferative activity in peri-implant soft tissues around titanium and zirconium oxide healing caps. J Periodontol 2006;77:73–80.

[98] Deimling D, Kunze M, Ratka-Krüger P. Parodontale Erkrankungen während der Schwangerschaft: Besteht Behandlungsbedarf? Gemeinsame Stellungsnahme der Deutschen Gesellschaft für Parodontologie (DGP) und der Deutschen Gesellschaft für Zahn-, Mund- und Kieferheilkunde (DGZMK). Dtsch Zahnärztl Z 2007;62:182–184.

[99] Demmer RT, Desvarieux M. Periodontal infections and cardiovascular disease: the heart of the matter. J Am Dent Assoc 2006;137 Suppl:14S-20S.

[100] Deutsche Gesellschaft für Zahn- Mund- und Kieferheilkunde (DGZMK). Implantologie in der Zahnheilkunde. Stand 7/2005. Dtsch Zahnärztl Z 2005;60:915–916.

patient. Chicago: Quintessence Publishing Co 2004.

[101] Deutsche Gesellschaft für Zahn- Mund- und Kieferheilkunde (DGZMK). Zahnärztliche Betreuung von Patienten unter/nach Bisphosphonat-Medikation 2006. URL: http://www.dgzmk.de/zahnaerzte/wissenschaft-forschung/leitlinien/details/document/zahnaerztliche-betreuung-von-patienten-unternach-bisphosphonat-medikation.html [letzter Zugriff: 19.05.2014].

[102] Diedrichs G, Rosenhain P. Galvano-Außenteleskope in der direkten Technik. Quintessenz 1991;42:49–55.

[103] Dieterich H, Dieterich J. Die provisorische Versorgung. Fuchstal: Teamwork media GmbH, 2002.

[104] Dimaczek B, Kern M. Langzeitprovisorische Wiederherstellung von Funktion und Ästhetik mittels direkter adhäsiver Befestigung eines extrahierten Zahnes. Quintessenz 2007;58:829–833.

[105] Dittmer MP, Borchers L, Stiesch M, Kohorst P. Stresses and distortions within zirconia-fixed dental prostheses due to the veneering process. Acta Biomater 2009;5:3231–3239.

[106] do Nascimento C, Barbosa RE, Issa JP, Watanabe E, Ito IY, Albuquerque RF, Jr. Bacterial leakage along the implant-abutment interface of premachined or cast components. Int J Oral Maxillofac Surg 2008;37:177–180.

[107] Dolder E. Steg-Prothetik. Heidelberg: Hüthig, 1971.

[108] Dong JK, Jin TH, Cho HW, Oh SC. The esthetics of the smile: a review of some recent studies. Int J Prosthodont 1999;12:9–19.

[109] Dunn WJ, Murchison DF, Broome JC. Esthetics: patients' perceptions of dental attractiveness. J Prosthodont 1996;5:166–171.

[110] Eckert SE, Meraw SJ, Cal E, Ow RK. Analysis of incidence and associated factors with fractured implants: a retrospective study. Int J Oral Maxillofac Implants 2000;15:662–667.

[111] Edelhoff D, Sorensen JA. Tooth structure removal associated with various preparation designs for posterior teeth. Int J Periodontics Restorative Dent 2002;22:241–249.

[112] Ekelund JA, Lindquist LW, Carlsson GE, Jemt T. Implant treatment in the edentulous mandible: a prospective study on Brånemark system implants over more than 20 years. Int J Prosthodont 2003;16:602–608.

[113] Ender A, Mehl A. Accuracy of complete-arch dental impressions: a new method of measuring trueness and precision. J Prosthet Dent 2013;109:121–128.

[114] Ender A, Mehl A. Full arch scans: conventional versus digital impressions - an in-vitro study. Int J Comput Dent 2011;14:11–21.

[115] Ender A, Mehl A. Influence of scanning strategies on the accuracy of digital intraoral scanning systems. Int J Comput Dent 2013;16:11–21.

[116] Esposito M, Grusovin MG, Coulthard P, Oliver R, Worthington HV. The efficacy of antibiotic prophylaxis at placement of dental implants: a Cochrane systematic review of randomised controlled clinical trials. Eur J Oral Implantol 2008;1:95–103.

[117] Esposito M, Worthington H, Coulthard P. Interventions for replacing missing teeth: treatment of perimplantitis. Cochrane Database Syst Rev 2004:CD004970.

[118] Etter TH, Hakanson I, Lang NP, Trejo PM, Caffesse RG. Healing after standardized clinical probing of the perlimplant soft tissue seal: a histomorphometric study in dogs. Clin Oral Implants Res 2002;13:571–180.

[119] Faure JC, Rieffe C, Maltha JC. The influence of different facial components on facial aesthetics. Eur J Orthod 2002;24:1–7.

[120] Fehmer V, Hämmerle CHF, Sailer I. Kronen: Vollkeramik vs. Metallkeramik. Quintessenz 2012;63:1579–1585.

[121] Feine JS, Carlsson GE, Awad MA, Chehade A, Duncan WJ, Gizani S, Head T, Lund JP, MacEntee M, Mericske-Stern R, Mojon P, Morais J, Naert I, Payne AG, Penrod J, Stoker GT, Tawse-Smith A, Taylor TD, Thomason JM, Thomson WM, Wismeijer D. The McGill consensus statement on overdentures. Mandibular two-implant overdentures as first choice standard of care for edentulous patients. Montreal, Quebec, May 24–25, 2002. Int J Oral Maxillofac Implants 2002;17:601–602.

[122] Fiske J, Davis DM, Frances C, Gelbier S. The emotional effects of tooth loss in edentulous people. Br Dent J 1998;184:90–93.

[123] Fitzpatrick B. Standard of care for the edentulous mandible: A systematic review. J Prosthet Dent 2006;95:71–78.

[124] Flugge TV, Nelson K, Schmelzeisen R, Metzger MC. Three-dimensional plotting and printing of an implant drilling guide: simplifying guided implant surgery. J Oral Maxillofac Surg 2013;71:1340–1346.

[125] Fortin T, Bosson JL, Isidori M, Blanchet E. Effect of flapless surgery on pain experienced in implant placement using an image-guided system. Int J Oral Maxillofac Implants 2006;21:298–304.

[126] Freitas-Júnior AC, Rocha EP, Bonfante EA, Almeida EO, Anchieta RB, Martini AP, Assunção WG, Silva NR, Coelho PG. Biomechanical evaluation of internal and external hexagon platform switched implant-abutment connections: An in vitro laboratory and three-dimensional finite element analysis. Dent Mater 2012;28:e218–228.

[127] Gabet Y, Kohavi D, Voide R, Mueller TL, Müller R, Bab I. Endosseous implant anchorage is critically dependent on mechanostructural determinants of peri-implant bone trabeculae. J Bone Miner Res 2010;25:575–583.

[128] Gabler Wirtschaftslexikon. Version 7, Stichwort: Über-, Unter- und Fehlversorgung. URL: wirtschaftslexikon.gabler.de/Archiv/17916/ueber-unter-und-fehlversorgung-v7.html [letzter Zugriff: 09.05.2014].

[129] Gallucci GO, Bernard JP, Bertosa M, Belser UC. Sofortbelastung von Implantaten im zahnlosen Kiefer mit provisorischen verschraubten Komplettbrücken (Pickup-Methode). Implantol 2004;12:373–386.

[130] Garber DA, Rosenberg ES. The edentulous ridge in fixed prosthodontics. Compend Contin Educ Dent 1981;2:212–224.

[131] Garguilo AW, Wentz FM, Orban B. Dimensions and relations of the dentogingival junction in humans. J Periodontol 1961;32:261–267.

[132] Gehrt M, Wolfart S. Die systematische Nachsorge in der zahnärztlichen Prothetik. Quintessenz 2011;62:1301–1312.

[133] Ghazal M, Ludwig K, Kern M. Evaluation of vertical accuracy of interocclusal recording materials. Quintessence Int 2008;39:727–732.

[134] Ghazal M, Steiner M, Kern M. Wear resistance of artificial denture teeth. Int J Prosthodont 2008;21:166–168.

[135] Goldstein RE. Change your smile. Chicago: Quintessence Publishing Co, 1997.

[136] Goldstein RE, Garber DA, Goldstein CE, Schwartz CG, Salama MA, Gribble AR, Adar P, Ginsberg LJ. Esthetic update: the changing esthetic dental practice. J Am Dent Assoc 1994;125:1447–1456.

[137] Gonzalez SM. Interpretation basics of cone beam computed tomography. New York: John Wiley & Sons, 2013.

[138] Goodacre CJ, Bernal G, Rungcharassaeng K, Kan JY. Clinical complications with implants and implant prostheses. J Prosthet Dent 2003;90:121–132.

[139] Graber LW, Lucker GW. Dental esthetic self-evaluation and satisfaction. Am J Orthod 1980;77:163–173.

[140] Gracis S, Michalakis K, Vigolo P, Vult von Steyern P, Zwahlen M, Sailer I. Internal vs. external connections for abutments/reconstructions: a systematic review. Clin Oral Implants Res 2012;23 Suppl 6:202–216.

[141] Gross D. Ethik in der Zahnmedizin. Ein praxisorientiertes Lehrbuch mit 20 kommentierten klinischen Fällen. Berlin: Quintessenz Verlag, 2012.

[142] Gross M, Abramovich I, Weiss EI. Microleakage at the abutment-implant interface of osseointegrated implants: a comparative study. Int J Oral Maxillofac Implants 1999;14:94–100.

[143] Grössner-Schreiber B, Hannig M, Duck A, Griepentrog M, Wenderoth DF. Do different implant surfaces exposed in the oral cavity of humans show different biofilm compositions and activities? Eur J Oral Sci 2004;112:516–522.

[144] Grössner-Schreiber B, Teichmann J, Hannig M, Dorfer C, Wenderoth DF, Ott SJ. Modified implant surfaces show different biofilm compositions under in vivo conditions. Clin Oral Implants Res 2009;20:817–826.

[145] Grötz KA, Al-Nawas B. DGI Laufzettel. Deutsche Gesellschaft für Implantologie im Zahn-, Mund- und Kieferbereich e. V. 2013. URL: www.dginet.de/web/dgi/laufzettel2013 [letzter Zugriff: 09.05.2014].

[146] Grötz KA, Piesold JU, Al-Nawas B. Bisphosphonat-assoziierte Kiefernekrose (BP-ONJ) und andere Medikamenten-assoziierte Kiefernekrosen (S3). AWMF online 2012:AWMF-Register Nr. 007/091. URL: www.awmf.org/leitlinien/detail/ll/007-091.html [letzter Zugriff: 09.05.2014].

[147] Grötz KA, Schmidt BLJ, C. W, Al-Nawas B. Bei welchen Bisphosphonat-Patienten darf ich eigentlich implantieren? Ein systematisches Review. Zahnärztl Impl 2010;26:153–161.

[148] Guess PC, Att W, Strub JR. Zirconia in fixed implant prosthodontics. Clin Implant Dent Relat Res 2012;14:633–645.

[149] Güth JF, Keul C, Stimmelmayr M, Beuer F, Edelhoff D. Accuracy of digital models obtained by direct and indirect data capturing. Clin Oral Investig 2013;17:1201–1208.

[150] Gutierrez J, Nicholls JI, Libman WJ, Butson TJ. Accuracy of the implant torque wrench following time in clinical service. Int J Prosthodont 1997;10:562–567.

[151] Hammächer C, Yildirim M, Hanisch O, Spiekermann H. Strategische Pfeilerimplantate zur Abstützung von herausnehmbaren Teilprothesen oder teleskopierenden Brücken. Quintessenz 2002;53:603–611.

[152] Hämmerle CH, Chen ST, Wilson TG Jr. Consensus statements and recommended clinical procedures regarding the placement of implants in extraction sockets. Int J Oral Maxillofac Implants 2004;19 Suppl:26–28.

[153] Hämmerle CH, Chen ST, Wilson TG Jr. Consensus statements and recommended clinical procedures regarding the placement of implants in extraction sockets. Int J Oral Maxillofac Implants 2004;19 Suppl:26–28.

[154] Hämmerle CH, Wagner D, Brägger U, Lussi A, Karayiannis A, Joss A, Lang NP. Threshold of tactile sensitivity perceived with dental endosseous implants and natural teeth. Clin Oral Implants Res 1995;6:83–90.

[155] Hannig C, Hannig M. The oral cavity--a key system to understand substratum-dependent bioadhesion on solid surfaces in man. Clin Oral Investig 2009;13:123–139.

[156] Happe A, Schulte-Mattler V, Strassert C, Naumann M, Stimmelmayr M, Zoller JE, Rothamel D. In vitro color changes of soft tissues caused by dyed fluorescent zirconia and nondyed, nonfluorescent zirconia in thin mucosa. Int J Periodontics Restorative Dent 2013;33:e1–8.

[157] Happe A, Stimmelmayr M, Schlee M, Rothamel D. Surgical management of peri-implant soft tissue color mismatch caused by shine-through effects of restorative materials: one-year follow-up. Int J Periodontics Restorative Dent 2013;33:81–88.

[158] Harder S, Dimaczek B, Acil Y, Terheyden H, Freitag-Wolf S, Kern M. Molecular leakage at implant-abutment connection--in vitro investigation of tightness of internal conical implant-abutment connections against endotoxin penetration. Clin Oral Investig 2010;14:427–432.

[159] Harder S, Podschun R, Grancicova L, Mehl C, Kern M. Analysis of the intraimplant microflora of two-piece dental implants. Clin Oral Investig 2013;17:1135–1142.

[160] Harder S, Quabius ES, Ossenkop L, Kern M. Assessment of lipopolysaccharide microleakage at conical implant-abutment connections. Clin Oral Investig 2012;16:1377–1384.

[161] Harder S, Wolfart S, Egert C, Kern M. Three-year clinical outcome of single implant-retained mandibular overdentures--results of a preliminary prospective study. J Dent 2011;39:656–661.

[162] Harris D, Horner K, Gröndahl K, Jacobs R, Helmrot E, Benic GI, Bornstein MM, Dawood A, Quirynen M. E.A.O. guidelines for the use of diagnostic imaging in implant dentistry 2011. A consensus workshop organized by the European Association for Osseointegration at the Medical University of Warsaw. Clin Oral Implants Res 2012;23:1243–1253.

[163] Hartlev J, Kohberg P, Ahlmann S, Gotfredsen E, Andersen NT, Isidor F, Schou S. Immediate placement and provisionalization of single-tooth implants involving a definitive individual abutment: a clinical and radiographic retrospective study. Clin Oral Implants Res 2013;24:652–658.

[164] Haselhuhn K, Lemmer D, Wolfart S. Entwicklung eines neuen Implantatabformlöffels mit einer Folientechnik. Implantol 2010;18:441–449.

[165] Heasman PA, McCracken GI, Steen N. Supportive periodontal care: the effect of periodic subgingival debridement compared with supragingival prophylaxis with respect to clinical outcomes. J Clin Periodontol 2002;29 Suppl 3:163–172; discussion 195–196.

[166] Heintze SD, Rousson V. Survival of zirconia- and metal-supported fixed dental prostheses: a systematic review. Int J Prosthodont 2010;23:493–502.

[167] Henry PJ, Laney WR, Jemt T, Harris D, Krogh PH, Polizzi G, Zarb GA, Herrmann I. Osseointegrated implants for single-tooth replacement: A prospective 5-year multicenter study. Int J Oral Maxillofac Implants 1996;11:450–455.

[168] Hermann JS, Buser D, Schenk RK, Cochran DL. Crestal bone changes around titanium implants. A histometric evaluation of unloaded non-submerged and submerged implants in the canine mandible. J Periodontol 2000;71:1412–1424.

[169] Hermann JS, Cochran DL, Nummikoski PV, Buser D. Crestal bone changes around titanium implants. A radiographic evaluation of unloaded nonsubmerged and submerged implants in the canine mandible. J Periodontol 1997;68:1117–1130.

[170] Hermann JS, Schoolfield JD, Nummikoski PV, Buser D, Schenk RK, Cochran DL. Crestal bone changes around titanium implants: a methodologic study comparing linear radiographic with histometric measurements. Int J Oral Maxillofac Implants 2001;16:475–485.

[171] Heydecke G, Boudrias P, Awad MA, De Albuquerque RF, Lund JP, Feine JS. Within-subject comparisons of maxillary fixed and removable implant prostheses: Patient satisfaction and choice of prosthesis. Clin Oral Implants Res 2003;14:125–130.

[172] Heydecke G, Zwahlen M, Nicol A, Nisand D, Payer M, Renouard F, Grohmann P, Mühlemann S, Joda T. What is the optimal number of implants for fixed reconstructions: a systematic review. Clin Oral Implants Res 2012;23 Suppl 6:217–228.

[173] Heymann C, Weigl P, Seiz J, Nentwig GH. Implantatprothetik versus konventionelle Prothetik bei Freiendsituationen. Z Zahnärztl Implantol 2000;16:190–195.

[174] Hoang TN, Mealey BL. Histologic comparison of healing after ridge preservation using human demineralized bone matrix putty with one versus two different-sized bone particles. J Periodontol 2012;83:174–181.

[175] Höland W, Schweiger M, Frank M, Rheinberger V. A comparison of the microstructure and properties of the IPS Empress 2 and the IPS Empress glass-ceramics. J Biomed Mater Res 2000;53:297–303.

[176] Howell KJ, McGlumphy EA, Drago C, Knapik G. Comparison of the accuracy of Biomet 3i Encode Robocast Technology and conventional implant impression techniques. Int J Oral Maxillofac Implants 2013;28:228–240.

[177] Hsueh CH, Thompson GA, Jadaan OM, Wereszczak AA, Becher PF. Analyses of layer-thickness effects in bilayered dental ceramics subjected to thermal stresses and ring-on-ring tests. Dent Mater 2008;24:9–17.

[178] Hug S, Mantokoudis D, Mericske-Stern R. Clinical evaluation of 3 overdenture concepts with tooth roots and implants: 2-year results. Int J Prosthodont 2006;19:236–243.

[179] Huiskes R, Ruimerman R, van Lenthe GH, Janssen JD. Effects of mechanical forces on maintenance and adaptation of form in trabecular bone. Nature 2000;405:704–706.

[180] Hultin M, Svensson KG, Trulsson M. Clinical advantages of computer-guided implant placement: a systematic review. Clin Oral Implants Res 2012;23 Suppl 6:124–135.

[181] Hürzeler M, Fickl S, Zuhr O, Wachtel HC. Peri-implant bone level around implants with platform-switched abutments: preliminary data from a prospective study. J Oral Maxillofac Surg 2007;65:33–39.

[182] Ikebe K, Nokubi T, Morii K, Kashiwagi J, Furuya M. Association of bite force with ageing and occlusal support in older adults. J Dent 2005;33:131–137.

[183] Ishikawa-Nagai S, Da Silva JD, Weber HP, Park SE. Optical phenomenon of peri-implant soft tissue. Part II. Preferred implant neck color to improve soft tissue esthetics. Clin Oral Implants Res 2007;18:575–580.

[184] Isidor F. Influence of forces on peri-implant bone. Clin Oral Implants Res 2006;17:8–18.

[185] Jansen VK, Conrads G, Richter EJ. Microbial leakage and marginal fit of the implant-abutment interface. Int J Oral Maxillofac Implants 1997;12:527–540.

[186] Jemt T, Lekholm U, Adell R. Osseointegrated implants in treatment of patients with missing teeth--preliminary study of 876 implants. Quintessenz 1990;41:1935–1946.

[187] Jemt T, Rubenstein JE, Carlsson L, Lang BR. Measuring fit at the implant prosthodontic interface. J Prosthet Dent 1996;75:314–325.

[188] Jung RE, Holderegger C, Sailer I, Khraisat A, Suter A, Hämmerle CH. The effect of all-ceramic and porcelain-fused-to-metal restorations on marginal peri-implant soft tissue color: a randomized controlled clinical trial. Int J Periodontics Restorative Dent 2008;28:357–365.

[189] Jung RE, Sailer I, Hämmerle CH, Attin T, Schmidlin P. In vitro color changes of soft tissues caused by restorative materials. Int J Periodontics Restorative Dent 2007;27:251–257.

[190] Jung RE, Schneider D, Ganeles J, Wismeijer D, Zwahlen M, Hämmerle CH, Tahmaseb A. Computer technology applications in surgical implant dentistry: a systematic review. Int J Oral Maxillofac Implants 2009;24 Suppl:92–109.

[191] Jung RE, Zembic A, Pjetursson BE, Zwahlen M, D ST. Systematic review of the survival rate and the incidence of biological, technical, and aesthetic complications of single crowns on implants reported in longitudinal studies with a mean follow-up of 5 years. Clin Oral Implants Res 2012;23 Suppl 6:2–21.

[192] Kachalia PR, Geissberger MJ. Dentistry a la carte: in-office CAD/CAM technology. J Calif Dent Assoc 2010;38:323–330.

[193] Kan JY, Rungcharassaeng K, Lozada J. Immediate placement and provisionalization of maxillary anterior single implants: 1-year prospective study. Int J Oral Maxillofac Implants 2003;18:31–39.

[194] Kan JY, Rungcharassaeng K, Umezu K, Kois JC. Dimensions of peri-implant mucosa: an evaluation of maxillary anterior single implants in humans. J Periodontol 2003;74:557–562.

[195] Karoussis IK, Salvi GE, Heitz-Mayfield LJ, Brägger U, Hämmerle CH, Lang NP. Long-term implant prognosis in patients with and without a history of chronic periodontitis: a 10-year prospective cohort study of the ITI Dental Implant System. Clin Oral Implants Res 2003;14:329–339.

[196] Katsoulis J, Brunner A, Mericske-Stern R. Maintenance of implant-supported maxillary prostheses: a 2-year controlled clinical trial. Int J Oral Maxillofac Implants 2011;26:648–656.

[197] Kaufmann R, Friedli M, Hug S, Mericske-Stern R. Removable dentures with implant support in strategic positions followed for up to 8 years. Int J Prosthodont 2009;22:233–241; discussion 242.

[198] Käyser AF. Shortened dental arches and oral function. J Oral Rehabil 1981;8:457–462.

[199] Kern M. Die Putzschiene – ein effizientes Mundhygienehilfsmittel bei Teil- und Deckprothesen. Quintessenz 2012;63:1405–1414.

[200] Kern M. Prophylaxeorientierte rekonstruktive Konzepte. In: Roulet J-F, Zimmer S (eds.). Prophylaxe und Präventivzahnmedizin. Stuttgart: Georg Thieme Verlag, 2003. pp. 125–138.

[201] Kern M, Barloi A, Yang B. Surface conditioning influences zirconia ceramic bonding. J Dent Res 2009;88:817–822.

[202] Kern M, Harder S. Antimicrobial filling of implant cavities. J Prosthet Dent 2010;103:321–322.

[203] Kern M, Kohal RJ, Mehl A, Pospiech P, Frankenberger R, Reiss B, Wiedhahn K, Kunzelmann KH. Vollkeramik auf einen Blick. 5. Auflage. Ettlingen: Arbeitsgemeinschaft für Keramik in der Zahnheilkunde e.V., 2012.

[204] Kern M, Lehmann F. Influence of surface conditioning on bonding to polyetheretherketon (PEEK). Dent Mater 2012;28:1280–1283.

[205] Kern M, Sasse M. Ten-year survival of anterior all-ceramic resin-bonded fixed dental prostheses. J Adhes Dent 2011;13:407–410.

[206] Kern M, Sasse M, Wolfart S. Ten-year outcome of three-unit fixed dental prostheses made from monolithic lithium disilicate ceramic. J Am Dent Assoc 2012;143:234–240.

[208] Kern M, Simons K. Adhäsivattachments zur Verankerung abnehmbarer Teilprothesen. Zahnärztl Mitt 1999;89:1232–1237.

[209] Kerschbaum T. Langzeitüberlebensdauer von Zahnersatz. Eine Übersicht. Quintessenz 2004;55:1113–1126.

[210] Kerschbaum T, Voß R. Zum Risiko der Überkronung. Dtsch Zahnärztl Z 1979;34:740–743.

[211] Kirsch A, Neuendorff G, Ackermann KL, Nagel R, Dürr W. Die Camlog-Verbindung. Voraussetzung für ein zuverlässiges implantatprothetisches Behandlungskonzept der Zahn-für-Zahn-Restauration. Quintessenz 1999;50:1001–1018.

[212] Kleck RAS. Physical deviance and the perception of social outcomes. In: Graham J, Kligman A (eds.). The psychology of cosmetic treatments. New York: Praeger, 1985. pp. 161–180.

[213] Klinge B, Meyle J. Peri-implant tissue destruction. The Third EAO Consensus Conference 2012. Clin Oral Implants Res 2012;23 Suppl 6: 108–110.

[214] Kobayashi K, Kuwajima H, Masaki T. Phase change and mechanical properties of ZrO2-Y2O3. Solid State Ionics 1981;3:489–493.

[215] Kohlmeyer B, Baumann A, Behneke N, Scheller H. Verweilwahrscheinlichkeit und Einflussfaktoren für das Verlustrisiko von Adhäsivbrücken – eine 15-Jahres-Studie. Dtsch Zahnärztl Z 2004;59:428–434.

[216] Kois JC. Altering gingival levels: The restorative connection. Part I: Biologic variables. J Esthet Dent 1994;6:3–9.

[217] Kois JC. Predictable single tooth peri-implant esthetics: five diagnostic keys. Compend Contin Educ Dent 2001;22:199–206.

[218] Kois JC. The restorative-periodontal interface: Biological parameters. Periodontol 2000 1996;11:29–38.

[219] Kois JC, Kan JY. Predictable peri-implant gingival aesthetics: surgical and prosthodontic rationales. Pract Proced Aesthet Dent 2001;13: 691–698.

[220] Koller B, Att W, Strub JR. Survival rates of teeth, implants, and double crown-retained removable dental prostheses: a systematic literature review. Int J Prosthodont 2011;24:109–117.

[221] Körber KH. Konuskronen: Das rationelle Teleskopsystem. Einführung in Klinik und Technik. Heidelberg: Hüthig, 1988.

[222] Kramer E. Prophylaxefibel – Grundlagen der Zahngesundheit. Köln: Deutscher Zahnärzte Verlag, 2009.

[223] Kregzde M. A method of selecting the best implant prosthesis design option using three-dimensional finite element analysis. Int J Oral Maxillofac Implants 1993;8:662–673.

[224] Krennmair G, Krainhofner M, Piehslinger E. The influence of bar design (round versus milled bar) on prosthodontic maintenance of mandibular overdentures supported by 4 implants: a 5-year prospective study. Int J Prosthodont 2008;21:514–520.

[225] Krennmair G, Krainhofner M, Waldenberger O, Piehslinger E. Dental

[226] Krennmair G, Seemann R, Fazekas A, Ewers R, Piehslinger E. Patient preference and satisfaction with implant-supported mandibular overdentures retained with ball or locator attachments: a crossover clinical trial. Int J Oral Maxillofac Implants 2012;27:1560–1568.

[227] Krennmair G, Seemann R, Weinlander M, Piehslinger E. Comparison of ball and telescopic crown attachments in implant-retained mandibular overdentures: A 5-year prospective study. Int J Oral Maxillofac Implants 2011;26:598–606.

[228] Krennmair G, Suto D, Seemann R, Piehslinger E. Removable four implant-supported mandibular overdentures rigidly retained with telescopic crowns or milled bars: a 3-year prospective study. Clin Oral Implants Res 2012;23:481–488.

[229] Krennmair G, Ulm C. The symphyseal single-tooth implant for anchorage of a mandibular complete denture in geriatric patients: a clinical report. Int J Oral Maxillofac Implants 2001;16:98–104.

[230] Landazuri-Del Barrio RA, Cosyn J, De Paula WN, De Bruyn H, Marcantonio E, Jr. A prospective study on implants installed with flapless-guided surgery using the all-on-four concept in the mandible. Clin Oral Implants Res 2013;24:428–433.

[231] Lang LA, Wang RF, May KB. The influence of abutment screw tightening on screw joint configuration. J Prosthet Dent 2002;87:74–79.

[232] Lang NP, Pun L, Lau KY, Li KY, Wong MC. A systematic review on survival and success rates of implants placed immediately into fresh extraction sockets after at least 1 year. Clin Oral Implants Res 2012;23 Suppl 5:39–66.

[233] Lang NP, Tonetti MS. Periodontal risk assessment (PRA) for patients in supportive periodontal therapy (SPT). Oral Health Prev Dent 2003;1:7–16.

[233a] Lautensack J, Weber V, Wolfart S. Template to determine the position and angulation of the abutment screw channel for implant-supported, cement-retained restorations. J Prosthet Dent 2012;107:134–136.

[234] Lazzara RJ, Porter SS. Platform switching: a new concept in implant dentistry for controlling postrestorative crestal bone levels. Int J Periodontics Restorative Dent 2006;26:9–17.

[235] Lee H, So JS, Hochstedler JL, Ercoli C. The accuracy of implant impressions: a systematic review. J Prosthet Dent 2008;100:285–291.

[236] Lee YJ, Heo SJ, Koak JY, Kim SK. Accuracy of different impression techniques for internal-connection implants. Int J Oral Maxillofac Implants 2009;24:823–830.

[237] Lekholm U, Zarb GA. Patient selection and preparation. In: Brånemark PI, Zarb GA, Albrektsson T (eds.). Tissue-integrated prosthesis osseointegration in clinical dentistry. Chicago, Berlin: Quintessence, 1985. pp. 199–209.

[238] Leonhardt A, Renvert S, Dahlen G. Microbial findings at failing implants. Clin Oral Implants Res 1999;10:339–345.

[239] Leutert CR, Stawarczyk B, Truninger TC, Hämmerle CH, Sailer I. Bending moments and types of failure of zirconia and titanium abutments with internal implant-abutment connections: a laboratory study. Int J Oral Maxillofac Implants 2012;27:505–512.

[240] Levin EI. Dental esthetics and the golden proportion. J Prosthet Dent 1978;40:244–252.

[241] Liddelow G, Henry P. The immediately loaded single implant-retained mandibular overdenture: a 36-month prospective study. Int J Prosthodont 2010;23:13–21.

[242] Lindhe J, Berglundh T, Ericsson I, Liljenberg B, Marinello C. Experimental breakdown of peri-implant and periodontal tissues. A study in the beagle dog. Clin Oral Implants Res 1992;3:9–16.

[243] Lindhe J, Meyle J. Peri-implant diseases: Consensus report of the sixth european workshop on periodontology. J Clin Periodontol 2008;35: 282–285.

[244] Lindhe J, Nyman S. Long-term maintenance of patients treated for advanced periodontal disease. J Clin Periodontol 1984;11:504–514.

[245] Linkevicius T, Vindasiute E, Puisys A, Peciuliene V. The influence of margin location on the amount of undetected cement excess after delivery of cement-retained implant restorations. Clin Oral Implants Res 2011;22:1379–1384.

[246] Logozzo S, Franceschini G, Kilpelä A, Caponi M, Governi L, Blois L. A comparative analysis of intraoral 3d digital scanners for restorative dentistry. Internet J Med Technol 2011;5. URL: *ispub.com/IJMT/5/1/10082* [letzter Zugriff 09.05.2014].

[247] Lombardi RE. The principles of visual perception and their clinical application to denture esthetics. J Prosthet Dent 1973;29:358–382.

[248] Ludwig K, Cretsi X, Kern M. In-vitro-Untersuchung zu Abzugskräften von Druckknopf-Attachments bei Implantatdivergenzen. Dtsch Zahnärztl Z 2006;61:142–146.

[249] Ludwig K, Hartfil H, Kern M. Untersuchung zum Verschleißverhalten von Druckknopfattachments. Quintessenz Zahntech 2005;31:1074–1083.

[250] Madrid C, Sanz M. What impact do systemically administrated bisphosphonates have on oral implant therapy? A systematic review. Clin Oral Implants Res 2009;20 Suppl 4:87–95.

[251] Magne P, Belser U. Bonded porcelain restorations in the anterior dentition: a biomimetic approach. Chicago: Quintessence Publishing Co, 2002.

[252] Magne P, Gallucci GO, Belser UC. Anatomic crown width/length ratios of unworn and worn maxillary teeth in white subjects. J Prosthet Dent 2003;89:453–461.

[253] Malo P, de Araujo Nobre M, Lopes A, Francischone C, Rigolizzo M. "All-on-4" immediate-function concept for completely edentulous maxillae: a clinical report on the medium (3 years) and long-term (5 years) outcomes. Clin Implant Dent Relat Res 2012;14 Suppl 1:e139–150.

[254] Manz MC. Factors associated with radiographic vertical bone loss around implants placed in a clinical study. Ann Periodontol 2000;5:137–151.

[255] Martinez-Rus F, Ferreiroa A, Ozcan M, Bartolome JF, Pradies G. Fracture resistance of crowns cemented on titanium and zirconia implant abutments: a comparison of monolithic versus manually veneered all-ceramic systems. Int J Oral Maxillofac Implants 2012;27:1448–1455.

[256] Marunick MT, Chamberlain BB, Robinson CA. Denture aesthetics: an evaluation of laymen's preferences. J Oral Rehabil 1983;10:399–406.

[257] McGuire MK, Nunn ME. Prognosis versus actual outcome. II. The effectiveness of clinical parameters in developing an accurate prognosis. J Periodontol 1996;67:658–665.

[258] McGuire MK, Nunn ME. Prognosis versus actual outcome. III. The effectiveness of clinical parameters in accurately predicting tooth survival. J Periodontol 1996;67:666–674.

[259] Mehl A. A new concept for the integration of dynamic occlusion in the digital construction process. Int J Comput Dent 2012;15:109–123.

[260] Mehl A, Ender A, Mormann W, Attin T. Accuracy testing of a new intraoral 3D camera. Int J Comput Dent 2009;12:11–28.

[261] Mehl A, Koch R, Zaruba M, Ender A. 3D monitoring and quality control using intraoral optical camera systems. Int J Comput Dent 2013;16:23–36.

[262] Mehl C, Harder S, Shahriari A, Steiner M, Kern M. Influence of abutment height and thermocycling on retrievability of cemented implant-supported crowns. Int J Oral Maxillofac Implants 2012;27:1106–1115.

[263] Mehl C, Harder S, Wolfart M, Kern M, Wolfart S. Retrievability of implant-retained crowns following cementation. Clin Oral Implants Res 2008;19:1304–1311.

[264] Mehl C, Wolfart S, Kern M. Kieferorthopädische Extrusion von Zähnen mit Hilfe von Magneten. Eine Falldarstellung. Quintessenz 2008;59:595–604.

[265] Meijer HJ, Raghoebar GM, Batenburg RH, Visser A, Vissink A. Mandibular overdentures supported by two or four endosseous implants: a 10-year clinical trial. Clin Oral Implants Res 2009;20:722–728.

[266] Memon S, Weltman RL, Katancik JA. Oral bisphosphonates: early endosseous dental implant success and crestal bone changes. A retrospective study. Int J Oral Maxillofac Implants 2012;27:1216–1222.

[267] Mericske-Stern R. Oral tactile sensibility recorded in overdenture wearers with implants or natural roots: a comparative study. Part 2. Int J Oral Maxillofac Implants 1994;9:63–70.

[268] Mericske-Stern R, Steinlin Schaffner T, Marti P, Geering AH. Peri-implant mucosal aspects of ITI implants supporting overdentures. A five-year longitudinal study. Clin Oral Implants Res 1994;5:9–18.

[269] Mericske-Stern R, Zarb GA. Overdentures: an alternative implant methodology for edentulous patients. Int J Prosthodont 1993;6:203–208.

[270] Miles DA. Atlas of cone beam imaging for dental applications. Chicago: Quintessence Publishing Co, 2013.

[271] Moll D, Yildirim M, Wolfart S. Telescopic-crown-retained RDP on implants. J Dent Res 2011;90:Abstr No 2177.

[272] Mombelli A, Cionca N. Systemic diseases affecting osseointegration therapy. Clin Oral Implants Res 2006;17:97–103.

[273] Mombelli A, Müller N, Cionca N. The epidemiology of peri-implantitis. Clin Oral Implants Res 2012;23 Suppl 6:67–76.

[274] Mombelli A, Nyman S, Brägger U, Wennstrom J, Lang NP. Clinical and microbiological changes associated with an altered subgingival environment induced by periodontal pocket reduction. J Clin Periodontol 1995;22:780–787.

[275] Moons P, Michiels CW, Aertsen A. Bacterial interactions in biofilms. Crit Rev Microbiol 2009;35:157–168.

[276] Moy PK, Medina D, Shetty V, Aghaloo TL. Dental implant failure rates and associated risk factors. Int J Oral Maxillofac Implants 2005;20:569–577.

[277] Mozzo P, Procacci C, Tacconi A, Martini PT, Andreis IA. A new volumetric CT machine for dental imaging based on the cone-beam technique: preliminary results. Eur Radiol 1998;8:1558–1564.

[278] Murugesan K, Anandapandian PA, Sharma SK, Vasantha Kumar M. Comparative evaluation of dimension and surface detail accuracy of models produced by three different rapid prototype techniques. J Indian Prosthodont Soc 2012;12:16–20.

[279] Naert I, Alsaadi G, Quirynen M. Prosthetic aspects and patient satisfaction with two-implant-retained mandibular overdentures: a 10-year randomized clinical study. Int J Prosthodont 2004;17:401–410.

[280] Naert I, Alsaadi G, van Steenberghe D, Quirynen M. A 10-year randomized clinical trial on the influence of splinted and unsplinted oral implants retaining mandibular overdentures: peri-implant outcome. Int J Oral Maxillofac Implants 2004;19:695–702.

[281] Naert I, Duyck J, Vandamme K. Occlusal overload and bone/implant loss. Clin Oral Implants Res 2012;23 Suppl 6:95–107.

[282] Nakamura K, Kanno T, Milleding P, Ortengren U. Zirconia as a dental implant abutment material: a systematic review. Int J Prosthodont 2010;23:299–309.

[283] Naumann M, Heydecke G, Joda T. Prothetische Rehabilitation im parodontal geschädigten (aber sanierten) Gebiss. Deutsche Gesellschaft für Prothetische Zahnmedizin und Biomaterialien (DGPro) 28.4.2010. URL: *www.dgzmk.de/zahnaerzte/wissenschaft-forschung/mitteilungen/details/document/prothetische-rehabilitation-im-parodontal-geschaedigten-aber-sanierten-gebiss-1.html* [letzter Zugriff: 09.05.2014].

[284] Nickenig HJ, Wichmann M, Hamel J, Schlegel KA, Eitner S. Evaluation of the difference in accuracy between implant placement by virtual planning data and surgical guide templates versus the conventional free-hand method - a combined in vivo - in vitro technique using cone-beam CT (Part II). J Craniomaxillofac Surg 2007;38:488–493.

[285] Nikias MK, Budner NS, Breakstone RS. Maintenance of oral home care preventive practices: an empirical study in two dental settings. J Public Health Dent 1982;42:7–28.

[286] Nikzad S, Azari A. Custom-made radiographic template, computed tomography, and computer-assisted flapless surgery for treatment planning in partial edentulous patients: a prospective 12-month study. J Oral Maxillofac Surg 2010;68:1353–1359.

[287] Nitsche T, Menzebach M, Wiltfang J. Indikationen zur implantologischen 3D-Röntgendiagnostik und navigationsgestützten Implantologie. S2k-Leitlinie. AWMF-Registriernummer: 083–011. AWMF online 2012. URL: *www.dgzmk.de/zahnaerzte/wissenschaft-forschung/leitlinien/details/document/indikationen-zur-implantologischen-3d-roentgendiagnostik-und-navigationsgestuetzten-implantologie.html* [letzter Zugriff: 09.05.2014].

[288] Nkenke E, Eitner S, Radespiel-Troger M, Vairaktaris E, Neukam FW, Fenner M. Patient-centred outcomes comparing transmucosal implant placement with an open approach in the maxilla: a prospective, non-randomized pilot study. Clin Oral Implants Res 2007;18:197–203.

[289] Nothdurft F, Pospiech P. Prefabricated zirconium dioxide implant abutments for single-tooth replacement in the posterior region: evaluation of peri-implant tissues and superstructures after 12 months of function. Clin Oral Implants Res 2010;21:857–865.

[290] Nothdurft FP, Pospiech PR. Zirconium dioxide implant abutments for posterior single-tooth replacement: first results. J Periodontol 2009;80:2065–2072.

[291] O'Leary TJ, Shannon IL, Prigmore JR. Clinical and systemic findings in periodontal disease. J Periodontol 1962;33:243–250.

[292] Oghli AA, Steveling H. Ridge preservation following tooth extraction: a comparison between atraumatic extraction and socket seal surgery. Quintessence Int 2010;41:605–609.

[293] Oh TJ, Yoon J, Misch CE, Wang HL. The causes of early implant bone loss: myth or science? J Periodontol 2002;73:322–333.

[294] Paolantonio M, Perinetti G, D'Ercole S, Graziani F, Catamo G, Sammartino G, Piccolomini R. Internal decontamination of dental implants: an in vivo randomized microbiologic 6-month trial on the effects of a chlorhexidine gel. J Periodontol 2008;79:1419–1425.

[295] Papaspyridakos P, Lal K. Computer-assisted design/computer-assisted manufacturing zirconia implant fixed complete prostheses: clinical results and technical complications up to 4 years of function. Clin Oral Implants Res 2013;24:659–665.

[296] Papaspyridakos P, Mokti M, Chen CJ, Benic GI, Gallucci GO, Chronopoulos V. Implant and prosthodontic survival rates with implant fixed complete dental prostheses in the edentulous mandible after at least 5 years: a systematic review. Clin Implant Dent Relat Res 2013.

[297] Parzeller M, Wenk M, Zedler B, Rothschild M. Aufklärung und Einwilligung bei ärztlichen Eingriffen. Dtsch Ärztebl 2007;104:576–586.

[298] Persson LG, Lekholm U, Leonhardt A, Dahlen G, Lindhe J. Bacterial colonization on internal surfaces of Brånemark system implant components. Clin Oral Implants Res 1996;7:90–95.

[299] Pfeiffer J. Dental CAD/CAM technologies: the optical impression (I). Int J Comput Dent 1998;1:29–33.

[300] Pjetursson BE, Brägger U, Lang NP, Zwahlen M. Comparison of survival and complication rates of tooth-supported fixed dental prostheses (FDPs) and implant-supported FDPs and single crowns (SCs). Clin Oral Implants Res 2007;18 Suppl 3:97–113.

[301] Pjetursson BE, Thoma D, Jung R, Zwahlen M, Zembic A. A systematic review of the survival and complication rates of implant-supported fixed dental prostheses (FDPs) after a mean observation period of at least 5 years. Clin Oral Implants Res 2012;23 Suppl 6:22–38.

[302] Polz M. Zahnanatomie, Zahnfunktion und biomechanische Okklusion. In: Boisseree W, Schupp W (eds.). Kraniomandibuläres und muskeloskeletales System. Berlin: Quintessenz Verlag, 2012.

[303] Preston JD. The golden proportion revisited. J Esthet Dent 1993;5:247–251.

[304] Pröbster L. All-ceramic crowns on modified CeraOne abutments: a case report. Quintessence Int 1998;29:52–65.

[305] Pröschel PA, Maul T, Morneburg T. Predicted incidence of excursive occlusal errors in common modes of articulator adjustment. Int J Prosthodont 2000;13:303–310.

[306] Quirynen M, Bollen CM, Eyssen H, van Steenberghe D. Microbial penetration along the implant components of the Brånemark system. An in vitro study. Clin Oral Implants Res 1994;5:239–244.

[307] Quirynen M, van Steenberghe D. Bacterial colonization of the internal part of two-stage implants. An in vivo study. Clin Oral Implants Res 1993;4:158–161.

[308] Raadsheer MC, Van Eijden TM, Van Ginkel FC, Prahl-Andersen B. Human jaw muscle strength and size in relation to limb muscle strength and size. Eur J Oral Sci 2004;112:398–405.

[309] Rack A, Rack T, Stiller M, Riesemeier H, Zabler S, Nelson K. In vitro synchrotron-based radiography of micro-gap formation at the implant-abutment interface of two-piece dental implants. J Synchrotron Radiat 2010;17:289–294.

[310] Rapley JW, Mills MP, Wylam J. Soft tissue management during implant maintenance. Int J Periodontics Restorative Dent 1992;12:373–381.

[311] Reich S, Vollborn T, Mehl A, Zimmermann M. Intraoral optical impression systems--an overview. Int J Comput Dent 2013;16:143–162.

[312] Reich S, Wolfart S, Vollborn T. Die optische intraorale Abformung – vier Systeme im Überblick. Dtsch Zahnärztl Z 2012;67:177–182.

[313] Reither W. Die Bedeutung der Relationen zwischen Lippen und Zahnreihen für die ästhetische Wirkung der Mundregion. Dtsch Zahnärztebl 1959;13:764–778.

[314] Rekow D, Thompson VP. Engineering long term clinical success of advanced ceramic prostheses. J Mater Sci Mater Med 2007;18:47–56.

[315] Renvert S, Persson GR. A systematic review on the use of residual probing depth, bleeding on probing and furcation status following initial periodontal therapy to predict further attachment and tooth loss. J Clin Periodontol 2002;29 Suppl 3:82–89; discussion 90–81.

[316] Richter E-J. Implantate als zusätzliche strategische Pfeiler bei herausnehmbarem Zahnersatz - Ein Therapiekonzept. Implantol 2003;11:39–60.

[317] Richter E-J, Knapp W. Auf zwei Eckzahnimplantaten abgestützte Oberkiefer-Coverdentureprothesen – Ergebnisse einer klinischen Studie. Implantol 2010;18:165–174.

[318] Riha O. Grundwissen Geschichte, Theorie, Ethik der Medizin. Bern: Huber, 2008.

[319] Rimondini L, Cerroni L, Carrassi A, Torricelli P. Bacterial colonization of zirconia ceramic surfaces: an in vitro and in vivo study. Int J Oral Maxillofac Implants 2002;17:793–798.

[320] Rinke S, Fischer C. CAD/CAM-gefertigte Stegkonstruktionen. Implantol 2012;20:65–74.

[321] Robinson PG, Deacon SA, Deery C, Heanue M, Walmsley AD, Worthington HV, Glenny AM, Shaw WC. Manual versus powered toothbrushing for oral health. Cochrane Database Syst Rev 2005:CD002281.

[322] Roccuzzo M, Bonino F, Gaudioso L, Zwahlen M, Meijer HJ. What is the optimal number of implants for removable reconstructions? A systematic review on implant-supported overdentures. Clin Oral Implants Res 2012;23 Suppl 6:229–237.

[323] Rocha EP, Luvizuto ER, Sabotto SF. Biofilm formation and caries incidence with removable partial dentures. Dent Today 2008;27:60, 62–63.

[324] Rodriguez X, Vela X, Mendez V, Segala M, Calvo-Guirado JL, Tarnow DP. The effect of abutment dis/reconnections on peri-implant bone resorption: a radiologic study of platform-switched and non-platform-switched implants placed in animals. Clin Oral Implants Res 2013;24:305–311.

[325] Romeo E, Storelli S. Systematic review of the survival rate and the biological, technical, and aesthetic complications of fixed dental prostheses with cantilevers on implants reported in longitudinal studies with a mean of 5 years follow-up. Clin Oral Implants Res 2012;23 Suppl 6:39–49.

[326] Rosenstiel SF, Ward DH, Rashid RG. Dentists' preferences of anterior tooth proportion--a web-based study. J Prosthodont 2000;9:123–136.

[327] Rosentritt M, Steiger D, Behr M, Handel G, Kolbeck C. Influence of substructure design and spacer settings on the in vitro performance of molar zirconia crowns. J Dent 2009;37:978–983.

[328] Sackett DL, Rosenberg WM, Gray JA, Haynes RB, Richardson WS. Evidence based medicine: what it is and what it isn't. BMJ 1996;312:71–72.

[329] Sailer I, Mühlemann S, Zwahlen M, Hämmerle CH, Schneider D. Cemented and screw-retained implant reconstructions: a systematic review of the survival and complication rates. Clin Oral Implants Res 2012;23 Suppl 6:163–201.

[330] Sailer I, Philipp A, Zembic A, Pjetursson BE, Hämmerle CH, Zwahlen M. A systematic review of the performance of ceramic and metal implant abutments supporting fixed implant reconstructions. Clin Oral Implants Res 2009;20 Suppl 4:4–31.

[331] Sailer I, Sailer T, Stawarczyk B, Jung RE, Hämmerle CH. In vitro study of the influence of the type of connection on the fracture load of zirconia abutments with internal and external implant-abutment connections. Int J Oral Maxillofac Implants 2009;24:850–858.

[332] Sailer I, Zembic A, Jung RE, Hämmerle CH, Mattiola A. Single-tooth implant reconstructions: esthetic factors influencing the decision between titanium and zirconia abutments in anterior regions. Eur J Esthet Dent 2007;2:296–310.

[333] Sailer I, Zembic A, Jung RE, Siegenthaler D, Holderegger C, Hämmerle CH. Randomized controlled clinical trial of customized zirconia and titanium implant abutments for canine and posterior single-tooth implant reconstructions: preliminary results at 1 year of function. Clin Oral Implants Res 2009;20:219–225.

[334] Salvi GE, Brägger U. Mechanical and technical risks in implant therapy. Int J Oral Maxillofac Implants 2009;24 Suppl:69–85.

[335] Salvi GE, Lang NP. Diagnostic parameters for monitoring peri-implant conditions. Int J Oral Maxillofac Implants 2004;19 Suppl:116–127.

[336] Sasse M, Kern M. Clinical outcome of resin-bonded attachments for precision-retained removable dental prostheses. J Dent Res 2009;88:Abstr No 2924.

[337] Sbordone L, Bortolaia C. Oral microbial biofilms and plaque-related diseases: microbial communities and their role in the shift from oral health to disease. Clin Oral Investig 2003;7:181–188.

[338] Scarano A, Piattelli M, Caputi S, Favero GA, Piattelli A. Bacterial adhesion on commercially pure titanium and zirconium oxide disks: an in vivo human study. J Periodontol 2004;75:292–296.

[339] Scheller H, Urgell JP, Kultje C, Klineberg I, Goldberg PV, Stevenson-Moore P, Alonso JM, Schaller M, Corria RM, Engquist B, Toreskog S, Kastenbaum F, Smith CR. A 5-year multicenter study on implant-supported single crown restorations. Int J Oral Maxillofac Implants 1998;13:212–218.

[340] Scheuber S, Hicklin S, Brägger U. Implants versus short-span fixed bridges: survival, complications, patients' benefits. A systematic review on economic aspects. Clin Oral Implants Res 2012;23 Suppl 6:50–62.

[341] Schley JS, Heussen N, Reich S, Fischer J, Haselhuhn K, Wolfart S. Survival probability of zirconia-based fixed dental prostheses up to 5 yr: a systematic review of the literature. Eur J Oral Sci 2010;118:443–450.

[342] Schley JS, Terheyden H, Wolfart S. Implantatprothetische Versorgung des zahnlosen Oberkiefers. S3-Leitlinie. AWMF-Registernr. 083–010. Dtsch Zahnärztl Z 2013;68:28–41. URL: *www.dgzmk.de/zahnaerzte/wissenschaft-forschung/leitlinien/details/document/implantatprothetische-versorgung-des-zahnlosen-oberkiefers-s3.html*

[letzter Zugriff: 09.05.2014].

[343] Schley JS, Wolfart S. Which prosthetic treatment concepts present a reliable evidence-based option for the edentulous maxilla related to number and position of dental implants? Eur J Oral Implantol 2011;4:31–47.

[345] Schneider D, Marquardt P, Zwahlen M, Jung RE. A systematic review on the accuracy and the clinical outcome of computer-guided template-based implant dentistry. Clin Oral Implants Res 2009;20 Suppl 4:73–86.

[346] Schwarz F, Becker J. Periimplantäre Entzündungen. Ätiologie, Pathogenese, Diagnostik und aktuelle Therapiekonzepte. Berlin: Quintessenz Verlag, 2007.

[347] Schweiger J. Rapid prototyping - Neue Fertigungswege in Zahntechnik und Zahnmedizin. Digital Dental News 2008;2:36–41.

[348] Scurria MS, Bader JD, Shugars DA. Meta-analysis of fixed partial denture survival: Prostheses and abutments. J Prosthet Dent 1998;79:459–464.

[349] Semper W, Heberer S, Mehrhof J, Schink T, Nelson K. Effects of repeated manual disassembly and reassembly on the positional stability of various implant-abutment complexes: an experimental study. Int J Oral Maxillofac Implants 2010;25:86–94.

[350] Serino G, Turri A, Lang NP. Probing at implants with peri-implantitis and its relation to clinical peri-implant bone loss. Clin Oral Implants Res 2013;24:91–95.

[351] Soares PV, de Almeida Milito G, Pereira FA, Reis BR, Soares CJ, de Sousa Menezes M, de Freitas Santos-Filho PC. Rapid prototyping and 3D-virtual models for operative dentistry education in Brazil. J Dent Educ 2013;77:358–363.

[352] Sohrabi K, Mushantat A, Esfandiari S, Feine J. How successful are small-diameter implants? A literature review. Clin Oral Implants Res 2012;23:515–525.

[353] Sola-Ruiz MF, Lagos-Flores E, Roman-Rodriguez JL, Highsmith Jdel R, Fons-Font A, Granell-Ruiz M. Survival rates of a lithium disilicate-based core ceramic for three-unit esthetic fixed partial dentures: a 10-year prospective study. Int J Prosthodont 2013;26:175–180.

[354] Standlee JP, Caputo AA, Chwu MY, Sun TT. Accuracy of mechanical torque-limiting devices for implants. Int J Oral Maxillofac Implants 2002;17:220–224.

[355] Stark H, Wolowski A, Ehmke B. Nachsorgestrategien für Zahnersatz. Wissenschaftliche Mitteilung der Deutschen Gesellschaft für Prothetische Zahnmedizin und Biomaterialien (DGPro). 7.3.2011 URL: *www.dgzmk. de/zahnaerzte/wissenschaft-forschung/mitteilungen/details/document/ nachsorgestrategien-fuer-zahnersatz.html* [letzter Zugriff: 09.05.2014].

[356] Steinebrunner L, Wolfart S, Ludwig K, Kern M. Implant-abutment interface design affects fatigue and fracture strength of implants. Clin Oral Implants Res 2008;19:1276–1784.

[357] Stimmelmayr M, Stangl M, Edelhoff D, Beuer F. Clinical prospective study of a modified technique to extend the keratinized gingiva around implants in combination with ridge augmentation: one-year results. Int J Oral Maxillofac Implants 2011;26:1094–1101.

[358] Stimmelmayr M, Stangl M, Gernet W, Edelhoff D, Güth JF, Beuer F. Simultane Implantatsetzung und Verbreiterung der befestigten Gingiva am Zahnlosen Unterkiefer. Eine Falldarstellung. Implantol 2012;20:45–51.

[359] Streckbein P, Streckbein R. Bone-Spreading und durchmesserreduzierte Implantate. Ein Behandlungskonzept für den atrophischen zahnlosen Oberkiefer. Implantol 2012;20:157–168.

[360] Strub JR, Kern M, Türp J, Wittkowski S, Heydecke G, Wolfart S. Curriculum Prothetik I. Geschichte – Grundlagen – Behandlungskonzept – Vorbehandlung. 4. Auflage. Berlin: Quintessenz Verlag, 2011.

[361] Strub JR, Kern M, Türp J, Wittkowski S, Heydecke G, Wolfart S. Curriculum Prothetik II. Artikulatoren – Ästhetik – Werkstoffkunde – Festsitzende Prothetik. 4. Auflage. Berlin: Quintessenz Verlag, 2011.

[362] Strub JR, Kern M, Türp J, Wittkowski S, Heydecke G, Wolfart S. Curriculum Prothetik III. Kombinierte und abnehmbare Prothetik – Implantologie – Nachsorge – Psychologie. 4. Auflage. Berlin: Quintessenz Verlag, 2011.

[363] Studer SP, Mäder C, Stahel W, Schärer P. A retrospective study of combined fixed-removable reconstructions with their analysis of failures. J Oral Rehabil 1998;25:513–526.

[364] Svensson KG, Grigoriadis J, Trulsson M. Alterations in intraoral manipulation and splitting of food by subjects with tooth- or implant-supported fixed prostheses. Clin Oral Implants Res 2013;24:549–555.

[365] Syrek A, Reich G, Ranftl D, Klein C, Cerny B, Brodesser J. Clinical evaluation of all-ceramic crowns fabricated from intraoral digital impressions based on the principle of active wavefront sampling. J Dent 2010;38:553–559.

[366] Tan K, Pjetursson BE, Lang NP, Chan ES. A systematic review of the survival and complication rates of fixed partial dentures (FPDs) after an observation period of at least 5 years. III. Conventional FDPs. Clin Oral Implants Res 2004;15:654–666.

[367] Tan WL, Wong TL, Wong MC, Lang NP. A systematic review of post-extractional alveolar hard and soft tissue dimensional changes in humans. Clin Oral Implants Res 2012;23 Suppl 5:1–21.

[368] Tang CB, Liul SY, Zhou GX, Yu JH, Zhang GD, Bao YD, Wang QJ. Nonlinear finite element analysis of three implant- abutment interface designs. Int J Oral Sci 2012;4:101–108.

[369] Tarnow DP, Cho SC, Wallace SS. The effect of inter-implant distance on the height of inter-implant bone crest. J Periodontol 2000;71:546–549.

[370] Taskonak B, Borges GA, Mecholsky JJ, Jr., Anusavice KJ, Moore BK, Yan J. The effects of viscoelastic parameters on residual stress development in a zirconia/glass bilayer dental ceramic. Dent Mater 2008; 24:1149–1155.

[371] Taylor GW, Burt BA, Becker MP, Genco RJ, Shlossman M, Knowler WC, Pettitt DJ. Severe periodontitis and risk for poor glycemic control in patients with non-insulin-dependent diabetes mellitus. J Periodontol 1996;67:1085–1093.

[372] Terheyden H. Sofortrekonstruktion und verzögerte Sofortrekonstruktion der Extraktionsalveole. Implantol 2006;14:365–375.

[373] Thomas PK, Tateno G. Die gnathologische Okklusion. Berlin: Quintessenz Verlag, 1982.

[374] Torsello F, di Torresanto VM, Ercoli C, Cordaro L. Evaluation of the marginal precision of one-piece complete arch titanium frameworks fabricated using five different methods for implant-supported restorations. Clin Oral Implants Res 2008;19:772–779.

[375] Truninger TC, Stawarczyk B, Leutert CR, Sailer TR, Hämmerle CH, Sailer I. Bending moments of zirconia and titanium abutments with internal and external implant-abutment connections after aging and chewing simulation. Clin Oral Implants Res 2012;23:12–18.

[376] Türp JC, Spassov A, Antes G. Überdiagnostik und Übertherapie. Dtsch Zahnärztl Z 2013;68:54–57.

[377] Tysowsky GW. The science behind lithium disilicate: a metal-free alternative. Dent Today 2009;28:112–113.

[378] Van Assche N, Vercruyssen M, Coucke W, Teughels W, Jacobs R, Quirynen M. Accuracy of computer-aided implant placement. Clin Oral Implants Res 2012;23 Suppl 6:112–123.

[379] van Steenberghe D, Glauser R, Blombäck U, Andersson M, Schutyser F, Pettersson A, Wendelhag I. A computed tomographic scan-derived customized surgical template and fixed prosthesis for flapless surgery and immediate loading of implants in fully edentulous maxillae: a prospective multicenter study. Clin Oral Implants Res 2005;7 Suppl 1:S111–120.

[380] Vela-Nebot X, Rodríguez-Ciurana X, Rodado-Alonso C, Segalà-Torres M. Benefits of an implant platform modification technique to reduce crestal bone resorption. Implant Dent 2006;15:313–320.

[381] Verma R, Joda T, Brägger U, Wittneben JG. A systematic review of the clinical performance of tooth-retained and implant-retained double crown prostheses with a follow-up of ≥ 3 years. J Prosthodont 2013;22:2–12.

[382] Vermeulen AH, Keltjens HM, van't Hof MA, Käyser AF. Ten-year evaluation of removable partial dentures: Survival rates based on retreatment, not wearing and replacement. J Prosthet Dent 1996;76:267–272.

[382a] Vig RG, Brundo GC. The kinetics of anterior tooth display. J Prosthet Dent 1978;39:502–504.

[383] Vigolo P, Fonzi F, Majzoub Z, Cordioli G. An in vitro evaluation of titanium, zirconia, and alumina procera abutments with hexagonal connection. Int J Oral Maxillofac Implants 2006;21:575–580.

[384] Vogel R, Smith-Palmer J, Valentine W. Evaluating the health economic implications and cost-effectiveness of dental implants: a literature review. Int J Oral Maxillofac Implants 2013;28:343–356.

[385] Wagner B, Kern M. Clinical evaluation of removable partial dentures 10 years after insertion. Success rates, hygienic problems and technical failures. Clin Oral Investig 2000;4:74–80.

[386] Walter MH, Hannak W, Kern M, Mundt T, Gernet W, Weber A, Wöstmann B, Stark H, Werner D, Hartmann S, Range U, Jahn F, Passia N, Pospiech P, Mitov G, Brückner J, Wolfart S, Busche E, Luthardt RG, Heydecke G, Marré B. The randomized shortened dental arch study: tooth loss over five years. Clin Oral Investig 2013;17:877–886.

[387] Walther W, Heners M, Surkau P. Initialbefund und Tragedauer der transversalbügelfreien, gewebeintegrierten Konus-Konstruktion. Eine 17-Jahres-Studie. Dtsch Zahnärztl Z 2000;55:780–784.

[388] Walton JN, Glick N, Macentee MI. A randomized clinical trial comparing patient satisfaction and prosthetic outcomes with mandibular overdentures retained by one or two implants. Int J Prosthodont 2009;22:

331–339.

[389] Walton JN, MacEntee MI. Choosing or refusing oral implants: a prospective study of edentulous volunteers for a clinical trial. Int J Prosthodont 2005;18:483–488.

[390] Wang RE, Lang NP. Ridge preservation after tooth extraction. Clin Oral Implants Res 2012;23 Suppl 6:147–156.

[391] Watanabe F, Uno I, Hata Y, Neuendorff G, Kirsch A. Analysis of stress distribution in a screw-retained implant prosthesis. Int J Oral Maxillofac Implants 2000;15:209–218.

[392] Weigl P, Hahn L, Lauer HC. Advanced biomaterials used for a new telescopic retainer for removable dentures: Ceramic vs. electroplated gold copings: Part I. In vitro tribology effects. J Biomed Mater Res 2000;53:320–336.

[393] Weigl P, Hauptmann J, Lauer H-C. Vorteile und Wirkungsweise eines biokompatiblen neuen Halteelements: Vollkeramische Primärkrone, kombiniert mit metallischer Sekundärkrone. Quintessenz Zahntech 1996;22:507–525.

[394] Weigl P, Kleutges D. Ein innovatives und einfaches Therapiekonzept für herausnehmbare Suprastrukturen mit neuem Halteelement – konische Keramikpatrize vs. Feingoldmatrize. In: Weber HP, Mönkmeyer U (eds.). Implantatprothetische Therapiekonzepte. Berlin: Quintessenz, 1999. pp. 117–158.

[395] Weinlander M, Piehslinger E, Krennmair G. Removable implant-prosthodontic rehabilitation of the edentulous mandible: five-year results of different prosthetic anchorage concepts. Int J Oral Maxillofac Implants 2010;25:589–597.

[396] Weisgold AS. Contours of the full crown restoration. Alpha Omegan 1977;70:77–89.

[397] Wennstrom JL, Derks J. Is there a need for keratinized mucosa around implants to maintain health and tissue stability? Clin Oral Implants Res 2012;23 Suppl 6:136–146.

[398] Wiesmeijer D, Buser D, Belser U. ITI Treatment Guide Vol. 1. Implant therapy in the esthetic zone, single-tooth replacements. Berlin: Quintessenz Verlag, 2007.

[399] Wikipedia. Rapid Prototyping. URL: *de.wikipedia.org/wiki/Rapid_Prototyping* [letzter Zugriff: 09.05.2914].

[400] Wilson TG. The positive relationship between excess cement and peri-implant disease: a prospective clinical endoscopic study. J Periodontol 2009;80:1388–1392.

[401] Wippermann C. Was erwarten die Menschen vom Gesundheitswesen? Das Verständis von „Gesundheit" und die Erwartungen an die medizinische Versorgung in den verschiedenen sozialen Milieus unserer Gesellschaft. In: Schumpelick V, Vogel B (eds.). Innovationen in Medizin und Gesundheitswesen. Freiburg: Herder, 2010. pp. 95–113.

[402] Wirz J, Hoffmann A (eds.). Galvanoprothetik. Neue Wege zum biologischen Zahnersatz. Berlin: Quintessenz Verlag, 1999.

[403] Wirz J, Jäger K. Galvanoteleskope. Präzise, einfach und klinisch bewährt. Quintessenz 1998;49:283–292.

[404] Witkowski S, Schirra C, Kern M. Konditionierung des periimplantären Weichgewebes mit prothetischen Hilfsmitteln. Quintessenz Zahntech 1998;24:986–1005.

[405] Witter DJ, van Palenstein Helderman WH, Creugers NHJ, Käyser AF. The shortened dental arch concept and its implications for oral health care. Commun Dent Oral Epidemiol 1999;27:249–258.

[406] Wolf K, Ludwig K, Hartfil H, Kern M. Analysis of retention and wear of ball attachments. Quintessence Int 2009;40:405–412.

[407] Wolfart M, Kern M, Brunzel S, Braasch K, Wolfart S. Prosthetic complications after strategic implant placement under existing removable dentures. J Dent Res 2007;86:Abstr No 1348.

[408] Wolfart M, Wolfart S, Kern M. Retention forces and seating discrepancies of implant-retained castings after cementation. Int J Oral Maxillofac Implants 2006;21:519–525.

[409] Wolfart S. Checkliste zur Optimierung der Ästhetik in der Kronen-und Brückenprothetik. Quintessenz 2011;62:587–600.

[410] Wolfart S, Brunzel S, Kern M. Strategische Pfeilervermehrung mit Implantaten unter vorhandenen Doppelkronenprothesen. Quintessenz 2009;60:1053–1059.

[411] Wolfart S, Gehrt M, Groß D. Management prothetischer Komplikationen in der Implantatprothetik. Teil 1: festsitzende Restaurationen. Implantol 2011;19:395–408.

[412] Wolfart S, Kern M. Die intraorale Reparatur von Verblendkronen und -brücken. Verfahren bei großflächig freiliegenden Metallgerüsten. Quintessenz 2000;51:683–691.

[413] Wolfart S, Kern M. Optimierung der periimplantären Weichteilästhetik mit Provisorien. Implantol 2008;16:171–182.

[414] Wolfart S, Marré B, Wöstmann B, Kern M, Mundt T, Luthardt RG, Huppertz J, Hannak W, Reiber T, Passia N, Heydecke G, Reinhardt W, Hartmann S, Busche E, Mitov G, Stark H, Pospiech P, Weber A, Gernet W, Walter MH. The randomized shortened dental arch study: 5-year maintenance. J Dent Res 2012;91:65S-71S.

[415] Wolfart S, Moll D, Hilgers RD, Wolfart M, Kern M. Implant placement under existing removable dental prostheses and its effect on oral health-related quality of life. Clin Oral Implants Res 2013;24:1354–1359

[416] Wolfart S, Müller F, Gerß J, Heydecke G, Marré B, Böning K, Wöstmann B, Kern M, Mundt T, Hannak W, Brückner J, Passia N, Jahn F, Hartmann S, Stark H, Richter EJ, Gernet W, Luthardt RG, Walter MH. The randomized shortened dental arch study: oral health-related quality of life. Clin Oral Investig. 2014;18:525–533.

[417] Wolfart S, Thormann H, Freitag S, Kern M. Assessment of dental appearance following changes in incisor proportions. Eur J Oral Sci 2005;113:159–165.

[418] Wolfart S, Weber V. Implant-supported restorations. Four Teams – their concepts and solutions (Volume 3). Berlin: Quintessenz Verlag, 2012.

[419] Wolfart S, Weyer N, Freitag S, Kern M. Der Nachsorgebedarf prothetischer Restaurationen bei regelmäßiger Teilnahme am Recallprogramm. Dtsch Zahnärztl Z 2007;82:656–667.

[420] Wolfart S, Weyer N, Kern M. Patient attendance in a recall program after prosthodontic rehabilitation: a 5-year follow-up. Int J Prosthodont 2012;25:491–496.

[421] Wöstmann B. Tragedauer von klammerverankerten Einstückgußprothesen im überwachten Gebrauch. Dtsch Zahnärztl Z 1997;52:100–104.

[422] Yamanishi Y, Yamaguchi S, Imazato S, Nakano T, Yatani H. Influences of implant neck design and implant-abutment joint type on peri-implant bone stress and abutment micromovement: three-dimensional finite element analysis. Dent Mater 2012;28:1126–1133.

[423] Zembic A, Bosch A, Jung RE, Hämmerle CH, Sailer I. Five-year results of a randomized controlled clinical trial comparing zirconia and titanium abutments supporting single-implant crowns in canine and posterior regions. Clin Oral Implants Res 2013;24:384–390.

[424] Zipprich H, Weigl P, Lange B, Lauer HC. Erfassung, Ursachen und Folgen von Mikrobewegungen am Implantat-Abutment-Interface. Implantol 2007;15:31–46.

[425] Zitzmann NU, Hagmann E, Weiger R. What is the prevalence of various types of prosthetic dental restorations in Europe? Clin Oral Implants Res 2007;18 Suppl 3:20–33.

[426] Zitzmann NU, Walter C, Berglundh T. Ätiologie, Diagnostik und Therapie der Periimplantitis. Eine Übersicht. Dtsch Zahnärztl Z 2006;61:642–649.

[427] Zöller JE, Neugebauer J. Digitale Volumentomografie in der Zahn-, Mund- und Kieferheilkunde. Berlin: Quintessenz Verlag, 2013.

[428] Zuhr O, Fickl S, Wachtel H, Bolz W, Hürzeler MB. Die Erhaltung des Emergenzprofils als Schlüsselfaktor für ästhetische implantatgetragene Restaurationen. Implantol 2002;10:85–100.

[429] Zuhr O, Hürzeler M. Plastisch-ästhetische Parodontal- und Implantatchirurgie. Ein mikrochirurgisches Konzept. Berlin: Quintessenz Verlag, 2012.